從辨傷到解痛

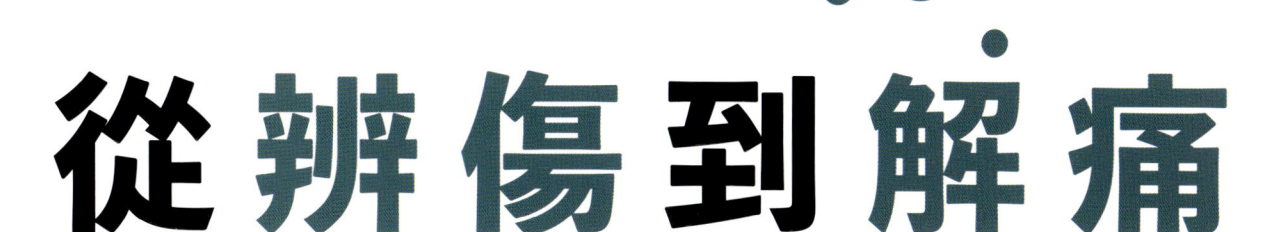

聆聽身體訊號，以復健科學和運動處方打破疼痛與反覆受傷的無助循環

REHAB
HOW TO OVERCOME PAIN AND HEAL FROM INJURY
SCIENCE

湯姆・沃爾特斯、格倫・科多扎 Tom Walters, Glen Cordoza —— 著　鄭勝得 —— 譯

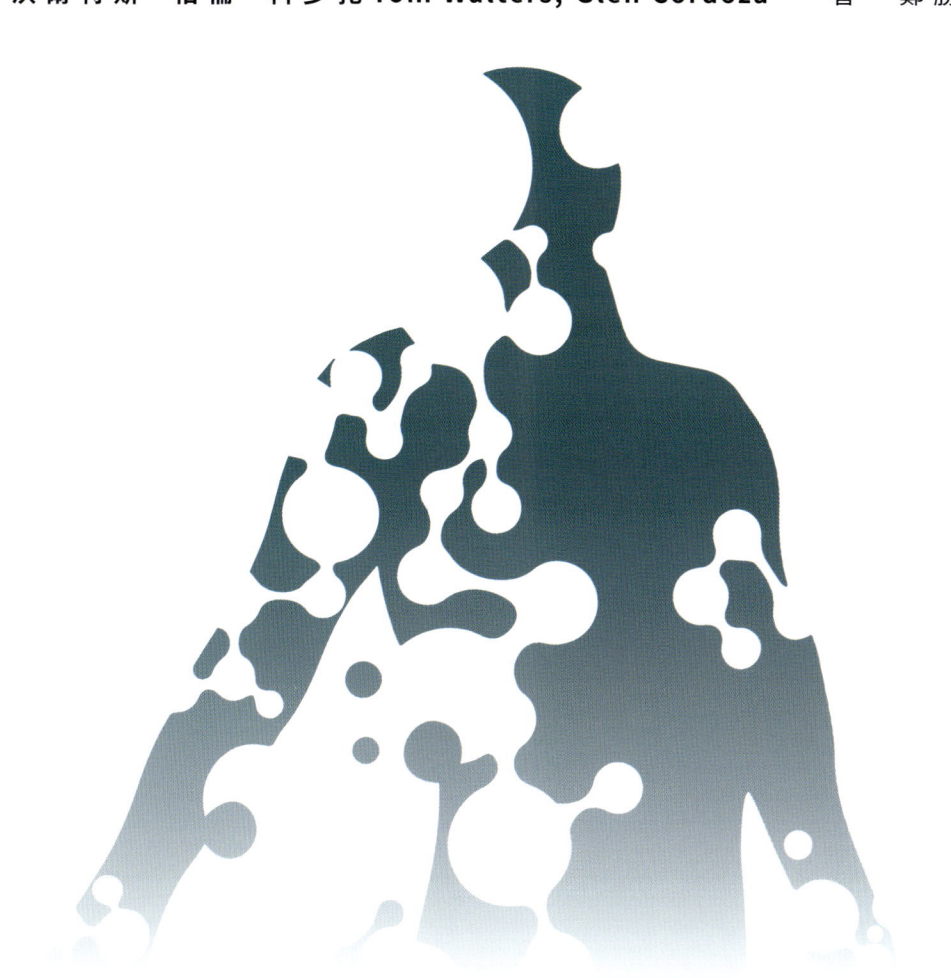

從辨傷到解痛
聆聽身體訊號，以復健科學和運動處方
打破疼痛與反覆受傷的無助循環
REHAB SCIENCE
How to Overcome Pain and Heal from Injury

作　　者	湯姆・沃爾特斯（Tom Walters）、格倫・科多扎（Glen Cordoza）
譯　　者	鄭勝得
名詞審定	王子娟
編輯協力	Lea Hung
責任編輯	楊琇茹
行銷企畫	洪靖宜
總 編 輯	賴淑玲
封面設計	高偉哲
排　　版	黃暐鵬、彭雅如

出 版 者	大家出版／遠足文化事業股份有限公司
發　　行	遠足文化事業股份有限公司（讀書共和國集團）
地　　址	231新北市新店區民權路108-2號9樓
電　　話	（02）2218-1417　傳真 （02）8667-1851
劃撥帳號	9504465　戶名・遠足文化事業股份有限公司
法律顧問	華洋法律事務所　蘇文生律師
印　　製	凱林彩印股份有限公司
定　　價	1280元
ISBN	978-626-7561-39-3（平裝） 9786267561379（PDF） 9786267561386（EPub）
初版一刷	2025年4月

有著作權・侵犯必究
本書如有缺頁、破損、裝訂錯誤，請寄回更換
本書僅代表作者言論，不代表本公司／出版集團之立場與意見

從辨傷到解痛：聆聽身體訊號，以復健科學和運動處方
打破疼痛與反覆受傷的無助循環／湯姆・沃爾特斯（Tom Walters）、
格倫・科多扎（Glen Cordoza）著；鄭勝得譯.
一初版.一新北市：大家出版・遠足文化事業股份有限公司，2025.04
面；　公分.—（better；85）
譯自：Rehab science : how to overcome pain and heal from injury.
ISBN 978-626-7561-39-3（平裝）
1.CST: 疼痛醫學 2.CST: 復健醫學
415.942　　　　　　　　　　　　　　　　114003120

Rehab Science: How to Overcome Pain and Heal from Injury
Copyright © 2023 by Dr. Tom Walters with Glen Cordoza
Published by arrangement with Victory Belt Publishing Inc.
through Andrew Nurnberg Associates International Limited
Traditional Chinese edition copyright: Common Master Press,
an imprint of Walkers Cultural Enterprises, Ltd.
All rights reserved.

目錄

iv / 推薦序
vi / 推薦序
1 / 序言

第一部
疼痛

6 / chapter 1:
什麼是疼痛？
12 / chapter 2:
疼痛的運作原理
22 / chapter 3:
疼痛的類型
30 / chapter 4:
影響疼痛的因素
42 / chapter 5:
如何克服疼痛

第二部
傷害

56 / chapter 6:
什麼是傷害？
60 / chapter 7:
傷害的類型
74 / chapter 8:
受傷多久才能復元
82 / chapter 9:
影響受傷的因素
94 / chapter 10:
如何從受傷中復元

第三部
復健

104 / chapter 11:
復健方案概述
114 / chapter 12:
訓練與計畫指引
122 / chapter 13:
復健運動的
工具與設備
128 / chapter 14:
輔助與替代療法

142 / chapter 15:
頭部與頸部復健方案
182 / chapter 16:
肩膀復健方案
230 / chapter 17:
手肘復健方案
256 / chapter 18:
手腕與手部復健方案
276 / chapter 19:
背部與脊椎復健方案
324 / chapter 20:
髖部復健方案
378 / chapter 21:
膝蓋復健方案
422 / chapter 22:
腳踝與足部復健方案
468 / 參考書目

479 / 名詞對照表

推薦序

《從辨傷到解痛》是一本給人完全不同視角看待痛苦與復健過程的書籍。該書深入探討現代復健醫療體系所面臨的挑戰，並提出以科學為基礎的解決方案，讓讀者更好地了解疼痛、傷害以及自我管理策略。作為一名物理治療學系教授，我深知「疼痛」不僅與身體功能相關，更與心理因素與社會環境密不可分。這本書專注於「賦權」（empowerment），是「讓人能力化」的概念，傳達讀者如何通過認知教育與實證為本的運動計畫，成為自己健康的管理者，而不要單純依賴傳統醫療模式。

本書共分為三個部分，系統性地解析疼痛與傷害的本質，並提供有效的復健方案。第一部分「疼痛」著重於疼痛的機制與影響因素，包括疼痛的運作方式、不同類型的疼痛及其影響因子，並提供具體策略幫助讀者克服疼痛。這部分不僅解釋了疼痛的生理基礎，也探討了心理與環境因素如何影響疼痛經驗，對於希望深入理解疼痛科學的人而言，是極為寶貴的知識。

第二部分「傷害」則聚焦於傷害的種類、復原過程及影響復原的因素。許多人在受傷後容易感到無助，不確定復原時間與復健步驟，而本書提供了清晰的指引，幫助讀者理解從受傷到復健的各個階段。無論是肌肉拉傷、韌帶撕裂，或是慢性傷害的管理，本書都提供了詳細的分析與對應策略，使讀者能夠更科學地應對傷害並促進復原。

第三部分「復健」則提供了一系列完整的復健方案，針對不同身體部位的常見疼痛與傷害，如頭頸部、肩膀、手肘、脊椎、髖部、膝蓋、腳踝等，提出實證為基礎的運動計畫。這些方案涵蓋了訓練與計劃指引、復健運動的工具與設備介紹，以及對於輔助與替代療法的討論，讓讀者能夠根據自身情況選擇最適合的復健方式。

書中詳細解析疼痛的機制，從笛卡兒模式（Cartesian model）到現代疼痛科學的發展，並指出疼痛不僅是單一生理刺激的結果，而是受多重因素影響的結合體驗。這樣的觀點，對於醫療從業人員、病患及一般大眾而言，都極具啟發性。書中也提供了三階段復健計畫，讓讀者能夠從根本上改善運動功能，降低疼痛，進而提升生活品質。

以我身為物理治療學系教授的經驗，在教學與指導學生的過程中，觀察到學理知識與臨床實務之間常存在一些「落差」。首先，對於疼痛與傷害的認知不完全：許多學生與初入臨床的治療師，在面對病患疼痛時，仍傾向以「結構損傷＝疼痛」的傳統觀點為主，針對現代疼痛科學（如大腦在疼痛經驗中的關鍵角色）與心理社會因素的影響，較少體認。本書第一部分針對疼痛的新視角與現代疼痛科學的解釋，能幫助學生與治療師突破「只看結構問題」的思維，建立更符合現代科學的疼痛管理框架，提升與病患溝通與治療策略的多元性。其次，在臺灣，不少患者對於「疼痛」抱持高度恐懼，誤以為「有痛就等於有傷」，甚至容易走入「痛怕—避免活動—功能下降—更痛」的惡性循環，尤其在慢性疼痛與退化性疾病的患者中更為常見。本書強調疼痛不等於受傷，並介紹「大腦主導疼痛經驗」的現代觀點，對臺灣患者是一個重要的觀念突破，有助於減少恐懼性迴避行為，提升病患對復健與運動治療的接受度。

對於物理治療師而言，本書提供了豐富的科學依據與臨床應用建議，能夠幫助我們更有效地向患者傳達疼痛管理與運動復健的重要性。而對於一般讀者而言，本書則是一個實用的工具，能夠幫助他們建立正確的疼痛知識，並學習如何以主動突破的方式進行自我照顧。無論是正在接受治療的病患，

還是希望擴展專業知識的醫療人員，本書都能提供寶貴的參考。

　　這本書的最大特色在於其臨床實用性。藉由實證科學基礎，它提供了明確而可行的方案，讓患者能夠在自己的生活中實踐，得到實際效益。復健不僅僅是恢復身體機能，更是提升自我效能、建立健康生活方式的過程。透過本書，讀者可以更好地理解如何在日常生活中融入正確的動作與運動策略，減少對被動治療的依賴，並建立長期維護健康的能力。

　　我誠摯推薦《從辨傷到解痛》，希望這本書能夠為更多人帶來健康與希望。無論你是物理治療師、醫療人員、運動教練或是關心自身健康的一般讀者，本書都將是你寶貴的指引，幫助你透過正確的知識與策略，開啟無痛健康的新生活。

王子娟教授
國立陽明交通大學
物理治療暨輔助科學學系特聘教授
臺灣物理治療學會理事長

推薦序

我從事臨床急慢性疼痛的治療與控制近30年，深知臨床疼痛醫師會運用的療法除了保守的被動式復健、口服藥物外，也包括較積極的介入性疼痛注射治療（即所謂的「神經阻斷術」），這類療法有可能可以更快速地控制與治療疼痛。但常面臨病患自身的疑問或詢問提供治療臨床醫師的問題：「這樣的治療可以撐多久，而不讓疼痛復發？」

《從辨傷到解痛：聆聽身體訊號，以復健科學和運動處方打破疼痛與反覆受傷的無助循環》為湯姆・沃爾特斯博士（專科骨科物理治療師）及格倫・科多扎（寫作主題涵蓋綜合格鬥、巴西柔術、泰拳與體適能的多產作家）合著。這本書可以幫助醫師回答或解決病患對此類問題的疑惑及方向！

保守的被動式復健、口服藥物及較積極的介入性疼痛注射治療，皆只是讓病患更快緩解疼痛、控制疼痛，亦即幫病人「買一次重新來過的機會」。惟有病患調整及照護自己的身體和姿勢，以及主動積極地進行正確的運動鍛鍊，才是維持療效及永久解決問題之道。面對「這樣的治療可以撐多久？」的問題，我常會以比喻的方式反問病患：「就像家裡髒亂，找人來打掃乾淨後，您會詢問打掃的人，這樣清潔可以撐多久嗎？」在家中生活的是病人自己，家中的整潔可以維持多久，主要需靠自己每天的良好生活習慣及每日的清理整潔來維持。

本書分為三個部分，包括「第一部：疼痛」、「第二部：傷害」與「第三部：復健」。前兩部分聚焦於認知教育，第三部提供了全面的復健方案，涵蓋身體各大區域與關節最常見的疼痛與傷害，這是蠻好的設計。因為身體及姿勢的自我調整照護，以及正確主動積極的自我運動鍛鍊，都需要長期維持；如果沒有正確的認知（只知其然，不知其所以然）及毅力是無法持久的。讀者們可以依序從第一部閱讀至第三部，亦可以直接先閱讀第三部當中有興趣的章節，或身體有疼痛傷害的區域的章節，行有餘力再回頭理解第一、二部有關疼痛與傷害的正確認知，徹底達成知其然，亦知所以然的境地。如此可以加速復元、防止傷病再度發生，並提高復健效率，及預防疼痛或傷害再度發生。

透過認知教育，您將學習到如何辨識與處理可能影響疼痛經驗的因素。良好正確的動作與運動則能幫助您打破疼痛循環、改善組織能力，並增強對於身體系統的信心，最終提升自我管理疼痛的能力，並避免過度依賴藥物、手術或被動醫療，讓您的身心獲得長久的力量與韌性。

正因如此，我個人非常推薦本書，除了想瞭解疼痛或自身有疼痛與傷害的一般民眾，對於醫療與非醫療從業人員（包括醫生、物理治療師與私人教練等）《從辨傷到解痛》也是很實用的書籍。

林嘉祥醫師
臺北醫學大學衛生福利部雙和醫院
疼痛中心主任
第14屆臺灣疼痛醫學會理事長

序言

美國復健制度在許多方面失靈了。

這並不是說，從業人員執行的醫療干預沒有用處，或是復健無法發揮效果，而是整個系統從根本上就存在缺陷，導致從業人員、復健目標與病患需求之間出現脫節狀況。

我成為物理治療師，目的是為了幫助民眾。但當我近20年前開始第一份工作、進入一家骨科診所時，我立刻感受到保險制度帶來的限制。我每天必須看診十多名病人、治療時間非常短暫，且病患回診時間間隔太長。在病患完全康復前，他們的保險理賠額度早已耗盡、治療被迫中止。與許多物理治療師同業一樣，我的工作過度勞累，還因為知道病患並未獲得充分照顧而深感挫折。

我必須很遺憾地說，同樣的問題今日依然存在。病患或許有買醫療保險，但很難找到一家把他們健康擺第一的診所。即便真的找到這樣的診所，他們也得等待數個月時間才能看到病。更糟的是，許多病人沒有保險，使得他們因無法負擔自費費用，而連選擇差強人意治療方案的機會都沒有。

以上因素導致民眾僅剩下這幾個選項：

- 什麼事都不做，期待疼痛自動消失或傷害痊癒。
- 尋求替代治療方案並自費就診。
- 嘗試自我管理疼痛。

讓我們逐一檢視這些選項。透過這般檢視，我會概述《從辨傷到解痛》提供的解決方案，並告訴你本書的內容重點、適合對象，以及如何發揮最大效益。

選項1：
什麼事都不做

有些傷害與疼痛的症狀會隨著時間逐漸消退；休息一下，避免從事引發問題的行為與活動，症狀就會逐漸好轉。透過這種方式，什麼都不做的策略也能奏效，但僅限於傷害發生後的突然或急性疼痛。

對於大部分的傷害來說，在受傷後的頭幾天，你必須採取一些方式來減輕腫脹、促進血液流動與緩解疼痛，接著再透過動作與運動來重建組織。但大多數人的做法剛好相反，他們的第一反應是保護受傷區域（復元初期階段可被接受），但這可能演變成被動的因應策略，導致迴避疼痛的循環不斷持續。當你減少活動，該區域功能退化，再度受傷與發展成慢性疼痛的機率就會增加。

選項2：尋求替代治療

在重視高品質照護的設施裡，由專業物理治療師運用以科學為基礎的方法實施面對面的治療——我們很難找到比這個更好的治療方式。這些物理治療師進行評估、設計復健方案並選擇適合你的運動，同時針對你個人需求與狀況實施徒手治療。如果你受傷嚴重或需要重建手術，這可以說是最好的選項。

但假設你的疼痛或受傷沒那麼嚴重且並未危及生命（例如肌腱病變等過度使用損傷、肌肉拉傷、關節扭傷、突然的急性疼痛或慢性疼痛），要是你鄰近的診所遵循了失靈的復健制度，導致親自前往物理治療診所接受治療不是最佳選項，你就只能轉而尋求輔助與替代療法，例如針灸、按摩與整脊等等。這些領域從業人員提供的服務通常不在保險公司理賠範圍內。你經常得自掏腰包支付治療費用，才有可能取得更充足的醫療服務或有效的客製化照護。而這些療法也不是沒有缺點的。

首先，這些服務對於多數人來說遙不可及，因為價格過於昂貴或是在當地無法取得。即便你可以把輔助與替代療法納入考慮選項，你也很難找到什麼療法會重視活動度與阻力訓練，但長期研究顯示，活動度與阻力訓練最有助於緩解疼痛與傷害復健。

更令人擔憂的是，其中許多療法的商業模式建立在一種陳述之上，那就是為了維持患者健康這些治療必不可少。它們強調回診以便不斷調整治療的重要性，即便這些治療可能毫無必要。醫療照護人員的任務是幫助患者緩解症狀與恢復，而不是讓他們陷入無止境的回診循環。在這樣的模式下，民眾可能會對於治療產生依賴，且對自我管理狀況的能力失去信心。

選項3：自我疼痛管理

由自己主導的疼痛與傷害管理是《從辨傷到解痛》的核心重點。本書目標是讓你以主動因應的策略（認知教育、動作與運動）聰明地面對問題。透過認知教育，你將學會如何辨識與處理可能影響疼痛經驗的因素。動作與運動則能幫助你打破疼痛循環、改善組織能力，並增強對於身體系統的信心，最終提升我們運用自身能力克服疼痛的信念。

當你學會如何自我管理疼痛，並避免過度依賴藥物、手術或被動療法時，身心就能獲得力量與韌性。問題在於：多數人不太了解身心如何影響症狀，或是該採取哪些改善措施。大家不知道該相信誰，以及如何過濾資訊以制定正確的治療計畫。於是大家陷入困境，不斷更換計畫卻毫無進展。

我寫這本書，就是為了改變這樣的狀況。

成為你自己的物理治療師

本書目的是將科學知識化繁為簡，讓所有人都能理解，並提供因應常見肌肉骨骼問題的逐步策略。主要針對兩大族群：
- 想了解如何自行治療骨科疼痛與傷害的人。
- 醫療與非醫療從業人員（包括醫生、物理治療師與私人教練等），想要擴展自己的知識、將實證為本的策略傳授給客戶或病患，並尋求可供參考與執行的簡易治療方法與計畫。

為了方便閱讀，我將本書分為三個部分。

「第一部：疼痛」與「第二部：傷害」聚焦於認知教育。了解疼痛的定義、運作原理與各種類型，能夠讓我們理解那些緩解與預防急性及慢性疼痛的策略的目的與意義。同樣的道理適用於傷害。傷害可分成許多類型，每一種傷害復元時間均不同，會影響你該如何進行復健。若你了解疼痛，就能復元得更快。你了解什麼是傷害與需要多久時間復元，就不太可能加劇傷害，且能夠加快復元速度。了解情況可以讓你更遵從復健計畫，而遵從能幫助你堅持下去，遵從與堅持對於復元來說至關重要。

第一與第二部也解釋了疼痛與傷害的差異，而這也是我將它們分開討論的原因。疼痛與傷害通常有關係，因為受傷可能造成急性疼痛，但即使組織沒有受損，你也可能感到疼痛（慢性疼痛便是如此）。了解這一點非常重要，因為如果疼痛不是由受傷引起，那你可能需要改善生活型態等其他觸發因素（詳見第四章）。

「第三部：復健」提供了全面的復健方案，涵蓋身體各大區域與關節最常見的疼痛與傷害（詳見第十一章的身體區域圖）。每個方案都包括一項動作與運動計畫，根據疼痛症狀、復元階段與功能性能力分為三個階段，類似有執照的物理治療師為你量身訂作的治療計畫。

想立刻解決特定的疼痛或傷害，請前往第三部，找到與你的症狀或診斷相符的方案，然後照著復健運動計畫執行。記得閱讀第三部的介紹章節，這能幫助你理解方案組成方式與如何從這些運動獲得最大助益。

我也想要提醒一點，那就是：即便你沒有疼痛或受傷，也能從這些運動計畫獲得好處。無論你的目標是解決身體的弱點、以特定動作改善活動度或活動範圍，或是強化特定身體部位，此三階段運動計畫都能產生助益。只要翻到你想改善或維持的身體區域的章節，然後遵循特定計畫，或是從中挑選運動來設計你自己的計畫。

請記住，你在復健方案裡做的運動，與維持及改善身體健康用的運動是相同的。

如果你決定直接跳到第三部閱讀，也沒有什麼關係。你不需要了解疼痛與傷害背後的科學原理，也能獲得這些計畫提供的好處。雖然我相信理解科學知識是非常重要的（知識可以加速復元、防止傷病復發，並提高復健效率），但這些方案確實是本書精華所在。當你認真遵循，這些復建方案就是通往復元的最快捷徑。但我發現到，當患者體會到它們的好處後，通常會對背後科學更感興趣，而這些知識就在第一與第二部等待著你探尋。

我們的醫療體系設計宗旨是以藥物與手術干預來治療症狀，且復健制度不一定能提供最佳照護，因此掌握自己健康的重要性更勝於以往，而這正是《從辨傷到解痛》能夠派上用場的地方。透過認知教育與三階段復健計畫，本書將賦予你自我管理常見肌肉骨骼問題的能力，並讓你開始按照自己的方式消除疼痛與傷後恢復。

第一部
疼痛
PAIN

CHAPTER 1

什麼是疼痛？
WHAT IS PAIN?

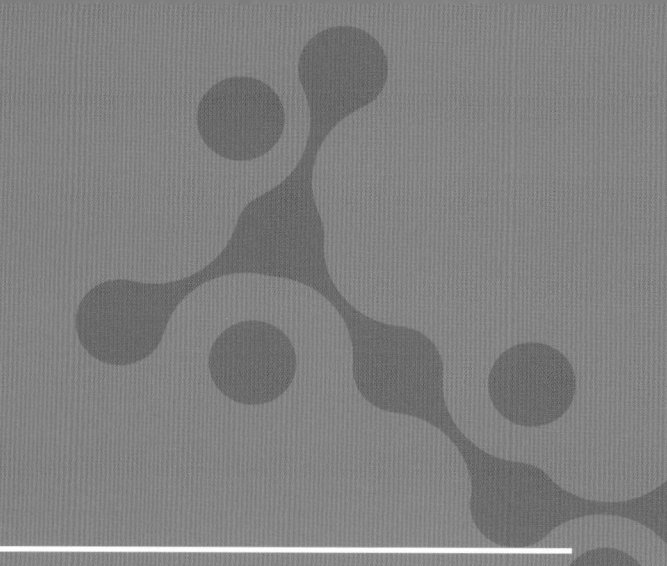

「什麼是疼痛？」或許不是你感到疼痛時第一個會問的問題，但這卻是值得探討的重要議題。

首先，你必須了解到：疼痛不僅是正常的狀況，更攸關你的整體健康。
疼痛是不愉快的經驗，警告你身體可能已產生或可能產生損傷，從而協助你維持生命。[1]
它等於是告訴你：「有東西出錯了」，並給予你機會去改變或停止正在進行的活動，以防止進一步受傷。
但疼痛是複雜的現象，涉及許多影響因素。

在接下來的章節裡，我將概述當你感到痛時身體內部發生哪些事情，
並給予你工具與知識來預防與緩解疼痛。
即便你已長年受疼痛困擾，嘗試一切方法都沒有什麼效果，仍然有一些策略可以提供幫助。
透過自我教育，你可以重塑自己對於疼痛的看法，並開始朝著復元目標前進。

但在你深入探究解決方法與處方指引前，不妨先了解一下，我們為何以目前的方式應對疼痛。
疼痛科學如何演變成今日模樣？我們對於疼痛的定義與運作原理認識又有多深？

笛卡兒的疼痛模式

我們過去對於疼痛的認知大多立基於「笛卡兒模式」，此模式由法國哲學家、數學家與科學家笛卡兒在1644年出版著作《論人類》（L'Homme）裡提出。他認為，疼痛訊號由身體感覺接受器偵測，然後沿著特定路徑傳至大腦。這些訊號令我們意識到問題的存在，進而採取行動以減少進一步傷害。[2]

當時，疼痛被認為是一種非常簡單的感官體驗，彷彿神經系統只是在偵測一種外部感覺，一種獨立於大腦而存在的事物。

如果疼痛總是如此運作，那就太好了，只要停止從事讓你感到疼痛的活動，疼痛就會消失。可惜的是，事情沒有那麼簡單。

笛卡兒模式的問題在於將心智與身體分開（此概念被稱為身心二元論），也無法解釋許多人陳述的各種疼痛經驗。於是，研究人員開始擴大研究焦點，試圖釐清生理刺激與個人疼痛經驗不相符的原因。最終，這些研究開始呈現不同的觀點，也就是「大腦在疼痛中扮演重要角色」。

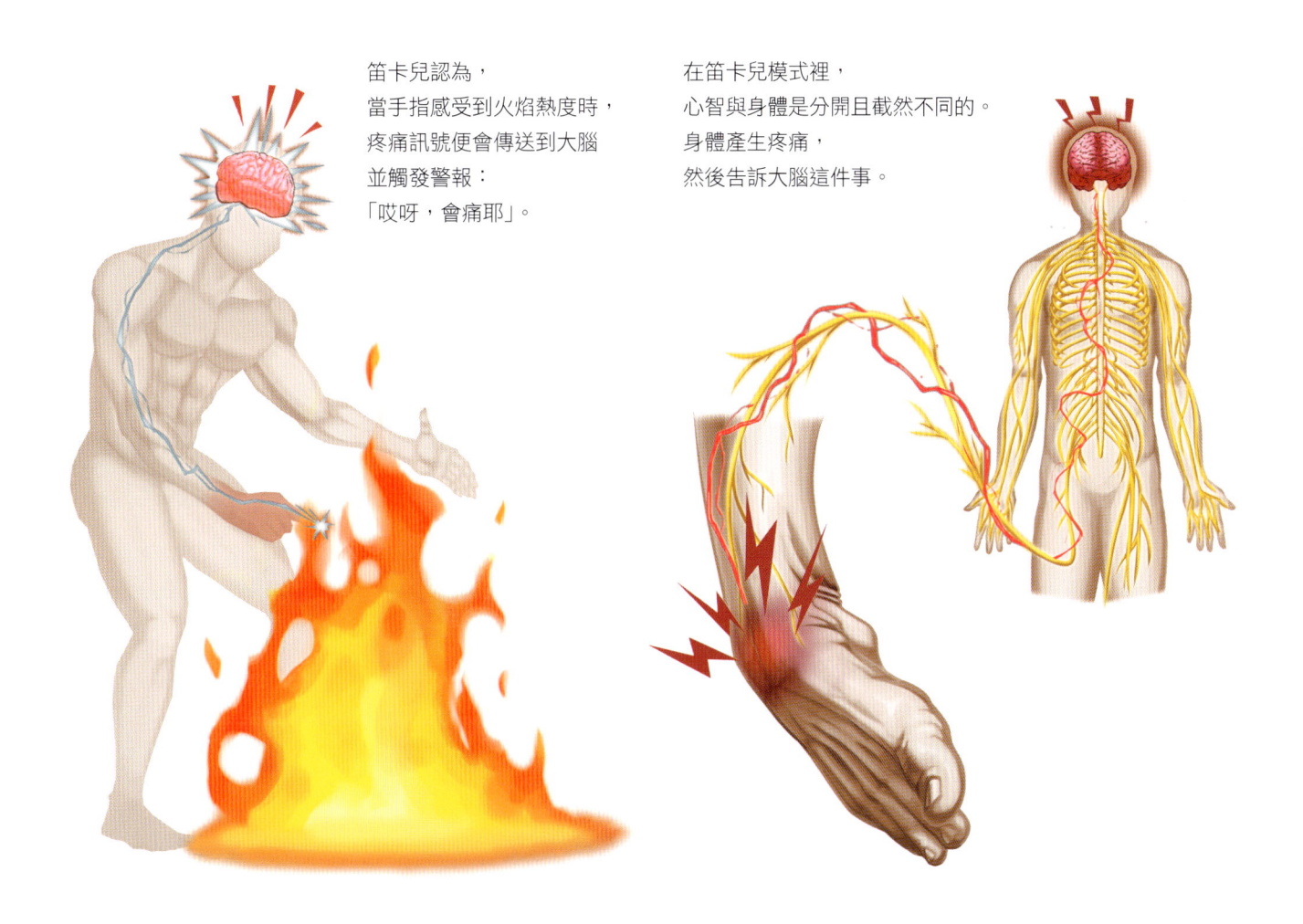

笛卡兒認為，
當手指感受到火焰熱度時，
疼痛訊號便會傳送到大腦
並觸發警報：
「哎呀，會痛耶」。

在笛卡兒模式裡，
心智與身體是分開且截然不同的。
身體產生疼痛，
然後告訴大腦這件事。

現代疼痛科學

疼痛無法簡單地與「組織處於危險狀態」劃上等號。有些理應產生疼痛的動作並不一定會引發疼痛，例如特技演員以不自然的方式彎曲身體。此外，即便身體未遭遇任何危險（例如坐在電腦前），疼痛也可能存在。

這種對於疼痛的新理解方式源自於幾種研究。首先是「幻肢痛」現象，高達85％的截肢患者抱怨他們在已截除的身體部位仍會感到痛楚。[3-6] 這些研究顯示疼痛的成因非常複雜，並解釋了為何疼痛有時被稱為「大腦創造的幻覺」。患者肢體已經截斷，沒有訊號會從肢體傳到大腦，這個事實證明了心智在生理的疼痛經驗中扮演重要的角色。

其他研究顯示，即便受試者組織並未受損或處於危險狀態，他們仍可能感到疼痛。在這些研究裡，研究者會運用視覺提示來讓受試者相信他們的身體可能受傷，而他們的大腦會產生疼痛來保護組織免於可能的傷害。以其中一項研究為例，受試者在鐵棒觸碰到手背前，會先看到紅光或藍光。儘管鐵棒溫度始終沒變，但看到紅光者陳述的疼痛程度更高，因為紅色代表熱、藍色代表冷。此外，與視線遭阻擋的人相比，能看到鐵棒觸碰手部者，陳述的疼痛程度更高。[7]

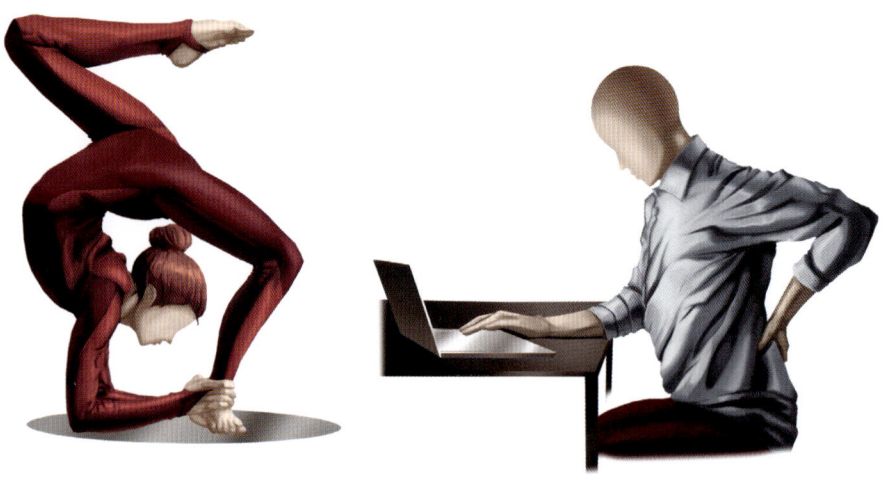

有時候，核磁共振或X光儀器顯示身體已受傷，但患者卻沒有感覺到痛。針對無症狀（無痛）受試者的各種研究發現，約30～80％的人椎間盤突出[8]，34％的人肩旋轉肌群撕裂[9-11]，30％的

幻肢痛

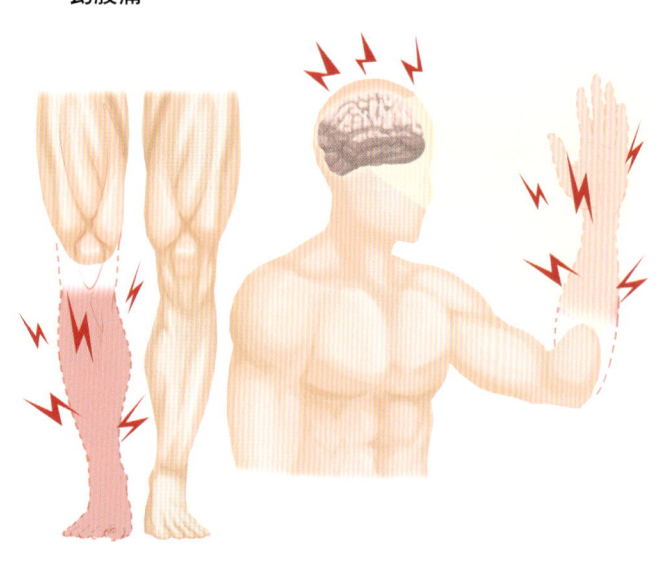

視覺提示與疼痛感知

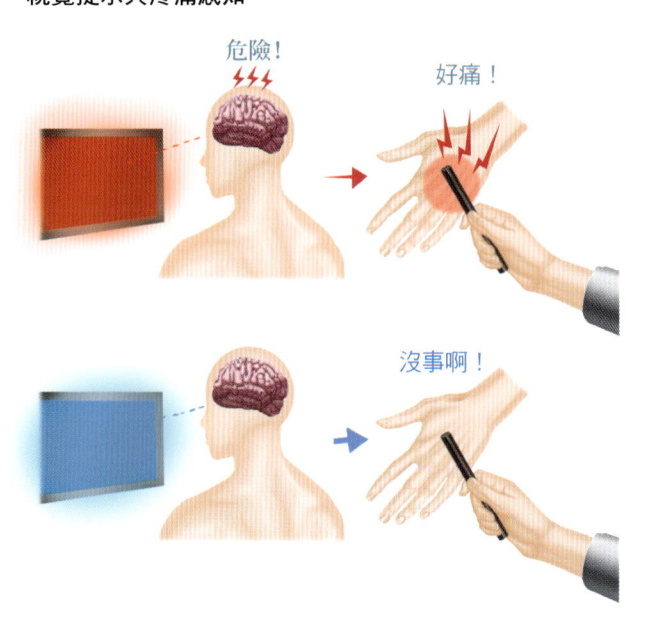

人有半月板退化問題[12,13]，類似情況不勝枚舉。

其中一項案例研究提到一名士兵的故事，這名士兵因其他緣故進行Ｘ光檢查，卻發現頸部卡了一顆子彈，但他並未感覺到疼痛。[14]彷彿他的大腦決定了：「這並不危險，沒必要產生疼痛」。

從這些研究（以及許多報告）可以知道：疼痛純粹源自於大腦，而非來自於身體疼痛接受器或傳遞路徑。這樣的新認知促使研究人員開始思考雙向模式的存在，亦即：大腦不僅會接受外部刺激，也會評估這些刺激是否需要產生疼痛反應。

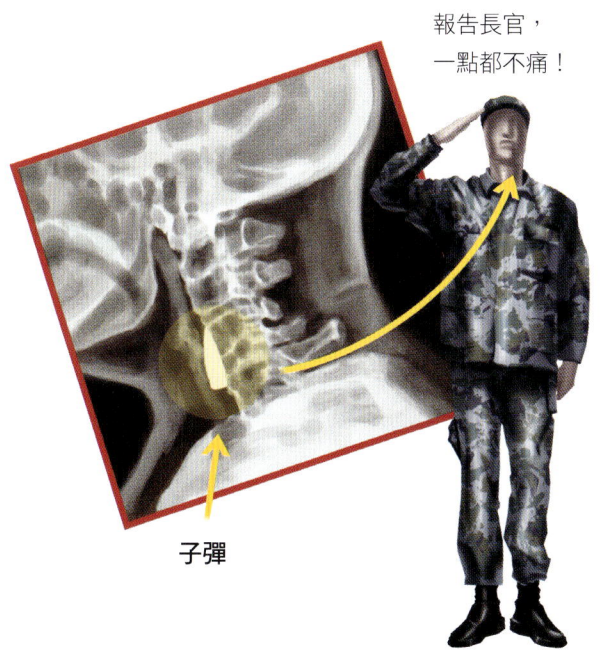

報告長官，
一點都不痛！

子彈

此模式將大腦看成是一個神經矩陣（神經細胞網路），涉及多種輸入與輸出[15]。**輸入**指的是感官刺激，這不僅涵蓋觸覺、視覺、聽覺與嗅覺，也包括關節感受器（稱為本體感受器）為你分辨空間中自身所在位置，以及將思想與情感帶入神經矩陣的情感輸入。大腦不斷評估所有這一切輸入（以及其他項目），以確定你所處環境是否安全。

比方說，碰到滾燙的爐子會觸發傷害感受器（偵測傷害性刺激的接受器）。傷害性刺激可以是熱（例如高溫物體）、化學性（腐蝕性物質）或物理性（夾到手指）。

當你碰觸某物時，有種稱為「輸入訊號」（或稱上行訊號）的感覺從組織沿著脊髓往上傳遞到大腦特定部位，具體位置取決於訊號類型。如果是感官訊號，通常會傳到感覺皮質。若是危險訊號，會經由「傷害感受」的過程進行轉換。此時，你的大腦可能會有三種輸出反應：

- 疼痛（你感到疼痛）
- 動作（你決定做出動作）
- 壓力回報（你感到焦慮）

第一種輸出（疼痛）直接牴觸笛卡兒模式，該模式主張疼痛來自於身體。實際上感覺刺激不斷進入大腦，大腦審視一切輸入、評估情勢，並決定怎麼做最能保護你，輸出疼痛就是可能的做法。基本上，大腦決定你所處情況是否危險，以及你是否需要改變行為來避免受傷。

疼痛源自於大腦

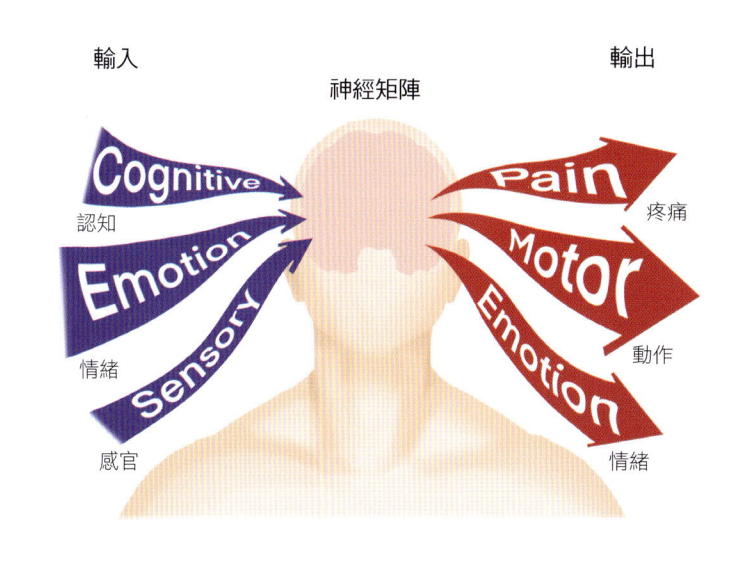

輸入　　　　　　　　　　　　　　輸出
神經矩陣

Cognitive 認知
Emotion 情緒
Sensory 感官

Pain 疼痛
Motor 動作
Emotion 情緒

瞭解了大腦扮演的角色之後，你現在應該知道：疼痛不僅僅是身體發出的訊號，更是由各種因素塑造的複雜體驗，包括我們的想法、情緒、信念、記憶、壓力水平、感官刺激與視覺訊號等。

許多人的疼痛問題多數源自於壓力太大、心理健康不佳、睡眠不足與其他類似原因。但光是列出原因無法解決問題，你必須了解這些因素如何影響疼痛，更重要的是如何治療疼痛。在接下來的章節裡，我將深入探討疼痛經驗與類型，讓你能夠自信地評估自己狀況，並選擇最合適的復健方案。

結論就是，**你感受到的疼痛全部由大腦產生。**[15,16] 大腦何其複雜，疼痛亦然。儘管如此，「疼痛源自於大腦」經常被誤解成「疼痛全是你想像出來的」。我不是這個意思。疼痛雖然由大腦產生，但並不是虛構的。每個人的疼痛經驗都是真實且獨特的。為了理解背後原因，我們必須進一步討論疼痛的運作原理，而這正是下一章的重點。

生物－心理－社會模式（BPS）：治療疼痛的全面方法

想找出疼痛症狀的直接原因（可輕鬆解決的個別因素）是非常自然的事。在大多數治療計畫裡，從業人員與教練所受的教育讓他們將疼痛視為組織引發的生物力學問題，我們稱之為「姿勢－結構－生物力學模式」（postural-structural-biomechanical model，又稱PSB模式）。但隨著時間推移，此模式經證實不夠完整，從疼痛科學研究成果的角度來看更是如此。[17] 這種過時的方法就是無法讓某些人康復。

但大部分物理治療師在學校學的就是這套模式，多數教練與醫生也是以此為基礎實施治療。該模式認為，所有的傷痛都是因為你的結構、姿勢或生物力學（動作方式）出現問題。此想法的角度不夠全面，會忽略掉比人體結構更加與疼痛相關的其他因素。

在舊的PSB模式裡，每個問題都能找到機械性的解決方案（如調整姿勢或運動）。然而，機械性治療無法令所有病患好轉。這正是現代疼痛科學與神經科學派上用場的地方——運用BPS模式（生物－心理－社會模式）來分析問題[18]。

要解釋生物－心理－社會模式這個詞彙，可以拆解為三個部分：

- **生物（BIO）**：這個部分涵蓋傳統的 PSB 模式，包括檢視結構、姿勢、生物力學與解剖學。這些因素非常重要，因為許多人的疼痛困擾就是由組織問題造成。我們的觀察重點在於力量與負荷如何影響身體，以及某些姿勢或動作是否引發疼痛。「生物」因素的探索有其必要，因為我們不想忽視身體組織。在大多數情況下，問題確實以物理性為主。這是復健會首先檢視的面向，試圖釐清疼痛是否與生物組織的機械性問題有關。急性階段的疼痛（亦即受傷後不久或立刻經歷的疼痛）大多屬於這個範疇。多數經歷急性疼痛的人可歸咎於「生物」因素，如果他們能明確指出身體遭遇某種創傷時尤其如此。

- **心理（PSYCHO）**：在你評估世界與自己的身體時，想法、情緒與信念是非常重要的。說到底，疼痛就是一種保護機制，幫助你存活下來。這意味著就算組織沒有絲毫損傷，大腦仍可以基於感知到的威脅創造疼痛。疼痛也可能與生活中的壓力事件有關，因此在處理超出正常復元時程的慢性疼痛時，「心理」便是其中一個必須考量的因素。

- **社會（SOCIAL）**：人際關係是疼痛的另一個重要元素。我們逐漸意識到社交互動對於整體健康的重要性。舉例來說，對於遭遇疼痛問題的人來說，孤單可能是其中一個顯著因素，缺乏社交活動可能更容易罹患憂鬱症，而這可能導致慢性疼痛疾患。

這三大因素彼此相關。了解這一點很重要，因為一旦你意識到心智、身體與環境（人際關係）如何影響疼痛症狀，就可以開始處理可能引發疼痛的所有潛在因素。

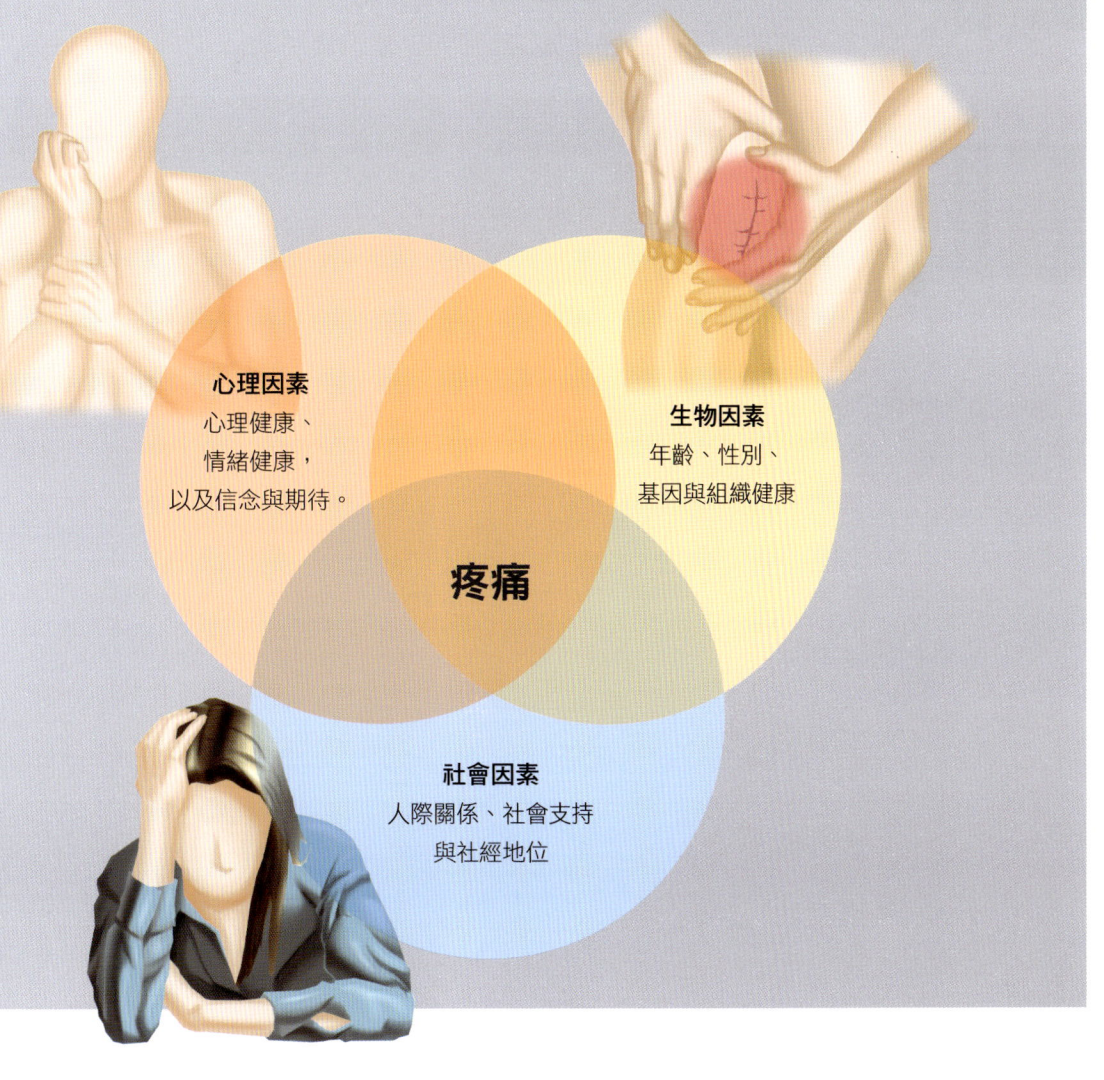

心理因素
心理健康、
情緒健康，
以及信念與期待。

生物因素
年齡、性別、
基因與組織健康

疼痛

社會因素
人際關係、社會支持
與社經地位

CHAPTER 2
疼痛的運作原理
HOW PAIN WORKS

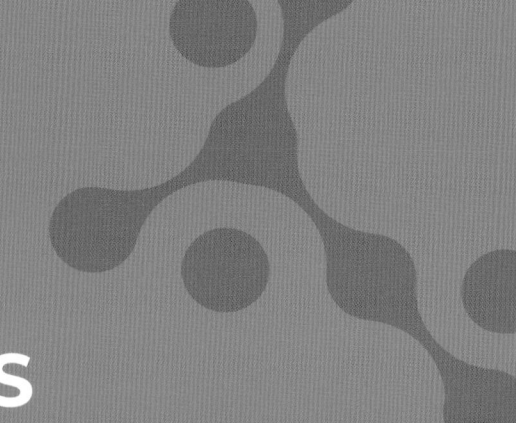

我們知道疼痛由大腦產生,每個人的疼痛感受都不同。[1,2]
但即便我們現在對疼痛的認識更甚以往,許多人仍難以自我管理疼痛。

然而,很少疼痛是無藥可醫的。一旦你知道疼痛定義與運作原理,
便能重塑對於疼痛的看法,破除各種影響疼痛經驗的迷思。
比方說,最常見的誤解是「疼痛由神經造成」,
但事實是神經與疼痛雖然有關係,卻不是直接原因。
研究顯示:了解神經如何運作的人對於疼痛比較不會感到害怕與受到威脅,
而這有助於減輕他們的症狀。[3-8]

在本章裡,我將深入探討疼痛的運作原理,以及神經系統在其中扮演的角色。
讓我們從疼痛迴路開始。

透過疼痛迴路感知

神經系統的路徑始於皮膚、肌肉、關節與其他組織的感覺接受器（簡稱感受器）。這些感受器組成周邊神經系統，不斷檢測溫度、動作與壓力等感受，然後將這些訊號傳遞到中樞神經系統，也就是你的脊髓與大腦。

簡言之，神經在你的體內傳遞訊號，主要是在大腦與身體間來回傳送。這些訊號不斷送至大腦分析。如第一章所述，你並沒有疼痛接受器或路徑；你擁有的是偵測危險感受的接受器，而這些接受器會沿著你體內的感受途徑傳送訊號。

無論是輕觸或是接觸尖銳物品，來自身體的所有訊號（稱為上行或輸入訊號）都會傳到大腦，由大腦分析這些感受訊號，以判斷是否需要採取行動。如果需要行動，大腦就會將訊號（稱為下行或輸出訊號）往下傳送至身體系統以產生動作等反應。這就是最基本的疼痛迴路。

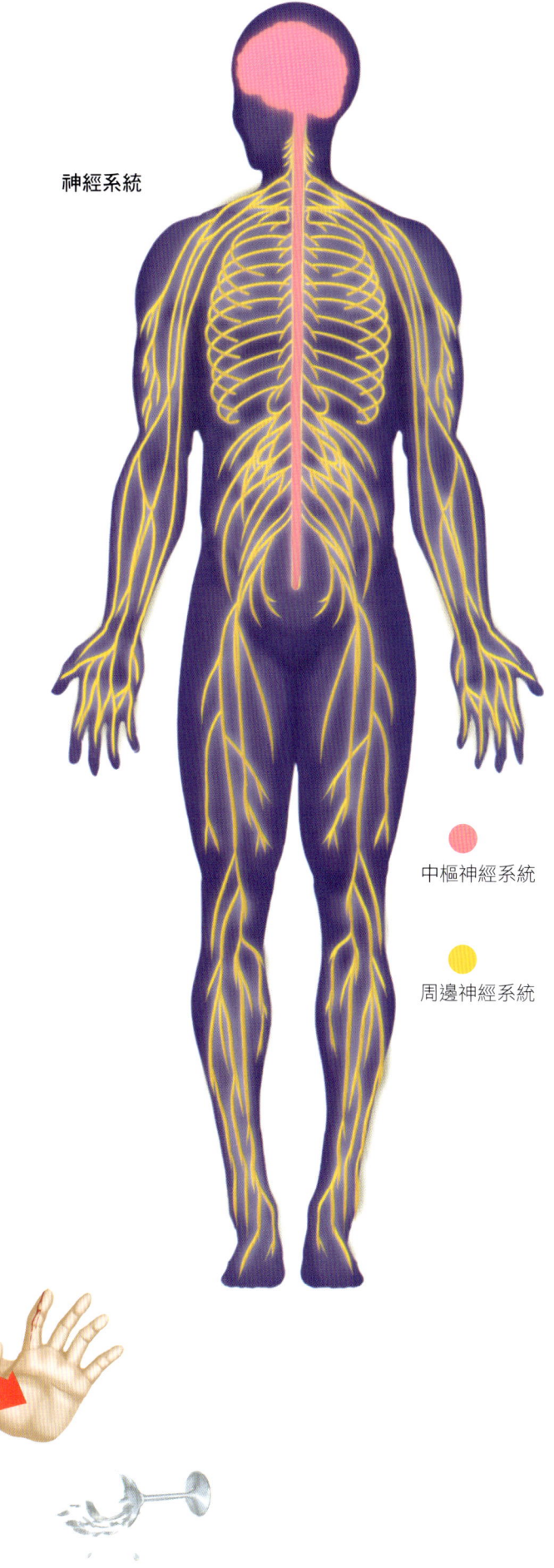

神經系統

● 中樞神經系統

● 周邊神經系統

疼痛迴路（輸入與輸出路徑）

輸入訊號　　　　輸出訊號

身體組織裡的感受器總是齊力合作，許多因素都能夠影響它們的敏感度。感受器可檢測以下資訊：

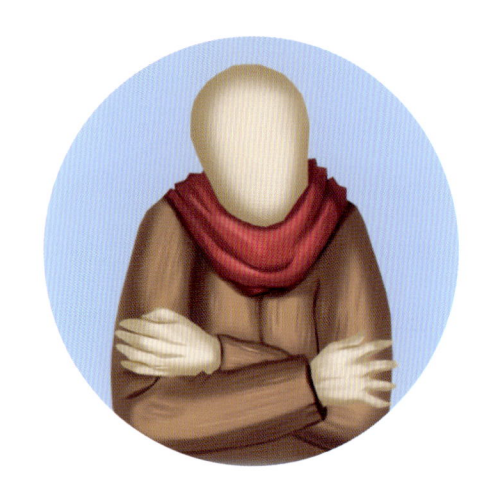

- **溫度**：有些主要感受器可偵測冷熱。當你聽到有人說，「天氣變冷導致我的疼痛加劇」，這可能意味著他們的神經系統評估情況後，確認寒冷天氣是值得擔心的事，使得他們的溫度感受器更敏感。

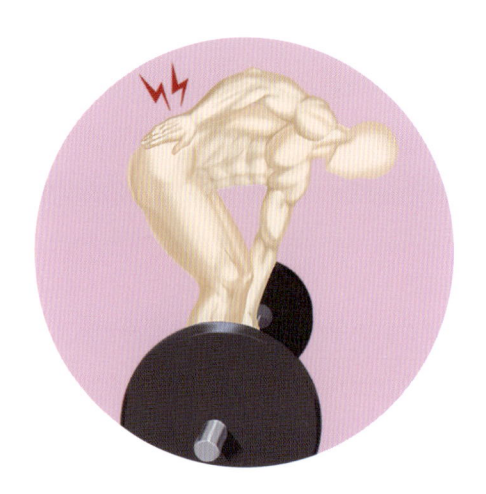

- **動作**：力學感受器（或稱機械感受器）與本體感受器負責檢測你的空間位置與動作方式。許多人的疼痛由特定動作或姿勢引發，因此在實施物理治療時，我們通常會嘗試降低這些運動感受器的敏感度。這正是本書復健運動方案的重點之一。

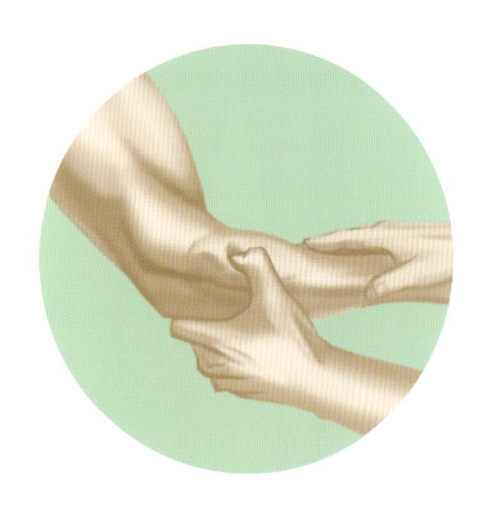

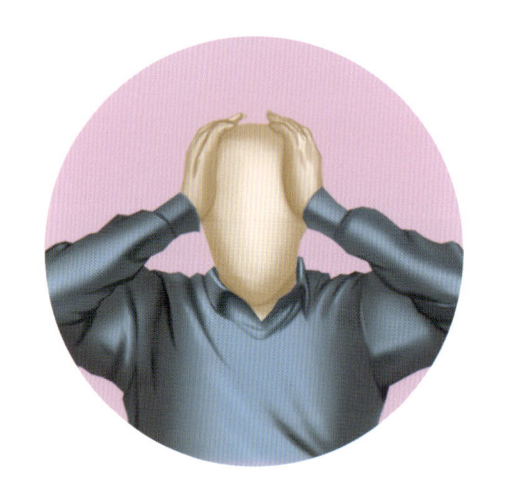

- **壓力**：這些感受器主要存在於皮膚與肌肉裡，它們擁有特定的名稱，例如梅思勒小體與巴氏小體等。它們的任務是評估組織承受多少壓力。當它們變得敏感時，對該區域施加壓力或撞到物體都會引起疼痛。在物理治療領域，這種敏感度提高的情況，能夠幫助我們判斷哪些結構可能是患者症狀的元兇。我們使用名為「觸診」的檢測方法，也就是對於特定結構施加壓力，試圖找出患者經常疼痛的部位。

- **心理壓力**：壓力變大可能啟動這些對應壓力荷爾蒙的感受器，導致它們變得更敏感，而神經系統可能將此認定為危險。因此，有些人會單純因為壓力就感到疼痛。他們靜坐不動時可能毫無症狀，但一旦腦中出現令人緊張的想法，會增加血液裡的壓力荷爾蒙、啟動感受器，並向大腦傳遞危險訊號，進而引發疼痛。請記住一點，想法與情緒會影響你的身體狀況。

手指
麻木刺痛

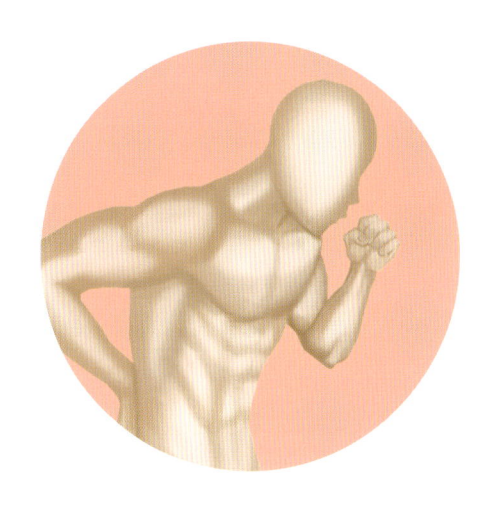

- **免疫**：這些感受器能夠偵測免疫系統分子。比方說，有些人陳述：當他們生病時，背痛的老毛病會再度找上門。這是因為神經系統具備近似記憶的能力。如果你過去背痛曾發作（即便是機械性疼痛），當你生病時可能再度經歷相同疼痛。很明顯地，疾病並未傷及背部，但是體內循環的免疫系統分子可能啟動這些感受器。慢性發炎也有類似效果。在正常情況下，免疫系統會釋放分子以協助修復受傷組織（這會引起發炎反應），而修復任務完成後，這些分子的數量會恢復到基準線。但慢性發炎可能導致免疫系統分子數量居高不下。

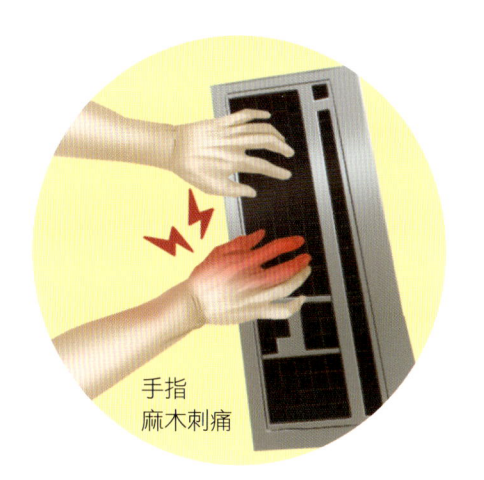

- **血流量**：運動被認為有助於緩解疼痛，有個原因是它能夠改善缺血（組織血流量不足）狀況。若血流受限，運送的氧氣與養分就會變少，這可能啟動傷害感受器。身體天生具備偵測血流不足的能力，因為這可能造成危險。你會下意識地對於這些警告做出反應。比方說，打字時長時間將手腕靠在桌邊，就會逐漸降低正中神經（穿過手腕前側的腕隧道）的血流量。這些感受器檢測到問題並提醒你必須改變姿勢，好讓血流恢復正常。

你可以把這些感受器想像成汽車儀表板上的警示燈，像是油壓、引擎溫度、胎壓與油量等。這些燈號都是用來警告你：如果不採取行動，某些功能可能停止運作或損壞。車上每個燈號都有相對應的感測器。類似功能的感受器也內建於你的神經系統裡。

感受器的敏感度

迅速複習一下，一開始組織受到刺激，然後感受器接收到訊號。但神經系統可以提高感受器的敏感度來保護你，這意味著更低程度的刺激便能啟動感受器[9]。這種改變是透過神經可塑性實現的，如果你的神經系統研判當前情境危急，這種變化可能在2～3天內出現。[9-11]

持續超過3個月正常復元時間的慢性或持續性疼痛，通常是因為感受器變得過於敏感，導致無法準確反映組織狀態。但好消息是：你可以使用漸進式干預（如本書裡的復健運動計畫）來降低感受器敏感度，使其再度成為反映身體狀況的可靠指標。

比方說，有位男士試圖將拖車從卡車卸下來，但他體溫不高、動作過快導致某部位受傷。這個傷害一開始是生理方面的，但生活中有其他壓力因素可能導致他的神經系統更敏感，像是人際關係緊張、工作遭遇挑戰或睡眠不足等，結果導致他在6個月、甚至一年後彎腰時仍感到疼痛，即便沒有出力抬重物也一樣。

此人狀態已經從急性疼痛（短期疼痛）轉變成慢性疼痛（長期疼痛）。他目前感受到的疼痛無法準確反映他的身體狀況，因為受傷的肌肉骨骼組織在這段期間內應該早已復元。相反地，神經系統可能認為它必須保護他免於彎腰動作的傷害（因為這個動作過去曾經導致傷害）。現在，當他彎腰綁鞋帶或撿起鉛筆時，神經系統就會將此姿勢視為可能帶來危險的動作。他的大腦感受到威脅，所以該區域的運動感受器變得更敏感，因此每當他做出此姿勢時（即便沒有傷害到組織），身體也會產生類似的疼痛反應。

這種運動引發的問題稱為「屈曲敏感」。為了治療，專業人士會制定一套運動計畫，讓這些感受器逐漸暴露於更高程度的壓力。他們可能會要求這名男士躺在地上、將膝蓋抬到胸前（以不同方式屈曲，並逐漸降低這些感受器的敏感度），而不是從事觸發神經系統敏感的相同彎腰動作。

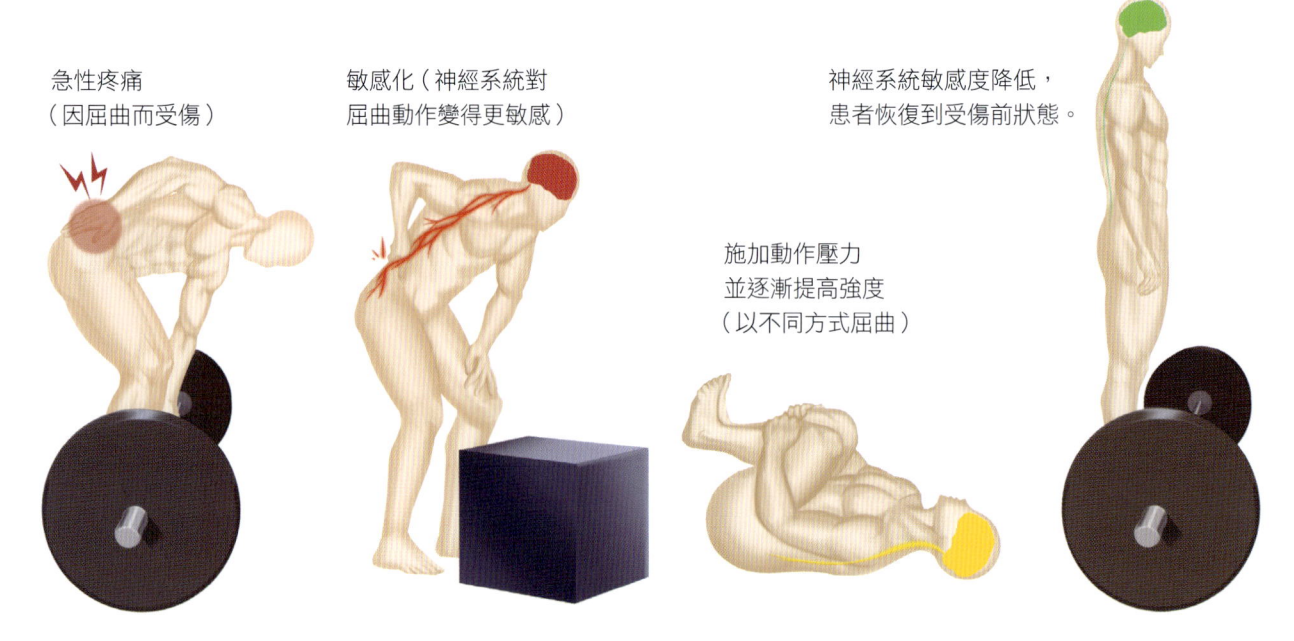

急性疼痛
（因屈曲而受傷）

敏感化（神經系統對屈曲動作變得更敏感）

施加動作壓力並逐漸提高強度
（以不同方式屈曲）

神經系統敏感度降低，患者恢復到受傷前狀態。

在急性受傷後，神經系統可能變得更敏感，特別是又面臨其他壓力因素（睡眠不足、工作與人際關係壓力、營養不良等）的情況下。但好消息是，對身體施加動作壓力並逐漸提高強度，有助於降低神經系統敏感度與促進恢復。

神經可塑性如何重塑疼痛

多數人認為神經可塑性僅發生於大腦,但大腦僅是神經系統的一部分。神經可塑性的範圍包括中樞神經系統(大腦與脊髓)與周邊神經系統(延伸至手指與腳趾的神經)。

神經系統使用名為「神經傳導物質」的分子進行溝通。與葡萄糖、蛋白質等其他分子一樣,神經傳導物質透過位於細胞膜的通道(稱為受體)進出神經元(組成神經的長細胞)。

比方說,你的手臂裡有動作感受器。為了做出動作,大腦會釋放神經傳導物質分子到血液裡,當這些物質接近神經元時,它們會試圖與合適的細胞膜受體配對。若神經傳遞物質與受體形狀匹配,細胞的「大門」就會打開,允許其進入並影響細胞。

試著想像一下,這就像是一間擁有許多拉門的房屋。如果外面有蟲子,我打開一道拉門,可能會有一些蟲子飛進來。我打開的拉門越多,蟲子進到室內的機會越大。這些拉門就像神經元的受體,根據神經系統釋放的化學物質開啟或關閉。

神經可塑性便是透過這種方式影響慢性疼痛。

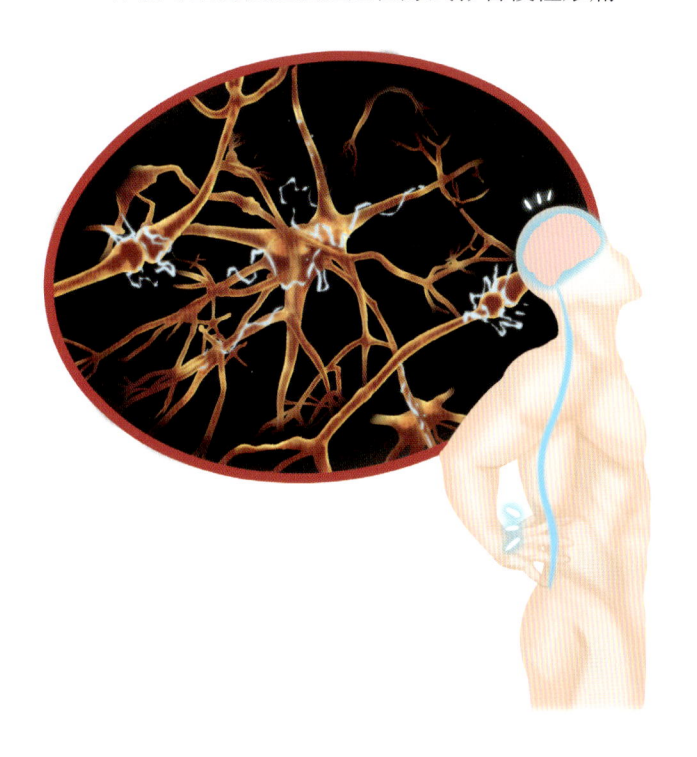

神經系統如何溝通

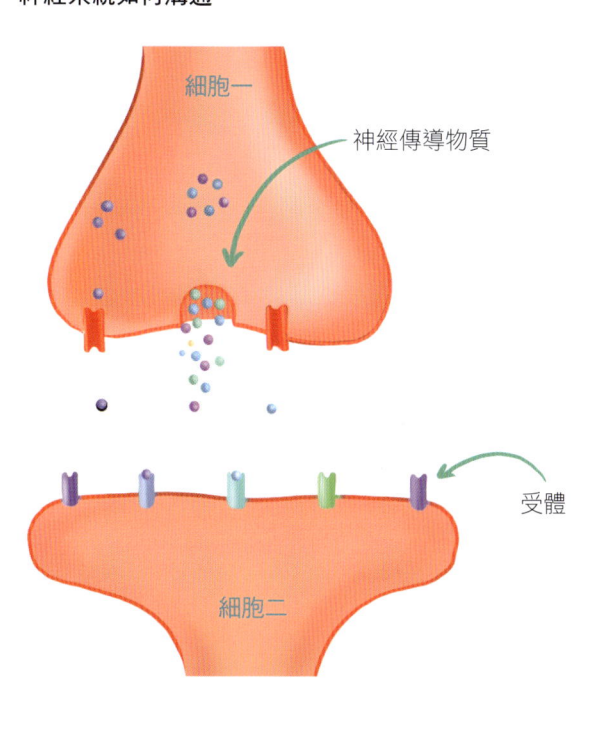

透過神經系統對負面刺激做出適應變化的過程,你為細胞創造更多入口,導致它們更敏感、更容易受到刺激。

但神經可塑性並不是壞事。如果運動感受器變得更敏感,那特定動作只要更低程度便足以啟動它並產生疼痛經驗。然而,如果你循序漸進地重新做出這個具威脅性的動作,就可以減少細胞開啟的大門數量,善用神經可塑性產生正面效果。當你說服神經系統「該動作並不危險」時,它就會移除進入細胞的大門。

疼痛的上行（輸入）路徑

你的神經系統就像是高速公路網路。人體共有400條神經，神經路徑總長約72.4公里，可分為兩類：上行（輸入）路徑與下行（輸出）路徑。

組織是神經路徑的起點。感受器分布於身體各處，包括皮膚、筋膜、肌肉、肌腱、韌帶與關節等；這些感受器總是默默地運作，監控你的狀況與環境。如果感受器受到足夠刺激，就會達到閾值並將訊號傳至大腦，但為了抵達大腦，此訊號必須透過上行路徑傳遞。

神經透過傳送電脈衝的方式溝通，大多數神經細胞的休息電位（靜止電位，細胞處於休息狀態）為負70毫伏。當休息電位逐漸升高到啟動閾值（多數神經為負55毫伏）時，神經傳遞物質就會啟動感受器，由後者傳送訊號至中樞神經系統進行分析。

在疼痛迴路的這個階段，上行路徑傳送的危險訊號稱為「傷害感受」或是「危險感知」。你的大腦不斷接收各種訊號，包括來自特殊傷害感受器（僅偵測潛在傷害刺激）的危險感知。因此，如果某事物可能傷害你的組織（像是壓力太大或熱刺激），這些閾值較高的傷害感受器就會啟動，並透過上行路徑傳送危險訊號至你的大腦進行分析。但這不一定會導致疼痛。

舉例來說，如果你整天坐在電腦前，臀肌的傷害感受器可能啟動，原因是此區域血流減少。但是當大腦接收到這些感受器發來的訊號時，它並不會輸出疼痛，而是下達一個動作指令，令你起身或在座位上轉換姿勢。一旦該區域血液流動恢復正常，這些傷害感受器就會關閉。

你可以將傷害感受器想成是小小的手指，它

久坐啟動傷害感受器

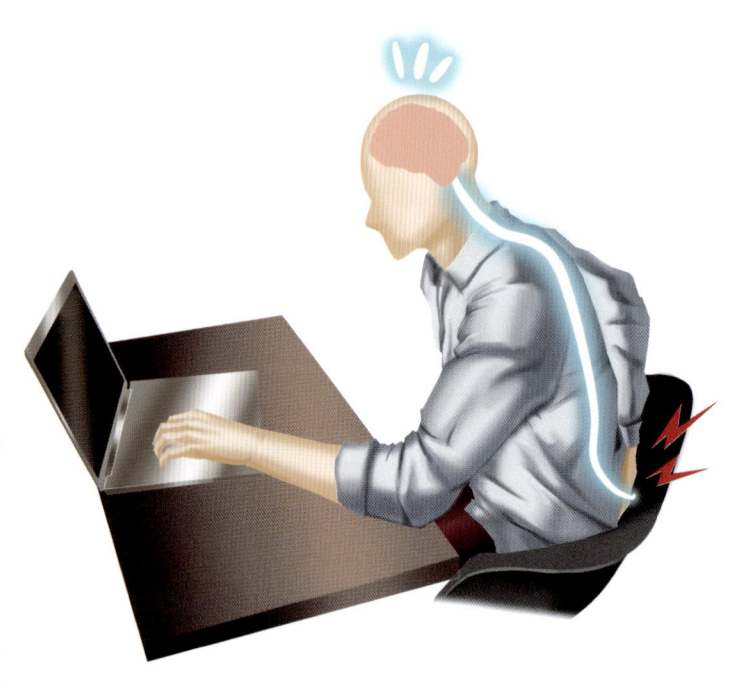

大腦發送動作指令

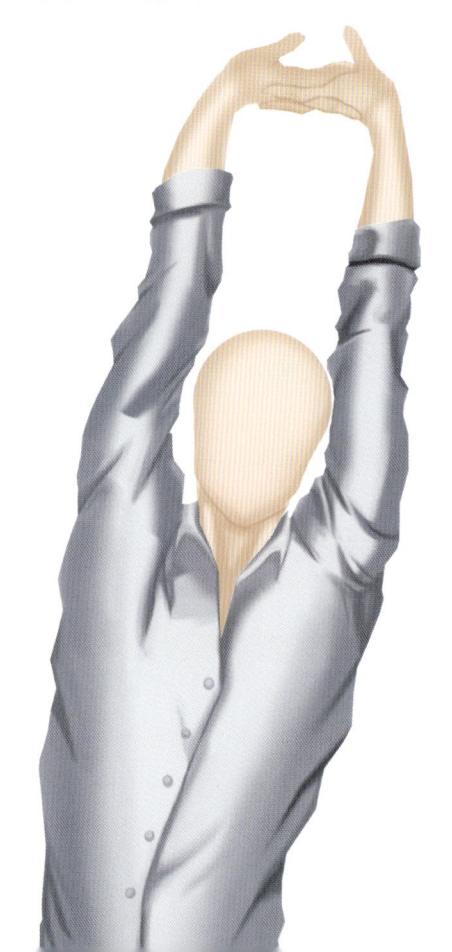

們是周邊神經系統的游離神經末梢,不斷警戒危險的到來。如果你啟動的是一般感受器,例如對於手指施加壓力,大腦就會接收到關於此壓力的感受訊號。但如果壓力夠大,就會啟動傷害感受器並傳遞危險訊號。

所有感官刺激都必須達到閾值才能觸發此反應並向大腦傳遞訊號。神經處於「休息」電位狀態,而神經、組織與細胞裡的傷害感受器則隨時待命並等待危險來到。當傷害感受器達到高閾值而啟動時,它們會向大腦傳送稱為「動作電位」的訊號。簡言之,當你處於某種休息電位的狀態,但突然間有個事物刺激了感受器,導致細胞電位改變,直到達到閾值,就會沿著脊髓往上傳遞動作電位至大腦對應區域。

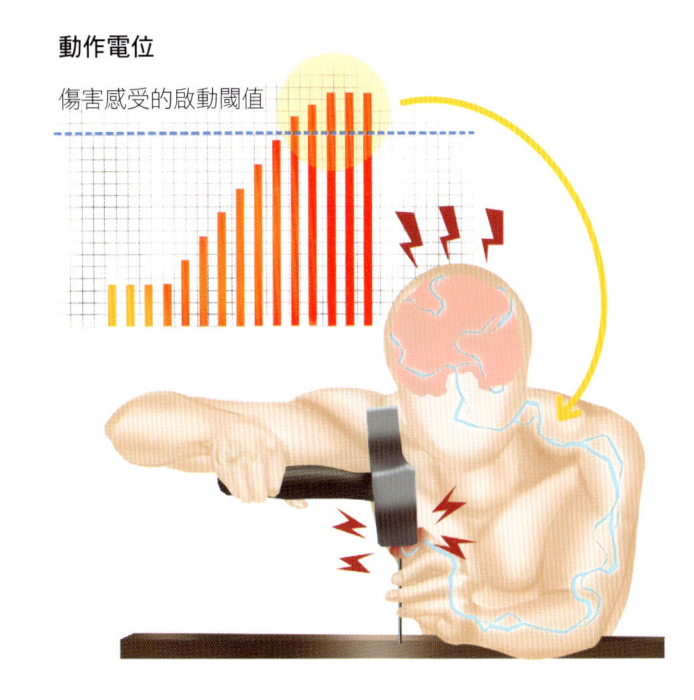

動作電位

傷害感受的啟動閾值

感受器分布於全身各處。若某個感受器受到足夠刺激,就會啟動閾值較高的傷害感受器,並透過上行路徑傳送危險訊號至大腦分析。

大腦如何創造獨一無二的疼痛

疼痛的產生涉及大腦許多區域。[1,2,12] 上行路徑主要處理感官輸入,因此感受器啟動後傳送的訊號可能先進入體感皮質。大腦開始分析此訊號,並結合枕葉的視覺訊號與顳葉的聽覺訊號等資訊,判斷目前的狀況。以上這些要素共同合作,也就是我們先前提到的神經矩陣概念。

大腦並沒有特定的疼痛中心,這和大家過去想的不同。[13,14] 我們如今了解到:你之所以感到疼痛,是因為大腦不同區域共同運作形成某種模式,創造了你腦中的疼痛幻覺。此模式稱為「神經標記」。[1,2]

正如名稱所示,每個人的神經標記都是獨特的。100個有類似背痛症狀的人,雖然他們的疼痛可能涉及大腦許多相同區域,但每個人的神經標記都不太一樣,因為他們大腦仰賴各種不同輸入來創造出獨特的疼痛模式。

這些神經矩陣輸入可分為三種:感官、情緒與心理。每個人的疼痛都不同,大腦必須處理來自這三種輸入的各式訊號以產生疼痛。

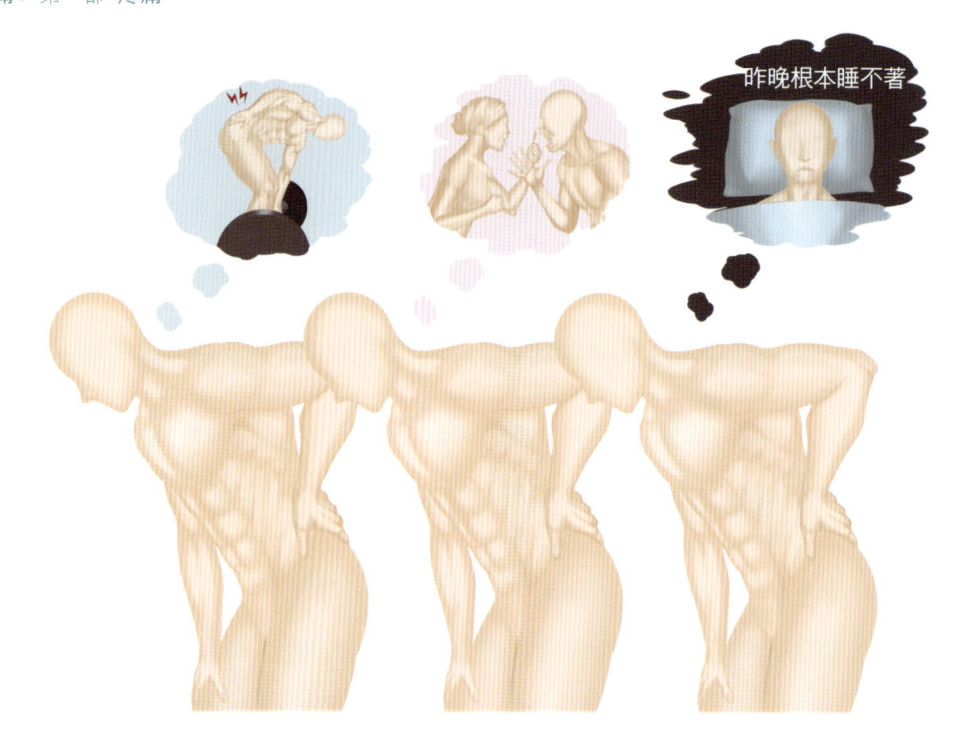

這意味著你應該將因應疼痛視為「透過神經可塑性重塑神經標記」的過程，也就是釐清自己的疼痛經驗並重新訓練神經系統，降低它對於這些刺激的敏感度。比方說，若你的慢性背痛持續超過6個月時間，那你不能僅是盲目地遵循符合自己症狀的復健方案。你必須仔細留意自己的身體、處理壓力等其他影響因素，並認真對待疼痛症狀且對於運動做出必要調整，否則你的神經標記可能變得更敏感、不斷陷入相同的疼痛迴路。

這便是神經矩陣模型的厲害之處。大腦結構各個區域不斷地接收、分析訊號並根據這些訊號做出反應，這在你感到疼痛時形成獨特的神經標記。一旦這個神經標記形成，不需要太大刺激便能再度觸發此模式並產生疼痛。

疼痛的下行（輸出）路徑

下行（輸出）路徑指的是：疼痛迴路裡傳遞行動訊號的部分。大部分透過輸入路徑往上傳送的是感官訊號，但多數透過輸出路徑往下傳送的是運動訊號，或稱為動作指令。

動作指令通常是一個動作。舉例來說，當你將手放進一桶冰水時，手指裡的溫度感受器因寒冷而啟動，此刺激足以啟動傷害感受器，因此產生動作電位沿著手臂往上傳送、進入脊髓，然後抵達大腦體感皮質。你的大腦使用神經矩陣不同區域處理此訊號後，認定此輸入帶有危險性，於是除了輸出疼痛訊號，還下達動作指令。運動皮質將這個指令透過皮質脊髓束往下傳遞至需要收縮的肌肉（在此案例是肘屈肌），令你彎曲手肘、縮手遠離冰水。

神經矩陣通常輸出的是動作指令或行動反應，但疼痛與情緒也是可能選項。比方說，當你在路邊踩空並扭傷腳踝時，該區域韌帶與其他組織拉扯過度，當下傷害感受器就會啟動。在接收到這個危險訊號後，你的大腦決定產生疼痛（讓你保護此區

域)、一個新動作(開始跛行)以及恐懼(讓你下次遇到類似情況時更小心)。

記得我之前說過「大腦可以抑制危險訊號」嗎?這發生於大腦並經由脊髓下行路徑達成。大腦能夠產生內源性類鴉片(天然嗎啡),甚至向脊髓注入大量強效化學物質以阻斷危險訊號,如此一來,感官輸入無法抵達大腦,你就不會感覺到疼痛。

格鬥運動員身上經常可看到此狀況。綜合格鬥選手比賽期間可能遭遇重大組織損傷,但他們有時候一直到比賽結束、確認安全無虞後才會感受到疼痛。同樣地,你肯定聽過軍人中槍或受傷彷彿沒事般的故事,等到他們回到安全地點接受治療時才感受到疼痛。

有一個關於神經系統的說法:「一起啟動的神經元會連結在一起」。[15]神經標記是神經元一起啟動的獨特模式,你越常讓它們一起啟動,它們的連結就越強。

這與你在學習新的動作技能時,神經可塑性發揮作用是一樣的道理。以學習投籃為例,你為這項技能創造一個神經標記,你練習得越多,投得越好。同樣方式也可用於緩解疼痛。感到疼痛時,可以利用動作來降低感受器敏感度,並創造不會引發疼痛的新神經標記。這是善用神經可塑性打破疼痛迴路的絕佳範例。

然而,復健運動方案的有效程度,取決於你經歷的是哪一種疼痛類型,而這將是下一章的重點。

神經矩陣輸出

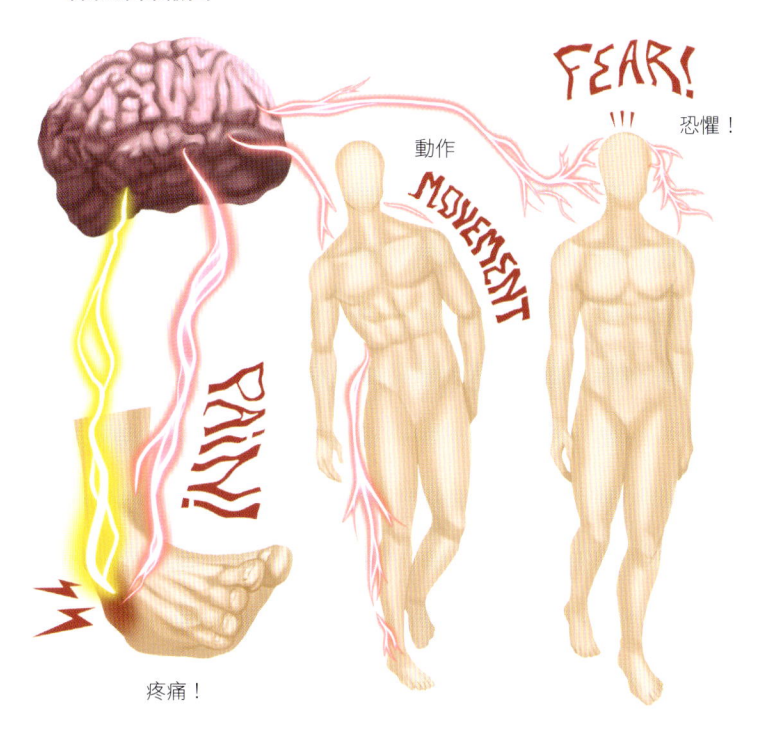

又痛又爽

疼痛有時令人感覺很爽,例如深層組織按摩。揉捏會啟動感受器,但因為你相信按摩的好處,促使大腦釋放腦內啡,減弱部分沿脊髓上傳的危險訊號。與漸進暴露法一樣,以不同方式活動敏感部位能帶來好處,因為這可以改變神經系統對於該區域的感知方式。

CHAPTER 3

疼痛的類型
THE DIFFERENT TYPES OF PAIN

疼痛主要分成三種類型，各有其特徵、徵象與症狀：

- 機械性疼痛（或稱傷害性疼痛）
- 神經病變性疼痛（或稱神經痛）
- 慢性疼痛（或稱持續性疼痛）

釐清自己疼痛的類型，能幫助你決定治療策略，找到因應個人疼痛經驗的方法。
為了達到此目的，你必須整合徵象、症狀與病史等資訊，
例如疼痛是如何開始的、現在感覺如何等。
在這些資訊的幫助下，你可以選擇最符合自己狀況的復健方案，
利用此框架有效率地緩解與治療疼痛。

急性疼痛 vs. 慢性疼痛：兩者差異？

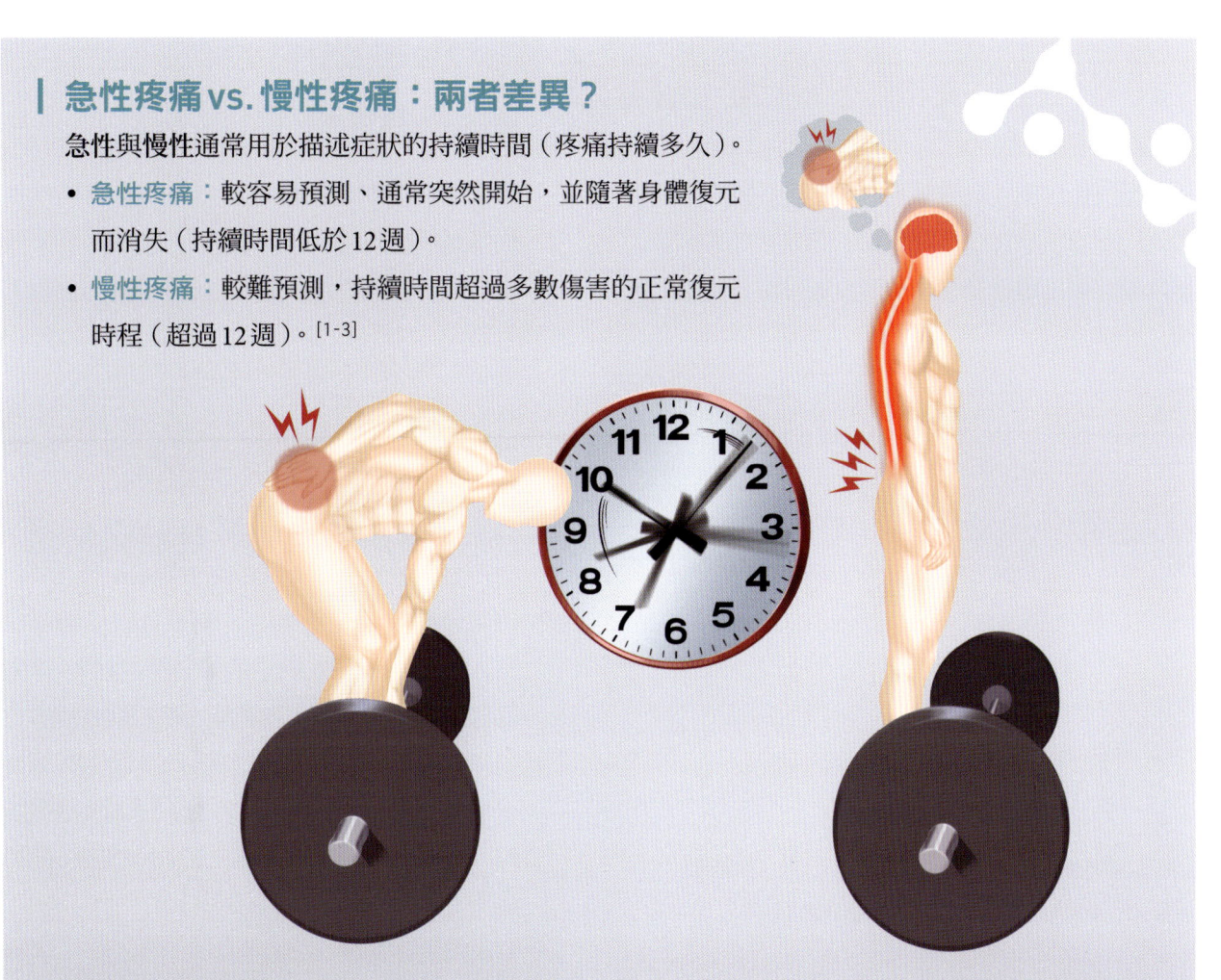

急性與**慢性**通常用於描述症狀的持續時間（疼痛持續多久）。
- **急性疼痛**：較容易預測、通常突然開始，並隨著身體復元而消失（持續時間低於12週）。
- **慢性疼痛**：較難預測，持續時間超過多數傷害的正常復元時程（超過12週）。[1-3]

這樣的分類非常實用，但更重要的是區分兩者不同，因為這些詞彙經常被混用與誤用，導致治療策略混淆不清或方向錯誤。

舉例來說，如果一開始的傷害持續惡化（如過度使用損傷常出現的狀況），那急性疼痛持續時間可能超過12週。疼痛可能開始減輕，但要是你在患部未完全復元前從事對敏感區域帶來壓力的活動，疼痛就可能再次出現。

問題在於：反覆發作的急性疼痛有時可能會因為疼痛超出該組織正常復元時間，而被錯誤歸類為慢性疼痛。一旦被定義為慢性疼痛，你的心態與復健策略可能隨之改變。疼痛狀況變得更持久與複雜，你可能開始感到絕望，覺得自己永遠不會好。

但在大多數情況下，疼痛反覆出現，是因為急性疼痛不斷發作。這其實代表疼痛系統運作正常，能準確反映你的身體狀況，是個好消息。只要避免或調整加劇疼痛的因素（如姿勢、動作與活動），認真遵循三階段復健運動計畫，你最後一定會復元。

但要是疼痛一直沒改善，那它可能發展成慢性疼痛，這就需要採取略微不同的因應策略。慢性疼痛的狀況是，受傷組織早已復元，但神經系統持續發揮保護作用。或許是大腦記住了當初導致受傷的動作，即便這個動作現在並未造成任何損傷，它也會輸出誇大的疼痛反應。疼痛症狀也可能與你的環境（不健康的工作環境）、生活型態（睡眠品質與飲食習慣不佳）或心理狀態（壓力太大或憂鬱）有關。

想治好慢性疼痛並防止疼痛復發，除了遵循復健運動方案外，更重要的是採取更全面方法，調整第4章涵蓋的各種因素。

機械性疼痛（傷害性疼痛）

第一類疼痛涉及的是非神經組織，例如肌肉、肌腱與韌帶。機械性疼痛與第2章所說的傷害感受器啟動有關。這就是機械性疼痛也稱為「傷害性疼痛」的原因。

身體組織受到機械性傷害是疼痛最常見的原因。從事體能活動時，你可能不小心受傷（例如扭傷腳踝、半月板撕裂或骨折），然後因為這個傷害感到疼痛。

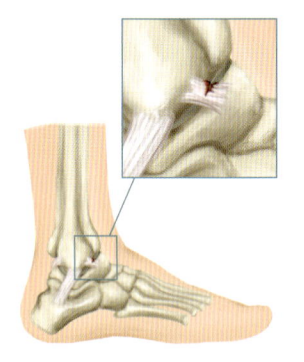

韌帶扭傷 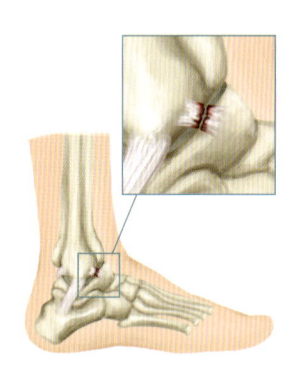　　　　韌帶撕裂

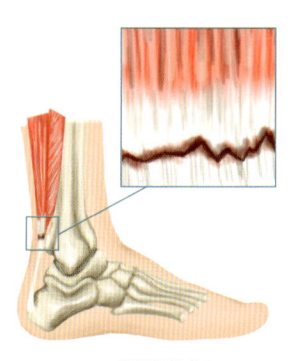

肌腱損傷 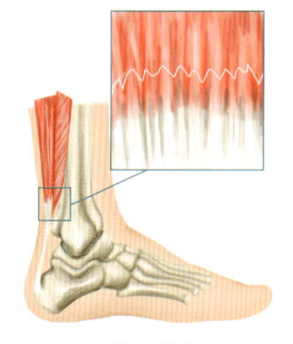　　　　肌肉拉傷

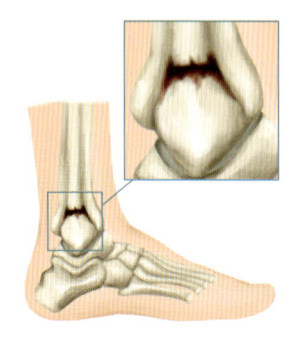

骨折 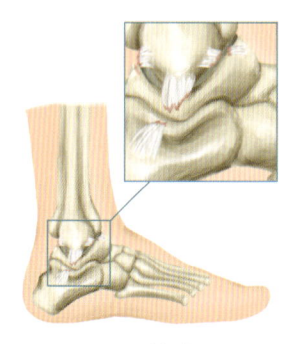　　　　關節脫臼

機械性疼痛：徵象、症狀與特徵

- 這類疼痛有著特定開關，就是某些姿勢或活動。如果你以某種方式扭動或移動身體，疼痛就會出現。一旦你改變姿勢，疼痛就會消失。
- 如果這是新出現的疼痛，你直接對該區域施壓，通常會感到劇痛。比方說，你才剛扭傷腳踝，再次朝同一方向扭轉，可能會感到一陣劇痛。
- 當組織正在恢復且沒有直接承受壓力時，機械性疼痛通常以鈍痛（隱隱作痛）的方式呈現。
- 這類疼痛通常有明確範圍並侷限於受傷部位。比方說，如果你拉傷大腿後側肌群，那伸展、壓迫或碰觸受傷部位時會感到疼痛，但與該肌群沒有結構力學關聯的其他區域並不會感到疼痛。

大部分的機械性疼痛都是急性疼痛（你受了傷，三個月內復元，然後疼痛消失），但身體某些組織復元速度較慢，因此機械性疼痛可能持續較長時間。比方說，膝蓋內的半月板血流供應不佳，如果受傷非常嚴重，所產生的疼痛可能持續超過急性疼痛復元時間。此身體部位復元時間較長，因此它敏感的時間可能超過三個月，但這並不意味著傷害已經演變成慢性。這就是為何在決定治療方法前，你必須知道自己的疼痛類型。

下背受傷一開始會產生急性疼痛，但要是疼痛不斷復發的話，那你就得問自己一些問題：是否做了什麼事情加劇疼痛？或是這個組織本來就得花更長時間復元？你做了什麼導致下背感受器更敏感？這些問題的答案取決於各種因素，例如你是否遵循復健運動計畫來幫助自己克服疼痛。

復健對於大部分機械性疼痛的效果絕佳，而病史能幫助你判斷：你經歷的是長時間的機械性疼痛，或是疼痛系統出現問題。

神經病變性疼痛（神經痛）

神經病變性疼痛（或稱神經痛）發生於神經系統某部分受刺激或損傷時。可能是急性受傷與發炎引起，或是影響神經的全身性疾病所致（例如糖尿病）。

神經就像是遍布全身的電線，它們有自己的血液流動、微循環與偵測危險的傷害感受器。這就是「肘部神經痛點」受到撞擊會疼痛的原因，因為你撞到尺神經並產生高閾值刺激，進而啟動傷害感受器，但這種疼痛是來自於神經組織（而非骨頭）。神經損傷會導致神經病變性疼痛，這可能造成局部麻木、延伸到特定區域的刺痛，或是如閃電般的尖銳痛感。

坐骨神經痛是最常見的神經病變性疼痛之一。坐骨神經由五條小神經根匯集而成，這些神經根來自於下背不同部位。當這些神經根集合在一起時，便形成一條粗大的周邊神經，直徑約與鉛筆相當。

坐骨神經痛的起因是神經受到刺激，可能是發炎或機械性因素造成。這並不一定意味著有東西接觸或「擠壓」到神經。也許你拉傷背部導致發炎，刺激坐骨神經（這一條大神經經過你的臀部、大腿後側，進入小腿後，再分叉至脛前、腳趾與足部）的微小分支。簡言之，這條神經路徑任何地方受到刺激或損傷，就有可能出現症狀。

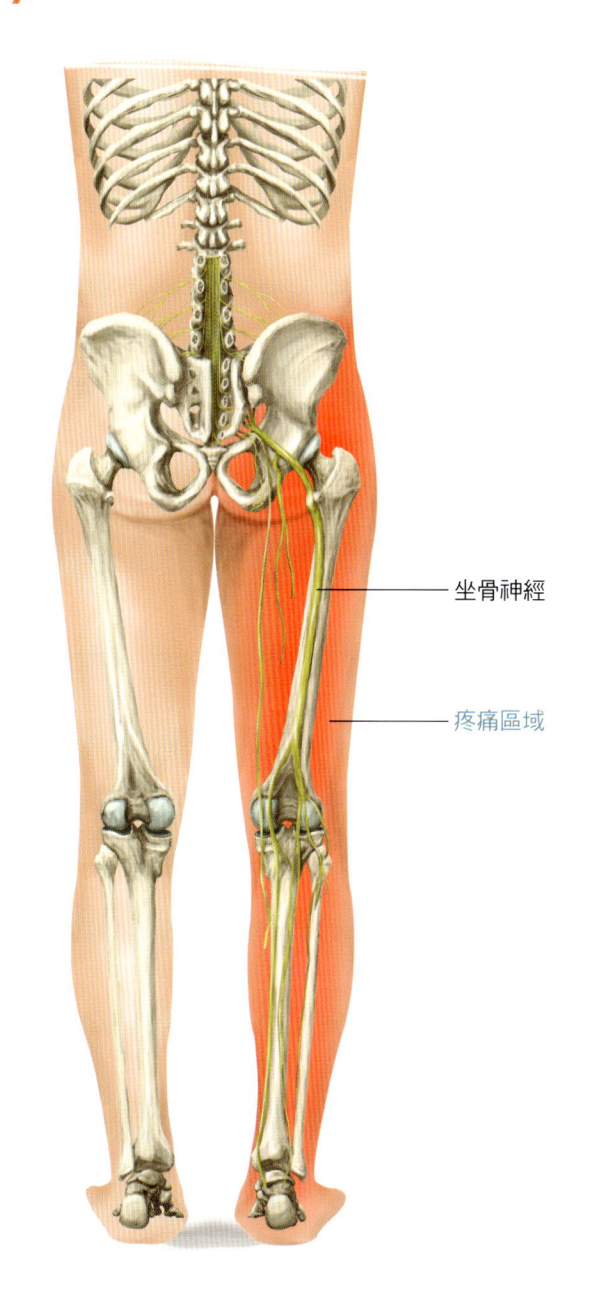

— 坐骨神經

— 疼痛區域

神經病變性疼痛：徵象、症狀與特徵

- 對大多數人來說，神經病變性疼痛的症狀包括：麻木、灼熱、刺痛與放射性神經根疼痛。
- 與傷害性疼痛（可能僅往周圍區域擴散約五公分以內）不同，神經病變性疼痛通常沿著神經路徑傳送。疼痛越嚴重，傳播範圍越遠。比方說，下背受到輕微刺激可能僅傳到大腿與臀部，但要是刺激程度增加，疼痛會往周邊擴散，延伸至小腿，來到脛前與足部位置。

沿神經傳播的痛稱為「放射性神經根疼痛」。這與「牽連痛」不同，後者來自於非神經結構，通常是器官將疼痛傳給肌肉骨骼系統，例如心臟將痛轉移給左臂，或是腎結石將痛轉移給下背。

請記住，沒有損傷的疼痛可能是牽連痛，建議你去看一下家庭醫師，以排除癌症等嚴重醫療狀況。牽連痛與放射性神經根疼痛不同，前者主要症狀與器官有關，且無法透過復健改善。如果你有腎臟感染問題，背痛不會因為動作而變好或變壞。疼痛會在器官運作時發作，且通常無法機械式地重現（如採取某特定姿勢）。

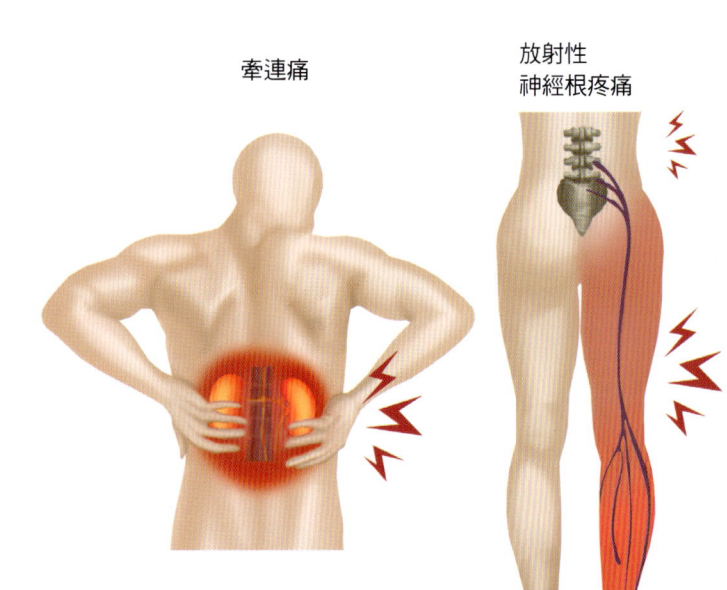

坐骨神經痛與腕隧道是急性神經病變性疼痛的範例，也就是神經承受物理壓力而引發的疼痛。但神經系統的疾病與損傷，例如腦血管意外（中風）、脊髓損傷與糖尿病神經病變則會導致慢性神經病變性疼痛，同時伴隨麻木、刺痛與其他感覺。典型的神經病變通常由全身性疾病引起，造成廣泛的神經受損。

如果你有麻木、刺痛的狀況，或是身體姿勢或動作引發的放射性神經根疼痛問題，那本書裡的復健方案應該能幫助到你。但如果你患有影響大腦或脊髓的疾病，雖然復健運動有所助益，但可能無法顯著改善你的神經症狀。如果是後者的狀況，你應該接受治療。比方說，如果你患有糖尿病並感覺到疼痛，建議你去看醫生以解決根本問題。本書針對的是肌肉骨骼系統相關疼痛。所有人都可以從復健方案獲得好處，但你不能將神經病變當成是機械性問題來應對。

不論是中樞或周邊神經系統，都有可能發生神經病變性疼痛。坐骨神經痛屬於周邊神經系統的神經病變性疼痛，但脊髓或大腦損傷也可能在中樞神經系統引發神經病變性疼痛。本書主要針對的是周邊神經系統問題，因為大多數的中樞神經系統疼痛需要醫療協助，而且運動、動作調整與物理治療介入對於這類疼痛的效果沒那麼好。

但這並不意味著你應該避免運動與動作。脊髓損傷復健或許無法大幅改善你的疼痛症狀，但卻能顯著地提升功能，讓你在各種活動範圍內安全且有效率地移動。雖然搞清楚疼痛屬於什麼類型，有助於決定你的下一步行動，但也不能忽視運動對於整體健康與功能性能力的好處。

牽連痛　　放射性神經根疼痛

慢性疼痛（持續性疼痛）

慢性疼痛代表的是：神經系統負責疼痛的區域出現疾病或功能失常，因此產生過度反應、無法反映身體真實情況。慢性疼痛十分普遍，以致於許多人認為這是正常情況。

疼痛是正常現象，能充當身體的警報器，但當疼痛持續時間過長且不再反映身體狀況時，便是異常狀態且有害無益。這代表著：你所經歷的一切與身體組織狀況之間出現落差。

經歷此類疼痛時，磁振造影或X光檢查可能看起來一切正常，但你依然有著疼痛的症狀，而且這些症狀有時與你的身體感受不符。比方說，你彎腰撿起一支鉛筆卻出現嚴重疼痛反應，導致幾天無法正常活動。換言之，此疼痛並未準確反映你肌肉骨骼系統的健康程度。

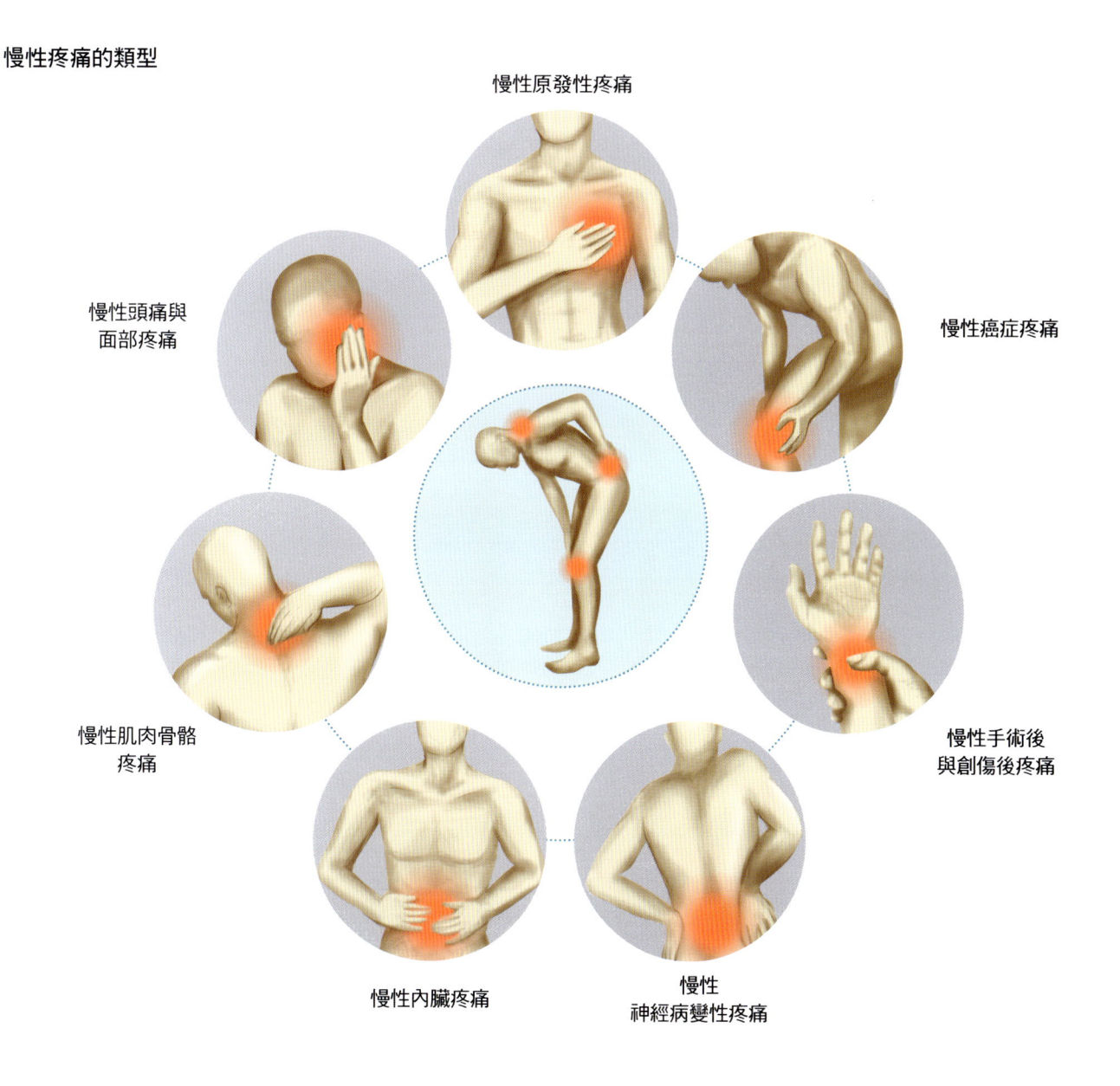

慢性疼痛的類型

- 慢性原發性疼痛
- 慢性癌症疼痛
- 慢性頭痛與面部疼痛
- 慢性肌肉骨骼疼痛
- 慢性手術後與創傷後疼痛
- 慢性內臟疼痛
- 慢性神經病變性疼痛

慢性疼痛與復元之路（恐懼—逃避模式）

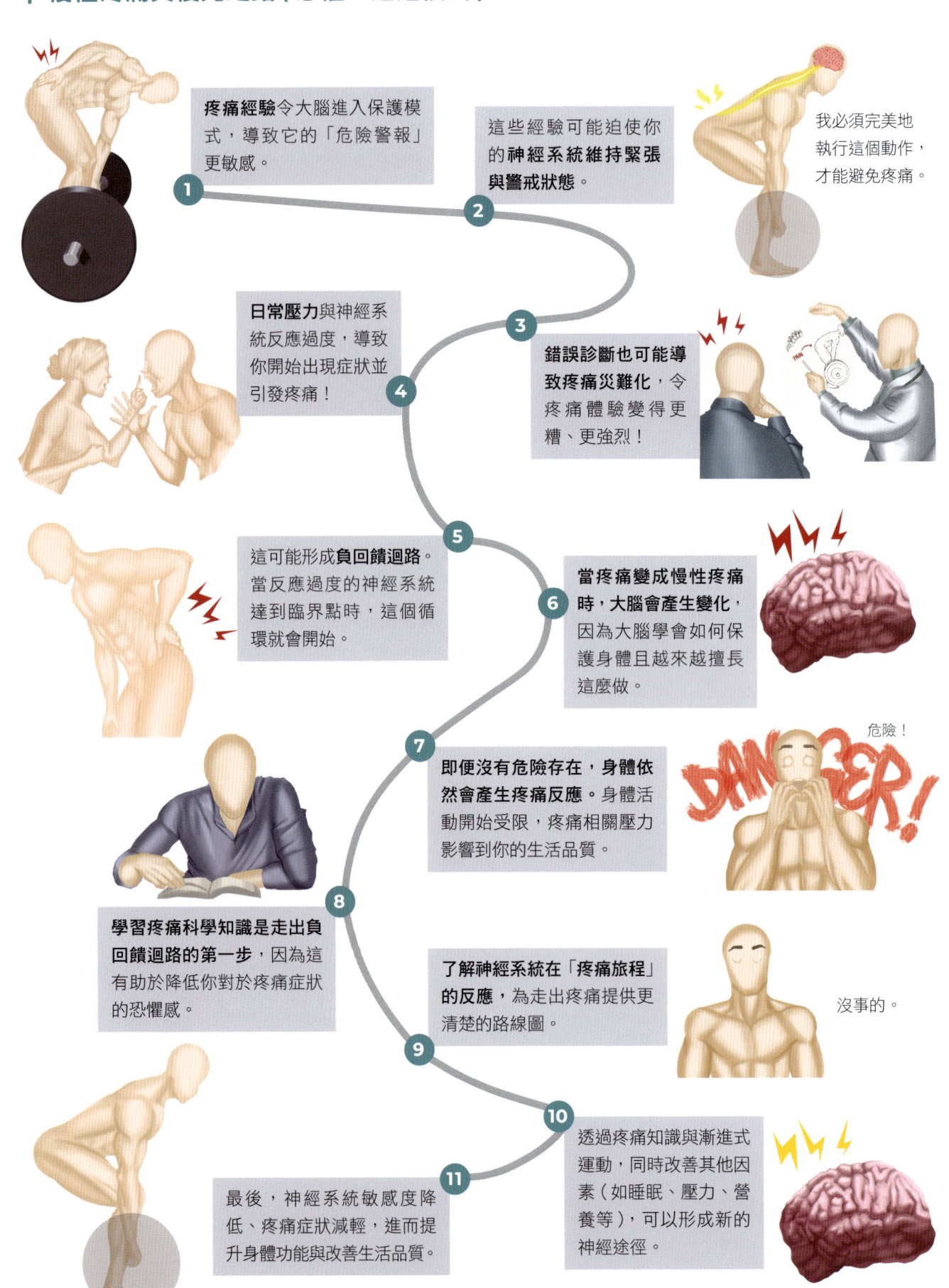

1. **疼痛經驗**令大腦進入保護模式，導致它的「危險警報」更敏感。

2. 這些經驗可能迫使你的**神經系統**維持緊張與警戒狀態。

   我必須完美地執行這個動作，才能避免疼痛。

3. 錯誤診斷也可能導致疼痛災難化，令疼痛體驗變得更糟、更強烈！

4. **日常壓力**與神經系統反應過度，導致你開始出現症狀並引發疼痛！

5. 這可能形成**負回饋迴路**。當反應過度的神經系統達到臨界點時，這個循環就會開始。

6. 當疼痛變成慢性疼痛時，大腦會產生變化，因為大腦學會如何保護身體且越來越擅長這麼做。

7. 即便沒有危險存在，身體依然會產生疼痛反應。身體活動開始受限，疼痛相關壓力影響到你的生活品質。

   危險！

8. 學習疼痛科學知識是走出負回饋迴路的第一步，因為這有助於降低你對於疼痛症狀的恐懼感。

9. 了解神經系統在「疼痛旅程」的反應，為走出疼痛提供更清楚的路線圖。

   沒事的。

10. 透過疼痛知識與漸進式運動，同時改善其他因素（如睡眠、壓力、營養等），可以形成新的神經途徑。

11. 最後，神經系統敏感度降低、疼痛症狀減輕，進而提升身體功能與改善生活品質。

慢性疼痛：徵象、症狀與特徵

- 症狀通常難以辨識，也不太容易機械式地重現（亦即不太容易因採取某特定姿勢便引發疼痛）。
- 慢性疼痛通常是一種模糊的感覺、沒有明確範圍，可能擴散到不同身體區域。如果是機械性疼痛或甚至部分神經病變性疼痛，大家通常可以明確地指出疼痛範圍。
- 即便是一個簡單的動作、觸碰身體、心理壓力甚至溫度變化，都可能引發誇張且被放大的疼痛反應。比方說，有些人坐在冷氣出風口下便會感到疼痛，冷空氣似乎會觸發他們的疼痛反應。
- 慢性疼痛的感覺可能改變。有時候是痠痛，有時可能是劇痛，有時則是灼熱或刺痛。

慢性疼痛可能與急性損傷或嚴重疾病（例如：可能引發身體疼痛的萊姆病）症狀相似，因此無法透過單一測試確定。所以，我們第一步必須排除自體免疫性疾病、全身性疾病或來自於器官的牽連痛。若專業醫療人員透過排除法確定你的持續性疼痛是慢性狀況（與疼痛系統出問題有關），那你必須積極地找出引發疼痛的原因並緩解症狀。你可能會發現，疼痛是由非生理因素引發，例如擔心即將到來的事件。「戰鬥或逃跑反應」能夠導致神經變得敏感，因此如果壓力持續引發疼痛，那你可能患有慢性疼痛系統異常，也就是，你的肌肉骨骼系統疼痛是由其他系統所啟動。

在這種情況下，你可以採用多種策略來減輕症狀，除了動作與運動外，也要改善睡眠保健、飲食習慣、壓力管理與降低發炎等。雖然本書重點放在阻力訓練與活動度運動，但大量證據顯示，上述提及的其他因素（詳細內容將於下一章討論）對於緩解慢性疼痛也十分重要。

重點是不要失去信心，即便是慢性疼痛也能獲得改善；你可以透過本書介紹的復健方案與增進疼痛認知（了解問題所在，以便改變環境或自己的行為，讓身體系統恢復平衡）來降低這些系統的敏感度。請記住，疼痛系統具備神經可塑性，你可以透過漸進式訓練來改變它。

三種疼痛的重疊之處

機械性、神經病變性與慢性疼痛，這三大類型有一些重疊的地方，畢竟疼痛涉及的因素眾多。

以下背痛為例，起因可能是你搬重物時不小心閃到腰，這屬於機械性疼痛；也可能是因為坐骨神經痛所致，這是神經病變性疼痛；但下背痛也有可能是慢性疼痛，如果我們不確定哪裡出問題，但已排除其他可能性的話。這類疼痛與你的情緒、心態與其他類似因素可能更有關係。

在接下來的章節裡，我將詳細介紹影響疼痛的因素（無論是正面或負面），並解釋改善睡眠、飲食與管理壓力等因素如何幫助緩解這三類疼痛。

CHAPTER 4

影響疼痛的因素
THE FACTORS
THAT INFLUENCE PAIN

來到物理治療所就診的患者，頭號症狀通常都是疼痛。我身為復健醫療人員，
主要職責是透過動作與運動來調整患者身體狀況，從而解決他們的疼痛問題。
而這也是本書的重點。但有些其他觸發因素可能會妨礙患者復元，或導致疼痛持續存在。
影響疼痛經驗的因素眾多，包括想法、信念、壓力、睡眠、人際關係、姿勢、運動、身體結構與環境等。

正因如此，認知教育非常有用：它不僅能讓你了解疼痛的運作原理，還可以幫助你擺脫痛苦。
如果你僅從機械角度（使用動作與運動）來處理疼痛，問題可能無法獲得改善，
因為你沒有解決其他可能影響身體系統的因素。此外，如果你過度重視姿勢或生物力學等因素，
可能會忽略其他造成疼痛的重要事物。動作固然在解決疼痛問題上扮演重要角色、必須加以調整，
但導致長期疼痛的主要因素往往與你的生活型態、信念與環境有關。
合適做法可能包括尋求醫療介入，或是與心理學家及營養師合作。

本書裡的復健策略聚焦於身體層面，主要討論的是如何透過動作與運動來治療疼痛，
但其他因素也同樣重要。因此，本章將逐一介紹這些已獲得大量科學證據支持的影響因素，
以及因應這些因素的最佳作為與準則。這些內容能幫助你採取更全面的方法來對付疼痛，
不僅能增加你對於潛在因素（無論是正面或負面）的認識、制定更完整的治療計畫，
也能找出你需要特別關注的個別因素。

疼痛閾值：痛覺 vs. 疼痛耐受度

當我們討論影響疼痛的因素以及這些因素如何形塑疼痛經驗時，了解疼痛科學裡的兩個主要閾值是非常重要的，那就是痛覺閾值與疼痛耐受度。

- **痛覺**：當潛在危險刺激的強度增加，你開始感到不舒服的時刻就是「痛覺閾值」。

- **疼痛耐受度**：當你感受到不舒服的程度升高到你不願意或無法忍受時的臨界點，就是「疼痛耐受度」。

想像一下，你把手浸到冰水裡。低溫令你感覺不舒服時，就是你的痛覺閾值。

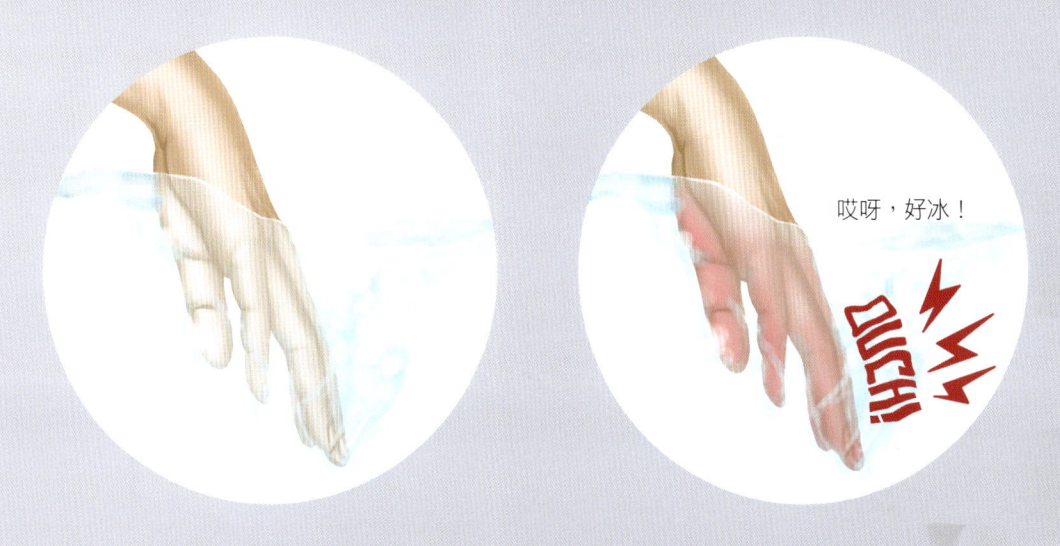

哎呀，好冰！

疼痛耐受度的界定則是，你能夠忍著不舒服的感覺把手浸在冰水裡多久時間。

有些人的敏感程度高於他人，但大家的痛覺閾值「預設值」的差異不大。[1,2]

耐受度則是另一回事，因為你可以透過訓練提高自己的疼痛耐受度。比方說，耐力運動員與武術家的疼痛耐受度通常較高，因為訓練狀況令他們學會忍受身體的痛苦。[3-6] 事件的意義重大（例如生產）也可能讓人願意忍耐或承受極大程度的不舒服，因為這種痛苦會帶來好的結果。[7,8]

缺乏身體活動

第一個可能影響疼痛的因素是你的身體活動量。美國運動醫學會與美國疾病管制與預防中心建議，健康的成年人每週應從事150分鐘的中等強度有氧運動（每天20～30分鐘），以及每週至少進行兩次阻力或重量訓練。雖然這些建議早已存在一段時間，但全球各地身體活動不足與久坐行為的比重仍持續攀升。

身體欠缺活動會對神經與免疫系統帶來不良影響，同時增加身體出現慢性疼痛的機率。[9-11] 人類與動物研究發現，欠缺活動會增加疼痛敏感度（造成痛覺過敏），原因可能是中樞神經系統出現變化，導致該系統抑制傷害感受訊號的能力降低。[12-15] 研究也顯示，身體欠缺活動會導致促發炎細胞激素（即免疫系統分子）的水平升高，抗發炎細胞激素的水平降低。一般認為，促發炎細胞激素能夠啟動傷害感受器的受體，使得你更容易感到疼痛；相反地，抗發炎細胞激素有助於減少傷害感受器的活動。[16-19]

幸好，只要動起來便能改善此事。進行哪種類型的運動並不是重點，許多運動都已證實有助於降低疼痛敏感度，包括有氧運動（走路、跑步、騎自行車與游泳）、阻力訓練、瑜伽、皮拉提斯與伸展等。[20-21]

關鍵是挑選你自己喜歡的運動，且盡量維持每天20～30分鐘中等強度活動。這可以改善疼痛相關系統的健康，進而減輕你目前的疼痛症狀，並降低發展為慢性疼痛的機率。

動作與生物力學

生物力學研究旨在探討動作的物理機制及其對於生物系統的影響，其中也包括肌肉骨骼系統。以疼痛來說，我們檢視的是力量（負重）與機械應力如何影響組織，以及這是否轉化為疼痛。

在生物－心理－社會模式（或稱BPS模式，詳見第一章）裡，「生物」部分包括你的身體、承受的力量（推力與拉力），以及組織在疼痛經驗裡扮演的角色。在機械性疼痛（傷害性疼痛）與急性神經病變性疼痛的狀況下，動作的物理狀態（動作形式與技巧）有助於解釋疼痛為何會發生。肌肉骨骼系統由機械組織（骨骼、肌肉、肌腱與韌帶等）組成，當這些組織受傷或受刺激後變得敏感，不需太大力量便能啟動傷害感受器並向大腦傳送危險訊號，這意味著在急性疼痛時，你必須更注意自己的動作形式、技巧與訓練。

慢性疼痛則是另一回事，與BPS模式裡的生物部分（由組織所觸發）沒那麼相關。生物因素依然重要，但與傷害或疼痛剛發生時相比，生物因素在慢性疼痛裡的重要性較低。換言之，你不需要過度擔心動作的生物力學（你對組織施加多大力量），因為組織早已復元。相反地，你要注意的是哪些動作會引發疼痛，並思考如何逐漸調整以降低對於動作的敏感度。

沒有所謂的「壞」動作

　　許多人認為，疼痛與動作形式及技巧有直接關係，特別在姿勢與生物力學方面。在某些情況下，這種說法可能沒錯：某些動作位置或動作會引發疼痛，而改變姿勢與動作形式可以減輕它。

　　但是，如同許多影響疼痛的因素一樣，僅是改變動作方式可能無法解決問題。此外，這種思維經常將特定的姿勢與動作貼上不好的標籤。如果我們告訴其他人，他們以某種方式移動就會引起疼痛，或是他們「功能失常」，就可能導致他們心情焦慮與擔憂、認為自己身體很脆弱，連帶拉長疼痛與復元時間。我們身為復健與健身專業人士，在幫助民眾處理與動作及運動相關的疼痛問題時，必須十分注意自己使用的語言，就是因為這個緣故。

　　與其將某個動作貼上「不良」標籤，我們更應該指出：當疼痛存在時，對特定動作敏感是非常普遍的現象。比如說，若你彎曲背部時感到疼痛，並不意味著你不能做屈曲動作，而是你現在對此動作非常敏感。你必須調整一下動作，像是保持背部在中立位置或穩定脊椎，以避免對該區域施加過多壓力。

　　對多數人而言，引發疼痛的並不是身體姿勢或進行動作的方式，而是維持姿勢的時間或程度。換言之，問題並不在於做什麼姿勢與動作，而是姿勢與動作的量。與藥物相同，動作與運動也有劑量的分別。如果你做得太多與太久，或是短時間狂做，那劑量可能過高。當組織無法適應你施加的負荷與力量（也就是「超標」）時，它們就會受到刺激或損傷，導致疼痛與受傷發生。

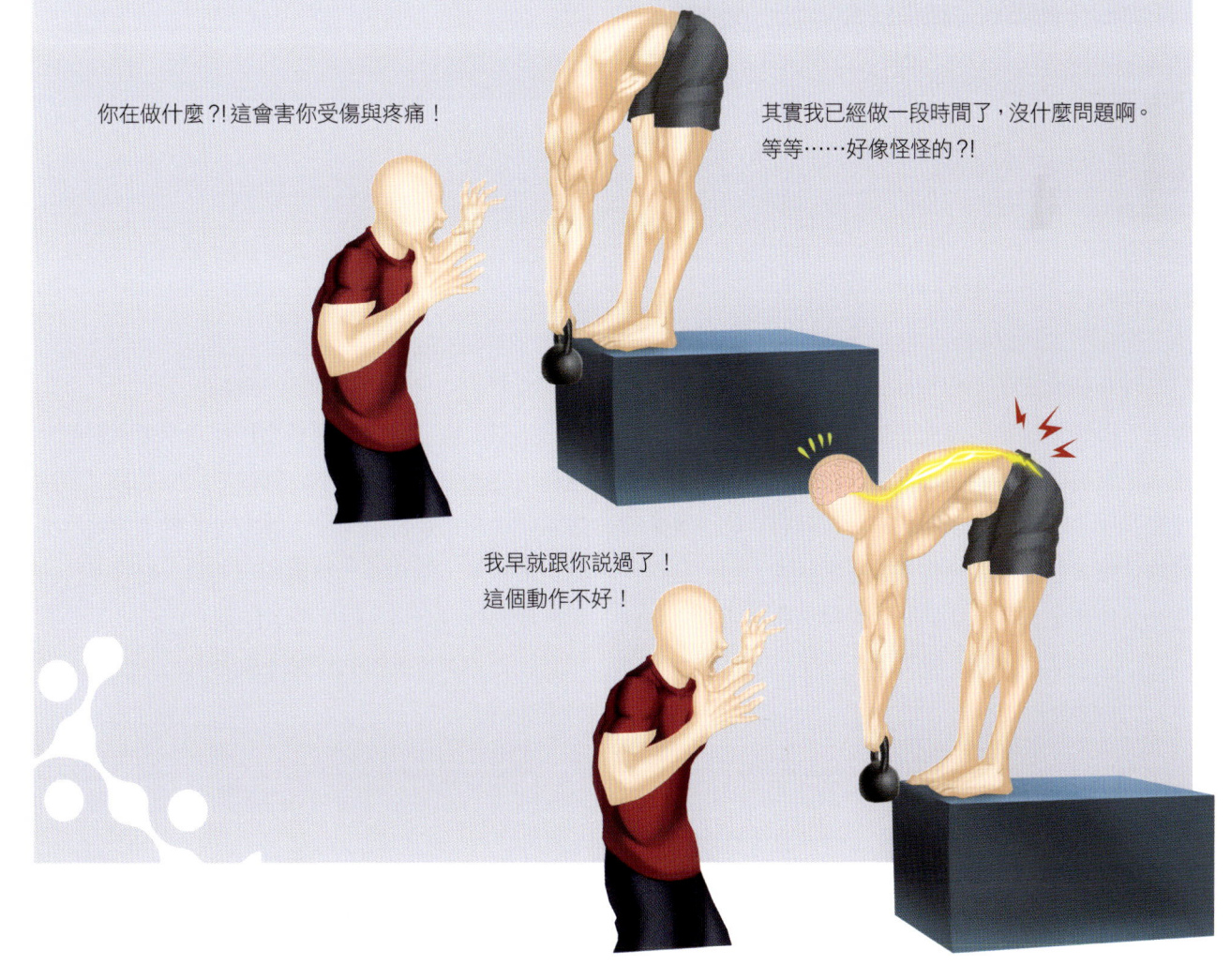

你在做什麼?!這會害你受傷與疼痛！

其實我已經做一段時間了，沒什麼問題啊。等等……好像怪怪的?!

我早就跟你說過了！
這個動作不好！

這個過程可能令人困惑，但重點是你不一定要改變用於緩解疼痛的運動類型，而是如何執行這些運動。

假設有兩個人都受下背痛困擾。第一個人幾天前提重物時，不小心導致機械性肌肉損傷（拉傷）。此人在復元過程應注意自己動作的力學層面，以免再次傷害肌肉。他在未來幾天到幾週時間內也須注意不要給身體帶來過重負擔（避免提重物），並利用運動來減輕疼痛，然後開始重建背部肌肉的力量與完整性。

第二個人的下背痛則持續多年時間，過去幾年來反覆發作。此人最近沒有受傷，但在從事某些活動或久坐時感到疼痛。在這種情況下，動作與運動能夠減輕疼痛，但他應該設法更全面地運用動作來降低敏感度。比方說，他可以做核心運動，這不是為了增強肌力或穩定性，而僅僅是為了活動下背部，告訴他的神經系統「一切沒有問題」。他也可以經常散步，因為對於慢性下背痛患者來說，一般活動能夠達到與核心運動（針對性更強）類似減痛效果。[21]

無論你遇到的是急性或慢性疼痛問題，本書裡的復健運動方案都可以發揮效果。在急性疼痛方面，你通常得注意某些動作對於特定組織會帶來什麼樣的挑戰，並致力減緩這些區域疼痛，然後利用運動讓組織變得更堅韌、靈活。在慢性疼痛方面，考量重點不在於如何挑戰特定組織，而是以不具威脅的方式活動疼痛區域，以便降低疼痛系統的敏感度。

動作與運動會對你的身體組織帶來壓力，進而幫助它們適應。當你感到疼痛時，正確的動作劑量能夠幫助你復元；如果劑量控制不當，則可能妨礙復元並加劇疼痛。簡言之，復健的重點是在合適時間使用正確的動作與運動類型。正因如此，因應疼痛的過程分為三階段：首先是緩解症狀並度過急性疼痛期（第1階段），然後逐漸加入動作與活動度運動來開始重建組織（第2階段），最後透過阻力訓練強化此身體部位（第3階段）。

心理健康

許多研究顯示：心理健康問題（特別是憂鬱與焦慮）與慢性疼痛的產生有關。[22-25] 比方說，許多人經常述說坐著時出現背痛，但此問題僅在工作或充滿壓力的環境出現，在家看電視時一切沒事。心理健康會是引發慢性症狀的重要因素，但一旦探討兩者因果關係（究竟是憂鬱引發疼痛，或是疼痛引發憂鬱），治療可能變得十分棘手。

如果你處於疼痛狀態且出現焦慮或憂鬱情況，請尋求心理健康專業人士的幫助。這些從業人員可以幫助你釐清想法與情緒，並制定計畫來幫助你應對目前狀況。解決心理健康問題能夠大幅提升你控制疼痛的能力。

想法與信念

我們已討論過想法與信念在疼痛運作方面的重要性，以及掌握疼痛知識能夠影響我們整體健康與感受。

多數人十分熟悉「安慰劑效應」，也就是：相信治療會產生正面效果，結果就真的如此。許多研究已證明此效應的存在，包括將疼痛患者隨機分為真手術組與假手術組的研究。研究人員對第一組人進行正常手術，第二組僅是在他們皮膚上劃出部分傷口，讓他們誤以為自己接受了手術。幾個月後再進行比較，兩組人陳述的疼痛減輕程度類似，因為他們都相信手術對於身體帶來正面效果。[26-28]

但許多人不太清楚什麼是「反安慰劑效應」，簡言之，當我們相信某事物會對身體帶來壞處，最終真的帶來傷害。比方說，研究已經證實：對於身體產生懷疑等負面訊號可能加劇疼痛，且可能讓人更容易患上慢性疼痛。[29-32]如果你的年齡是35歲，但在做完磁振造影檢查後，醫生卻說你的脊椎像70歲的人一樣，這樣的訊號就可能對你造成傷害。如果你被告知「以後不能再跑步或舉重」，這可能會影響你對身體的感受，並衝擊你對於自己身體系統的信心，時間甚至可能長達一輩子。受傷可能導致你出現急性機械性疼痛，但引發恐懼與焦慮的訊號也會傷害你的長期健康。

反安慰劑效應最常見的例子之一是發生在背痛或頸痛患者做了磁振造影或X光檢查，並被告知他們有受傷或退化情況時。椎間盤突出與關節炎等問題通常是老化正常現象，但如果醫護人員表示「這個問題令人擔憂」，你就可能產生反安慰劑效應，即便影像檢查顯示的「問題」對你來說根本不成問題也一樣。當專業人士信心滿滿地述說他們的判斷時，多數患者會相信他們的解釋，並認為有必要解決這個新問題，身體才能好轉。這樣的信念可能對於復健結果產生負面影響。恐懼與焦慮會帶來壓力，而壓力會妨礙復元並導致急性疼痛演變成慢性疼痛。[33,34]

某些徵象與症狀確實需要影像檢查。比方說，如果身體大幅喪失功能、突然出現肌肉無力，或嚴重受傷，影像檢查可幫助你與醫療團隊制定適當的治療策略。但影像檢查僅能解決一部分問題。

無論是網友或醫療執業人員，所有人對於你的疼痛都有他們自己的看法。如果你了解哪些因素會影響疼痛，就能更有效地應對這些意見，且減輕這些訊號對於疼痛經驗的影響。你越了解自己的疼痛，它造成的威脅就越小。

尋求醫療協助時，請勇於表達自己的看法與疑問。如果醫療從業人員不願意回答問題，或無法以淺白方式幫助你理解問題的話，請考慮尋求第二意見或甚至第三意見，當他們建議你採取開刀等侵入性治療時更是如此。

壓力

壓力是對於某些生活重大事件的正常反應。交感神經系統控制你的戰鬥或逃跑反應，這是對於威脅感知（不論是生理或心理）的反應。這種反應有時候是有益且正常的，但有時卻是異常且會帶來傷害。從這個角度來看，壓力反應與疼痛反應類似。急性疼痛的發生，有助於保護你的生命並避免受傷。當它變成慢性疼痛時，卻會對於沒有威脅的情況反應過度。

許多人的壓力來源並不是立即威脅我們生命的事物。比方說，慢性壓力通常與心理恐懼（而非生理威脅）有關，例如工作場合必須登台演講、與另一半吵架或突然失去重要事物等。這些事件本身或對於這些事件的恐懼會啟動你的交感神經系統、身體釋放皮質醇等荷爾蒙，好讓你做好面對衝突或逃避威脅的準備。但要是「戰或逃系統」處於活躍狀態過久，它對於壓力事件與其帶來的焦慮會變得更敏感。這可能對於免疫功能與神經系統帶來負面影響，並使得你對於疼痛更加敏感。[35-37]

想要減輕壓力與其相關疼痛，第一步是了解引發壓力的因素，並改變你的行為以避開壓力來源。這可能包括改善你的心態與人際關係（方法是建立健康的社交連結並切斷有毒關係）與照顧好自己的健康（改善睡眠、飲食與運動習慣）。呼吸練習與冥想也有助於減輕壓力，深呼吸能夠啟動副交感神經系統，協助身心恢復到平靜放鬆的狀態，正念冥想則可以打破引發焦慮的思維模式循環。更多相關練習詳見第五章的「放鬆與冥想」。

睡眠

許多疼痛病症（如頸痛、下背痛與頭痛）與睡眠不足有關。[38] 你可能會因疼痛而睡得不好，而睡眠不足又加劇疼痛，形成惡性循環。

在睡眠期間，肌肉骨骼系統與神經系統會自我重塑、修復身體損傷、再生神經細胞並透過神經可塑性適應調整。如果睡眠被打斷或睡眠習慣不佳（接近就寢時間飲用咖啡因或酒精飲料），身體可能修復困難，連帶影響或加劇疼痛症狀。

雖然睡眠需求因人而異，但根據醫學專家建議，多數成年人每晚約需7～9小時的睡眠。[39] 但美國疾病管制與預防中心的數據顯示，約35％的美國民眾每晚平均睡不到7小時。[40] 如果你有慢性疼痛困擾，改善睡眠可能會很有幫助。請建立良好的習慣幫助自己睡前放鬆、在全黑的房間睡覺、室內溫度維持在攝氏約21度，以及睡前不要看手機或從事可能引發壓力的活動。其他刺激副交感神經狀態的策略，包括深呼吸與輕微伸展（可參考復健方案裡的第一階段運動）等，這些方法可以幫助你建立良好作息並睡得更好。

飲食

部分研究指出，容易引起身體發炎的食物（含有精緻碳水化合物、反式脂肪與過多糖分的高度加工食品）可能提高神經纖維敏感度，進而引發抽痛或鈍痛。這使得飲食成為慢性疼痛發展與嚴重程度的決定因素之一。[41-44] 身體健康狀況越差，越可能產生疼痛症狀，特別是處於慢性疼痛或自體免疫疾病的情況下。

然而，我們並不是每一次都能確定疼痛的元凶。不健康的飲食可能與許多因素有關（如壓力、睡眠），這些因素也可能影響疼痛。另一個不確定因素是，飲食需求因人而異，你可能得尋求營養學家或營養師的建議，以找出適合自己的飲食方式。儘管如此，我們還是有必要強調：飲食可能是導致慢性疼痛的因素之一，不吃或少吃易引起身體發炎的食物對你有益無害。追求更健康的飲食，以原型食物為主並注重能量平衡（體重管理），絕對是明智決定。

如前所述，所有因素彼此相關。如果你睡得不好，醒來時頭腦可能昏昏沉沉的。當你感到疲倦時，更容易吃得不健康且動得更少，而這可能導致疼痛症狀再次發作。

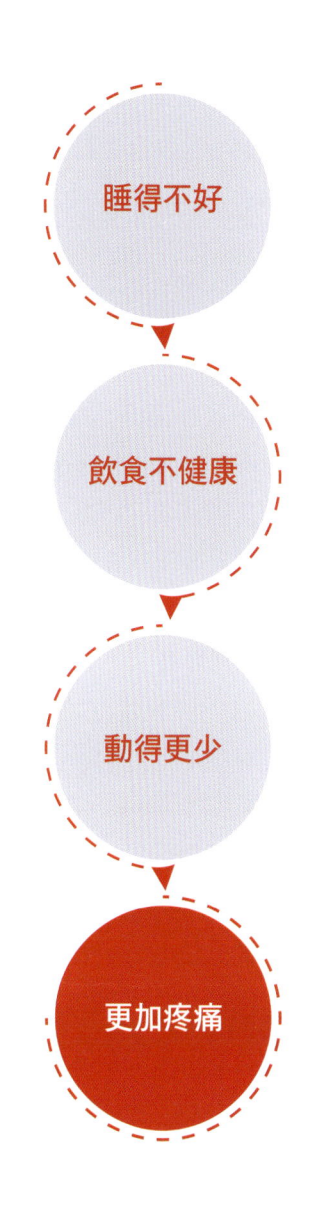

睡得不好
↓
飲食不健康
↓
動得更少
↓
更加疼痛

基因遺傳、後天環境與（創傷）病史

慢性疼痛通常始於發炎或創傷性損傷，但並不是所有人都會發展為慢性疼痛。因車禍事故而出現頸部揮鞭症的人之中，僅30%～50%的人會演變成慢性症狀。[45,46] 那麼，究竟是什麼導致這種傷害演變成慢性疼痛呢？

部分研究指出，先天基因與後天環境的交互作用，或許能夠解釋為何有些人能順利康復而部分人卻會出現慢性症狀。[47] 大部分研究顯示，兩者在疼痛方面都扮演一定角色，但鑑於你無法控制遺傳因素，因此讓我們深入討論你能夠發揮一定影響力的因素，也就是環境，這可能包括家庭、病史與相關社會壓力。比方說，社會壓力通常會促使參與碰

撞性運動的人具備更高的疼痛耐受度。

相反地，若父母對於小孩一點點擦傷與瘀青就反應過度，可能更容易養出對於疼痛十分敏感、耐受度較低的孩子。[48] 此外，那些必須入住新生兒加護病房或接受侵入性治療（如打針與靜脈注射）的孩童，比起沒經歷過這些事物的小孩，前者對於疼痛的敏感度通常較高。[49] 但這種敏感度可以透過日後環境調整而改變。不妨參與適度挑戰自己身心的活動，可以提高疼痛耐受度，讓你在從事日常事務時較不容易感到疼痛。

結論就是，基因與環境可能對你有利，也可能對你有害，其中存在很大變數。你必須取得巧妙平衡。重點是根據你可以控制的因素來做決定與改變生活型態。如果你擁有與自體免疫疾病相關的基因，例如對麩質過敏的乳糜瀉，那不吃某些食物就會大幅改善你的健康與疼痛症狀。

手術或意外（如車禍、運動傷害、跌倒、暴力事件等）後的生理創傷與心理創傷（創傷後壓力症候群）都與慢性疼痛狀態的發展有關。如果你曾經歷創傷並引發疼痛反應，你必須面對它才能消除這些觸發因素並開始復元。這或許意味著你必須結合本書介紹的動作與運動，並與心理學家共同合作，處理過去創傷帶來的負面想法與情緒。

文化與意義

文化是影響疼痛最有趣的因素之一。[50] 以亞馬遜部落薩特雷—馬維（Sateré-Mawé）為例，該部落要求男孩必須在成年儀式中接受「子彈蟻」（Bullet Ants）叮咬。當人們將疼痛事物視為文化慣例時，他們陳述的疼痛程度通常較低。

疼痛科學顯示，賦予意義可以改變疼痛經驗。如果你認為將手伸進子彈蟻袋子裡的做法有意義，你感受到的恐懼與疼痛可能較少。[51,52] 但要是這個行為對你來說沒有文化意義，那你感受到的威脅程度就會不同。

我與太陽馬戲團合作時，親眼見證了文化因素發揮作用。有三位俄羅斯的軟骨功演員從沒接受過物理治療，其中一位總是處於疼痛狀態，但她絕口不提，因為認為喊疼是軟弱的表現。我花了很多時間才說服她接受治療。有些人將忽視疼痛視為文化上的堅強表現。我們應該意識到這種差異。疼痛並不代表軟弱，承認疼痛也不是示弱。刻意忽視疼痛的態度，可能導致嚴重傷害。

相反地，如果有人學會誇大疼痛（或許是為了吸引父母注意），那他們對於疼痛可能高度敏感，而這並不代表真的受傷。

我從小就學習柔道，我一直認為對疼痛特別敏感的人都應該試試看練武。選擇從事這項活動，會賦予整件事意義，而且追求目標可以降低身體系統敏感度，讓你變得更堅韌。

同樣道理也適用於其他形式的動作。如果你有肌肉骨骼疼痛困擾，而你想做的某類型動作或運動會引發疼痛，那最好的策略是先小試身手，之後逐漸增加活動量。這樣做有助於降低神經系統敏感度，原因不只是這些身體活動採取了循序漸進的方式進行，更因為你參與的是自己重視的活動。

社交互動與幽默感

這個因素是疼痛的心理社會面向的一部分。頻繁與健康的社交互動，對於增強免疫系統與克服疼痛至關重要。[53]

患有慢性疼痛的人經常避免參與社交互動，因為感到身體不舒服，且不願承受症狀惡化的風險。研究經常提到的另一個原因是，病患太過專注於自己的疼痛，於是無時無刻都在談論這個問題。他們從對話反應察覺到，親友對於這個話題感到厭倦，而這讓他們覺得自己的痛苦不受認同，導致他們越來越孤立。病患開始將社交互動與疼痛連結在一塊，久而久之變成惡性循環，他們對於參與社交感到焦慮，於是減少出門次數，然後他們會感到孤單並陷入憂鬱，這又導致疼痛加劇、更難治療。

你該努力的目標是抑制脫離社交的衝動，並嘗試融入良性的社交互動。找到支持你的人是一個好的起點。具有同理心的人（無論是親友或醫護人員）會理解與認同你的症狀。然而，那些讓你陷入負面情緒的人也會影響疼痛——你可能感覺遭到其他人（特別是醫護人員）忽視。因此請嘗試建立讓你感覺更好的良性關係，並避開那些會讓你加劇疼痛的人。

幽默感也會影響免疫系統健康，所以你經常會看到專家建議「觀看好笑的節目或參與讓你大笑的活動」，在你因應疼痛時皆能帶來正面效果。[53]就算僅是微笑而已，也有助於改善情緒感受。

一切都是彼此相關的。嘗試微笑與開懷大笑的效果絕佳，不僅能對於想法與感受帶來正面影響，也能將正能量傳遞給周遭的人，進而改善你的人際關係。

身體結構

解剖學就是生理結構，也就是你與生俱來的身體架構。儘管我們的骨骼與軟組織結構的配置與方位通常落在某個範圍內，但有些人偏差程度過大，導致他們更容易遇到某些傷害與疼痛問題。比方說，關節活動度過大可能導致關節更容易半脫臼或脫臼。同樣地，髖關節窩方位偏移可能增加你日後罹患關節唇撕裂、髖夾擠與骨性關節炎的機率。

有個常見的誤解是：身體結構偏差會導致你更容易受傷與疼痛，但事實上，我們的肌肉骨骼系統適應能力驚人；在逐漸長大成人過程中，你會逐步承受壓力，令你變得更強壯。

許多人的肌肉骨骼問題可能被歸類為「功能失常」，但他們卻正常活動、毫無疼痛，這是因為他們的身體系統已適應這種壓力。以適應力極強的帕拉林匹克運動員為例，他們可以完成許多驚人事蹟，而且通常不感到疼痛。身體結構僅是眾多影響因素之一。

如果你發現某個身體結構問題可能引發疼痛，請調整動作避開這個異常的地方，如此一來，你就可以繼續從事自己喜歡的活動，也不會增加受傷與疼痛的風險。比方說，患有股骨髖臼夾擠症的人，通常有髖關節窩骨頭（髖臼）或大腿骨（股骨）頂端偏移問題，當他們的髖關節移至動作終端時（如深蹲最低點），兩邊骨頭太早接觸就會導致疼痛。

為了減輕這種不舒服的狀況，他們深蹲時通常會採取更寬站距或腳趾朝外。

若復健與動作調整無法解決身體結構的異常問題，手術或許是可行的選項。以髖夾擠為例，外科醫生可以切除髖臼或股骨上的骨質增生，以改善動作與減輕疼痛。請徵詢你信賴的醫生（或多位醫生），以了解最新資訊與所有治療選項。

姿勢

姿勢指的是整個身體與其各部位（不只是脊椎）的對齊與方位。與生物力學和動作一樣，姿勢會影響疼痛，也就是說：某些姿勢可能會引發疼痛症狀。比方說，假如你最近剛扭傷韌帶，某些姿勢可能會對於復元中的組織帶來壓力並引發疼痛。這並不意味著觸發疼痛的姿勢是不好的，而是你的身體還沒有準備好應對它。

另一個情況是，即便身體部位沒有受傷，姿勢也可能引發疼痛。當你採取某個姿勢時，會對維持該姿勢的組織施加少許壓力。如果你低頭看（例如閱讀筆電上面的文章），頸伸肌必須等長收縮以維持頭部位置。如果你日復一日長時間維持相同姿勢（如辦公室工作），壓力超過組織承受能力，就可能對於這個姿勢產生敏感而導致頸痛。

但姿勢對於疼痛的影響並沒有你想像的那麼大。[54-56] 暫時調整姿勢有助於降低敏感度與恢復，但研究顯示：身體各部位存在極大差異，姿勢與疼痛發生的相關性並不大。簡言之，我們無法將大多數疼痛症狀歸咎於「壞」姿勢，因為「好」姿勢的定義因人而異。

更重要的通常是動態姿勢或動作形式，特別是在你對於身體系統施加負荷（例如舉重）時。許多人站立或坐在辦公桌前時非常在意姿勢，但短時間的靜態姿勢並不會帶來太大壓力，因此與疼痛的關聯不大。

當某個姿勢讓你感到疼痛時，通常是因為你維持這個姿勢的時間太久了。長時間維持某個姿勢會導致局部缺血（血流變少），導致化學物質堆積並啟動感受器，危險訊號因此產生，你可能會有一股衝動想活動一下。事實上，不論你採取什麼姿勢都可以，真正有問題的是靜止不動。正如人體工學專家經常說的：「下一個姿勢就是最好的姿勢」。

「不正常」的姿勢不是造成疼痛的原因。即使是伸展或阻力訓練等運動，也無法永久改變你的預設姿勢。與維持「理想」姿勢相比，姿勢「不好」的人可能感覺更好。若你被迫長時間維持「好」姿勢，最終也會覺得不舒服。基本上，所有姿勢只要維持夠長時間，都會引發疼痛。你應該不斷變換姿勢，請聽從神經系統的指示，當它告訴你該動時就要動。

觸摸

對許多人來說，被觸摸有助於緩解疼痛，因為這會促使身體釋放催產素，此荷爾蒙有助於促進社會連結，且可能降低恐懼與焦慮。[57]缺乏觸摸則可能導致社會退縮與憂鬱，連帶使得身體變得更敏感。即使是醫護人員觸摸也有好處，能夠促進醫病合作關係。無論是透過內分泌系統或神經系統，觸摸對於疼痛似乎都能帶來正面影響。

儘管如此，身體也有可能出現過度敏感的情況，例如痛覺過敏與異常痛覺等。對於這類病患，通常不會引起疼痛的刺激（例如輕觸）就會引發疼痛。但對於觸摸變得敏感，並不意味著觸摸是一件壞事。你可以利用觸摸來降低身體敏感度，但在釐清問題與應對狀況時必須考慮周全。

打破疼痛迴路

本章概述的所有因素都會影響疼痛。

全球最厲害的疼痛管理中心都是綜合性的設施，能夠因應患者生物、心理與社會等一系列需求，並集結社工、心理學家、物理治療師、瑜伽教練等各領域專家。希望總是存在的，但你必須考慮導致疼痛的所有因素。

因應疼痛的最佳方式是盡可能改善各種因素、越多越好。積極應對這些因素，並執行最適合你自己與所處情況的策略，以上這些措施都能幫助你緩解症狀。

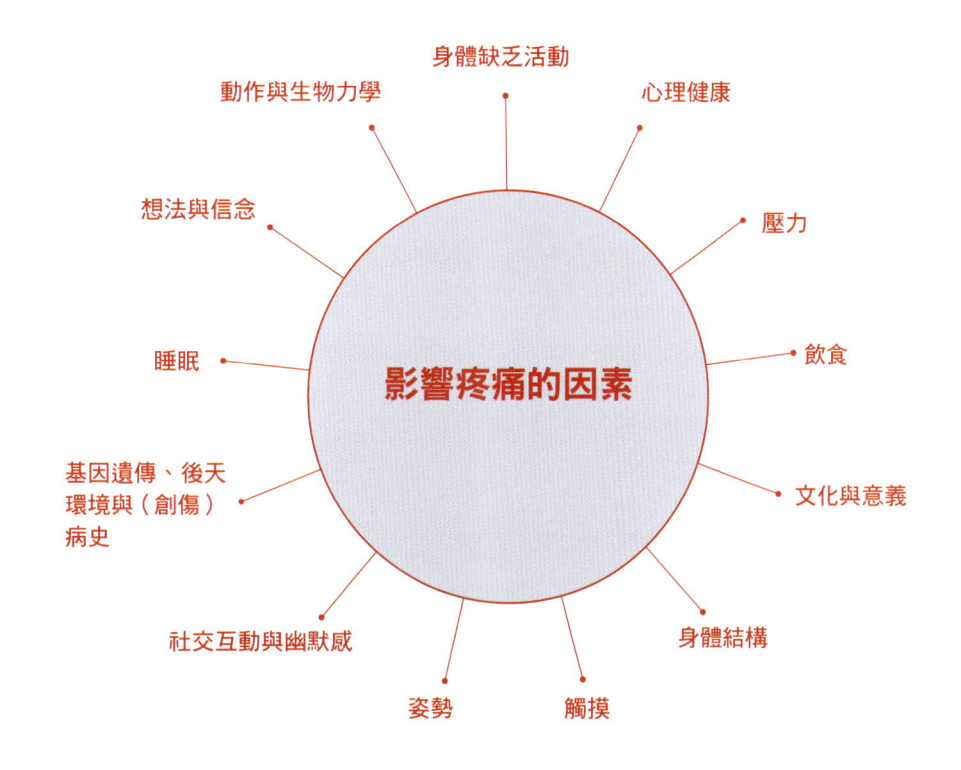

影響疼痛的因素：身體缺乏活動、心理健康、壓力、飲食、文化與意義、身體結構、觸摸、姿勢、社交互動與幽默感、基因遺傳、後天環境與（創傷）病史、睡眠、想法與信念、動作與生物力學

CHAPTER 5
如何克服疼痛
HOW TO OVERCOME PAIN

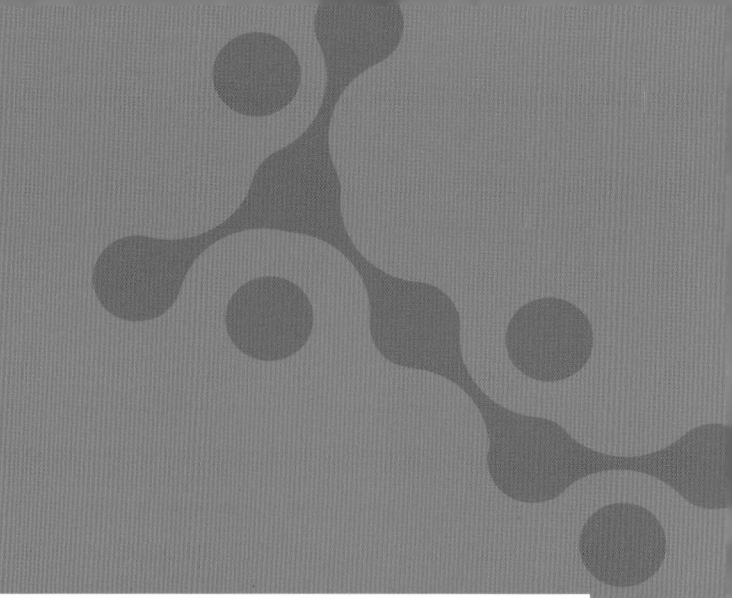

無論是因傷導致的急性疼痛、莫名原因出現疼痛,或是持續的慢性疼痛,
管理與解決症狀的策略,以及採取這些策略的順序,都是一樣的。

階段1:
減輕疼痛症狀

疼痛令你難以從事自己喜歡的活動,因此第一步是控制疼痛。要對付目前的疼痛,你必須避免或調整可能加劇疼痛的活動(我稱之為「加重因素」),並實施能夠緩解疼痛症狀的策略。軟組織鬆動術(自我按摩)、有氧運動,與柔軟度/活動度練習都是不錯的方法,能夠減輕疼痛並讓身體為下個階段做好準備。

階段2:
解決疼痛導致的功能受損或缺陷(如肌肉無力與動作範圍受限)

疼痛會抑制肌肉啟動並傷害你的活動能力。隨著疼痛症狀改善,你必須做更多的活動度、動作、等長與離心阻力運動,以解決身體系統的各種功能受損並改善功能性能力。你依然會感覺到輕度到中度的疼痛,但你可以做動作並從事某些活動而不至於加劇症狀。這是正在康復且可進入最終階段的訊號。

階段3:
透過強化身體,來增強組織能力並防止疼痛復發

一旦你恢復部分功能性能力,就可以透過完整動作範圍的阻力訓練對身體系統施加負荷。這類運動能強化韌帶與椎間盤、提升肌肉力量,並增加骨質密度、肌纖維直徑與肌腱尺寸。這些肌肉骨骼系統裡的正面適應能讓你的身體變得更強韌。

減輕疼痛症狀	解決功能損傷	強化身體能力
• 軟組織鬆動術 • 有氧運動 • 柔軟度與活動度運動	• 柔軟度與活動度運動（持續進行） • 等長與離心阻力訓練	• 完整動作範圍的阻力訓練

這個緩解與消除疼痛的三階段方法，與受傷後三階段復健策略類似（詳見第10章）。因此第三部的復健方案可用於因應疼痛與傷害兩方面，以及本章介紹的方法與復健策略相同。

但在逐步進行三階段的過程裡，我們有時仍需區別疼痛與受傷，因為並不是所有傷害都會引發疼痛，也不是所有疼痛都由受傷造成。在受傷方面，你必須考慮的重點除了疼痛症狀與功能性能力外，還包括受傷組織與正常復元時間。至於單純的疼痛問題，你則不必擔心組織，因為你可能根本沒受傷或是組織已癒合。相反地，你應該釐清的是自己感受到的是什麼樣的疼痛、持續多久時間，以及對於動作的敏感度。當你實施本章裡的策略、查閱第10章的傷害管理階段，或是執行第三部的復健方案時，都請牢記這一點。

主動 vs. 被動策略：差異為何？

在物理治療領域，「主動策略」指的是由內部力量產生動作，而「被動策略」則是受外部力量影響的動作。舉重與走路是主動策略，因為動作來自於內部力量（收縮肌肉來移動身體）。使用彈力帶伸展大腿後側肌群、在泡棉滾筒上滾動，以及對身體部位熱敷或冰敷都屬於被動策略，因為動作或刺激是由外部物品或力量達成，而不是透過你自己的肌肉運作。

有些極具說服力的證據顯示：主動策略（包括活動度運動、有氧運動與阻力訓練）能夠帶來持久的改變。[1-3]被動策略（如軟組織鬆動術與柔軟度運動）也有其功效，但主要用於緩解症狀與改善動作範圍受限。你可以利用被動策略來控制疼痛（第1階段），然後執行主動策略來預防疼痛、解決功能損傷與維持健康（第2與第3階段）。

在本書第三部，我將提供具體的疼痛與傷害復健方案，並讓你知道什麼是「可接受的疼痛水平」，以此為前提練習這些方案裡的運動。一般來說，從事主動或是被動運動時，稍微有點不適是可以接受的；經歷一定程度的不舒服非常重要，因為這可以降低身體系統敏感度並打破疼痛循環。如果做完復健運動幾小時後症狀並沒有惡化，這些練習就是安全的。

然而，並不是所有運動都能幫上忙，有些可能會加劇疼痛。如果做完某些運動後症狀加重，那就暫停一段時間，並跳過那些導致疼痛加劇的動作。動作如同藥物，劑量非常重要，因此請確實遵循復健方案，並參考第12章的運動指引。

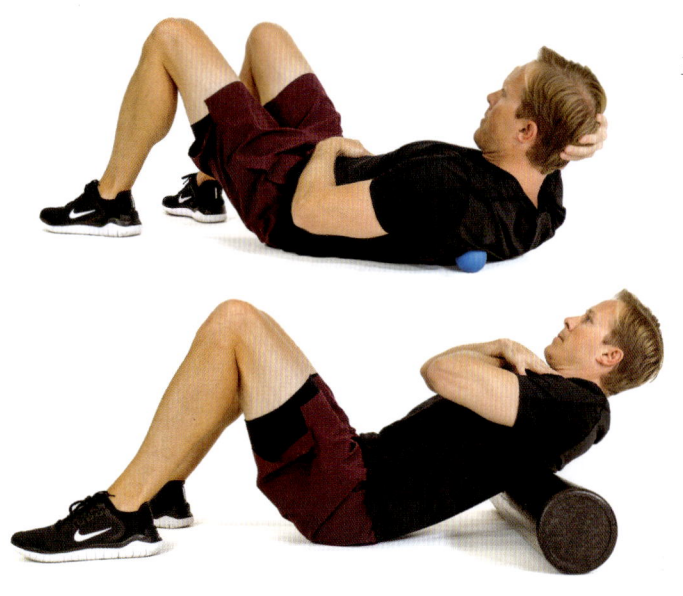

軟組織鬆動術

軟組織鬆動術（又稱為肌筋膜放鬆術）包括滾筒與按摩，主要用於復健第一階段，功能是緩解疼痛症狀。

軟組織鬆動術通常會與其他鬆動術結合，以求更快速且舒服地改善動作範圍受限的問題。你會放鬆肌肉、肌腱與筋膜等軟組織，為接下來的活動度運動做好準備。你也可將鬆動術用於肌肉或關節的壓痛點，緩解任何感到僵緊的區域。比方說，如果你手臂高舉過頭（肩膀屈曲）感覺卡卡的，使用滾筒鬆動胸椎與闊背肌可能可以暫時改善活動度。

有許多工具可用於放鬆肌筋膜，包括泡棉滾筒、按摩球（袋棍球、花生球等），甚至是震動按摩槍，每項工具都各有優缺點。一般來說，泡棉滾筒適合用於股四頭肌與闊背肌等大肌群；較小的按摩球精準度更高，可專門針對關節周遭區域與止點（insertion point，肌肉附著於骨骼、產生動作的附著點）。按摩槍則結合兩者優點，但有些人可能覺得力道太強，而且很難用在背部等不易觸及的部位。最好的方法是多方嘗試，找出你偏好用於特定部位與狀況的工具。

無論使用什麼工具，軟組織鬆動術的作用機制主要分為二種：[4,5]

- 活動或按摩組織能夠幫助血管舒張，進而改善局部血液流動，減輕疼痛症狀。如果受傷部位腫脹，血流增加有助於改善養分運輸，並清除引起腫脹與發炎的化學刺激物質。
- 軟組織鬆動術透過引進新的刺激來調節疼痛，如同讓神經系統分散注意力。比較像是透過神經機制來改變疼痛經驗，而不是靠著機械方式改變組織。比方說，假如你有下背痛問題，然後你使用按摩球按摩肌肉，這樣會對下背感受器輸入新的刺激，並增加該區域血流量——正是這些做法暫時減輕了疼痛症狀，而不是許多人以為的消除了肌肉裡的結節或沾黏。

你施加的力道感覺起來應該接近「舒服的痠痛」，也就是說，感覺起來有治療效果且不會讓疼痛惡化。施加過大壓力可能導致疼痛症狀加劇、痙攣或肌肉僵緊。如果你感覺到劇痛、疼痛擴散、刺痛或麻木，請立即停止。如果做完鬆動後感到疼痛加劇，請等到疼痛緩解後再進行下一次軟組織鬆動。

你可以沿著肌肉長度方向按摩或是橫向按摩，端看你自己覺得哪一種方式比較舒服。請在敏感區域停留，並花1～2分鐘按壓壓痛點（更長時間也不會帶來額外好處）。按摩附近關節與肌肉（該區域上方、下方與周圍）可能也有助益。

發現壓痛點時，可以嘗試用以下三種方法，來放鬆並降低該區域敏感度：

- 深吸一口氣，吐氣時試著放鬆，讓工具施加更多壓力深入組織。
- 收縮正在按摩的肌肉幾秒鐘，然後放鬆。這個方法也稱為「本體感覺神經肌肉促進術」。
- 在特定位置加入動作。比方說，用滾筒放鬆股四頭肌時，可以彎曲與伸直膝蓋。

大家經常把軟組織鬆動術搞得太複雜，並過度誇大它帶來的干預效果。它僅是暫時性的方法，效

果不會持續太久，可能僅20～30分鐘。雖然做起來感覺很好，但科學證據（至少到目前為止）並不支持用軟組織鬆動術作為「預防性復健」以便預防傷痛。如果你的身體健康、沒有疼痛，最好還是遵循第9章與第10章介紹的傷害預防與管理策略，並持續遵循活動度與阻力訓練計畫。

但是，如果這些鬆動法有助於緩解症狀，你當然可以經常做。若每隔幾小時用滾筒放鬆特定部位能減輕疼痛、舒緩僵緊，且幫助你活動時更靈活，這絕對是好事。但鬆動術應該是暫時性的行為調整，目的是降低身體系統敏感度，而不是取代主動策略（如活動度、有氧運動與阻力訓練）的必要行程。

激痛點與肌肉結節

你可能聽過「激痛點」與「肌肉結節」，這兩個詞彙指的是軟組織裡特別敏感或容易受刺激的部位，通常位於疼痛或受傷區域附近。

這些詞彙（以及處理它們的治療策略）引發許多醫護人員與治療師的誤解與爭論。有些人認為，必須處理激痛點與放鬆肌肉結節，才能緩解疼痛並提升體能。雖然處理激痛點能夠減輕疼痛、釋放壓力，且可能促進癒合，但這並不是解決所有問題的治療策略。最常見的建議不見得能獲科學證實，最常見的治療方法也是同樣情況。筋膜放鬆術應該被視為暫時性的輔助療法（代表應該搭配其他阻力及活動度訓練策略），且主要用於短期緩解疼痛、緊繃與其他症狀。

我們所有人都有對壓力敏感的激痛點。大家花費了太多金錢與時間嘗試「修復」這些總是存在的激痛點。如果身上有個部位不論休息或運動都會感到疼痛（這稱為「活性激痛點」），那你應該以軟組織鬆動術處理。但要是休息時這個部位不會疼痛，僅在按壓時感到些許不適（這稱為「隱性激痛點」），那你不需要擔心，因為它不會影響功能性能力或疼痛症狀。

同樣道理也適用於「肌肉結節」。你的身體裡有許多地方像是繩索打結，與激痛點相同，它們通常是身體結構的自然組成部分。很多人感覺在斜方肌或肩胛骨上方的提肩胛肌有僵緊結節，就認為「哦，我有個大結節」，於是花費大量時間試圖縮小它。但那其實不是結節，僅是肌肉的生理結構，而任何按摩都無法改變結構。然而，如果你曾經開刀，或皮膚、肌肉與筋膜經歷過創傷，通常會形成疤痕組織與沾黏，而這可能影響筋膜與肌肉的活動。在這種情況下，花一些時間處理這些區域，讓症狀緩解與功能恢復，可能會有所幫助。

激痛點與肌肉結節主要涉及感知與神經系統敏感度。若軟組織結構出現沾黏或發炎，你可以透過影像檢查看到；但激痛點與肌肉結節並非如此，在磁振造影或即時超音波檢查裡是看不到的，因此有些人認為它們的形成原因與游離神經末梢活動增加有關，而不是肌肉實際糾成一團或緊縮。[6,7]

重點在於，如果某區域感覺僵緊或壓痛，請花一點時間處理，直到感覺肌肉放鬆或疼痛減緩，然後就這樣。不要憂心忡忡地試圖讓腫塊或「打結」消失，因為它很可能是正常身體結構的一部分，而不是你能永久消除的東西。

有氧運動

我們的復健方案不包含有氧運動，但它絕對是管理疼痛與傷後復元的重要元素。[8] 血流量增加可以將更多養分與氧氣送至全身，並清除可能提高神經敏感度的發炎化學物質，進而緩解疼痛與促進癒合。長時間從事有氧也可增加大腦的血流量，促進新的神經元成長（此過程稱為「神經新生」）。鑑於大腦在疼痛中扮演的角色，增加血流量絕對不是壞事。[9]

如果你感到疼痛（無論是慢性疼痛或是最近受傷所造成），從事 20～30 分鐘的有氧運動（如走路、游泳、騎自行車或健行）可以減輕症狀。但是，如果是受傷引發的急性疼痛，必須慎選適合的有氧運動。如果你剛扭傷腳踝，卻又去散步一個小時，可能會導致疼痛加劇，並拉長復元時間。

儘管有研究支持以活動度運動與阻力訓練來因應慢性疼痛，但有更明確的證據顯示：有氧運動能夠減輕許多持續性症狀。[2,10] 我建議你使用阻力訓練來降低身體系統敏感度、強化肌力與功能，但如果慢性疼痛是你最主要的困擾，請優先從事有氧運動。

運動與疼痛的科學：動就對了！

研究指出：不論是有氧運動、針對特定關節或肌群設計的治療性動作，或是全身性運動（如瑜伽或皮拉提斯），規律的持續運動能夠降低疼痛敏感度，並對疼痛經驗帶來正面改變。[11] 舉例來說，運動能夠增加大腦血流量並促進神經可塑性，進而改變大腦處理疼痛的過程。運動能夠穩定中樞神經系統、避免過度興奮，並改善抑制傷害感受訊號傳至大腦的能力，進而預防「痛覺過敏」（對刺激的敏感度提高）。[12] 運動也可以提高抗發炎細胞激素的水平、降低促發炎細胞激素的水平，進而對於免疫系統產生正面影響。這些分子與疼痛高度相關，因為促發炎細胞激素會啟動傷害感受器，而抗發炎細胞激素會抑制傷害感受器的活動，並預防疼痛。

除了對身體的影響外，經常運動的人比起久坐者在心理上更健康與幸福感更強。不論你是上健身房或打球，運動時很可能處於某種社交情境，而這可能會令你感覺不那麼緊繃。你正在從事一些讓自己感覺更好、對自己身體更有信心的活動，這可能有助於改善其他影響疼痛的因素（例如減輕憂鬱）。

正如我先前所說，影響疼痛的因素全都彼此相關，解決其中一項有助於改善其他因素。運動可能是其中最重要的因素。每天從事 20～30 分鐘的運動，無論是什麼類型，不僅能促進健康，也有助於緩解疼痛。運動在疼痛管理中占據重要地位，因為它會影響許多與疼痛（不論急性或慢性）高度相關的因素。

柔軟度（伸展）運動

柔軟度運動就是大家認為的典型伸展運動。與活動度運動相同（詳見下一節），這類訓練主要集中於復健方案的第一與第二階段。

維持靜態伸展姿勢，不僅能增加軟組織（肌肉、肌腱與筋膜等）的柔軟度，還可以提高伸展耐受度。[13-15] 換言之，你是在訓練自己的神經對於大幅度伸展不那麼敏感。這是神經鬆動術與神經滑動等技術的重要元素。

舉例來說，伸展大腿後側肌群以暫時緩解下背痛的行為可能會在神經系統方面影響你的伸展耐受度。坐骨神經位於大腿後側肌群與下背，所以當你伸展這些肌肉與肌腱時，也會伸展到坐骨神經與其分支。效果與軟組織鬆動術類似，這麼做可以增加坐骨神經的血流量，進而改善神經健康並協助緩解疼痛。

想正確執行柔軟度運動，可嘗試以下兩種方法：

- 伸展到無痛狀態下可以達到的極限，然後維持這個姿勢。注意呼吸，吐氣時試著放鬆身體，讓自己再多伸展一點，直到達到動作範圍終端。
- 在伸展受限處收縮與放鬆肌肉（進行本體感覺神經肌肉促進術），以提高你的伸展耐受度。與單純的靜態伸展相比，許多人利用此法能更快擴展動作範圍。具體做法是，收縮伸展的肌肉5～7秒，然後放鬆10～15秒，整個過程重複2～4次。

停在伸展姿勢時，千萬不要硬推到出現疼痛。當伸展感受器偵測到威脅時，身體會透過收縮肌肉或產生疼痛的方式來防止過度伸展。請留意這些訊號，在伸展受限處停下來，維持姿勢並深呼吸，直到伸展感受器不再感到威脅，然後放鬆肌肉。

對於疼痛患者而言，進行2～3組、每組持續15～30秒的伸展通常便已足夠。持續時間太長可能導致症狀惡化。一旦疼痛症狀消失，延長伸展時間（30秒至數分鐘）有助於改善柔軟度。

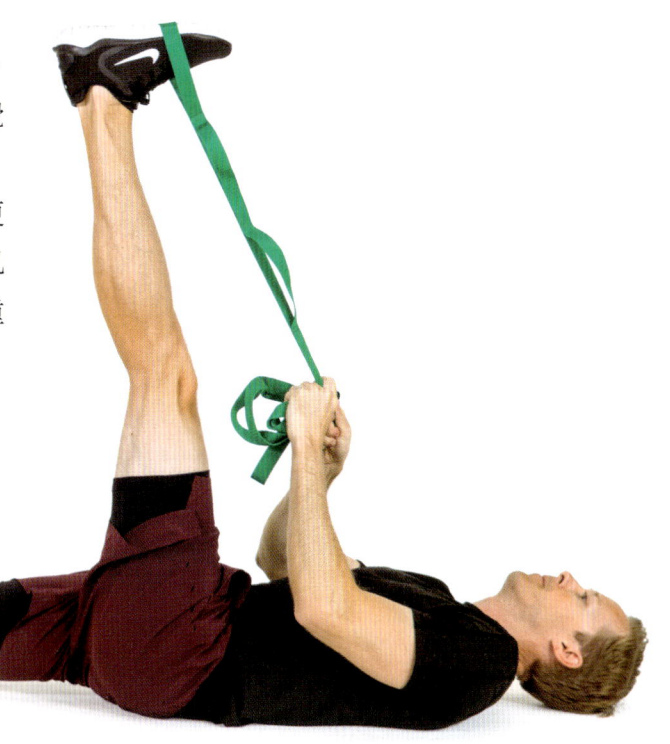

放鬆與冥想

呼吸能在疼痛管理方面發揮重要作用，因為它影響了整個身體系統。[16,17] 呼吸與壓力直接相關，因此即便呼吸的費力程度不如運動或動作，我仍將呼吸列入主動治療。你仍是在付出努力應付疼痛，且研究證實，冥想與呼吸練習有助於降低交感神經系統的活動，並讓身體各部位更健康。[18,19]

橫膈膜是主要的呼吸肌肉，位於肋骨中間的肋間肌則扮演輔助角色。當你感到壓力或遭受威脅時，通常會從橫膈膜呼吸（或稱「腹式呼吸」）轉為「胸式呼吸」，這種呼吸方式會動用頸部與肩胛骨的輔助肌，讓整個上半身增加張力，促使腎上腺素大量釋放至血液裡，導致疼痛加劇。

橫膈膜呼吸（例如「透過鼻子吸氣與吐氣」或「鼻子吸氣、嘴巴吐氣」的方法）能幫助你放鬆、更敏銳地感受自己的身體，並意識到哪個部位特別緊繃。箱式呼吸法是另一個熱門的呼吸練習，能夠減輕壓力。步驟如下：透過鼻子吸氣並緩慢地數到四，閉氣並緩慢地數到四，吐氣並緩慢地數到四，然後再閉氣並緩慢地數到四。重複此過程至少三次，或直到你感覺放鬆為止。

無論原因為何（氧氣增加、交感神經系統活動降低，或是更意識到自己的身體狀態），這個冥想的過程能夠減輕壓力，且有助於緩解慢性肌肉骨骼疼痛。相反地，擔憂疼痛可能會讓你進入交感神經系統的「戰或逃」反應狀態，而呼吸可以加快或減緩該系統運作。你感受到的威脅越大，呼吸可能越急促，這會引發疼痛或加劇症狀。相反地，放慢呼吸有助於減緩此反應，像是在告訴大腦與神經系統「沒事的」，這可能減輕疼痛症狀並強化你與身體的連結。

冥想（基本上，就是把時間用於專注呼吸）能夠顯著改善你的心態並減輕疼痛症狀。這種正念練習的重點在於觀察思緒何時來臨，而非沉浸其中；這有助於減輕壓力與改善其他影響疼痛的因素（參見第四章）。

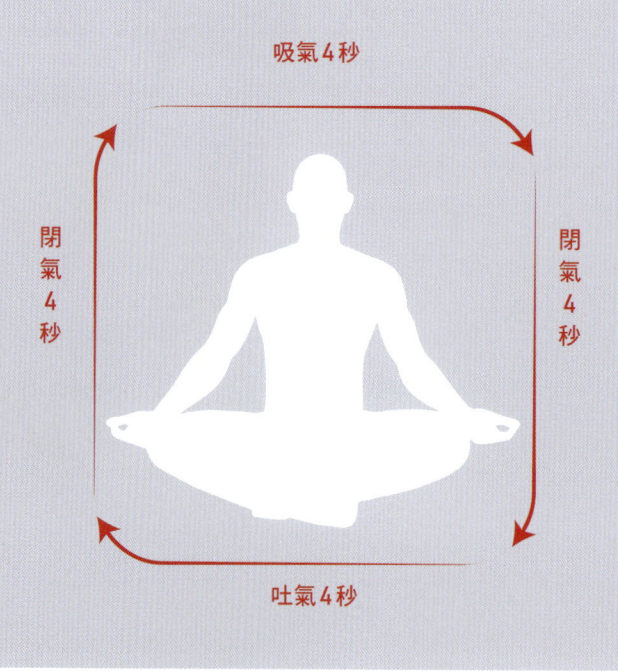

活動度運動

活動度運動與柔軟度運動的相似處在於，兩者都出現於復健方案第一與第二階段，且主要處理動作範圍受限問題。但不同的是，柔軟度運動是伸展軟組織，而活動度運動則是活動關節。活動度運動的方式包括：將關節推到動作範圍終端（阻力最大的位置），或是執行完整動作範圍（關節能達到的全部動作範圍），以便透過動作來降低身體系統敏感度、改善伸展耐受度並減輕患部關節疼痛。

柔軟度與活動度運動類似，因此能夠彼此互補。伸展有助於解決軟組織的限制，活動度運動則可以改善關節受限。但兩者的重點與方法略有不同。

在復健方案裡，你將遇到三種活動度執行方法，分別是被動、主動輔助與主動動作。通常依據疼痛嚴重程度與功能性能力循序漸進地執行。

- **被動動作（Passive Range of Motion, PROM）** 的活動度運動指的是以工具移動疼痛或受傷的關節，例如木棍、伸展帶或彈力帶等。比方說，如果你的旋轉肌腱撕裂或因疼痛無法活動肩膀，你可以用另一隻正常手臂握住一根木棍或類似物品（如掃帚或高爾夫球桿），利用這些工具來移動受傷的肩膀，達到挑戰關節活動度的位置。當疼痛限制了你的活動能力，或是在沒有協助下活動可能會加劇疼痛時，你可以從PROM活動度運動開始做起。這可以減輕受傷或疼痛關節及其周圍組織的壓力，將疼痛降至最低水平。等到疼痛程度減輕而功能也改善了，便能進階至下個方法。

- **主動輔助動作（Active Assisted Range Of Motion, AAROM）** 的活動度運動也會用到外部物品，像是以木棍或伸展帶來協助動作，但你會開始主動地活動關節，而非完全放鬆疼痛的關節及其周圍軟組織。同樣以肩膀為例，你會使用木棍協助活動，但主動地將疼痛或受傷的肩膀推至動作範圍終端，力量分散在兩隻手臂。隨著功能性能力改善，且能夠自由活動，疼痛不至於加劇時，便可以進階至下一個方法。

- **主動動作（Active Range of Motion, AROM）** 的活動度運動執行時不需要外部協助。當大家看到或聽到「主動活動度」詞彙時，通常會想到這類運動。你會利用自己的肌肉主動地移動疼痛或受傷的關節，以達到完整的動作範圍。

PROM與AAROM肩膀屈曲

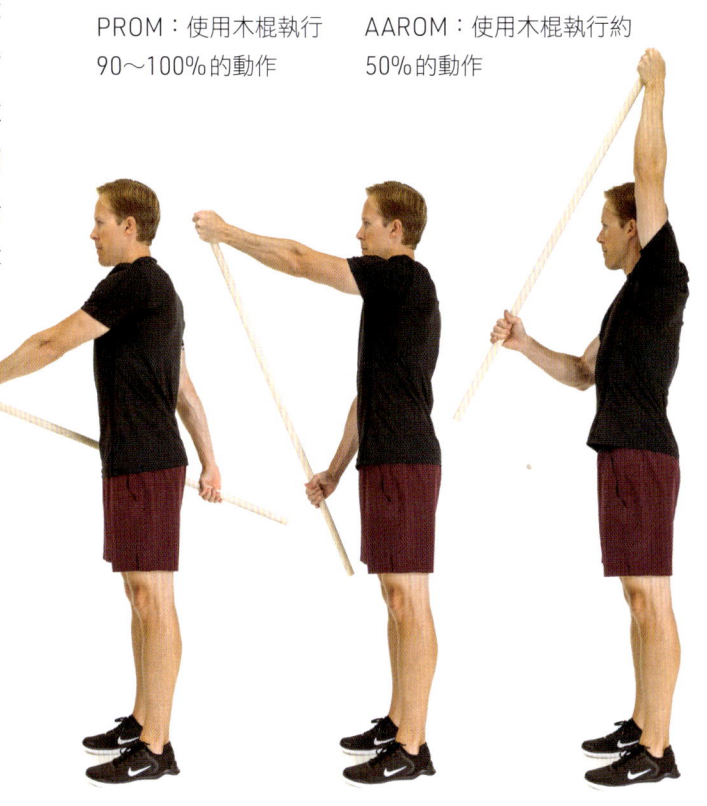

PROM：使用木棍執行90～100%的動作

AAROM：使用木棍執行約50%的動作

AROM 肩膀屈曲
AROM：使用自身肌肉執行100%的動作

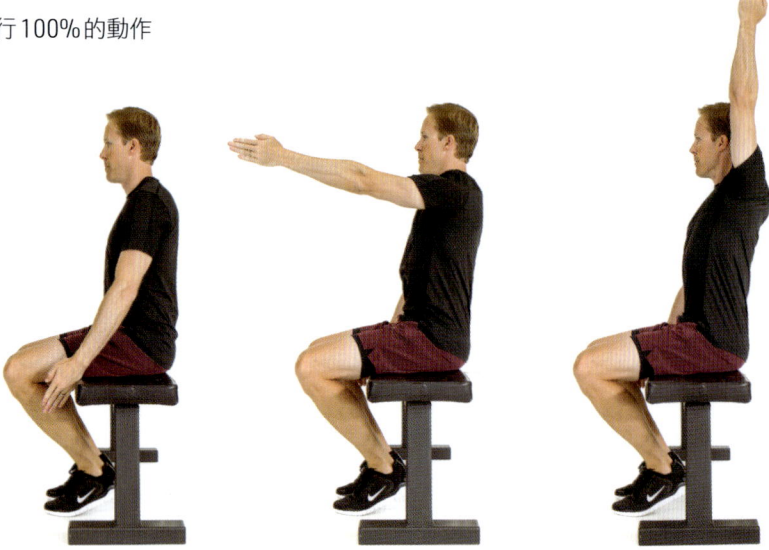

　　這三種方法的目標相同，都是要緩慢地移動關節以達到完整動作範圍，並維持在終端位置幾秒鐘。復健方案裡的運動照片示範了這些姿勢的具體位置。

　　與柔軟度運動相同，你不應該做到會痛的地步。活動度運動可能讓你感到有些不舒服，但你應該能在示範的動作範圍裡自在活動，而不至於導致疼痛加劇。一旦你可以在穩定控制的情況下執行 AROM 運動且不太會感到疼痛，就可以展開負重阻力訓練。

　　如果你有攣縮（詳見後續專欄）或關節受限問題，導致無法達到某個動作範圍，就必須個別處理該位置並執行低負荷、長時間伸展（low-load, long-duration, LLLD）運動[20-22]。舉例來說，假設你有肩膀屈曲問題（手臂高舉過頭時感覺卡卡的），那你可以將手臂舉至能辦到的最高位置，然後施加低負荷外力來維持此姿勢。「低負荷」指的是以輕度力量（能忍受且持續一段長時間）進行伸展。你可以借助木棍幫忙或將手臂受限處靠牆。

　　低負荷、長時間伸展運動可以分散在一天不同

解決攣縮與關節受限問題

　　姿勢或範圍受限（動作僵硬或做起來卡卡的）通常是關節周圍組織因為長時間缺乏活動而出現變化所致。也許你經歷嚴重受傷或重大手術後行動不便，或是因為慢性疼痛而停止活動。

　　身體會逐漸適應你的動作與姿勢，也會逐漸適應不活動。若你經常嘗試做到關節完整動作範圍，組織便會維持彈性與靈活。如果你沒有這樣做，這些組織就會失去彈性與受限。一旦放任不管，皮膚、肌肉、肌腱或韌帶可能會開始出現結構性萎縮（也就是「攣縮」），導致動作部分或完全受限。這就是復健初期必須執行活動度運動的原因，因為輕微問題可能演變成永久限制。

　　大部分攣縮可透過低負荷、長時間的伸展（每天進行3～5次，持續數週或數月）改善。但如果持續數週後沒看到任何進展，那你可能得考慮找徒手治療與關節鬆動術的從業人員協助。

時間（每天3～5次），每次維持2～10分鐘（稱為總終端時間，total end range time，TERT）。關節的結締組織更為緊密，所以可能需要更長持續時間與多次伸展才能達到預期效果。我們的目標是盡量提高總終端時間，只要不會導致過於痠痛或症狀惡化即可。

針對肩膀屈曲問題，進行低負荷、長時間伸展的範例

關節鬆動術與矯正術

關節鬆動術或矯正術是一種治療手法，由醫療從業人員（通常是物理治療師或整脊師）以你無法自行做到的方式（通常是擺盪或推壓）移動你的關節，藉此減輕疼痛或提升活動度。

關節鬆動術與矯正術牽涉到移動兩塊接合形成關節的骨頭。如果鬆動部位是肩膀，由肱骨頭（球狀）與肩盂（窩狀）構成的「球窩關節」就會被移動。周圍的關節囊、韌帶與其他結構也會跟著移動，這些結構會影響關節的動作範圍、穩定度與活動度。關節裡有機械感受器，擺盪關節會刺激這些感受器，進而改變大腦感受該區域的方式。

與其他形式的徒手治療一樣，關節鬆動術與矯正術在許多情況下能夠有效暫時減輕疼痛並改善活動度。[23-26] 如果你的老毛病可能與關節有關且單靠運動無法完全改善，或許可以考慮尋求擅長徒手治療的物理治療師或整脊師幫助，同時持續進行運動計畫，以進一步減輕症狀並維持身體系統長期健康。

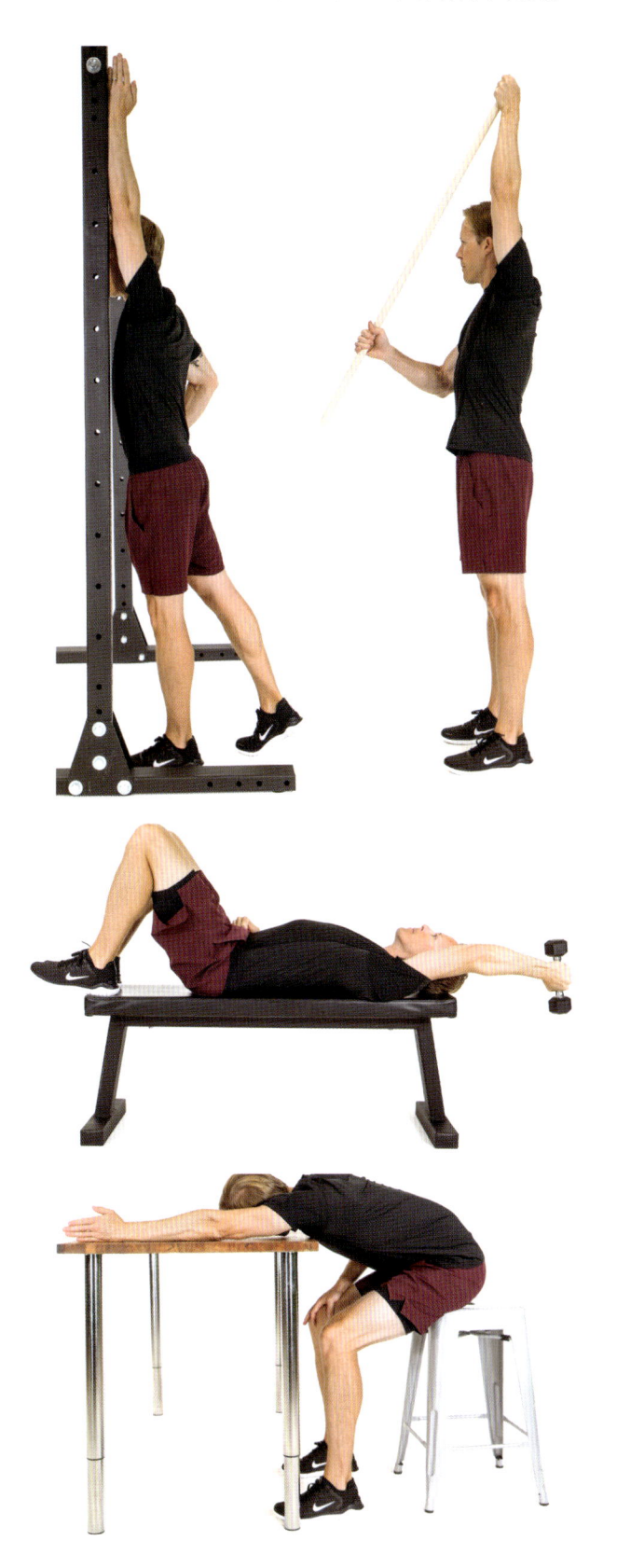

阻力運動

「阻力訓練」指的是，在對抗外部負荷或力量的情況下，進行靜態或動態肌肉收縮的運動。

在復健早期的急性疼痛階段，主要會做等長與離心阻力運動。等長運動是指：在沒有動作情況下收縮肌肉。想像一下，你正在做肱二頭肌彎舉，做到一半停下來，然後維持住姿勢，此時肌肉正在收縮但長度不變。復健期間與手術後的疼痛患者通常從等長運動開始，以產生痛覺減退的效果，特別是對於肌腱。[27]我經常告訴患者，這個過程就像是服用天然的布洛芬（抗發炎藥物）。等長運動通常做4或5次，每次維持30～45秒。等長收縮經常用於暫停式深蹲這類運動，以強化動作範圍較弱部分的肌力，這對於受傷或疼痛初期階段非常重要。

離心收縮涉及肌肉的收縮與拉長。在肱二頭肌彎舉的範例裡，離心收縮就是下降階段：手肘伸展，肘屈肌因此收縮並拉長。離心收縮是很好用的方法，在減輕疼痛症狀的同時，也能改善與疼痛及受傷相關的動作範圍受限與肌力下滑問題。[28]從動作與預防受傷的角度來看，離心收縮可以讓肌肉變長，有助於提升柔軟度，並降低未來拉傷機率（拉傷通常發生於離心收縮期間）。

復健方案通常從等長運動（階段1與2）開始，接著是離心收縮（階段2），然後再加入完整活動範圍的動作（階段3），包括向心收縮在內。向心收縮是肱二頭肌彎舉「上升」的部分，肌肉此時正在收縮與變短。這通常是最困難且最不舒服的過程，這就是向心收縮用於第3階段的原因，此時疼痛大多已消失。

阻力訓練能夠有效治療許多類型的疼痛，主要原因有二。

等長收縮：
肌肉收縮但沒有變短

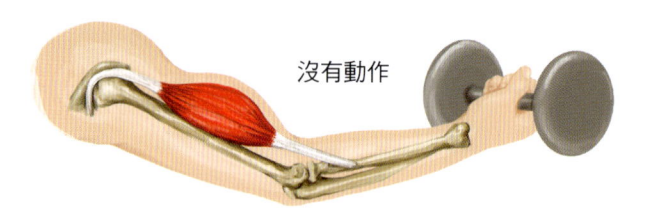

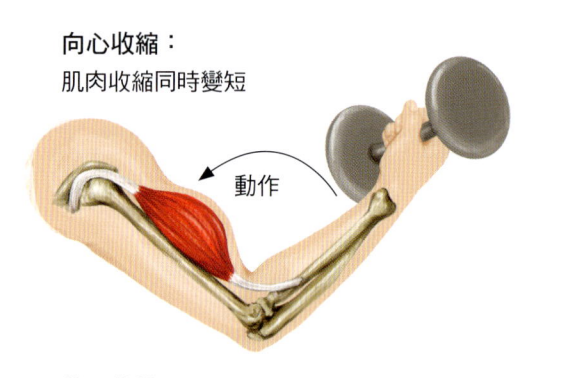

沒有動作

向心收縮：
肌肉收縮同時變短

動作

離心收縮：
肌肉收縮同時拉長

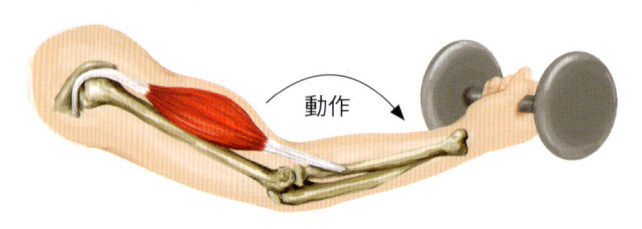

動作

首先，改善神經肌肉系統裡的力量與控制，就能夠讓你的主動子系統元素（肌肉與神經）更有效率與更具韌性。

為了緩解肌腱病變（肌腱疼痛與功能失調）、肌肉拉傷，以及因長時間維持姿勢或從事重複性任務而引發的肌筋膜問題等疼痛，遵循漸進式超負荷原則的阻力運動應該是復健計畫裡的主要重點。這些運動不僅能減輕疼痛、改善功能，還能降低問題再次發生的機率。

以辦公環境人體工學不佳所引發的肩頸部肌筋膜疼痛為例，該領域研究顯示：針對肩頸肌肉（如上斜方肌或提肩胛肌）定期實施少量阻力訓練，能夠協助過度緊繃的肌肉放鬆，進而緩解疼痛。此

外，研究阻力訓練能否改善肌腱疼痛的報告指出：對於疼痛的肌腱（如阿基里斯肌腱與髕骨肌腱）施加負荷，可能是克服這類問題的最佳方法[29,30]。適量（正確劑量）阻力訓練能夠顯著減輕肌腱疼痛，且每週實施數次有助於防止問題再次發生。

談到阻力訓練對於疼痛被動子系統結構的好處時，一定要提及膝蓋骨性關節炎疼痛患者族群。在這些案例裡，膝關節疼痛的部分原因是保護性軟骨（包覆在骨頭末端）退化。當這種軟骨磨損時，裡頭的硬骨（擁有許多神經末梢）直接摩擦接觸而引起疼痛。但這類患者每週進行幾次阻力訓練後，疼痛會減輕，功能性能力也會改善。[31,32] 儘管這裡頭涉及數種作用機制，但神經肌肉效率與肌力改善，可能意味著肌肉能夠承受更大負荷，令骨頭受到的壓力減輕。這個例子充分顯示出：我們可以透過訓練主動子系統（肌肉與神經），來降低被動子系統（骨骼）的敏感度。

其次，阻力運動能夠協助降低神經系統敏感度，並改善對於負荷的耐受度。方法是對身體系統施加漸進式超負荷，並將負荷控制在引發疼痛的水平以下。

漸進式暴露法的第一步是找出加劇疼痛的動作，然後逐漸增加動作量，以降低身體系統的敏感度。目標是持續挑戰自己的身體能力，漸進式地面對威脅、不斷突破最佳表現。你可以將敏感的動作或姿勢拆解成好幾個部分，然後讓自己逐漸適應。但請記住：慢性疼痛不會準確反映你的身體狀況，如果某個動作加劇疼痛，原因可能是身體系統變得過度敏感，而不是因為你受傷了。你必須找出自己的耐受水平並提高疼痛閾值。如果疼痛加劇，那就降低負荷或回到你遵循的復健方案上一個階段。

每個人的疼痛經驗都不同，復健過程自然也不一樣。你必須找出自己能夠承受的訓練頻率與訓練量，這也是知識如此重要的原因之一。一旦你了解疼痛的種類、原則與階段，以及自己的疼痛類型與基準，你就可以根據個人需求調整復健運動、使用適當方案讓身體逐步承受更多壓力，並制定你自己的漸進式暴露計畫。

「治療性」運動，而非「矯正性」運動

我與患者溝通時通常不會使用「矯正性運動」這樣的詞彙——即便我真的用了，也是為了傳達資訊與理念：若這些運動有助於減輕疼痛，並不是因為它們「矯正」了你身體系統裡的生物力學缺陷或姿勢問題。

「矯正」這個詞彙的問題在於，它使人將疼痛看成是需要維修的機械性問題，彷彿更換汽車零件一般。即便你的疼痛屬於機械性問題，使用這個詞語很容易令人試圖在疼痛與身體之間找出線性關係，覺得只要修復某個身體因素，疼痛症狀就能獲得改善。然而，許多人即使「矯正」了身體問題（如果問題真的存在），疼痛卻沒有因此改善。因此，我認為「治療性運動」是更合適的詞語，原因是動作本身具備治療效果，可以減輕疼痛與改善功能。

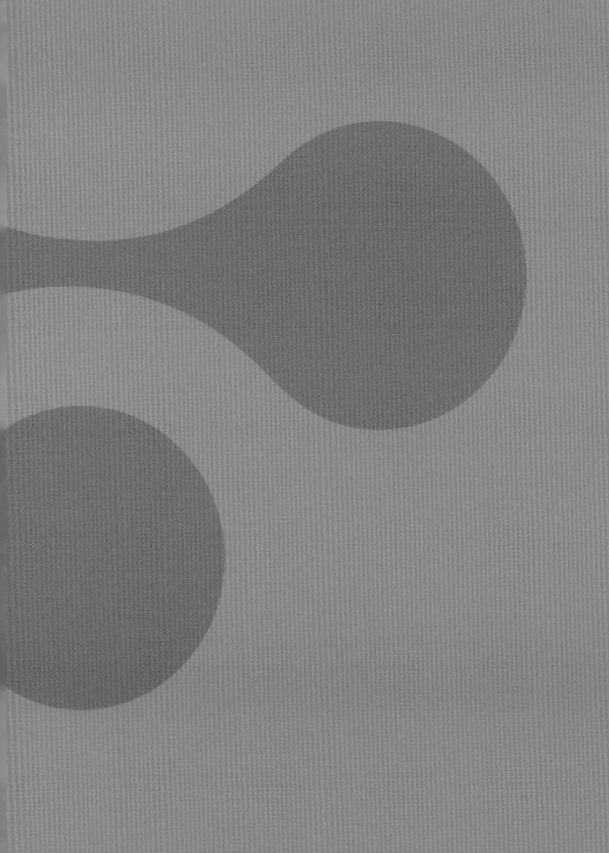

第二部
傷害
INJURY

CHAPTER 6
什麼是傷害？
WHAT IS AN INJURY?

簡單來說，「傷害」指的是肌肉骨骼組織出現明顯的身體損傷，
例如肌腱斷裂、韌帶撕裂、肌肉拉傷或骨折。

傷害可分成許多不同類型，復元時程也有很大差異。
你應該遵循治療策略來因應傷害，而診斷傷害能夠為該策略提供框架。
了解哪些組織受到影響、這些組織通常如何復元、有哪些因素可能加劇傷害（或可能導致受傷），
以及最好如何應對這些因素，這些都是制定有效復健計畫的一部分。
此計畫不僅能加速恢復，更能強化組織，協助你重新開始從事自己喜愛的活動，並防止再次受傷。
擁有這些知識後，你就可以帶著自信主動因應傷害（以及疼痛），同時清楚目標為何。
無論傷勢輕重，受傷通常會讓人心生恐懼，甚至可能陷入絕望。
伴隨而來的疼痛可能擾亂你的運動行程、讓你無法專注於日常事務。
過去視為理所當然的小事，不管是抱起小孩、做運動，或是隨意走一走放鬆心情，
如今暫時不能做了，這可能對於心理狀態帶來極大打擊。
如果放任不管，你可能會因此陷入擔憂的惡性循環，
總是設想最糟情況會發生，懷疑自己能否恢復到受傷前的狀態。

這些想法與感受是非常自然的，但卻可能引發更多疼痛（特別是慢性疼痛）。
就像你需要積極應對疼痛一樣，你必須意識到：
傷害與其相關症狀都是暫時的，而且有很多方法可以管理與預防。

受傷告訴你的事

受傷是不幸的事，卻也是重要的警訊，揭露你生活型態與訓練的缺失。也許你受傷是因為身體衰退，而在復健過程中，你會意識到自己需要增加身體活動、遵循定期的阻力與活動度訓練計畫，或是處理第4與第9章提及的其他諸多因素。

又或者，受傷提醒了你必須調整訓練的某些面向，像是訓練計畫的設計、訓練頻率與訓練量、復元時間或變化式動作。這些改變看似輕微，但對於直到恢復到正常活動前的過渡期間的感受與表現卻有著極大影響。

無論是生活型態不佳或是與訓練有關的問題，解決導致疼痛與受傷的因素將幫助你變得更強壯、更有韌性，同時培養能改善體能表現與整體健康的習慣。這甚至能夠防止下次受傷。

比方說，肌腱損傷令你感到疼痛，並影響活動能力。這類傷害通常是因為動作做太快或做太多，也就是「過度使用損傷」。如果你留意身體傳送的訊號（移動或從事某些活動時感到疼痛），就能找出導致或加劇這種情況的因素，並遵循適當的復健方案來改善狀況。然後，你可以應用自己學到的知識，針對生活型態與訓練方式進行必要調整，這不僅能夠預防其他部位發生肌腱病變，還可以避免傷勢惡化成完全撕裂或斷裂等更嚴重狀況。

再舉一個例子：假設你在搬重物時拉傷背部，此時你意識到自己沒有好好熱身、姿勢不正確，或是犯了其他錯誤。很不幸地，受傷才讓你意識到這些問題，但這些資訊能夠協助你制定策略用於日後活動。如果你在復健期間實施這些策略，可以建立習慣，當你重啟先前導致你受傷的活動時，就不太可能再次受相同或相關的傷害。此外，成功復健後，你不會像以前那般害怕，而是可以充滿信心地行動，因為你已掌握預防與治療問題的方法。

顯然地，並不是所有傷害都有明確原因或因素，可以讓你找出來並加以改善，以防止傷害惡化或再次發生。有時候，傷害是突然發生、非常嚴重，且超出你的控制範圍，例如車禍事故、從自行車上摔下來，或是運動過程碰撞。但即便在最慘的情況下，你依然可以採取主動應對的策略，並設定積極明確的目標。你可能會發現，受傷期間的調整令你大開眼界，以前不曾試過的訓練方式與動作變化式竟然如此有趣且實用，之後可以納入復元後的訓練裡。復健期間養成的習慣，有助於提升你的整體健康——你獲得了知識，而這些知識會帶來正面改變。

以這種主動應對的角度看待受傷是非常重要的，因為人在一生之中難免會受傷。規律地運動、活動與訓練（特別是阻力訓練、活動度與柔軟度運動及本體感覺訓練），可以大幅降低受傷的風險。[1] 但你無法百分百預防受傷，所以你必須知道如何看待受傷，以及你自己的能力水平，以避免負面後果。在開始進行復健方案之前，請務必了解傷害的類型、導致傷害的因素、你能做些什麼來預防與管理傷害，以及傷害需要多久時間復元，這些資訊都包含在第二部當中。這些章節解釋了各式特定傷害復健策略背後的原理，讓你可以根據自己的狀況來調整策略。

接著，在第三部，我提供了針對這些特定傷害的復健運動方案。但這些方案不僅能用於因應受傷，也可以應對疼痛症狀。現在你可能在思考：疼痛與受傷不是同一件事嗎？它們確實有關係，但區分兩者差異非常重要。

區分疼痛與傷害

許多疼痛患者以為疼痛是受傷所致，有時確實如此，例如明顯機械性損傷引發的疼痛。這樣看來，傷害與疼痛是有關係的。但兩者關係有時並不明確。

回憶一下，疼痛是大腦為了保護身體免於實際或可能損傷而產生的神經系統反應。[2]疼痛是非常重要的生存機制，但有時候即便身體沒有受傷，大腦依然會輸出疼痛。相反地，如果神經系統並不認為傷害具有威脅性，也可能受傷卻不感到疼痛。這意味著有三種可能性：你可能受傷並感到疼痛、受傷卻不痛，或是沒有受傷卻感到疼痛。

那麼，如果傷害與疼痛並不直接相關，我們該如何理解兩者之間的關聯呢？為了回答這個問題，我們必須看看科學界是如何回應這個難題的。

大家一度認為：如果感到疼痛，那肯定是因為身體受傷了；而且若受了傷，也必然會產生疼痛——這代表兩者是因果關係。但隨著醫學影像檢查進步與對於有傷無痛患者的研究陸續發表，這樣的觀念遭到挑戰。研究人員開始對於沒有疼痛症狀的人進行磁振造影檢查，發現有很高比例的人肌肉骨骼組織出現明顯損傷卻不會疼痛。約4～5成的人即便身體存在問題（關節唇撕裂、半月板撕裂、椎間盤突出、肌腱問題與關節炎等），也沒有出現疼痛症狀。[3-8]

研究人員開始區分傷害與疼痛時，發現到有些患者感到疼痛卻沒有明顯損傷。大部分（90～95%）的下背痛診斷是「非特異性」的（nonspecific），意思是疼痛無法歸咎於特定原因或問題。[9]許多疼痛患者非常努力想找出身體問題，好將疼痛歸咎於此。但磁振造影檢查結果沒有異常或無法定論，並不意味疼痛是虛假或捏造的。這只是代表傷害與疼痛是兩回事。

你可能感到疼痛，且磁振造影顯示確實有受傷，但因為疼痛與傷害不一定直接相關，因此無法證明受傷是引發疼痛的原因。這種「損傷」可能是良性的，也就是老化正常過程的一部分，就像皺紋生成一樣。

比方說，有人因背痛去看醫生並做了脊椎影像檢查。放射線診斷報告顯示：他的椎間盤輕微突出、小面關節發炎與椎管狹窄。如果這個人非常在意這些診斷結果，並認為唯有在看不到損傷跡象時疼痛才會好轉，那即便他的疼痛症狀與功能已隨著復健有所改善，他仍可能永遠對自己的身體缺乏信心。

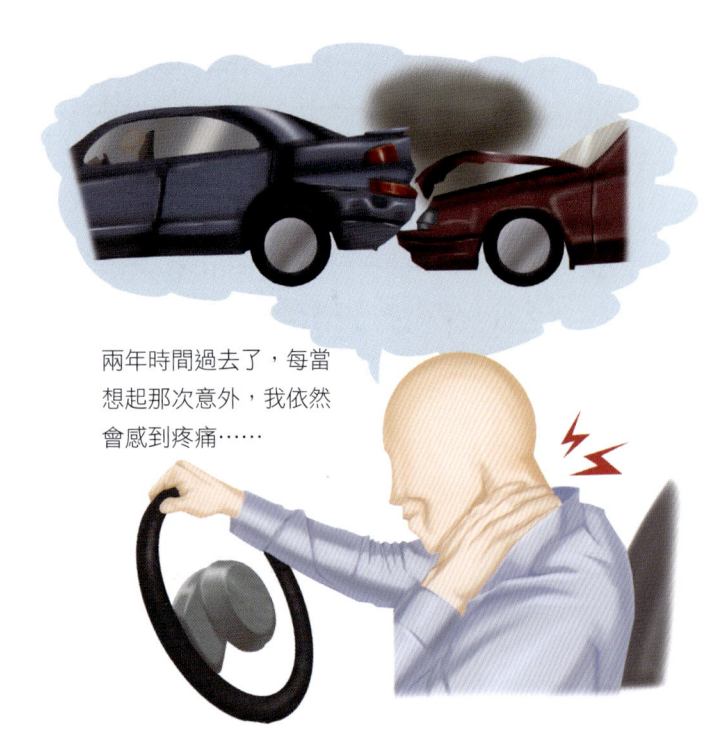

兩年時間過去了，每當想起那次意外，我依然會感到疼痛……

有痛無傷　　　　　有傷無痛

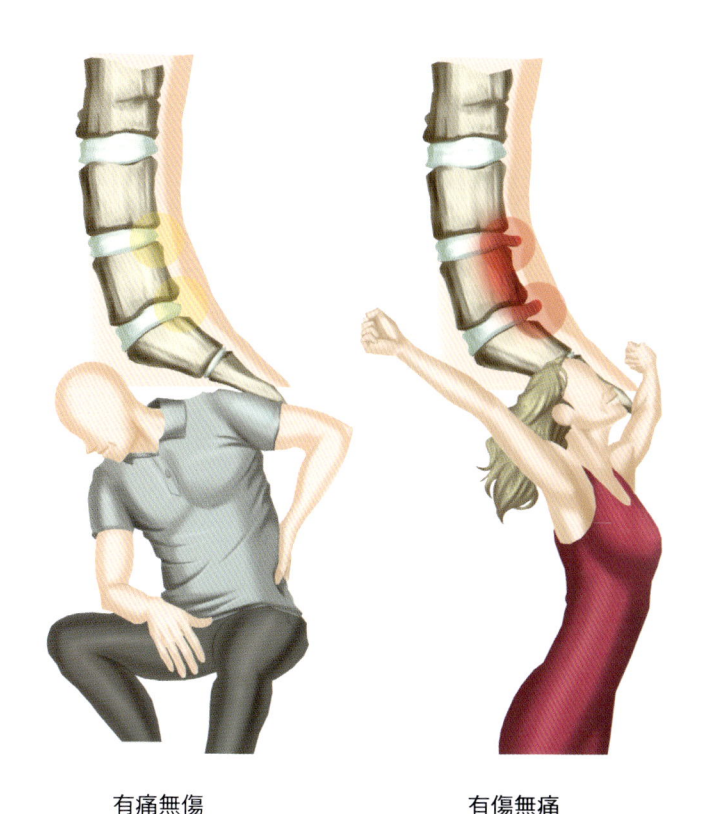

這就是影像檢查的一大問題：檢查結果會引發焦慮而妨礙復元。[10-11] 傷患為了不讓傷勢惡化，不敢對受傷部位施加任何壓力，結果導致該部位逐漸退化、身體開始萎縮；而當他們嘗試恢復活動時，就更容易再次受傷。

你必須謹慎對待傷勢，避免對其施加太多壓力，但靜坐不動與恐懼也會帶來同樣的負面影響。這可能是你一開始受傷的原因。

將疼痛與傷害分開來看是非常重要的，因為如果你僅關注受傷組織，可能會忽略事情全貌，也就是那些導致或引發疼痛的其他因素。症狀與功能表現在衡量復元進展上是更好的指標。你知道自己正在好轉，因為感受到與看到了進展（即便受傷仍在），這會讓你對自己的身體狀況產生更大的信心與認識。一旦你開始關注疼痛症狀與功能性能力，並摒棄「疼痛通常代表受傷」的想法，當疼痛發作時，你就不會那麼害怕。你會知道，這不是需要擔憂的受傷，而是你可以輕鬆處理的暫時性敏感。

閱讀第二部時請記住這個概念，因為當我們來到重點章節時，我會將傷害與疼痛分開來討論。想理解這些概念，你必須擺脫「疼痛意味著受傷，受傷意味著疼痛」的心態。這個心態不一定合乎實情，而且會影響復健方案如何處置傷害與疼痛。

儘管如此，在傷害引發疼痛或導致功能性問題的情況當中，搞清楚哪些組織受傷能夠幫助你決定如何進行復健，包括制定動作與運動等治療方案，且讓你知道大概的復元時間（不同組織恢復速度不同）。無論是否疼痛，當你因應傷害時，必須謹慎對待受傷組織並理解復元需要時間（後面章節將進一步討論）。

CHAPTER **7**

傷害的類型
THE TYPES OF INJURIES

受傷時，若能找到疼痛及其他症狀與特定組織的關係，
不僅能令人感到安心，還能幫助你找到復健的方向。

搞清楚自己的受傷類型（肌肉拉傷、韌帶撕裂、神經刺激或肌腱病變）非常重要，
因為這決定了你該遵循哪個復健方案才能獲得最佳效果。
儘管不同方案裡有許多類似的運動，但每一種傷害會對應不同的功能損傷與加重因素
（也就是你必須調整以防範疼痛加劇的活動），而且根據與症狀最相關的組織不同，
治療策略也不一樣。越能準確地辨識傷害類型，就能制定更精準的治療計畫。

肌肉：拉傷

許多人都有與肌肉相關的疼痛，大部分是肌肉拉傷造成。

肌肉由肌纖維組成，形成一種類似「肌腹」的結構，兩端由肌腱將肌肉連接到骨骼。肌肉中間是富含肌纖維、肉多的區域。因此，肌肉損傷基本上就是肌纖維結構出現物理損傷。

傷害機制（如何發生）

肌肉拉傷通常發生於離心收縮時，此時肌肉正同時強力收縮與伸展。想像一下，你將一個沉重背包抬離地面，當你抬起背包時，肘屈肌收縮並縮短，這是向心收縮。但當你將背包放下時，肌肉仍在收縮但肌纖維拉長，這就是離心收縮。

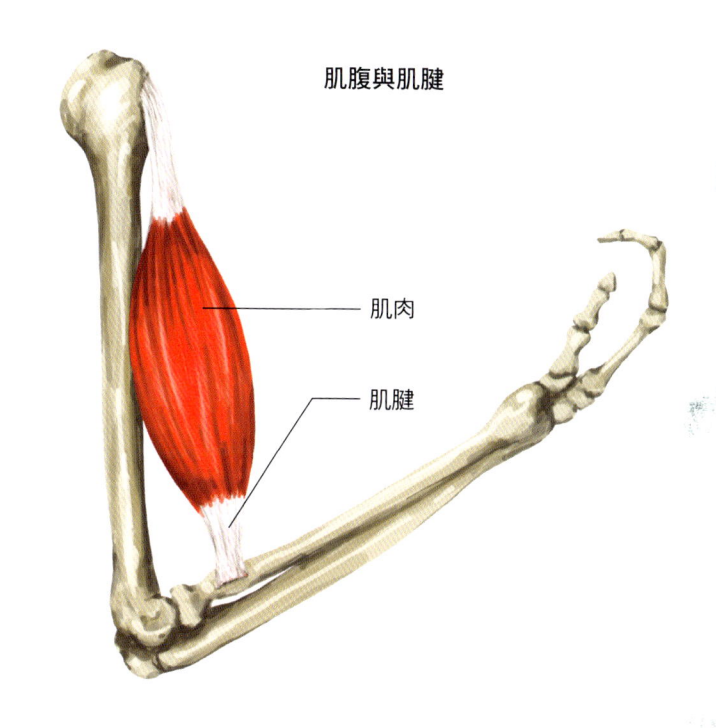

肌腹與肌腱

肌肉
肌腱

比方說，短跑選手膝蓋伸直，好讓足部準備觸地以跨出下一步時，比較容易拉傷他們的大腿後側肌群。當他們的膝蓋向前擺動時，大腿後側肌群會收縮，以發揮類似煞車的效果來減緩膝蓋擺動的速度。煞車緩衝——這就是離心收縮的作用。而這個煞車動作就是拉傷經常發生的情境。

拉傷最常發生在肌肉肌腱相接處，也就是肌腹變成肌腱的地方（它不是一個獨立結構，而是逐漸變成另一種組織）。我們通常將肌肉視為一個大單位，但肌肉裡面有肌束，就像平行排列的小繩索。拉傷會撕裂這些肌束，傷重程度取決於撕裂多少肌束。

大腿後側肌群的拉傷機制

大腿後側肌群進行離心收縮

傷害等級（評估嚴重程度）

根據損傷嚴重程度與對於功能的影響，肌肉拉傷可分成三級：

- 第一級拉傷代表肌肉損傷引發疼痛，但對於功能的影響程度極小。肌肉力量、伸展與收縮的能力並未受到嚴重損害。
- 第二級拉傷引發疼痛並影響功能，包括動作範圍受限、肌肉強力收縮能力降低。肌肉腫脹與輕微無力，伸展肌肉會引起疼痛。
- 第三級拉傷在醫學影像檢查時可看到嚴重肌肉撕裂。這些拉傷的疼痛症狀與功能損傷與第二級相同，但程度更嚴重、復元時間更長。常見特徵是嚴重腫脹與肌肉功能完全喪失。

股直肌拉傷等級

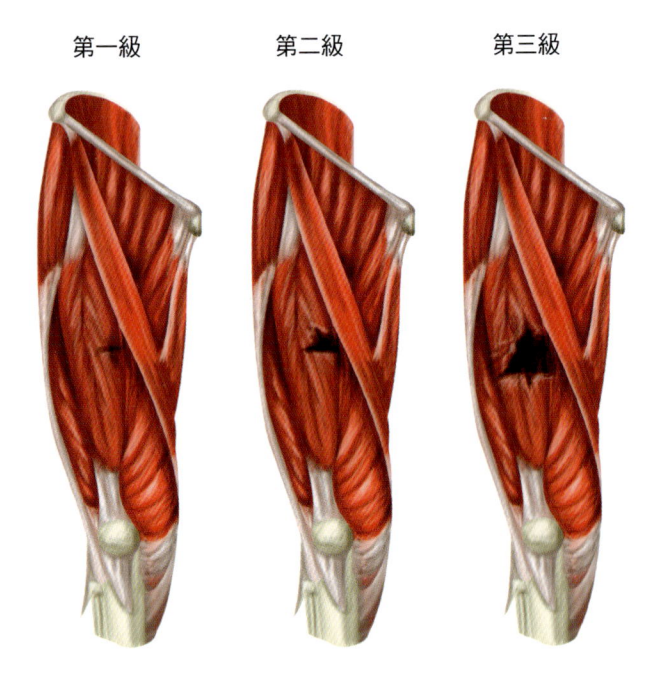

第一級　　第二級　　第三級

徵象與症狀

儘管拉傷在各等級的症狀類似，但等級越高程度越劇烈。你可能會發現，在第二或第三級拉傷中，周圍的組織會出現瘀青與血腫；一級拉傷可能會疼痛，但外觀顏色沒有什麼變化。

第二或第三級拉傷可能會造成瘀青與血腫，原因是血液滲進周圍組織（這常見於肌肉撕裂，但其他類型傷害大多不會發生）。由於肌肉與肌腱相連，任何一方出現重大拉傷或斷裂，都可能導致肌肉凹陷或分離，用手觸摸該區域，可以感覺到肌肉沒有連在一起。

按壓剛受傷的肌肉，會產生劇痛。休息不動時，則會感到隱隱作痛、抽痛或搏動性疼痛。但肌肉獨特之處在於：收縮或擠壓受傷肌肉會引發疼痛，因為受損的是一種可收縮的結構。這些肌纖維必須緊抓彼此並擠壓（才能收縮），而如果你拉扯到撕裂處就會疼痛。

以拉傷大腿後側肌群為例，當你走路時腿部向前擺動，也就是該肌群離心收縮時，你可能會感到疼痛。當你伸直膝蓋、擺動足部以踏出下一步，大腿後側肌群開始為腿部煞車降速，此時你會感到肌肉痠痛與疼痛。

在拉傷的情況下，伸展肌肉通常也會引發疼痛。如果你想伸展拉傷的大腿後側肌群，於是躺在地上讓別人將你的腿推向胸前，這個動作通常會引起疼痛，因為你正在對撕裂的部位施壓。

與肌肉損傷有關的功能損傷

肌肉是能收縮的單位，因此拉傷最明顯的功能損傷是，主動徵召肌肉時無力或力量減弱。這種疲弱狀況可能是疼痛抑制或身體損傷所致。肌肉撕裂會傷害連結性，導致它產生的力量不如以往，在第二或第三級拉傷更是如此。

柔軟度損傷的情況也很常見。伸展肌肉會拉扯受傷組織並引發疼痛，因此你會直覺保護自己，限制自己能夠伸展的幅度。

何時該尋求專業協助

第三級肌肉拉傷的症狀通常很明顯。如果某個部位瘀青、出血，且出現肌肉無力與移動困難（功能喪失與動作範圍受限），請你諮詢物理治療師或醫生。許多嚴重拉傷可透過復健治療管理，且身體通常能夠自行恢復，但有時仍需透過重建手術讓肌肉恢復正常功能，這取決於拉傷的是哪個肌群。

在第三部的復健方案裡，我將提供一些關於手術的基本指引。但你肯定想為自己的狀況找出解決方案，特別是第二或第三級拉傷時。這就是我教導你如何辨識傷害類型的動機，如此一來，你便能決定下一步行動的最佳解方。

在某些情況下，重建手術可能是必要手段（對於競技運動員特別如此），目的是治療功能損傷並恢復到受傷前的表現水平。而對於業餘運動員來說，做個醫學檢查也沒有什麼壞處。事實上，復健對於大多數拉傷的效果絕佳，且傷勢通常能恢復到不會顯著影響功能的程度。

肌肉具備極大的「冗餘性」，換言之，若你拉傷了某處肌肉但仍維持活動，身體可能轉而使用周圍肌肉來應對（即代償）。這取決於肌肉損傷程度，如果是完全撕裂，肌肉可能會失去功能。但在某些情況下，撕裂並不會嚴重影響功能，因為下方或周圍肌肉會協助承擔負荷。話雖如此，對於第二級與三級撕裂傷來說，最好還是尋求專家協助以確定適合的療法。

其他結締組織：筋膜

筋膜是帶狀或片狀的結締組織，位於皮膚下方，負責連接、穩定與包裹肌肉及器官。它在疼痛、傷害與動作裡扮演重要角色。

筋膜與肌肉、肌腱、韌帶及骨骼平行，就像包住肌肉的袖子，會協助傳遞力量。你也可以將筋膜想成是香腸外面那層透明的膜衣，差別在於實用性更高。當你活動時，筋膜與肌肉相同，都會儲存能量。離心收縮之所以能產生更大力量，部分原因就在此：不僅是肌肉產生力矩，筋膜也會儲存能量，令你能承擔更大負荷。因此，拉傷肌肉時，筋膜也可能受傷。

這種緊密的關係令區分受傷的是肌肉或筋膜變得十分困難，因為兩者感覺起來非常類似且同時發生。幸好，筋膜結構的復健做法與肌肉非常類似。如果你懷疑自己有筋膜損傷，可以遵循針對該區域肌肉加以強化的復健方案。

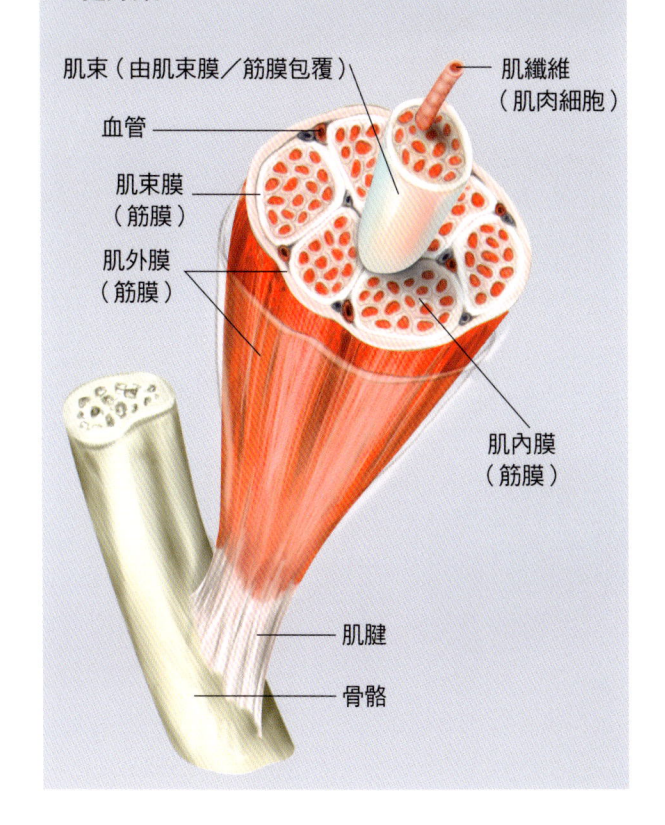

肌腱：肌腱病變與斷裂

如前所述，肌腱將肌肉連接到骨頭。這三種組織的連接方式，就像是軌道上的火車車廂。肌腱協助傳遞力量，讓肌肉能夠收縮，以移動骨頭與關節（肌肉透過肌腱連接到骨頭，而肌腱拉動骨頭並旋轉關節，令你能夠移動）。

傷害機制（如何發生）

絕大多數肌腱問題與「過度使用」或重複性壓力損傷有關，也就是承受低強度但高頻率的力量，例如長距離跑步或行走。基本上，就是做太多活動，超過了組織承受能力。這可能是你沒接觸過的活動，或是你經常從事的活動但活動量遠超過平常水平，導致肌腱受到刺激。

在從事高強度活動時，肌腱也可能受傷，通常是突然發生，而不是像過度使用損傷那樣逐漸累積傷害。在這種情況下，與肌腱連接的肌肉通常會強力收縮，結果拉扯過猛導致肌腱從骨頭撕裂。

傷害等級（評估嚴重程度）

肌腱損傷通常分為兩種。比較輕微的是肌腱病變，這是最常見的損傷之一，至少占所有肌肉骨骼問題就診諮詢的三成[1]。肌腱病變過去被稱為「肌腱炎」，但這個詞彙並不準確，因為這並不是真的發炎。肌腱病變其實是刺激導致肌腱結構出現變化。如果不斷刺激，肌腱會因此變厚，也就是「肌腱變性」。[2]

較嚴重的肌腱損傷則會導致斷裂或剝離，意思是肌腱從骨頭上撕脫。阿基里斯腱斷裂便屬於這一類。這通常是因為小腿肌肉強力收縮，加上腳踝迅速背屈，導致肌腱拉長並從跟骨上撕裂。許多阿基里斯腱撕裂的患者陳述，他們在做快速的爆發性動作時（例如跳躍後落地並嘗試再次躍起，或是單腳向後踏步接著嘗試推蹬），感覺腳踝後面傳來「啪」的一聲。很多人並未感到劇痛，但發現無法正常使用小腿肌肉，例如無法完成踮腳動作。

當肌腱從骨頭上撕裂時，整個肌肉—肌腱的單元變短並鼓起，導致患部肢體變形。肱二頭肌斷裂

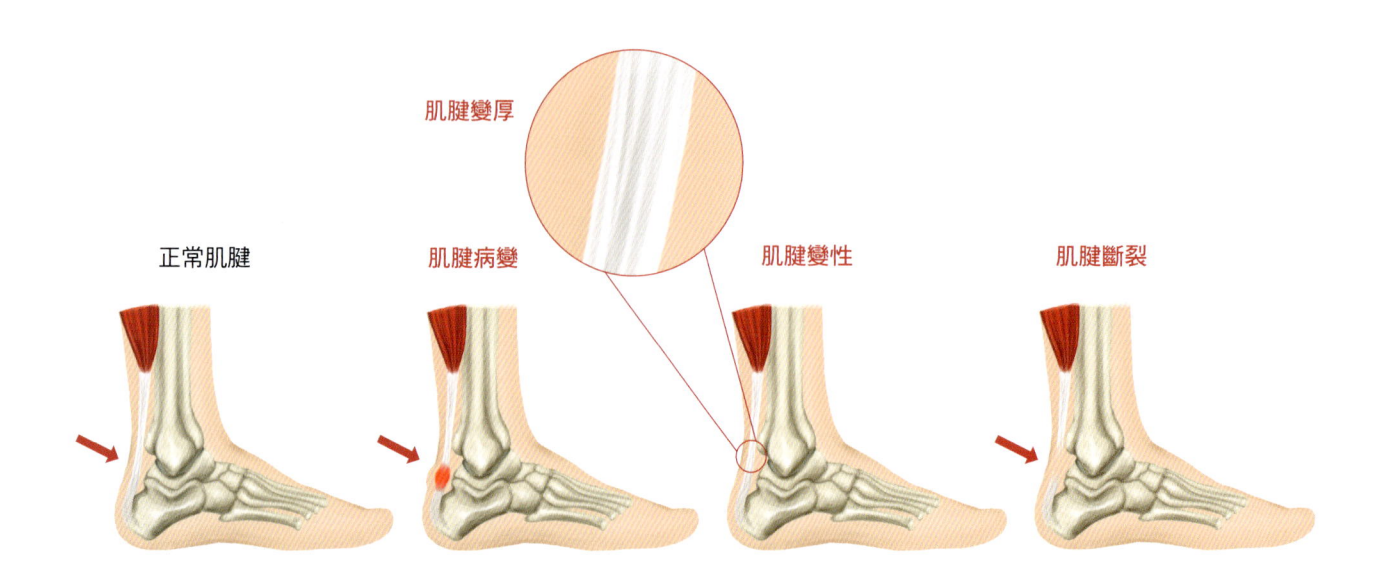

正常肌腱　　　肌腱病變　　　肌腱變厚　　　肌腱變性　　　肌腱斷裂

便是絕佳範例：靠近手肘或肩膀一端的肌腱在接著點撕裂時，肱二頭肌會縮回、被拉向依然附著的那一側，進而在手臂形成奇怪的球狀組織。當肌腱完全斷裂時，你有時可感覺到該區域出現凹陷或是沒有連在一起。

徵象與症狀

肌腱損傷疼痛的位置並不是在肌肉，而是連接肌肉與骨頭的肌腱，因此比較靠近關節。在某些情況下，我們一看就知道是哪條肌腱損傷，例如阿基里斯腱受傷。這條肌腱連到小腿肌肉，但痛的地方不是肌肉。當肌腱承受壓力時（通常是因為相連接的肌肉收縮），肌腱病變位置就會產生疼痛。如果你的阿基里斯腱出現問題，做提踵動作時可能產生疼痛，因為小腿肌肉正在收縮，而這會拉扯肌腱並引發疼痛。

當肌腱疼痛發作，休息不動時可能感覺痠痛與鈍痛，施壓時疼痛會加劇（通常是連接肌腱的肌肉收縮時）。一旦症狀發作，受傷的肌腱可能需要好幾天才能緩解。但是，肌腱損傷與肌肉拉傷非常容易區分，因為肌腱病變不會出現瘀青或出血，疼痛也僅發生在靠近骨頭的肌腱，而不是肌腹位置。網球肘就是一種肌腱病變，疼痛部位是手肘外側伸腕肌腱連接骨頭的地方，而不是前臂中間伸腕肌所在位置。

對肌腱損傷（如肩旋轉肌群受傷）施壓時，可能會感到劇痛，隨後疼痛可能持續且變成抽痛。此外，你可能會發現到疼痛會隨著體溫變化，當你感到寒冷時肌腱會更痛，身體暖和後感覺好一些。這種情況經常發生在患有阿基里斯腱病變的跑者身上，他們剛開始跑步時會覺得比較痛，跑了一陣子後，隨著身體組織變暖，疼痛開始減輕。

肌腱伸展時也可能出現疼痛。如果你在阿基里斯腱受傷的情況下伸展小腿肌肉，會感覺到疼痛就發生在肌腱位置。許多肌腱遭擠壓時也會受到刺激，例如久坐會導致腿後肌腱（連接到骨盆並位於坐骨下方）不舒服，因為它們被壓在骨盆與椅子之間。

與肌腱損傷有關的功能損傷

肌腱損傷引發的功能受損與肌肉損傷類似，因為肌腱是肌肉—肌腱收縮單元的一部分。在肌腱病變的情況下，當你對肌腱施加負荷，或是收縮與受傷肌腱相連的肌肉時，通常會感到疼痛。這種疼痛會導致肌肉無力或遭到抑制，換言之，神經系統會讓與受傷肌腱相連的肌肉停止運作，以防止進一步受傷。

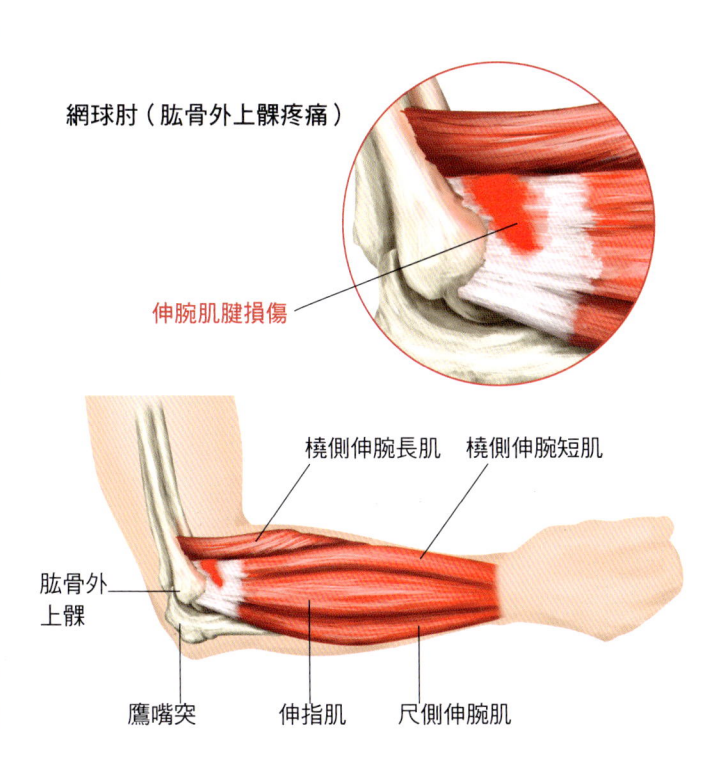

網球肘（肱骨外上髁疼痛）

伸腕肌腱損傷

橈側伸腕長肌　橈側伸腕短肌

肱骨外上髁

鷹嘴突　伸指肌　尺側伸腕肌

當肌腱部分或完全斷裂時，肌肉無力會非常明顯，因為肌腱已經損傷，無法像正常情況那般傳遞力量。

與肌肉疼痛相同，肌腱病變引發的疼痛會限制柔軟度。伸展肌肉及其肌腱會對肌腱帶來負荷並加劇疼痛，從而限制你能伸展的幅度。

韌帶：扭傷與斷裂

韌帶與肌腱都是結締組織，但韌帶連接的是骨頭與骨頭。與肌腱不同的是，你無法自主控制韌帶。比方說，你無法收縮前十字韌帶（ACL），它的功能單純就是引導與限制動作，將骨頭與關節牢牢地固定在一起，防止它們移動或滑動並損害其他結構。韌帶損傷稱為扭傷，範圍從輕微拉扯到完全斷裂或撕裂不等。舉例來說，腳踝扭傷就是一種韌帶損傷。

何時該尋求專業協助

肌腱病變與肌腱變性通常不需要特別治療，在你消除或調整加重因素後，復健的效果通常很好。但要是你懷疑自己有肌腱撕裂狀況，最好諮詢醫生或物理治療師。如果肌腱斷裂，你可能需要接受重建手術以恢復全部功能。

傷害機制（如何發生）

韌帶損傷通常發生於承受極大力量時，關節扭轉或韌帶過度伸展所致。試著想像一下，一名足球員在球場衝刺時突然轉向，導致他的前十字韌帶撕裂。他的身體改變方向，但腳並未跟著轉動，膝蓋骨扭轉而傷到關節內的前十字韌帶。

壓力累積也可能導致韌帶過度使用產生損傷。比方說，一名棒球投手的尺側副韌帶（ulnar collateral ligament, UCL）撕裂通常發生在一瞬間，但其實斷裂前早就存在許多微小創傷。

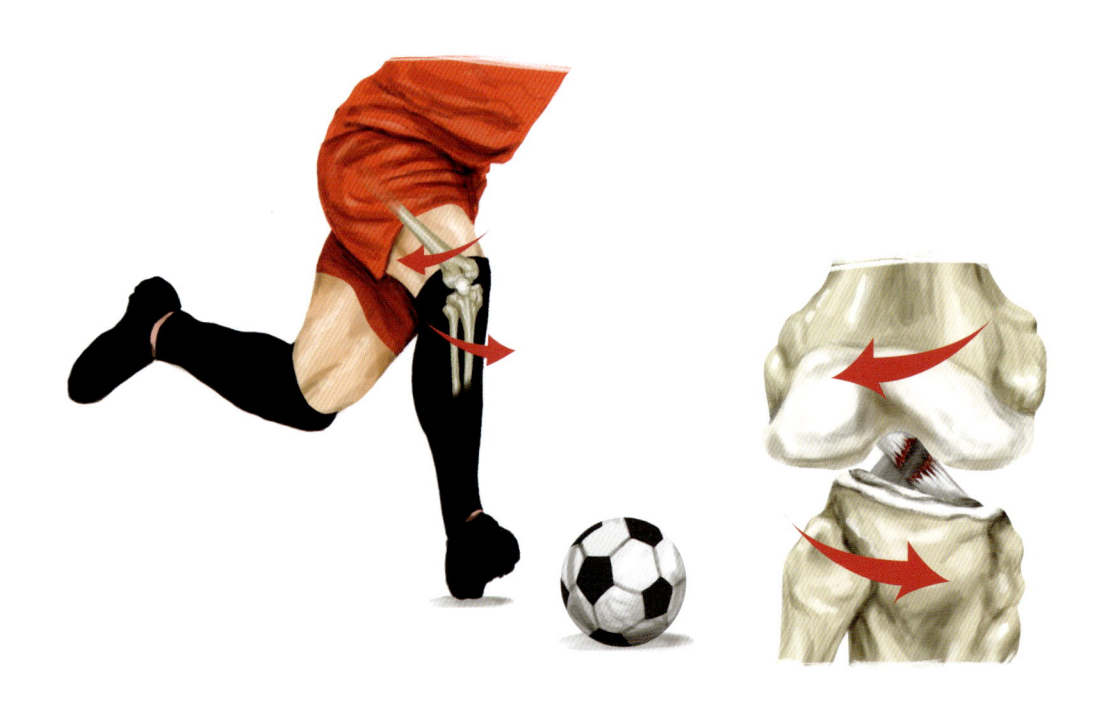

傷害等級（評估嚴重程度）

與肌肉拉傷一樣，韌帶損傷按照嚴重程度分為三級，級數越高越嚴重。

- 如果是一級韌帶扭傷，韌帶附近會產生疼痛，但關節不至於不穩定。當你將受傷部位往某個方向移動時擠壓到韌帶（例如腳踝扭傷後將腳往內側轉），可能會感到不舒服，但疼痛沒有到無法忍受的地步，且使用關節時不會感覺支撐不住。
- 二級扭傷會造成更劇烈的疼痛與腫脹（而非肌肉拉傷出現的出血或瘀青），因為韌帶通常位於關節裡面。因此，關節內部會出現如氣球般的腫脹，也會失去部分穩定性。在做某些動作時，你可能會注意到骨頭滑動且有些分開，原因就是關節結構的完整性受損。
- 三級扭傷是韌帶完全撕裂或斷裂。在這種情況下，關節不穩定會明顯許多，感覺骨頭很容易分開，或是關節沒有連在一起。比方說，如果前十字韌帶完全撕裂，脛骨與股骨會位移，導致膝蓋突然彎曲（軟腳）。

你大概可以將一級韌帶扭傷視為「伸展損傷」。韌帶遭到拉長且腫脹，但並未撕裂，且這種變化並不是永久性的。但對於二級和三級扭傷來說，改變經常會持續下去。二級扭傷能恢復至一定程度，患者有時能恢復關節穩定度。但當扭傷達到三級程度時，關節不太穩定的狀況通常會持續下去，我通常會建議進行重建手術。

徵象與症狀

與肌肉及肌腱損傷類似，韌帶扭傷會造成劇痛與痠痛。因此，最好的判別方法是觀察什麼因素觸發疼痛（我稱之為加重因素）。如果是韌帶損傷，肌肉收縮通常不會引發疼痛，只有將關節朝某個特定方向移動時才會感到疼痛。比方說，你的腳踝往身體內側方向轉動而扭傷，若你將腳踝往相同方向旋轉，就會拉長受傷韌帶並再次產生疼痛。

韌帶與肌肉疼痛非常容易區分，因為所有韌帶損傷都發生在靠近關節的地方。韌帶與肌腱損傷比較難區別，因為肌腱損傷引發疼痛的位置也在骨頭附近，也會帶來不太穩定的問題（肌肉遭抑制，可能令你感覺不穩）。兩者差別在於，韌帶損傷會令關節失去部分結構穩定性；肌腱損傷則是即使你抓住關節，試圖移動它，關節也不會分開。

腳踝韌帶損傷分級

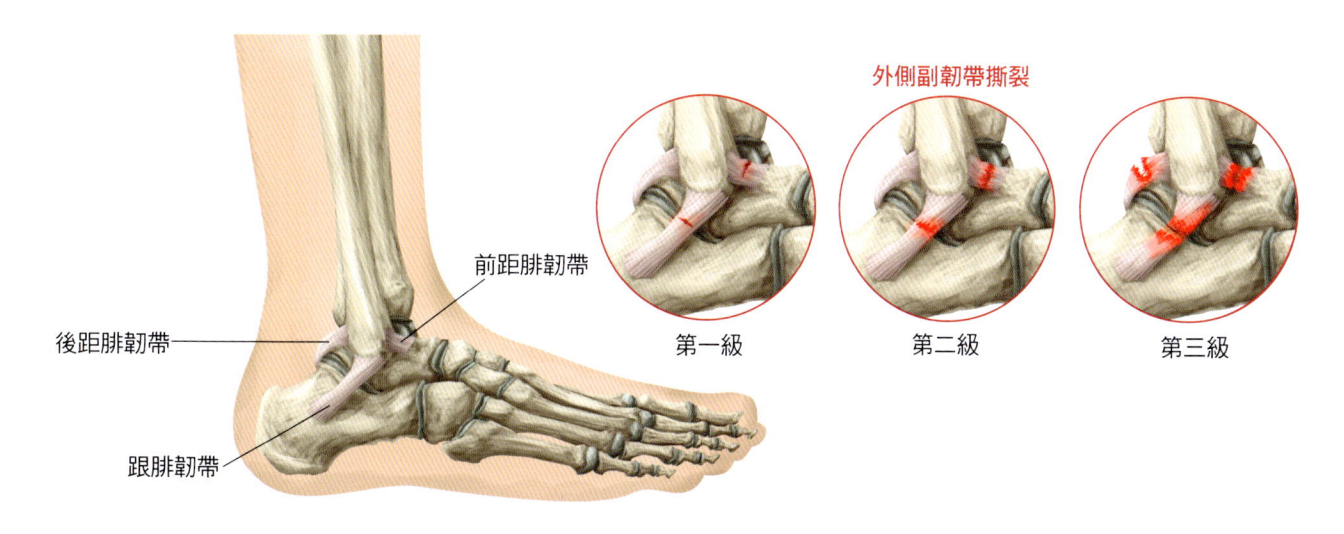

前距腓韌帶
後距腓韌帶
跟腓韌帶

外側副韌帶撕裂

第一級　　第二級　　第三級

此外,當韌帶嚴重撕裂時,你通常會聽到「啪」的一聲。這在肌腱斷裂時也會發生,因此你必須仔細檢查受傷部位,才能判斷究竟是肌腱或韌帶受傷。

與韌帶損傷有關的功能損傷

韌帶損傷(特別是二級與三級損傷)最主要的功能損傷是關節不穩定。韌帶的功能是被動穩定,透過將骨頭固定在一起來保護關節。如果韌帶受損,組成相關關節的骨頭會滑動更遠,超過正常範圍。如果前十字韌帶撕裂,股骨與脛骨之間的連結就不會像過去那般緊密,而會滑動分開。當你執行膝關節需保持穩定的站立動作(如站立並轉身)時,關節可能感覺快要移位與彎曲。

除了關節不穩定外,韌帶損傷經常會導致關節活動範圍受限,特別是關節移動到的位置會拉長受傷韌帶時。比方說,如果你跌倒時試圖撐住身體而導致手腕扭傷,那麼伸展手腕時可能感到不舒服,因為這動作拉長了受傷韌帶。手腕做其他動作可能也會疼痛,但伸展通常是最痛的。

何時該尋求專業協助

當韌帶完全撕裂(三級)時,大部分的人都需要接受手術。有些人可以善用他們的神經肌肉系統應對以避免手術,比方說,股四頭肌與大腿後側肌群能夠彌補內側副韌帶(MCL)或外側副韌帶(LCL)損傷導致的膝蓋不穩定。但大多數嚴重的韌帶損傷都需要開刀,關節才能恢復完整功能。如果你感到疼痛,特別是伴隨關節不穩定的狀況,建議你尋求專業協助。

其他結締組織:關節囊

關節囊是一種氣球形狀的結締組織,包覆關節並裝有稱為「滑液」的關節液。當關節內部損傷時,腫脹會維持在關節內部,因為外頭有關節囊包住,因此關節會腫起來,但周圍肌肉不會腫脹太多。

關節囊的組織與韌帶相似,因此幾乎可以歸為同一類。與韌帶相同,關節囊協助固定關節、防止骨頭過度滑動。用力扭轉關節可能導致關節囊嚴重撕裂,韌帶與軟骨通常也難逃衝擊。以肩膀脫臼為例,關節唇(一種軟骨)可能也會撕裂。如果脫臼非常嚴重,肩關節囊也可能撕裂。因此,有些人需要修復的部位眾多,包括肩關節囊、韌帶與關節唇。關節囊位於關節最外圍,通常是韌帶與軟骨都撕裂,骨頭才會滑動到讓關節囊受傷的程度。

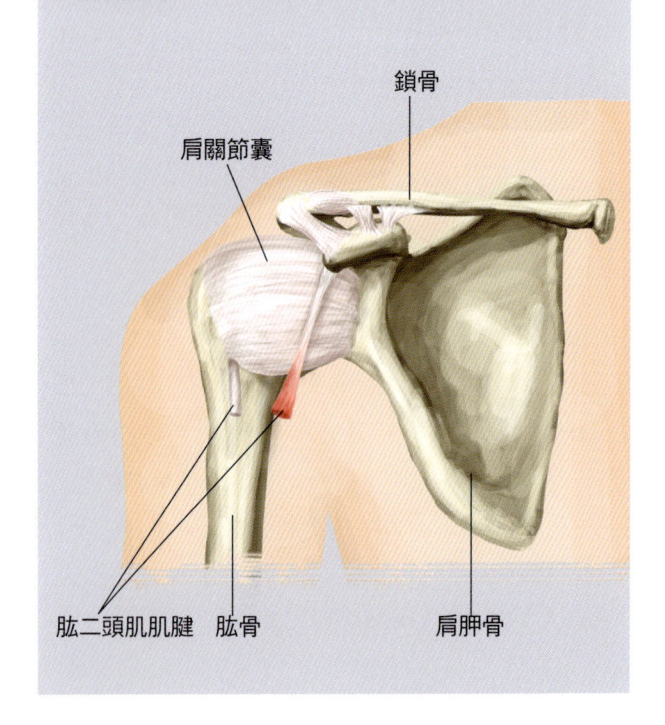

肩關節囊

鎖骨
肩關節囊
肱二頭肌肌腱　肱骨　肩胛骨

軟骨：創傷性損傷與退化性損傷

肌肉骨骼系統包括皮膚、神經、肌肉與結締組織。四大類型的結締組織分別是肌腱、韌帶、骨骼與軟骨。軟骨協助吸收衝擊、減少關節摩擦，並如同韌帶一樣維持關節穩定。

軟骨分為三種類型。纖維軟骨便是其一，包括半月板、髖部與肩膀的關節唇，以及脊椎裡的椎間盤。另一個重要類型是關節軟骨，又稱為透明軟骨，覆蓋在骨骼與關節的末端，主要功能是減少摩擦。少了透明軟骨的緩衝，關節會直接碰撞在一起，進而引發骨性關節炎。第三種類型是彈性軟骨，例如耳朵與鼻子裡的軟骨，但這與肌肉骨骼系統比較沒有關係。

傷害機制（如何發生）/傷害等級（評估嚴重程度）

軟骨損傷可分為兩類：創傷性與退化性。

創傷性軟骨損傷發生於一瞬間，通常是因為在某個危險姿勢對組織施加過大力量或負荷。比方說，手臂高舉過頭時可能會傷到肩關節唇，因為手臂向身體後面移動，肱骨頭從關節窩前方脫出，導致肩膀脫臼並撕裂關節唇。又或者，大重量可能令你的脊椎彎曲（可能你剛開始練硬舉，使用的重量超出能力所及），導致椎間盤突出或椎間盤壁撕裂，而這也隸屬於軟骨損傷範疇。

退化性軟骨損傷（組織形狀出現輕微撕裂與損傷）也很常見，現在被認為是老化現象正常的一部分。許多半月板與椎間盤損傷被歸類為退化性軟骨損傷，因為你可以在磁振造影檢查看到組織變化，但這些變化是經年累月的結果，而不是一瞬間發生。

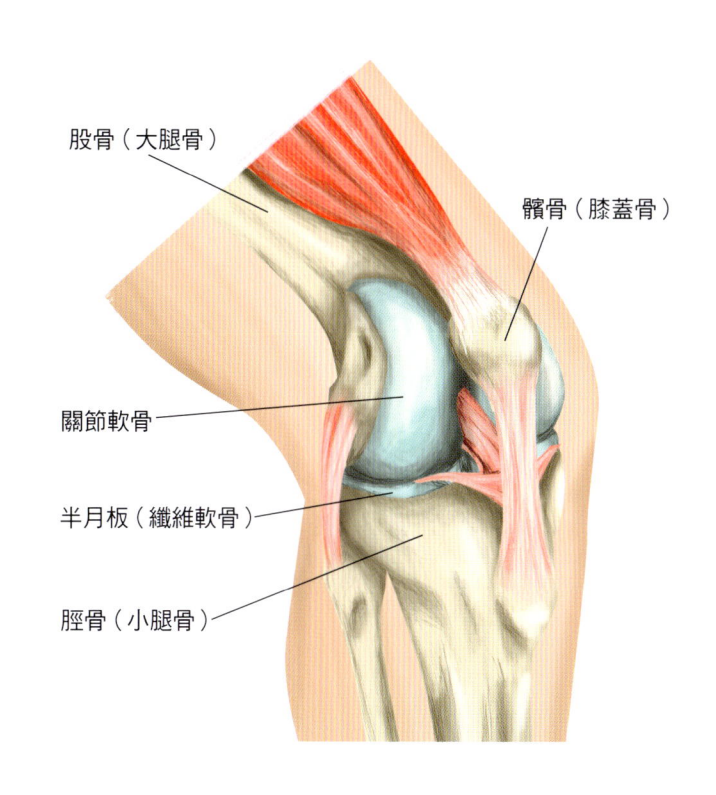

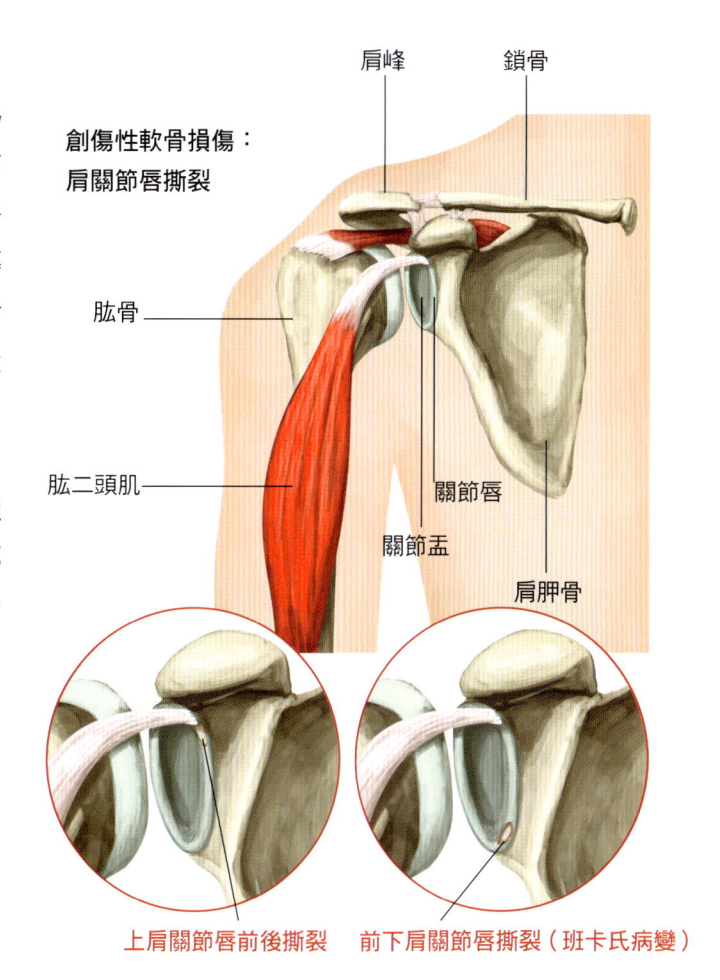

股骨（大腿骨）
髕骨（膝蓋骨）
關節軟骨
半月板（纖維軟骨）
脛骨（小腿骨）

創傷性軟骨損傷：肩關節唇撕裂

肩峰
鎖骨
肱骨
肱二頭肌
關節唇
關節盂
肩胛骨

上肩關節唇前後撕裂　　前下肩關節唇撕裂（班卡氏病變）

大多數的關節軟骨（或稱透明軟骨）損傷都屬於退化性軟骨損傷，包括骨性關節炎在內。隨著軟骨磨損，具有大量神經末梢的關節骨頭碰撞在一起而造成嚴重疼痛。

有趣的是，想維持透明軟骨健康，最好的方法是終其一生對其施加適度壓力。如果反覆施加過大壓力或施壓不足，軟骨可能會退化。研究便顯示，適量跑步有助於保護膝與髖關節的透明軟骨。久坐不動與跑步量太大則可能造成該軟骨加速退化。[3]

徵象與症狀

許多退化性軟骨損傷並不會帶來疼痛或其他症狀，但那些引起症狀的損傷可能會在關節不同位置（前面、後面或側面）造成腫脹與深層疼痛，進而影響功能。

創傷性軟骨損傷（如關節唇與半月板撕裂）也可能造成疼痛與腫脹，或是導致關節不穩定（類似於韌帶損傷）。比方說，肩膀或髖部的關節唇環繞在關節窩邊緣，使其緊密貼合鄰近的骨頭。如果關節唇撕裂，球狀結構的骨頭可能更容易滑出，導致穩定度下滑並增加未來脫臼機率。在半月板損傷的情況下，膝蓋彎曲或伸直時可能卡住、不順暢或不穩定。如果施加力量在上面，膝蓋可能感到疼痛或突然彎曲。

與軟骨損傷有關的功能損傷

軟骨損傷可能會導致關節活動度受限與疼痛無力，但主要的功能損傷還是關節不穩定，創傷性軟骨損傷尤其明顯。如果你的肩膀脫臼、肩關節唇撕裂，肩關節會失去部分穩定度。神經肌肉系統或許能夠彌補此問題，但你可能會覺得肩膀有機會再次脫臼。

像半月板撕裂這樣的損傷，關節不穩定是非常普遍的狀況。關節活動度也可能下滑，原因是受到疼痛影響，或是半月板撕裂的部分妨礙到關節正常活動。

退化性軟骨損傷：膝蓋

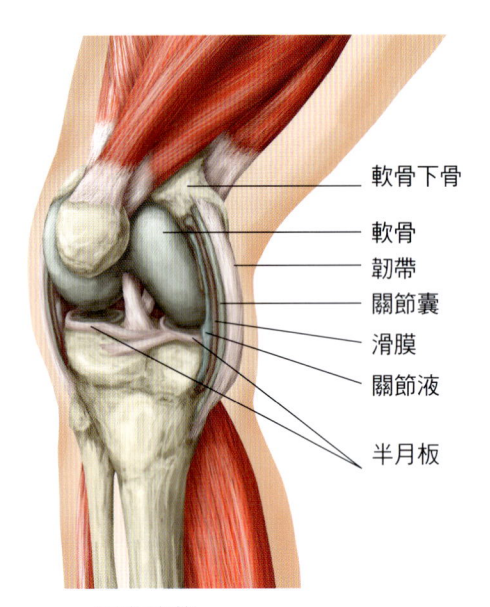

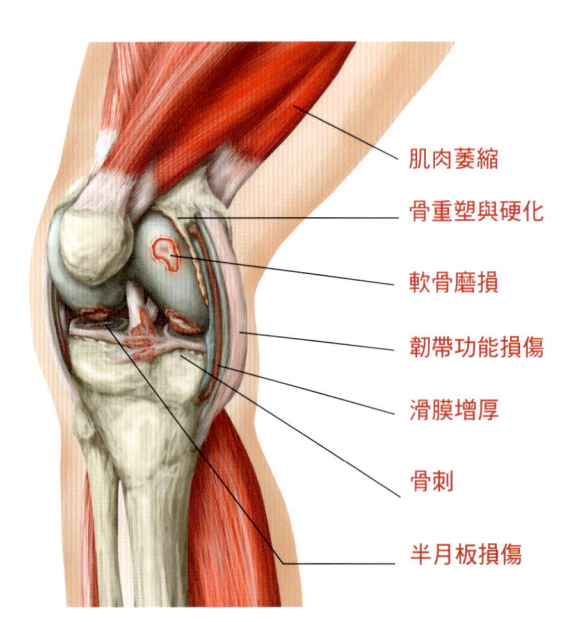

正常膝蓋
- 軟骨下骨
- 軟骨
- 韌帶
- 關節囊
- 滑膜
- 關節液
- 半月板

罹患膝關節炎的膝蓋
- 肌肉萎縮
- 骨重塑與硬化
- 軟骨磨損
- 韌帶功能損傷
- 滑膜增厚
- 骨刺
- 半月板損傷

何時該尋求專業協助

如果你的軟骨損傷疼痛在6～12個月後仍然沒有改善，或是你注意到自己在做某些動作與姿勢時，關節持續出現不穩定或受限，那你應該尋求專業協助。比方說，在肩關節唇撕裂的案例裡，有些人復健結束後肩膀反覆脫臼的問題依然存在。在這樣的情況下，開刀修復肩關節唇可能是防止未來脫臼的最佳方法。如果半月板嚴重撕裂，你可能會感覺膝蓋無法承受重量或突然彎曲，並發現關節出現卡住的情況，這代表著：你無法正常地彎曲與伸直腿部。在這種情況下，開刀修復半月板或許是最好的選項，如果你是年輕運動員的話更是如此。

相反地，在退化性撕裂方面，研究證據指出：你應該盡量避免進行手術。事實上，多項研究顯示：對於改善退化性半月板撕裂，物理治療的效果和關節鏡手術一樣好。[4-5] 手術或許能在較短時間內達到效果，但也帶來更多風險，像是發展成關節炎或傷口感染等。因此我通常建議退化性軟骨損傷患者（疼痛為主要症狀）以復健作為主要治療方式，而不是選擇手術。

神經：張力與壓迫

神經在人體內傳遞電子訊號、提供感知回饋，並讓你能夠偵測感覺、收縮肌肉與移動。與其他傷害相比，神經損傷更容易辨別，因為症狀非常獨特。

傷害機制（如何發生）

神經可能會因為張力、壓迫或撕裂而受傷。換言之，神經遭到過度拉扯、壓迫過久或是撕裂斷掉就會受傷。神經損傷也可能來自於創傷或過度使用。

創傷性神經損傷通常被歸類為伸展或張力傷害。在頸部揮鞭症這樣的創傷性損傷案例裡，神經遭到強力伸展，所有經過頸部的神經被快速拉扯，因而導致神經麻痺、刺痛、麻木，以及神經延伸到手臂的所有區域出現肌肉無力狀況。

創傷性壓迫損傷可能是交通事故或碰撞性運動意外所造成。以遭到後方車輛追撞而出現頸部揮鞭症為例，頸部會迅速往後伸展和往前彎曲至屈曲狀態，導致關節撞擊在一起並壓迫頸椎附近的神經。

第三部的復健方案主要處理的是過度使用壓迫損傷，這類神經損傷比其他類型更常見。腕隧道症候群就是過度使用造成神經壓迫症狀。當你在鍵盤

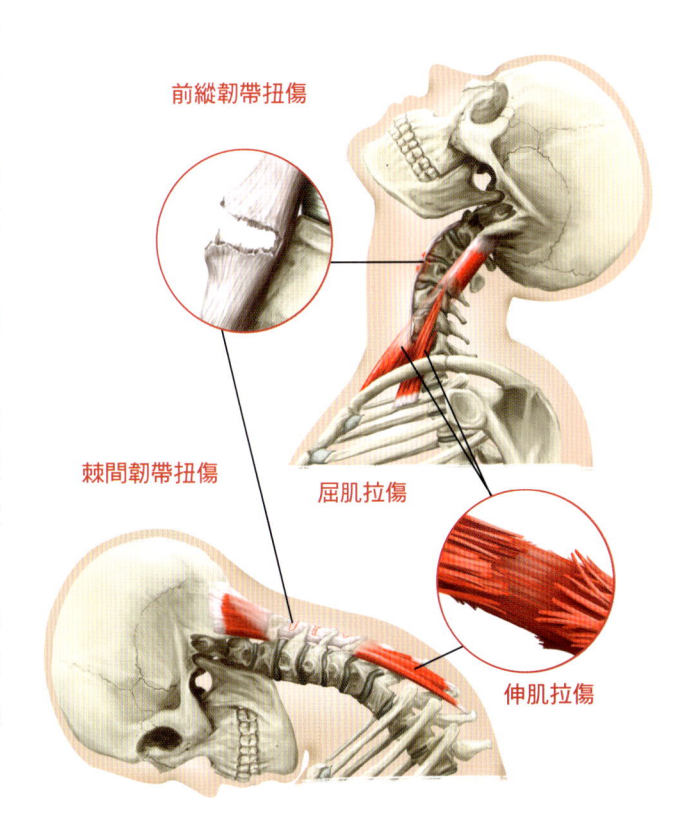

腕隧道症候群

橫腕韌帶
正中神經

正中神經在手腕處受到壓迫，導致麻木或疼痛。

上打字時，桌子會撞擊或摩擦腕隧道，導致神經受到壓迫與刺激。

傷害等級（評估嚴重程度）

周邊神經損傷的傷害等級，是依據神經損傷的嚴重程度而定。從輕微損傷（神經結構未受傷）到嚴重損傷（神經完全切斷或分為兩截）不等。但多數前來物理治療所的神經損傷患者，經歷的都是比較輕微的神經症狀，主訴包括疼痛、麻木、刺痛與肌肉無力。

在復健治療時，我們會根據症狀傳遞的距離與是否存在無力現象來評估神經刺激的程度。如果頸部或下背神經受到刺激，症狀僅傳遞到手臂或腿部的一部分，那我們會認為，與整隻手或腳都出現症狀相比，前者損傷程度較低。

當神經症狀朝著手臂或腿部擴散（稱為「周邊化」），通常表示情況正在惡化。相反地，若神經疼痛移向脊椎並離開手臂或腿部（稱為「中樞化」），通常代表神經正在痊癒。因此，神經相關問題的復健目標是緩解症狀並讓症狀離開肢體。

徵象與症狀

神經的獨特之處在於，疼痛會沿著神經路徑產生，而疼痛表現形式包括刺痛、麻木或灼熱，甚至尖銳痛感會如閃電般沿著手臂或腿部放射出去。因此，神經損傷非常容易診斷，因為感覺與其他組織損傷截然不同。

此外，隨著維持特定姿勢或刺激神經的時間拉長，神經疼痛往往會加劇（若是壓力輕微，則需維持更長時間才會產生類似效果）。這就是為什麼許多人一覺醒來會感到神經疼痛。你可能在睡覺時扭到脖子，並維持該姿勢數小時而刺激到神經。

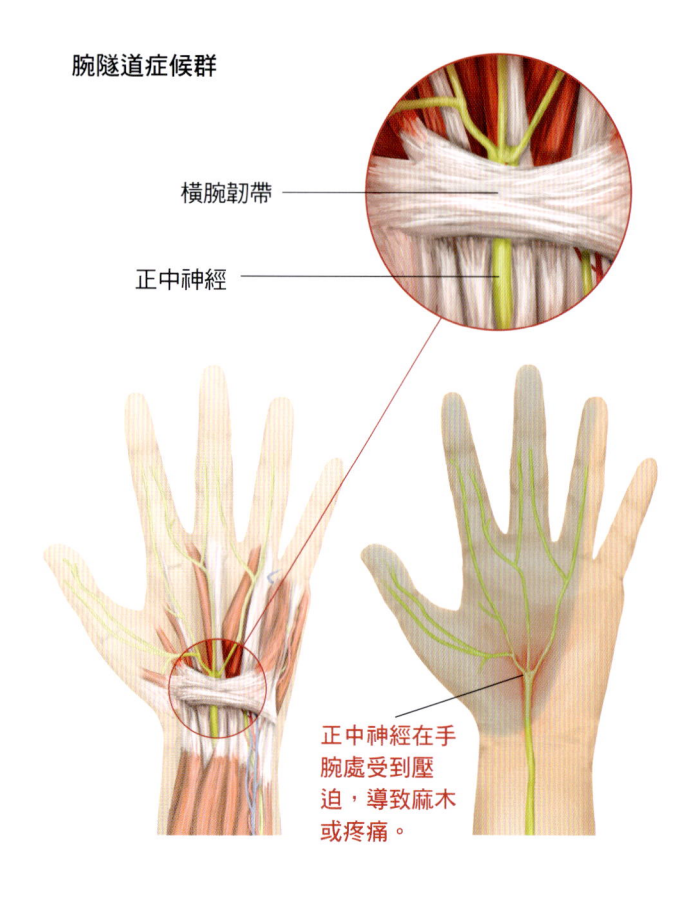

神經擠壓

我想澄清一些關於神經損傷的誤解。例如，神經擠壓通常不是機械性擠壓造成。當你轉動頸部時，可能感覺神經遭到擠壓，疼痛迅速往手臂傳遞，但在多數情況下，醫學影像檢查看不出來有任何東西觸及或擠壓神經。這種擠壓感通常是由神經附近發炎所致。

神經擠壓的想法最常發生於頸部或下背椎間盤膨出的場合。這類損傷的患者經常認為他們之所以出現神經症狀，是因為椎間盤膨出壓迫到神經。事實上，多數椎間盤膨出的程度不足以觸及神經，疼痛是因為該區域發炎。一旦發炎消退，神經敏感程度降低，擠壓感便會消失——即便在後續磁振造影檢查裡，椎間盤膨出依然清晰可見。

麻木與刺痛是常見症狀，但你可能還會感覺到沉重、無力與其他症狀。神經令你能夠收縮肌肉，因此如果你患有嚴重神經問題，可能會發現神經經過的肌肉力量變弱。比方說，如果你的頸椎第五與第六節神經損傷嚴重，肱二頭肌可能因此變得虛弱。

與神經損傷有關的功能損傷

神經會為肌肉供應電流，並讓你能夠感知周圍的世界。當神經損傷時，感知改變（如麻木、刺痛等）與疼痛成為主要問題。這些症狀可能會傷害你的活動度與柔軟度，因為你會改變動作模式以避免對於敏感的神經施壓。如果神經刺激程度加劇，會開始發生肌肉無力的問題，因為肌肉無法產生正常水平的力量與爆發力。

何時該尋求專業協助

復健對於多數神經疼痛案例的效果絕佳。但如果你有長期的神經問題（例如腕隧道症候群或坐骨神經痛）無法透過復健改善，且你發現相關肌肉逐漸變虛弱或萎縮，請立即諮詢物理治療師或骨科醫生，討論是否需要進行其他干預措施。有些醫生會執行神經傳導速度檢查，以判斷神經問題的嚴重程度並制定最佳治療策略。

隨著神經因受傷或發炎而受損程度攀升，會產生疼痛、麻木與刺痛，而且你會開始失去神經支配肌肉的力量。比方說，如果你的下背靠近腰椎第四節神經根的地方嚴重發炎，你可能會感覺腿部疼痛、麻木與刺痛，以及小腿前側踝關節背屈肌變得無力。如果放任不管，神經可能永久受損。

其他結締組織：骨頭

這聽起來有點奇怪，但骨頭也是一種結締組織。韌帶、肌腱與軟骨是支撐骨架的軟組織，骨頭則組成骨架的堅硬結構。

當我們想到骨頭損傷時，第一個聯想到的通常是骨折，但骨頭損傷包括各種類型的疲勞或斷裂。骨頭會以不同的方式彎曲與斷裂，包括多數人熟悉的彎曲性骨折、壓迫性骨折（骨頭在壓力下斷裂）、牽張性骨折（骨頭被拉開）；螺旋性骨折（骨頭扭轉）與疲勞性骨折（又稱應力性骨折，骨頭反覆承受負荷而斷裂）。

骨折通常能恢復至原來的強度，因為大多數骨骼的血液供應絕佳。但骨折非常疼痛，因為骨頭（外面的骨膜）有著大量神經。嚴重骨折通常非常明顯，你會聽到一聲響亮的斷裂聲，肢體外觀變形且疼痛無比。此外，腫脹程度嚴重，且肢體活動受限。如果疼痛劇烈到無法移動，建議立即尋求醫療協助。

骨膜有許多神經末梢，因此受傷時骨頭會產生劇痛。假如你是跑者，小腿前側或足部骨頭出現疲勞性骨折，特定位置感到疼痛，按壓該區域會再次引起疼痛。如果骨頭疲勞或出現問題時承受負荷（施加壓力在上頭），你也會感到疼痛。若骨頭疼痛一直沒有好轉，請預約醫生看診。在大多數情況下，X光檢查可以找出問題來。

CHAPTER 8
受傷多久才能復元
HOW LONG INJURIES TAKE TO HEAL

當你知道自己的傷害類型後，下一個該問的問題是：需要多久才能復元？

這個問題的答案涉及許多變數。肌肉、肌腱、韌帶、軟骨或骨頭損傷所需的復元時間都不同，而復元時間取決於傷勢嚴重程度、生活型態（以及其他影響傷害的因素）與復健方式。

在你運用第 7 章的資訊來判斷自己受什麼傷（或是經由醫療專業人員診斷）後，你就可以大概知道傷勢需要多久時間才能復元。

影響復元時間的因素

如你所知，傷害是根據嚴重程度來分級的，而嚴重程度會影響恢復所需時間。比方說，與一級損傷相比，三級韌帶損傷（如完全斷裂）需要更長時間才能恢復。簡言之，組織損傷越嚴重，復元時間就越長。

組織類型也有差別。一級肌肉拉傷與一級韌帶扭傷的復元時間就不一樣。血液流向組織，會帶來氧氣與其他養分，可做為組織修復的材料。而與血流量較多的組織（如肌肉）相比，血流量較少的組織（如軟骨）需要更長復元時間。即便是同一類型組織，復元時間也會因血流量不同而有所差異。例如身體某部位肌腱的血流量可能比另一部位的肌腱更多，恢復得也較快。

第三部提供的復健運動方案旨在增加組織的血流量，而且遵循適當方案能幫助你以正確劑量對於組織施壓，進而不再受傷。此外，復健方案裡列出的加重因素將協助你避免從事可能導致問題惡化的活動，讓受傷組織擁有足夠的恢復時間，同時保持一定程度的活動，活動量維持在不會造成進一步刺激的程度。

醫療專業人士有時會建議，受傷時最好休息不動。暫時休息可以緩解疼痛等症狀，但無法解決功能損傷或缺陷，包括活動度、力量或神經肌肉控制（協調肌肉活動來控制動作的能力）等。如果不解決這些功能損傷，再次受傷的機率可能增加。復健方案的設計宗旨正是要透過循序漸進的過程幫助你度過急性疼痛期，方法一開始是緩解症狀，然後解決主要的功能損傷與缺陷。如此一來，你便能復元得更快，且較不易再次受傷。

抽菸與喝酒的影響

第4與第9章提及的許多因素，都可能對於復元時間產生負面影響，但吸菸與喝酒帶來的危害，值得進一步討論。

吸菸會顯著地妨礙復元。[1-5]菸草（無論是吸菸或嚼菸草）會危害心血管系統、妨礙血液流動，導致組織復元時間拉長許多。因此有些外科醫生甚至不願意對吸菸者執行手術。

喝酒會抑制蛋白質合成，這可能不利於肌肉適應並影響恢復速度。[6-7]如果你有明顯的組織損傷，飲酒可能導致組織重建速度變慢。喝酒也可能對於睡眠帶來負面影響，並使其他影響復元時間的因素（如壓力）惡化。

恢復三階段

受傷後的恢復主要可分為三個階段：發炎期、成熟期（細胞增生期）與重塑期，分別對應第三部的三階段復健運動方案。在執行復健方案時，你會逐漸對受傷組織施加更多壓力以提高它的承受能力，如同肌力訓練一樣。在本章後頭，我將根據傷害種類，告知你預計每個階段大約需多久時間。

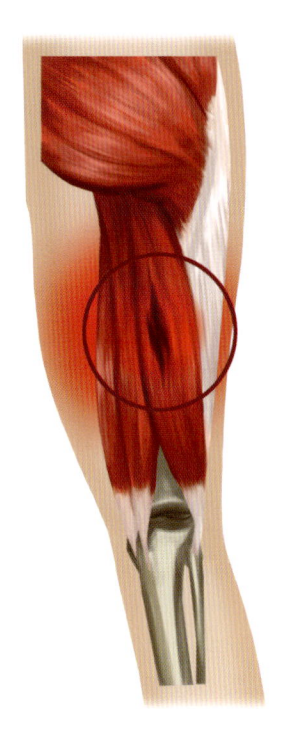

發炎期　　　　　　　　細胞開始修復組織　　　　　　　受傷組織幾乎癒合

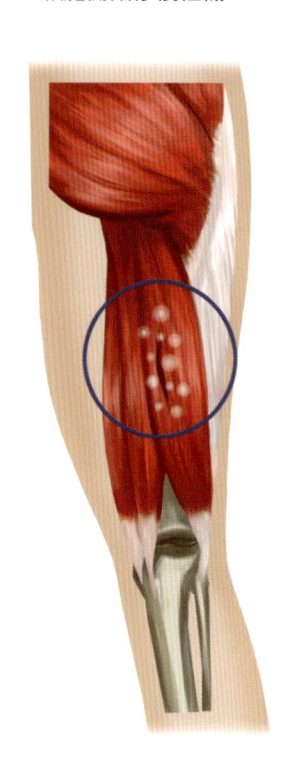

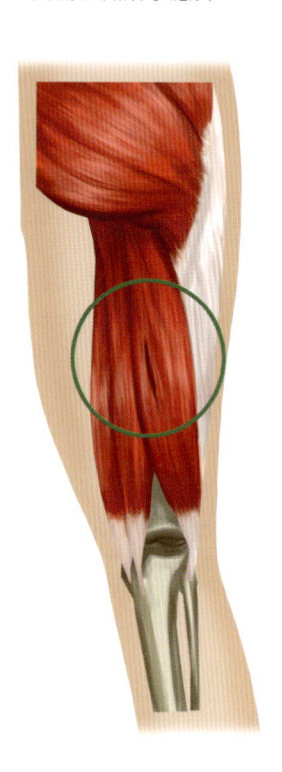

第一階段：急性發炎期

剛受傷時，身體會進入發炎期，通常持續約72小時。但如果傷勢過於嚴重，或是你不斷刺激受傷部位，此階段可能還會拉長。比方說，假使你扭傷了腳踝，卻依然需要四處走動，越刺激傷口，疼痛持續時間越長，恢復也就越慢。但如果擁有適當休息時間並控制疼痛，發炎期通常僅持續約3天。

在組織癒合的第一個階段期間，免疫系統正積極地修復受傷組織，導致該區域變得更敏感。在腳踝扭傷的範例裡，此時不應該做提踵這類復健運動，因為對腳踝施壓會導致癒合速度變慢。相反地，應該從事一些不負重的一般運動，以便增加血液流動、消除腫脹與體液堆積。你可以將此階段想成是「疼痛管理與一般運動」階段。

第二階段：成熟期（細胞增生期）

大約72小時後，你進入所謂的「纖維細胞增生期」或「成熟期」，通常持續約3週。這是開始重建組織完整性的初始階段，但你依然會感受到疼痛與其他症狀。

在這三週時間裡，你應該開始運用更多動作與方法來改善活動度、力量與穩定性。如果你的活動度受限，請盡早處理控制，之後組織才不會僵緊或卡住。

第三階段：重塑期

約3週後，會進入第三階段重塑期。對於輕微的傷害（一級、二級撕裂與肌腱病變），此階段最短可能僅需4～6週；至於更嚴重的傷害（韌帶或肌腱斷裂），最長可能需要1年時間。身體會不斷地重塑組織，但研究顯示：若是血流量較少的組織（如韌帶）受傷，重塑期可能需要1至2年。這就是前十字韌帶撕裂患者至少需要9個月才能重回運動場的原因。

某些韌帶、肌腱與軟骨損傷需要很長時間才能痊癒，即使你已經不再感到疼痛也一樣。如果你操之過急，沒有等組織準備好就施加太大負荷，再度受傷的機率就會增加。為了防範此情況，在復健方案第三階段，你必須透過阻力訓練與逐步加入那些傷後你已避免從事的體能活動與運動的方式，來重建組織的承受能力。

正常復元時間

你必須了解到，每個階段的復元時間僅是估計值，具體時間會根據傷勢嚴重程度而變化。如果你的腳踝扭傷程度是一級，所有復元階段的所需時間應該都很短，這就是一級韌帶損傷的總復元時間預估僅1～3週的原因。但三級腳踝扭傷可能需要2～12個月才能痊癒，每個階段花費的時間都會比較長（特別是重塑期）。

每一種傷害類型的復元時程都是平均值。當你執行復健方案時，請記住這些時間長度，但也要留意自己的症狀與功能性能力，做為評估恢復狀況與何時該進入下個階段的主要依據。

你也會注意到，本書建議的復健方案執行時間通常比該受傷等級列出的復元時間長。這是刻意為之。即便傷勢已大致復元，你依然需要持續強化周圍肌群以保護該部位，並降低再次受傷的機率。如果傷勢很重（第三級），你可能需要繼續進行第三階段運動，持續時間遠超過方案所列出。比方說，如果你有三級韌帶或肌腱損傷，那4～6週後還不能停止第三階段運動，因為這些組織的重塑可能需要一年時間。相反地，你應該進行6～9個月的第三階段運動，以確保組織完整性與關節穩定度完全恢復。提前結束復健運動將大幅增加再次受傷的風險。

肌肉損傷

一級：1～3週	二級：4～12週	三級：3～6個月

因為肌肉血流量充足，一級肌肉拉傷的恢復時間較快，約1～3週。如果肌肉損傷輕微，復健方案的各階段很快就會度過，可能第一階段僅花幾天，第二階段約一週，最後第三階段4～6週。即便損傷輕微，肌肉組織仍需要這樣長度的訓練時間，才能恢復完整功能與力量。

二級肌肉拉傷的恢復時間約4～12週。這類拉傷不僅讓人感到不舒服，也會影響到力量或活動度。在復元的初期階段，你不能伸展肌肉或施加負荷。有時甚至可以在磁振造影檢查看到明顯損傷（肌肉撕裂或組織結構異常）。如果是二級拉傷，每個復元階段將耗費更多時間。第一階段的重點是減輕疼痛，可能持續2週。第二階段開始進行柔軟度與活動度運動。二級拉傷多少都會影響到柔軟度與活動度，因此在你能夠以完整動作範圍從事所有運動（且最多僅會產生輕微疼痛）前，請不要進入下個階段，而這大概會再耗費2週時間。鑑於二級拉傷可能需要多達12週才能復元，我建議在接下來的6～8週內每週進行3或4次第三階段阻力訓練，以確保組織力量能夠恢復到最佳狀態。

如果你的拉傷程度是三級，可能需要進行手術修復，而這意味著恢復時間可能長達3～6個月。嚴重拉傷經常需要開刀，因此你應該尋求物理治療師的指引，合作制定符合你個人需求的復健計畫。本書裡的復健方案可以作為輔助，但與能夠評估受傷狀況並針對個人需求給予建議的專業人士合作，就能幫助你達到最佳恢復效果。

肌腱損傷

肌腱病變：2～12週	肌腱變性：3～6個月	肌腱斷裂：3～12個月

依照嚴重程度低至高，肌腱損傷分為肌腱病變、變性與斷裂。多數研究指出，肌腱病變的復元時間約需2～12週。[8-11]如果是肌腱變性，由於涉及到復發問題（感到疼痛，然後症狀緩解，接著又再次發作），肌腱可能會改變形狀，甚至磁振造影檢查看起來更厚實。[12]這些損傷可能需要3～6個月才能康復，但如果你確實遵循復健方案，並在症狀開始出現時就調整或避免加重因素，便能大幅縮短復元時間。

如果是肌腱病變，復元階段進展的速度將取決於疼痛症狀的嚴重程度。執行復健方案運動期間，肌腱輕微疼痛基本上是可以接受的，但訓練後症狀不能加劇。如果你能在僅有輕微疼痛的情況下完成所有訓練，那你可能已準備好進入下個階段。大致上來說，復健方案第一階段通常耗費1～2週，第二階段約2週，第三階段約4～6週。

即便傷勢已痊癒，你也要每週進行2～3次的第三階段運動，以降低復發的可能性。如果你想恢復的是導致肌腱病變的高運動量活動，更要特別注意這一點。比方說，如果你是跑者，增加跑步里程後出現阿基里斯肌腱或髕骨肌腱病變，那在你逐漸恢復常規跑步計畫時，應該繼續進行第三階段的強化訓練以維持肌腱強健。

肌腱變性是肌腱病變反覆發作所致，換言之，這是過度使用造成的損傷，因反覆發作而無法完全痊癒。經過長時間（6個月～1年）後，肌腱開始變厚。一旦發生這種情況時，復元時間就得拉長至3～6個月，因此建議你在第一與第二階段多花1、2週時間，第三階段花費8～12週，然後再逐漸恢復先前運動。

最後，肌腱斷裂的復元時間不等，從最短3個月到最長1年，取決於損傷嚴重程度與是否需要重建手術。舉例來說，阿基里斯肌腱可能需要1年時間才能恢復正常。與三級肌肉損傷相同，肌腱斷裂通常需要更多客製化照護。無論你是否需要開刀，我強烈建議你尋求專業的骨科或運動物理治療師協助，並將本書方案用作輔助資源。

韌帶損傷

一級： 1～3週	二級： 4～6週	三級： 2～12個月

如果是一級韌帶扭傷，你會感到傷處疼痛與腫脹，但韌帶並未嚴重受損。比方說，如果你扭到腳踝且有些腫脹，恢復時間大約是1～3週，類似於肌肉拉傷。對於這種程度的損傷，請讓症狀引導你度過復健的第一與第二階段。請運用第一階段運動來控制疼痛與腫脹，通常需時1～2週。然後加入第二階段運動，並繼續執行這些動作，直到你能在幾乎無痛且完整活動範圍下完成所有活動度運動，這大概耗費1～2週。最後，即使關節已經穩定，你還是得執行至少4～6週的第三階段阻力訓練，以改善力量、運動控制與本體感覺。

二級扭傷涉及到韌帶拉長，復元時間約需4～6週。二級扭傷的復元過程與一級扭傷類似，但每一個階段可能得花費更長時間。你可能需要更久才能控制腫脹與疼痛，這意味著第一階段的時間會拉長（額外增加1～2週）。第二階段的運動（特別是感覺運動控制）會需要更專心與頻繁的練習，因為你可能感覺關節有些不穩定，因此這個階段的時間可能需額外增加2～3週。在進入第三階段運動前，請確認你的關節是穩定的。一旦從事日常事務與第二階段運動不太會感覺疼痛，就可以進到第三階段。再次強調，我建議你每週進行3～4次的第三階段運動，至少持續4～6週，或直到完全沒有疼痛或不穩定的感覺，之後再恢復更複雜的運動相關活動。

如果是三級韌帶損傷（完全斷裂），那復元時間約需8週～1年。舉例來說，前十字韌帶完全撕裂的患者通常要9個月～1年時間才能恢復全部功能。另外，如前述，三級損傷通常需要開刀處置與制定客製化的復健計畫，因此最好能與執照物理治療師合作。並不是所有三級韌帶損傷都需要手術，但最好諮詢骨科醫生或物理治療師意見，以決定最適合你的治療方案。

軟骨損傷

大致時間： 3個月～2年

軟骨的血流量很少，因為許多軟骨沒有神經與血管，缺乏神經末梢與血流供應。但這反而是好事，因為軟骨本來就是為了減少摩擦與降低衝擊而存在，骨頭（與關節）中間的軟骨若布滿神經末梢，會令你充分感受到每一次衝擊，肯定不會太舒服。

由於血液供應不足，軟骨的復元能力很差，因此需要很長時間才能恢復，約3個月到2年不等。比方說，椎間盤突出有時會自行吸收並消退，但這個過程可能需要數個月甚至更久時間。然而，即便許多人患有軟骨損傷（如半月板、關節唇與椎間盤撕裂），他們也不會感到疼痛或出現功能損傷。

在某些情況下，軟骨損傷可能無法完全痊癒，但請不要太擔心，因為症狀依然可能改善。我再強調一次，區分受傷與疼痛是非常重要的。即便存在損傷，也不意味著一定會感到疼痛或功能受損。

我曾因半月板撕裂而失去部分肢體功能與關節不穩定好幾個月，但我遵循第21章的膝關節不穩定復健方案並維持活動，最終症狀就消失了。如果你現在對於我的膝蓋進行磁振造影檢查，可能還是

會看到半月板撕裂損傷。

既然軟骨損傷不一定能完全康復，那這些復健計畫又有什麼用處呢？我的回答是，它們能改善神經肌肉鏈其他要素（也就是你可以控制的地方）的表現。比方說，若你膝蓋剛受傷，周圍肌肉會遭到抑制，特別是股四頭肌。隨著疼痛與腫脹消退、組織開始癒合，其他神經肌肉的部件（軟骨以外的組織）將恢復功能並降低關節不穩定度。

軟骨損傷與多數其他傷害相同，復健進展應以疼痛程度為主要依據，同時也要將正常復元時間與其他症狀（如關節不穩定）考慮在內。

比方說，椎間盤突出、髖關節唇撕裂或關節炎會引發疼痛而限制行動。你必須密切注意自己的症狀，並根據身體對於運動的反應來決定復健是否進入下個階段。剛開始時，你可能休息時也會感到疼痛。你可以使用第一階段的運動來減輕疼痛，時間約1～2週。當休息時的疼痛緩解後，就可以進入第二階段，此階段約需2～3週。一旦你可以在幾乎無痛、穩定控制與活動範圍良好的情況下完成第二階段運動，就可以進入第三階段。請執行第三階段運動，直到日常活動時症狀消失，然後再持續該階段運動好幾個月，以強化周圍肌肉並保護軟骨結構以免再次受傷。

至於其他軟骨損傷（特別是創傷性損傷，例如某些半月板撕裂與脫臼後的肩關節唇撕裂），也需要注意復健過程裡的關節穩定度。比方說，你在第二階段開始從事運動控制與穩定度運動，請持續練習這些運動，直到你有把握關節運作起來非常穩定，才可進入第三階段並提高難度或負荷。此外，請記住一點：創傷性損傷需要更長時間癒合，因此第二階段的控制運動與第三階段的強化運動須耗時4～6個月，以確保周圍肌肉足以保護傷處，且組織擁有足夠時間完成大部分復元過程，然後才能恢復高強度的運動相關活動。

神經損傷

刺激：	撕裂：
4～6週	3～12個月

最常見的神經損傷，包括坐骨神經痛與其他輕微刺激，如腕隧道症候群。嚴重的神經損傷（如神經撕裂）比較罕見，通常發生於開刀切斷周邊神經的患者，或是遭遇車禍、跌倒事故等創傷的人身上。

根據外科醫生說法，一旦這些感覺神經末梢被切斷，就不太可能完全恢復，患者終生可能會有某些區域麻木的問題。但神經系統的厲害之處在於，這些周邊神經（如同細長的義大利麵條，從脊椎一路延伸到手指與腳趾末端）擁有復元的能力。周邊神經的癒合速度取決於損傷嚴重程度，但在大部分情況下，神經功能確實能夠恢復。儘管恢復時間可能很長，神經再生速度每天可達到1公釐，或是每個月約2.5公分左右。[13-14]

神經刺激（如坐骨神經痛）通常在4～6週內會好轉，至於手術造成的嚴重神經損傷則需要3個月～1年時間才能癒合。其他神經問題（如放射性神經根疼痛，詳見第三章）通常1、2個月內便會改善，因為主要成因是發炎或刺激，而不是實際損傷。

在神經問題方面，通常復健方案裡每個階段約需2週時間，但具體時間會根據症狀緩解速度而不同。此外，神經疼痛突然加劇的情況十分普遍，這意味著你可能需要在某個特定階段耗費更多時間，或是回到前一階段好讓疼痛獲得控制。如果你的神經問題變嚴重並導致神經通過的肌肉區域無力，那復健可能需要更長時間（好幾個月），而且你必須注意無力狀況是否惡化。如果你發現到其他神經症狀導致肌力逐漸喪失，請務必立即諮詢醫生。

神經問題逐漸惡化可能會演變成永久的困擾，因此必須防患於未然。復健並不是此問題的解決方

法，你可能需要手術、注射療法或其他醫療干預措施。比方說，如果你患有腕隧道症候群，且手部肌肉出現無力與萎縮情況，那你可能需要開刀來釋放神經壓力。另一個常見例子是頸部與下背的椎間盤突出導致手臂或腿部無力。你可能需要進行硬脊膜外注射以降低發炎，或是椎間盤切除手術。早期檢測非常重要，如果你有神經相關問題，請立即預約專科醫生看診。

致永久活動度受限時）。

本書內容並未涵蓋骨折復健，但第三部的復健方案可作為在物理治療期間的良好輔助。在你結束物理治療後，這些運動也能幫助你繼續強化力量、控制與活動度，如此一來，重新恢復運動等活動時便能降低受傷風險。

骨折

刺激：	撕裂：
4～6週	3～12個月

骨頭組織具備驚人的韌性，因為它的血液供應充足，僅次於肌肉。但骨折的復元時間取決於傷害複雜程度。如果你患有疲勞性骨折或簡單性骨折（骨頭沒有移位，僅需重新接合），通常在6～8週內能恢復95～100％。

即便是複雜性骨折，癒合時間也很少超過6個月。如果骨頭已分離，醫療團隊可能會使用骨板、鋼條與骨釘來重新穩定它。如此一來，骨頭應該能夠好好癒合，甚至可能比以前更強壯。但要注意的是，這一類型的骨折（特別是穿透皮膚的複雜性骨折）可能會造成神經損傷，因為骨頭尖端有可能刺穿神經。

無論是打石膏固定或開刀，在骨頭癒合後，都有可能出現活動範圍受限與力量受損，因此在醫生評估放行後最好與物理治療師合作（特別是骨折位置靠近關節，如果不進行適當干預與運動，可能導

我必須再次強調，以上這些復元時間僅是估算而已，實際會依據許多因素而變化，包括你投入於復元與復健的努力程度。下一章會檢視影響受傷的因素，你可以善用這些因素來降低受傷風險，如果你現在受傷，也可用於加速復元。

CHAPTER 9

影響受傷的因素
FACTORS THAT INFLUENCE INJURY

沒有人想要受傷，但這卻是我們一生中難免會遇到的狀況。
有些受傷是我們無法控制的，但部分傷害卻是計畫不周與訓練不當所致。

雖然你無法完全消除風險，但了解增加受傷風險的變數，
可以讓你採取積極的改善方法以降低受傷機率。本章重點在於介紹這些因素，
其中一部分已在第4章提過（也就是影響疼痛的因素），
包括睡眠衛生、營養、飲食、壓力與心理健康等。
你必須仔細研讀這兩個章節，並學習如何在各種情境下因應這些因素。

為了方便你閱讀本章節，我將影響因素分為四類：訓練變數、生理變數、心理變數與外部變數，並且按照等級排列，這意味著金字塔最下方的訓練變數最具影響力。同樣道理，每個類別裡的因素也是按影響力排序。這個系統並不完美（根據個人情況，有些因素可能帶來更大影響），但它提供了基礎框架，幫助你因應與優先處理那些能夠降低受傷風險的因素。

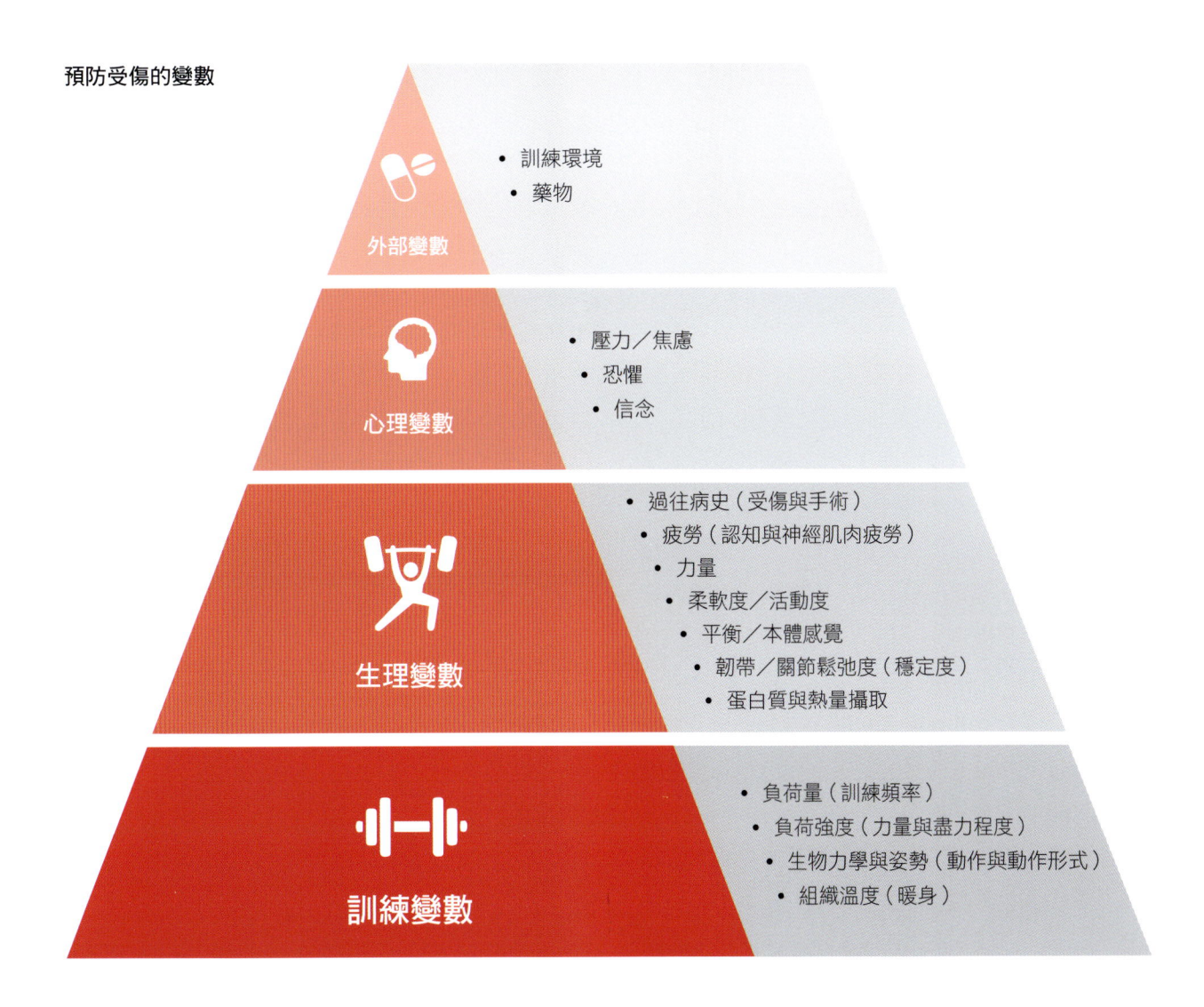

預防受傷的變數

外部變數
- 訓練環境
- 藥物

心理變數
- 壓力／焦慮
- 恐懼
- 信念

生理變數
- 過往病史（受傷與手術）
- 疲勞（認知與神經肌肉疲勞）
- 力量
- 柔軟度／活動度
- 平衡／本體感覺
- 韌帶／關節鬆弛度（穩定度）
- 蛋白質與熱量攝取

訓練變數
- 負荷量（訓練頻率）
- 負荷強度（力量與盡力程度）
- 生物力學與姿勢（動作與動作形式）
- 組織溫度（暖身）

訓練變數

訓練變數包括：你做的訓練類型、活動時間長度、對組織施加的力量、動作速度與你採取的姿勢。優先討論這些變數，是因為它們是受傷最常見的原因。

負荷量（訓練頻率）

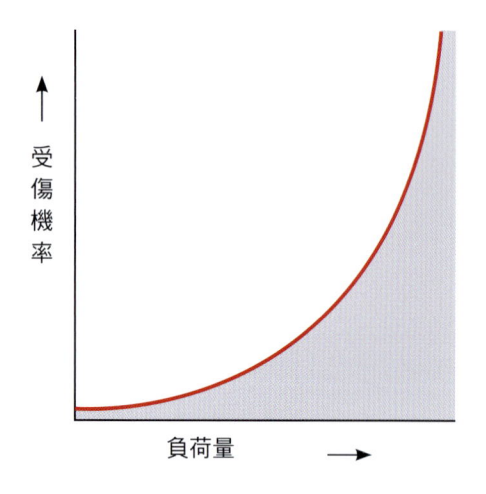

「負荷量」指的是訓練頻率（多久訓練一次）、完成的組數與次數，以及執行特定運動或活動的時間。一下子增加太多訓練量（無論是在單次或一系列訓練裡），施加的負荷量將超過組織承受能力。

多數疼痛患者有重複性使用傷害的問題，這通常發生於肌肉骨骼系統無法因應總負荷量的情況。並不是因為負荷強度太高或重量太重，而是你重複相同動作太多次導致組織疲勞，因此造成疲勞性骨折與肌腱病變等傷害。

常見的例子是足底筋膜炎。比方說，你平常很少行走超過 1.6 公里，但去新城市度假時每天走 8 公里。這樣的負荷並不是特別重，但整體負荷量變高，超過組織的承受能力。

為了防止這類傷害，你必須訓練組織適應這樣的負荷量。如果你想參加高負荷量的活動（如長途健行或跑馬拉松），那就必須為此進行訓練。訓練內容必須針對這項活動，但不要一下子增加太多訓練量，以免在調整過程中受傷。一開始的負荷量應低於你自認能承受的量，以觀察身體如何反應。你可以使用肌肉痠痛作為指標，以判斷自己是否一下子做了太多，而需要調整訓練。休息幾天讓身體恢復，再以較低的負荷量開始。如果感覺不錯，就把這當成基準，適應這個負荷量後才能往上增加。這就是「漸進式超負荷」的模式，以逐步增加負荷量的方式進行。

請記住，如果你中斷活動一段時間，那重啟活動時必須重新評估負荷量。採用與過去相同的負荷量會增加受傷風險，因為你的身體可能已出現一定程度的退化（除非你在這段時間仍持續重訓或從事其他維持組織強韌的活動）。如果你想恢復的活動是耐力運動，一定要記得：從較低的負荷量開始並逐漸增加。不論中斷活動的原因為何，都要牢牢記住這一點（因受傷而休息更是如此）。請放慢速度，先測試自己身體的反應，以免發展成重複性使用傷害。

負荷強度（力量與盡力程度）

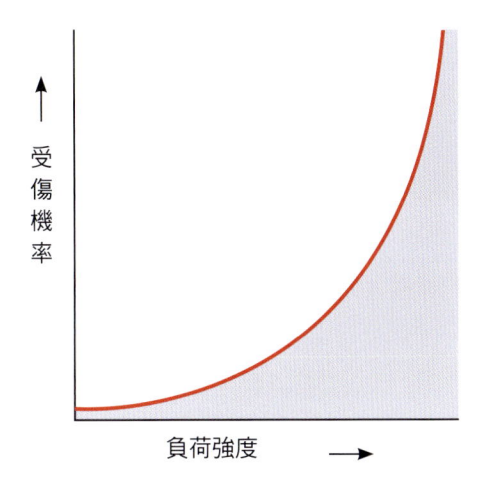

「負荷強度」指的是施加在組織上頭的力量，特別是高強度或迅速增加的力量，這通常會導致創傷性損傷。當施加於組織的力量大於其承受能力時，便可能導致肌腱斷裂或骨折等損傷。

動作加快與增加負荷都會導致肌肉骨骼系統承受更大重量。與負荷量類似，這些做法也會導致組織超過負荷，只不過是以不同方式。比方說，有個人過去喜歡打排球，但現在辦公室工作導致他的體重增加將近10公斤。他週末時與朋友一起參加沙灘排球比賽，因為有一段時間沒打，他很快就感到疲勞。然而，他仍以和過去年輕精壯時期一樣的熱情和力道在打球與跳躍。當他嘗試做出一個充滿爆發力的高強度動作，增加的體重令他的身體必須承擔更大負擔，結果導致阿基里斯腱撕裂。

生物力學與姿勢（動作與動作形式）

生物力學指的是你在做動作時的動作形式；而姿勢除了包括靜態姿勢（如坐著或站著）的身體位置外，也與你執行動態任務（如跳躍後著地與跑步）期間的身體部位排列有關。

有些教練與物理治療師非常重視生物力學與姿勢，認為它們是疼痛與受傷的元兇。但動作形式與疼痛、受傷的關聯性沒有許多人想得那麼大。

我並不是說動作品質不重要。基本上，把關節穩定度與動作效率提升到最高是件好事。生物力學與姿勢會影響你用來維持姿勢或執行動作的肌肉，而你會希望把肌肉訓練到在各種姿勢下都能保持關節穩定。

問題在於，當動作與姿勢被貼上「功能不佳」或「不好」的標籤時，大家會認為以某種方式活動就會導致受傷或引發疼痛。儘管以不穩定的姿勢活動可能導致疼痛與受傷，但其他因素的影響更大。

預防疼痛與受傷的重點並不在於你該如何活動，而是訓練關節與組織能夠承受更大負荷。這又回到負荷量與負荷強度因素。無論動作形式是「好」或「壞」，只要你一下子做太多、長期累積的量太大，或是增加的負荷超出身體承受範圍，受傷機率就會增加。

精確來說，動作形式與技巧也很重要。若你學著以最穩定的方式運用肌肉，受傷機率大體上就會自然降低。無論是對於骨骼這樣的被動子系統，或是對於肌肉這樣的主動子系統，在各種姿勢與動作中穩定控制身體的能力都有助於避免受傷，包括瞬間衝擊或重複使用造成的傷害皆然。

但大家也要意識到：將某個動作或姿勢貼上「功能不佳」或「不好」的標籤，會對於我們在日常生活與運動時如何看待與執行動作產生負面影響。相反地，我們應該鼓勵所有人傾聽自己身體發出的訊號，以他們感覺對的方式活動。

組織溫度（暖身）

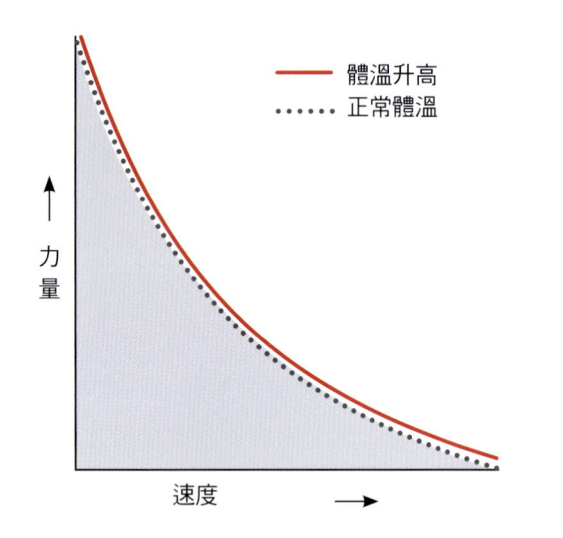

暖身能讓你動得更快並產生更大力量，有助於降低受傷風險並提升運動表現。

暖身有助於提升運動表現並減低受傷風險，[1-3]這就是運動界從長時間靜態伸展轉向支持動態暖身（以較低強度執行你即將做的動作）的原因。暖身可以讓心率上升、促進血液流動，進而提高組織溫度並讓肌肉做好準備面對更劇烈的運動。

研究顯示：提高組織溫度時，組織會變得更有彈性，能夠降低負荷量與負荷強度的影響，令你能承受更大負荷、肌肉收縮更快而不至於受傷。[4-6]更棒的是，提高組織溫度會改善組織的收縮能力與加快肌肉傳導速度，讓你暖身後能更快地徵召肌纖維。[7,8]

一般來說，暖身應該仿照你即將執行的動作。比方說，如果你要做負重深蹲，可以從基本的徒手深蹲（自身體重）開始，然後慢慢地增加重量。如果你要短跑衝刺或打籃球，可以先做動態暖身，讓身體為充滿爆發力的高強度動作做好準備（可以參考〈動態vs.靜態伸展〉專欄裡介紹的動態暖身動作）。

暖身也是執行主動活動度運動的絕佳時機。主動活動度練習看起來像是伸展或姿勢變化，但它們並非靜態、也不必長時間維持特定姿勢。相反地，你要將關節推至終端位置，試圖達到完整動作範圍。這樣做的目的不僅是提高組織溫度，也可以改善姿勢、活動範圍與穩定度，進而提升動作效率與表現。這類暖身一般會搭配動態伸展，通常在舉重或其他高強度訓練之前進行。

動態 vs. 靜態伸展

在爆發力運動前可以做伸展，但請選擇動態而非靜態伸展，以避免受傷並增加肌肉力量輸出。

和運動一樣，動態伸展會讓組織經歷長度變化。比方說，在短跑衝刺（常見傷害是大腿後側肌群拉傷）前，你可以採取高抬腿踏步、交替踢步與動態腿部擺盪作為暖身。這些伸展會使得組織迅速改變長度，並模擬你即將進行的活動。這一點非常重要，因為像短跑這類爆發力運動，重點就是迅速產生力量。相反地，靜態伸展經證實會降低肌肉最大爆發力與力量，不僅會影響運動表現，也可能增加受傷機率。[9-10]

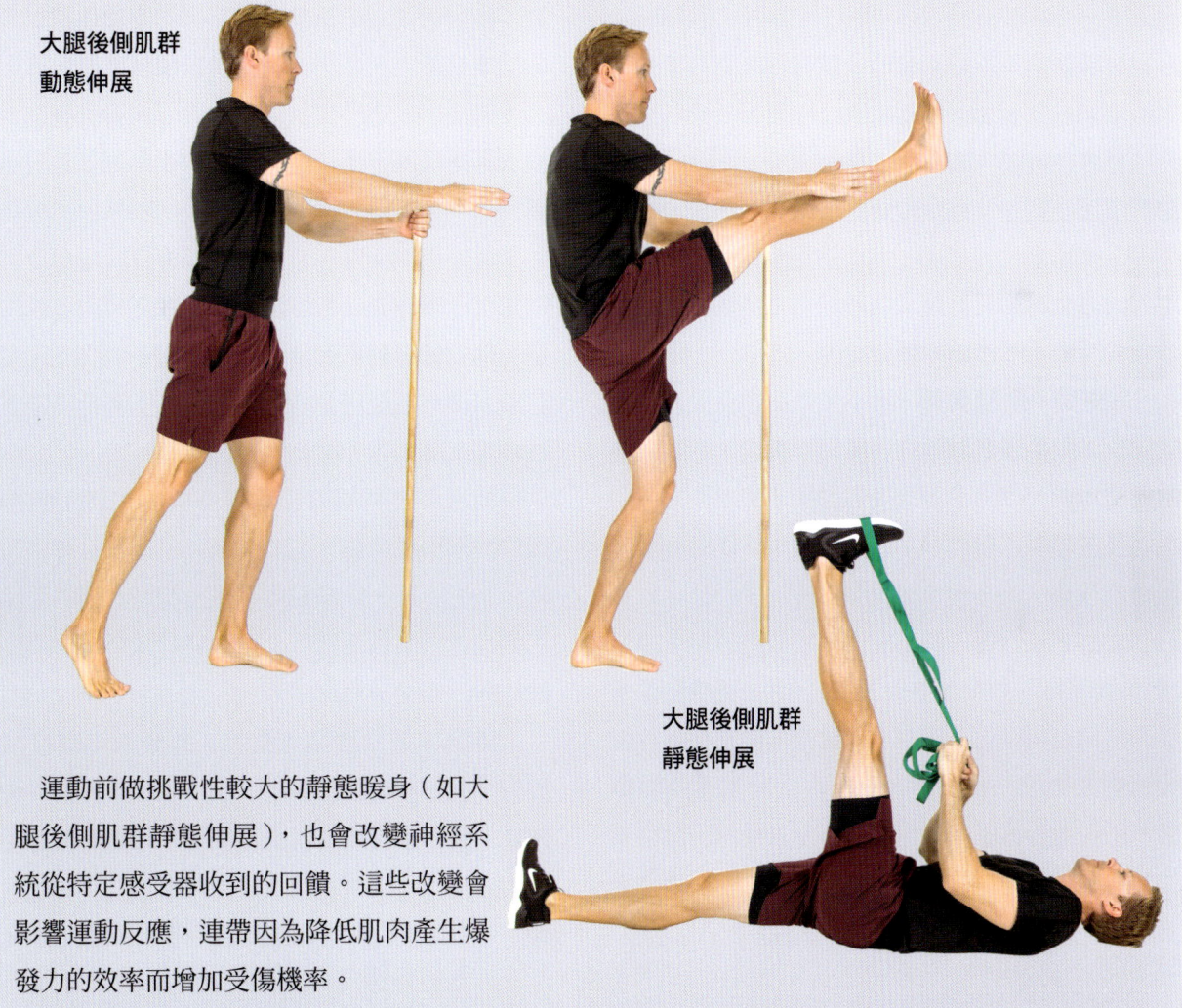

大腿後側肌群動態伸展

大腿後側肌群靜態伸展

運動前做挑戰性較大的靜態暖身（如大腿後側肌群靜態伸展），也會改變神經系統從特定感受器收到的回饋。這些改變會影響運動反應，連帶因為降低肌肉產生爆發力的效率而增加受傷機率。

若你的運動不涉及組織的爆發力（例如做瑜伽等活動），或許可以用靜態伸展來暖身。但要是你參與的是充滿爆發力的運動，那建議運動後再做靜態伸展。至於巴西柔術這類運動，則可以兩種伸展都做，因為運動過程中動態與靜態姿勢都可能用到。主動與被動活動度運動都要做，讓你準備好做出活動所需姿勢。

但通常來說，結束運動後是進行靜態伸展的最佳時機。你的身體已經熱起來，是改善柔軟度的好機會。長時間靜態伸展會是很棒的收操運動，如此一來，你就不會從爆發力活動直接停下來。有些人甚至認為，靜態伸展有助於減輕延遲性肌肉痠痛。

生理變數

生理變數與心理變數（下一個類別）密切相關，但順序排第二，因為生理變數通常比心理與外部變數更容易控制。

過往病史（受傷與手術）

如果你的某個部位曾受過傷，再次受傷的機率會比從未受傷高出許多。[11-13]比方說，若你的半月板曾撕裂過，重返訓練時，膝蓋可能有些鬆動或組織依然敏感，那麼因為組織已經受損，再次受傷的機率會比較高。韌帶可能被稍微拉長，或是關節結構沒那麼完整、穩定度有些下降。

手術也是相同道理，特別是重建手術。若你尚未完成適當的復元階段或功能尚未完全恢復就重啟運動或活動，受傷機率就會提高。

想要降低受傷風險，第一步是更注意先前受傷的部位。記住本章討論的各種影響因素，並採取適當因應步驟，以減少再次受傷的機率。

某些傷害（如前十字韌帶撕裂）不僅同區域可能再次受傷，另一側部位也可能難以倖免。[14-16]原因或許是未受傷一側出現代償，承擔了更多重量（與負荷強度、負荷量有關），換言之，這些組織承受的負荷出現變化。這便是我建議兩側都要進行復健運動的原因。比方說，如果你的阿基里斯腱撕裂，正在進行復健，聰明的做法是未受傷一側也要做第三階段運動，盡你最大努力來強化與保護健康的肌腱。

疲勞（認知與神經肌肉）

疲勞可分為兩類，就是認知疲勞與神經肌肉疲勞。兩者彼此相關，且睡眠對它們來說都很重要。大部分研究睡眠與生理表現兩者關係的報告都顯示：睡眠障礙會導致生理表現下滑，進而增加受傷的風險。[17-19]

睡眠不足顯然對認知與神經肌肉都會產生影響，但對於認知的衝擊更大。另一個加劇認知疲勞的因素是壓力。如果你精神疲憊卻試圖參與需要專注力的活動，那麼提高注意力的需求會引發你對於擔心可能失誤或落後的焦慮，導致你更容易犯錯與受傷。

神經肌肉疲勞，也就是活動導致的身體疲勞，則是另一個重點。[20-22]多數人感受到的是肌肉疲勞，例如做運動直到身體開始疲累。但許多人沒有意識到神經系統也會疲勞，而這可能影響周邊或中樞神經系統。

周邊神經系統疲勞就是多數人在特定肌群感到的灼熱與疲勞感。但中樞神經系統疲勞有些不一樣。回憶一下，中樞神經系統指的是大腦與脊髓，它們也會因活動而疲憊。這類疲勞通常會導致全身性症狀，如全身深層疲勞。

無論你是做運動或重訓，都必須聆聽自己身體的訊號並留意其他因素，包括昨晚是否獲得足夠休息？是否感覺疲倦或不適？是否有壓力事件影響你的專注力？你應該按照這些問題的答案來調整活動。你可能需要放一天假、放慢腳步或更常休息。

許多經驗豐富的運動員表示，他們在受傷前就感覺不太對勁，包括注意力無法集中或身體疲勞等，而這與他們後來受傷脫不了關係。

力量

就某個程度來說，接下來的四個因素都可歸結為功能損傷。體能缺陷與訓練變數（如負荷量與強度）密切相關。比方說，如果你肌力不足，進行高強度運動就更有可能受傷。

當我提到「力量」時，我指的不僅僅是肌肉力量而已，還包括肌腱、骨頭與其他組織的強度，也就是所有組織的完整性，以及它們適應負荷的能力。

研究顯示，阻力訓練能強化並增厚脊椎裡的椎間盤、骨頭、肌腱與韌帶。[23-26] 這就是知名的「沃爾夫定律」（Wolff's law）：組織會適應逐漸增加的負荷並變得更強壯。

因此，力量是攸關受傷風險的生理因素之一，且研究證實：它的重要性更勝於柔軟度、活動度、平衡或本體感覺。[27] 組織強度決定了它在損傷前能承受多大力量，強度較高的組織能承受更大負荷而不受傷。這就是物理治療師建議多數肌肉骨骼損傷患者必須重視阻力訓練的原因。

執行阻力訓練計畫非常重要，不僅是為了復健，還能提升整體健康與延長壽命。透過逐漸增加身體系統承受的負荷，並學習如何穩定地控制身體活動，從而提升肌肉骨骼組織的強度，就可以顯著地降低受傷風險。

柔軟度／活動度

柔軟度與活動度也是你可能出現問題的地方。「柔軟度」指的是肌肉被動伸展或拉長的能力；而「活動度」則是你主動與被動地讓關節在活動範圍內移動的能力。

針對不同的肌肉與關節，有不同的柔軟度與活動度測試。但通常來說，我們在乎的是一個人的動作範圍是否足以完成他想做的事。只有在你的活動度不足以執行你想從事的活動，或是你突然做平時很少做的動作時（例如滑倒了所以用不尋常的方式彎曲腿部），才有可能導致受傷。

柔軟度通常比力量更難控制，但避免受傷的最好方法依然是進行完整動作範圍的阻力訓練運動（通常被稱為複合式或功能性動作）。這些運動包括深蹲、硬舉、伏地挺身與引體向上等，能夠增加你的動作範圍，也能夠改善活動度與神經肌肉控制。活動度是避免受傷的另一項工具。無論你練習的是被動伸展或是完整動作範圍的阻力訓練，你都應該讓自己做些目標活動所需的姿勢。如此一來，當你進行那些活動時，組織就更能承受負荷。

請自問：我想從事什麼樣的活動？我能執行必要的動作，並做到這些活動所需的姿勢？如果做不到，受傷風險會比較高。那你就應該做主動與被動活動度運動與柔軟度訓練，以增加關節與組織的動作範圍。

平衡／本體感覺

隨著年齡增長，平衡會變得越來越重要。平衡指的是：在現有支撐基礎下，能夠維持並移動身體重心而不至於跌倒的能力。

大多數的年輕人不太在意平衡，因為這對他們來說根本不成問題。但對於年紀較大的人（特別是不運動或很少活動的人），平衡與受傷風險高低有著顯著關係。[28] 許多人因為摔倒而受苦，甚至有人因害怕再次摔倒而不願活動。久坐不動會導致身體退化，不僅會增加受傷風險，還會帶來各種健康問題。

腳踝是靜態平衡裡最重要的關節，因此如果你是容易跌倒的年長者，應該特別加強小腿前後側肌群的力量與控制。脛前肌與小腿後側肌群（比目魚肌與腓腸肌）會以幾乎不斷交替的模式啟動，共同收縮以維持腳踝穩定，進而防止你跌倒。視覺、內耳與關節感受器會一起發揮作用，其中以視覺在平衡中扮演最重要角色，這就是閉上眼睛時身體會搖晃的原因。

物理治療師為健康的年輕人進行測試時，會要求他們單腳站立30秒～1分鐘。但如果你曾經受傷（扭傷腳踝或前十字韌帶撕裂）或年紀較大，平衡能力可能有損傷。訓練有助於改善本體感覺與運動感覺（知道身體如何在空間中移動）。清楚知道自己的空間位置，可以讓進入神經系統的感官訊號變得更敏銳，使神經能夠做出更好的行動指令並更有效率地徵召肌肉。許多針對下半身的復健方案會有時鐘運動、滑冰者單腳蹲與登階下階等運動，這些動作不僅能改善力量與運動控制，還能挑戰你的平衡感與本體感覺。

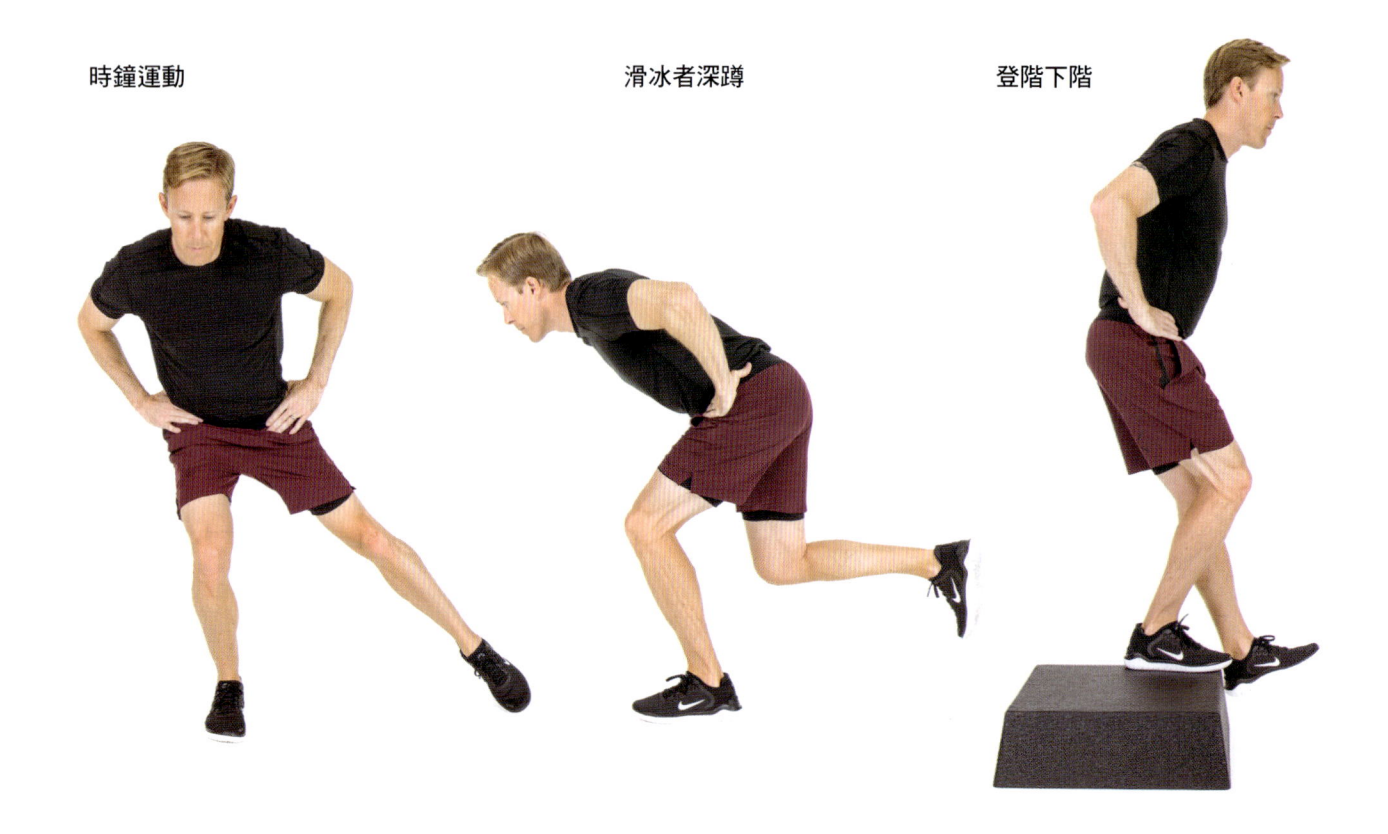

時鐘運動　　　　　　滑冰者深蹲　　　　　　登階下階

韌帶／關節鬆弛度（穩定度）

某些膠原性疾病的普遍程度比過去認為的更高。這類疾病患者組織裡的膠原蛋白組成發生變化，因此影響到韌帶與關節囊等結締組織。有些疾病甚至會導致關節活動度過大，這通常是先天造成的（出生時便存在）。因此，這些被動子系統提供的整體穩定性通常較低。

如果你有活動度過大的問題，就必須更努力維持神經肌肉系統的穩定。但所有人的活動度就像分處在光譜上的不同位置：有些人關節比較僵緊，必須更努力做活動度與柔軟度運動；也有人天生活動度過大，需要進行更多穩定度訓練。

復健方案會展示何謂「健康的動作範圍」。如果你某個或多個關節超過這個範圍，那可能是天生活動度過大，或是過去受傷所致。這類被動子系統失去完整性的狀況會增加受傷機率，因為關節變得比較不穩定。比方說，假如你的肩膀曾經脫臼，關節永久不穩定是很常見的狀況，而這意味著你可能必須更小心地徵召神經肌肉系統，才能防止再次受傷。

如果你進行阻力訓練，並留意技巧、生物力學與姿勢，便能透過徵召肌肉維持良好姿勢來訓練關節穩定度。「正確地」執行阻力訓練就是一種穩定度訓練。

儘管我們的活動度有程度差異，但在做動作時仍有理想的位置「區域」，此範圍可能因人與活動而不同。你通常可以感覺到肌肉是否正確運作，或是關節是否不穩定。

蛋白質與熱量攝取

部分研究指出：攝取蛋白質與熱量可能影響受傷狀況，但大部分的報告聚焦於兩者如何加速傷口癒合[29-30]。想避免再次受傷，重點在於讓組織恢復到原本強壯的狀態。這就是熱量與蛋白質派上用場的地方。

多數人想到蛋白質與熱量「需求」時，第一個想到的是維持肌肉與增肌。你需要多少熱量，取決於你的目標。如果你想透過熱量赤字來減肥，必須知道這可能會妨礙運動表現，也可能加快認知疲勞與身體疲勞的速度。

受傷時，滿足熱量需求變得無比重要。即使你在復元期間停止訓練，身體仍然需要能量（熱量）來產生發炎反應與修復受損組織。此外，身體組織大部分由蛋白質構建而成，因此攝取充足的蛋白質特別重要。研究人員建議，每公斤體重應攝取1.6～2.5公克的蛋白質，以加速傷後恢復。但每個人目標與生理狀況不同，蛋白質需求也不一樣。[31] 我建議你可以諮詢營養師或營養專家，以判斷自己需要多少熱量與蛋白質。

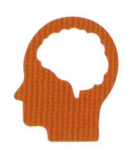

心理變數：壓力、恐懼、焦慮與信念

心理變數包括壓力、恐懼、焦慮與信念，先前在第4章已討論過。正因如此，我在這裡將它們歸為一組，但再次討論這些因素是有意義的，因為它們在預防受傷與復元方面扮演一定角色。

任何外部壓力來源（例如離婚或家人生病）都可能導致你在活動時無法專心。當你對於自己正從事的活動注意力減退時，受傷風險就會增加。如果你無法全神貫注，參與活動可能就不是一個好主意。

另一個變數是害怕再度受傷的恐懼，這可能改變你的活動方式。諷刺的是，害怕受傷反而更容易受傷，因為恐懼會改變動作模式，並讓你的信心下滑。[12,32-36] 在這樣的情況下，你必須採取應變措施，來重建對於自己動作系統的信心，方法是使用適當的傷害復健方案。這意味著在不讓受傷部位承受全部負荷的情況下，循序漸進地從事模擬特定運動的活動。

信念（特別是負面想法）也是另一個影響受傷風險的因素。如果你對於某事物抱持負面信念，這個信念可能更容易成真。如果你相信某活動會害你受傷，這種信念最終可能真的造成傷害，因為它改變了你的動作與參與該活動的方式。

這些因素往往因人而異，畢竟我們擁有不同的信念與壓力來源。因此，最終還是回到「覺察」的問題。壓力、恐懼或負面想法會影響你當下的專注力，可能會拖累反應速度並降低你變換動作以防止受傷的能力。

第三部的復健方案，旨在讓你透過三階段的步驟，逐步增加對於組織的壓力；隨著這些階段的進展，你的狀況應該會開始好轉。逐步進階也會增強你對於肌肉骨骼系統的信心，便能降低受傷風險。

外部變數

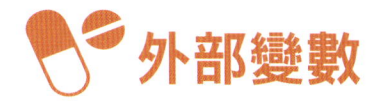

對於這些外部變數，你可能有部分控制能力，但它們大多仍是外來的影響。比方說，如果你去健行而那邊只有一條小路，你無法控制地形，但你可以決定自己要穿什麼鞋子。基於外部變數做出的決定，會增加或減少你的受傷風險。

訓練環境

訓練環境包括天氣、訓練地形與設備等。

比方說，高溫潮濕的天氣會令你流更多汗，導致水分流失與疲勞。[37]如果你是跑者，跑在混凝土地面與沙灘上的風險肯定不同。這些因素都會改變身體組織承受的壓力，如果沒做好準備可能導致受傷。

鞋子可說是影響肌肉骨骼系統最主要的外部因素。關於鞋子有很多爭論：應該赤腳走路嗎？應該穿極簡鞋或是支撐性強的鞋子？研究指出：你應該選擇自己穿起來舒服的鞋子，而不是根據你的足弓類型（高或低足弓）挑選。[38,39]穿著舒適的鞋子可以將受傷風險降至最低，特別是跑步相關的傷害。[40]如果鞋子穿起來不舒服，或者穿上後很快出現疼痛症狀，那代表你該換鞋子了。

使用什麼重訓設備也很重要。如果你習慣使用機械式器材，突然改成自由重量可能會增加受傷風險，因為兩者對於穩定性的要求有很大的差異。為了預防受傷，你可能需要減少負荷或訓練量，同時更留意自己的動作形式。

在訓練環境方面，最終還是歸結於你是否察覺這些因素，且能夠根據情況做出明智的決定。你無法控制天氣或其他環境因素，但可以調整計畫並做出相對應的決策以降低受傷風險。

藥物

本書其他地方提過，抗發炎藥物能幫助你度過受傷後的急性疼痛與發炎階段。注射可體松或許能讓你重返賽場，但也會削弱部分組織能力，進而提高受傷風險。

針對各種藥物如何影響傷口癒合的研究顯示：類固醇（包括注射可體松）與非類固醇抗發炎藥（如布洛芬）會導致癒合時間大幅拉長。[41-43]抗生素則是另一種必須謹慎使用的藥物，警告標籤上指出「服用抗生素後須避免劇烈運動」，因為抗生素會損害組織完整性且可能增加受傷風險。[44,45]

只有在其他療法無法緩解疼痛時，才可以注射可體松管理疼痛，而且盡量不要超過一劑。非類固醇抗發炎藥也是如此，如果你決定服用，通常建議短期使用即可。長期使用抗發炎藥物可能會帶來不少副作用。這類藥物僅是短期的解決方法，幫助你度過急性階段。

如果你正在服用這些藥物，代表你正處於復元過程，那就不應該從事阻力訓練或其他可能對受傷組織帶來壓力的活動，這些藥物並不是為了幫助你挺過訓練而設計的。請不要用藥物來掩蓋疼痛，好讓你能夠參加活動，這樣做只會增加受傷風險並拉長復元時間。事實上，如果你非得帶傷運動不可，感受得到疼痛反而比較好，如此一來就可以聆聽身體訊號、避免傷勢加重。

如果你處於復健方案的第二或第三階段，疼痛理應已經減輕，就不該再服用這些藥物了——除非疼痛再度加劇，但若是如此，你就得回到第一階段。

CHAPTER 10

如何從受傷中復元
HOW TO HEAL FROM INJURY

無論受傷嚴重程度或類型為何,復健有一套基本流程,普遍適用於各種傷害。
本章節將解釋你會經歷的三個階段,
並幫助你理解受傷、復元階段與第三部復健運動方案之間的邏輯與關聯。

如果你已讀過第5章,你會發現這裡介紹的復元三階段與運動策略,
和克服疼痛的階段及策略有所重疊。這是疼痛與受傷的共通之處,兩者的治療階段都遵循類似框架,
這就是第三部的運動方案對於治療傷害與疼痛(包括一般疼痛與某些不明原因的疼痛)皆有效的原因。

但是,知道自己確實有受傷能讓你獲得更多參考資訊,應該一併納入復健考量。
你依然需要依據疼痛症狀嚴重程度與功能性能力狀況,來決定是否進入下一個階段,
但同時也要考慮你的傷害類型為何、正常復元時間多久與可能造成的功能障礙。

復元階段進展

假設你扭傷了腳踝，首先要考慮的是身處於復元過程的哪個階段。如果是剛受傷，就必須先緩解組織症狀並降低發炎，以便評估損傷程度。

大部分腳踝扭傷涉及腳踝外側四條韌帶的其中一條或多條。輕微扭傷（第一級）約需3週時間復元。比較嚴重的扭傷（第二級）可能需要最多6週。若沒有醫生的評估，很難知道傷勢嚴重程度，但你可以根據疼痛、腫脹與瘀青（詳見第7章）的狀況來判斷。

如果你感覺到劇痛與抽痛、僅能小幅度活動，且72小時後依然有明顯腫脹與瘀青，那可能是二級扭傷。在這種情況下，你應該停留在第一階段直到症狀緩解，這可能需要1～2週。你已經知道這類扭傷需要6週才能康復，因此在第二階段可能需再停留3～4週，以解決由受傷導致的活動度、力量與穩定度損傷。隨著動作範圍與力量改善、疼痛逐漸受到控制，你就可以進入第三階段，專心進行阻力訓練，以便重建組織能力。訓練的目標是執行第三階段運動直到疼痛完全消失且所有功能損傷均獲得解決，而這可能需要4～6週。

請記住，疼痛不一定是判斷組織健康與否的有效指標。在韌帶損傷（如前十字韌帶撕裂）的案例裡，疼痛可能開始消退，但組織仍處於復元初期階段，因此你必須小心控制運動強度與進入下一復元階段的速度。

對於許多手術後的復健方案，包括韌帶、肌腱、半月板與關節唇重建手術等，同樣不能僅依賴疼痛判斷組織好轉程度。你可能感覺到疼痛減輕，但請不要太快對癒合的組織施加負荷。當你感覺狀況好轉，或許會認為可以開始提高運動強度，但如果你不了解受傷組織的狀況與復元所需時間，難保不會再次受傷。

以上所述意味著你可能需要在第一與第二階段花費更長時間，然後在第三階段停留數個月時間（韌帶與軟骨損傷更是如此），才能恢復激烈活動。

接下來我將逐一討論每一個階段，並提供進展到下一階的概略指引與時程。但請記住，這些方案都可以根據個人情況來調整。再強調一次，你必須觀察己身的徵兆、症狀與功能性能力，並善用關於受傷的知識，以安全又有效率地度過復元階段。

雖然每個階段的運動策略與需要花費多久時間，可能取決於受傷類型，但最終目標都是一樣的，那就是：擺脫疼痛、恢復全部功能，並降低再次受傷的機率。

第一階段：疼痛管理（發炎期）

當你剛受傷，第一個步驟是減輕疼痛。所有復健方案的第一階段都包括一般運動策略（軟組織鬆動術、活動度運動與伸展，有時甚至包括等長運動這類低負荷的阻力訓練），目的在於降低發炎、促進血液流動並控制疼痛。

疼痛管理階段的另一個重點是暫時改變你的行為，避免對於受傷組織帶來壓力與加劇疼痛（詳見復健方案裡的加重因素段落）。對許多人來說，這並不容易做到，因為必須改變根深蒂固的習慣。比方說，若你的肩旋轉肌群受傷了，往受傷那一邊側睡或以特定方式移動可能會引發疼痛。或是你拉傷下背，每當在辦公桌坐太久時，疼痛就會開始發作。在復元初期對於組織施壓，無論是從事日常事務或是你熱愛的活動，都可能減緩復元速度。因此，你必須注意這些加重因素並調整行為，給予受傷組織足夠時間緩解症狀。

輔助與替代療法也可以減輕疼痛與降低發炎，詳見第14章。這些療法包括電刺激、冰敷與熱敷、壓迫等。任何能夠協助控制疼痛並促進復元的治療策略，在這個階段都是不錯的選項。但請記得運動還是優先事項，輔助與替代療法不能取代復健方案，僅能做為額外補充。換言之，請在運動的基礎上再搭配輔助與替代療法。

第一階段的時程從幾天到幾週不等。我再強調一次，你必須聆聽自己身體的訊號並評估受傷嚴重程度。我通常會建議，當休息時不再感到疼痛，且能夠在疼痛不超過輕微程度的前提下完成第一階段運動，就可以進入第二階段。

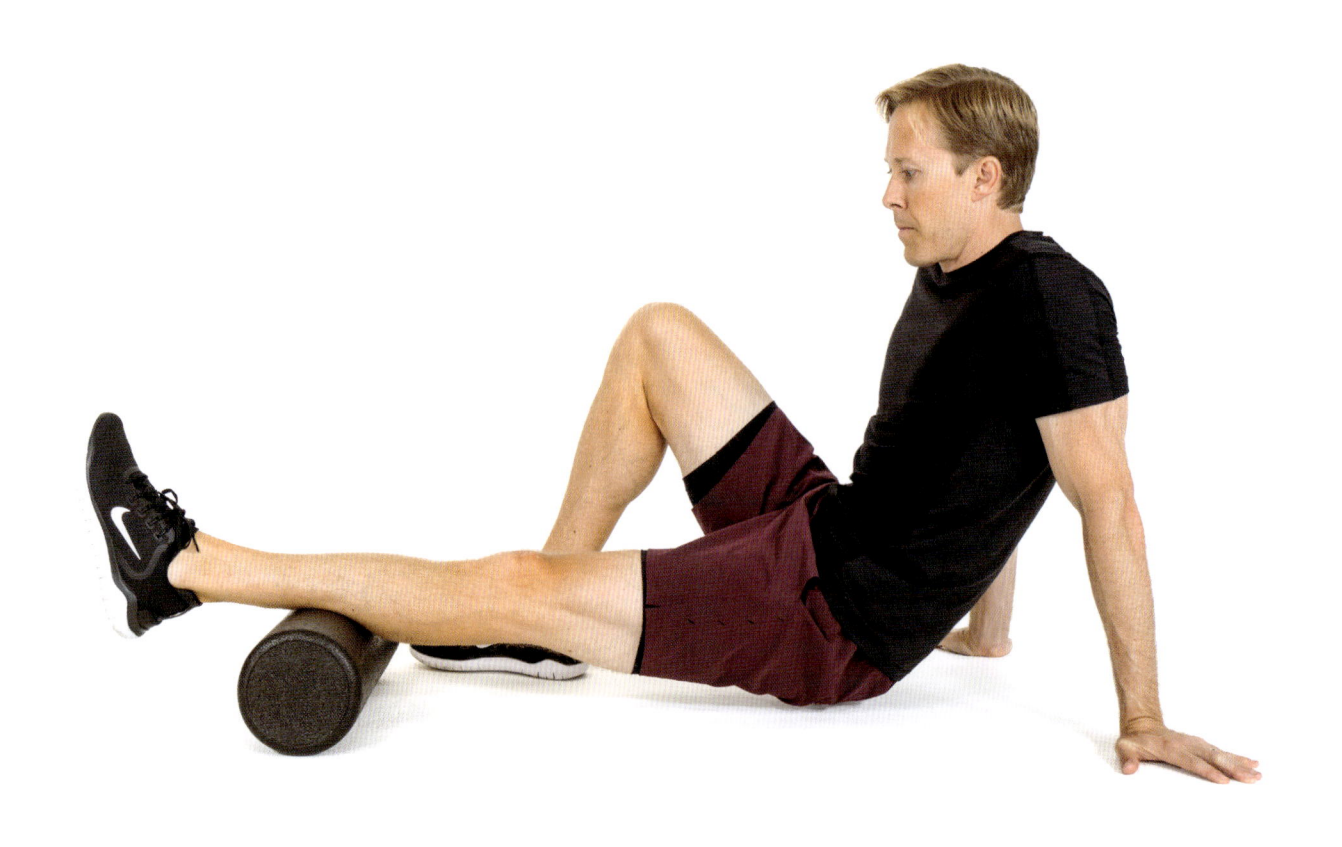

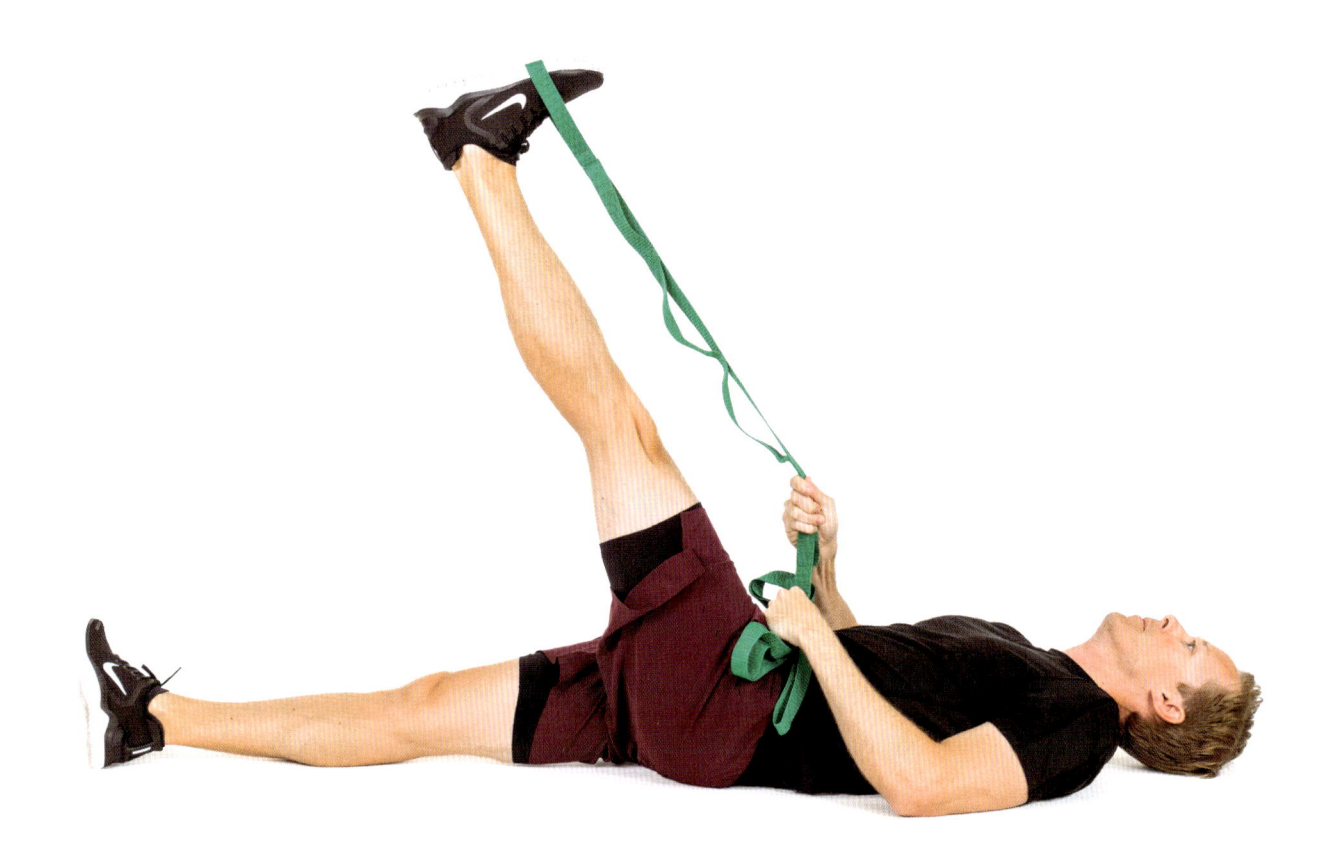

第二階段：動作範圍與感覺運動控制（成熟期）

脫離急性疼痛期，就進入成熟或修復階段。這個階段會開始著手解決受傷導致的動作範圍受限、感覺運動控制損傷，與在某些情況下力量減弱的問題。

以復健過程來說，你必須在受傷後頭幾週解決活動度損傷，否則視受傷位置與嚴重程度而定，受傷關節可能會變僵緊、出現攣縮（非骨骼組織的結構性變化）甚至卡住的狀況。比方說，若你因半月板損傷而讓膝蓋停止活動好幾個月，關節可能攣縮，使得完全伸直或彎曲膝蓋的能力受到限制。或是，如果你因肩旋轉肌群損傷而長時間避免做出完整範圍的動作，可能會導致你罹患冰凍肩，拖累你的復元速度，因為克服這些更嚴重的問題需要非常努力。

除了透過活動度與柔軟度運動來解決活動度受限的問題外，第二階段還需處理感覺運動控制損傷，這牽涉神經系統如何啟動肌肉來控制動力鏈。感覺運動練習令你能透過緩慢移動與集中注意力於動作品質來改善控制與協，這樣可以強化肌肉及關節裡的感受器與中樞神經系統（大腦與脊髓）之間的溝通，進而改善動作形式與技巧，並減輕對於患部組織的壓力。

肌肉及關節的感受器與神經系統之間的連結，稱為「感覺運動控制系統」，它是一個循環：感覺神經元偵測到輸入訊號，然後運動神經元對這些訊號做出反應。此循環能夠強化你對於感覺運動控制系統的控制能力。如果你在半月板撕裂後僅依賴休息復元，那可能需要很長時間才能康復。但是，如

果你能夠訓練感覺運動系統,來控制身體不要對受傷區域施加過多壓力,復元速度就會快上許多。在半月板損傷的例子裡,你可以做側向下階運動來改善臀肌與股四頭肌對於膝關節的控制能力。隨著神經系統越來越擅長徵召這些肌肉,你從事這項運動(以及任何用到受傷腳站立的活動)的動作形式就會日益改善。動作品質變好意味著肌肉吸收衝擊的能力獲得提升,如此一來,正在癒合的半月板便不會承受太大壓力。換言之,你是在增加該區域的功能穩定度,並降低對於受傷組織施加的壓力,讓它能夠癒合。

第二階段也要做等長與離心運動。它們是阻力訓練的入門款,主要用於進一步減輕疼痛與改善組織強度。如同第 5 章所說,向心肌肉收縮(在第三階段會做到)意思是肌肉縮短時產生張力,這在復元初期階段經常會造成疼痛。正因如此,你必須從等長與離心收縮開始進行,如此一來,就可以開始對肌肉骨骼系統施加少許壓力,並在不影響癒合過程或加劇疼痛的情況下重建組織。

一旦你能夠輕鬆地執行第二階段運動(在穩定控制下完成完整動作範圍,且過程中疼痛不超過輕微程度),就可以進入第三階段。如果第二階段裡某個動作觸發症狀,例如傷處產生急性疼痛導致你無法完成完整動作範圍,或是動作控制(協調性與穩定度)不佳,就不要進入第三階段。再強調一次,你必須聆聽身體的訊號,給予受傷組織足夠的復元時間。

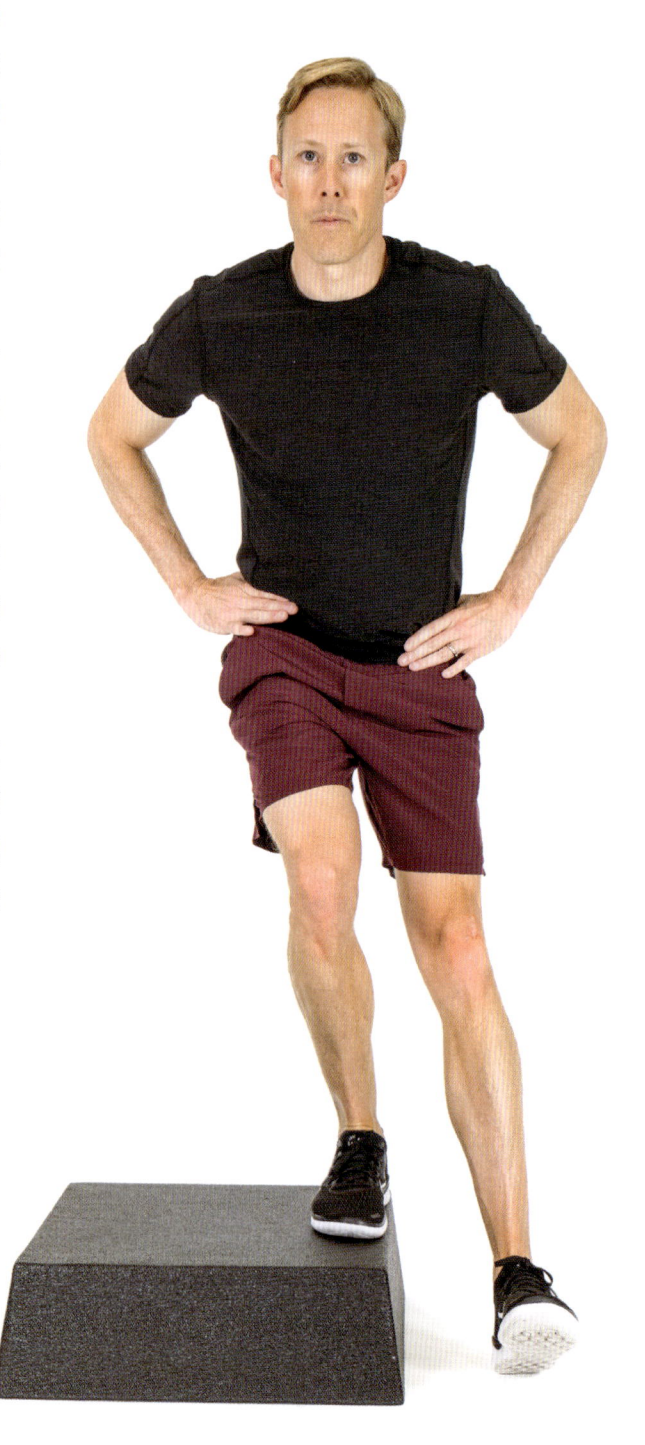

第三階段：阻力訓練（重塑期）

無論是哪種類型的組織，組織受傷都會讓你無法從事一部分過去可以進行無虞的活動。這會導致受傷區域的肌肉變得虛弱與萎縮，進而降低組織完整性，並損害肌肉骨骼系統的能力。

即便人體結構複雜，依然符合力學特性。你肯定希望這個力學結構的承受能力越高越好。結構上有脆弱之處的橋樑會更容易倒塌，人體也是同樣道理。如果你的肌腱或韌帶因受傷變弱，那有必要重建這些組織，以免再次受傷。

重建主要透過阻力訓練達成。重塑期階段會加入徒手運動（如伏地挺身與深蹲）與涉及外部阻力（如啞鈴、壺鈴與彈力帶）的負重動作。重點是透過完整範圍的肌肉收縮（向心與離心）來改善身體完整性與承受能力，進而強化受傷部位與其周圍組織。

進入第三階段時，疼痛應該大致已經緩解，所以這個階段的重點是逐步提高對於身體的挑戰，也就是漸進式超負荷。這意味著隨著傷勢持續復元，你必須逐漸增加動作範圍、負荷、訓練量（訓練頻率、組數或次數）與運動強度（動作速度）。

在第三階段裡，我會針對常見傷害列舉特定的阻力訓練運動，並給予大致的組數與次數建議。但每個人的起點與經驗值都不同，這些因素可能會影響你如何執行復健計畫。

如果你是剛接觸阻力訓練的新手，請按照我們規定的運動進行，把注意力放在動作形式，並傾聽自己的身體。如果感覺不對勁（例如某個動作引發了疼痛），可能必須調整一下運動。第12章的指引

恢復運動與玩樂

第三階段是多數人重新恢復活動的時刻。比方說，身為跑者的你可以開始恢復跑步。但這個階段有點棘手，必須謹慎應對，因為涉及到許多變數，且增加活動量可能促使許多肌肉骨骼問題復發。這並不代表活動是壞事，但一下子增加太多壓力可能會將你打回發炎階段，就必須從頭經歷一次所有過程，也就是要讓受傷部位的症狀再次緩解下來，然後才能開始重建。雖然第二次復健方案的進階速度可能快一些，但是你可以避免這種循環，方法是密切監控你喜愛的活動與復健運動對於正在癒合的組織總共施加多少壓力。

與一般運動或其他體能活動相比，復健運動的時間可以逐步增加。就大部分肌肉骨骼狀況來說，你不應該停止日常活動，否則組織可能開始退化。但在你專心復健的這段期間，應該大幅減少可能加劇症狀的活動，時間約2～4週。比方說，在讓跑步會用到的組織的症狀緩解期間，你也許可以用游泳代替跑步。經過2～4週後，可以逐漸增加跑步量，每次增加一點點，並觀察身體如何反應。

無論從事什麼活動，請不要一下子就恢復到受傷前的訓練量。你應該將此活動視為加重因素。如果疼痛加劇就減少訓練量，然後透過每週多做一點的方式逐漸增加。

除了解答一些常見疑問（在動作描述裡可能沒有說明）外，也能幫助你調整運動以符合個人需求。

如果你是老練的運動員或重訓者，可以將這些計畫與動作選項作為一般性的指引。根據傷害的嚴重程度，你可能需要增加負荷、修改組數與次數安排，或是換成自己偏好的動作變化式。但請記住一點：我之所以選擇這些運動，是因為它們真的有效！

雖然有些動作看起來非常基本或簡單，但都是經過精心挑選的，能夠解決受傷造成的特定功能損傷。如果你決定更換某項運動，請換成相同動作模式與動作平面的變化式。如此一來，就可以練到相同肌群並精準鎖定目標組織。

即使你已完成復健且不再感到疼痛，也請將第三階段運動保留在你的工具箱裡。再強調一次，這些強化運動是預防疼痛復發或再次受傷的最佳方法，對於肌腱病變尤其有效。如果你有網球肘或跳躍膝（髕骨肌腱病變）的病史，且即將從事可能引發這些問題的活動，在活動前可以使用相關復健方案裡的第三階段運動來調整與強化該區域，這能夠大幅降低復發機率。

最重要的是，希望你能養成做阻力訓練的習慣。即便你完成了復健方案、傷勢痊癒且疼痛消失，但事情還沒有結束。阻力訓練與有氧、活動度及柔軟度運動，都對於維持身體韌性與長期健康至關重要。重點是找到你喜歡的運動並養成習慣，如此才能長久堅持下去，並持續享受規律運動帶來的無數好處。

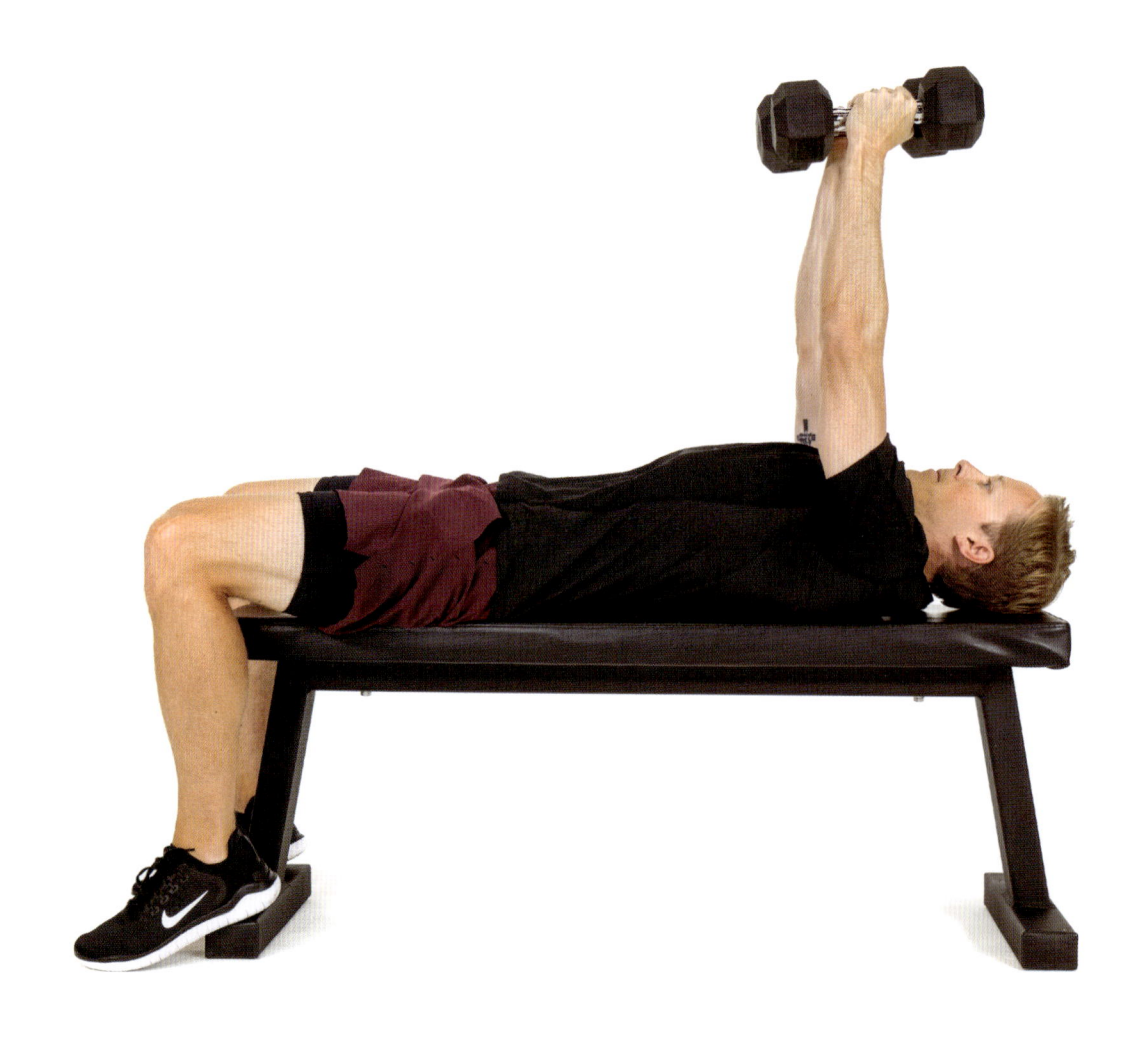

框架相同，運動策略不同

雖然所有傷害復元的三階段框架都一樣，但運動策略與執行順序會依據傷害類型、受影響身體部位與相關功能損傷及疼痛症狀而有所不同。

比方說，針對下背痛、頸痛與其他一般疼痛的復健方案，通常會從軟組織鬆動術與伸展開始，然後進階至活動度與阻力訓練。這是治療輕微疼痛損傷的絕佳範本，因為軟組織鬆動術與伸展能夠緩解症狀，並讓身體為後面階段的活動度與阻力訓練做好準備。但這絕對不是放諸四海皆準的範本。

如果是肌肉與肌腱受傷，你可能得跳過或小心執行軟組織鬆動與伸展，因為它們可能加劇症狀。以軟組織鬆動術伸展拉傷的肌肉或壓迫受傷的肌腱通常不是好主意，因為會加劇疼痛與影響復元。相反地，你可以在第一或第二階段進行等長與離心運動（儘管它們基本上隸屬於阻力訓練），因為可以減輕肌肉與肌腱疼痛，並改善力量變弱的狀況──這是肌肉與肌腱損傷最常見的功能損傷。

韌帶與軟骨損傷的運動策略順序也不一樣。軟組織鬆動術與伸展對於這些損傷的幫助不大，所以可能不會出現在方案裡。這些損傷的主要功能損傷是關節不穩定，因此主動活動度與神經肌肉控制（低負荷阻力運動）將成為主要策略，且與針對肌肉與肌腱損傷及一般疼痛的方案相比，這類運動的順序會提前許多。

我期待能有一個明確且一體適用的運動範本，能夠對所有疼痛與傷害都有效。可惜的是，復健並不是這樣運作的。在設計運動方案時，必須考慮到很多細節與個別差異。這就是為何某些方案與其他方案如此不同，以及某些運動策略被安排在前面或後面階段的原因。

如果你感到困惑，請不要擔心。我設計了復健方案，讓你不必自行摸索。只要找到與你的傷害相符的方案，然後開始做運動，並相信它們能夠減輕疼痛、改善損傷，並讓身體功能恢復正常即可。

我將在第三部提供如何進階與調整運動的指引。如果沒有專業人士指導你如何復健，了解如何選擇合適的方案並根據個人狀況與症狀進行調整就變得非常重要。第三部的章節會幫助你往正確的方向前進，並從這些復健方案取得最佳成效。

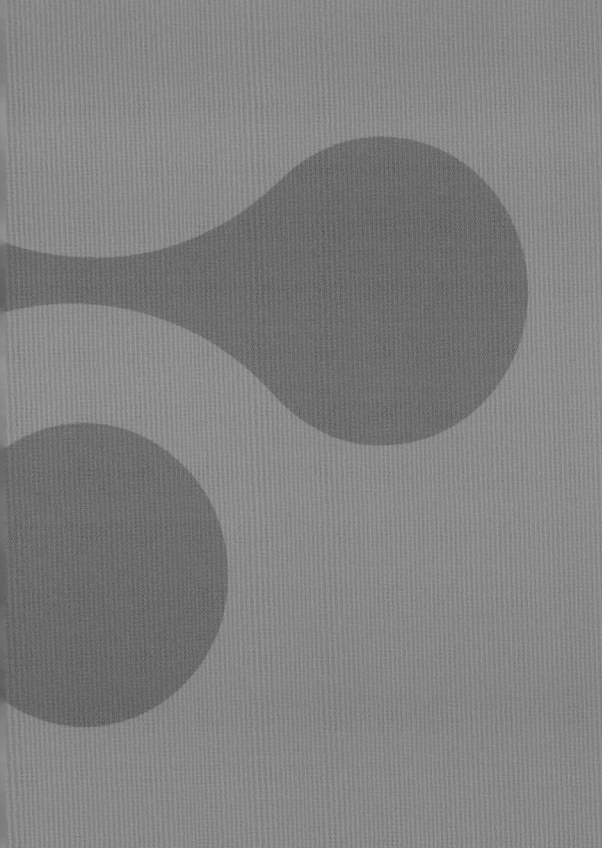

第三部
復健
REHAB

CHAPTER 11
復健方案概述
PROTOCOLS OVERVIEW

你翻開本書時,可能會先看第三部,因為你覺得疼痛、受了傷,或兩者兼具,
所以急著想知道解決辦法。這正是復健派上用場的地方。
在第三部,我將針對最常見的肌肉骨骼問題提供復健運動方案(治療計畫)。
你可以將每一個方案看成是逐步解決疼痛症狀、改善動作與恢復機能,以及治療並預防傷害的策略。

本章將解釋這些復健計畫的組成與結構,以及如何執行以獲得最佳效果。

選擇復健方案

這些復健方案按身體區域分類：頭部與頸部、肩膀、手肘、手腕與手部、背部與脊椎、髖部、膝蓋，以及腳踝與足部（完整的身體區域圖請看本章末尾）。

每個身體區域章節的開頭都有插圖，顯示該區域各種復健方案。比方說，如果你有肩膀疼痛問題，可以前往肩膀章節並查看插圖，然後選擇最符合你症狀的方案。或者若你已取得醫師診斷或大致了解疼痛起因，就可以直接翻到受傷部位的對應方案。

請注意，許多方案適用於多種病症，因為針對這些狀況的復健運動計畫都是一樣的。比方說，第20章提及的髖部疼痛方案可用於髖關節夾擠、關節唇撕裂、骨性關節炎、臀部肌腱病變與轉子滑囊炎。

如果同一個身體區域包含多個方案，而你不知道應該遵循哪一個，或是你對於自己的問題大致了解但需要確認，可以閱讀概述與其他項目，以找出符合你症狀的病症。同一個身體區域裡的方案大部分類似，包含了許多相同的運動，但這些針對相同區域且部分內容重複的方案，可能有不同的治療策略。比方說，肩關節唇撕裂與肱二頭肌肌腱病變都會在肩膀前側引發疼痛，但兩者治療計畫不同，而選擇正確的計畫非常重要。這就是概述與其他項目的功能——幫助你決定該遵循哪個方案。

復健即預健

許多人誤以為，復健運動僅適用於受傷情況。對某些運動來說，這樣的想法或許沒錯，但並不是所有運動都是如此。雖然這些方案旨在處理疼痛症狀與傷害，但裡頭的運動（主要是透過阻力運動來改善動作、協調、活動度與力量）不僅能夠治療疼痛與傷害，還能夠預防發生。

簡言之，透過各種動作範圍來強化關節與組織，能夠讓身體更強韌。與其他運動相比，阻力訓練更能長期降低再次受傷的機率。即便在症狀好轉後，你也必須維持肌肉骨骼組織（包括骨頭、關節、肌肉、肌腱、韌帶與軟組織）強健，以防止問題復發。無論運動背景為何，所有人每週都應該撥出幾天從事某種形式的阻力訓練，以確保身體健康達到最佳狀態。

在預健（prehab，預防性復健，或稱術前復健）方面，無論你是為了手術做準備或單純尋找可預防傷害的計畫，都可以從這些方案挑選運動並設計符合自己需求的計畫。這也適用於制定一般健身訓練課表。有些軟組織鬆動術有助於減輕反覆性疼痛與僵緊，或是幫助你持續因應動作範圍受限問題。重點是從這些方案裡選擇對你有用的活動度運動與阻力訓練，並持續練習。這可以作為你的預健計畫，或是強化活動度與特定身體區域力量的訓練課表。

復健方案概述

所有方案都包括概述、症狀與徵象的清單、加重因素、預後、治療策略，以及一個分為三階段的復健運動計畫。這些項目組成一個全面框架，用於辨識、治療及預防與該方案相關的疼痛與傷害。了解這些項目的內容，就能更懂得如何使用這些資訊來進行復健。

概述

復健方案的第一個部分是概述，描述哪些組織受到影響，以及該狀況或傷害的發生機率。基本上，就是大略介紹該疼痛或傷害的定義、誰最容易受影響、什麼活動會導致此傷害，以及它可能造成的功能損傷。

請仔細閱讀這個部分，因為這不僅有助於辨識問題，還能讓你清楚地了解疼痛與傷害如何發生。再次受傷與疼痛復發（急性發作）相當普遍，會令人感到沮喪，但了解可能引發問題的原因並進行必要調整（例如減少訓練量、給予自己充分恢復時間、調整技巧或動作形式，或是改變導致發炎與疼痛的生活型態），能讓你把自己保護得更好，並降低再次受傷的機率。

症狀與徵象

這個部分涵蓋的是常見症狀與徵象，包括疼痛的位置與大致感覺（麻木、隱隱作痛、刺痛、僵緊與無力等）。請確認症狀，以判斷該方案是否合適。

加重因素

在進行物理治療評估時，我會詢問患者哪些活動、任務與動作會引發或加劇疼痛，這就是所謂的「加重因素」。在治療現場，我將加重因素用於鑑別診斷，你也可以比照辦理。

簡言之，你可以將加重因素作為檢測工具。這不僅能讓你知道應該避免或調整哪些動作與活動以加速復元、防止復發，也能幫助你確認自己是否在遵循最適合的方案。

我並不建議故意讓自己疼痛，但請注意感到疼痛時自己正在做什麼。另一個需注意的重點是，對於許多狀況來說，加重因素在復元不同階段可能有所變化。

復健方案會教導你如何先緩解症狀再重建組織，如此一來，加重因素就不會再引發疼痛。加重因素常常是功能性任務，你不可能永遠不做那些動作，但你的組織現在對於加重因素太過敏感，或是尚未做好應對它們的準備。比方說，爬樓梯會導致許多膝蓋問題加劇，但你總會遇到非得如此做的時刻。方案裡的運動旨在協助重建身體能力，如此一來，當你再度進行或嘗試某個功能性任務時，就會變得更容易做到。

危險徵兆
在你開始執行任何復健方案前，請先閱讀以下內容

如果你因疼痛去看醫生，他們首先會排除所謂的「危險徵兆」，也就是更嚴重潛在疾病的跡象。這些狀況無法靠復健運動解決。如果你出現以下任何徵兆，在開始執行本書介紹的任何方案前，請先找醫生諮詢。

危險徵兆包括[1,2]

- **近期創傷**：車禍與嚴重跌倒等事故可能導致骨折，或是其他需要醫療處置的傷害。
- **休息／夜間疼痛**：休息時與夜間持續發作的疼痛，可能是重大疾病所致。
- **馬鞍式感覺喪失**：馬鞍區域（會陰部）感覺喪失可能是下背神經嚴重損傷所致，可能需要立即開刀治療。
- **下肢神經功能缺損**：雙腿逐漸無力與功能喪失（類似馬鞍式感覺喪失），可能代表下背神經嚴重損傷。
- **膀胱功能異常**：膀胱功能改變（如失禁、血尿或疼痛）可能是感染或神經損傷造成，且可能引發背痛。
- **癌症病史**：過去曾得過癌症，會增加罹患導致肌肉骨骼疼痛的癌症的風險。
- **體重莫名減輕**：在飲食或活動沒有改變的情況下，體重在3個月內減少將近5公斤，可能是感染或罹患癌症所致。
- **發燒、發冷或夜間盜汗**：這些全身性症狀可能指向感染或癌症。
- **近期感染**：若近期曾發生感染，會增加再次感染的風險，進而引發肌肉骨骼疼痛。
- **年齡超過50歲**：超過50歲的人感染、骨折、罹患癌症與主動脈瘤的風險都會增加。

上述徵兆不一定代表嚴重的問題。比方說，對某些人來說，夜間疼痛是關節炎的症狀之一。僅有約1%的肌肉骨骼問題是重病所致，所以可能性很低，但你肯定不想錯過任何發現重症的機會。[3-5]如果你出現多種危險徵兆（如夜間疼痛、癌症病史且年齡超過50歲），那你在開始進行任何復健方案前，應該先諮詢醫生以確認沒有其他狀況。

如果你沒有任何危險徵兆，多數醫生會建議你嘗試物理治療。正因如此，你可以自行從事復健運動，這樣做沒有任何壞處（在排除明顯的危險徵兆後）。你可以自我篩檢評估，達到和真正的物理治療師所做類似的效果。但請記住一點：雖然本書裡的復健方案涵蓋多數肌肉骨骼狀況，但無法取代直接的醫療照護。

預後

這個部分旨在說明正常的復元時間，也就是你可以預期多久會復元。請記住，預後主要取決於傷害的類型與嚴重程度，以及損傷的是什麼組織（肌腱、肌肉或韌帶）。第7章已解釋過傷害的不同等級，第8章也介紹了不同類型的組織如何影響疼痛與癒合時間。

預後的時程從幾週到幾個月不等。範圍看起來很寬，因為每個人與每個傷害都是獨特的。即使你的復元速度可能比其他人慢，也沒有什麼問題。

預後部分還提供了何時應尋求專業照護的建議。比方說，傷後2週應該會開始看到症狀部分改善。如果你已調整或停止加劇疼痛的行為，並遵循復健運動計畫至少6週時間，但依然沒有任何好轉跡象，通常就是尋求面對面診療的好時機。

治療策略

治療策略解釋了該病症或傷害通常會如何治療以促進恢復，可以視為是治療與復健運動選項的概述，以及如何運用這些選項。

這個部分有三大因素需要注意：藥物使用、是否開刀，以及在復健期間會進行哪些運動。

在某些情況下，我推薦使用抗發炎藥物，但不建議長期使用，因為可能帶來副作用。[6] 然而，短期使用能夠幫助受刺激的肌肉骨骼組織緩解症狀，因此在第一階段，你可能會暫時用到藥物。

復健運動對於某些傷害的效果可能沒那麼好，特別是那些影響關節穩定性的傷害（例如膝蓋無法正常支撐）。在這樣的情況下，你或許可以考慮開刀。或是，如果你曾做過手術，可能需要避免從事某些運動。治療策略提供了如何應對這些情況的指引。我在此處也詳細說明復健運動計畫的內容，包括為何挑選某些運動以及它們如何融入各階段框架。這是治療策略的核心所在，因為說明了計畫的原理與方法，以及運動在復健過程扮演的角色。

如前所述，有些方案適用於多種病症。請特別注意這些方案的治療策略，因為某些運動對於某些狀況可能非常有效，但對於其他病症則需要謹慎使用。比方說，頸痛方案可用於治療一般頸痛或頸部揮鞭症狀等傷害。如果你患有的是非特異性頸痛，該方案裡的伸展或許沒什麼問題。但如果你的狀況是頸部拉傷（揮鞭症狀），那就要特別小心，因為伸展拉傷的肌肉可能會加劇症狀並影響復元速度。這並不意味伸展是壞事，一切取決於傷害的嚴重程度，以及目前處於復元的哪個階段。你可能可以正常伸展，或是需要調整運動（如減少負荷或動作範圍），又或是暫時跳過，挪到下個階段裡。

我最害怕的是你盲目地遵循方案，執行某個會加劇症狀的運動，最後放棄復健。請記住，這些復健方案裡包含的運動，對於特定疼痛症狀、身體區域與病症的效果，有科學證據佐證以及我多年執業經驗背書。但這些計畫是通用的，並非針對有特殊情況的個人量身打造。在沒有物理治療師協助調整的情況下，你必須仔細閱讀治療策略、指引與說明，並根據個人感受與表現做出明智抉擇。

你適合開刀嗎？

如果你有疼痛困擾，且醫生在磁振造影檢查裡發現異常狀況，他們可能會建議你接受手術治療。但事情沒有那麼簡單。磁振造影顯現問題，並不代表就得開刀，你依然得考慮其他因素。

舉例來說，你可能長期患有慢性疼痛，試過一切方法仍未改善；或是，你已遵循適當的復健方案8～12週，但依然沒有好轉；又或者，你出現本書稍早提及的部分危險徵兆……如果出現以上任何一種情況，那手術可能是值得考慮的選項。建議你與醫生討論後再做決定，並盡可能尋求第二意見。

我挑選並列入本書的肌肉骨骼問題，對於以復健為基礎的干預措施（主要是活動度與阻力訓練）反應絕佳。但要是執行了8～12週（物理治療一個療程的通常時間長度）復健方案後仍未看到預期效果，也可以開始考慮其他干預措施，主要是非復健領域的醫護人員開立的藥物或手術。

另外要注意的是，某些病症可能復發或加劇，導致復元時間拉長、令問題看起來更嚴重。我曾因受傷疼痛超過一年時間，並不是因為復健沒有效果，而是我做了讓受傷部位惡化的事，導致復元進展受挫。如果當時我不了解狀況，可能會認為自己應該接受手術。我們很容易認為：「問題很嚴重，手術可能是最好的方法」。但實際上，你應該如此看待問題：「這僅是復發，我必須讓症狀緩解下來，然後再進行組織重建就能好轉」。

事實是，對於退化性撕裂與多數輕微傷害來說，手術並不是萬靈丹，而且會帶來風險。你有更好的選擇，例如遵循復健計畫並避免加重因素，甚至可以嘗試一些第14章介紹的輔助與替代療法。如果這些努力都沒有成果，再開始考慮侵入性治療即可。

復健運動

最後，這部分是按步驟處理疼痛或傷害的計畫。每個方案都有3個復健運動階段。正如第5與第10章提到的，進階速度取決於症狀（疼痛程度與功能性能力高低）、傷害的類型，以及大致上的復元時間。

這些方案列出了你在每個階段必須要做的運動以及進行方式。請記住，每個階段該花多少時間，取決於傷害狀況與解決相關功能損傷的速度。

以下是各階段的介紹與進階指引：

- **階段1** 目的是控制疼痛，主要運用軟組織鬆動術（自我按摩）。這可以在受傷後進行，或者若你沒有受傷但因某個加重因素引發輕微疼痛，疼痛發作時也可進行。一旦休息時不再感到疼痛，便可以進入第二階段。
- **階段2** 使用活動度、柔軟度、等長與離心等運動，來解決動作範圍受限、感覺運動控制與力量減弱的功能損傷。一旦你能在疼痛輕微或不痛的情況下執行第二階段動作，便可進入第三階段。
- **階段3** 重點是透過完整動作範圍的阻力訓練，來重建身體能力與組織完整性。請持續遵循第三階段計畫，直到疼痛消失或傷害完全復元。

每個階段都包含一組運動與執行指示，包括訓練頻率（多久做一次）與每項運動的組數與次數（反覆次數）。次數指的是每項運動一組要做幾次，組數則是每項運動要重複幾個回合。

以下是一些指導原則：

- 按照順序進行運動。換言之，完成某項運動所有組數與次數後，再進行下一項運動。
- 兩組中間休息30秒～1分鐘。
- 關於反覆次數與持續時間，我通常會寫出一個範圍。請執行對你來說有挑戰性的次數或持續時間。
- 每週逐漸增加動作範圍與強度（增加次數或拉長持續時間）。
- 如果某個動作會造成疼痛，可以縮減動作範圍，或是減少負荷、次數或持續時間。如果情況惡化，可改成具相同運動模式的變化式，或是直接跳過此動作，挪到下一階段。

第12章會提及更多關於訓練變數與如何調整運動以因應常見問題的資訊。

術後或術前的復健方案

有些方案涵蓋手術後的動作與運動。也許你剛開完刀，或是即將接受手術，又或者，你已被告知需要接受手術，正在考慮如何抉擇。無論預後如何，你應該會想知道接下來該怎麼辦。

無論你處於哪個階段，這些復健方案都有助於術後恢復。在手術前執行方案也會帶來好處，因為若能以更好的神經肌肉控制狀態接受手術，能協助加快恢復。但請留意，外科醫生通常會指派特定的運動方案給你，本書列出的復健計畫不應取而代之。

如果你是術後病患，建議你在接受物理治療師指導進行復健時，把本書用作輔助材料。術後與專業人士合作，打造符合個人需求的復健方案非常重要，他們可以幫助你以更簡單的運動與更具體的測試完成復健過程。但本書提供的知識可做為絕佳補充，幫助你釐清自己身體的狀況，並向物理治療師提出正確的問題，也可以讓你了解物理治療師所做建議的背後脈絡與依據，並讓你能提出自己的想法與提議。感到無助時，這裡的知識能給予你力量。

從哪裡著手、如何執行各階段

如前所述，疼痛症狀能幫助你決定從哪個階段開始，以及何時進入下個階段。在某些方案裡，我會根據傷害提供一般性指引與時間進程。在其他情況下，我通常使用視覺類比量表（Visual Analogue Scale, VAS）。0代表不痛，10表示無法忍受的痛。如果疼痛高於3，請從第一階段開始。如果疼痛低於3，就可以進入第二階段。如果症狀未發作且你能輕鬆完成所有運動（能在穩定控制下執行完整動作範圍），便可進入第三階段。

大家通常很難量化自己的疼痛，因此你也可依照輕微、中度或嚴重的程度來劃分。輕微疼痛落在1～3範圍內，中度疼痛為4～7，嚴重疼痛則高於8。

即便並未感到疼痛，我還是建議你按照階段順序進行。或許你會想要從第三階段開始，但第一與第二階段運動也會提供一些好處，包括作為暖身、改善動作範圍、為負重動作打下基礎，並幫助你發現並解決可能存在的功能損傷。

即使在每個階段的進行過程當中，恢復的過程也很少是完全順利的。復健時，偶爾的挫敗與復發難以避免。如果你遇到這種情況，請給予組織緩解症狀的時間，方法通常是回到前一階段。

身體有多個部位感到疼痛該怎麼辦？

你可能會好奇，如果身上有多個部位感到疼痛，或是有多個方案符合你的症狀，到底該怎麼做（這個情境適用於一般疼痛。受傷的話通常非常明確）。

在同一個方案內，所有復健運動都是為了解決特定組織問題而設計。復元階段越到後期，你可以預期疼痛越來越減輕。然而，如果你有多個部位感到疼痛（無論是同一個或不同身體區域），情況會有些不同。

比方說，若同一個身體區域（如肩膀）裡有兩種不同疼痛，我會建議針對疼痛較嚴重或功能更受限的部位。做完同一區域兩個方案的所有運動，會導致運動量過大，可能使得問題惡化，令你懷疑自己是否走在最佳的復健道路上。

從某個角度來看，與同一區域兩種疼痛相比，不同身體區域的兩種疼痛還比較容易處理一些，因為做的動作是不一樣的。困難點則是，你必須確保某部位的運動不會加劇另一部位的傷勢。

如果你有多處部位受傷，可變換方式來執行復健方案。可以將兩個方案的運動結合為一次訓練，或是今天鎖定一個部位、明天專注在另一個部位。你會發現有些運動是重複的，特別是相鄰區域（如肩膀與脖子）不同疼痛的狀況。如果同個運動出現在兩個方案裡，請不要做兩次；做一次就可以兼顧兩個區域。

身體的兩側都要訓練

疼痛與傷害通常影響單一關節、單肢或單側。即便如此，我鼓勵你在進行本書復健運動時，採取「兩側都要做」的心態。這特別適用於單關節或單側運動。

假設你的右腳罹患足底筋膜炎，那另一側也要做相同運動嗎？答案是肯定的。這絕對不會有任何壞處，而且可以降低左腳日後疼痛與受傷的機率。

此外，健側進行運動，能夠訓練神經肌肉系統，讓它知道身體轉移到傷側時該如何完成動作——這就是「交叉學習教育」，詳見第14章。我經常會讓病患從健側開始做動作，先感覺一下動作該如何進行，這通常會讓傷側有更好的運動表現。

傾聽身體的訊號

疼痛與傷害通常影響單一關節、單肢或單側。即便如此，我鼓勵你在進行本書復健運動時，採取「兩側都要做」的心態。這特別適用於單關節或單側運動。

假執行各方案時，請注意自己身體對於動作的反應。因為我無法親自評估你的狀況，且這些方案並非針對你個人設計，而是適用於所有人。如果是在診所現場，我會進行測試，以觀察你的身體與症狀如何回應壓力。但本書無法做到這一點，因此你必須留意自己的身體狀況，自己進行測試，並觀察身體如何反應。

這些復健方案旨在讓你直接跟著做並取得效果，但為了獲得最大效益，你必須根據個人狀況、功能性能力與症狀進行調整。比方說，如果某個動作引發或加劇疼痛，你必須知道如何根據身體反應來修改訓練與計畫。下一章會提供這些知識。

身體區域圖

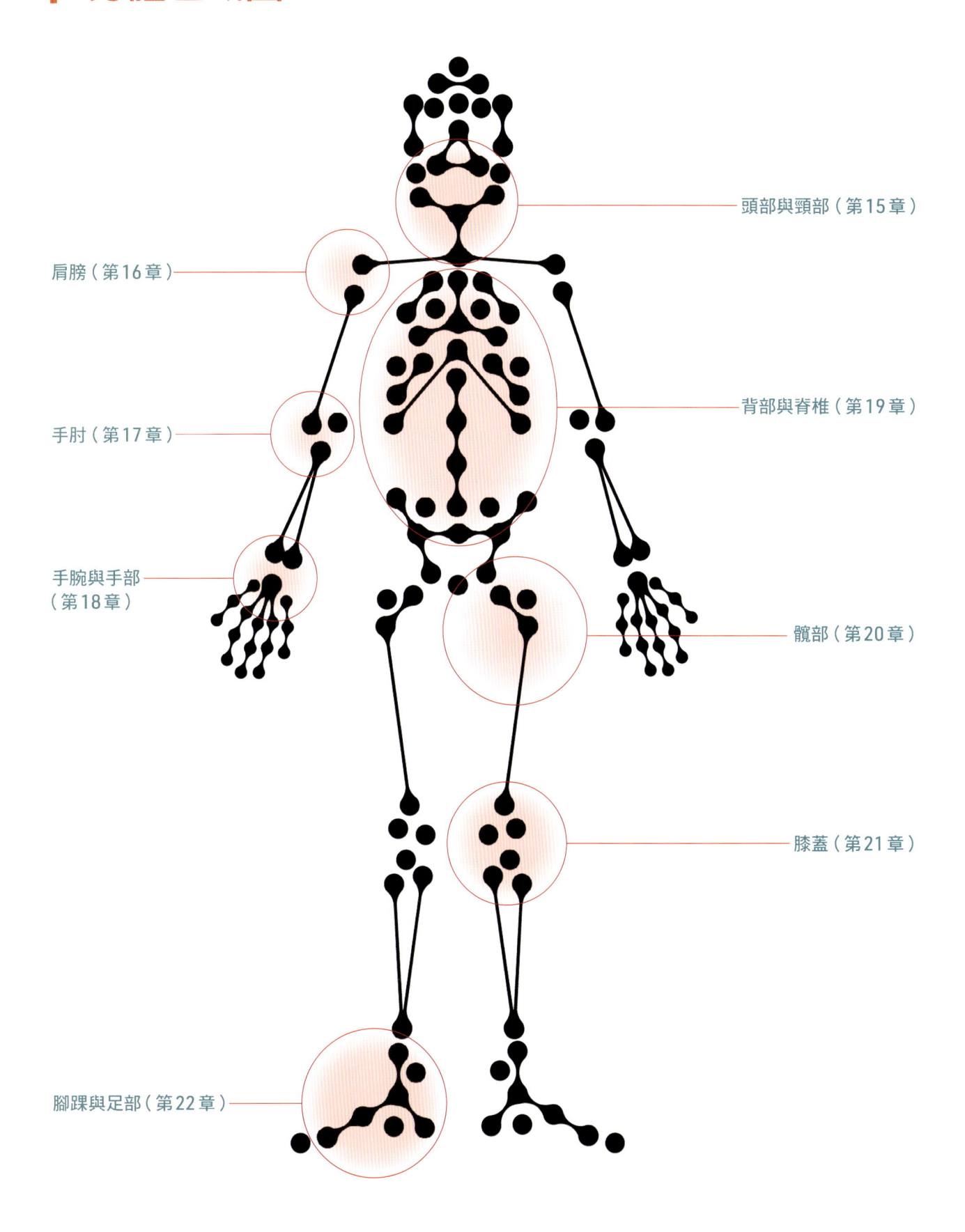

頭部與頸部（第15章）

肩膀（第16章）

背部與脊椎（第19章）

手肘（第17章）

手腕與手部
（第18章）

髖部（第20章）

膝蓋（第21章）

腳踝與足部（第22章）

CHAPTER 12

訓練與計畫指引
TRAINING & PROGRAMMING GUIDELINES

本章提供的訓練與計畫指引，適用於本書所有復健方案。
請參閱訓練與運動指引來解決與運動相關的常見問題與疑問，
包括疼痛、負荷（重量）、動作範圍與節奏（動作速度）。
計畫指引則可以讓你了解計畫如何組成，包括組數、次數、休息時間與訓練頻率。

在開始任何方案前，建議先閱讀這些指引。
這樣能夠幫助你取得最佳訓練效益，且在調整運動與計畫時不會迷失方向。

訓練與運動指引

開始執行復健方案時，勢必會在某些運動遇上問題，讓你心生疑問。若某項運動引發疼痛該怎麼辦？隔天疼痛加劇該如何是好？如何決定運動的適當負荷？

若你感到疼痛或運動品質不佳時，可以參考這些指引來調整運動。指引內容涵蓋負荷、動作範圍、神經肌肉控制（穩定性）、節奏、站姿／姿勢與變化式，還有大腦與肌肉的連結，也就是肌肉感受度。不要因為某項運動帶來問題就直接放棄，有很多方法可以調整運動來配合你的能力。完全不做可能會影響恢復，因為方案裡的每項運動都很重要。如果做某些動作時遭遇困難，請參考這些指引，應該能從中找到解決方法，令你能夠堅持下去完成運動計畫。

若某項運動引發疼痛，該怎麼辦？

一般來說，輕微不舒服是可以接受的。如果疼痛指數不超過3，就可以繼續進行；但若疼痛十分劇烈或加劇，則應該調整運動。

疼痛通常是大家遇到的第一個大問題：做了某項運動引發疼痛，導致動作品質下滑（包括無法執行完整動作範圍、欠缺神經肌肉控制，或動作模式不佳出現代償）。請記住，我們在復健過程會使用視覺類比量表，範圍從0到10。0代表不痛，5是中度疼痛，10表示無法忍受的痛。

從事運動時，輕微疼痛是可以接受的，這意味著你正施加適當壓力來挑戰組織。如果運動過於輕鬆、令你毫無感覺，這樣的壓力可能不足以刺激肌肉骨骼系統產生適應。但要是疼痛指數高於4，組織可能承受過大壓力，進而影響恢復狀況。在這種情況下，你應該依照後續指引來調整運動，例如減少負荷、動作範圍或運動量（組數與次數）、跳過這項運動挪到下階段再做，或是換成其他變化式。

所謂的「輕微不舒服」，不是指正常的運動疲勞或肌肉灼熱感，而是你特有且無比熟悉的那陣疼痛，也就是透過復健想解決的疼痛。你必須輕微地觸發這種疼痛。對於許多狀況而言，症狀開始出現意味著你正施加適當壓力來引發正面適應與降低系統敏感度。但要是疼痛過於劇烈（疼痛指數超過3），組織受傷或疼痛加劇的機率便會升高，進而導致復健挫敗。

隨著復健階段來到後期，系統敏感度降低，所以在疼痛反應觸發之前你應該能承受更大負荷。當你抵達第三階段時，疼痛應該已經減輕，而會感受到更多肌肉刺激與疲勞。但無論你處於哪個階段，都要注意自己獨特的疼痛經驗，疼痛盡量不要超過輕微不適的程度（這適用於軟組織鬆動術、等長、伸展、活動度與阻力運動）。

訓練的隔天疼痛加劇，該怎麼辦？

如果隔天疼痛加劇，你必須調整引發問題的運動，或是跳過該運動，挪到下個階段再做。

請以24小時為單位觀察疼痛變化。如果運動後第二天，你在休息時感覺疼痛加劇，那可能需要調整這項運動。如果你在星期一早上進行運動，當時感到有些不適，這沒有太大問題。但是，若你星期一休息時疼痛指數為2，到了星期二早上基本疼痛水平卻增加到4，那麼給予受傷部位的刺激可能過多了。如此一來，下一次訓練時有必要調整運動，例如減少負荷、次數或動作範圍等。

如果休息時疼痛加劇，請回想一下自己前一天做了什麼。是不是有某項運動引發的疼痛比其他運動更嚴重？你做了多少組數與次數？使用多大重量？請記錄這些細節，以方便回顧並判斷可能導致疼痛加劇的原因。

如果休息時疼痛加劇，請讓身體恢復，回到基本疼痛水平。唯有如此，你才能確定該如何調整運動以防止再度觸發疼痛。這個過程需要經過嘗試錯誤，你正在不斷適應調整。

訓練目標是降低基本疼痛水平，而疼痛若維持同等或低於基本水平，就意味著這個運動量合宜而不需調整。但要是疼痛加劇，也不必太擔心，只要給自己幾天休息時間，不要做會引發該區域疼痛的動作即可。許多人擔心休息會耽誤復健進展，但讓疼痛恢復至基本水平是非常重要的。恢復訓練後，請注意自己運動時的感受。如果某些運動導致疼痛加劇，你可以調整負荷、動作範圍，或是直接跳過，挪到下個階段再做。

我在特定動作範圍內感到疼痛或失去控制。該如何調整運動？

你可以縮減動作範圍或僅執行一部分動作，以因應疼痛帶來的限制或神經肌肉控制／穩定度喪失的問題。

如果你已降低運動負荷，但疼痛程度依然超過3，或是在運動時失去神經肌肉控制，那建議你接下來可以暫時縮減動作範圍或僅執行一部分動作。

很多人運動時在某個特定的點會感到疼痛或失去控制（肌肉無力或關節不穩定），通常是在關節接近動作範圍終端時。因此，如果你需要調整運動，請做到疼痛開始達到3分（滿分為10），或是你開始失去控制的地方，然後停在這裡。就在完全無痛到輕微疼痛，或是完全控制到控制下滑的範圍內運動即可。隨著系統敏感度降低、組織逐漸恢復，你的動作範圍將逐漸增加，控制力也會獲得改善。以深蹲為例，如果蹲太低膝蓋會痛，那就做部分深蹲，嘗試看看能否隨著時間而增加範圍。

這主要適用於復健方案裡第二與第三階段的阻力與活動度運動。即使你單只做伸展，還是要做到疼痛開始出現的地方，而且不要超過這個點。用力過度可能導致許多狀況惡化，你必須小心地挑戰疼痛閾值以改善柔軟度與活動度。可以使用常見的「漸進式超負荷」方式來達成目標，但隨時間增加的是動作範圍而非負荷。如果疼痛處於基本水平且不再感到輕微不適，你就可以將動作往範圍終端推，直到能執行該運動的完整動作範圍為止。

如果疼痛程度為3分且能穩定控制，那就要盡量做到完整動作範圍，特別是每項運動的起始與結束位置。在阻力運動期間，使用完整動作範圍能最大程度地提高肌力並刺激肌肉成長（肌肥大）。受

傷時，應該設法讓肌肉—肌腱單位達到最大張力以促進肌力，而最簡單的方法就是透過完整動作範圍達成。

將完整活動範圍視為首要任務，也有助於改善主動活動度。如果你想重建某個身體部位的能力，並降低未來受傷風險，那你就必須在所有可達到的動作範圍內訓練該部位，這樣也能確保你擁有神經肌肉控制能力。如果某個關節可以活動180度，但你僅能控制到150度，那剩下30度的範圍受傷風險會比較高。

如何決定阻力訓練的合適負荷？

這個負荷（重量與彈力帶等）必須具備挑戰性，讓你在每一組最後一下感到疲累，又不至於讓不舒服的程度超過輕微不適，或者影響到動作品質。

一旦疼痛回到基本水平或更低，第一個要調整的因素就是負荷。如果這個負荷做起來比上週容易，且疼痛程度不超過輕微不適，就可以增加負荷或次數。

建議你可以這麼做：首先，要將疼痛考量在內，維持在3的程度，盡量避免疼痛加劇。但在進行訓練時（特別是阻力訓練），你選擇的負荷必須讓你僅剩再做少數幾下的餘裕，意思是在每組動作做完時，你最多只能再做2或3下。在漸進式超負荷的過程裡，你必須增加負荷以促使肌肉—肌腱單位持續產生適應，但依然得考慮到自己的疼痛狀況。如果疼痛程度允許，請繼續增加負荷以刺激身體產生正面適應。

比方說，如果指定動作是徒手深蹲，但對你來說太容易了，那麼可以改成高腳杯深蹲或槓鈴背蹲舉來增加負荷。或是，可以將雙側運動（雙肢）改為單側（單肢）變化式，例如將徒手深蹲換成單腿深蹲。

如果某個運動難度太高，可以減少動作範圍、放慢動作速度，或是改成同樣動作模式並用到相同肌肉的第二階段運動。同樣以徒手深蹲為例，可以改成椅子深蹲或靠牆深蹲。

無論你是將運動調整得更困難或更容易，這個負荷都必須在足以刺激肌肉—肌腱單位與挑戰疼痛系統之間取得平衡。如果負荷增加得太快，可能會無法控制動作，這便是我將動作品質與疼痛看得同等重要的原因。開始增加負荷前，請確認一切都已調整妥當。

我應該以什麼節奏執行運動？

在動作速度（節奏）方面，請慢慢地開始，然後以能讓你維持穩定與控制的速度進行。

剛開始訓練或缺乏神經肌肉控制能力的人經常動作會做得太快，這可能會引發更多疼痛，因為節奏變快會對組織帶來更大壓力、動作也更難控制，導致受傷風險增加，特別是在身體系統承受負荷時。

因此，如果你減少負荷與動作範圍後仍引發疼痛，請放慢運動速度。速度放慢能改善神經系統中感覺與運動部門之間的互動，進而強化神經肌肉控制與穩定度。這給了你改善動作品質的時間，通常有助於減輕疼痛與降低受傷風險。

反之，如果你發現自己開始動作不穩定或失去控制，動作可能做太快了，需要放慢速度。習慣用大重量進行阻力訓練的人，必須特別注意這一點。在復健過程裡，你必須等到復元最後階段，才能以受傷前相同的速度或力量從事運動。

我可以調整運動嗎？或是必須完全按照圖示做？

站姿與姿勢非常因人而異。請選擇你感覺舒服、不會引發疼痛且能讓你將動作做到極致的姿勢。

這裡的「站姿」，指的是手腳安放的位置，例如腳尖轉動的角度或手如何著地。「姿勢」則是身體姿勢，可能是軀幹角度、脊椎位置，或是身體在動作過程中的位置變化。

本書提供的是標準起始位置，但你也可以視情況稍微調整，像是深蹲時將腳尖朝外。請找到你覺得舒服且能維持良好動作形式的位置。

姿勢也是同樣道理。當你執行站姿動作（如深蹲、髖鉸鏈與上半身啞鈴及彈力帶運動）時，請嘗試將脊椎維持在中立位置，也就是在不過度圓背或過度伸展（拱背）的情況下感覺穩定的區域。同樣的，當你躺在地板或長椅上執行水平動作時，請盡量在整個運動過程中維持脊椎自然彎曲。

換言之，你可以稍微調整站姿與姿勢，即便與運動示範照片有些不同也沒關係。如果某個起始位置會引發疼痛，你可以調整。如果某個姿勢感覺怪怪的，你可以調整。照片展示的姿勢接近理想狀態，但不一定適合所有人。只要改變動作形式的程度沒有大到影響運動效果，你就可以根據自己身體的感受稍微調整動作。

你可能需要多方嘗試，才能找到最適合自己的站姿與姿勢。同樣道理也適用於所有運動，無論這些運動是復健方案，或是日常訓練課表的一部分。

即便我已經調整負荷、動作範圍、節奏與站姿，但運動做起來還是怪怪的，有明顯不舒服的感受，我應該怎麼做呢？

如果某項運動一直困擾著你，即使你已照先前建議調整，症狀依然沒有緩解，那麼可以選擇跳過，挪到下個階段再做，或是改做動作模式相同的變化式。

如果減少動作範圍、負荷與節奏，並調整站姿與姿勢，都無法緩解症狀，可以暫時將這項運動從計畫中移除，延到下一階段再做，或者改做具相同動作模式的變化式。請記住，我在復健方案中放入這些運動是有原因的，因此請先嘗試解決其他因素，真的不行再換運動。

如果你決定換成變化式，請挑選動作模式類似且訓練相同肌群的運動。比方說，股四頭肌運動不能換成大腿後側肌群運動。如果你感覺膝蓋疼痛，前跨步蹲會引發症狀，可以換成往後跨步或分腿蹲，便可以稍微改變壓力分布。這兩個運動的動作模式與前跨步蹲類似，但可能不會引起太大疼痛。

對於方案裡的某些運動，我提供了不同的變化式版本。你可以兩種都試看看，然後選擇自己偏好的版本。

運動時，我該把注意力放在哪裡？

一開始時，你最好把心思集中在正在訓練的肌肉（強化大腦與肌肉的連結）。

許多患者是為了治療傷害與疼痛才做復健，但做復健運動時卻想著其他事。但心智與身體彼此相關，研究顯示，看著並想像肌肉收縮的人，運動表現優於分心的人。[1,2]因此，在剛開始的階段，當你執行每項運動時，都要想著你使用的肌肉與作用區域。我們經常要求復健患者照鏡子，如此一來可以看到自己身體的狀況，有助於改善身心連結。

然而，隨著運動品質改善，你應該開始將注意力轉向外部，少思考特定身體部位情況，多關注整體動作。比方說，如果你為了治療胸肌拉傷或撕裂而練習臥推，一開始應該專注於身體內部，想像胸肌如何推動槓鈴，注意力要放在如何重建這塊肌肉、學會如何收縮它並改善神經肌肉控制。但隨著時間推移，你應該將注意力移至外部，亦即臥推時應該多思考如何將槓鈴上下移動。

換言之，想著身體特定部位有助於改善大腦與肌肉的連結與神經肌肉控制。但進入第三階段時，則應該把更多注意力放在如何以良好的動作形式與控制力執行每個動作，而非放在收縮中的特定肌肉。整個動作範圍都要注意技巧與動作品質。

運動計畫指引

我在各個復健方案裡列出建議組數、次數與其他細節。請按照建議進行，因為它們專門針對特定傷害、疼痛症狀與運動處方而設計。此處的計畫指引為你提供了基本框架，並解釋這些建議的背後道理。

我應該多久做一次運動？

每天都要做軟組織鬆動術、伸展、等長與活動度運動。每週至少進行三次阻力訓練，兩次訓練中間休息一天。

訓練頻率（每週運動天數）根據運動的類型而有所不同。所有復健方案裡的每個階段運動，我都提供了訓練頻率的建議，但如果症狀加劇，請務必做出相對應的調整。

旨在治療疼痛（第一與第二階段）的鬆動術與運動通常每天都要做，直到疼痛緩解與活動度改善。若出現延遲性肌肉痠痛或症狀加劇的情況，那就兩次訓練中間休息一或兩天。

阻力訓練運動（第三階段，有時第二階段也會做）每週進行三次，兩次訓練中間至少休息一天。如果完全不痛且訓練後毫無痠痛感，可以增加至每週訓練四天。

與鬆動術相同，阻力訓練的頻率取決於動作是否引發症狀，以及延遲性肌肉痠痛的嚴重程度。如果疼痛加劇或肌肉痠痛超過輕微程度，請休息一或兩天，並考慮實施第一階段運動（如軟組織鬆動）或非運動性的體能活動（如散步），以協助減少痠痛。

我應該做幾組與幾次？

請遵循復健方案裡列出的建議組數與次數。

「次數」指的是執行運動的次數，「組數」則是重複該次數的回合數。比方說，若方案包括3組10次的徒手深蹲，意味著你總共要做30次深蹲，每完成一組10次後休息。

不同運動的組數與次數差異很大，我會列舉在復健方案裡。但以下是大致建議供參考：

- 如果是軟組織鬆動術（肌筋膜放鬆術與自我按摩），整個肌肉或部位花費1～2分鐘，在敏感區域停留5～10秒。
- 如果是神經鬆動術與活動度運動（包括被動動作、主動輔助動作與主動動作），通常執行3組，每組10～15次。
- 至於伸展運動（肌肉與肌腱柔軟度），請重複2～4次，每次維持30～60秒。
- 如果是等長運動，請執行4或5次，每次維持30～45秒的阻力對抗。

組間應該休息多久？

一般來說，兩組中間休息約30秒～1分鐘。進行伸展或等長運動時，兩次之間的休息時間亦然。

休息間隔對於阻力運動特別重要，因為肌肉在兩組中間需要一些恢復時間，才能充分發揮徵召肌肉的能力。對於阻力訓練與活動度運動來說，多數人大概需要30秒～1分鐘的休息時間。但如果是伸展運動或等長維持，其實15～30秒的休息通常就已足夠。

然而，恢復時間會因為不同人與運動類型而有所差異。有些人需要更長時間才能恢復，有些難度較高的運動也需要更長的休息時間，但請避免休息太久導致身體冷掉。不必過度執著於休息時間而特別去計時，但如果這樣能幫助你維持進度或避免分心，那就繼續做吧。不過依照自己的感覺決定休息時間通常效果會最好。如果你專心聆聽自己身體的訊號、留意疼痛症狀與動作形式，便會知道身體何時恢復完全、可以繼續進行下一組。

還要提醒你一點：從事復健運動時，使用的重量並不大。隨著你進入第三階段，重量開始增加、動作爆發力更強或次數更多，你可能需要更長的恢復時間，例如2～3分鐘。

第三階段運動計畫太簡單或太困難，該怎麼辦？

將整體訓練量調整至符合你的體能與經驗水平。

如果你已經增加負荷與動作範圍，但運動計畫還是太簡單了，可以考慮增加一天訓練日或反覆次數，或是加入針對類似肌群的變化式。假設你的組織已復元且不再感到疼痛，或許可以考慮逐漸換成更全面、符合你目標與偏好的阻力訓練計畫。

相反地，如果運動計畫對你來說太困難，可以考慮減少組數或次數。比方說，把3組15次改成2組10次。你也可以繼續執行第二階段運動，且只做自己感到舒服的第三階段運動。隨著體能與肌力提升，可以每週加入一項第三階段運動，直到你能完成該階段所有運動。

我該如何調整計畫，才能更符合自己的運動需求？

完成復健或處於後期階段時，你可以調整組數與次數以符合自己的訓練重點與目標。

在復健過程，多數人應該遵循做3組、每組10～15次的建議。但隨著你進入第三階段，可能會需要更針對性的訓練，組數與次數可能也要調整。比方說，可能需要加入更多肌力、爆發力或耐力訓練（根據你的需求而定），以恢復完整功能並改善特定損傷。

如果你是耐力運動員，或你因疲勞而耐力不足（亦即肌肉無法反覆收縮以完成任務），那麼可以增加反覆次數。比方說，大腿後側肌群耐力不足可能會增加肌肉拉傷風險，在需要短跑衝刺與迅速改變方向的運動員身上（如足球運動員），疲勞時的影響十分顯著。[3]訓練時增加反覆次數可以提高耐力，令肌肉更能抵抗疲勞。

- **訓練耐力**：做3～5組，每組12～20次以上。使用的重量不超過一次反覆最大重量（1RM）的65％，組間休息30～60秒。每週訓練2～4次。

爆發力指的是快速產生力量的能力，這在涉及短跑衝刺、舉重與其他爆發力動作的運動中非常重要。但爆發力對於非運動員的影響也很大，特別是那些蒙受跌倒風險的人。若80歲年長者的臀肌與股四頭肌無法快速產生力量，絆倒時便無法迅速支撐自己，導致身體更容易受到嚴重傷害。有些神經肌肉疾病可能導致神經系統與肌肉的連結出現損傷，這也會導致爆發力下滑。多數以爆發力為重點的運動與一般阻力訓練沒有太大差異，差別僅在於重量降低、速度增加。一旦節奏或動作速度變慢，就停止該組運動。

- **訓練爆發力**：做3～5組，每組1～3次。使用的重量為1RM的80～85％，組間休息2～4分鐘。每週訓練2～4次。

肌力指的是產生最大力量的能力。肌力不足意味著你無法產生足夠的力量來完成任務。肌力與爆發力不同，因為動作速度並不快，而是以緩慢而吃力的方式，移動你能力所及的最大重量。

- **訓練肌力**：做3～5組，每組1～5次。使用的重量超過1RM的85％，組間休息2～5分鐘。每週訓練2～4次。

CHAPTER 13

復健運動的工具與設備
TOOLS & EQUIPMENT FOR THE REHAB EXERCISES

雖然本書大部分運動使用自身重量作為阻力、不需要用到設備，
但你也可以考慮購買一些必要與特定用途（針對特定狀況）的工具，
來幫助你完成這些復健計畫。

CHAPTER 13 | 復健運動的工具與設備

必要工具

所有復健方案至少會用到一項必要工具。這些工具在大多數公共健身房應該都能看到。儘管如此，本書介紹的所有運動在家便能輕鬆執行，而這些必要工具價格便宜、容易取得，且不會占用太多空間。本書目標是讓復健變得簡單易做。有了這些工具，你便能完成所有復健運動。

有些工具可用家中物品代替。我針對每項工具說明了設備購買建議、替代物品與用途。

重訓椅

- 購買建議：附有穩固坐墊的重訓椅
- 替代物品：長椅或堅固的椅子
- 用途：坐姿與仰臥運動

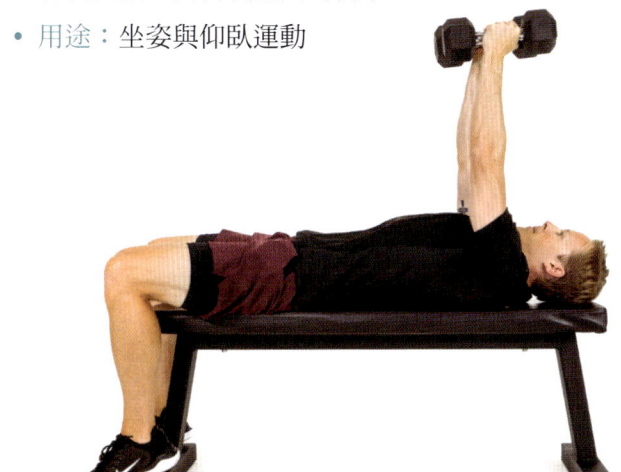

木棍

- 購買建議：長約 120 公分、寬約 2.5 公分的木棍
- 替代物品：PVC塑膠管、掃帚柄或高爾夫球桿
- 用途：被動與主動輔助動作運動

啞鈴

- 購買建議：兩個輕重量啞鈴（5～10磅或2.5～4.5公斤）與一個大重量啞鈴（25～45磅或11～20公斤），請根據個人偏好與體能水平選擇品牌與重量
- 替代物品：在大多數情況下，可以用壺鈴取代大重量啞鈴
- 用途：阻力運動

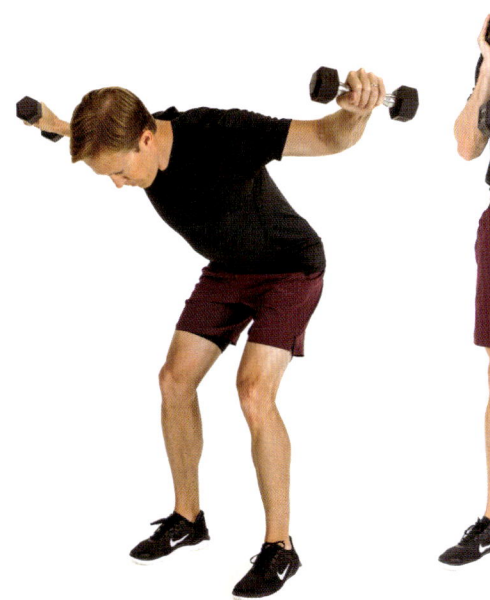

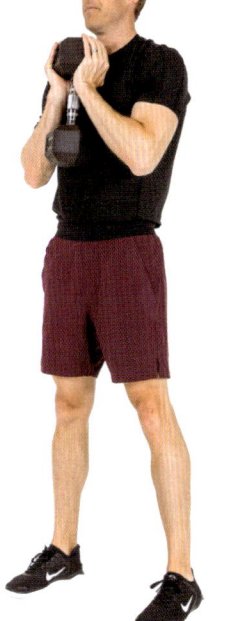

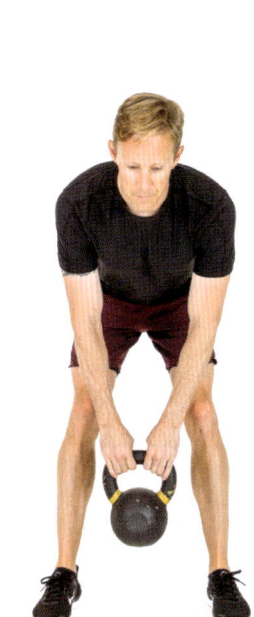

123

泡棉滾筒

- 購買建議：長條狀（90公分）、扎實（黑色高密度泡棉製）且平滑的滾筒
- 替代物品：柔軟（白色）泡棉滾筒，或顆粒按摩滾筒
- 用途：針對大肌群的軟組織鬆動術，以及肩膀活動度運動（如天使動作）

按摩球

- 購買建議：小按摩球（尺寸如網球或袋棍球）與大按摩球（如壘球大小）
- 替代物品：有各種品牌的自我按摩產品可供選購，例如 Trigger Point Therapy 與 Yoga Tune Up 等。可選擇你喜歡的品牌、硬度與質地
- 用途：針對小肌群與肌肉止點的軟組織鬆動

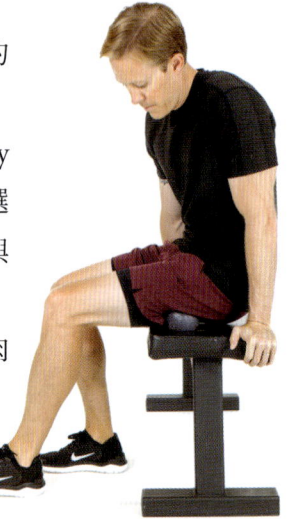

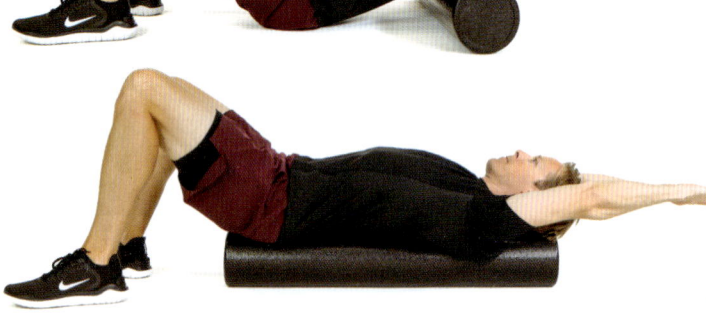

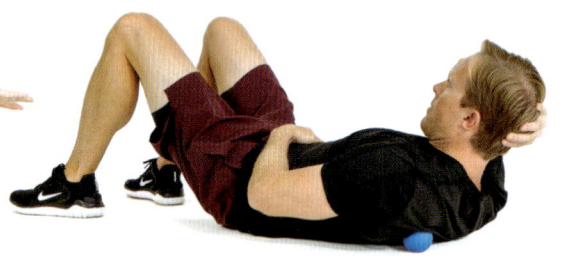

花生球

- 購買建議：花生球（按摩球）
- 替代物品：用膠帶將兩顆袋棍球捆在一起
- 用途：針對脊椎（頸部與背部）的軟組織鬆動術

瑜伽球（健身球）

- 購買建議：直徑55公分的健身球，可選擇自己喜歡的品牌
- 用途：腿後彎舉與核心（背部與腹部）運動

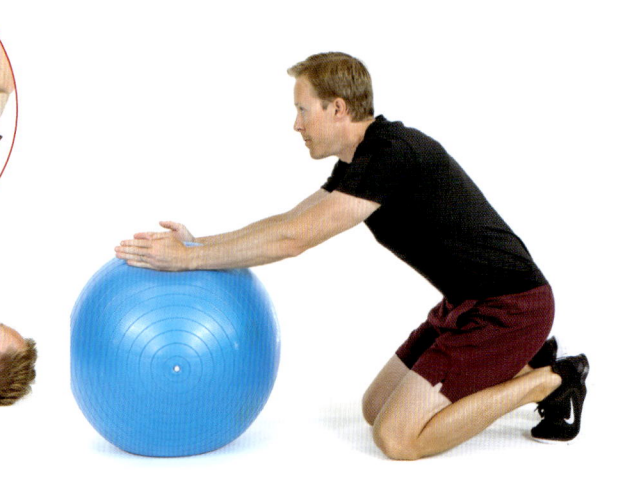

CHAPTER 13 | 復健運動的工具與設備

彈力帶

- 購買建議：Thera-Band品牌，中等阻力（紅色）。5.5公尺長度便已足夠，能裁切成你需要的尺寸
- 替代物品：可選擇你喜歡的品牌、長度與阻力等級
- 用途：阻力訓練

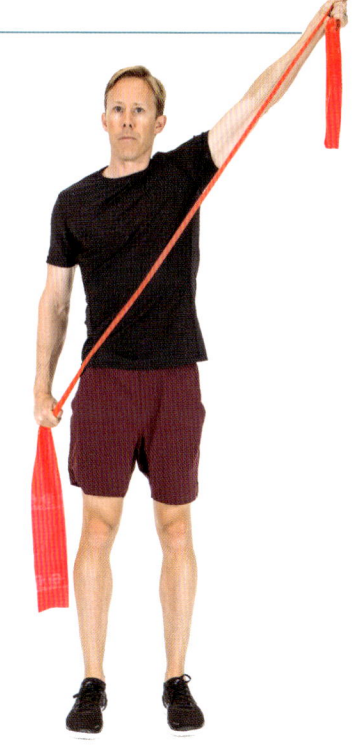

彈力圈

- 購買建議：各種阻力等級的組合包
- 替代物品：輕薄橡膠／乳膠（阻力較小）或彈性布料（阻力較大）。
- 用途：髖部與肩部訓練運動

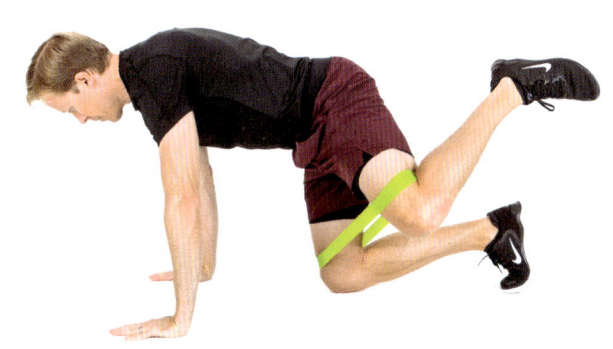

彈力繩

- 購買建議：不同阻力等級並帶有握把的組合包。如果你沒有深蹲架這類穩固設備，請選購附有門擋配件的套組。可選擇自己喜歡的品牌
- 替代物品：滑輪機
- 用途：阻力訓練

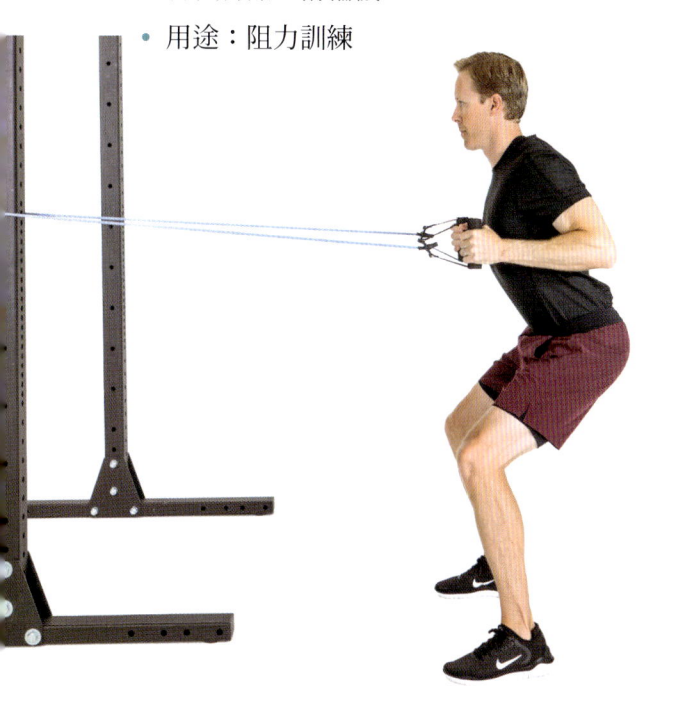

伸展帶

- 購買建議：無彈性、環節式的伸展帶
- 替代物品：不會斷裂或拉長的腰帶或皮帶
- 用途：伸展運動

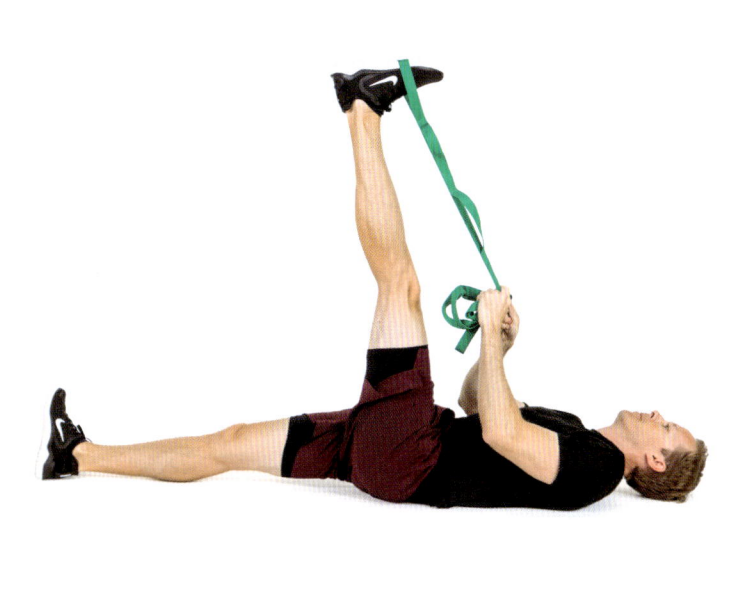

125

特定用途工具

有些復健方案需用到專門設備來治療特定傷害。但大多數方案即使沒有這些設備也可以進行，或是可使用家中物品替代。

平衡墊

- 購買建議：AIREX品牌平衡墊
- 替代物品：任何平衡墊皆可，或是薄而扎實的枕頭或墊子
- 用途：跪地時保護膝蓋，或內收運動增加高度

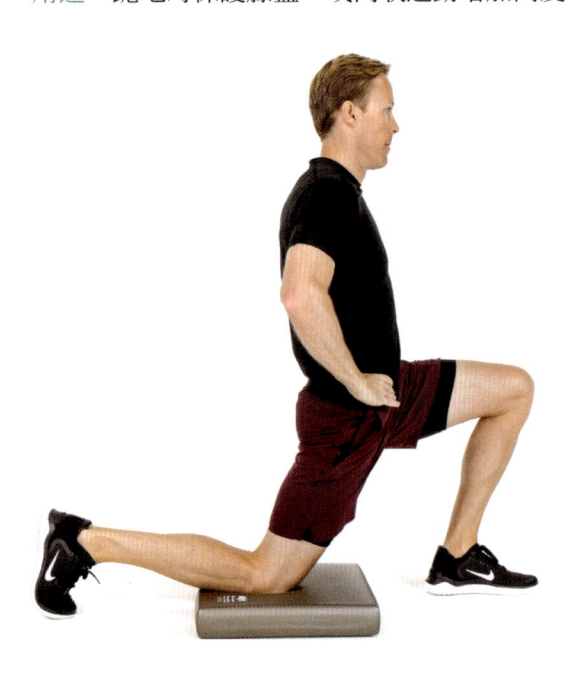

筋膜炎鬥士

- 購買建議：筋膜炎鬥士（Fasciitis Fighter）
- 替代物品：捲起的毛巾
- 用途：伸展與強化足底筋膜及大腳趾

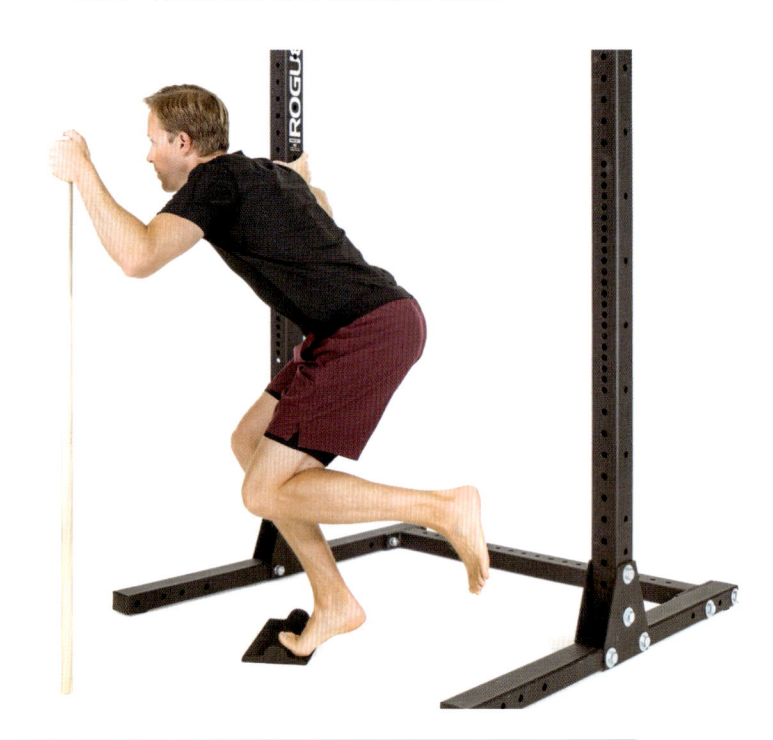

握力器

- 購買建議：手部握力器（訓練閉合力量）與手指伸展器（訓練展開力量）。可選擇你喜歡的品牌與款式
- 替代物品：任何挑戰手部開合握力的工具或運動
- 用途：治療網球肘、高爾夫肘與腕隧道症候群；強化手部與手指力量

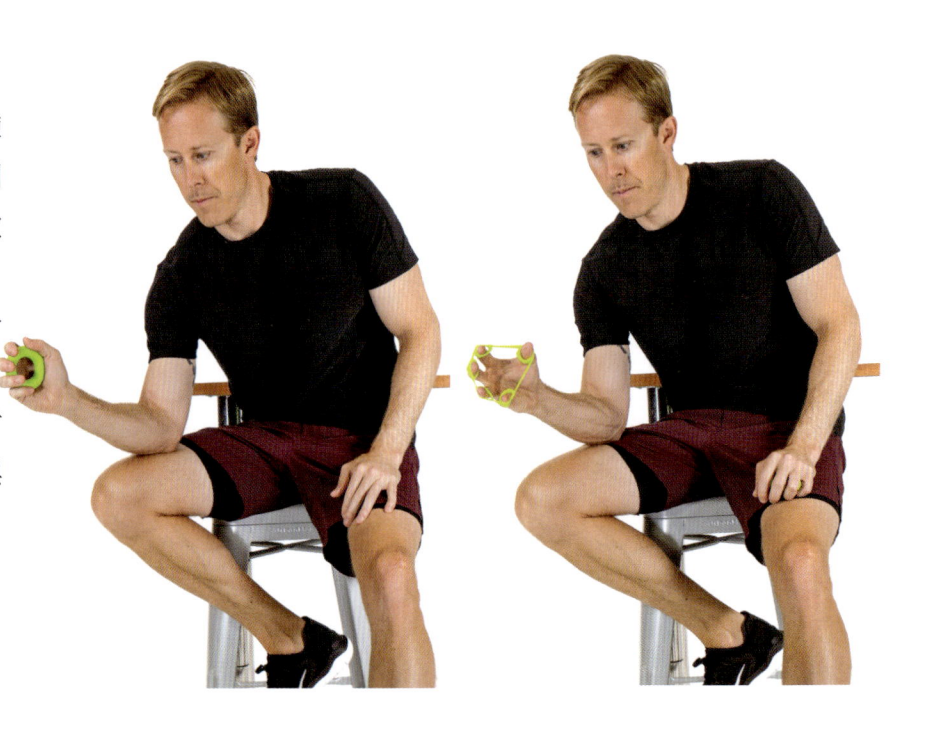

CHAPTER 13 | 復健運動的工具與設備

訓練跳箱

- 購買建議：兩個跳箱，高度分別15～20公分與40～45公分
- 替代物品：椅子、台階或任何穩固的有高度平台
- 用途：登階與下階

斜板

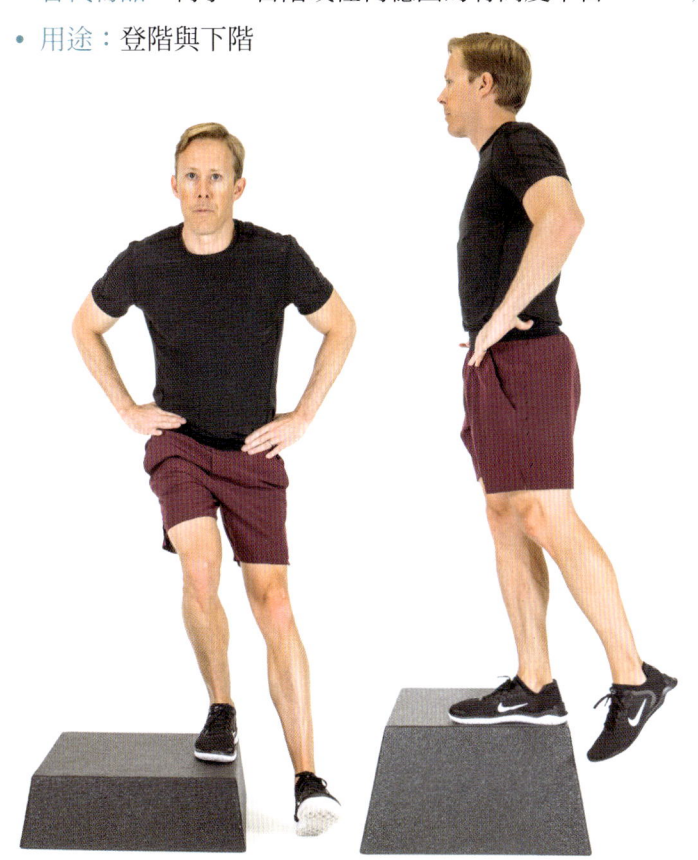

- 購買建議：可調整角度、表面防滑的斜板
- 替代物品：任何高度為7.5～15公分的平台
- 用途：伸展小腿肌肉與強化髕骨肌腱

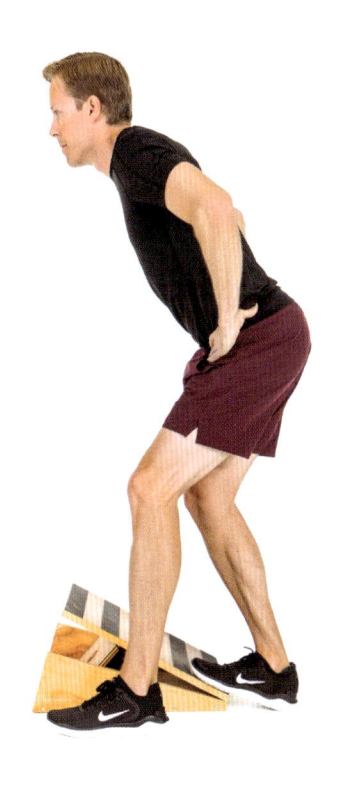

運動球

- 購買建議：足球、排球或籃球
- 替代物品：任何扎實且能夠抵抗內旋壓力的球
- 用途：內收橋式

瑜伽磚

- 購買建議：方形瑜伽磚，可選擇你喜歡的品牌和款式
- 用途：頸部軟組織鬆動術

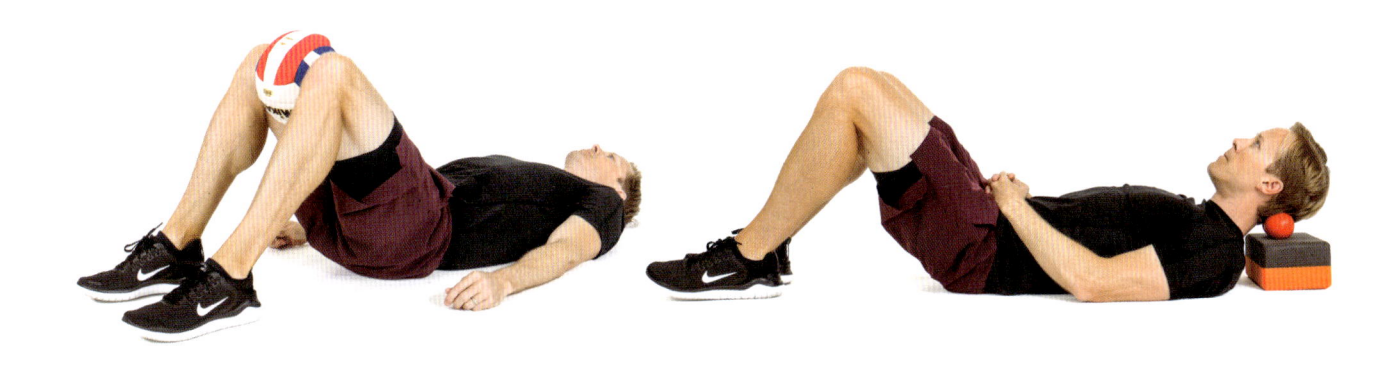

127

CHAPTER 14
輔助與替代療法
COMPLEMENTARY & ALTERNATIVE MEDICINE INTERVENTIONS

無論你是慢性疼痛患者、最近剛受傷,或是從事疼痛治療的專業人士,
你或許會想探索所有可用選項。

最有效的疼痛與傷害治療方法,不外乎是認知教育、分級動作與徒手治療。
但我知道你會想要更多能與本書復健方案搭配運用的療法。
輔助與替代療法眾多,包括烤箱三溫暖、冷凍治療、針灸與神經肌肉電刺激等,
這些療法可作為復健方案的輔助。

或許你的疼痛問題十分棘手,或是傳統治療對於你的傷害效果不佳,
又或者,你可能是那種願意在合理範圍內嘗試一切手段來加速恢復的人。
本書談及這些輔助與替代療法內容,就是為了給予你更多選擇。

我要特別說明的是，許多輔助與替代療法的療效僅獲得低至中等的證據支持，且研究未得出一致性結論。我們也許不知道它們為什麼有效，但許多治療似乎總能產生正面效果。我在臨床執業生涯裡經常被問到這些療法的問題，因此我不想在書中遺漏任何你可能感到好奇的事物。

此外，千萬別低估信念的力量，這種力量確實存在。你對於治療的看法至關重要。如果你相信某種療法有效果（無論有無證據支持），且它的侵入性質不高、沒有副作用，也不至於花太多錢，那我認為確實可以試試看。如果真的有幫助，那就太棒了！

我將綜合自己對於這些療法的認識與現行研究成果，介紹一些最熱門的輔助與替代療法。但你必須了解，我並不是這些領域的專家。其中部分療法（如針灸）需要多年專業教育養成。許多療法內容早已集結成冊出版。此外，這些療法的有效程度可能取決於你對於治療有多少信心。雖然部分療法獲得科學證據支持，但效果仍因不同個體與許多其他變數而有差異。

本章節的目標並不是說服你哪一種療法比較好，重點甚至不在於提供詳細的介紹，而是幫助你判斷各種療法的適用情況、何時可考慮使用，以及有哪些證據（如果有的話）支持其療效。

我將輔助與替代療法分成三類，並依照我認為合乎邏輯與易於理解的程度列出。你或你的治療師可能偏好某一種療法，或是對於排在後面或其他類別的療法有更好的體驗，這都不成問題。請根據自身狀況，選擇最適合的。會在本章節納入討論的輔助與替代療法，很有可能在某方面有可取之處。

請先嘗試這些療法

我建議先嘗試這些療法，是因為在我的病患身上可見成效、易於取得與價格便宜，且背後有一定的科學證據支持。

交叉轉移訓練

交叉轉移是一種獨特的現象：訓練一側肢體時，透過大腦與脊髓的神經連結產生轉移效果，使得未訓練的另一側肢體發生變化[1-5]。這種神奇的效果可用於減少受傷肢體或手術後的力量衰退程度。

對於受傷或疼痛患者（特別是急性期行動不便時），我通常會建議他們除了繼續鍛鍊全身外，還要訓練對側的肢體，因為這會影響目前無法使用的一側。假設你的右臂被打上石膏或固定於護具上，請繼續使用左臂來做彎舉、推舉、划船等動作，有助於減少無法移動一側的力量衰退幅度。

許多受傷的人會完全停止活動，這並不是理想的做法。而交叉轉移可以預先調整神經系統，做好準備讓傷側執行動作。神經系統會「通知」另一側，讓你對動作產生感覺，就能更容易徵召受傷肢體。

當然你也不會想要忽視傷側。目標是讓兩側都能做到同等重量。因此我鼓勵所有人以「兩側都訓練」的心態來進行復健。這樣做沒有任何壞處，而且可能會因為交叉轉移而帶來極大助益。無論你使用哪個復健方案、處於哪個復健階段，都可以利用未受傷一側來幫助傷側，這樣不僅能提升復健方案的整體效果，也有助於身心在復健過程中恢復。

心理意象

在復健中，意象練習通常指的是：在行動不便（如手術後）或實際動作會引發劇烈疼痛時，想像自己移動受傷或疼痛的身體區域。想像動作會啟動與實際運動類似的神經網路，在你無法活動時能夠有效地輔助復健。人類是視覺性動物，且根據研究顯示：心理意象練習能減少傷害引發的焦慮，並減緩因傷無法移動者的肌力衰退幅度。[6-11]

當你處於復健第一階段，你應該特別花點時間想像自己正在使用受傷或疼痛的肢體或關節，想像你在受傷前如何以各種不同方式使用這些部位，以觸發類似的心理迴路。這對於訓練也有幫助，想像如何以正常方式使用受傷部位，有助於加速復元。

舉例來說，若你右膝受傷、無法完全彎曲，光是坐著彎曲左膝數次，然後想像右膝也如此做，便能觸發促使該關節活動的神經肌肉迴路。這個做法結合了交叉轉移效果，創造出正面經驗，讓你更容易建立身心連結。

血流限制

血流限制的療法在復健領域日益受到歡迎，在患者處於急性疼痛期、無法對組織施加完整負荷時效果特別好。[12-16]前十字韌帶撕裂的患者剛開始股四頭肌強化訓練時，經常會使用這個方法。

血流限制主要是限制了靜脈血液流動，導致血液囤積在肢體。這種滯留效果會導致代謝產物堆積，令你可以減少運動負荷（無論是阻力訓練，或是動用該部位肌肉的有氧運動）卻能獲得相同的肌

力增長與肌肥大效果。在復元初期階段，你通常無法在訓練中負擔太多重量，所以這種做法非常美妙。

基本做法是將加壓帶繫在手臂或腿上，通常接近肢體頂端（例如腋下或大腿上方），藉此對遠端肢體發揮作用。對於肩旋轉肌群撕裂這類傷處比加壓帶位置高的傷害來說，血流限制或許沒用，但對於較低的傷害部位則能有所幫助。

比方說，若你剛動完前十字韌帶重建手術，醫生尚未允許你從事徒手深蹲運動，那麼在做簡單腿部伸展時，不妨嘗試繫上加壓帶，血液與代謝產物會在該運動區域堆積，便可以讓運動更具挑戰性。這有助於刺激肌肉生長與增加肌力，同時降低身體承受的機械壓力。此方法對於第一階段最有幫助，或是在第二階段尾聲也可能發揮絕佳效果（依診斷而定）。

請注意，繫帶的位置必須正確、壓力適中。如果阻斷動脈可能會造成危險。建議尋找經驗豐富的專業人士指導，向他們學習如何安全地進行血流限制。

熱療

一般認為，熱可以促進血液循環並減輕疼痛，進而加速復元。[17-20] 研究顯示：局部加熱（如使用熱敷墊）會啟動對熱高度敏感的鈣離子通道，進而抑制涉及傷害感受的周邊接受器，影響危險訊號從脊髓傳至大腦的傷害感受過程。[21,22] 其他熱源（如烤箱三溫暖）可能也有類似效果。

加熱也能使組織變得更有彈性。運動前充分熱身便是這個道理，增加組織溫度與彈性，有助於降低從事活動度與阻力訓練時的受傷風險。在復健計畫初期階段特別有益。

許多研究指出：使用烤箱能夠減少肌肉萎縮。[23-26] 這在急性期階段可以發揮用處，比方說剛開完刀且醫生認為沒有感染風險的時候。如果你無法從事阻力訓練，不妨使用烤箱延緩肌肉流失。

加熱也是控制發炎的策略之一。以狩獵與採集維生的人類祖先經常會面臨包括極端高溫在內的壓力，但身處現代生活的我們不常遇到這樣的考驗。讓自己暴露於高溫環境裡（無論是在熱瑜伽教室或烤箱），能夠施加適當壓力以啟動身體保護機制，據說這可以啟動與健康長壽有關的基因路徑，進而減低發炎反應。極端寒冷也有相同效果。降低發炎水平能改善多種健康因素，包括心血管健康在內。[27-30]

請記住，急性發炎是正常的免疫反應。比方說，扭傷腳踝會發生發炎反應、受傷區域會變熱，有助於復元。烤箱對於慢性發炎的效果更好。慢性發炎指的是免疫系統在急性期過後仍維持活躍並持續產生發炎反應，當急性發炎發展成慢性發炎時，就會出現一些與慢性發炎相關的疾病。這便是烤箱能夠改善長期慢性疼痛的原因。

本書把重點放在機械性與傷害性疼痛，但許多慢性疼痛疾病與慢性發炎脫不了關係。因此，如果烤箱或暴露於高溫能夠減緩疼痛，那就值得試試，即使不見成效也不會有壞處。事實上，這對健康有許多好處，特別是減緩肌肉萎縮與發炎，同時改善心血管健康。此外，這也不需要勞煩你特地活動筋骨，若你處於復健初期階段，正在把體能養回來，還是能從中得到好處。

如果你患有慢性疼痛或處於受傷初期階段，使用烤箱是多數人都能輕鬆執行的少數干預措施之一。此外，烤箱也能對未受傷的人帶來許多健康好處，且成本較低、風險較小（前提是你沒有開放性傷口且經過醫生許可）。

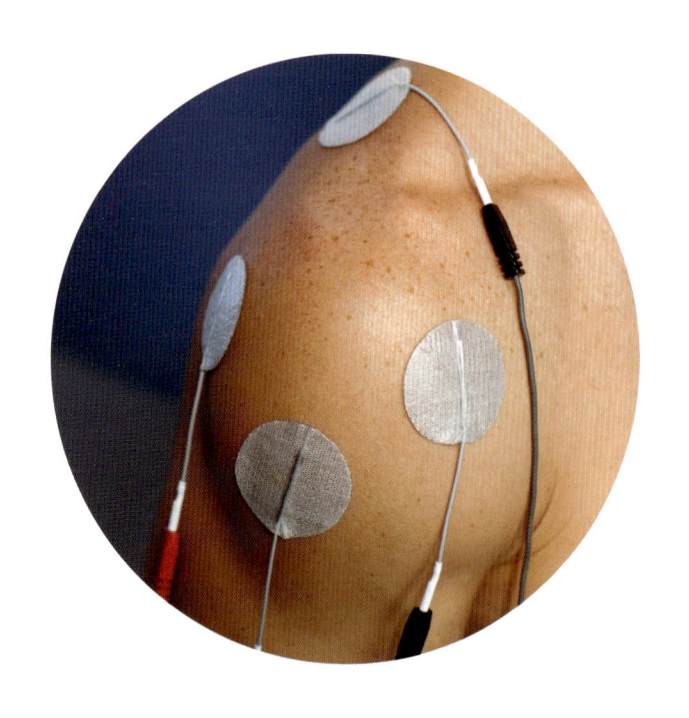

神經肌肉電刺激

神經肌肉電刺激又稱為「電刺激」，經常用於控制剛受傷引發的疼痛與腫脹。此療法利用機器將電流傳送到患部組織，以增強肌力並減輕疼痛。

用於治療急性疼痛與腫脹的電刺激裝置稱為「經皮神經電刺激器」。這種裝置能短暫緩解症狀，但長期來看效果並不好。[31-33]

電刺激器的使用方式是將電極貼片貼在皮膚上（通常是受傷區域附近），然後依照裝置說明書操作。此療法據說能暫時分散神經系統對於傷害感受的注意力，進而達到減輕疼痛效果。這種新的感官輸入由髓鞘神經元傳輸，髓鞘神經元的傳導速度比傷害感受器快。因此，電刺激止痛效果僅限於使用當下或之後最多15分鐘內。

但電刺激在強化肌力與神經肌肉徵召方面的效果不錯。研究顯示：與僅接受傳統物理治療相比，電刺激結合物理治療對於骨科開刀後的肌力增強效果更好。[34-36] 如果受傷令神經系統抑制股四頭肌運作，導致你難以徵召這些肌肉做出動作，在這種情況下，電刺激就像是外部大腦。如果你自己的大腦叫不動這些肌肉，不妨使用機器傳送特定電流來協助啟動股四頭肌。

我們通常會使用蘇聯波或高壓電流來增強肌力，調高電流強度，直到患者肌肉自行收縮。接著再讓患者做一些運動，利用電刺激啟動時活動肌肉，達到類似於交叉訓練的效果。這等於是「駭」進神經系統以改善啟動與徵召，進而在復健過程取得更大進步。

不論是止痛或增強肌力，單只使用電刺激無法解決問題。但嘗試一下也沒有什麼壞處，為了術後強化與改善神經肌肉徵召的話，特別值得嘗試。

壓縮服飾

儘管壓縮服飾這個主題需要更多研究探討，但目前大部分報告聚焦於劇烈運動後的效果，發現壓縮服飾能夠減少我們對於延遲性肌肉痠痛的嚴重程度的感知。[37-39] 有些研究甚至指出：在劇烈運動後，壓縮衣可以加速功能性肌肉恢復（以爆發力與最大力量輸出為測量標準），並降低肌酸激酶（肌肉分解的產物）的濃度。原因可能是這些衣褲有助於靜脈回流，能協助將血液推回心臟，而非囤積於組織。漸進式壓力服飾的效果更好，因為它在遠端會施加更大壓力並將近端血液推回心臟。

在這裡必須說明一下，這些研究大部分使用的是高科技壓縮系統，也就是充滿空氣的昂貴裝置（通常在物理治療所或運動中心可看到）。壓縮服飾也有等級差別。這些研究也檢視了受試者在劇烈運動後肌肉痠痛與恢復的影響。

在傷害處置與疼痛復健方面，壓縮的成效甚佳。大部分骨科醫療人員會建議人們在遭受創傷後抬高受傷部位並加壓。[40] 在受傷急性階段，加壓被認為有助於減少腫脹與恢復動作。我們經常使用的ACE彈性繃帶便是絕佳例證。另一個範例是大家受傷後經常會使用的壓縮袖套，它能夠改善循

環、本體感覺與關節穩定度。如果你扭傷腳踝或膝蓋，甚至是半月板受到刺激或關節炎急性發作等，在任何出現腫脹的情況，加壓似乎都能發揮效果，協助將體液推出受傷部位並改善關節活動度。

如何包紮也是一門學問。一般來說，一開始要緊一點。以扭傷腳踝為例，應該從靠近腳趾的地方開始包紮，此處應該纏緊一點，然後越往上方腳踝處越鬆，目的是讓體液經由靜脈回流到心臟。

請記住，加壓部位下方不應該變色、瘀青或發紅。如果出現這些情況，可能是一開始綁太緊了。在受傷後，或許你會想要長時間穿戴壓縮服飾，如果不會太緊，其實是非常安全的。按壓皮膚後，皮膚顏色應該會變淺，然後血液回流。如果你看到皮膚變色，可能是血流遭到堵塞，這意味著太緊、不適合長時間使用。

如果擔心做錯，也可以購買漸進式壓力的襪子或袖套。但請記得：繃帶更容易控制加壓程度，能依照不同時期施加強力、中等或輕微壓力。此外，多數壓縮袖套的支撐度不足以穩定關節。如果你的韌帶損傷，光靠壓縮袖套無法將骨頭固定在一起。這正因如此，我們必須執行復健方案裡的強化運動，因為肌肉就是我們身體內部的穩定器！

針灸與乾針

針灸源自於傳統中醫，需要使用針，比起其他輔助與替代療法更具侵入性，因此使得部分人望而卻步，但也有人認為這樣反而更有效果。

針灸與乾針有許多相似處，但針灸是一種東方醫學技術，依據經絡與能量（而非肌肉與神經結構）來決定下針位置。這也意味著若從科學研究角度來看，針灸的爭議性較大。

舉例來說，有研究顯示：實際下針與模擬下針產生的效果類似。[41-43] 但依然有人認為針灸對他們有所幫助。也有一些研究指出，在治療下背痛、頸痛、膝關節炎與某些類型頭痛方面，針灸可作為物理治療的絕佳輔助。[44-46] 我的觀點依然沒變：如果副作用機率不高且費用不貴，那或許可以試試看。

乾針與針灸基本上沒有兩樣，差別僅在於實施方法的理念不同。乾針鎖定特定部位且刺得更深，主要用於肌肉治療。針會插入肌腹、附近筋膜與靠近神經的位置，以治療肌肉骨骼疼痛並改善功能。有些研究指出：乾針效果並未優於假裝進行治療，因此不該被視為首選療法；但也有研究發現相反結果，認為乾針效果優於假治療。[47-49]

接下來可以考慮這些療法

這些療法較少科學研究支持、價格通常較高，且僅偶爾有效（很可能是安慰劑效應）。

貼紮

在復健領域，貼布主要用於強化關節穩定、減輕疼痛，以及作為觸覺提示以維持特定姿勢（如坐直）。

雖然用貼布治療各種疼痛的做法仍具爭議，但皮膚是擁有數百萬神經末梢的器官，因此許多療法都涉及觸碰皮膚以改變疼痛體驗。貼布能為皮膚提供感官反饋（可能可以改變疼痛），並引進新的感官訊號來改變運動反應。[50]與穿著壓縮袖套等其他輔助與替代療法相同，心理層面也是我們需要考慮的重要因素。有些人貼紮後感覺更有安全感，事實上效果可能大多是安慰劑效應所致。[51]

另外值得一提的是，貼布的種類五花八門。雷可貼布是一款強力貼布，可用於膝蓋骨上緩解髕骨股骨疼痛，用法是把髕骨推到一個稍微不同的位置並用貼布固定，有科學證據顯示，這樣貼紮能幫助部分人減輕疼痛。[52]另外還有肌內效貼布，這類彈性貼布的效果（觸覺回饋）效果更佳，類似於姿勢矯正貼布。

貼布似乎真的能幫助某些人調整姿勢。你可以請人們坐直，然後沿著他們背部貼上兩條貼布。每當他們駝背或做出先前曾引發疼痛的位置時，貼布便會拉扯皮膚。貼布不會把人固定成特定動作，他們依然可以做出不佳姿勢，但貼布造成的感官回饋可作為提示。

輔助器具軟組織鬆動術

輔助器具軟組織鬆動術（IASTM）源自於傳統中醫，使用專門設計的工具來治療筋膜受限問題（如疤痕組織與沾黏等），目的是減輕疼痛、改善動作範圍與提升整體功能。相關證據正在持續累積，但已有部分研究指出：IASTM或許有助於改善短期關節動作範圍。[53-55]

手術後若留下大面積疤痕，IASTM能透過在疤痕附近刮擦來協助治療疼痛。要注意的是，這種療法無法像深層組織按摩那樣深入。IASTM僅是表面刮擦，運作原理在於清除下方的沾黏，好讓皮膚能更順暢地與筋膜及其他組織「滑動」。儘管目前沒有太多科學證據支持IASTM宣稱的療效，但其價格相對便宜，且不太可能造成嚴重損害。有些足底筋膜炎患者表示它確實有用。而且推壓痠痛部位確實非常舒服。

如果其他療法無法緩解疼痛，而且你感覺自己已嘗試一切都沒有改善，那不妨試試看IASTM。但別忘了，請視其為實驗，每次僅增加一個新變數，看看是否造成改變。

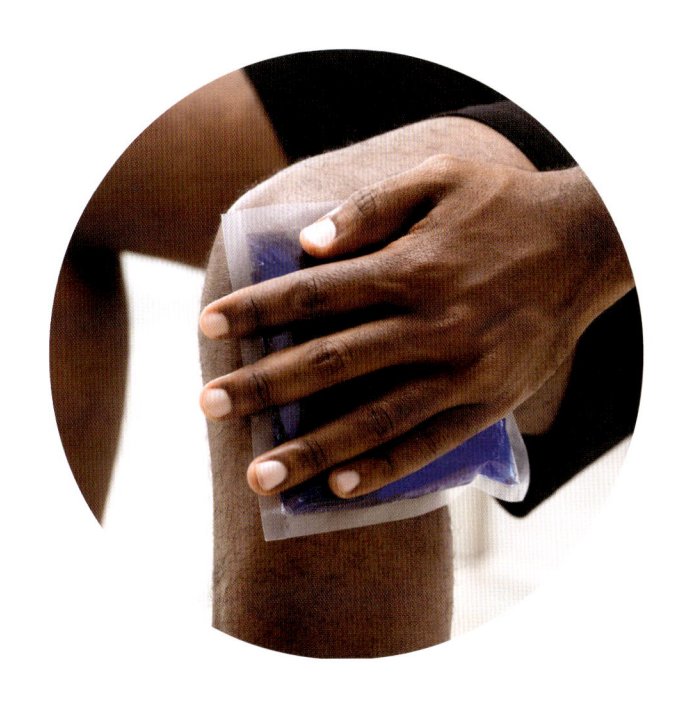

冰敷

冰敷過去是治療傷害的常見做法，但如今不再受到推薦，原因是新的研究顯示：冰敷會減弱復元時的發炎階段，且可能使患者功能恢復的速度變慢。冰敷患部會減緩巨噬細胞等免疫細胞浸潤（細胞進入組織）的速度，這些細胞負責清理受損組織並啟動癒合反應。[56,57]

輕微的軟組織損傷（如一級損傷）或許最不適合冰敷。至於較嚴重的拉傷與撕裂（二級與三級損傷）以及剛開完刀時，冰敷或許有助於控制腫脹與減輕疼痛。事實上，數項研究指出：在前十字韌帶重建手術後實施冰敷能夠顯著減少膝蓋疼痛的次數與止痛藥的用量。[58,59] 其他研究則顯示：肌肉損傷後使用冰敷來減緩發炎反應，有助於減少次發性傷害。[60]

老實說，我自己已經很久沒冰敷了。如果我受傷，我通常會讓受傷部位休息個幾天，然後慢慢地增加活動量，但這只是我個人偏好。話雖如此，光靠幾篇新報告就完全摒棄冰敷，可能不是最合適的做法。大量研究指出：冰敷確實能減緩疼痛，且有助於防止過度腫脹與其衍生問題。[61]

與其他療法相同，冰敷的使用方式眾多。如果是一級損傷，你或許不需要冰敷，任其發炎或許才是最合適也有助益的做法。但如果損傷屬於三級程度（如韌帶撕裂），冰敷幾天可能有助於防止發炎過度。

冷水浸泡與冷凍療法

許多人認為全身冷凍療法比局部冰敷更有效，不論是減輕全身性發炎、腫脹與疼痛，或是促進身體恢復方面都是如此。以運用極冷乾燥空氣的全身冷凍療法為題材的研究較少，部分原因是這項技術還很新。冷水浸泡則有較多研究支持，特別是在運動後的恢復與用作減輕疲勞痠痛的策略方面。[62]

在這些研究裡，受試者先從事激烈運動，然後分別接受全身冷凍療法或冷水浸泡。比較兩者結果後發現：冷水浸泡的效果較好，受試者的疲勞與痠痛感降低，發炎指標也較低。[62-64]

對於關節炎之類的狀況，全身冷凍療法的效果通常不如傳統復健動作（如強化運動與伸展）。但我治療過的骨性關節炎患者表示，冷凍療法對他們有用，且與許多替代療法相同的是，它的好處可能不僅在傷痛範圍，有些人甚至聲稱此療法可以治療憂鬱，因為它能對神經系統帶來衝擊。

這類療法相對容易取得，且成本不高，因此或許值得一試。但請記住：復元速度可能無法顯著加快，或無法永久性地消除疼痛。

藥物

許多不同藥物都有助於治療傷害，其中許多是非處方藥。但請記住一點：這些藥物幾乎都有副作用，因此我建議使用前先諮詢醫生。

我說的非處方藥通常是止痛藥或抗發炎藥。布洛芬便是最常見的抗發炎藥物之一，它在減緩疼痛相關症狀方面效果絕佳。多數人知道的布洛芬劑量是一顆200毫克，醫生通常開立三顆或更強效劑型（每顆含600毫克）。

泰諾是另一款熱門的止痛藥，許多人誤以為它兼具抗發炎效果，但事實上，它僅能協助緩解疼痛而已。另外還有強度較高的處方藥，例如肌肉鬆弛劑。有些人因特定狀況需用到肌肉鬆弛劑，但這些藥物必須由醫生開立。

在肌肉骨骼領域裡，最常使用的藥物是非類固醇抗發炎藥，包括布洛芬與萘普生等。當我在治療策略裡中提到「藥物」時，通常指的是非類固醇抗發炎藥。

有些特定的抗發炎藥物在某些情況下似乎非常有效。比方說，扭傷背部、坐骨神經痛一路延伸到腿部，或是你走了整天的路，超過平日活動量，導致足底筋膜或跟腱受到刺激……在這些情況下，適量使用布洛芬可能是合適做法。

但復健過程會盡量避免使用這些藥物，因為即便是最溫和的抗發炎藥物，長期使用的話也會產生副作用。舉例來說，布洛芬可能導致睪固酮水平降低、影響癒合速度，並造成胃部不適。[65-69] 抗發炎藥物不適合長期服用，但如果你必須使用它們來緩解症狀，那也沒有太大問題，但務必確認自己僅在急性期暫時使用這些藥物，目的是管理早期疼痛與發炎，好讓自己能開始從事第一階段運動。

但我想再次強調，最重要的是：服用任何藥物前請先諮詢醫生。市面上的藥物種類眾多，即便是非處方藥或營養補充劑，也可能產生難以預料的效果。

與本章節其他療法相同，我在做的僅是列出治療策略裡常見的選項（無論是醫生指導或自行操作），但我無法告訴你，服用藥物對你來說是否合適。我建議從事復健運動（除非它們導致問題惡化或出現危險徵兆。若真是如此，必須立即尋求醫療協助），因為這是傷後復元與緩解疼痛的最佳方法。我的意思是，在醫生的照護下，藥物可能是治療策略的一部分。凡事請先諮詢醫生。

類固醇注射

你可能聽過「可體松注射」、「皮質類固醇注射」等名詞，這些都屬於類固醇注射範疇。醫生（通常是骨科醫生或麻醉科醫師等疼痛醫學專家）在患者局部區域注射類固醇，以減輕疼痛與發炎。在某些復元階段與特定狀況下使用類固醇，確實獲得了強而有力的證據支持。

冰凍肩就是絕佳範例，如果早期發現（第一階段急性期），研究顯示：注射可體松有助於防範冰凍肩進展到後期階段或變得更嚴重。[70] 至於其他問題，建議你在尋求注射治療前，先進行6～8週的物理治療。

比方說，若你的半月板或肩旋轉肌群撕裂，且疼痛可能與發炎有關，進行6～8週物理治療後，情況如果沒有明顯改善，那注射類固醇或許是醫療處置首選，勝過手術治療。

類固醇注射的問題之一是，效果持續時間存在極大差異，這可能與注射次數與受傷類型有關。對於某些人來說，問題可能不再出現；但有些人的症狀可能僅緩解一、兩週時間。

類固醇注射就像是纏繃帶，雖然有助於緩解症狀，但若是問題持續惡化，傷害不會痊癒，發炎只會再次發生。但對許多人來說，注射類固醇可以降低發炎程度，讓他們得以持續物理治療、執行活動

度與肌力訓練並調整行為——也就是做該做的一切措施，好讓組織症狀緩解下來，進而開始重建工作。

類固醇注射是名副其實的輔助治療，因為它可以在治療期間或治療幾週後進行。如果患部依然疼痛（情況有改善但不夠），那你可以嘗試一次可體松注射，看看是否足以緩解疼痛，讓你能夠跨越這道障礙進入真正重建的階段。

但要是注射可體松後疼痛再次發作，那該如何是好呢？考量到第一次注射有效，那是否要試著改善部分加重因素，然後再進行第二次注射，看看是否奏效？該進行多少次這樣的治療循環之後，才能把動手術視為更有效的做法？

你絕對不會想要注射太多次類固醇，因為這樣可能導致結締組織變得脆弱，嚴重的話甚至可能導致肌腱撕裂。[71,72] 如果你的傷害類型適合這類治療，建議你注射一次看看。是否進行第二次注射，取決於首次注射效果持續多久。若首次注射的效用僅維持一週，那就沒有必要進行第二次。事實上，許多醫療專家不會准許短時間內再次施打類固醇，而基於副作用考量，多數骨科醫生一年內最多允許三次。有些運動員希望透過注射類固醇重返賽場，但這可能對於結締組織帶來風險，我並不建議這種做法。

因此，如果你已打過一次類固醇，且有效緩解症狀三個月，但之後疼痛再次發作，在這種情況下或許可考慮第二次注射。然而，你必須根據自己對於首次注射的反應來做判斷，且務必要諮詢醫生。

震波治療

震波是類似於超音波但能量更高的聲波。部分研究顯示：震波的能量約是超音波的一千倍。[73] 將這些聲波導入肌肉骨骼組織，據說能引發微創傷並刺激癒合反應。

我們無法斷言震波治療能否促進癒合，但大概能減輕疼痛，且已用於治療足底筋膜炎、網球肘、阿基里斯腱與髕骨肌腱病變、肌腱鈣化沉積與骨骼損傷。許多研究支持使用震波治療，但對於包含網球肘在內的疼痛狀況，也有其他研究顯示震波療法的效果並未高於安慰劑。[73-77]

高濃度血小板血漿注射療法（PRP增生治療）

高濃度血小板血漿注射療法（又稱PRP增生治療）指的是，醫生先抽取患者的血液，從中提取血小板（即凝血細胞，這些細胞涉及生長與癒合），接著將這些高濃度血小板血漿注射到患部，理論上對於減緩疼痛並促進組織再生有益。

PRP增生治療據說有助於治療多種病症，包括網球肘（肱骨外上髁炎）、肩旋轉肌群撕裂、阿基里斯腱損傷與膝關節炎。[78-80] 然而，如果此療法真如廣告宣稱那般有效，我們應該會聽到更多人宣揚他們接受治療的經歷。事實上，支持此療法的證據有限。

但PRP的效果有可能優於我們的預期，特別是對於傳統復健反應不佳、難以治癒的損傷。我認識幾位篤信PRP療效的醫生，但由於執行流程的紀錄不夠詳盡，導致研究人員難以重現相關研究。[81]

我的結論是，PRP可能對於一些難纏的病症有所幫助。與直接動手術相比，我自己絕對會先嘗試PRP。若你已持續執行8～12週復健但效果有限，僅剩下手術的選項，那不妨先試試看PRP與幹細

胞療法（稍後會談及），這兩者侵入性較低且可能緩解疼痛。但請記住一點：目前並沒有確切證據顯示PRP能夠加速傷害恢復。

護具

護具的用途很明確，但使用不當可能帶來問題。有些人習慣穿戴護具來減輕或預防疼痛，結果反而導致肌肉萎縮與功能退化，原因是肌肉肌腱系統（我們天生的支撐系統）久未接受挑戰。肌肉、肌腱與韌帶就是與生俱來的護具，多數時候你不應該使用外部護具，即使真的需要，也僅能暫時使用。

如果你過度依賴護具（包括護腰、護肘、護膝、髕骨帶，或堅固的金屬膝蓋支架），可能會導致部分神經肌肉系統退化。若是在手術後暫時使用、受傷後立即使用，或是從事某些受傷機率較高的活動時使用，那尚可接受。但大多數時刻，你應該將重點放在增強身體系統的能力，就可以減少對外部護具的依賴。本書提供的復健方案能幫助你強化組織，不再需要仰賴外部護具來維持穩定或控制。

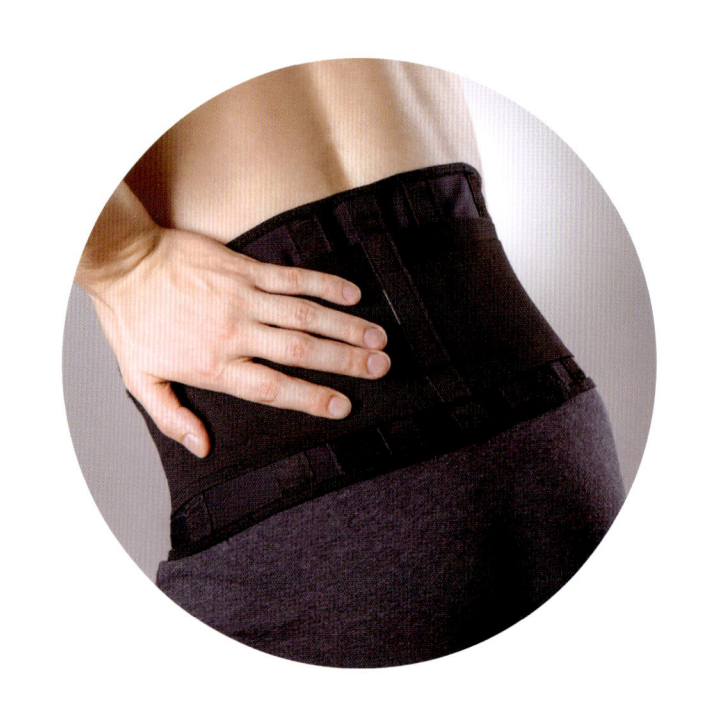

最後再考慮這些療法

接下來要介紹的療法若不是臨床效果不佳，就是迄今科學研究證據仍數量有限，此外，有些療法成本昂貴且難以取得。

幹細胞療法

幹細胞是一種特殊細胞，能夠轉化為其他細胞類型，如骨頭、肌肉或神經細胞。研究人員與臨床醫師希望利用幹細胞的這種能力，來再生與修復受傷或病變組織。在骨科損傷方面，幹細胞治療首先會使用針筒從骨盆抽取骨髓，從中收集幹細胞，並注射到受傷部位。此療法可用於各種關節與組織，包括肩膀、膝蓋、髖部、肌肉、韌帶與骨頭等。

我知道有些醫師畢生致力於再生醫學研究，深信幹細胞療法能有效治療部分疾病。但從科學研究角度來看，報告通常指出「大致安全。通常能產生正面效果，但目前研究品質不佳。」[82,83]

最大問題在於，許多研究並未加入假裝有進行治療的對照組。如果沒有對照組，就無法證明任何事。這就是疼痛研究最麻煩的地方：如果患者認為自己正在接受有效治療，他們的病況就會改善。最棒的研究都會納入對照組，這樣才能提供絕佳證據。

在美國，大部分幹細胞療法都是注射從成人脂肪、骨髓、肌肉或其他組織抽取的間質幹細胞。提取這些細胞的過程可能非常痛苦，特別是從骨髓抽取時。幹細胞靜脈注射療法是另一種選項，但截至2023年為止，此療法僅在美國以外地區提供。

幹細胞療法值得一試嗎？或許吧。你總會聽到

有些人宣稱它真的有效，或甚至消除了疼痛。或許真的有某個團隊掌握了絕佳的執行方法或非常有效的濃度，但目前尚未有足夠研究歸納出理想的準備與操作方法。

胜肽療法

胜肽療法比幹細胞治療更具爭議性，大部分研究仍是在老鼠身上進行。而當你購買胜肽時，標籤上通常寫著「不適合人類使用」。然而，目前已有大量以老鼠為對象的研究，特別是關於胃與消化系統。

基本上，此療法會從胃裡的保護性蛋白提取出胜肽鏈，然後注射到人體內。在老鼠身上實施胜肽療法，似乎有助於改善腸道大腦軸以幫助恢復與生成新血管，並解決許多腸胃道問題。部分老鼠研究顯示，胜肽療法也會促進韌帶與肌腱再生及癒合，稱為「BPC-157」的胜肽特別可能具備此效果。[84-86]

胜肽療法極具爭議性，是因為胜肽有數千種，且任何人都可以製造。一旦開始玩弄生物開關與人體機制時，誰也無法預測接下來會發生什麼事。這是嶄新的研究領域，而美國食品藥物管理局短期內不太可能批准胜肽，因為它們不具備專利性。任何人都可以進行胜肽療法，導致產出了一些不太可靠的結果。

即便如此，許多再生醫學領域的醫師依然會在處方中開立調劑藥局（這些藥物實驗室能夠對化合物的純度進行測試）所配置的胜肽，很多人也願意接受潛在風險。

如果測試方法改進並開始進行人體研究，胜肽療法有可能成為再生醫學的未來希望。但我們目前還無法確定。

超音波

超音波具有所謂的「壓電效應」，超音波探頭裡的晶體振動，會產生音波導入組織。超音波顯然效果絕佳，因此廣泛用於醫學影像。超音波不僅能檢測懷孕狀況，也常用於肌肉骨骼醫學領域，讓你看見特定損傷的情況，而不必進行核磁共振。

有些醫生在臨床實務上會使用超音波來協助減輕疼痛。一般認為，根據使用頻率不同，超音波可以深層加熱組織。機器可設置兩種不同頻率，而此設定決定了音波穿透組織的深度。

但在與假裝進行超音波療法比較的測試裡，實際進行超音波治療的分數與對照組通常差不多，這意味著此療法並非獲得證據支持，任何好處都可能是源自於安慰劑效應。[87-92]

拔罐

我必須坦承，我自己並沒有試過拔罐。它主要用於緩解肌肉與筋膜問題。許多高品質研究（具備隨機、安慰劑對照的試驗）顯示：拔罐與假拔罐的效果差不多，顯示安慰劑效應在過程中發揮重要作用。[93,94]

簡單來說，拔罐是一種從業人員以罐子將皮膚吸附起來的技術。拔罐的吸力來自於加熱或真空抽氣。一般認為，拔罐有助於緩解疼痛、降低發炎、促進血液流動與放鬆身體。這種古老技術可以使用不同種類的拔罐杯與乾濕方式進行。

為了進一步解釋拔罐的運作原理，讓我舉一個實際案例。我有一位患者從自行車上摔落，導致手腕骨折，接受了內固定修復手術（用植入物固定斷骨）。與許多關節受傷的人一樣，她的動作範圍很難恢復，在手術八週後，手腕活動度僅恢復到平常的一半。

當她第一次嘗試拔罐，從業人員將針頭插入她的關節囊，然後進行拔罐。移除拔罐杯時，一小團

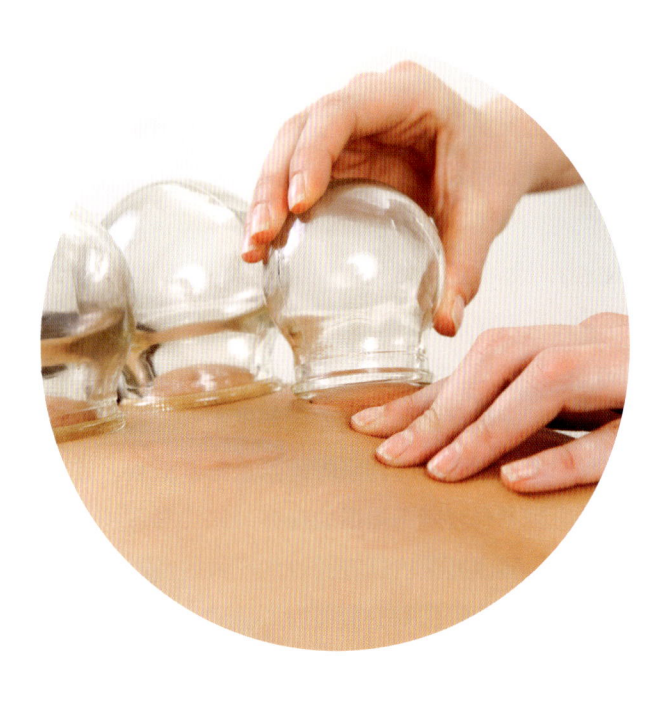

血被帶了出來，他將血擦掉並聲稱發炎已消除。她的手腕上留下明顯的圓形印痕。

從疼痛科學的角度來看，拔罐並未獲得許多研究支持，但許多人相信它有助於緩解疼痛。

與許多其他療法一樣，拔罐可能對皮膚及深層組織產生作用，這些部位擁有大量會影響疼痛的自由神經末梢與感受器——而疼痛感受非常主觀。關於拔罐的研究並不常見，但許多疼痛科學界人士認為它的效果可能僅是安慰劑效應。

然而，有趣的是，我舉的這個例子與疼痛無關，而是關乎活動度，患者拔罐後動作範圍明顯獲得改善，她的手腕屈曲與伸展增加了10度。這僅是單一個案，但我認為對於術後活動度受限的人而言，拔罐可能是值得研究的干預措施。

結論是，如果你想把拔罐加入日常復健行程裡，當然可以。拔罐可能僅影響皮膚裡的感覺接受器，但如果有達到功效，對你來說就是有用。

高壓氧治療

高壓氧治療是讓你在壓力艙內呼吸100％的純氧，這會提高血氧濃度（飽和度）。高壓氧在治療傷害方面已有大量研究，包括燒傷、中風與創傷性腦損傷等神經系統傷害，以及其他重大組織損傷。[95-98] 對於肌肉骨骼系統方面，高壓氧治療已應用於周邊神經傷害、運動引發的肌肉損傷與其他各式傷害，如腳踝扭傷與膝內側副韌帶撕裂。這些研究的結果不一，有些報告顯示正面效果，部分則指出高壓氧治療與假裝進行治療兩者的效果沒有顯著差異。[99-102]

高壓氧治療背後的理論非常有道理：之所以有效，是因為血液流動對於癒合至關重要。輸送養分是重要因素之一，還有另一個重點是運送到組織與細胞的氧氣量，而這正是高壓氧治療發揮作用之處。

細胞十分依賴氧氣，若長時間無法獲得氧氣，缺氧會導致細胞死亡。因此，增加氧氣能幫助組織維持有氧狀態，勢必有益於整體健康。

然而，在大多數情況下，你必須持續進行長時間的高壓氧治療才能從中獲益。而且目前尚不清楚，高壓氧治療能否大幅改善肌肉骨骼受傷後的恢復速度。此外，你必須跑一趟設有高壓氧艙的治療中心，這樣不僅耗費時間，價格也絕對不便宜。

謹慎嘗試

有些人會想要嘗試所有療法，以判斷哪些有效。此法與一次僅試一種相比，哪一種方式比較好？我的答案是：視情況而定。

輔助與替代療法的一大優點是，通常可以整合到復健計畫裡，而不至於影響原本的運動方案。居家治療更是如此，包括交叉轉移訓練、心理意象、冰敷與穿戴壓縮服飾等。但無論選擇什麼療法，最重要的是持續遵循復健方案，因為這是我們已知有效的治療與干預措施。

你不妨將復健策略看成是擺脫疼痛與加速復元的實驗。與其他實驗相同，如果增加太多變數，就無法知道是什麼因素產生效果。若無法知道哪種療法最具效果，當疼痛復發時，你便難以自行管理疼痛。此外，治療有時會導致疼痛加劇，若在疼痛來襲前嘗試了太多種療法，就很難確定是什麼因素導致疼痛惡化。

基本準則是，對於仰賴外人幫助的療法（如乾針、冷凍治療、PRP增生療法），一次僅使用一種干預手段，並須追蹤症狀。如此一來，你就能知道哪種治療對你來說最有效，或者相反，是引發疼痛的元兇。但你也可將那些容易取得與自行操作的輔助及替代療法結合起來使用。

舉例來說，若你正處於第一階段急性發炎期，腳踝扭傷並嚴重腫脹，於是計畫先休息一下，然後做必要動作來協助復元。但你也讀到電刺激與穿著壓縮服飾有助於消腫的資訊，因此想嘗試一下這些方法。此外，你擁有充足時間可運用，於是決定進行一些交叉轉移訓練與心理意象練習……這一切都沒有問題，這些干預措施不會帶來傷害，甚至可能協助緩解疼痛並加速復元。

但請記住一點：多數肌肉骨骼問題會隨著時間與活動有所改善。千萬不要認為，僅遵循復健方案而不做輔助治療的話會減緩癒合速度。實情是，即便不做這些輔助與替代療法，你的身體也會康復。

結論：簡單的輔助療法，應對複雜的疼痛

先前的描述聽起來好像我在否定許多輔助與替代療法，但這並不是我的本意。我認為，任何能派上用場且沒有害處的事物都值得一試，即便目前欠缺臨床證據支持也一樣。我只是希望，你在嘗試某些療法前，能夠掌握所有事實。

再次強調，信念在疼痛治療裡扮演重要角色。如果你喜歡做某件事，而它對你有幫助且不會帶來傷害的風險，那就繼續做吧。但請記住，重點應該要放在復健方案，不要一下子加入太多輔助與替代療法。與復健方案相同，我建議你在實施任何輔助與替代療法前（特別是在創傷或手術後），先諮詢一下專家意見。

CHAPTER 15

頭部與頸部復健方案
HEAD & NECK PROTOCOLS

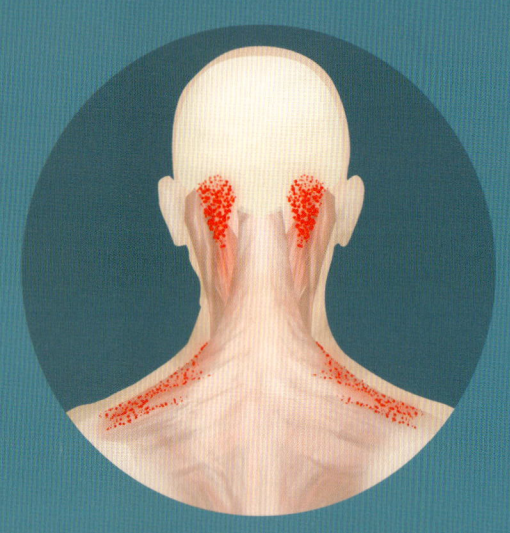

頸痛
(p.143)

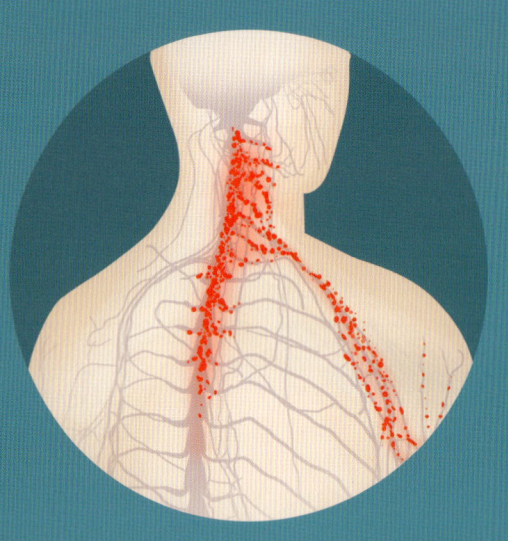

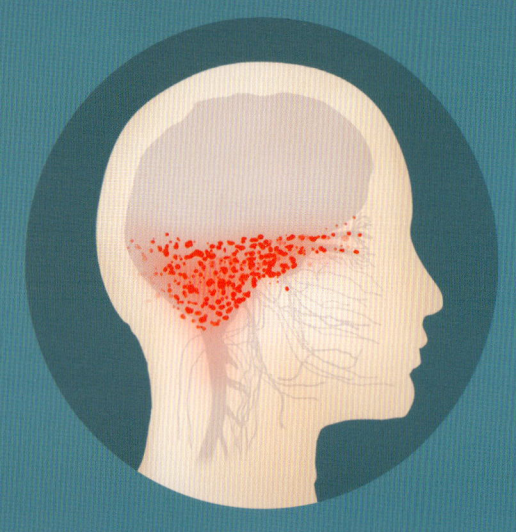

神經痛
(p.157)

頭痛
(p.168)

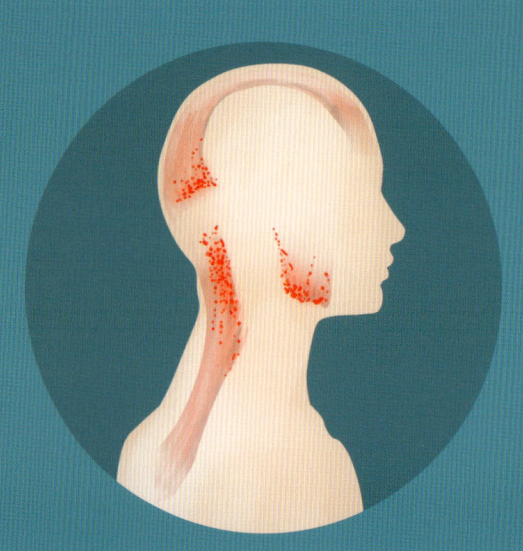

下顎痛
(p.176)

頸痛

此方案用於治療：

- 一般頸痛與僵緊（後頸與側面）
- 頸部拉傷與扭傷（頸部揮鞭症狀）
- 頸椎退化性病變（關節炎）

一般（非特異性）頸痛

概述：約22%～70%的人一生中會經歷過頸部疼痛。[1] 多數情況無法確定導致傷害性疼痛的具體來源（如椎間盤、肌肉或關節等）。醫療與復健專家以**非特異性**一詞來描述一般性疼痛當中確實存在症狀但卻無法找出明顯致痛原因的類型。逾三分之一的非特異性頸痛患者在一年後症狀仍持續或反覆發作，有些人甚至演變為慢性疼痛。[2,3]

徵象與症狀：非特異性頸痛通常是頸部兩側或後頸、肩膀或上背出現痠痛或隱隱作痛，但症狀的位置可能不太一樣。某些動作可能引發劇痛並限制動作範圍。

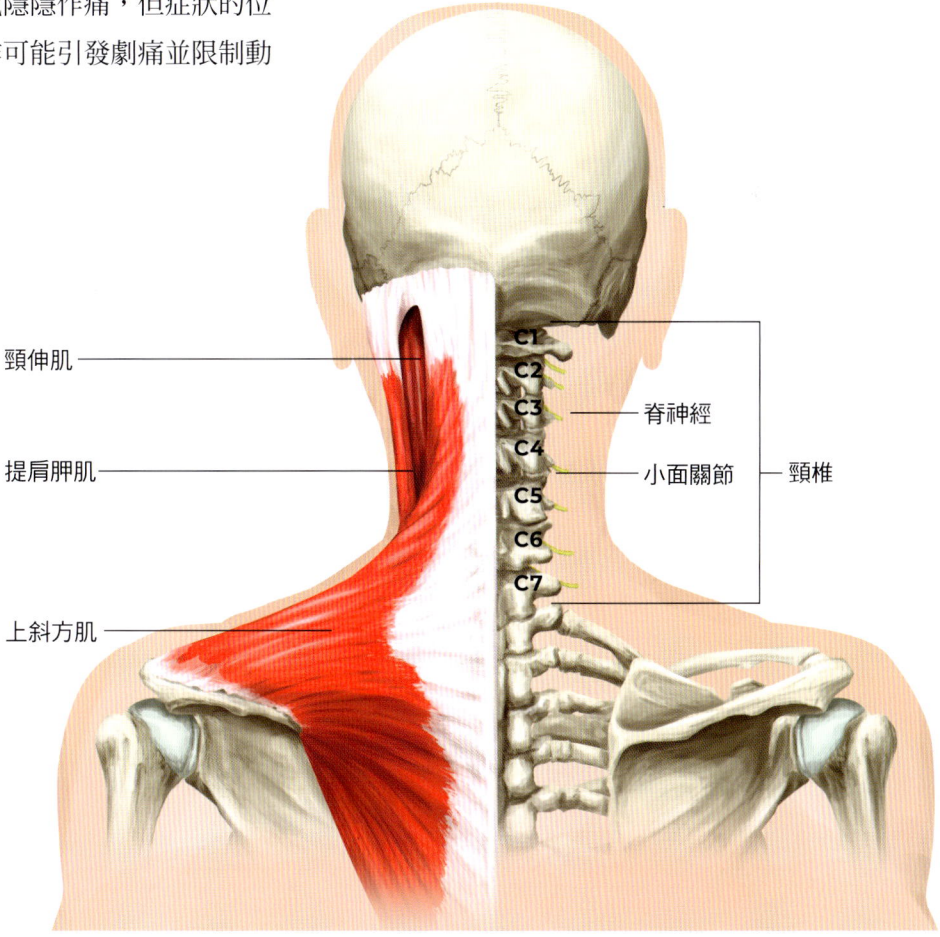

加重因素：非特異性頸痛通常與傷害（如拉傷與椎間盤突出）無關。比較可能是其他因素造成影響，包括壓力、睡眠與日常活動水平[4]，因此你要留意的不僅是那些導致疼痛加劇的動作與姿勢，也要注意那些不太明顯但確實會影響疼痛的因素（詳見第4章）。

預後：多數頸痛在開始復健（包括按摩、活動度運動與逐步強化訓練）後的 4～6 週內會有所改善。若放任不管（不進行復健或不調整加重因素），疼痛可能持續更長時間。

治療策略：治療非特異性頸痛（無論是急性或慢性）的復健計畫涵蓋被動策略（自行操作的軟組織與關節鬆動術）、活動度運動、感覺運動控制與阻力訓練。

1 在第一階段，你從軟組織鬆動術開始做。這些鬆動術可以減輕控制、支撐與連接頸部的肌肉的疼痛與張力，包括頸伸肌、上斜方肌、提肩胛肌、菱形肌與胸椎。

2 在第二階段，你開始伸展一些主要頸部肌肉（提肩胛肌與上斜方肌）與胸肌，這些肌肉可能是肩胛骨與頸部區域緊繃與疼痛的原因。在這個階段，你也將進行頸椎活動度練習，這些練習可以讓頸部執行完整動作範圍（屈曲、伸展、側彎與旋轉）。疼痛會降低頸椎活動度，做這些特定動作可防止動作範圍持續受限。最後，你將執行頸部等長運動來初步強化頸部，並逐漸提高壓力容忍度與因應能力。你會往不同方向推動頭部（如方案示範），但力量必須在頸部肌肉所能承受的範圍內。調整手臂阻力來增加一些挑戰，但程度不能超過輕微不適（疼痛指數裡的 3 分，滿分為 10）。

3 在第三階段，你將集中心力於感覺運動控制與阻力訓練，這些運動能在所有動作平面（矢狀面、額平面與橫切面）建立控制頸部的能力與肌力。頸痛患者的感覺運動控制與力量可能出現變化，但這可能是因為相關功能損傷未獲得解決，進而發展為慢性頸痛。頸部彎曲運動利用重力與頭部重量來強化頸部肌肉。彈力帶頸椎後縮也能強化頸伸肌與協助維持頸部中立姿勢（而非許多人經常採用的頭部前傾姿勢）的肌肉。

其他阻力訓練針對的是連接到頸部的肩胛肌肉。研究證據顯示：對這些肌肉施加負荷可減輕頸部僵緊與疼痛。[5,6] 舉例來說，平常工作日經常做側平舉與聳肩運動，有助於緩解頸痛的職業病。

若某項運動引發的疼痛程度超過輕微不適，請透過減少動作範圍的方式來調整，或是暫時將它從計畫裡移除。等到一或兩週後，再次嘗試這項運動，看看自己身體能否承受此壓力而不至於導致疼痛症狀加劇。對於非特異性疼痛，我們希望透過逐漸增加壓力的方式來降低頸部敏感度，而不是一直擔心可能再度受傷。第二與第三階段運動會逐漸對頸部施加更多壓力，因此請密切注意自己的症狀，並適時調整計畫以符合自己目前的承受能力。

頸部拉傷與扭傷（頸部揮鞭症狀）

概述：頸部拉傷與扭傷涉及的是後頸（背面）或前頸（正面）肌肉，以及連接一節椎骨到下一節椎骨的小面關節。兩者情況通常都是創傷性損傷所致，當強大力量拉扯頸部肌肉或推壓關節超出其動作範圍，就會造成傷害。創傷性頸部拉傷與扭傷常見於車禍事故（如頸部揮鞭症狀）與碰撞性運動（如美式足球、搏鬥與橄欖球）。揮鞭症狀是因為身體往前移動時（通常是後方撞擊所致），頭部被迫往後伸展，然後再跟著身體猛然往前甩而進入屈曲，導致肌肉拉傷、小面關節扭傷或兩者兼具情況。

徵象與症狀：拉傷與扭傷通常會造成頸部側邊或後頸、肩膀或上背區域痠痛與隱隱作痛。當你做某些頸部或肩膀動作時，這種疼痛可能變成劇痛（詳見加重因素）。前頸也可能感到疼痛或動作範圍受限，特別是將頭轉向一側時。

加重因素：在拉傷的情況下，伸展或收縮頸部側邊或後頸肌肉通常會引發疼痛。以拉傷頸部右側為例，當你伸展（頸部向左傾）或收縮（頸部向右傾）時通常都會感到疼痛。

如果是扭傷的情況，組織被壓迫至動作範圍終端時（旋轉頭部、頭傾向受傷一側或抬頭往上看時），通常會導致疼痛症狀再現。

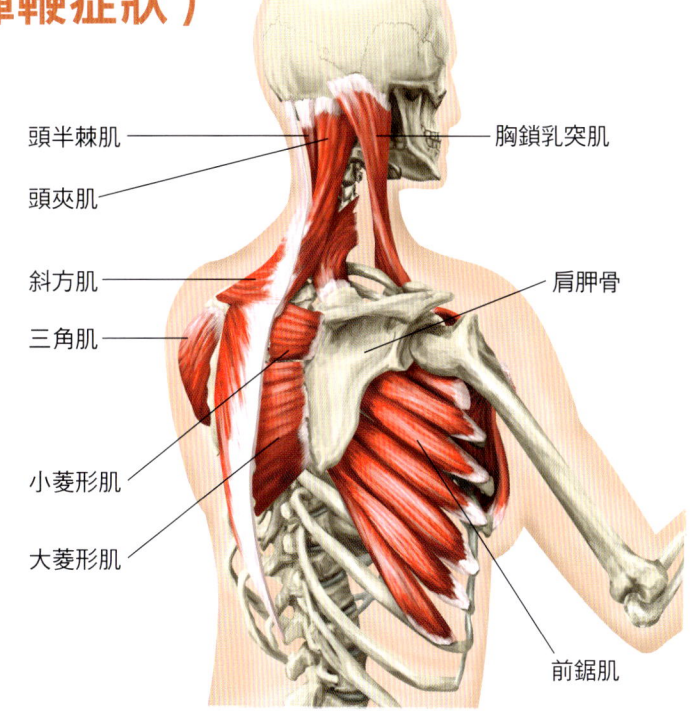

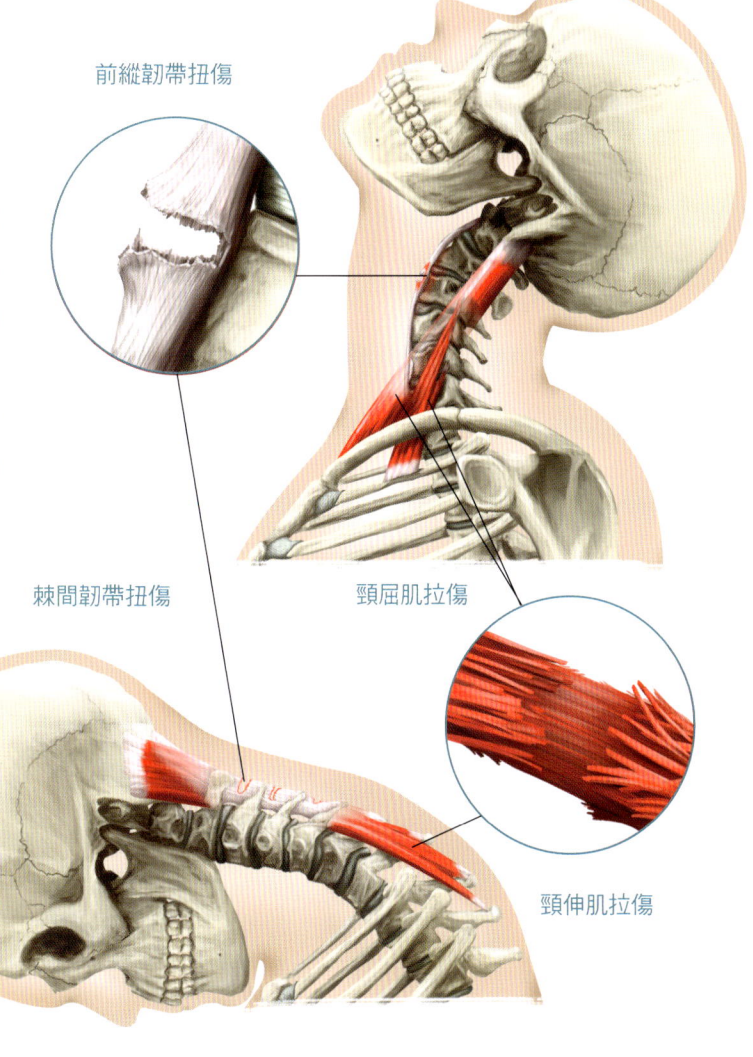

頭半棘肌 — 胸鎖乳突肌
頭夾肌
斜方肌 — 肩胛骨
三角肌
小菱形肌
大菱形肌
前鋸肌

前縱韌帶扭傷
棘間韌帶扭傷
頸屈肌拉傷
頸伸肌拉傷

預後：多數拉傷與扭傷在恢復與治療計畫開始後的4～6週內會復元。治療計畫包括按摩、活動度運動與逐步強化訓練。

治療策略：多數拉傷與扭傷採用保守治療，內容包括軟組織鬆動（第一階段）、活動度運動（第二階段）與阻力訓練（第三階段）。無論是扭傷或拉傷，這些階段治療方式都相同。

1 第一階段運動旨在減輕疼痛與改善活動度，但針對受傷組織執行軟組織鬆動術（如頸伸肌鬆動術）時要特別小心，因為對拉傷的肌肉施加過大壓力可能延緩復元速度。重點是施加適當壓力以緩解緊繃與疼痛，且運動後不會導致症狀加劇。

鬆動胸椎與周圍軟組織（如菱形肌）也很重要，因為研究指出：鬆動胸椎（特別是胸椎伸展）能夠減輕頸痛。[7] 胸椎位置鄰近頸部與頸椎，這意味著它會影響頸部活動與疼痛方式，特別是在此區域僵緊或活動度過低時。

2 在第二階段，你將開始伸展一些主要的頸部肌肉（提肩胛肌與上斜方肌）與胸肌。如果你的頸部拉傷比較嚴重，伸展提肩胛肌與上斜方肌時千萬不要太用力，因為這些運動可能導致症狀加劇與延緩恢復速度。每個人的情況都不一樣，有些人伸展時感覺良好，甚至可以減輕症狀，因為附近緊繃與痙攣的未受傷肌肉可透過伸展獲得放鬆。如果你伸展時感覺更不舒服，可以跳過這些運動，挪到第三階段再做。

第二階段也包括頸椎活動度練習，這些練習能讓頸部執行完整動作範圍（屈曲、伸展、側彎與旋轉）。拉傷與扭傷通常會導致頸椎活動度降低，因此務必練習這些特定動作，以防止活動度持續受限。在此階段的最後，你將開始練習頸部等長運動以初步強化頸部。如果是肌肉拉傷，負重請緩緩逐步增加，以免正在癒合的組織再次受傷。等長運動是一種在控制情況下對組織施加漸進式負荷的絕佳方法。請遵照方案示範，用手從各個方向推動頭部，但力量必須在頸部肌肉能承受的範圍內。調整手臂阻力來增加一些挑戰，但程度不能超過輕微不適。

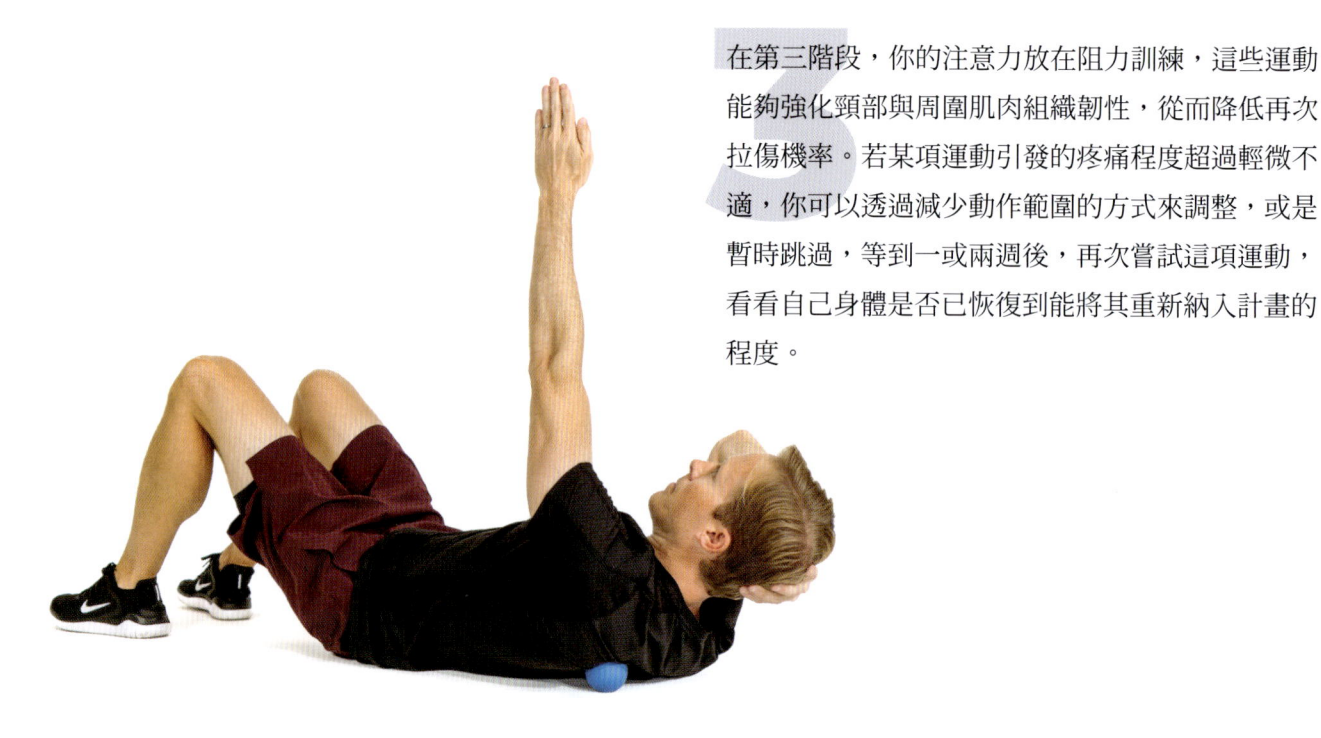

3 在第三階段，你的注意力放在阻力訓練，這些運動能夠強化頸部與周圍肌肉組織韌性，從而降低再次拉傷機率。若某項運動引發的疼痛程度超過輕微不適，你可以透過減少動作範圍的方式來調整，或是暫時跳過，等到一或兩週後，再次嘗試這項運動，看看自己身體是否已恢復到能將其重新納入計畫的程度。

頸椎退化性病變（關節炎）

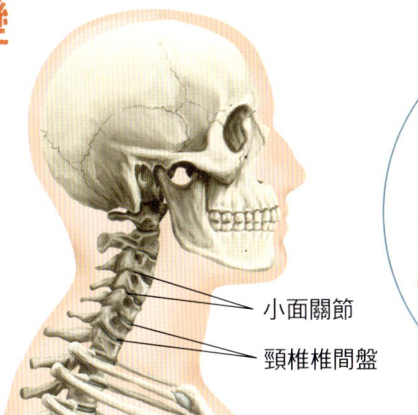

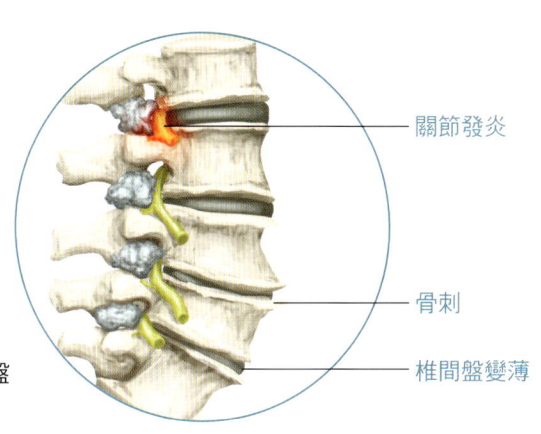

關節發炎
小面關節
頸椎椎間盤
骨刺
椎間盤變薄

概述：隨著年齡增長，頸椎退化（頸椎關節炎）十分常見且通常不會引發疼痛。[8,9] 上了年紀後，我們脊椎裡的椎間盤會逐漸失去水分並變薄，導致連接脊椎骨的小面關節承受更大壓力，而這些施加在關節與周圍骨頭的漸增壓力會造成關節退化發炎（如骨刺增生）等變化。在某些情況下，這些變化會導致頸部疼痛與僵緊。

頸椎退化性關節炎會使得你在開車檢查盲點、抬頭看天花板，或是執行任何需要頸部完整動作範圍的活動時感到疼痛或僵緊。當患者開始出現頸痛與動作受限後，通常得透過醫學影像才能確定是否為關節炎所致。

徵象與症狀：頸椎退化性關節炎通常會產生痠痛、隱隱作痛與僵緊狀況。在某些情況下，轉動頭部可能出現喀啦或爆破聲響，或是將頭轉向一側時在動作範圍終端的地方會感到疼痛。

加重因素：將頭抬高（頸部伸展）或轉向一側（旋轉）、長時間維持在固定位置（如開車或閱讀）。普遍因素包括基因、老化、先前受傷，以及易引發身體發炎的生活習慣（許多疾病如今被發現與發炎有關）。

預後：雖然與老化相關的組織變化無法逆轉，但關節炎急性發作的疼痛大部分可以在進行復健後4～6週明顯改善。

治療策略：關節退化發炎引發的疼痛，通常透過保守方式來治療與管理，例如軟組織按摩、伸展、活動度運動與阻力訓練。

第一階段的重點是使用軟組織鬆動術，來減輕頸部、肩胛肌肉與胸廓區域的緊繃與疼痛，同時改善頸椎活動度。頸椎退化性關節炎是退化性疾病，因此你在執行鬆動術時不需要太擔心會影響組織恢復（如頸部拉傷那般），但仍須留意自己的症狀，且施加適當壓力以產生「治療」的正面效果。許多人誤以為越用力越有效，但這不一定是對的，反而經常導致症狀加劇。

在第二階段，你將伸展頸部與肩胛肌肉，並加入頸椎活動度運動。頸椎退化性關節炎不僅會引發疼痛，還經常導致關節活動度降低。這些伸展與活動度練習能讓頸部進行所有可做到的動作，進而解決關節活動度過低（僵緊）問題，並協助緩解疼痛與改善功能性能力。在執行頸椎活動度運動時，不要太過用力、疼痛程度不要超過輕微不適（疼痛指數3／10)，以免導致關節炎相關疼痛復發。第二階段以頸部等長運動收尾，這些運動能逐步重建頸部肌肉力量。

第三階段著重在阻力訓練以改善頸部力量。這些阻力訓練與前兩個階段相輔相成，有助於減輕與管理關節炎疼痛及緊繃，同時保護頸部免於再次受傷。

頸痛
第一階段

適用於：
- 減輕頸部疼痛
- 緩解肌肉緊繃
- 作為第二與第三階段運動的暖身

指引：
- 每天執行
- 工具：小按摩球、花生球、瑜伽磚、泡棉滾筒
- 休息時毫無疼痛，運動時疼痛不超過輕微程度（疼痛指數3／10），便能加入第二階段的運動

軟組織鬆動術
▶ 每個區域花費1～2分鐘
▶ 兩側皆須進行
▶ 在壓痛點停留10～20秒

提肩胛肌鬆動術

將一顆小按摩球放在肩胛骨的上端。抬高髖部以增加壓力。可以擺動手臂來進一步鬆動肌肉。

上斜方肌鬆動術

將按摩球放在門框（或深蹲架）與上斜方肌的中間。從肩膀到頸部底部逐步鬆動整塊肌肉。身體往前推，讓球深入身體以增加壓力。移動手臂（放在背後或身體前方）與頭部（往下與往側邊轉動）以進一步鬆動肌肉。

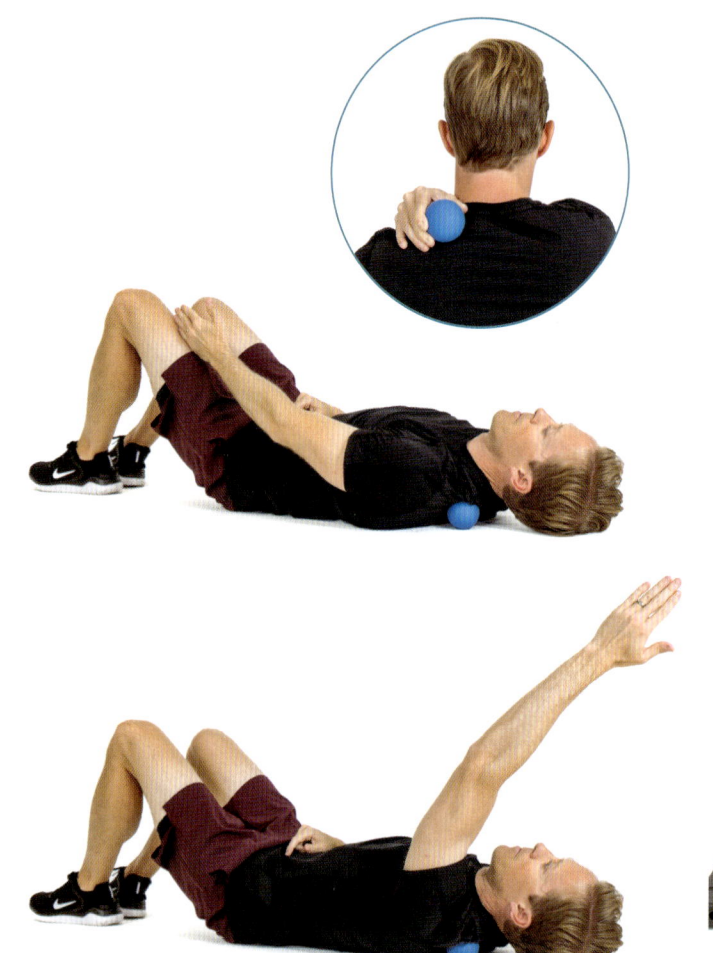

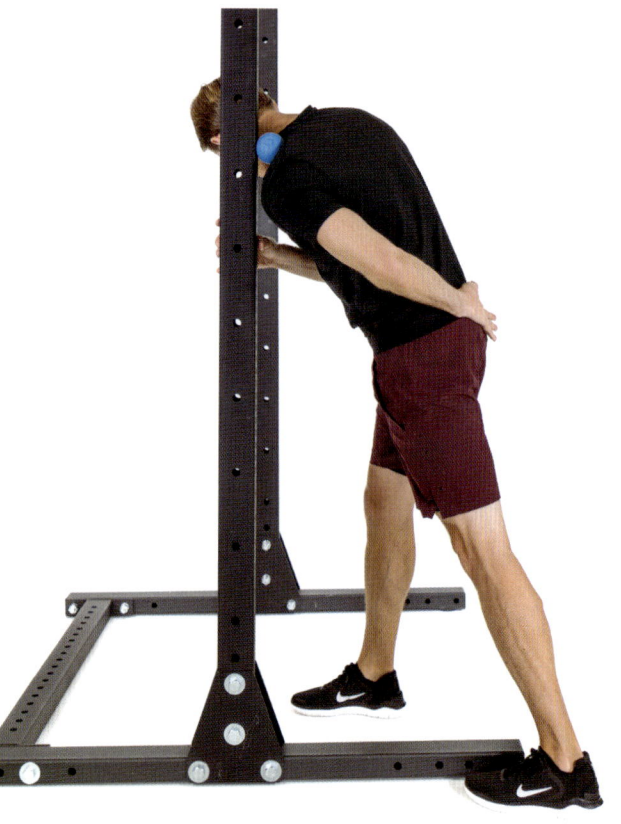

頸伸肌鬆動術
使用花生球

將花生球抵住後頸肌肉。從頭骨底部到頸部底部慢慢往下鬆動,在每一節脊椎骨停留。透過收下巴與伸展頸部的方式來加強動作。如果這個動作引發疼痛的程度超過輕微不適,或是你的頸部扭傷或拉傷較嚴重,可以跳過此練習或改成徒手變化式。

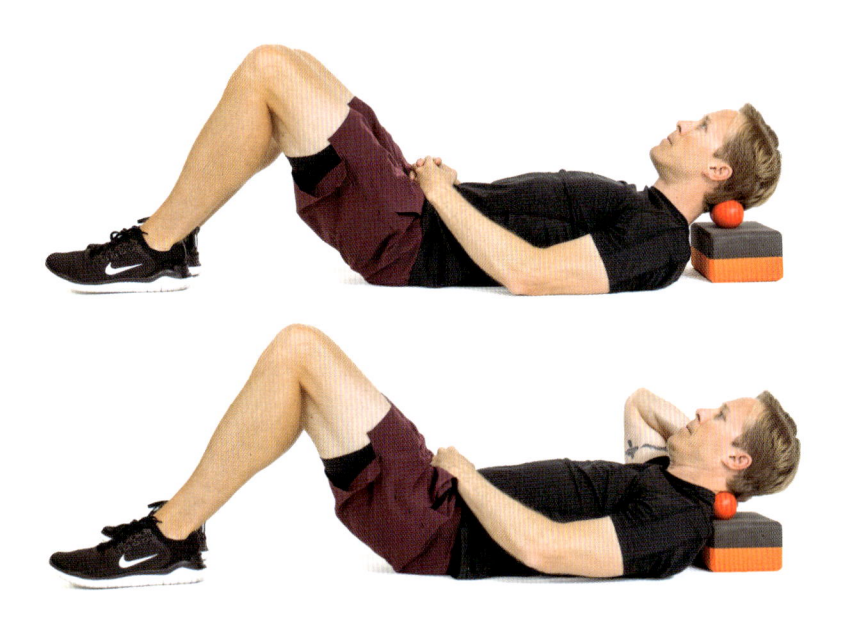

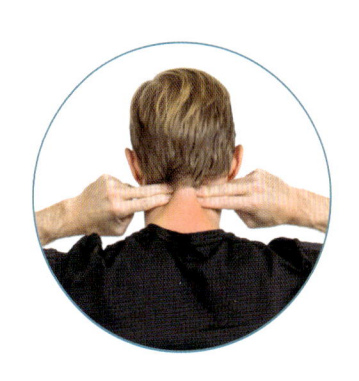

徒手變化式
用食指與中指按壓頸伸肌,找到壓痛點時輕輕按摩。

菱形肌鬆動術

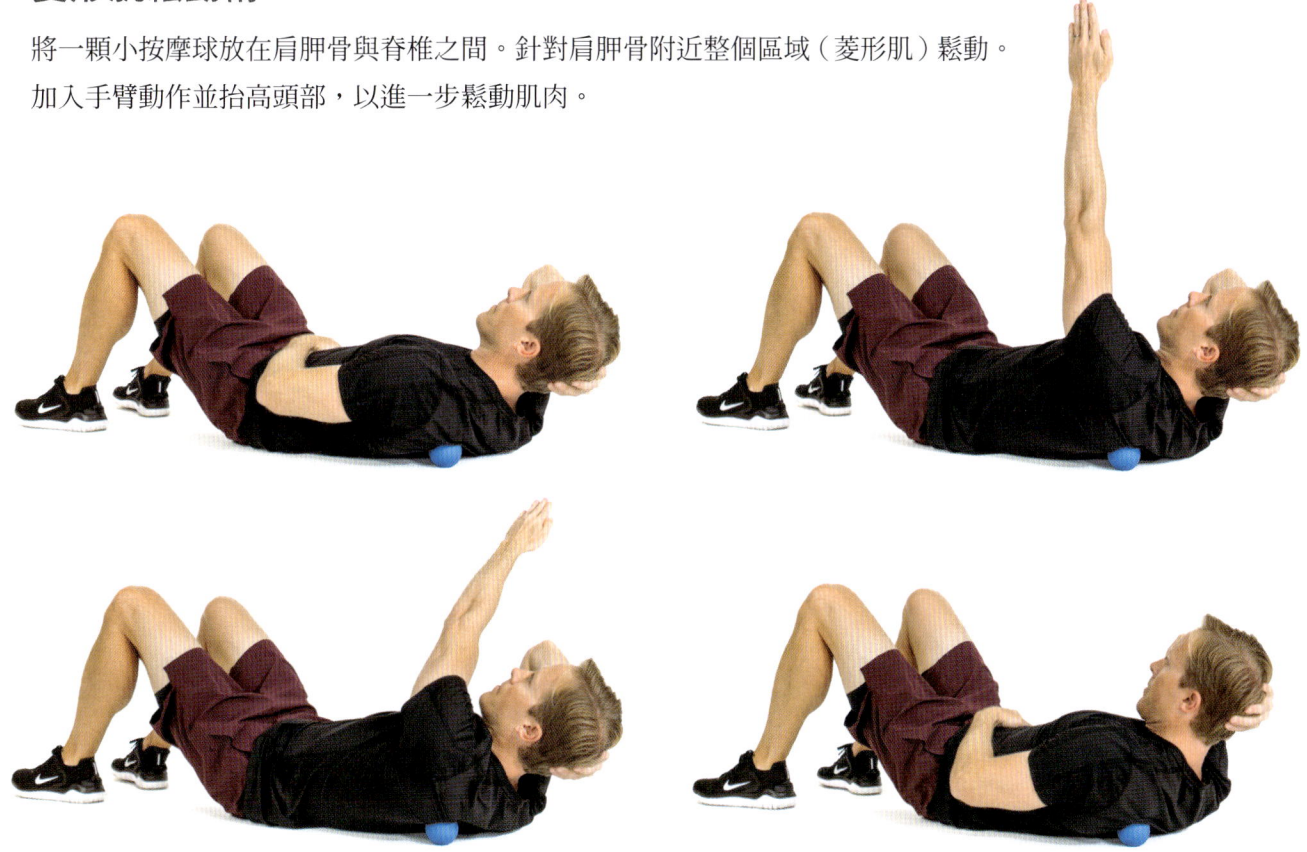

將一顆小按摩球放在肩胛骨與脊椎之間。針對肩胛骨附近整個區域(菱形肌)鬆動。加入手臂動作並抬高頭部,以進一步鬆動肌肉。

胸椎鬆動術

沿脊椎上下滾動

將滾筒置於上背部的下方，與脊椎垂直。雙手交叉放在胸前，抬高臀部，然後用腳跟施力，運用滾筒來滾動上背部區域（不包括下背部或頸部）。如果維持頸部穩定時會感覺不舒服的話，可以用雙手托住後腦杓，就像下一個步驟示範那樣。

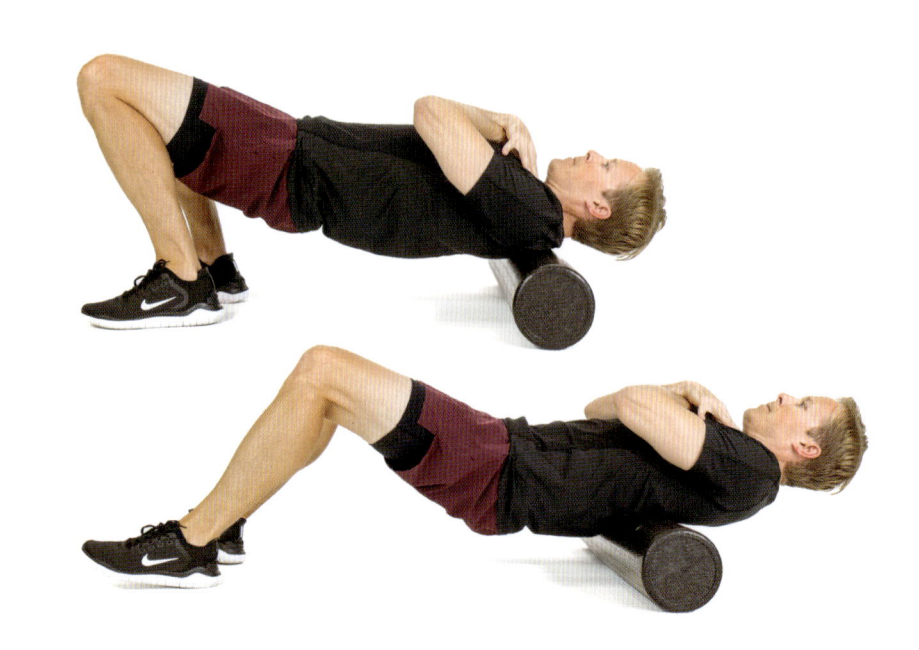

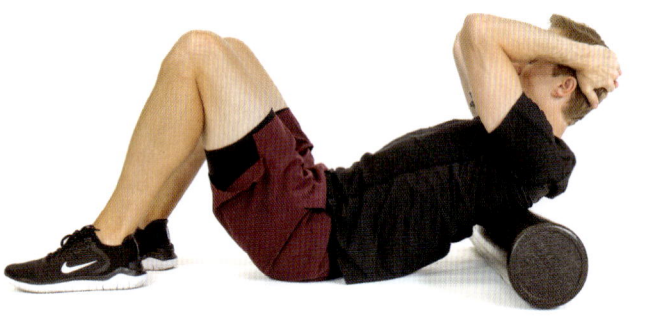

屈曲與伸展

維持臀部觸地，慢慢地將頭部降至後方地板，身體往後延伸。你可以維持這個姿勢，或是在滾筒上進行屈曲與伸展（捲腹）。

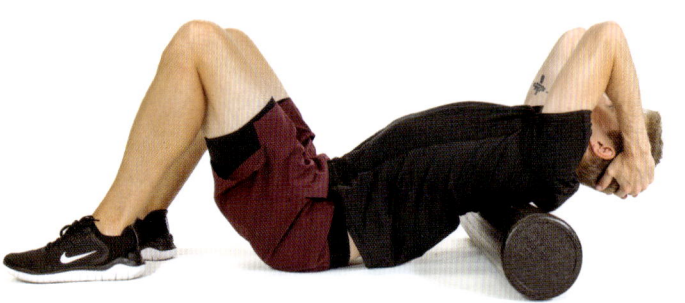

旋轉與左右滾動

雙手交叉放在胸前，或是用雙手托住後腦杓，然後針對僵緊的區域左右滾動。

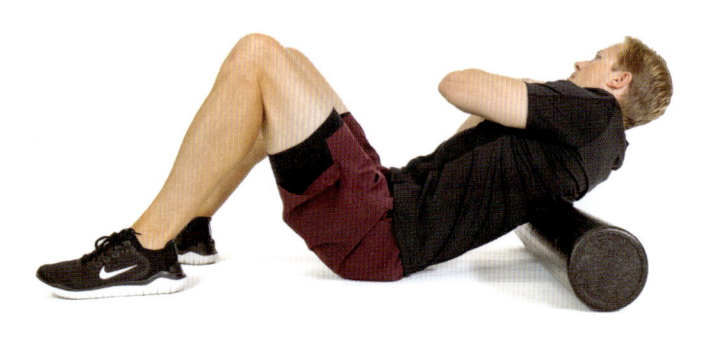

頸痛
第二階段

適用於：
- 改善頸部活動範圍
- 強化頸部
- 作為第三階段運動的暖身

指引：
- 每天執行
- 運動時疼痛不超過輕微程度（疼痛指數3／10），便能加入第三階段的運動

伸展運動
▶ 做3次，每次維持30～60秒
▶ 兩側皆須進行
▶ 不要伸展到引發疼痛的程度

若你有頸部拉傷或扭傷，可跳過這些伸展動作或小心執行

胸肌伸展

將一隻手的前臂靠在門框或深蹲架上，與肩膀呈90度。向前跨步，直到胸部區域有伸展到的感覺。將手稍微抬高以伸展上胸的肌肉。

上斜方肌伸展

將一隻手放在背後。用另一隻手將頭部拉向另一側肩膀。

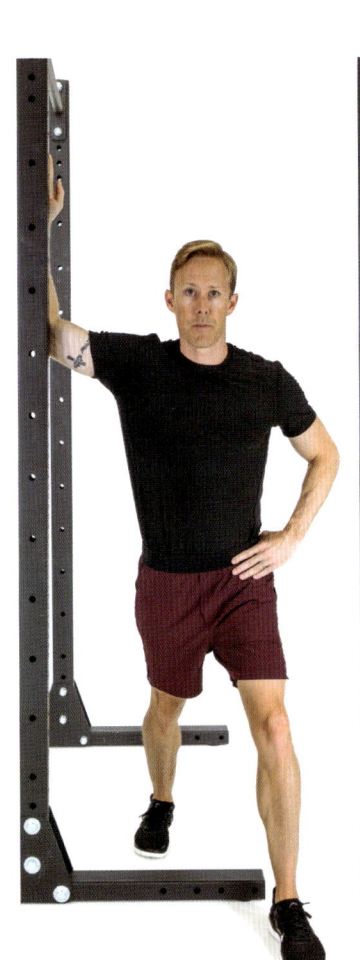

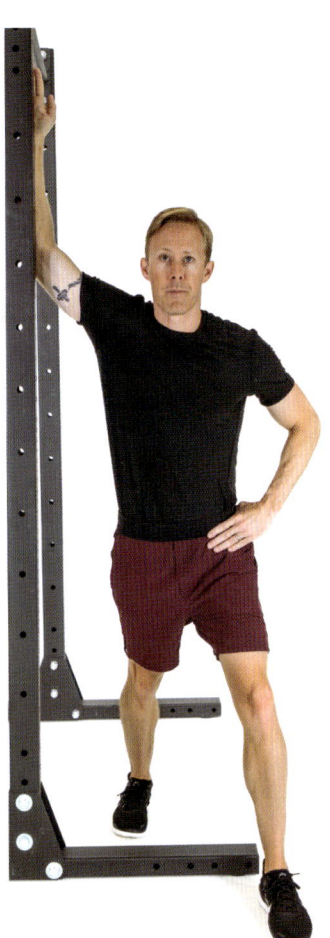

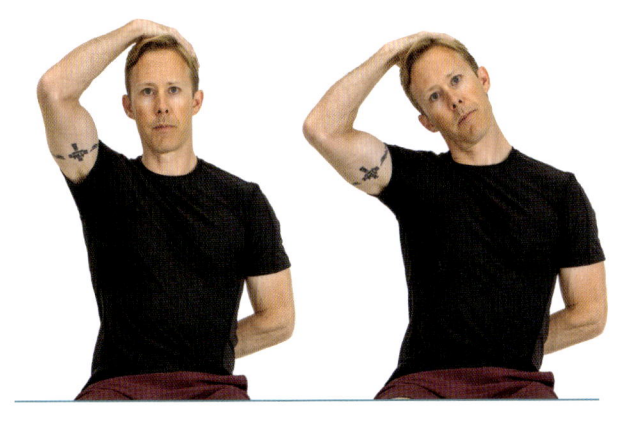

提肩胛肌伸展

將一隻手放在背後，用另一隻手將頭部稍傾斜地往下壓，令你的視線落在另一側髖部。

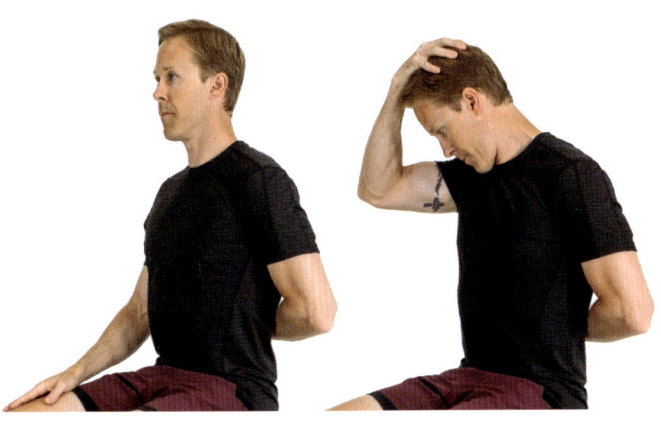

活動度運動

- ▶ 做3組，每組10～15次
- ▶ 坐著或站著進行
- ▶ 主動動作：在不引發疼痛的前提下，盡可能地移動
- ▶ 在動作範圍終端停留2～3秒

頸椎活動度運動

屈曲與伸展

從中立位置開始，慢慢地將下巴靠向胸部，然後將頭往後仰。

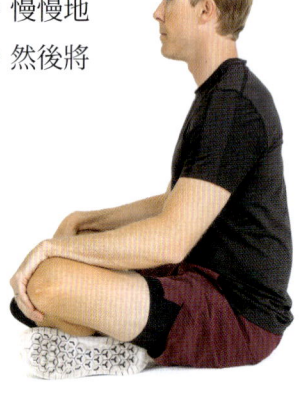

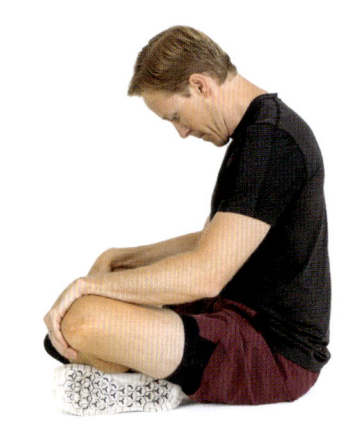

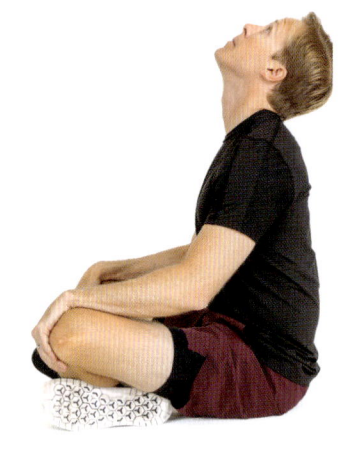

旋轉

維持脊椎直立，慢慢地將頭部轉向一側肩膀，然後再轉向另一側。

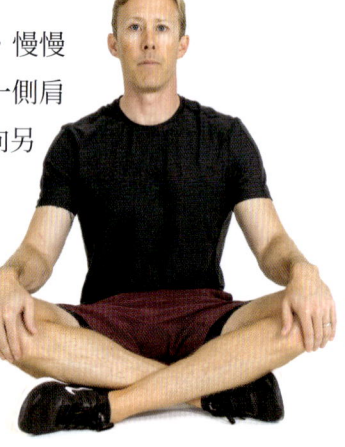

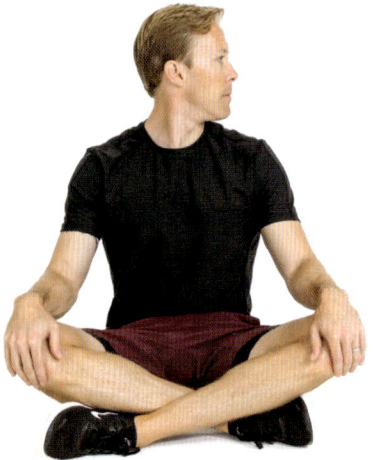

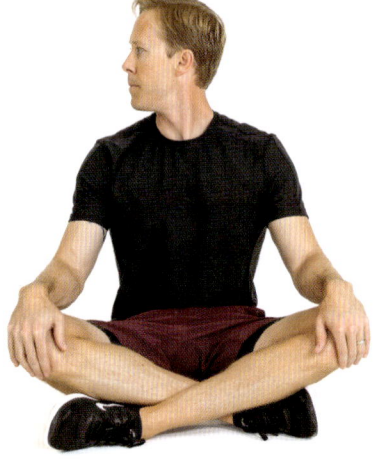

側彎

慢慢地將耳朵靠向一側肩膀，然後再移向另一側。

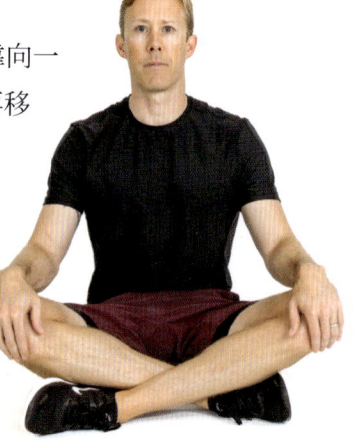

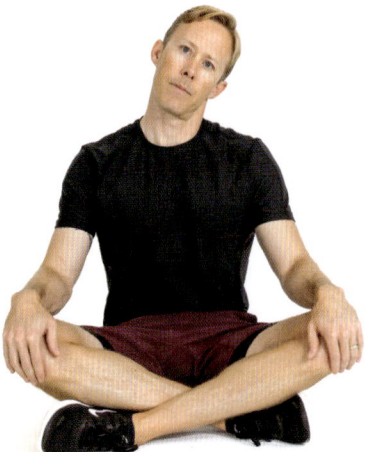

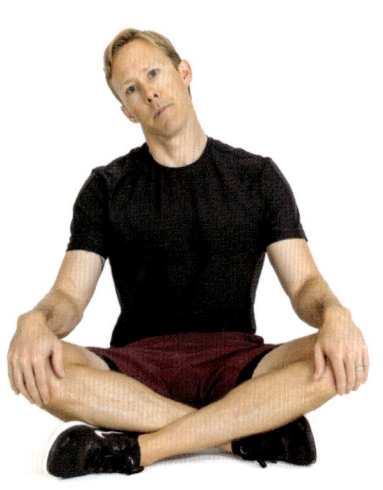

等長運動

- 做 4～5 次，每次維持 30～45 秒的抵抗
- 盡量施力，但以頸部能承受為限，且不能引發疼痛
- 坐著或站著進行

頸部徒手等長運動（四個方向）

屈曲
將頭部往前傾，同時用手推額頭，施力抵抗前傾力道。

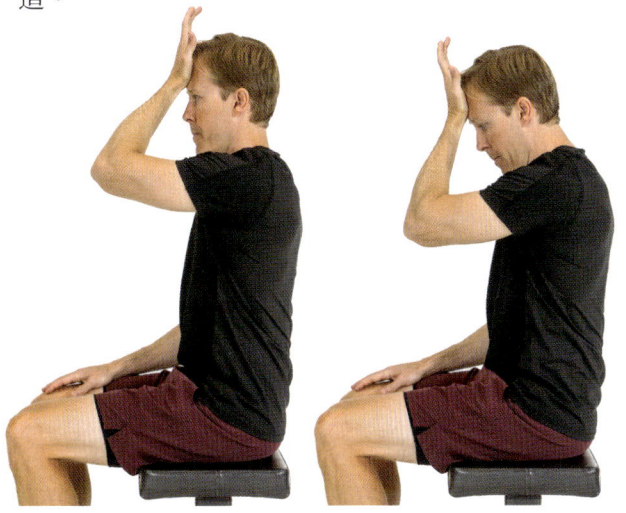

伸展
將頭部稍微往後倒。用手推後腦杓，施力抵抗後傾力道。

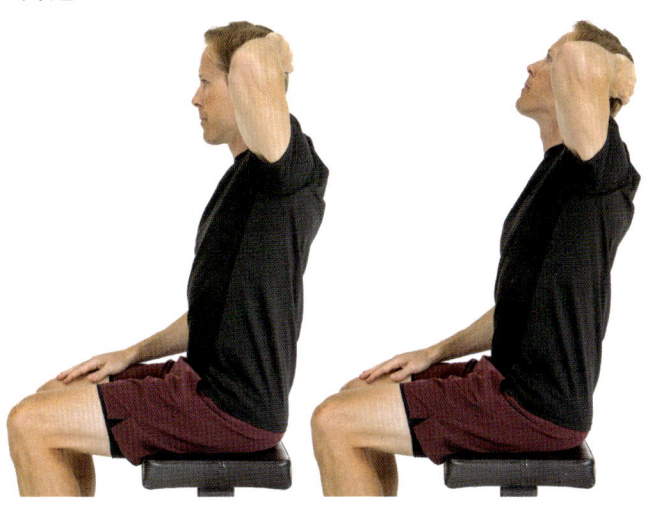

側彎
將頭部傾向一側。用手推那一側的頭部，施力抵抗側彎力道。兩側皆須進行。

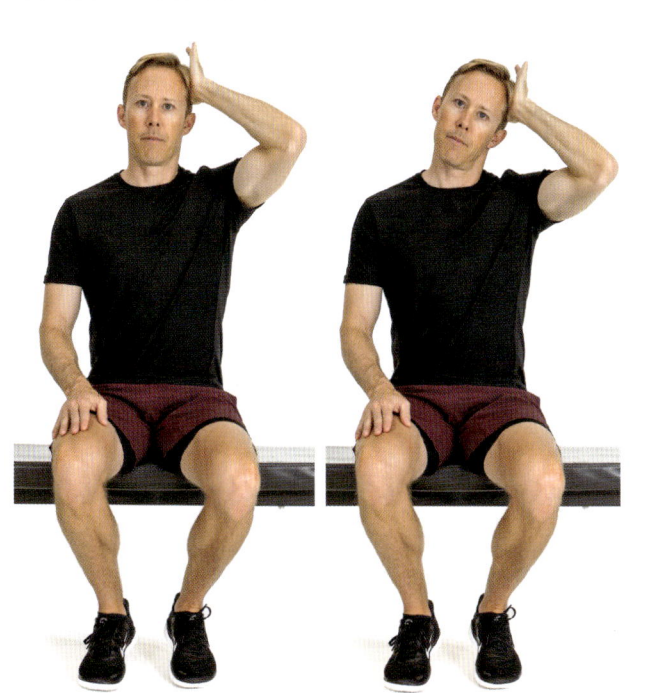

旋轉
將頭稍微轉向一側，用手推那一側的頭部，施力抵抗旋轉力道。兩側皆須進行。

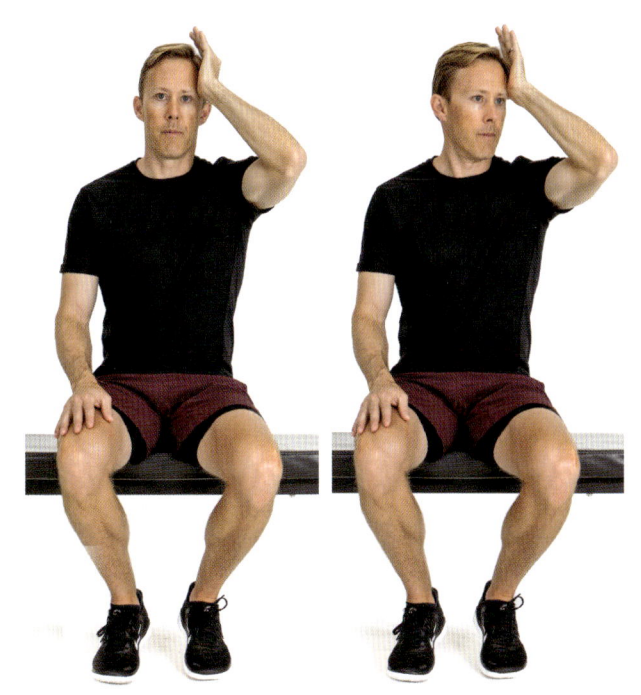

頸痛
第三階段

適用於：
- 強化頸部與周圍肌肉
- 預防頸部疼痛與受傷

指引：
- 每週做3或4天
- 做3組，每組10～15次
- 每組動作做到力竭
- 增加負重或次數來提高難度
- 工具：彈力帶、啞鈴與健身椅

頸屈肌彎曲

仰躺在地板上，慢慢地往胸部方向收下巴，盡可能移動但不要引發疼痛。降低頭部直到快接觸地面，然後再抬起來。

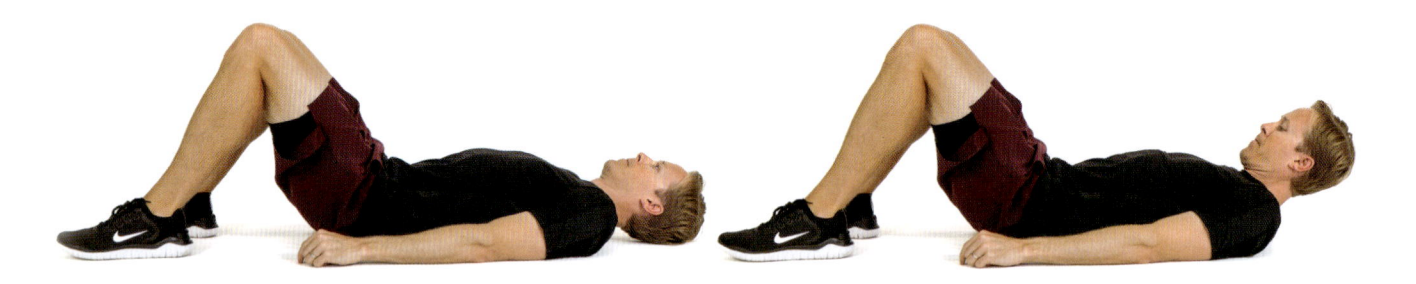

頸側屈肌彎曲

側躺，慢慢地將耳朵移向上方肩膀，盡可能移動但不要引發疼痛。頭部維持中立，不要收下巴或頭往後仰。兩側皆須進行。

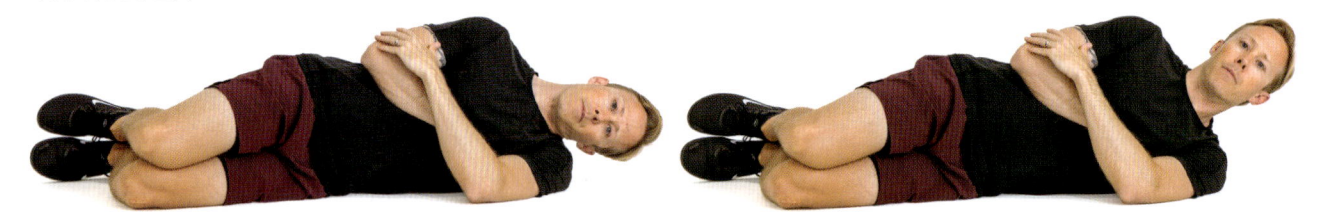

頸旋轉肌彎曲

慢慢地轉頭朝向地面，然後再往反方向轉動（下巴往上方肩膀移動）。頭部維持中立，不要收下巴或頭往後仰。兩側皆須進行。

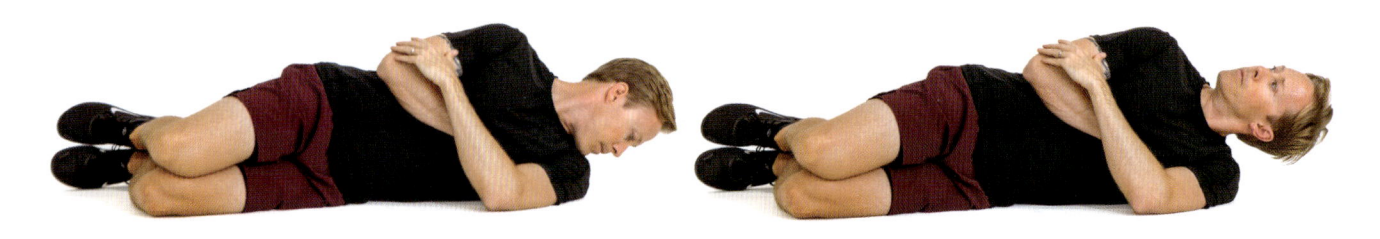

彈力帶頸椎後縮

沿著後腦杓圍上一條彈力帶,雙手握住帶子的兩端。拉緊帶子以施加阻力。頭部從前傾姿勢開始,對抗阻力並往後移動(後縮)。區域(菱形肌)鬆動。加入手臂動作並抬高頭部,以進一步鬆動肌肉。

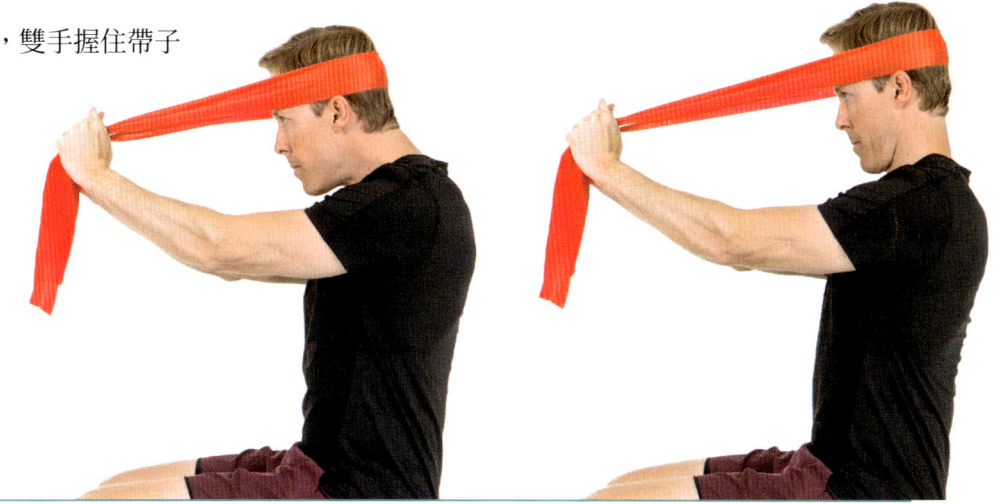

啞鈴划船

將一隻手與一邊膝蓋放在長椅上,維持脊椎中立。另一隻手垂放在長椅旁邊,然後彎曲手肘,將啞鈴直接拉向胸部。你也可以改成彈力帶、反向變化式或改用器械式划船。

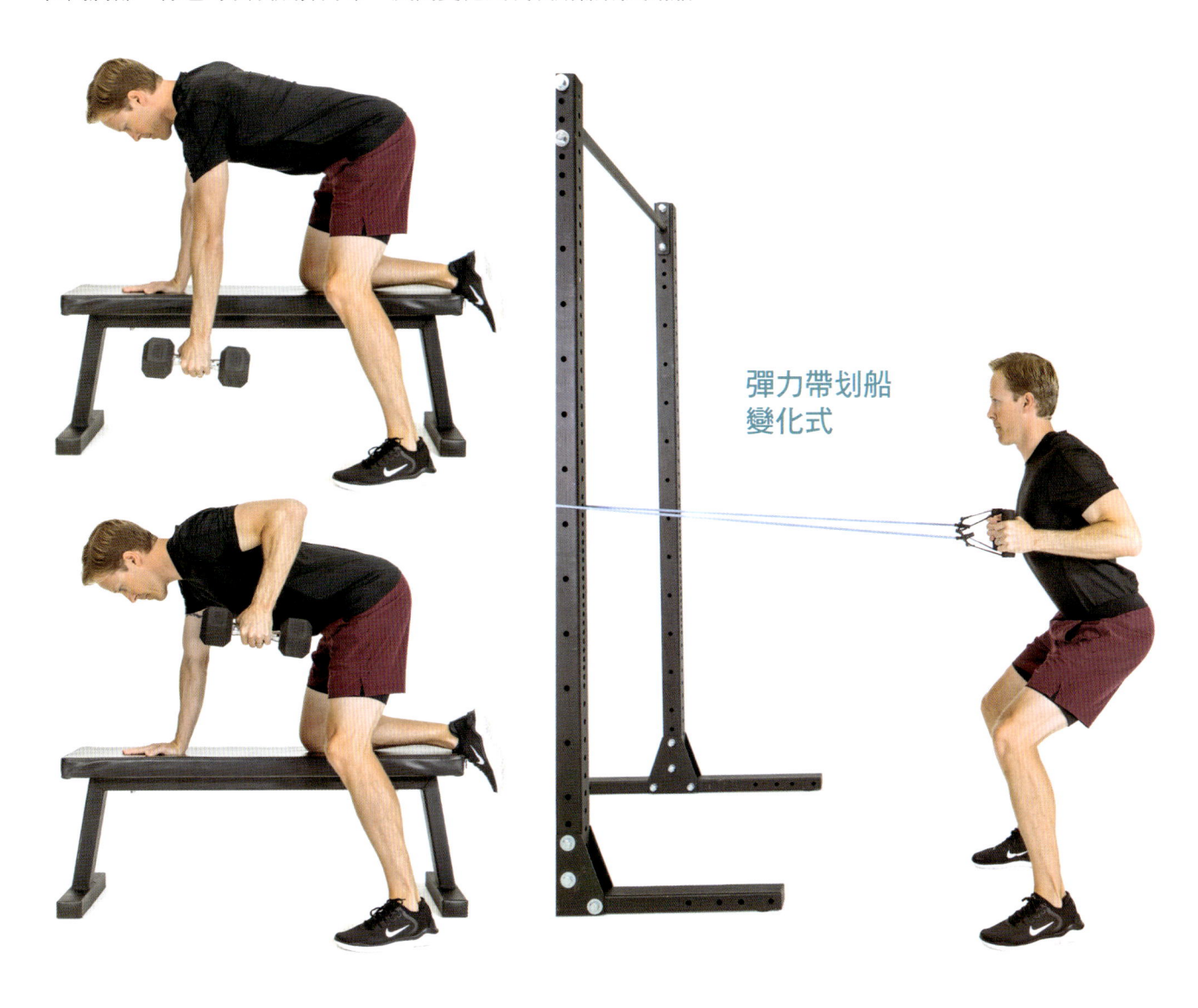

彈力帶划船變化式

啞鈴聳肩

手持啞鈴放在身體兩側，慢慢地聳肩（將肩膀朝耳朵方向聳起），同時維持脊椎與頭部直立。

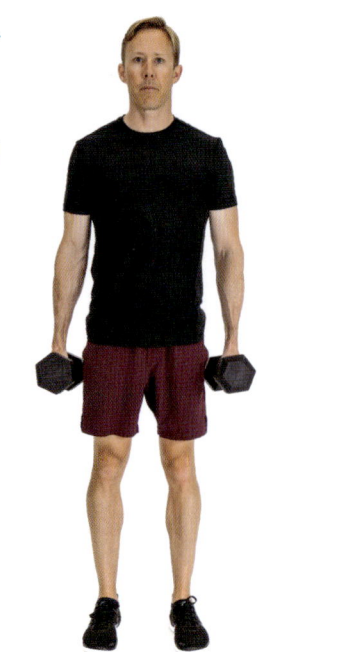

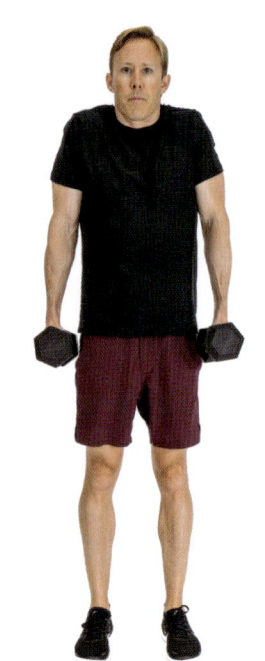

側平舉

舉起你的雙臂，掌心朝下，直到抬至肩膀高度。

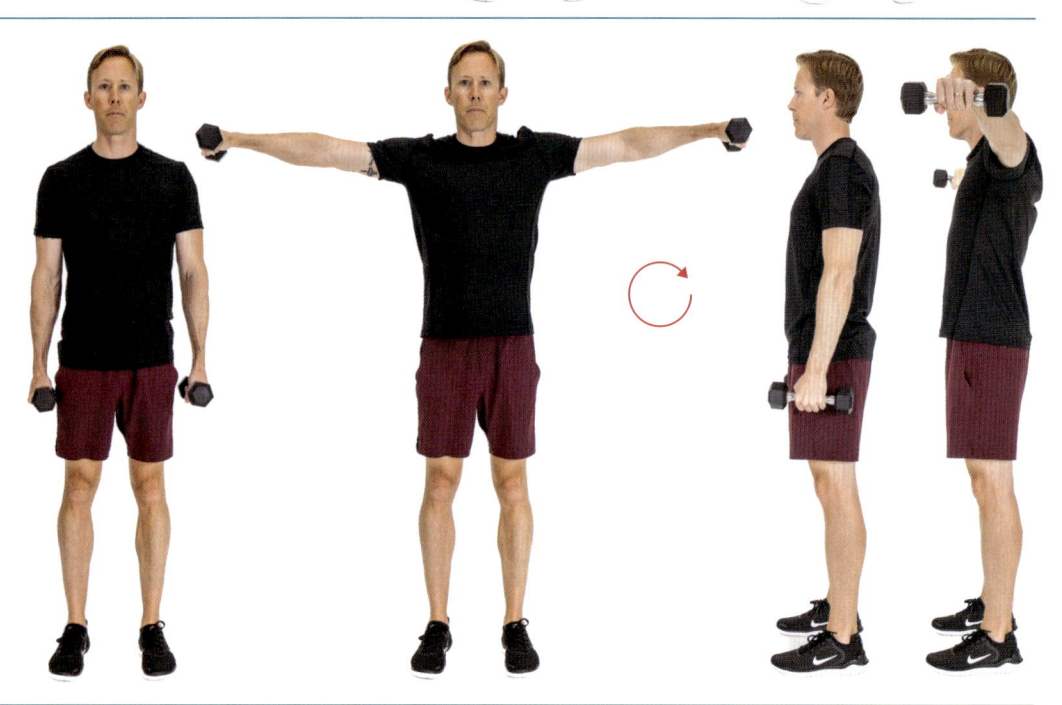

俯立側平舉

從髖部位置進行鉸鏈式身體前彎並彎曲膝蓋（小腿與地面垂直並維持背部平直），上半身大約呈45度角。手肘微彎，舉起雙臂、掌心朝下，直到抬至肩膀高度。

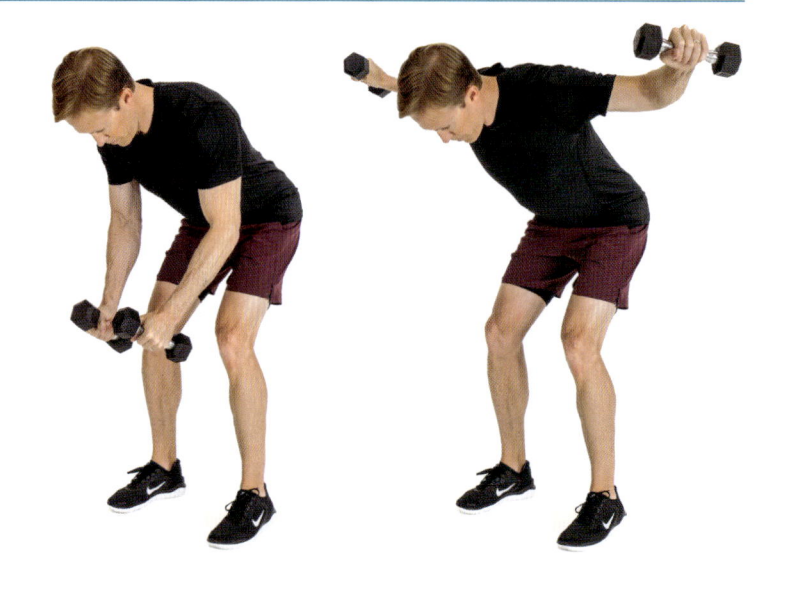

神經痛（神經根病變）

此方案用於治療：

- 劇烈頸痛
- 麻木與刺痛感沿著手臂擴散（神經根病變）
- 椎間盤突出（椎間盤膨出）與椎管狹窄
- 胸廓出口症候群

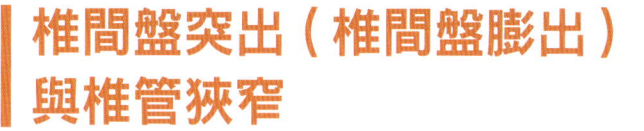

椎間盤突出（椎間盤膨出）與椎管狹窄

概述： 放射至手臂的神經疼痛通常起源於頸部，因為這裡是手臂與手部神經的起點。引起這類疼痛的原因可能是神經發炎、椎間盤突出、椎管狹窄（神經通道變窄）與長時間姿勢不良傷害神經健康（詳見加重因素）。簡單說，就是椎間盤內部的髓核被推向外圍的纖維環（或稱椎間盤壁）。如果髓核往外推的力量夠大，椎間盤壁可能撕裂，裡頭物質就會流出導致發炎。

許多人的神經痛並不是因為椎間盤膨出觸碰到附近神經，而是因為發炎刺激導致神經變得敏感。比方說，磁振造影可能顯示神經痛患者的椎間盤沒有任何問題，他的疼痛可能是過度使用、壓力、飲食或其他因素引起的發炎所致。

其他可能的原因包括： 車禍撞擊導致的揮鞭創傷、運動相關傷害，以及任何以新的方式使用肩頸肌肉的活動（如新的重訓計畫）。

徵象與症狀： 神經刺激引發的不適，範圍從閃電般的尖銳疼痛到麻木與刺痛等。症狀會沿著神經路徑傳送，甚至可能延伸到手指。

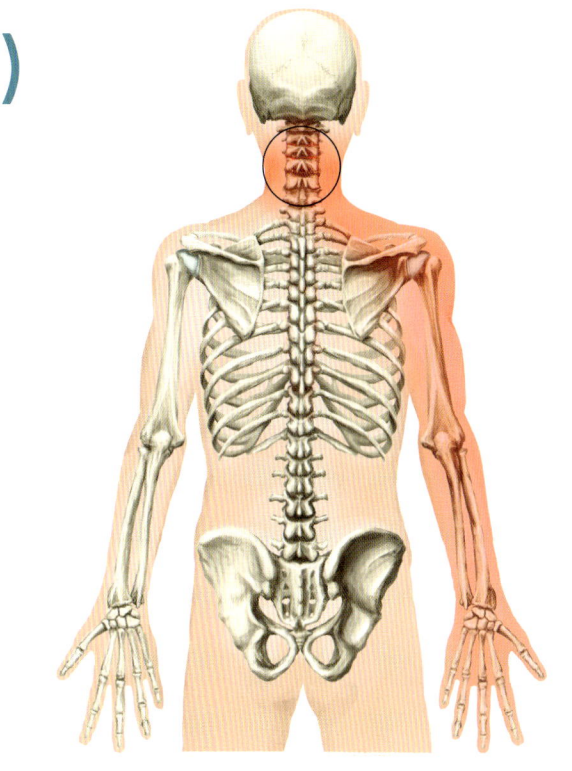

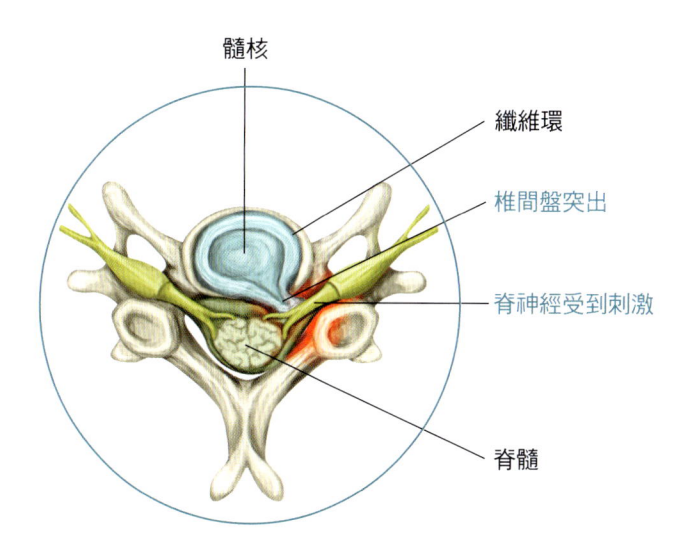

加重因素： 對於神經造成壓力的頸部與手臂動作或姿勢。比方說，將頭部轉向疼痛的一側或抬頭往上看，通常會導致源自於頸部的神經產生不適。長時間維持某個壓迫神經的姿勢（如睡覺時脖子歪一邊），也可能引發疼痛。

預後： 如果你停止或調整加劇疼痛的活動並遵循復健計畫，許多椎間盤損傷（膨出與突出）與大部分神經根病變可以在 8～12 週內復元。

治療策略：椎間盤突出或膨出引發的神經根病變通常能透過復健改善。如第 7 章所述，神經痛可能導致活動度與柔軟度下滑，若神經受到更多刺激，甚至造成肌肉無力。在復健初期階段，非處方止痛藥與醫生開立的肌肉鬆弛劑或許也能發揮用處。

1 在第一階段，你將執行針對頸部（頸伸肌與提肩胛肌）、胸肌與中背區域的軟組織鬆動術。每一項鬆動術都有助於減輕緊繃與疼痛。頸部鬆動術能夠緩解疼痛所在位置的症狀。胸肌鬆動術與減輕頸痛的關係似乎不大卻非常重要，因為該區域僵緊可能導致神經痛延伸至手臂。鑑於胸椎上段與頸部一起運作，你必須處理該區域任何活動度過低（僵緊）的地方。此外，某些類型的頸部神經根病變可能導致疼痛放射到肩胛間區（肩胛骨中間區域），如果你中背不舒服，鬆動這個區域有助於減緩疼痛。

2 第二階段重點在於改善脊椎與周邊神經的活動度。胸椎旋轉伸展與頸椎活動度運動有助於改善脊椎活動度並減輕疼痛。天使動作能動態地伸展胸肌（神經在胸肌下方），通常也能鬆動手臂的主要周邊神經（正中神經、尺神經與橈神經）。接下來，你將執行神經滑動運動來個別鬆動這些周邊神經。滑動或來回推拉技巧指的是：先拉緊頸部附近神經，接著拉緊靠近手部的神經，兩者不斷輪替。這使得神經如牙線般來回滑動，此技術經證實能減輕疼痛並改善神經健康。[10] 第二階段以靠牆收下巴結尾，這個運動有助於重塑頸部姿勢回到中立位置，並糾正頭部前傾的姿勢（這可能是頸部緊繃與疼痛的原因）。

3 第三階段加入強度更高的神經鬆動術，也就是張力運動。你可以把這些動作想成是神經伸展，但神經僅能小幅伸展，千萬不要施加太大力量，這可能刺激神經並導致疼痛加劇。一旦疼痛緩解、活動度改善，請完成頸痛方案第三階段運動，以防止疼痛復發。這些運動也能強化因神經刺激而變弱的肌肉。

如果疼痛持續或出現肌肉無力狀況，請諮詢神經科醫生以排除其他嚴重狀況的可能性（脊椎腫瘤、骨折或感染等傷害神經健康的疾病）。你可以考慮進行椎間盤切除手術，這是因應頸部放射性神經根疼痛最常見的手術，通常用於保守治療（復健）無法改善的椎間盤嚴重突出狀況。在做完頸椎融合手術（另一個解決長期頸痛或神經疼痛的常見手術）後，也可以使用這個復健方案。

何時該考慮進行椎間盤突出手術？

是否需要手術通常取決於你的症狀與功能性能力。如果疼痛持續六個月或更久時間，特別是嘗試物理治療後依然沒有改善，就適合考慮是否要進行手術。

如果你有放射性神經痛困擾，且發現手臂力量逐漸變弱（無法抓握或提起物品、手肘彎曲困難，或手臂無法往外抬高），或是突然有某塊肌肉無法運作，請立即諮詢醫生並考慮手術介入。

我曾經遇過一些病患，他們沒有及時處理問題導致永久或部分神經癱瘓，因此請注意自己的症狀，觀察是否好轉或惡化。

胸廓出口症候群

概述：胸廓出口症候群（thoracic outlet syndrome，TOS）指的是：從頸部到手臂的神經或血管在第一肋骨與鎖骨之間的空間（也就是胸廓出口）遭到刺激、受傷或壓迫的狀況。成因主要是從事反覆使用肩膀動作的運動（如棒球、高爾夫與游泳）、對神經與血管造成壓力的姿勢，以及創傷性意外（如揮鞭症候群）。

胸廓出口（受壓迫區域）
鎖骨
胸肌
神經
動脈
靜脈

徵象與症狀：頸部、手臂或手部疼痛，經常伴隨手臂與手部麻木或刺痛。嚴重的話，可能出現手部無力（握力下滑）的狀況。

加重因素：反覆的肩膀或手臂動作，例如提攜重物。壓力、憂鬱與睡眠障礙也可能加劇症狀。

預後：執行適當復健運動後，症狀通常會在4～6週內改善。

治療策略：TOS一開始通常採取物理治療，包括伸展頸部與肩膀肌肉的運動，以及學習如何調整姿勢（讓頭部、頸部與脊椎維持在中立位置）以減輕神經壓力。在復健初期階段，非處方止痛藥與醫生開立的肌肉鬆弛劑可能也有幫助。

與TOS相關的神經痛會導致活動度與柔軟度受限及肌肉無力，與椎間盤損傷及椎管狹窄引發的神經痛非常類似。TOS影響到的神經，許多與這兩種狀況相同，但位置更下游，因此復健方法相似。這便是椎間盤損傷、椎管狹窄與TOS相關症狀皆能使用神經痛復健方案的原因。

在第一階段，你將執行針對頸部、肩膀複合區與胸椎的軟組織鬆動技巧。這些鬆動術有助於減輕緊繃與疼痛，並讓你的身體做好準備，以應對第二階段挑戰性更高的活動度運動。

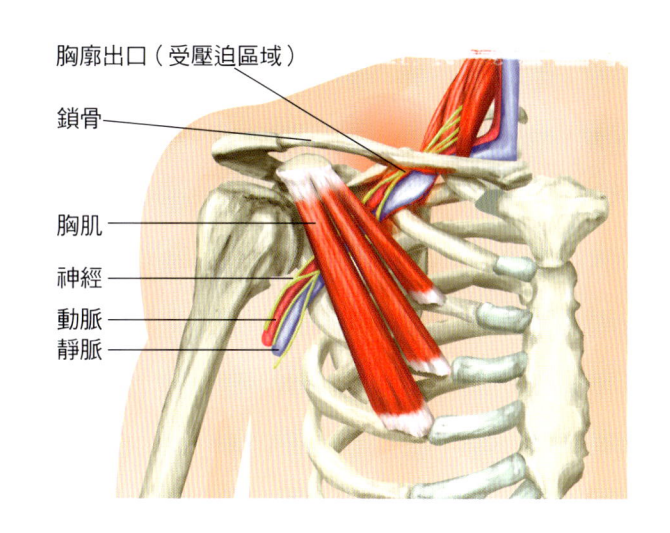

第二階段的重點是改善脊椎與周邊神經活動度，並引進伸展與神經鬆動術。這些運動將改善神經健康、減輕疼痛，並提高頸部與肩帶的活動度。[10]

第三階段開始加入神經張力運動，這種鬆動術能為神經帶來更多挑戰（勝過第二階段的神經滑動運動）。但千萬不能施加太大伸展力量，因為這可能進一步刺激神經並導致疼痛加劇。

一旦疼痛緩解、活動度改善，請完成頸痛方案第三階段運動，以防止疼痛復發。這些運動也能強化因神經刺激而變弱的肌肉。

在復健也無法改善症狀的情況下（約10～20%情形），醫生可能建議你進行手術以減輕神經壓力。這些手術可能會切除第一肋骨或一部分軟組織（肌肉或筋膜），以防止它們傷害神經健康。

請注意：與神經型TOS相比，血管型TOS（靜脈或動脈受壓迫）患者可能更需要手術。如果你出現神經症狀（疼痛、麻木與刺痛），並注意到手部腫脹或循環不良的狀況（皆為血管功能受損徵兆），請務必諮詢醫生，以確認沒有發生更嚴重的問題（如血栓）。

神經痛 第一階段

適用於：
- 緩解頸部與手臂的神經痛
- 緩解肌肉緊繃
- 作為第二與第三階段運動的暖身

指引：
- 每天執行
- 工具：小按摩球、花生球、瑜伽磚與泡棉滾筒
- 休息時毫無疼痛，運動時疼痛不超過輕微程度（疼痛指數3／10），便能加入第二階段的運動

軟組織鬆動術
▶ 每個區域花費1～2分鐘
▶ 兩側皆須進行
▶ 在壓痛點停留10～20秒

胸肌鬆動術

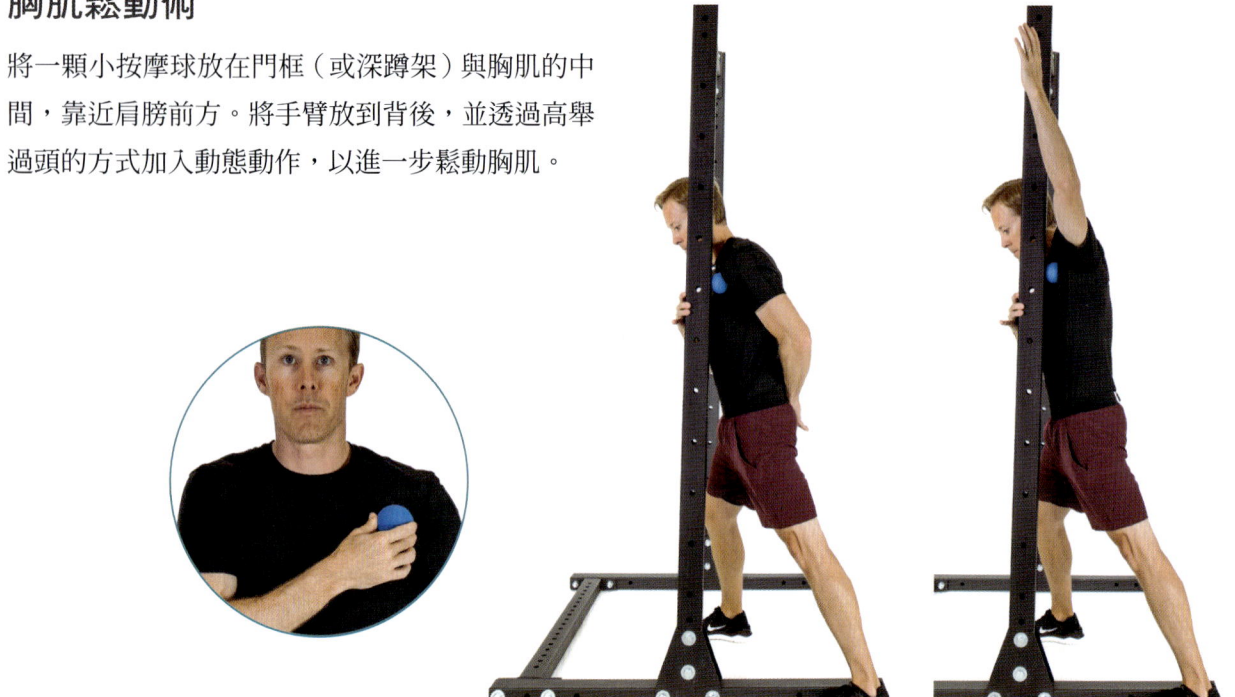

將一顆小按摩球放在門框（或深蹲架）與胸肌的中間，靠近肩膀前方。將手臂放到背後，並透過高舉過頭的方式加入動態動作，以進一步鬆動胸肌。

頸伸肌鬆動術

將花生球抵住後頸肌肉。從頭骨底部到頸部底部慢慢往下鬆動，在每一節脊椎骨停留。透過收下巴與伸展頸部的方式來加強動作。如果這個運動導致過度疼痛，可以改做頸痛方案第一階段的徒手變化式。

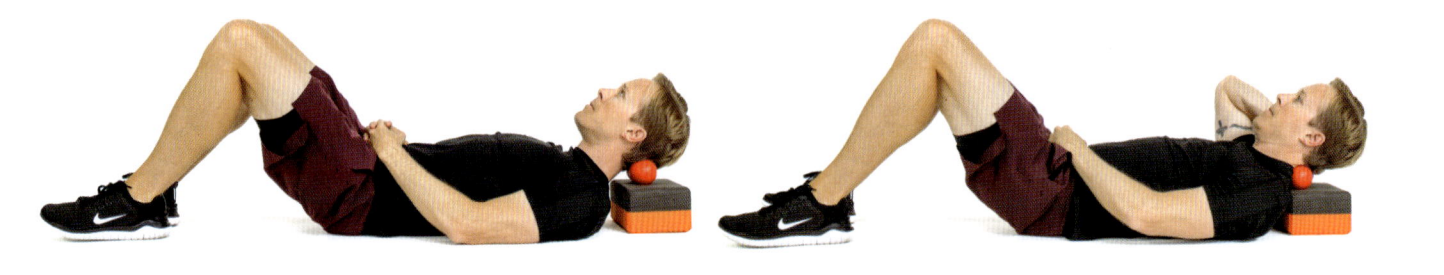

CHAPTER 15 | 頭部與頸部復健方案 ▶ 神經痛

胸椎鬆動術

將滾筒置於上背部的下方，與脊椎垂直。維持臀部觸地，將頭部往地面方向下沉，讓身體在滾筒上向後伸展。你可以維持這個姿勢，或是在滾筒上進行屈曲與伸展（捲腹）。你也可以抬高臀部，然後用腳跟施力，運用滾筒來滾動上背部區域（但不包括下背部或頸部）以達到按摩效果。

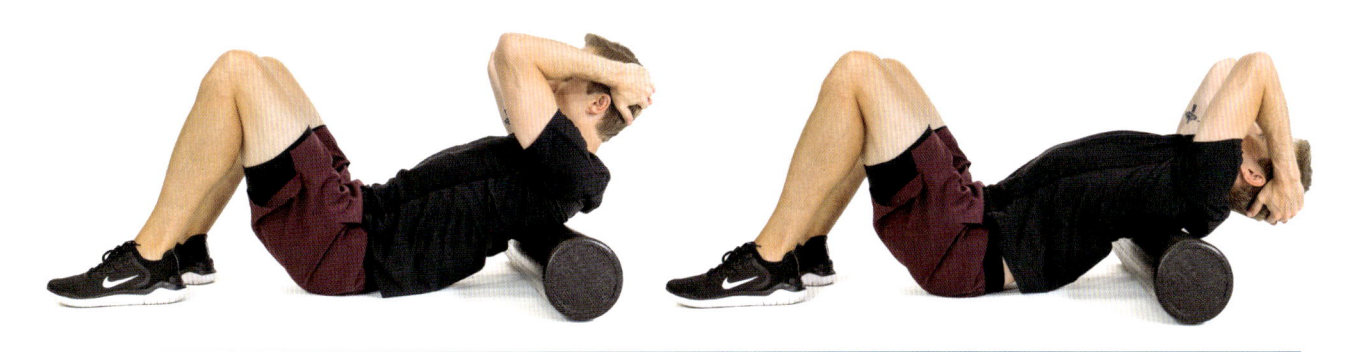

提肩胛肌鬆動術

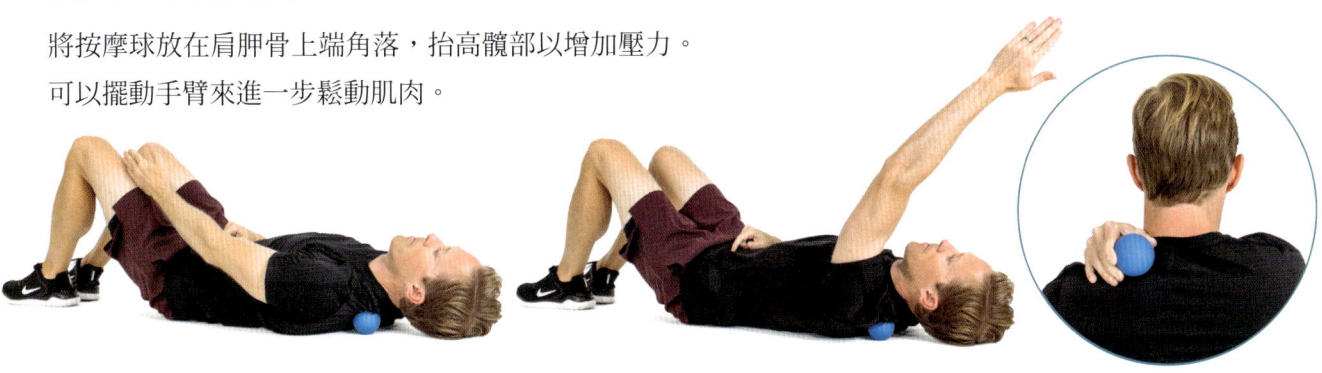

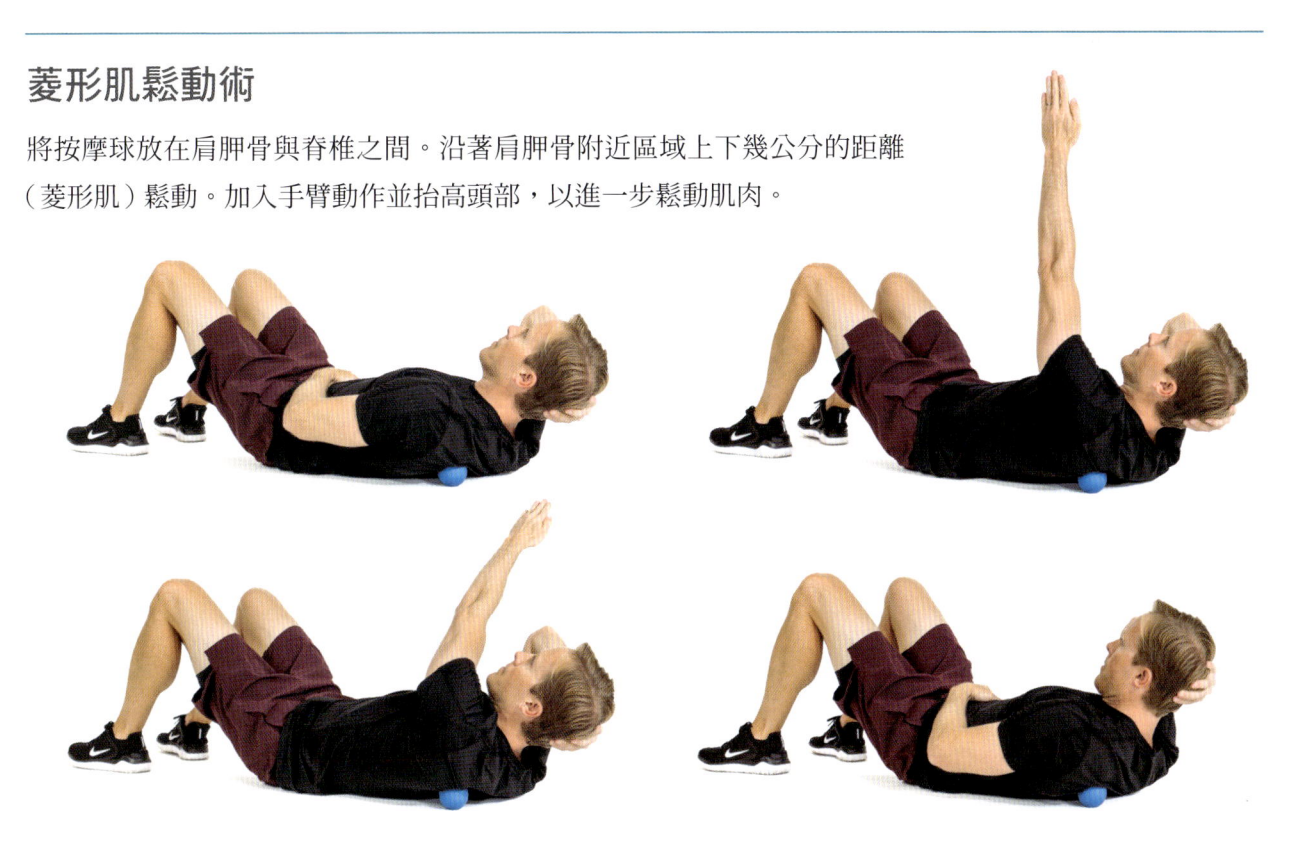

將按摩球放在肩胛骨上端角落，抬高髖部以增加壓力。
可以擺動手臂來進一步鬆動肌肉。

菱形肌鬆動術

將按摩球放在肩胛骨與脊椎之間。沿著肩胛骨附近區域上下幾公分的距離（菱形肌）鬆動。加入手臂動作並抬高頭部，以進一步鬆動肌肉。

161

神經痛
第二階段

適用於：
- 改善脊椎與神經的活動度
- 降低神經疼痛的敏感度
- 作為第三階段運動的暖身

指引：
- 每天執行
- 工具：泡棉滾筒
- 運動時疼痛不超過輕微程度（疼痛指數3／10），便能加入第三階段的運動

胸椎旋轉伸展

側躺並將髖部彎曲約90度。用下方手臂抓住上方膝蓋外側。保持上方手臂伸直，盡量在不感到疼痛的情況下，朝著膝蓋相反方向旋轉並將上方手臂降至地面。在你做這個動作的同時，將膝蓋往下壓，試著讓兩邊肩膀都貼地。每一邊做3次，每次維持15～20秒。

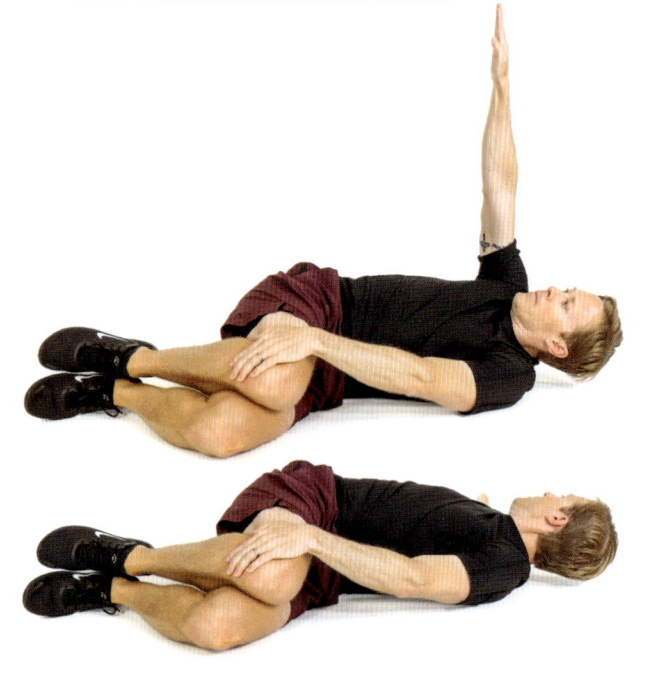

活動度運動

- 做3組，每組10～15次
- 主動動作：在不引發疼痛的前提下，盡可能地移動
- 在動作範圍終端停留2～3秒

天使動作

把脊椎靠在滾筒上，讓頭部與尾骨獲得支撐。手臂先放在身體兩側，掌心朝上。在不引發疼痛的前提下，盡量將手臂伸向頭頂上方。

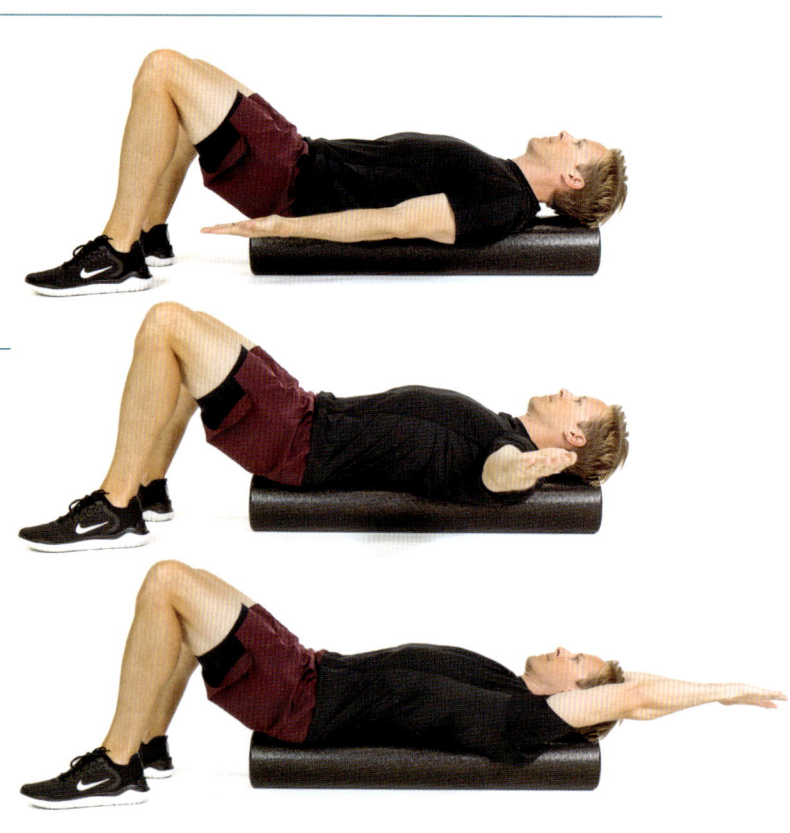

CHAPTER 15 ｜頭部與頸部復健方案 ▶ 神經痛

頸椎活動度運動

屈曲與伸展

從中立位置開始，慢慢地將下巴靠向胸部，然後將頭往後仰。

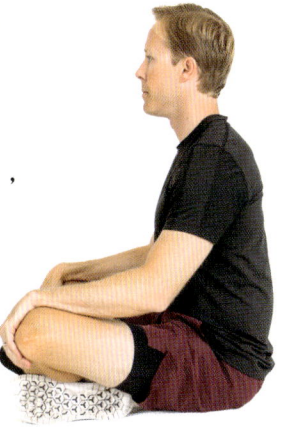

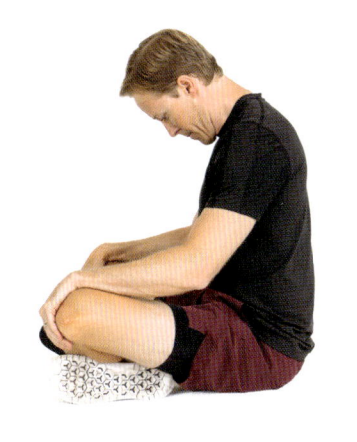

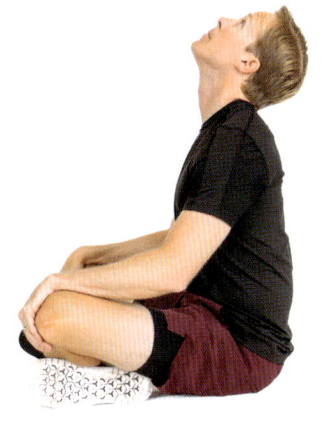

旋轉

維持脊椎直立，慢慢地將頭部轉向一側肩膀，然後再轉向另一側。

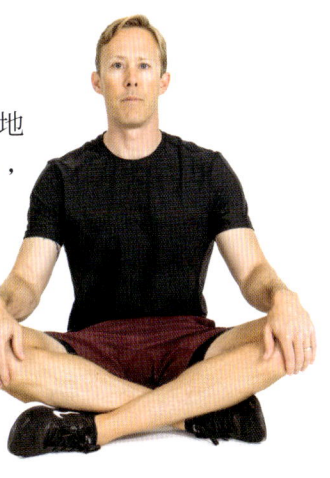

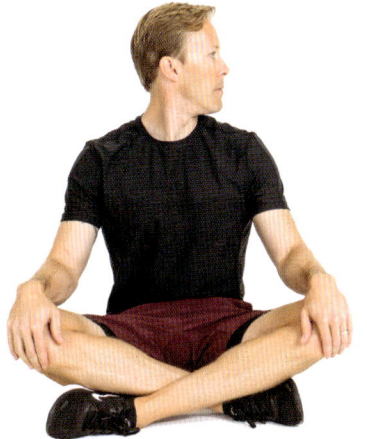

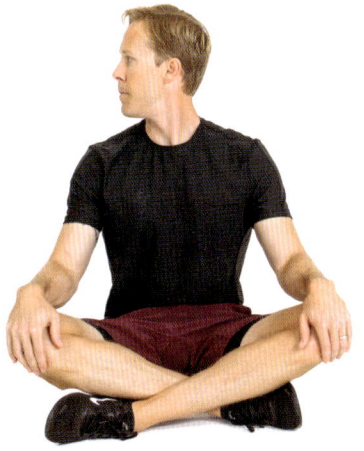

側彎

慢慢地將耳朵靠向一側肩膀，然後再移向另一側。

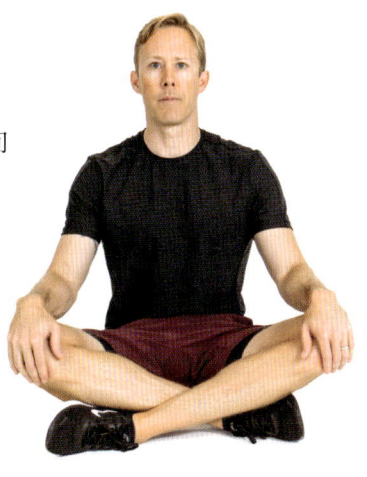

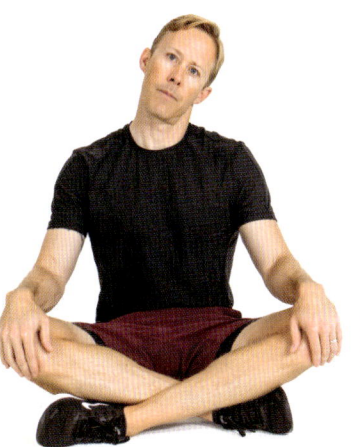

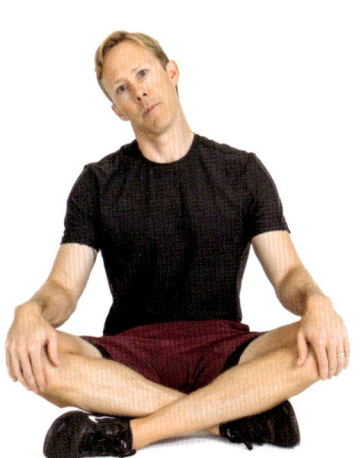

前伸與後縮

慢慢地將下巴往前推，然後往後縮。

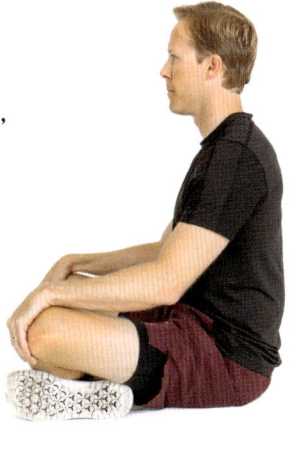

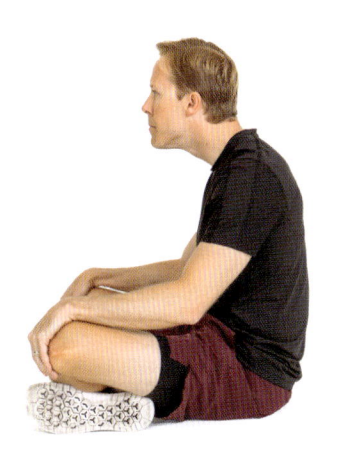

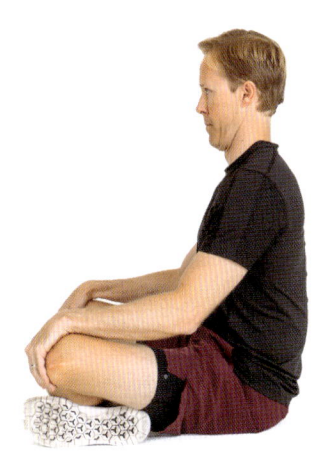

163

神經鬆動術
▶ 從1組10～15次開始
▶ 若症狀沒有加劇，再做1～2組

正中神經滑動運動

一隻手先伸向側邊，與肩膀呈90度，手肘與手腕彎曲，頭向另一側傾斜。以連貫的動作伸直手肘、伸展手腕，並將頭傾倒向高舉的手臂。反覆在這兩個姿勢之間來回切換，以鬆動正中神經。

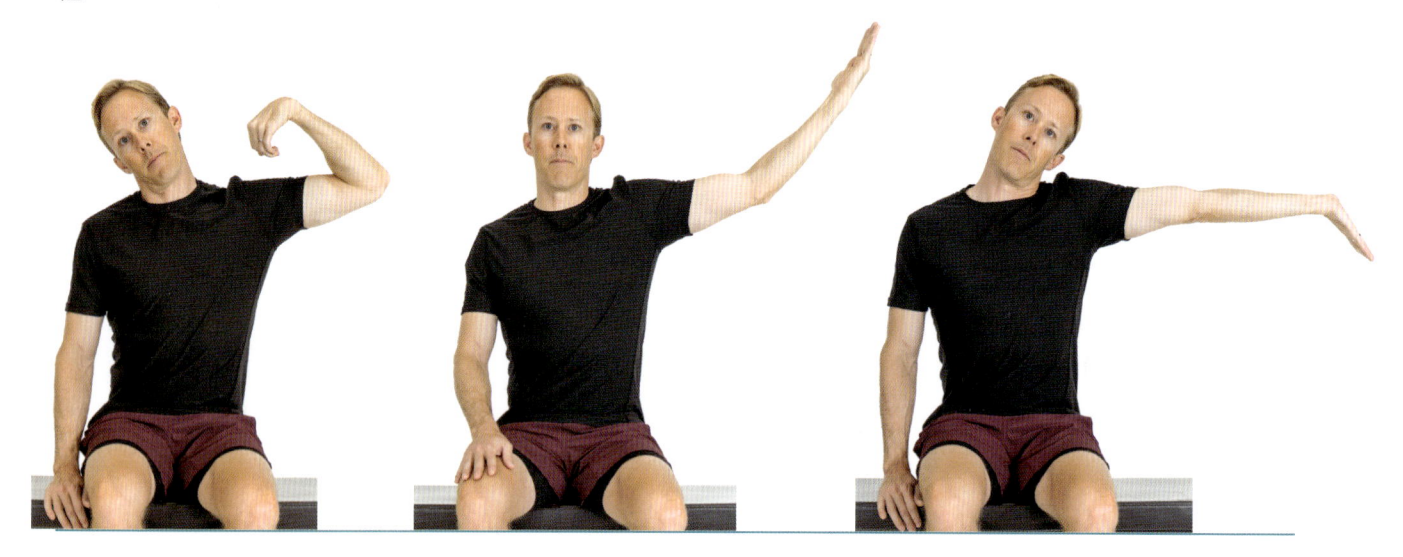

橈神經滑動運動

一隻手先伸向側邊、掌心朝後，彎曲手腕，然後把頭倒向伸出的手臂。以連貫的動作將頭傾倒向另一側並伸展手腕。
反覆在這兩個姿勢之間來回切換，以鬆動橈神經。

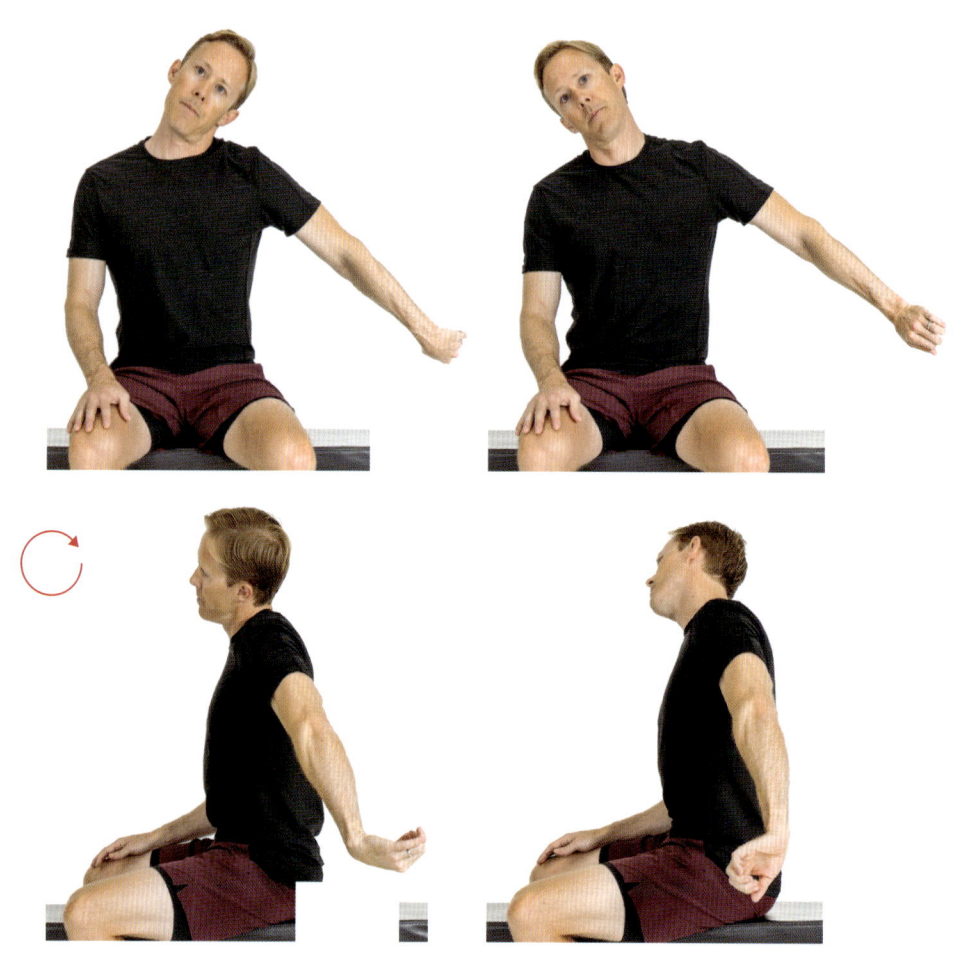

尺神經滑動運動

一隻手先伸向側邊，與肩膀呈90度，手肘彎曲、手腕伸展，掌心朝上，頭部向手臂傾斜。以連貫的動作伸直手肘，彎曲手腕，並將頭部移向另一側。反覆在這兩個姿勢之間來回切換，以鬆動尺神經。

靠牆收下巴

採站姿，頭與背靠在牆壁或深蹲架上。後腦杓沿著牆壁往上滑動，同時往胸部方向收下巴。反覆在這兩個姿勢之間來回切換。

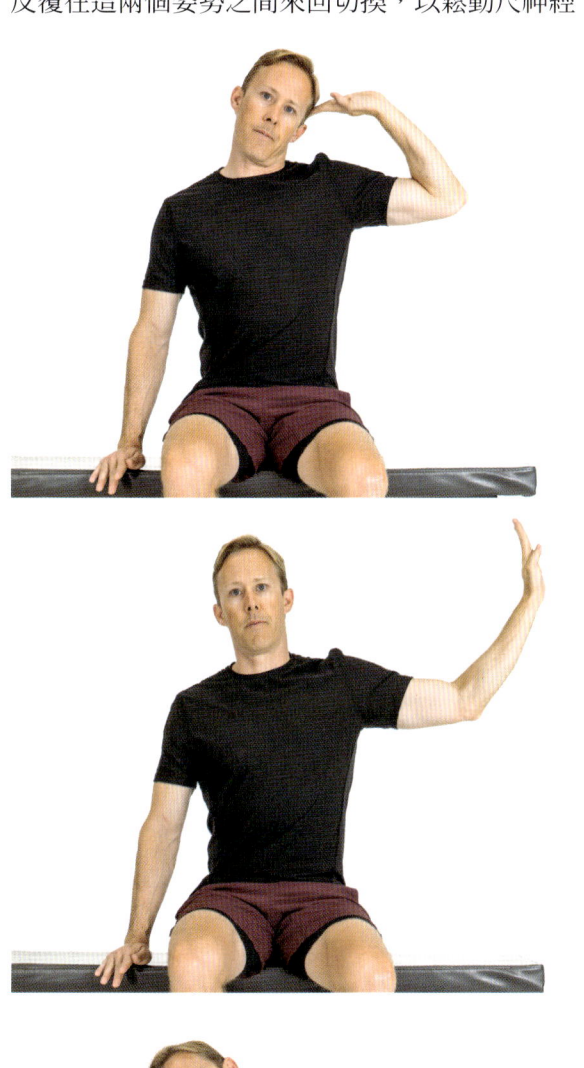

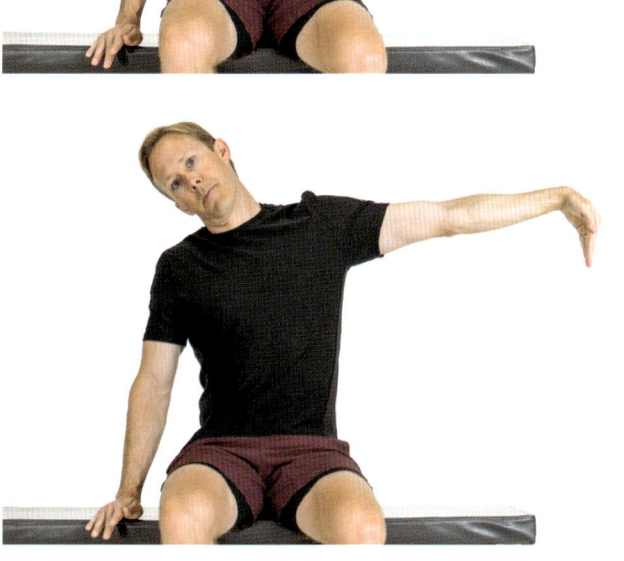

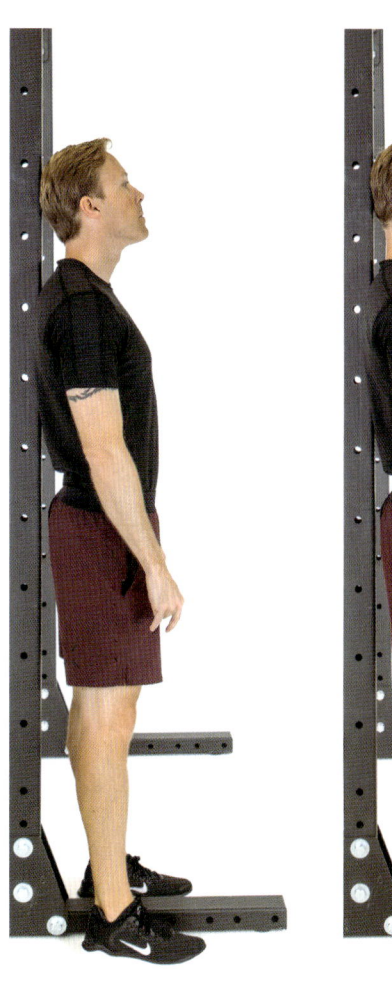

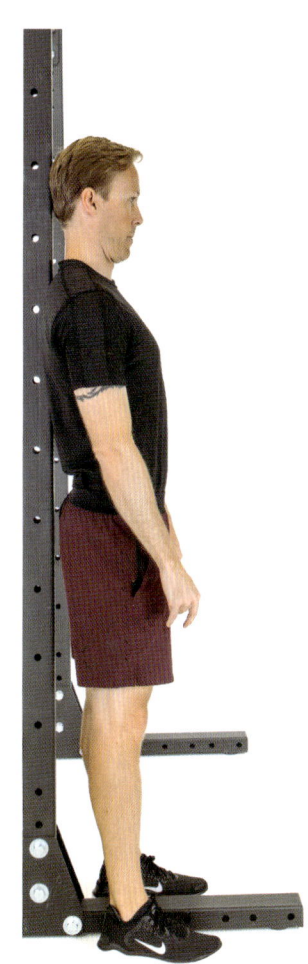

神經痛
第三階段

適用於：
- 降低神經疼痛的敏感度
- 改善神經活動度與伸展耐受度
- 預防神經相關頸痛與受傷

指引：
- 每週執行3或4天
- 做3次，每次維持5～10秒
- 如果感到刺痛、麻木或閃電般的疼痛，請停止伸展或降低強度
- 一旦神經敏感度降低，便可加入頸痛方案的第三階段運動，以防止疼痛復發

正中神經張力運動

將手臂抬高至側邊，與肩膀呈90度，掌心朝上。伸展手腕（手指朝向地面）。保持手肘伸直與手腕彎曲，慢慢將頭往另一側傾斜，讓耳朵靠近另一邊肩膀，不要旋轉或上下移動頭部。在不感到疼痛的情況下，以最大張力維持這個姿勢5～10秒，然後回到起始位置。重複這個過程3次。

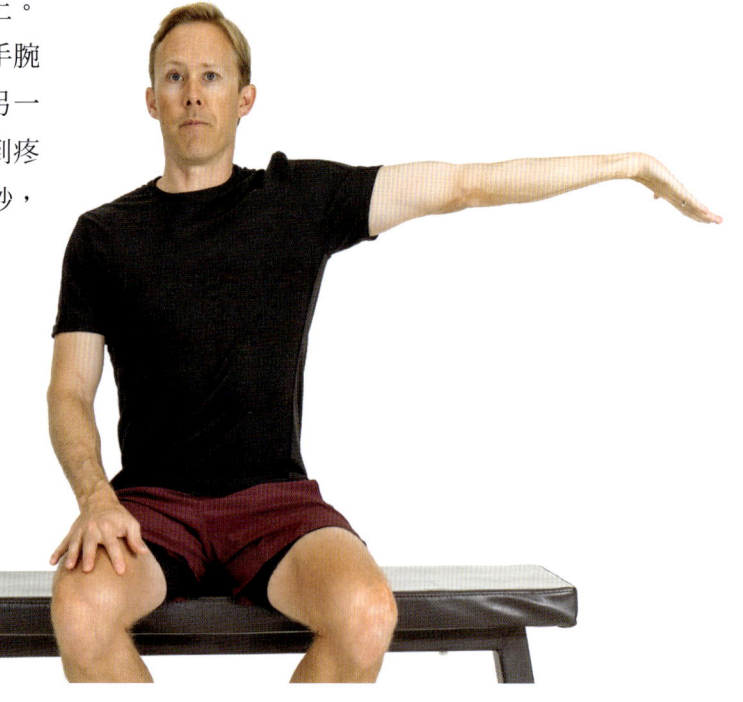

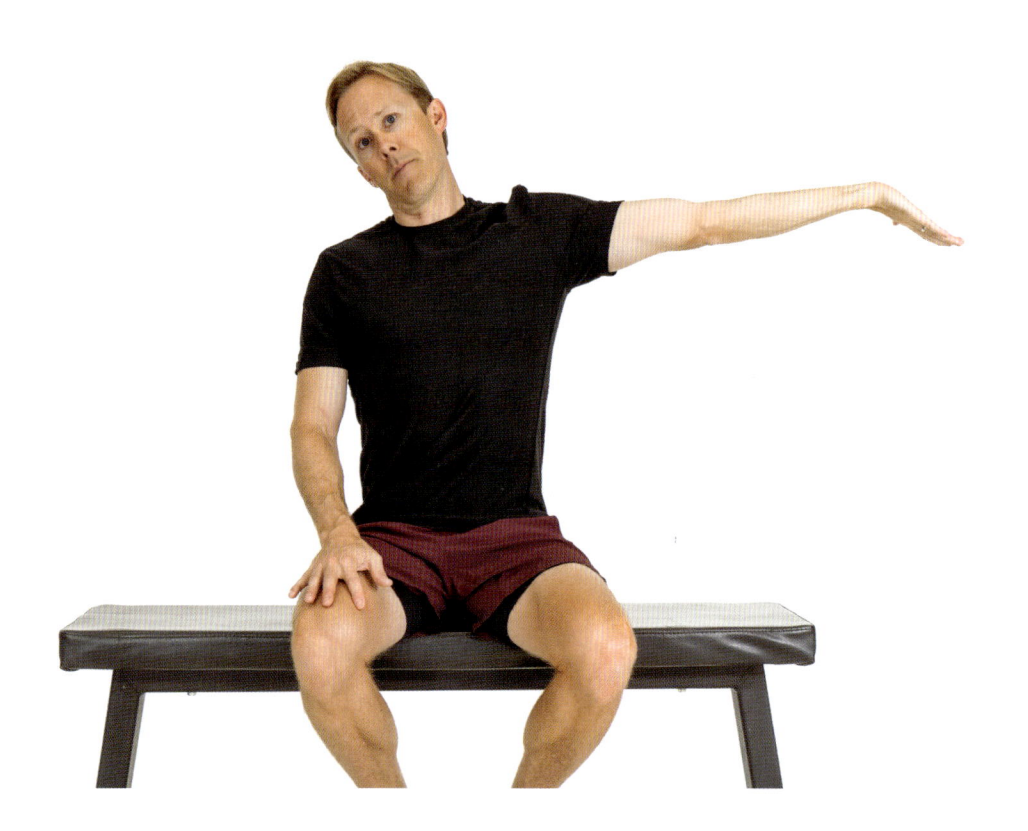

CHAPTER 15 | 頭部與頸部復健方案 ▶ 神經痛

橈神經張力運動

手肘彎曲,將拇指置於上胸中間附近。將手肘向身體外側伸展,同時慢慢地傾倒頭部,
讓耳朵往另一邊肩膀移動,並彎曲手腕。在不感到疼痛的情況下,以最大張力維持這個姿勢5～10秒,
然後回到起始位置。重複這個過程3次。

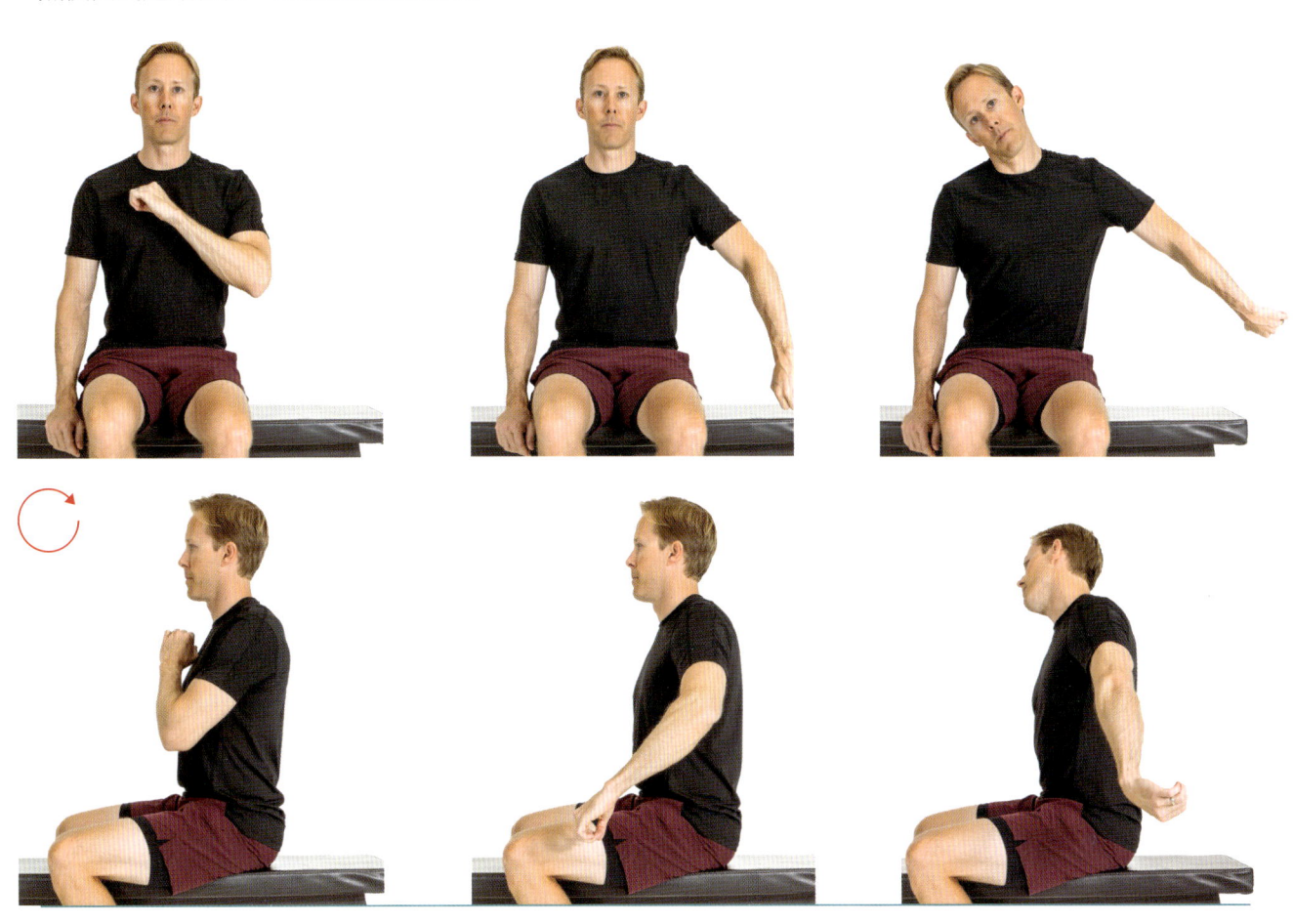

尺神經張力運動

一隻手先伸向側邊,掌心朝下,與肩膀呈90度。彎曲手肘,同步讓手掌朝向天花板並伸向頭部。
於此同時,頭部朝另一側肩膀彎曲。在不感到疼痛的情況下,以最大張力維持這個姿勢5～10秒,
然後回到起始位置。重複這個過程3次。

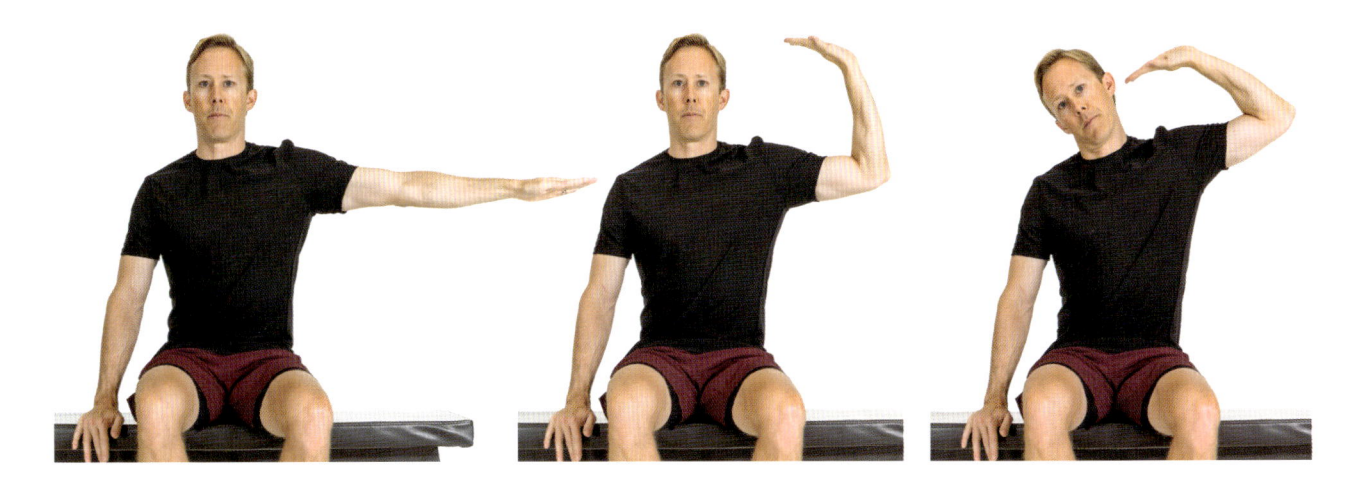

167

頭痛

此方案用於治療：
- 前額或臉部疼痛
- 因頸部引起的緊張性頭痛
- 頸因性頭痛

頸因性頭痛

概述：頸因性頭痛起源於上頸椎（頸部），且可能引發頭部或臉部區域的牽連痛。此類型頭痛的起源組織包括頭骨與上頸椎（C1-3）之間的肌肉、關節與椎間盤。在大多數情況下，頸因性頭痛由導致頸部緊繃的活動所致，包括壓力、維持某些靜態姿勢（如盯著電腦螢幕）與睡眠障礙（可能包括睡覺時的頸部姿勢，或任何干擾睡眠的因素）。

徵象與症狀：主要症狀是規律的非搏動性疼痛，位置在頭骨底部附近的頸部一側。疼痛可能從頸部往下延伸到肩胛骨或往上至前額。大部分人的疼痛會沿著特定路徑輻射，從上頸到頭部，並進入一側眼窩或前額。打噴嚏或咳嗽時，頸部也可能發生僵緊或疼痛的狀況。

加重因素：主要引發疼痛的姿勢是下頸椎屈曲（低頭）與上頸椎伸展（低頭前傾，上頸椎區域的後側繃緊）。簡言之，就是頭部前傾，然後上頸部伸展，令眼睛得以直視前方。這個姿勢有時被稱為「烏龜頸」。

預後：一旦調整了引發疼痛的姿勢，疼痛通常在幾週內便會消退。

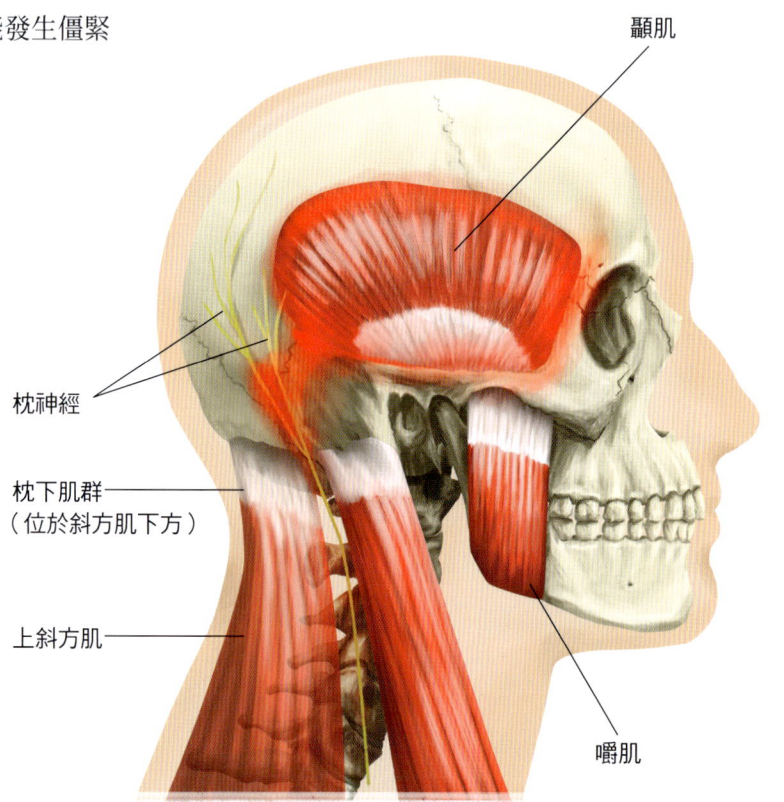

治療策略：頸因性頭痛通常可透過保守治療（物理治療與按摩）與行為調整（改變工作姿勢、桌椅高度或更換枕頭）獲得解決。

第一階段著重在鬆動頭骨底部的枕下肌群。引發頸因性頭痛的神經來自於這個脊椎區域，因此鬆動這些神經能夠減輕症狀。但執行鬆動技巧時要特別小心，因為施加過多壓力可能導致頭痛症狀加劇。重點是找到自己感覺有療效（有助於釋放肌肉張力）的壓力。

如果使用按摩球讓你感覺不太舒服，也可以用手指來鬆動這些肌肉。在這個階段，你也需要鬆動提肩胛肌與上斜方肌，這些肌肉也與頭骨及上頸部連接，可能造成頸部不舒服、緊繃與頭痛。

第二階段會先進行枕下肌群伸展，因為頭痛症狀起源於這些肌肉。第二階段的其他伸展與活動度運動旨在改善頸部、胸椎與肩胛骨的活動度，這些部位都會對上頸部產生機械性影響。靠牆收下巴運動可以帶來上頸椎（脖子）屈曲與下頸椎伸展的效果，幫助你矯正頭部前傾姿勢（此姿勢可能導致該區域僵緊，並刺激通過枕下區域的上頸神經）。最後，頸屈肌等長維持能強化頸部在中立位置的力量（想像頸部在做平板支撐），並有助於降低頭痛症狀的復發機率。

第三階段加入其他頸部動作的等長收縮運動，以持續強化所有動作平面的力量。一旦你的疼痛大幅減輕或消失，就可以開始進行頸痛方案的第三階段運動，以強化頸部與周圍肌肉，如此一來，頭痛復發機率便會降低。

如果保守治療無效，你可能需要進行神經阻斷術（注射神經麻醉藥物）。如果你符合開刀的條件但不想如此做，請確實遵循復健方案，這樣做有益無害。若6～8週後仍未見好轉，那你應該更認真考慮神經阻斷術。

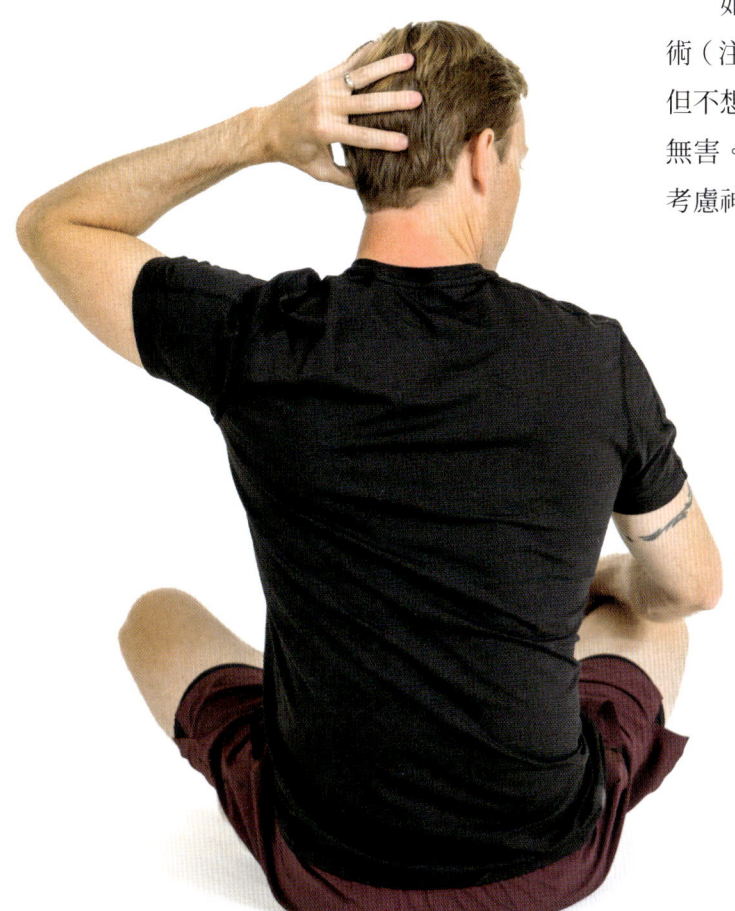

頭痛
第一階段

適用於：
- 減輕上頸部與頭部疼痛
- 緩解肌肉緊繃
- 作為第二與第三階段運動的暖身

指引：
- 每天執行
- 工具：小按摩球與瑜伽磚
- 休息時毫無疼痛，運動時疼痛不超過輕微程度（疼痛指數3／10），便能加入第二階段的運動

軟組織鬆動術
▶ 每個區域花費1～2分鐘
▶ 兩側皆須進行
▶ 在壓痛點停留10～20秒

枕下肌群鬆動術

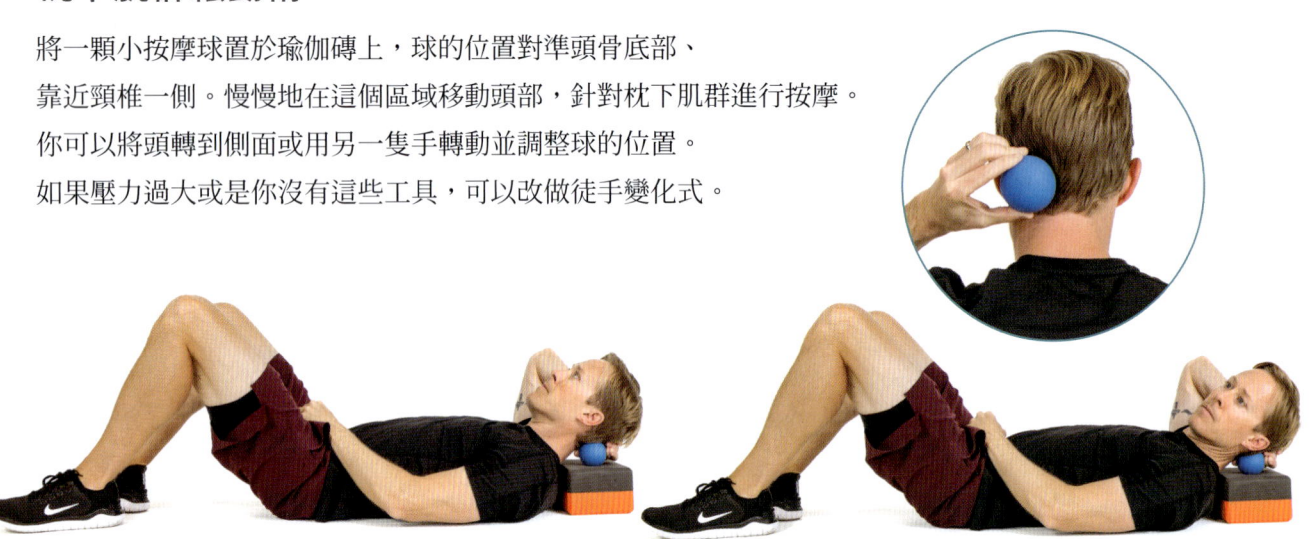

將一顆小按摩球置於瑜伽磚上，球的位置對準頭骨底部、靠近頸椎一側。慢慢地在這個區域移動頭部，針對枕下肌群進行按摩。你可以將頭轉到側面或用另一隻手轉動並調整球的位置。如果壓力過大或是你沒有這些工具，可以改做徒手變化式。

徒手變化式1

徒手變化式1要用到雙手。雙手抱住頭骨，位置就在耳朵上方，並用大拇指按壓頭骨底部附近的枕下肌群。輕輕按摩這個區域，施加壓力並將下巴靠向胸部。

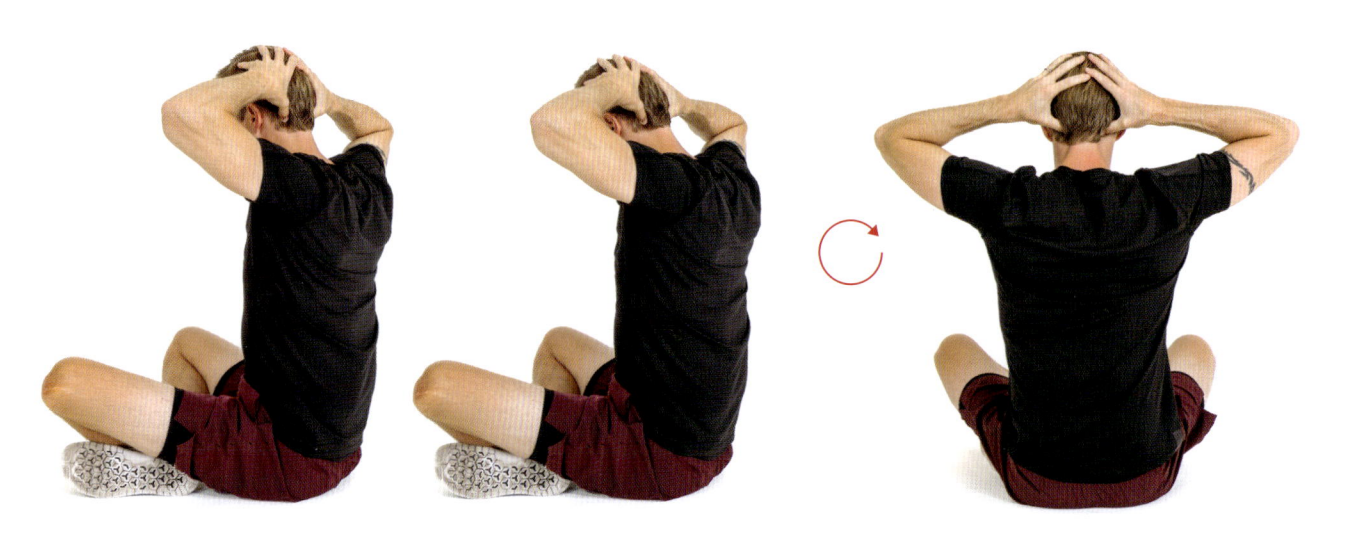

CHAPTER 15 | 頭部與頸部復健方案 ▶ 頭痛

徒手變化式 2

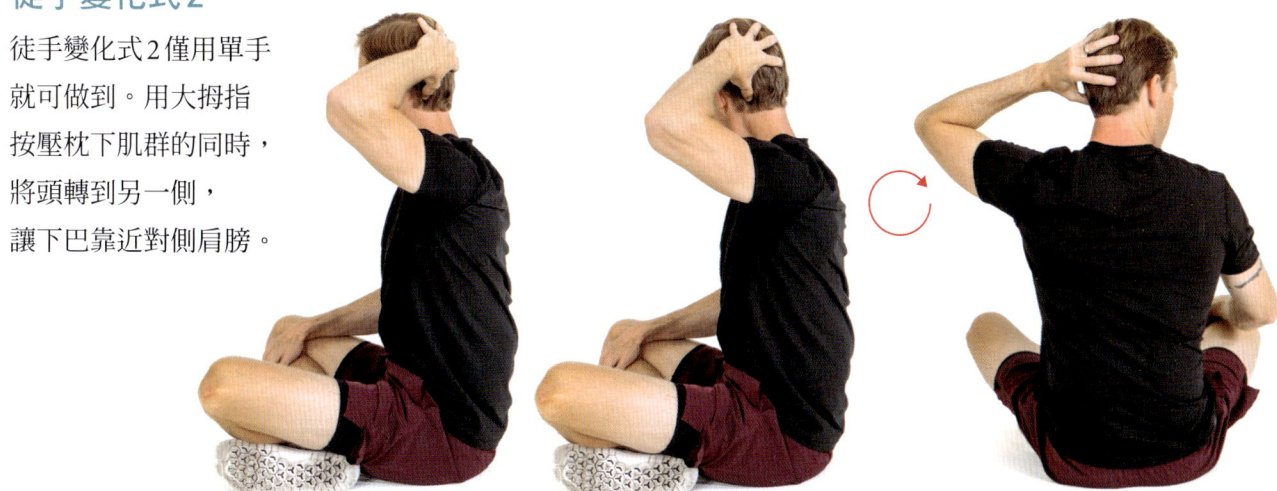

徒手變化式 2 僅用單手就可做到。用大拇指按壓枕下肌群的同時，將頭轉到另一側，讓下巴靠近對側肩膀。

上斜方肌鬆動術

將一顆小按摩球放在門框（或深蹲架）與上斜方肌的中間，從肩膀到頸部底部逐步鬆動整塊肌肉。身體往前推，讓球深入身體以增加壓力。移動手臂（放在背後或身體前方）與頭部（往下與往側邊轉動）以進一步鬆動肌肉。

提肩胛肌鬆動術

將按摩球放在肩胛骨上端角落，抬高髖部以增加壓力。可以擺動手臂來進一步鬆動肌肉。

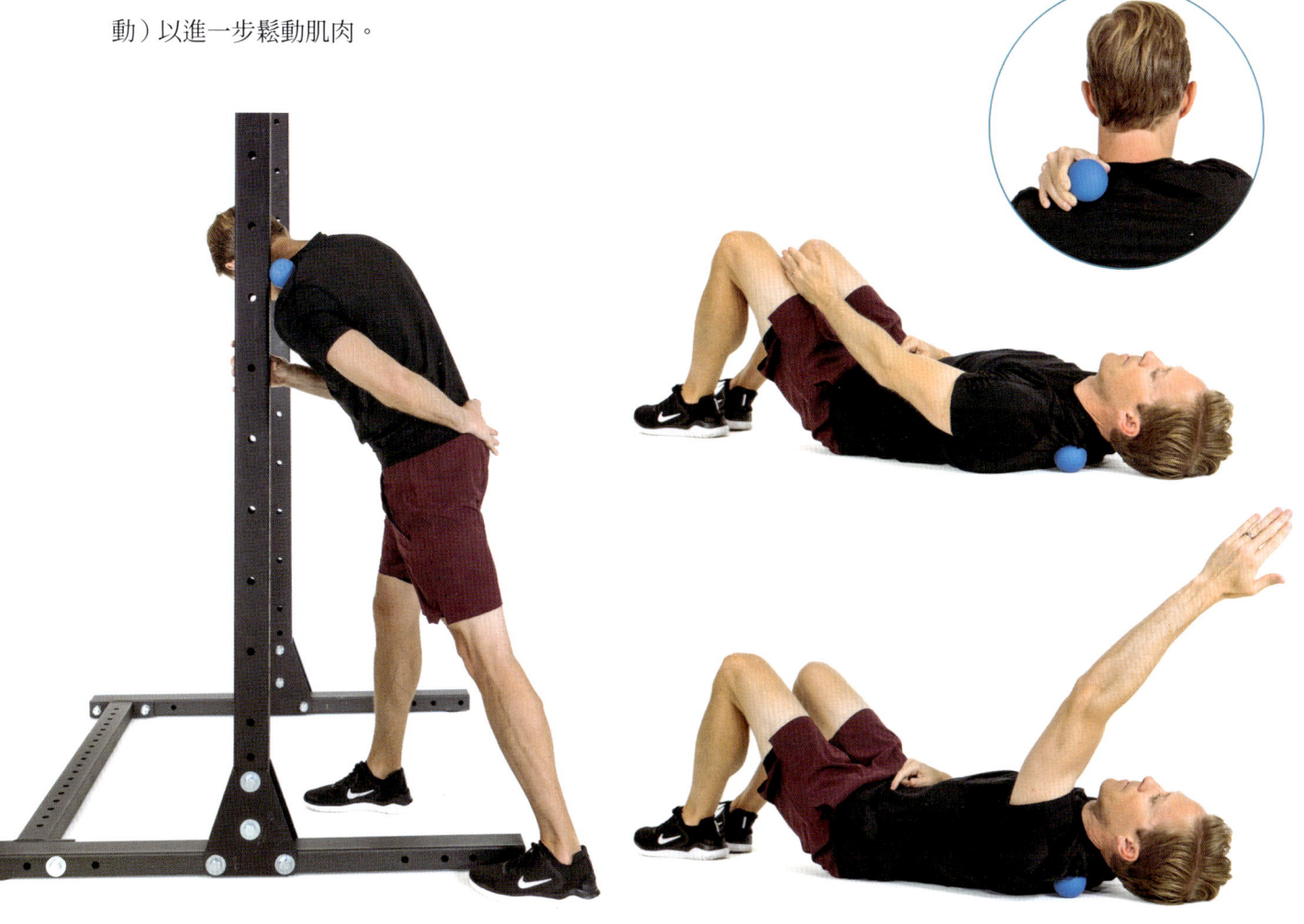

171

頭痛
第二階段

適用於：
- 改善頸部動作範圍
- 緩解頭痛症狀
- 強化頸屈肌力量
- 作為第三階段運動的暖身

指引：
- 每天執行
- 工具：泡棉滾筒
- 運動時疼痛不超過輕微程度（疼痛指數3／10），便能加入第三階段的運動

伸展運動
▶ 做3次，每次維持30～60秒
▶ 不要伸展到引發疼痛的程度

枕下肌群伸展

一隻手握拳放在下巴下面，另一隻手抓住後腦杓，向上與向前拉，直到感覺後頸有適度伸展。

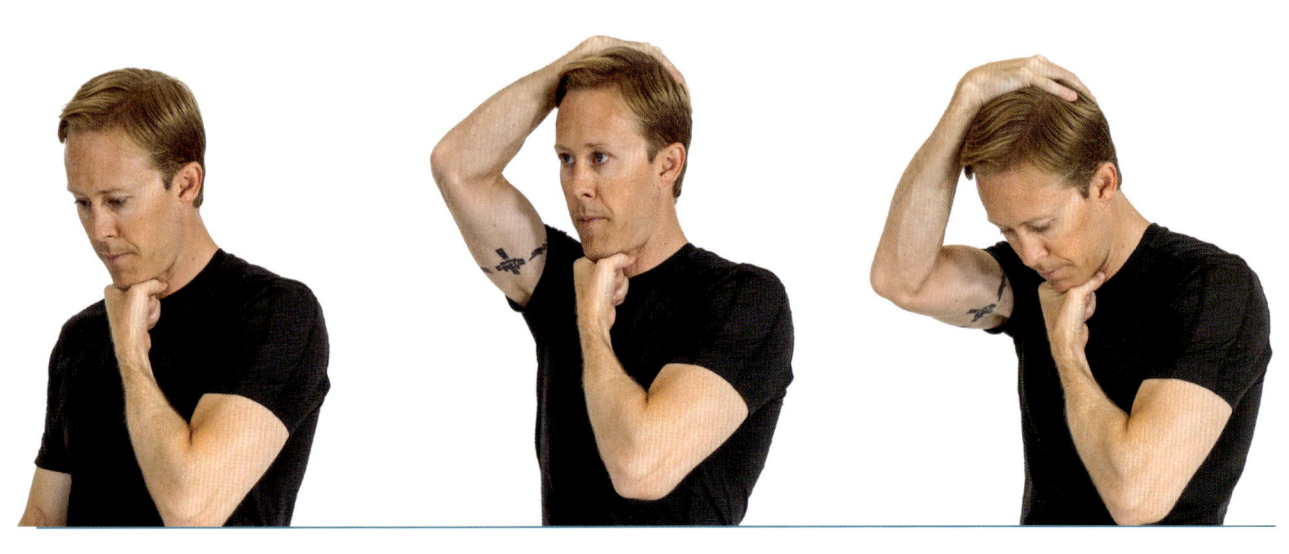

胸椎伸展

將滾筒置於上背部的下方，與脊椎垂直。雙手抱頭以支撐頸部。維持臀部觸地，頭部往後，慢慢地將身體向後延伸。放鬆並維持15～20秒，以改善胸椎伸展狀況。

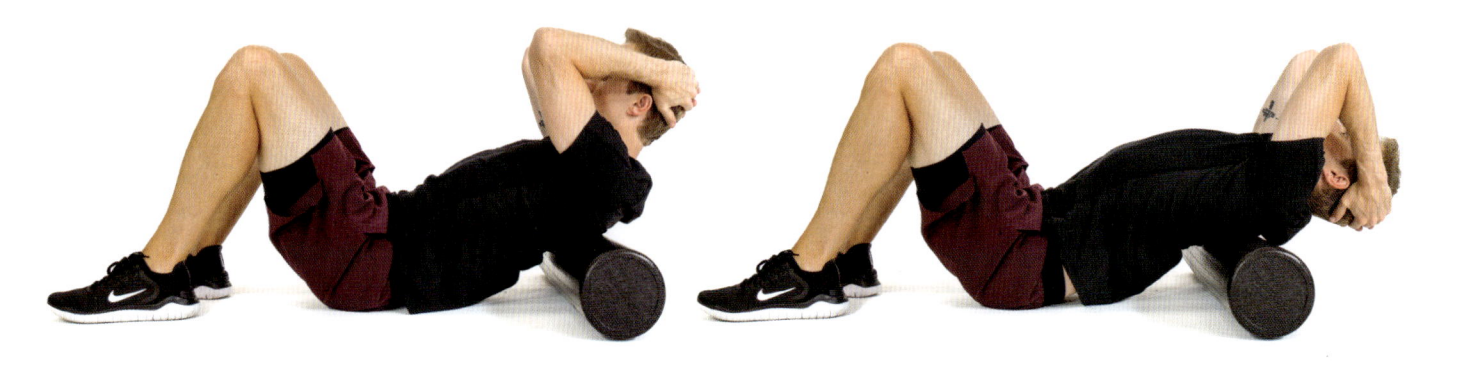

CHAPTER 15 | 頭部與頸部復健方案 ▶ 頭痛

活動度運動
▶ 做3組,每組10～15次(除非另有註明)
▶ 主動動作:在不引發疼痛的前提下,盡可能地移動
▶ 在動作範圍終端停留2～3秒

天使動作

把脊椎靠在滾筒上,讓頭部與尾骨獲得支撐。
手臂先放在身體兩側,掌心朝上。
在不引發疼痛的前提下,
盡量將手臂伸向頭頂上方。

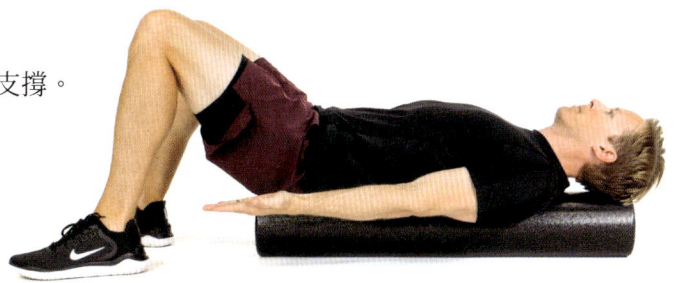

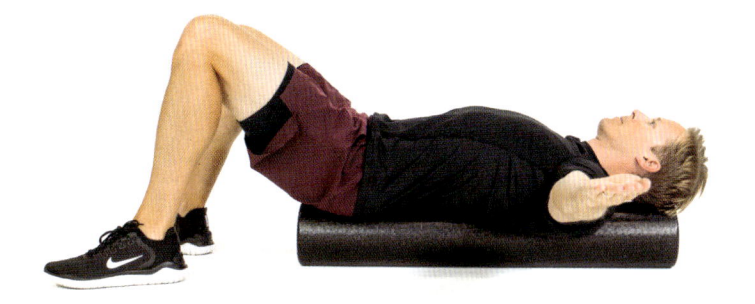

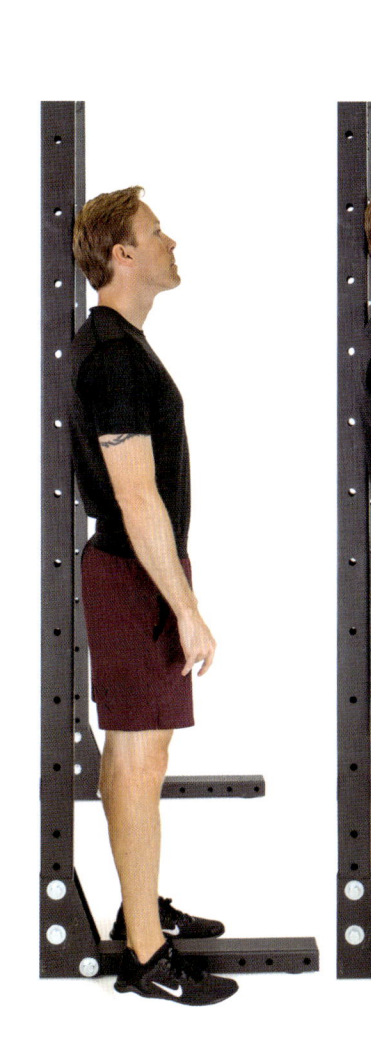

靠牆收下巴

採站姿,頭與背靠在牆壁或深蹲架上。
後腦杓沿著牆壁往上滑動,
同時往胸部方向收下巴。反覆在這兩個姿勢之間來回切換。

173

頸椎前伸與後縮活動度運動

從頭部與頸部處於中立位置開始。
頭往前滑動至前伸狀態（下巴往前伸），
然後向後滑動至後縮狀態（收下巴），
過程中不要抬頭或低頭。

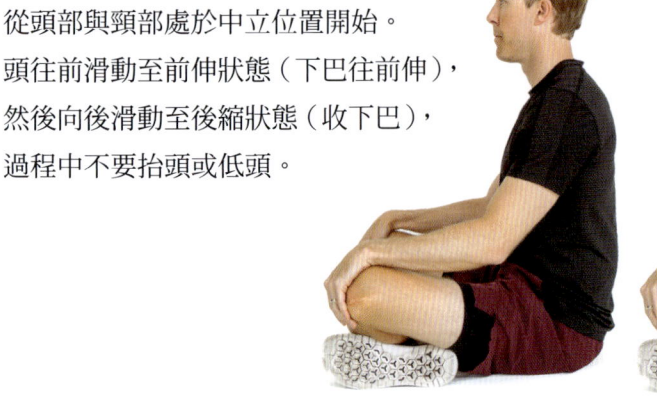

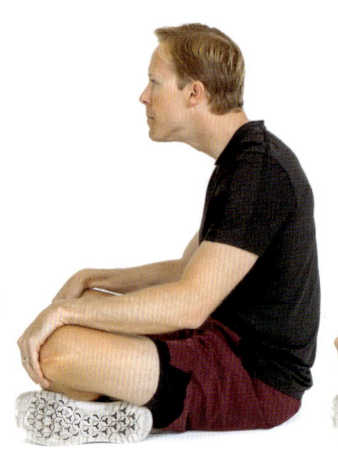

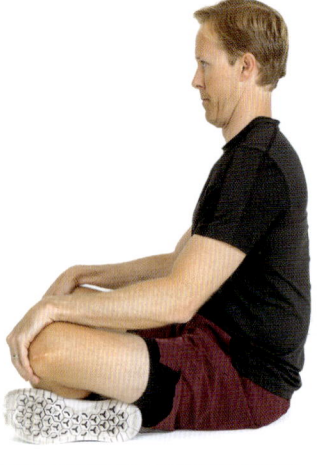

肩胛骨前伸與
後縮活動度運動

從肩膀處於中立位置開始。
將肩胛骨前傾至前伸狀態，
然後向後拉回至後縮狀態，
過程中不要抬肩或移動脊椎。

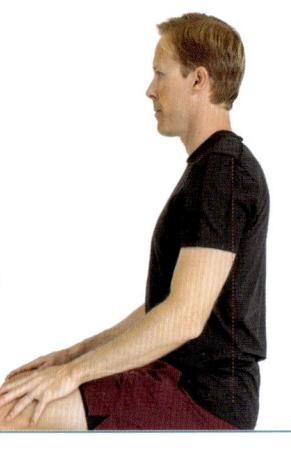

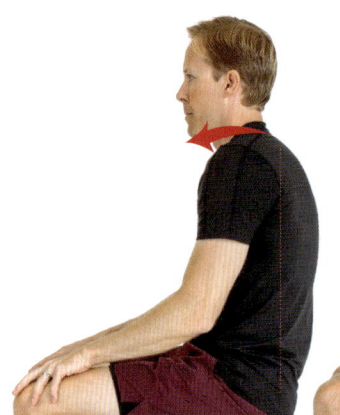

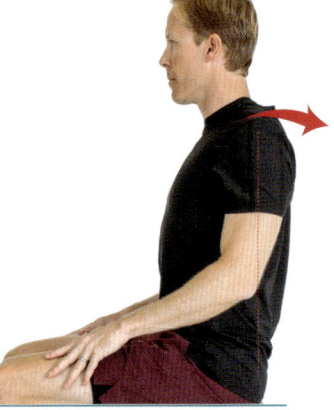

頸屈肌等長維持

收下巴並拉長頸部。
頭部保持在中立位置，
將頭稍稍抬高離開地面並維持此姿勢，
直到無法維持收下巴，
或是為了減少疲勞而將頭部抬更高，
則停止動作。
進行3組，每組3～5次，
並逐步增加到維持20～30秒。

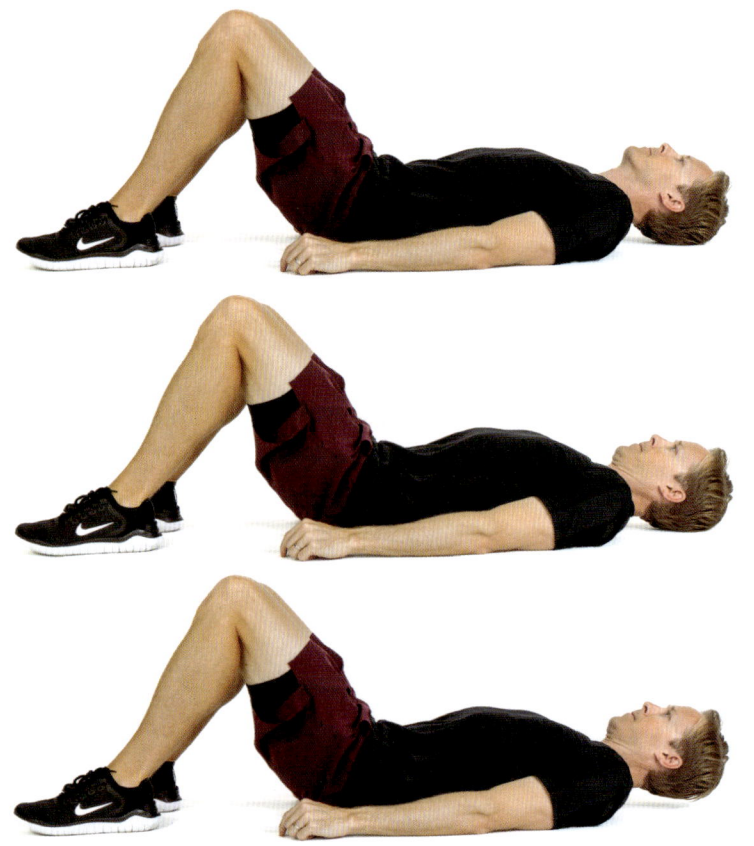

頭痛 第三階段

適用於：
- 強化頸部與周圍肌肉
- 預防頭痛

指引：
- 每天執行
- 一旦症狀獲得改善，且可進行等長運動而不會導致疼痛發作的話，就可以加入頭痛方案的第三階段運動

頸部徒手等長運動（四個方向）

- 做4～5次，每次抵抗動作維持30～45秒
- 盡量施力，但以頸部能承受為限，且不能引發疼痛
- 坐著或站著進行，兩側皆須進行（側彎與旋轉）

屈曲

將頭部往前傾，同時用手推額頭，施力抵抗前傾力道。

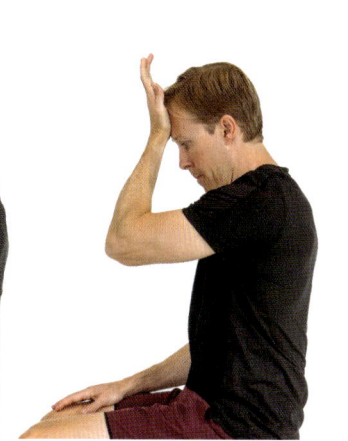

伸展

將頭部稍微往後倒。用手推後腦杓，施力抵抗後傾力量。

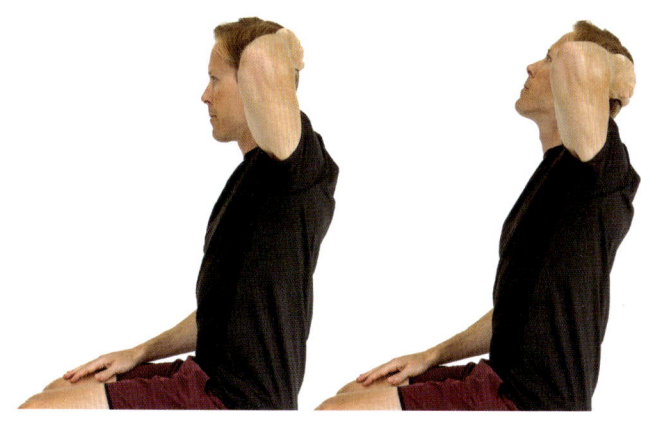

側彎

將頭部傾向一側。用手推那一側的頭部，施力抵抗側彎力道。

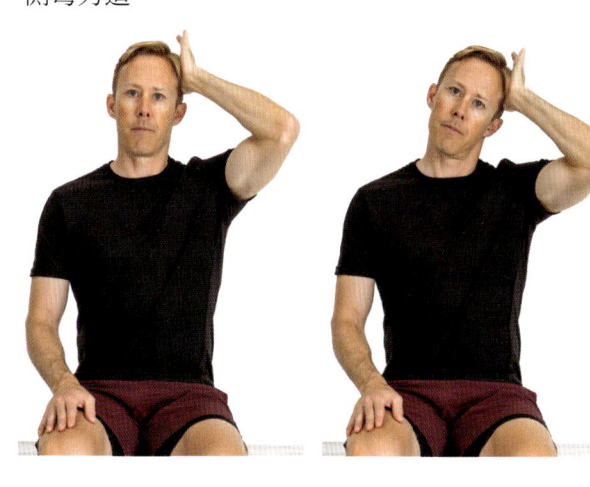

旋轉

將頭稍微轉向一側，用手推那一側的頭部，施力抵抗旋轉力道。

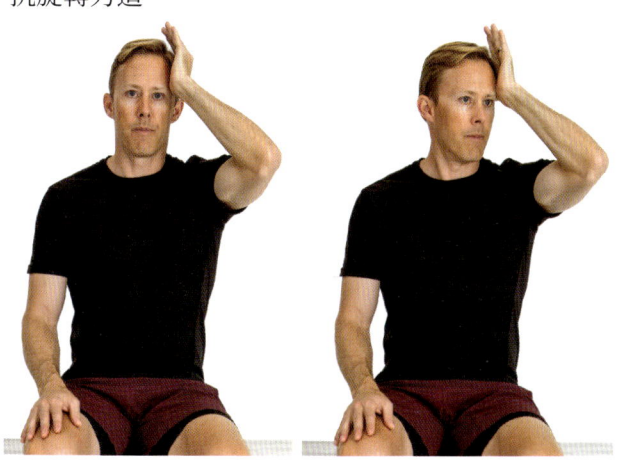

下顎痛

此方案用於治療：
- 顳顎關節疼痛
- 顳顎關節障礙

標示：顳肌、顳顎關節、二腹肌、嚼肌

標示：側韌帶、關節盤、關節囊、上外翼肌與下外翼肌、蝶下顎韌帶

顳顎關節障礙

概述：顳顎關節（temporomandibular joints, TMJs）連接下顎骨（下頜骨）與顳骨（頭骨的一部分），能進行複雜的鉸鏈與滑動動作。與身體其他關節類似，顳顎關節由滑液、軟骨與關節囊組成，但它還包含一個獨特的纖維軟骨關節盤，此結構令你能完成多種動作，包括進食、呼吸與說話等各種任務。顳顎關節障礙（temporomandibular disorder, TMD）的可能原因包括：直接受傷（鈍力創傷）、關節發炎或該區域使用過度。下顎相關的睡眠問題（磨牙與緊咬牙關）與頸部扭傷及拉傷也可能導致顳顎關節障礙。

徵象與症狀：通常會在關節附近或耳朵造成痠痛，且可能導致咀嚼困難。移動下巴時也可能出現鎖死或卡住的情況。

加重因素：磨牙、下顎肌肉咬緊牙關，與咀嚼堅硬或耐嚼食物。

預後：如果沒有找出真正原因，顳顎關節障礙可能持續數月甚至數年。復健運動非常重要，但重點是要去看牙醫，以確認不是牙齒問題所致。

治療策略：TMD 主要採取保守治療，包括物理治療與牙科介入（使用咬合板或牙套）。

　　復健運動計畫著重在下顎及上頸部的軟組織鬆動術與活動度運動。

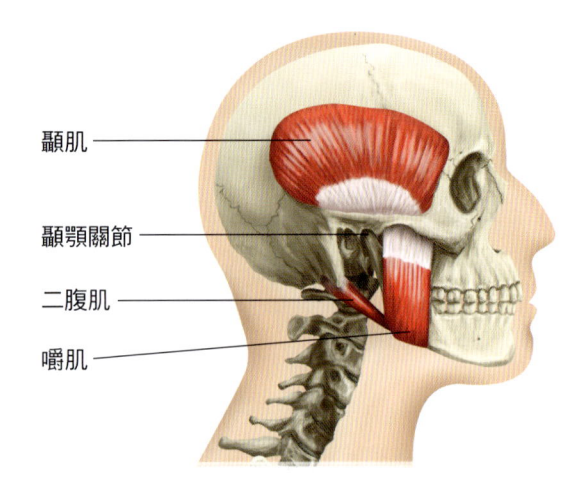

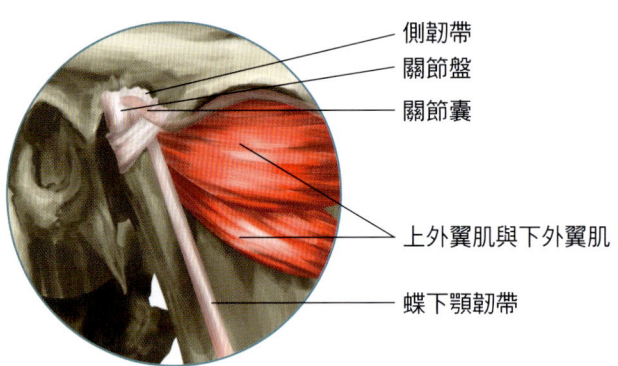

1 在第一階段，你將鬆動嚼肌與顳肌，它們是下顎的主要肌肉，也是常產生僵緊與緊張的部位。此階段還包括枕下肌群鬆動術，因為上頸肌肉與關節經常與下顎痛有關。

2 第二階段包含針對下顎重要動作的主動活動度運動。這些運動的目標是緩慢地移動並改善下顎協調性。開始做側向偏移、前伸與後縮等動作時需要高度專注，因此進行運動時速度不要太快，同時必須有意識地練習神經肌肉控制與執行動作範圍。

3 第三階段執行下巴開合的強化運動，這些動作第二階段已介紹過。一旦疼痛開始改善，建議你完成頸痛方案的第三階段運動。再次強調，頸部通常與下顎疼痛有關，而改善頸部活動度與力量能降低下顎痛復發機率。[11,12]

　　在保守治療效果不佳的情況下，手術或許是可以考慮的選項。但在決定手術介入前，請至少進行 6～8 週復健並解決任何可能加劇疼痛的因素。

下顎痛
第一階段

適用於：
- 減輕下顎疼痛
- 緩解肌肉緊繃
- 作為第二與第三階段運動的暖身

指引：
- 每天執行
- 工具：小按摩球與瑜伽磚
- 休息時毫無疼痛，運動時疼痛不超過輕微程度（疼痛指數3／10），便能加入第二階段的運動

軟組織鬆動術
▶ 每個區域花費1～2分鐘
▶ 兩側皆須進行
▶ 在壓痛點停留10～20秒

嚼肌鬆動術

使用手指或拇指按壓連接下顎骨的肌肉，輕輕地按摩該區域。在壓痛點上施加壓力，同時開合下巴。

徒手變化式1

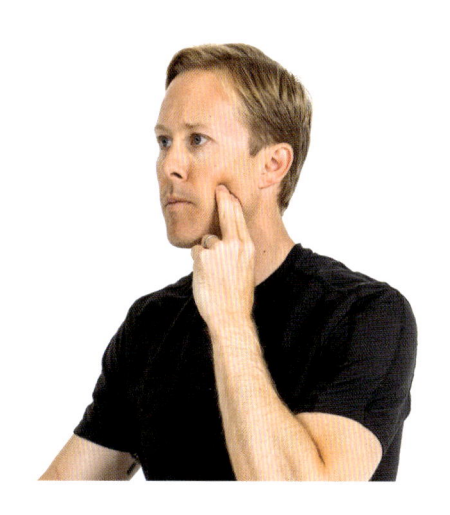

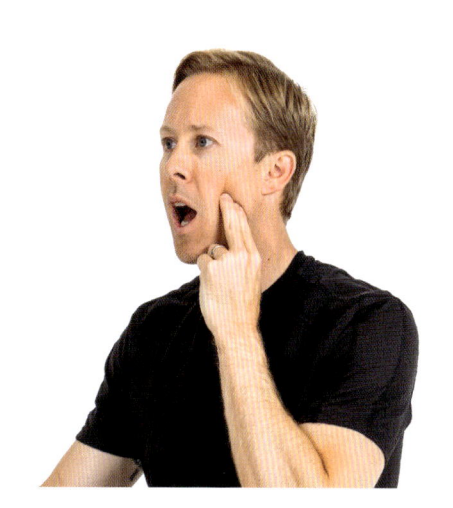

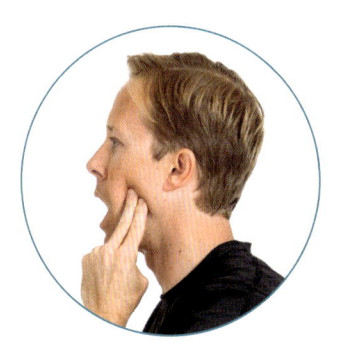

徒手變化式2

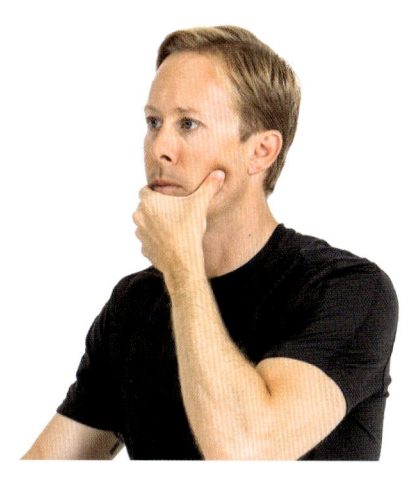

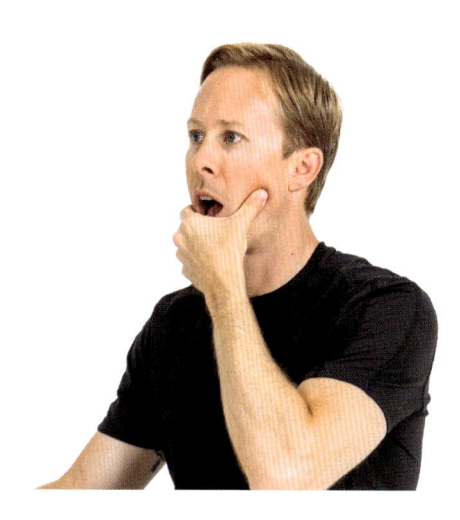

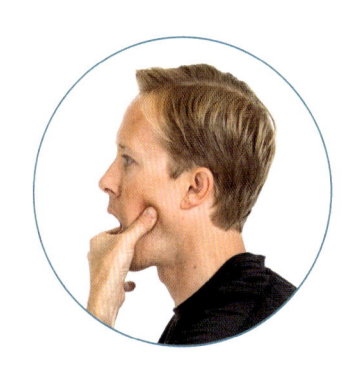

從辨傷到解痛 ▶ 第三部 復健

顳肌鬆動術

用手指或小按摩球按壓前額兩側的顳肌,輕輕地按摩該區域。
在壓痛點上施加壓力,同時開合下巴。

徒手變化式　　　　　　　　　使用按摩球

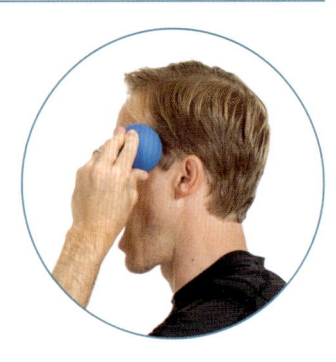

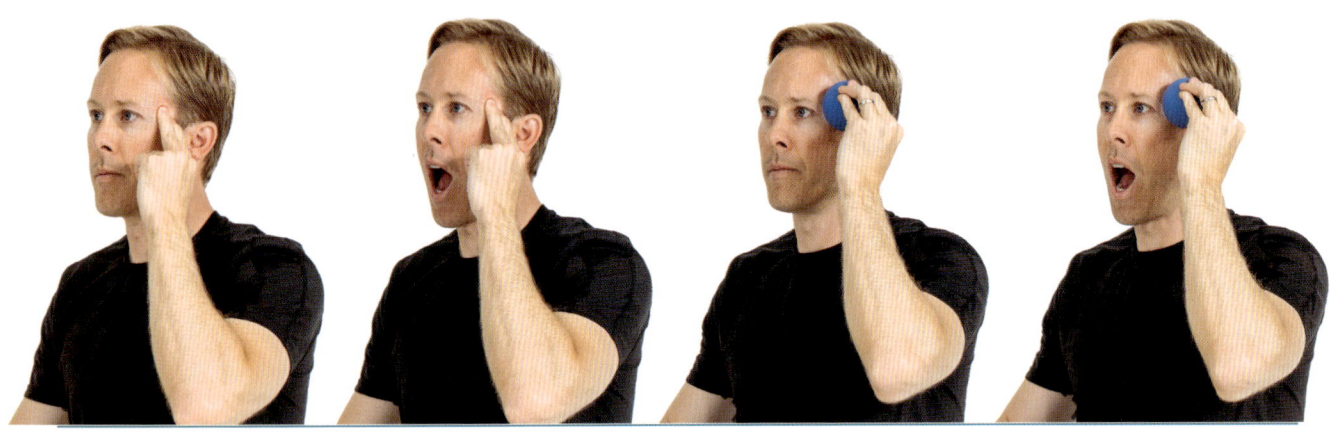

枕下肌群鬆動術

將一顆小按摩球置於瑜伽磚上,球的位置對準頭骨底部、靠近頸椎一側。
慢慢地在這個區域移動頭部,針對枕下肌群進行按摩。你可以將頭轉到側面
或用另一隻手轉動並調整球的位置。你也可以參考頭痛方案第一階段的徒手變化式。

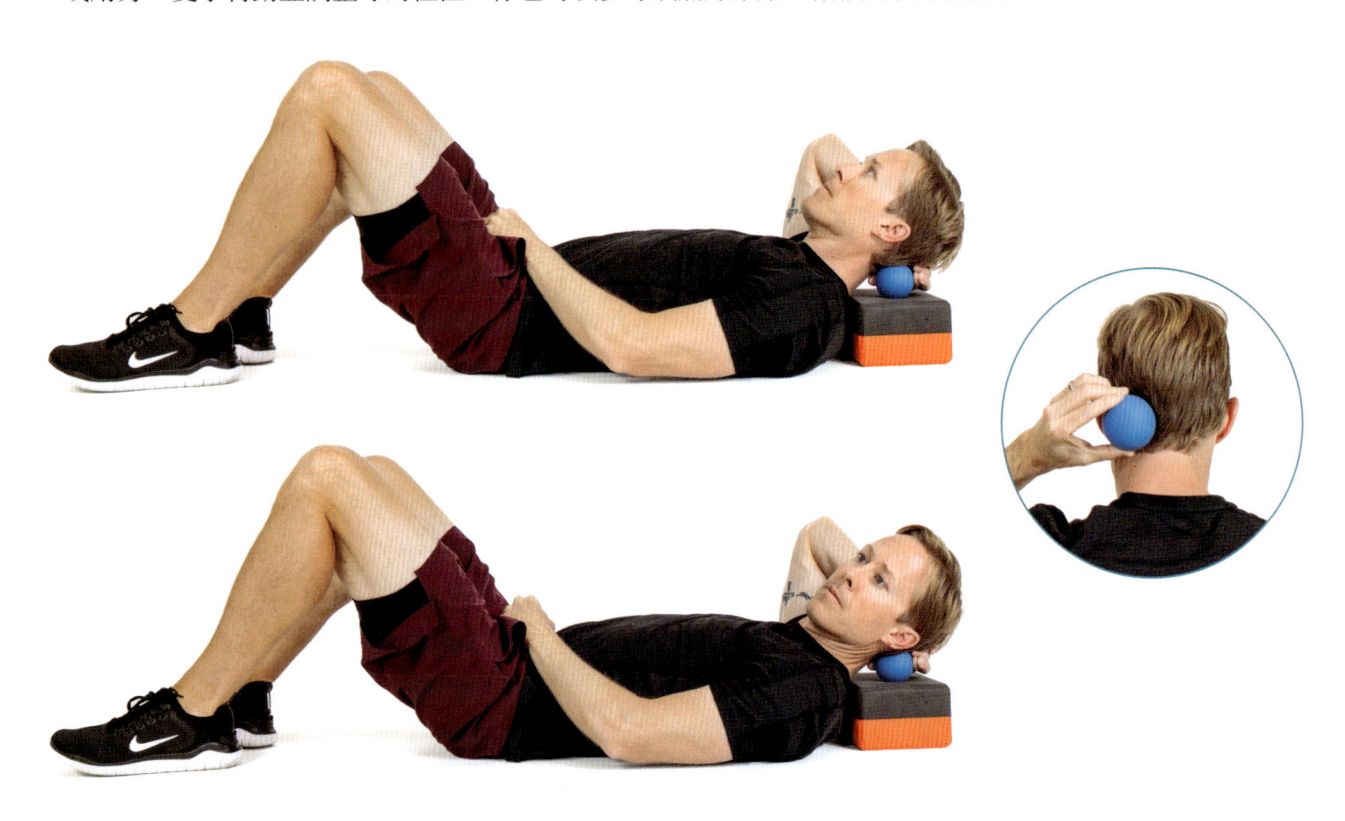

178

下顎痛
第二階段

適用於：
- 改善下顎與頸部動作範圍
- 作為第三階段運動的暖身

指引：
- 每天執行
- 做這些運動時疼痛不超過輕微程度（疼痛指數3／10），便能加入第三階段的運動

活動度運動

▶ 做3組，每組10～15次
▶ 主動動作：在不引發疼痛的前提下，盡可能地移動
▶ 在動作範圍終端停留2～3秒
▶ 坐著或站著進行

顳顎關節活動度運動

開合下巴
盡可能張開下巴，但不要感到疼痛。使用手指輕輕伸展顳顎關節。

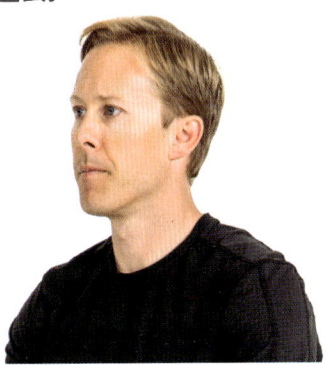

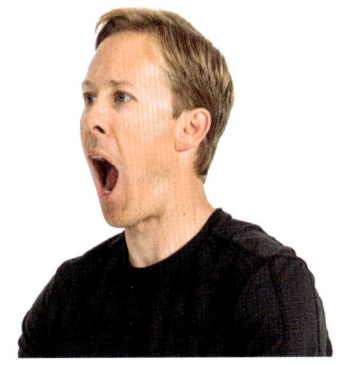

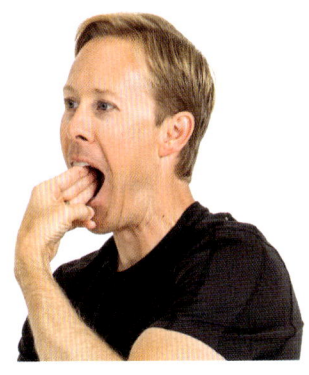

側向偏移
微微張開嘴巴，從右至左滑動下顎骨。

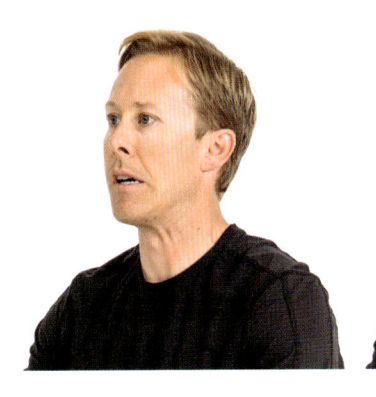

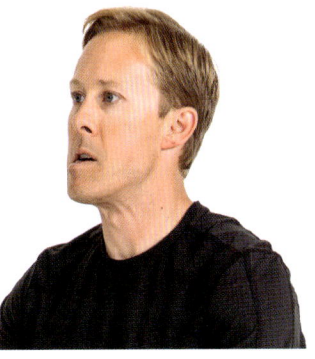

你可以在上下排牙齒中間放入一支筆測量張嘴幅度。

前伸與後縮
微微張開嘴巴，往前再往後滑動下顎骨。

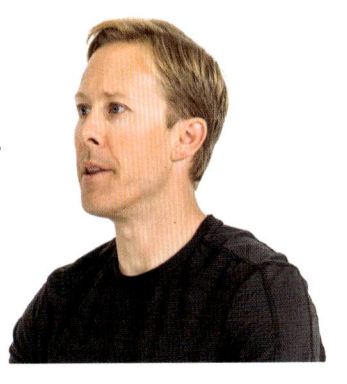

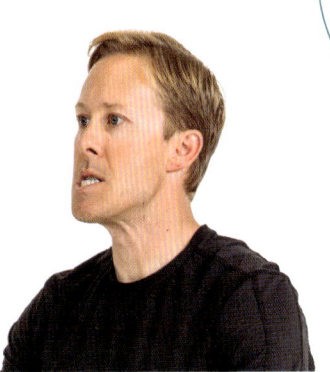

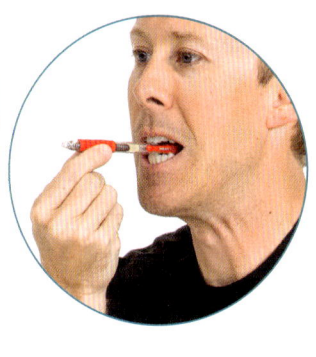

179

頸椎活動度運動

屈曲與伸展

從中立位置開始，慢慢地將下巴靠向胸部，然後將頭往後仰。

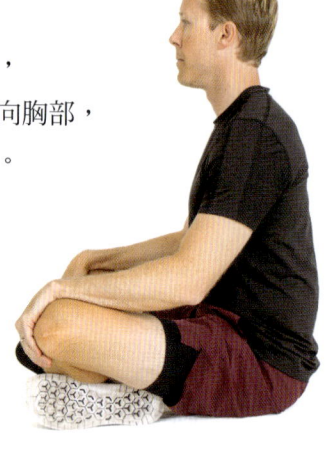

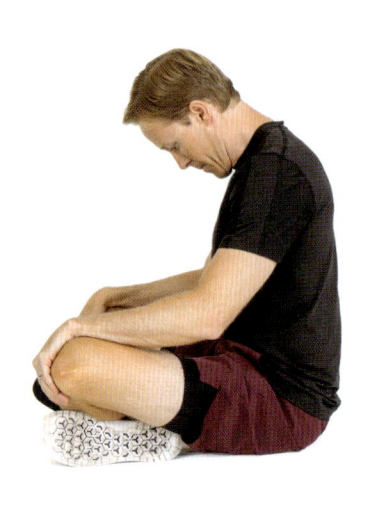

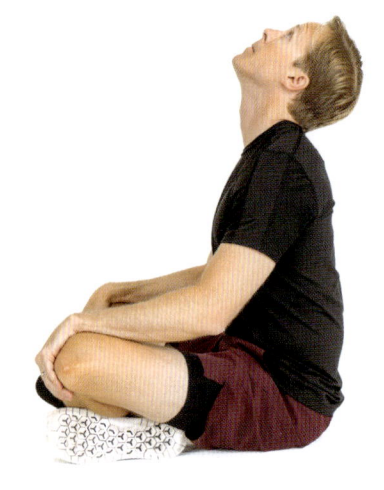

旋轉

維持脊椎直立，慢慢地將頭部轉向一側肩膀，然後再轉向另一側。

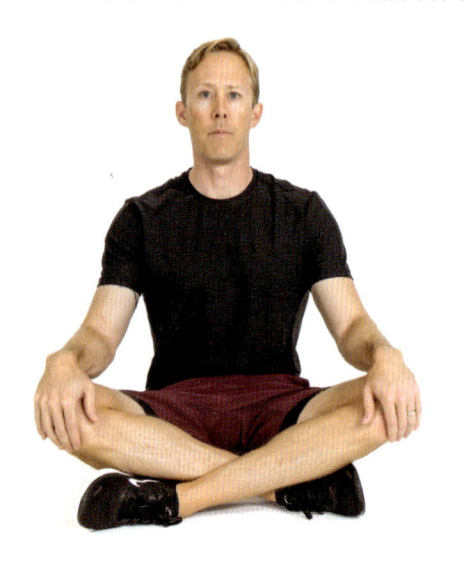

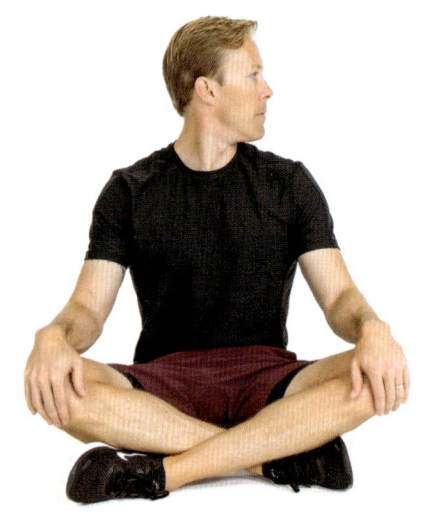

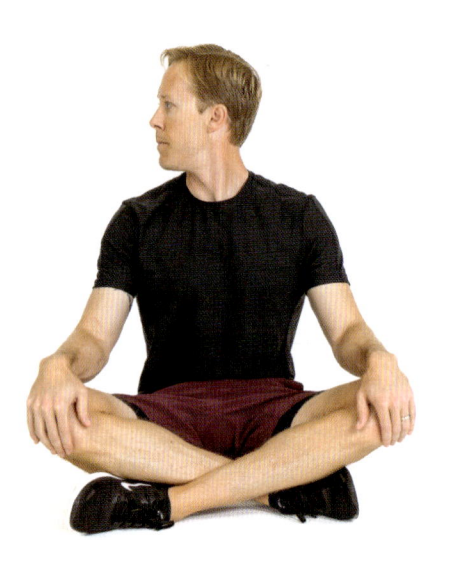

側彎

慢慢地將耳朵靠向一側肩膀，然後再移向另一側。

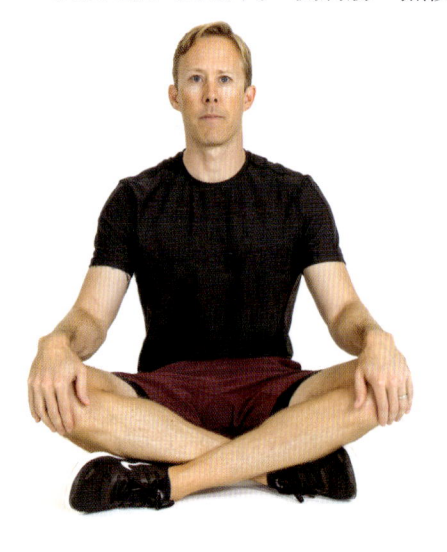

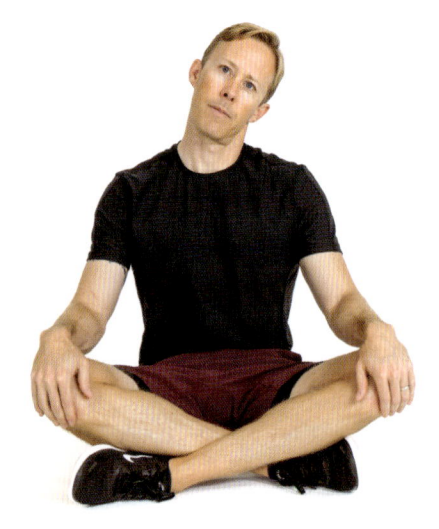

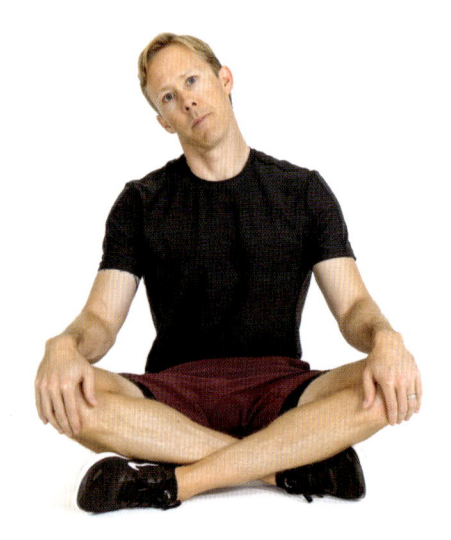

下顎痛
第三階段

適用於：
- 強化下顎與頸部
- 預防下顎疼痛

指引：
- 每週進行3或4天
- 做3組，每組10～15次（除非另有註明）
- 加入頸痛方案的第三階段運動，以防止下顎疼痛復發

抵抗張口

用拇指將下巴底部往上推。拇指施加穩定阻力的同時，緩慢地開合下巴。

抵抗閉口

用手指將下巴往下拉。手指施加穩定阻力的同時，緩慢地開合下巴。

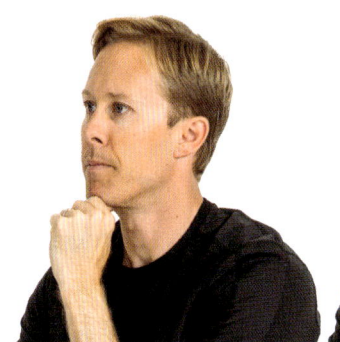

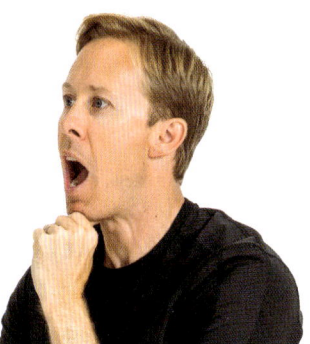

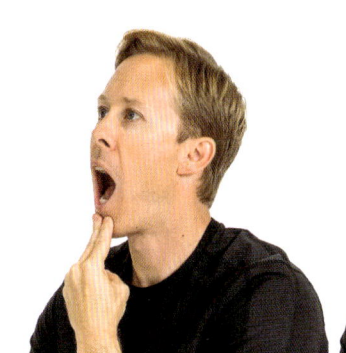

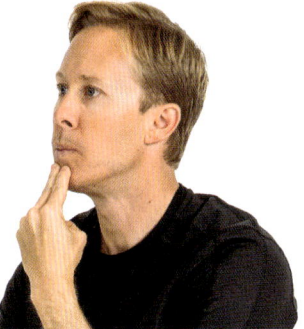

頸屈肌等長維持

收下巴並拉長頸部。
頭部保持在中立位置，
將頭稍稍抬高離開地面並維持此姿勢，
直到無法維持收下巴，
或是為了減少疲勞而將頭部抬更高，
則停止動作。進行4或5次，
並逐步增加到維持30～45秒。

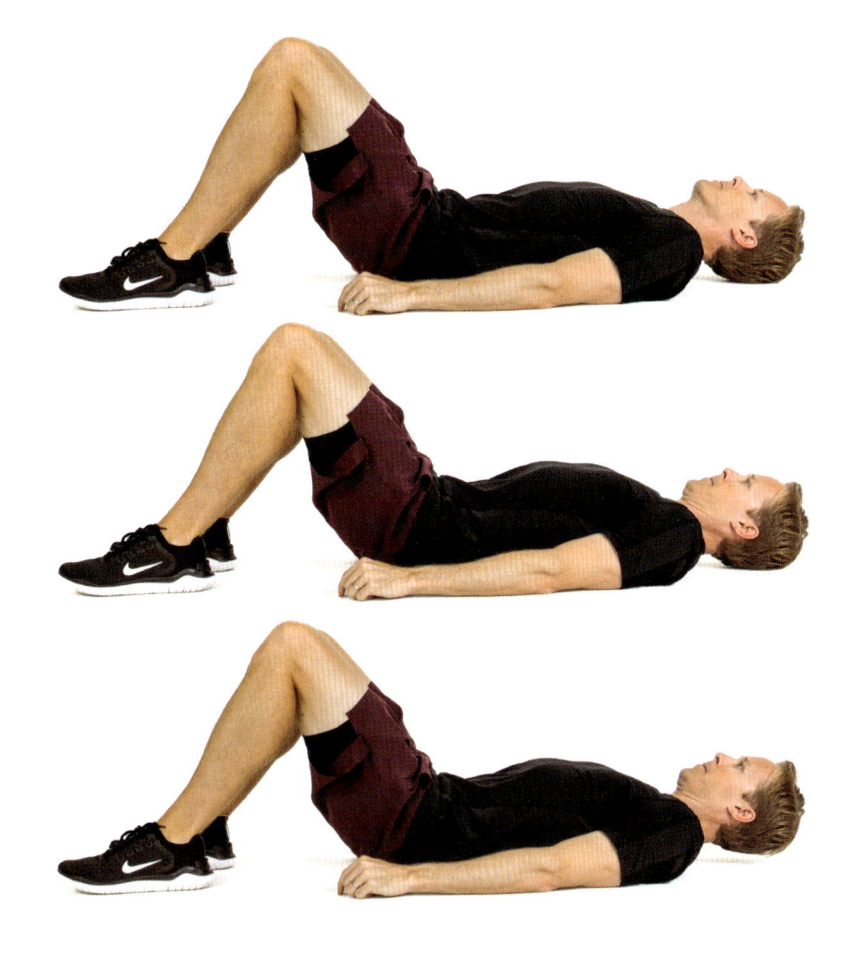

CHAPTER 16
肩膀復健方案
SHOULDER PROTOCOLS

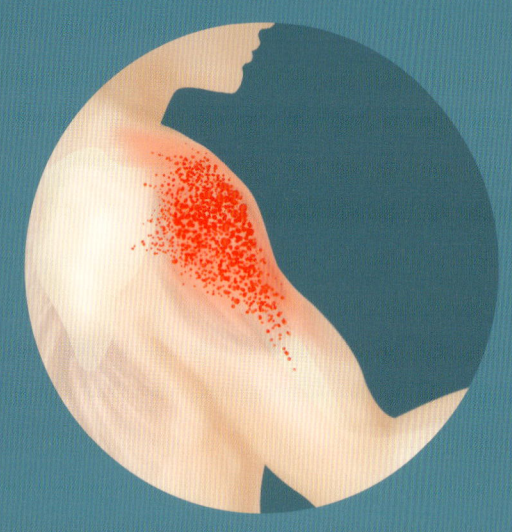

肩痛
(p.183)

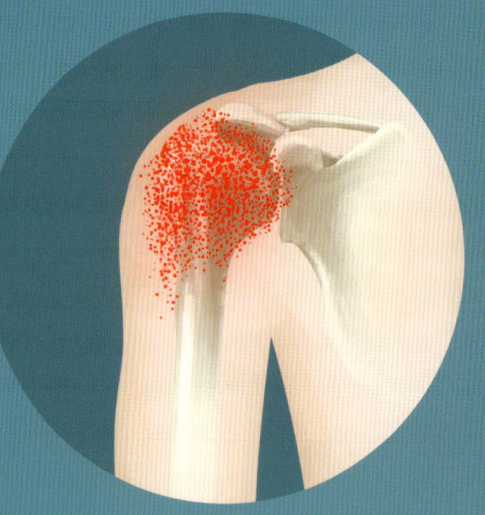

肩關節不穩定
(p.200)

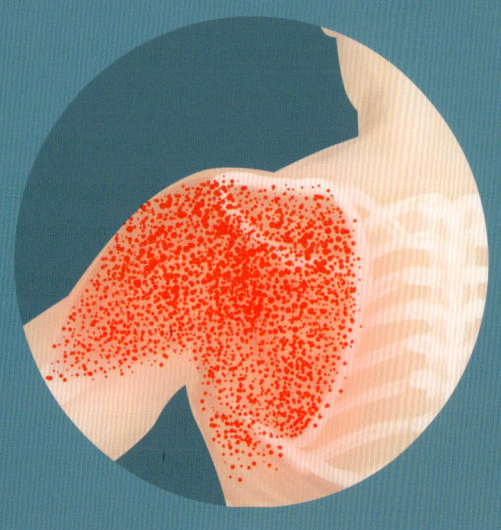

冰凍肩
(p.212)

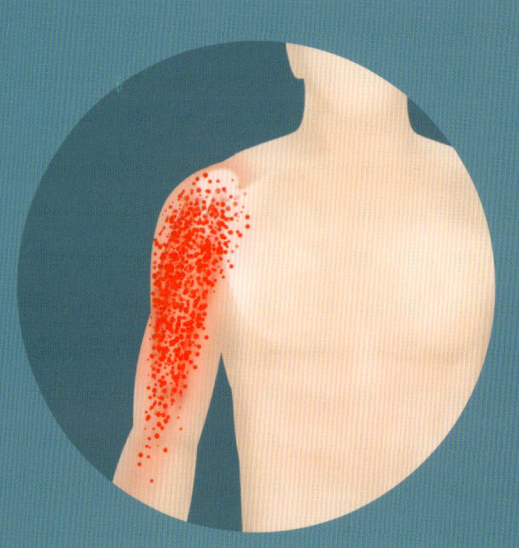

肱二頭肌肌腱病變
(p.220)

肩痛

此方案用於治療：
- 肩膀上方、側邊或前方的疼痛
- 手臂往外伸展或高舉過頭時的疼痛
- 肩旋轉肌群損傷（撕裂／肌腱病變）
- 肩夾擠（肩峰下疼痛症候群）
- 肩滑囊炎

前視圖

棘上肌
鎖骨
肩胛下肌
肱骨
肩胛骨

肩旋轉肌群損傷（撕裂／肌腱病變）

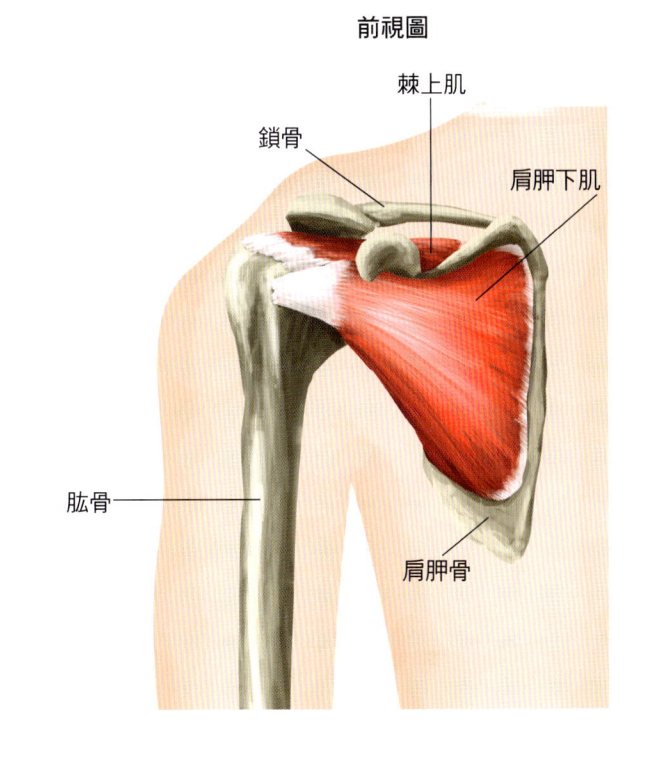

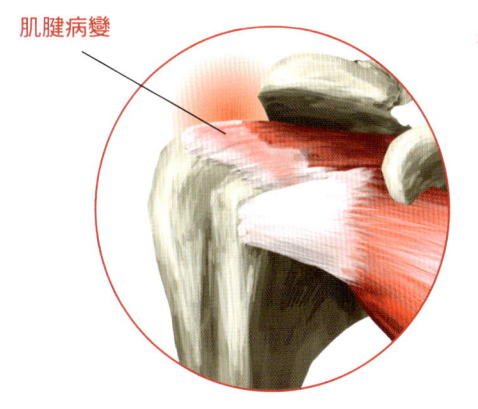

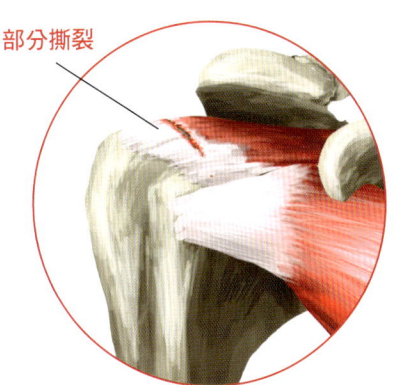

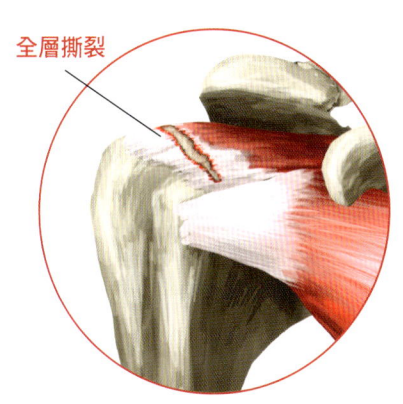

肌腱病變　部分撕裂　全層撕裂

概述： 肩旋轉肌群包括四條穩定與旋轉肩關節的肌肉，分別是：位於肩膀上方的棘上肌、肩膀前側的肩胛下肌，以及肩膀後側的棘下肌與小圓肌。這些肌肉及其肌腱容易撕裂與發炎（即肌腱病變或肌腱炎）。其中以棘上肌最常受傷，但其實只要對肩關節施加的力量夠巨大，這四條肌肉都可能受傷。

肩旋轉肌群損傷可能發生在任何年齡的人身上。以年輕人來說，通常是因為撞擊、跌倒或過度使用傷害所致。換言之，任何迫使手臂遠離身體的動作（如跌倒），或是不斷重複超出肌肉負荷能力的動作（如頻繁進行投擲動作）都可能導致受傷。

隨著年齡增長，更常見的是退化性撕裂，幾乎出問題的都是棘上肌。[1,2] 為了降低退化性撕裂的風險，你必須展開阻力訓練並持續練習例如復健方案第三階段裡介紹的計畫。

徵象與症狀：由於棘上肌容易受傷，因此多數人會感覺到肩膀上方或側邊出現疼痛，甚至可能延伸到上臂側邊。這種疼痛通常接近身體表面，觸發因素包括側睡壓在疼痛的那一側、手高舉過肩（如從高處架子拿東西），或是從事反覆高舉過頭動作的運動（如游泳與網球）。如果是其他肩旋轉肌群受傷，你可能感覺到肩膀後側（棘下肌與小圓肌）、前側或腋下（肩胛下肌）出現疼痛。這種疼痛通常是鈍痛與隱隱作痛，但在肌肉活動時變成劇痛。

加重因素：手臂高舉過頭或往外伸展、側睡壓在疼痛的那一側，以及用伸展的手臂提起物品。姿勢不良（如圓肩）也會加劇疼痛。

預後：取決於損傷的嚴重程度。肌腱病變通常在4〜12週內會隨著適當復健而復元。輕微撕裂可能需要長達6個月時間癒合，嚴重撕裂通常需要開刀治療。

治療策略：肩旋轉肌群肌腱病變與輕微撕裂通常採取保守治療，也就是進行活動度與強化運動。嚴重撕裂通常需要手術，以修復肩旋轉肌群，和將受傷的肌腱縫合回去。[3-5]

1 在第一階段，首先要執行軟組織鬆動術，分別針對後側肩旋轉肌群（棘下肌與小圓肌）、提肩胛肌、菱形肌、上斜方肌、胸肌與胸椎。這些鬆動術不僅能減輕肩旋轉肌群疼痛與僵緊，也能放鬆影響肩胛動作與位置的主要肌肉。

接下來會加入肩膀等長運動以減輕肌腱疼痛，並開始以極低負荷的方式強化肩旋轉肌群與肌腱力量。第一階段的最後會使用木棍或類似物品進行被動動作練習，來改善肩關節活動度。這些運動能讓肩旋轉肌群維持在相對放鬆的狀態，同時運用健側的手來協助傷側的手執行不同動作。請從被動動作練習開始，因為過早實施主動動作運動可能會加劇疼痛，並導致部分肩旋轉肌群撕裂情況更嚴重。在復健過程中，應盡早開始被動活動度練習，以降低損傷發展成關節攣縮、冰凍肩或類似動作範圍受限的機率。

2 第二階段會加入胸椎屈曲伸展與前伸後縮活動度運動，這些運動能與第一階段的軟組織鬆動術互相配合。透過第一階段放鬆這些區域，就能為改善肩膀主動活動度奠定基礎。換言之，就是讓受傷手臂的肌肉參與發力，從而改善活動度與動作控制。如果這樣做的難度太高或造成過度疼痛，請使用木棍輔助。不要讓傷側的手完全陷入被動，而是讓它負責50%的工作，健側的手完成另一半（稱為主動輔助動作）。

你也會練習到天使動作，此肩膀活動度運動能夠動態伸展胸肌，協助你的姿勢維持得更挺直、不那麼彎腰駝背。第二階段以俯臥T字形運動結束，這是本方案第一個強化運動，有助於強化肩胛骨之間的肩胛後縮肌，這塊肌肉能協助肩膀維持在中立位置，功能與天使動作使用的肌肉類似。

第三階段的重點是透過阻力訓練來強化肩旋轉肌群與肩胛肌肉的力量。這類損傷影響的是收縮組織，因此改善組織力量就能夠降低再次受傷的機率。此階段從兩種划船變化式展開，透過拉回肩胛骨來強化肩胛後縮肌。

接下來的一組運動針對外旋，對於肩旋轉肌群健康來說至關重要。我建議從中挑選一項來做。對於多數人來說，側躺啞鈴外旋是一個好的開始。俯臥90／90這個運動讓肩膀處於外展狀態，這個姿勢有點難度，能改善手臂往外伸展的力量與控制——這些能力對於會做出投擲動作的運動員特別重要。

為了強化肩胛下肌（負責肩關節內旋的唯一一條肌肉），你也必須練習彈力帶內旋運動。

接下來的肩膀抬高運動會練到三角肌與肩旋轉肌群，特別是棘上肌。這些運動透過手臂往外抬高並遠離身體的動作來增強力量，這類動作很重要，因為肩旋轉肌群就是以這種方式穩定與移動肩膀。如復健方案所述，訓練時任選一個肩膀抬高運動即可；下次訓練再嘗試不同的變化式，以確保自己每一項都有練到。D2屈曲變化式就像拔劍出鞘，結合了肩膀抬高與外旋。肩胛面平舉是非常適合用來啟動棘上肌的運動。側平舉與前平舉則透過將手臂往外抬高的動作來持續增強力量。這兩個動作很重要，同樣是因為肩旋轉肌群就是以這種方式穩定與移動肩膀。

接著是各種推的動作，這些動作會用到胸肌與前鋸肌，前鋸肌是讓肩胛骨往上旋轉的重要肌肉。

加強版伏地挺身根據標準版本做變化，特別針對前鋸肌。如果你對其他變化式有興趣，也可嘗試彈力帶版本或標準啞鈴臥推。完整動作範圍的推舉運動，當肩膀伸展時手臂超過軀幹，有時會對肩膀與肱二頭肌的肌腱帶來壓力並引發疼痛。在這種情況下，我建議改成地板臥推來減少動作範圍，等到受傷癒合後再加入完整範圍的推舉動作。

反握彎舉是這個階段的最後一項運動，目的是強化肱二頭肌。肱二頭肌其中一條肌腱連到肩關節，緊鄰棘上肌肌腱，因此許多肩旋轉肌群疼痛的患者也有肱二頭肌肌腱問題。反握彎舉能夠強化肱二頭肌及其肌腱，減輕肩膀疼痛。但若疼痛主要位於肩膀前側，那我建議翻到肱二頭肌的肌腱病變復健方案，可能更適合治療你的症狀。

何時該考慮動手術？

肩旋轉肌群若全層撕裂，通常無法單靠復健癒合，疼痛可能反覆出現、功能逐漸喪失。事實上，證據顯示：全層撕裂未修復可能導致你更快、更容易得到肩關節炎。[6] 如果關節炎變嚴重，醫生可能會建議進行人工全肩關節置換手術。基於這個因素，對於全層撕裂的患者與經6個月復健仍未見顯著改善的部分撕裂患者，我通常會建議進行肩旋轉肌群修復手術。這種手術成功率很高，病患能夠恢復功能並減輕疼痛，且可能降低日後進行全肩關節置換手術的機率。

肩夾擠（肩峰下疼痛症候群）

概述：「肩夾擠」一詞已被「肩峰下疼痛症候群」取代，指的是肩峰（肩關節上方骨頭）下方結構變得敏感。[7] 這些結構包括棘上肌（肩旋轉肌群其中一條肌肉及其肌腱）、肱二頭肌長頭肌腱，與肩峰下滑囊。這種疼痛通常發生於手臂伸展、遠離身體時，特別是超過肩膀高度或側睡壓在疼痛那一側。

肩峰下疼痛症候群與肩旋轉肌群撕裂不同，後者可能是四條旋轉肌肉其一出現問題所致，前者只涉及棘上肌。肩夾擠通常不是由創傷性損傷引起，也不一定出現撕裂狀況。使用這些身體結構時，發炎與刺激也可能造成疼痛。另一種可能的原因是骨刺，由基因遺傳或過度使用損傷所致。

徵象與症狀：休息時通常會感覺鈍痛與隱隱作痛，但當肩峰下方的空間結構承受壓力時，疼痛可能變得劇烈。疼痛的感覺位於肩膀上方、側邊或前方，且可能延伸至上臂側邊。當你將手臂高舉過頭，某個動作範圍經常會產生疼痛（即便沒有外傷）。

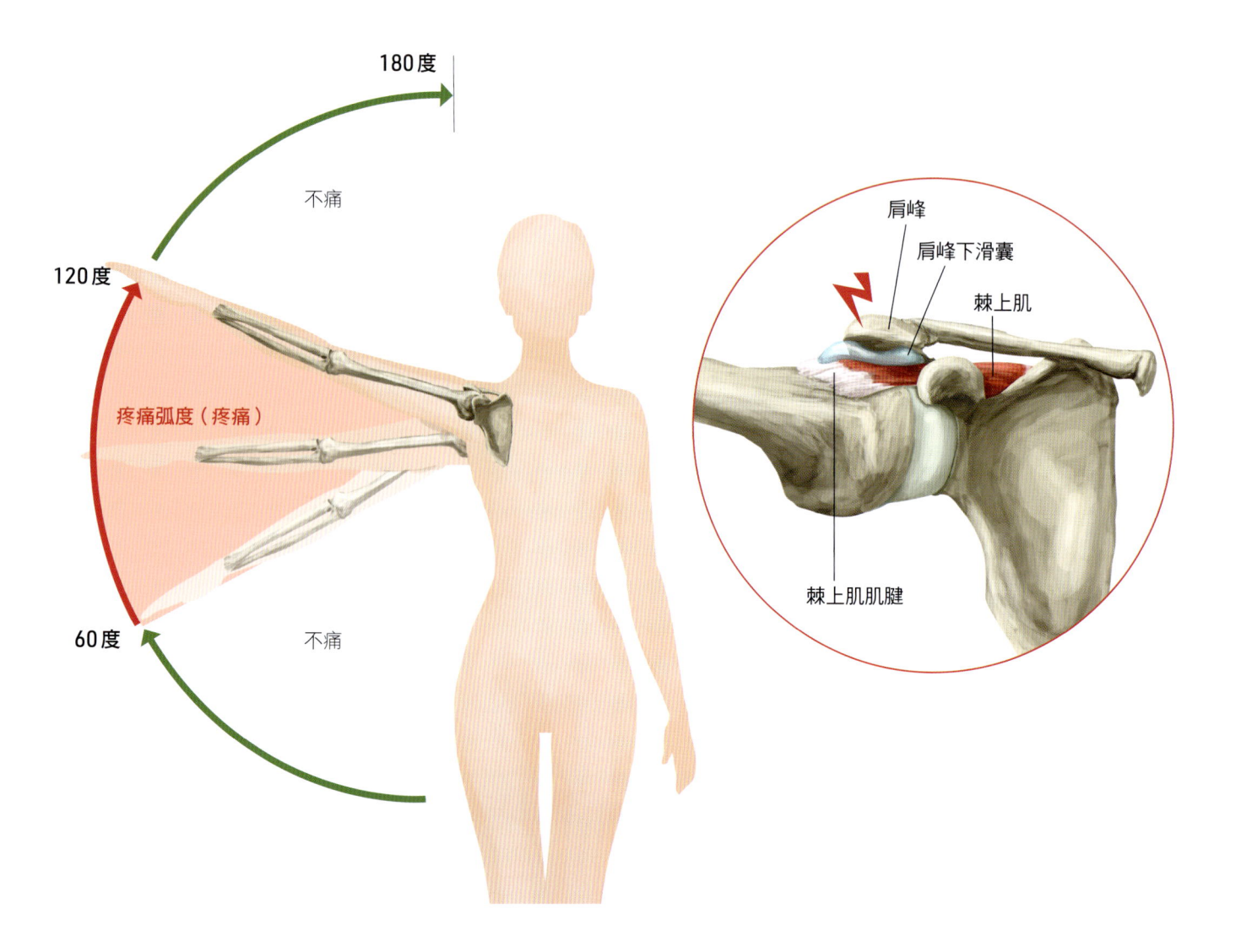

加重因素：手臂高舉過頭、側睡壓在疼痛的一側，以及伸展手臂提起物品。在過度使用損傷方面，手臂高舉過頭有時便可能引發疼痛。不見得要到創傷性損傷的程度，光是刺激該區域就可能產生疼痛。病況最糟可能是肩旋轉肌群或肱二頭肌輕微撕裂，但大部分的人通常僅出現發炎。

預後：在執行適當的復健方案後，疼痛與功能通常會在4～12週內恢復正常。

治療策略：肩峰下疼痛症候群的治療應以復健為主。[8,9]肩膀活動度運動與肩旋轉肌群強化運動是最常見的治療方法。若醫生發現你長骨刺、棘上肌或肱二頭肌肌腱撕裂嚴重，或是復健未能改善症狀，可能會建議開刀。

就算你真的接受了諸如移除骨刺或修復撕裂的手術，還是可以進行復健運動，前提是運動不會引發疼痛。復健階段與術後方案非常類似，若你無法獲得客製化照護，手術前可以做這些復健運動以強化組織韌性，或是手術後復健以加速恢復。

在復健計畫方面，肩夾擠與肩旋轉肌群的治療策略類似，因為兩者都涉及肩峰下方的空間結構，包括肩旋轉肌群（棘上肌）與肱二頭肌肌腱。為什麼要執行這些指定的運動，也是出自相同原因。

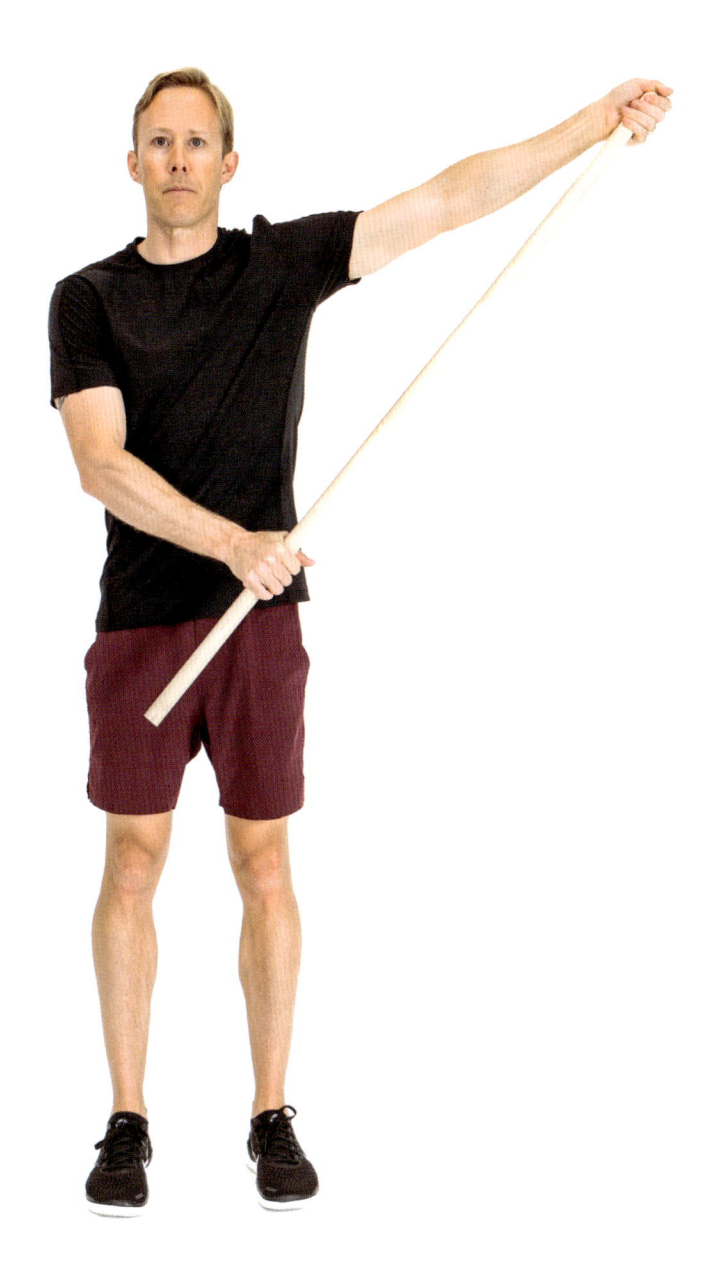

何時該尋求醫療協助或考慮動手術？

如果你已調整所有會加劇疼痛的活動，並嘗試至少8～12週的復健，但肩夾擠狀況依然沒有改善，那你應該去找醫師諮詢。醫生可以進行影像檢查，確定是否有骨刺或全層撕裂，這些狀況通常無法單靠復健癒合。想要恢復完整功能、緩解疼痛並避免日後問題惡化，通常還是需要手術介入。

肩痛
第一階段

適用於：
- 減輕肩膀疼痛
- 緩解肌肉緊繃
- 改善肩膀動作範圍
- 作為第二與第三階段運動的暖身

指引：
- 每天執行
- 使用工具：小按摩球、泡棉滾筒與木棍
- 休息時毫無疼痛，運動時疼痛不超過輕微程度（疼痛指數3／10），便能加入第二階段的運動

軟組織鬆動術
▶ 每個區域花費1～2分鐘
▶ 兩側皆須進行
▶ 在壓痛點停留10～20秒
▶ 避免從事會加劇症狀的運動與手臂動作

後側肩旋轉肌群鬆動術

側躺，將小按摩球放在肩膀後面，位置就在肩胛骨下方。用上半身控制壓力：身體往下壓，讓球深入身體以增加壓力，或轉動身體遠離球來減輕壓力。用另一隻手將肩膀往內旋轉，以動態鬆動肌肉。也可靠牆站立執行。

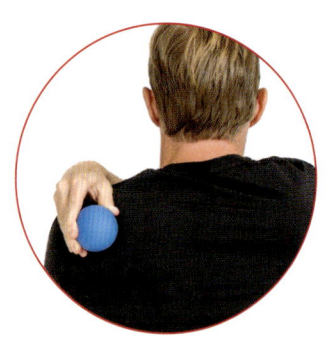

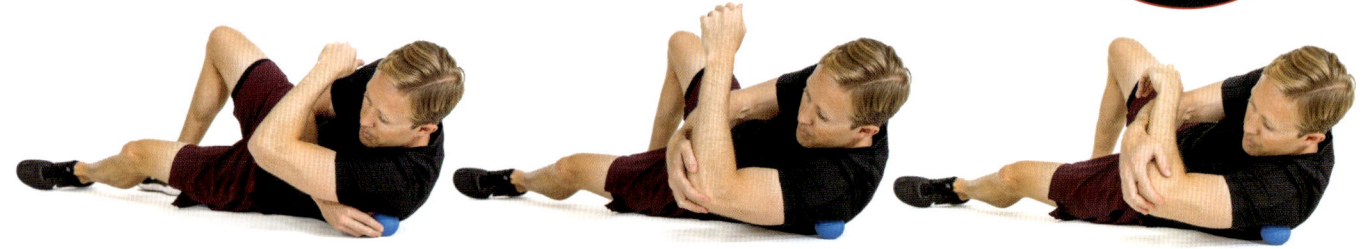

提肩胛肌鬆動術

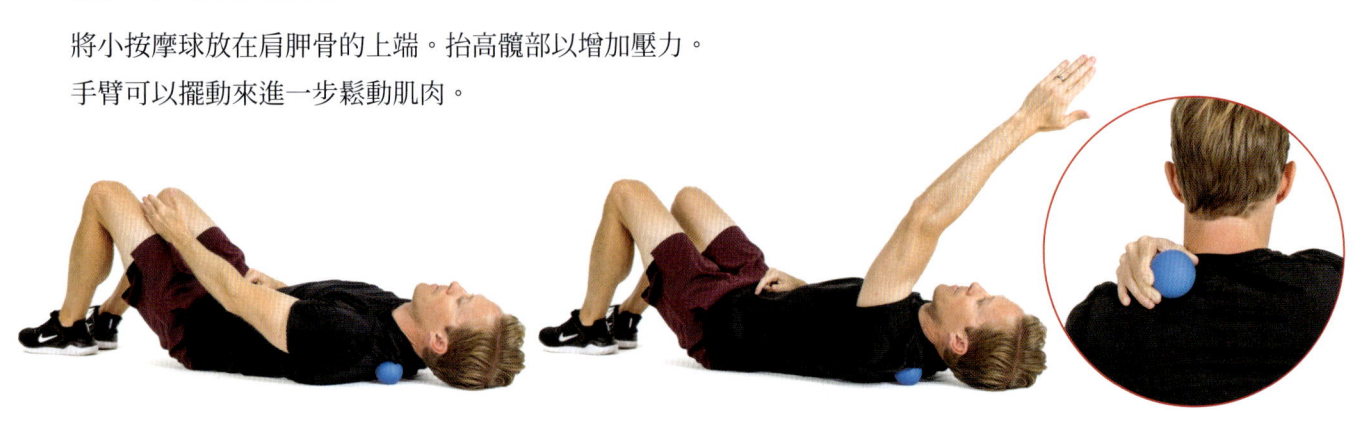

將小按摩球放在肩胛骨的上端。抬高髖部以增加壓力。手臂可以擺動來進一步鬆動肌肉。

菱形肌鬆動術

將小按摩球放在肩胛骨與脊椎之間。針對肩胛骨附近區域（菱形肌）鬆動。加入手臂動作並抬高頭部，以進一步鬆動肌肉。

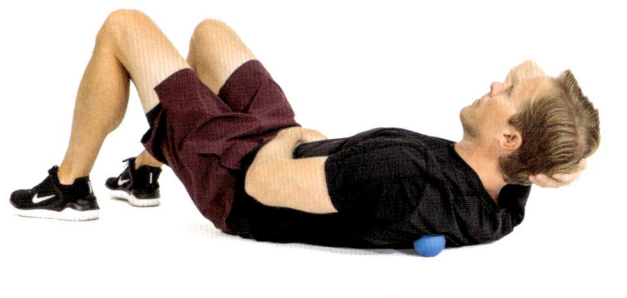

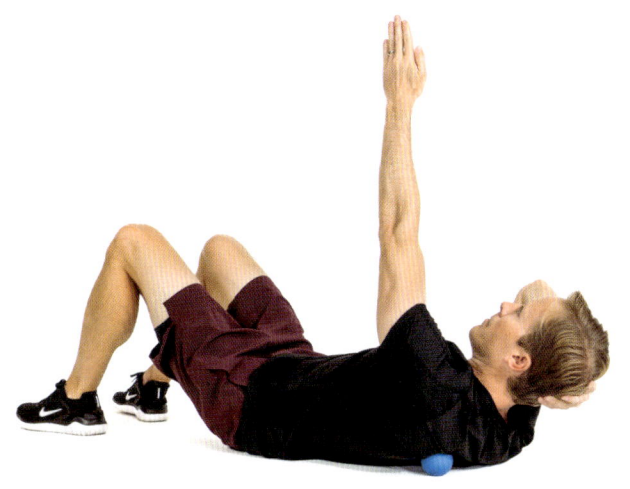

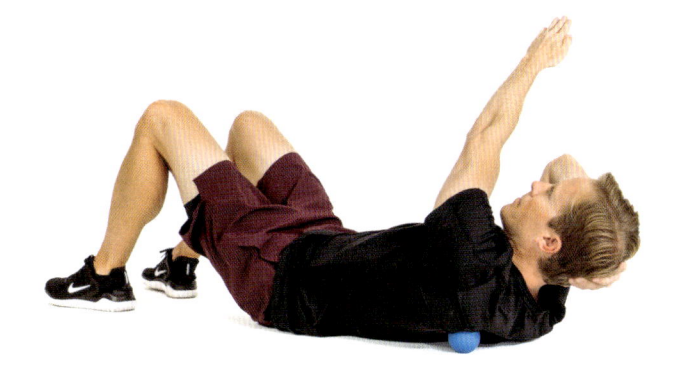

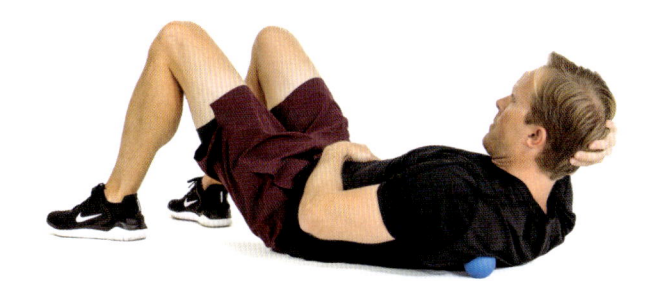

上斜方肌鬆動術

將小按摩球放在門框（或深蹲架）與上斜方肌的中間。從肩膀到頸部底部逐步鬆動整塊肌肉。身體往前推，讓球深入身體以增加壓力。移動手臂（放在背後或身體前方）與頭部（往下與往側邊轉動）以進一步鬆動肌肉。

胸肌鬆動術

將小按摩球放在門框（或深蹲架）與胸肌的中間，靠近肩膀前方。將手臂放到背後，或透過高舉過頭的方式加入動態動作，以進一步鬆動胸肌。

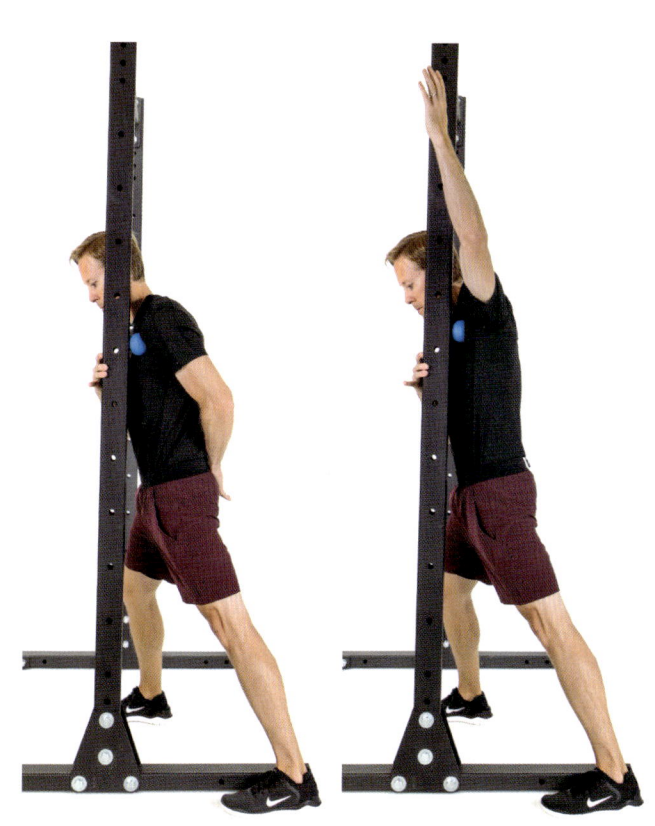

胸椎鬆動術

將滾筒置於上背部的下方,與脊椎垂直。雙手交叉放在胸前,抬高臀部,然後用腳跟施力,運用滾筒來滾動中背部區域(不包括下背部或頸部)。也可以針對僵緊區域左右滾動,或是在滾筒上屈曲與伸展(請參考頸痛第一階段胸椎鬆動術的變化式)。

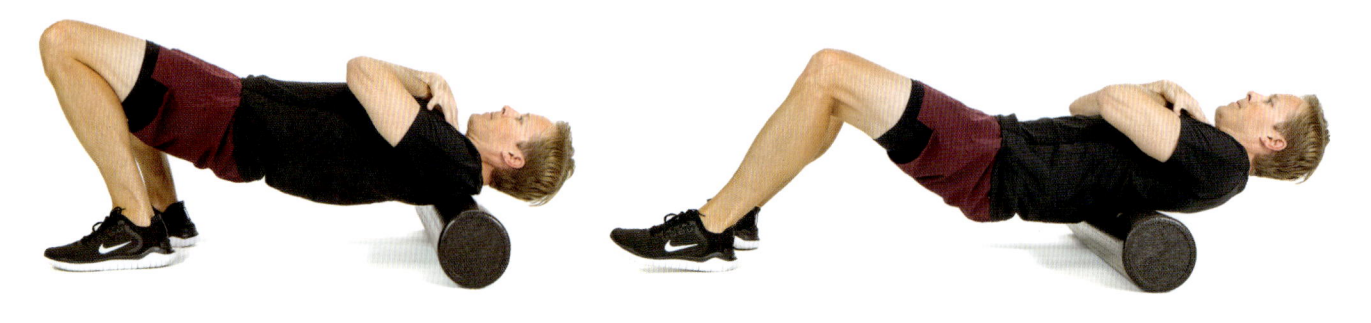

等長運動
- 做4～5次,每次維持30～45秒的抵抗
- 盡量施力,但以肩膀能承受為限,且不能引發疼痛
- 手肘彎曲至90度,用力推向牆壁、門框或深蹲架

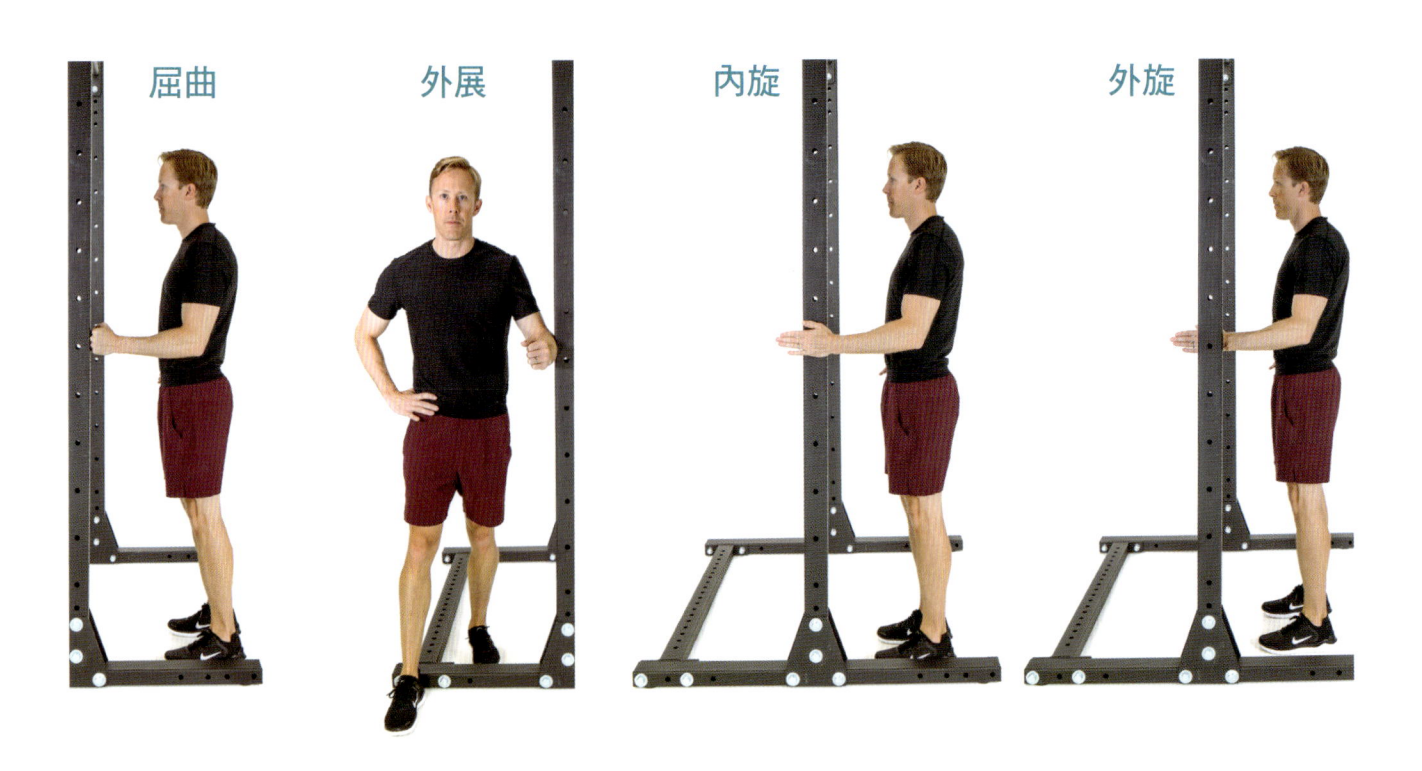

屈曲　　　外展　　　內旋　　　外旋

活動度運動
- 做3組,每組10～15次
- 被動動作:疼痛不超過輕微程度的前提下,緩慢地盡可能移動到極限
- 在動作範圍終端停留2～3秒
- 疼痛減輕時,便可加入主動輔助動作

肩膀屈曲
（被動／主動輔助動作）
活動度運動

傷側的手握住木棍的一端，
大拇指朝上。用健側的手
引導傷側的手往前伸展，
直到超過頭部位置。

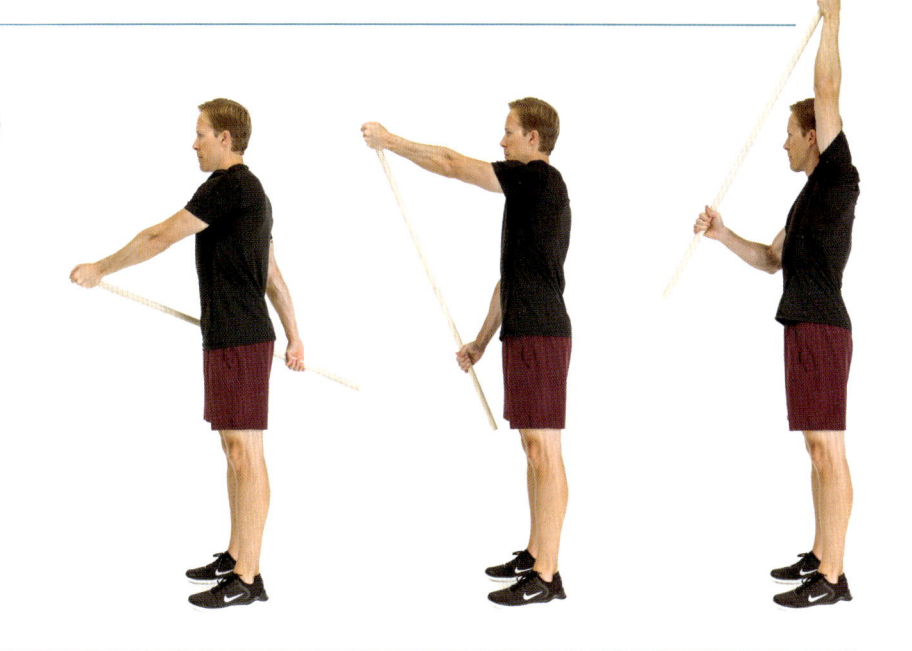

肩膀外展
（被動／主動輔助動作）
活動度運動

傷側的手先放在身側，掌心朝前。
用傷側的手握住木棍一端，
以大拇指扣住。用健側的手
引導傷側的手往側邊伸展，
直到超過頭部位置。

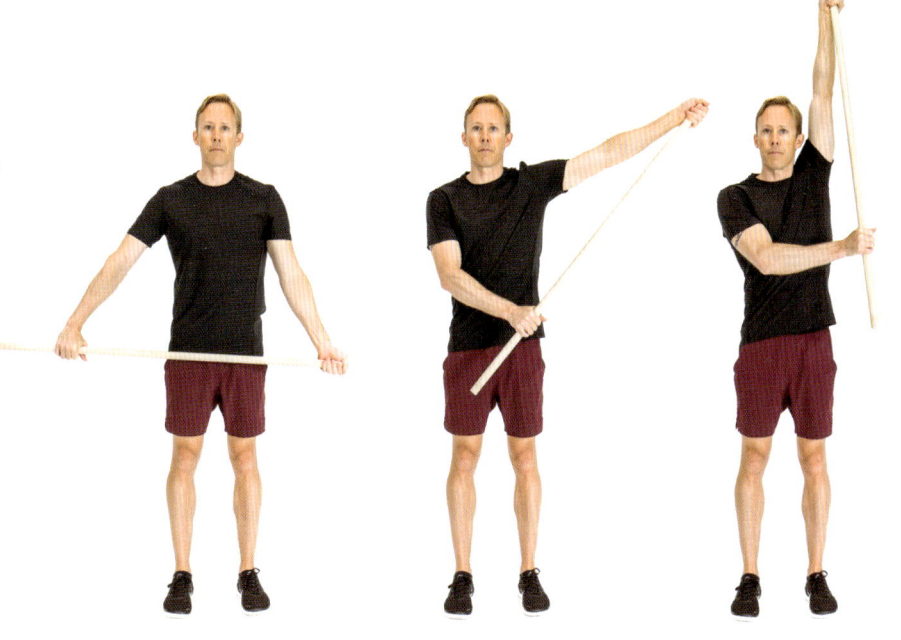

內旋與外旋（被動／主動輔助動作）活動度運動

雙手與肩同寬，握住木棍，掌心朝上。維持手肘靠近身體，健側的手引導傷側的手水平地往一側移動（一側肩膀外旋，另一側內旋）。做完後，以相反方向重複這個動作。

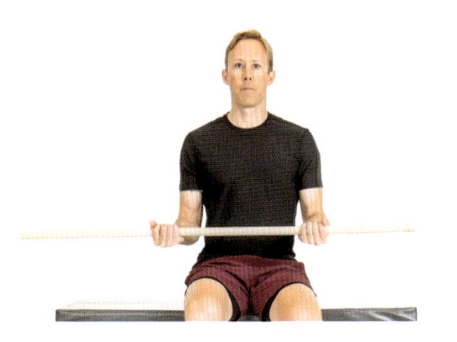

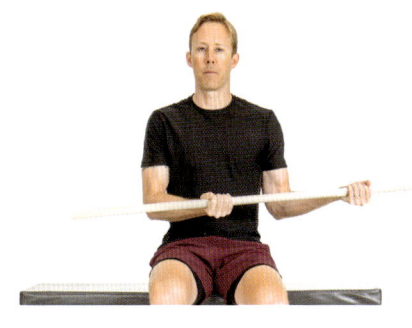

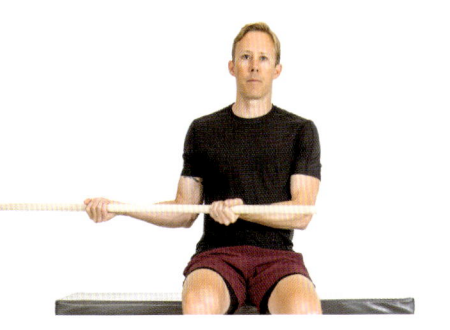

肩痛
第二階段

適用於：
- 改善動作範圍
- 初步建立肩胛力量
- 作為第三階段運動的暖身

指引：
- 每天執行
- 工具：泡棉滾筒與長椅
- 做這些運動時，疼痛不超過輕微程度（疼痛指數 3／10），便能加入第三階段的運動

活動度運動

▶ 做3組，每組10〜15次
▶ 主動動作：疼痛不超過輕微程度的前提下，盡可能移動到極限
▶ 在動作範圍終端停留2〜3秒

胸椎屈曲與伸展活動度運動

採取四足跪姿，膝蓋在髖部正下方，肩膀在手腕上方。彎曲中背部（圓背）與脖子，然後伸展。盡量只用到中背，不要動到下背。

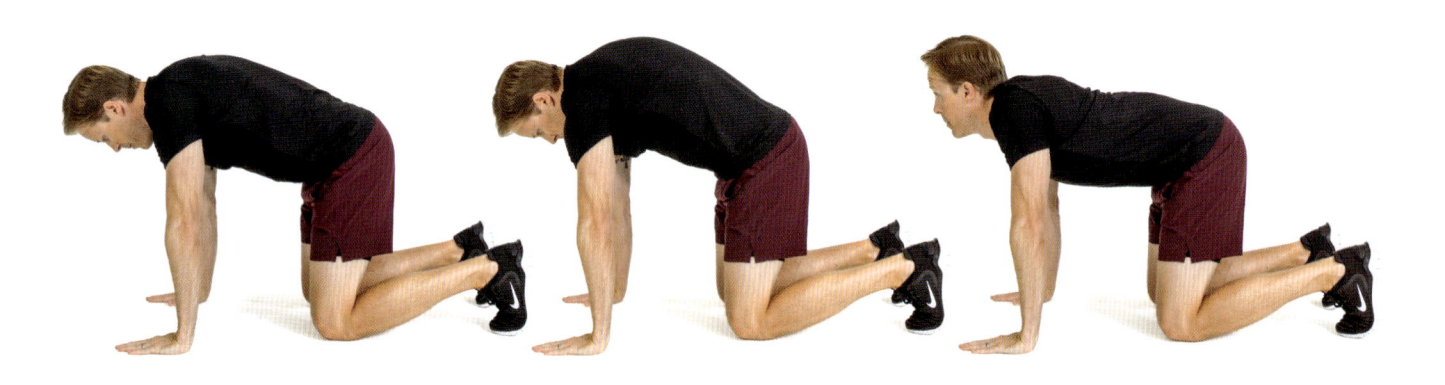

肩膀前伸與後縮活動度運動

坐姿維持直立與脊椎中立，將肩膀往前推至前伸狀態，然後往後拉至後縮狀態（夾緊肩胛骨，並在動作終端稍微收下巴）。

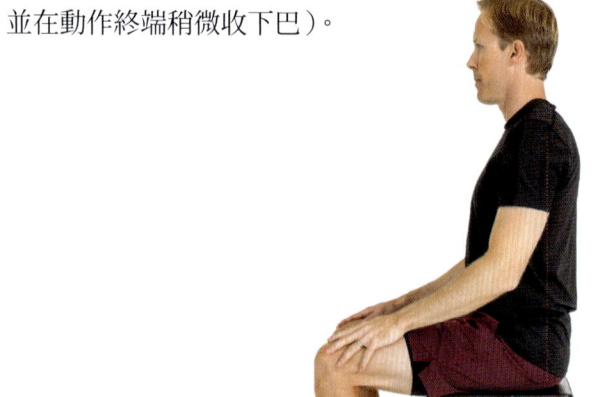

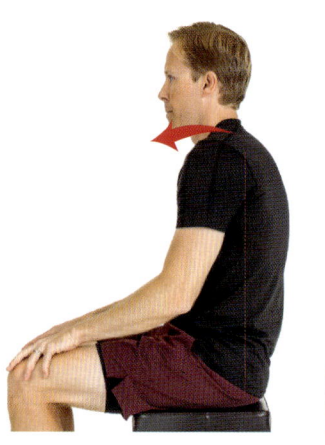

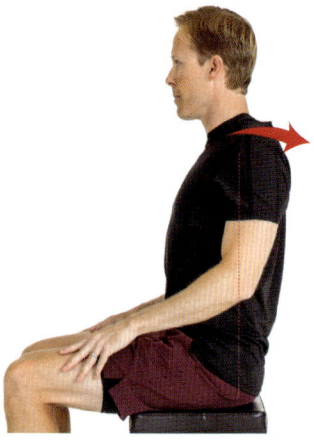

CHAPTER 16 | 肩膀復健方案 ▶ 肩痛

肩膀屈曲活動度運動

站姿或坐姿皆可,一隻手放在身側,
掌心朝內(拇指朝上)。
維持手臂伸直,
在拇指的帶領下,
將手伸到身體前方
並高舉過頭。

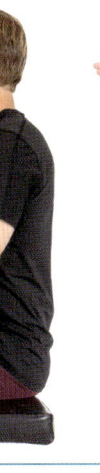

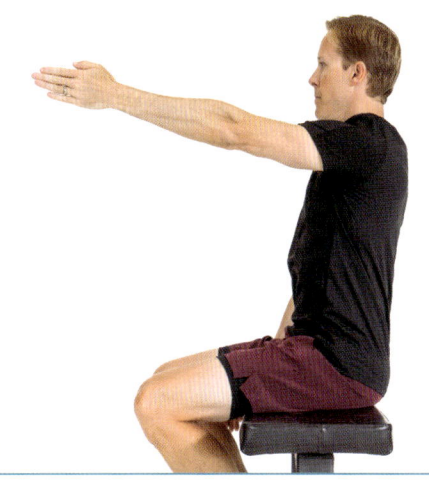

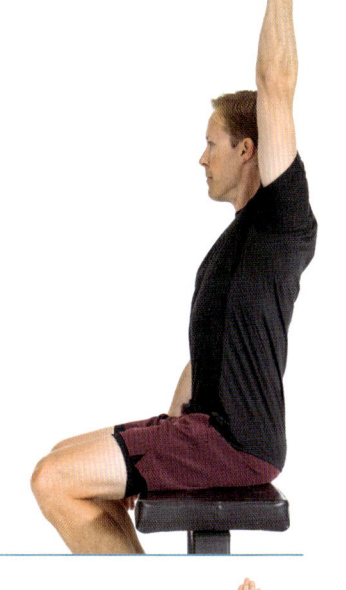

外展活動度運動

站姿或坐姿皆可,一隻手放在身側,
掌心朝前。維持手臂伸直,
在拇指的帶領下,
將手伸到身體側邊
並高舉過頭。

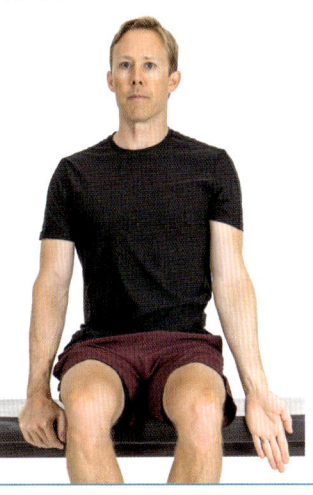

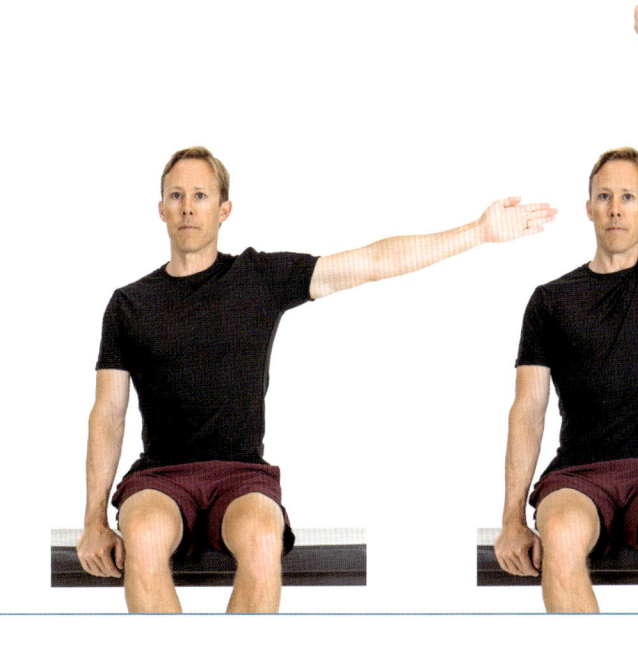

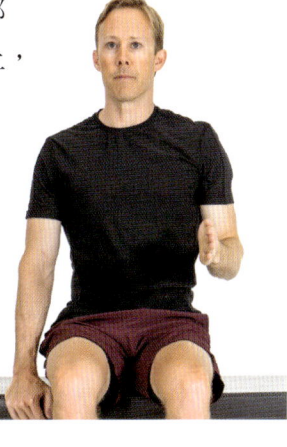

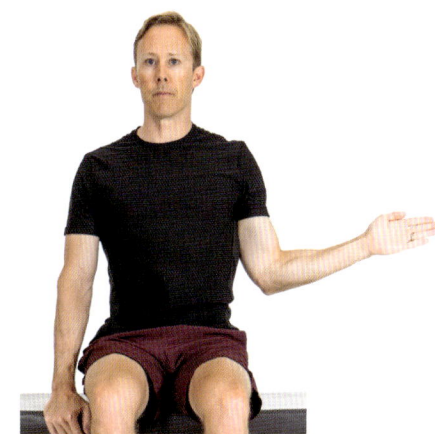

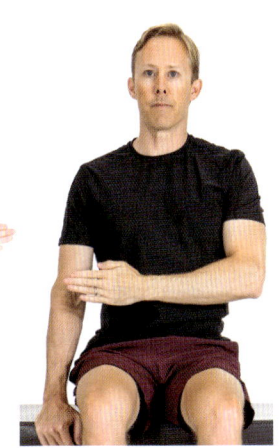

內旋與外旋活動度運動

一隻手先放在身側,手肘彎曲呈90度,
拇指朝上。維持肘部
靠近身體與拇指朝上,
從肩膀旋轉,
將手往外移動,
再往內移動。

193

天使動作

把脊椎靠在滾筒上，讓頭部與尾骨獲得支撐。
手臂先放在身體兩側，掌心朝上。
在不引發疼痛的前提下，
盡量將手臂伸向頭頂上方。

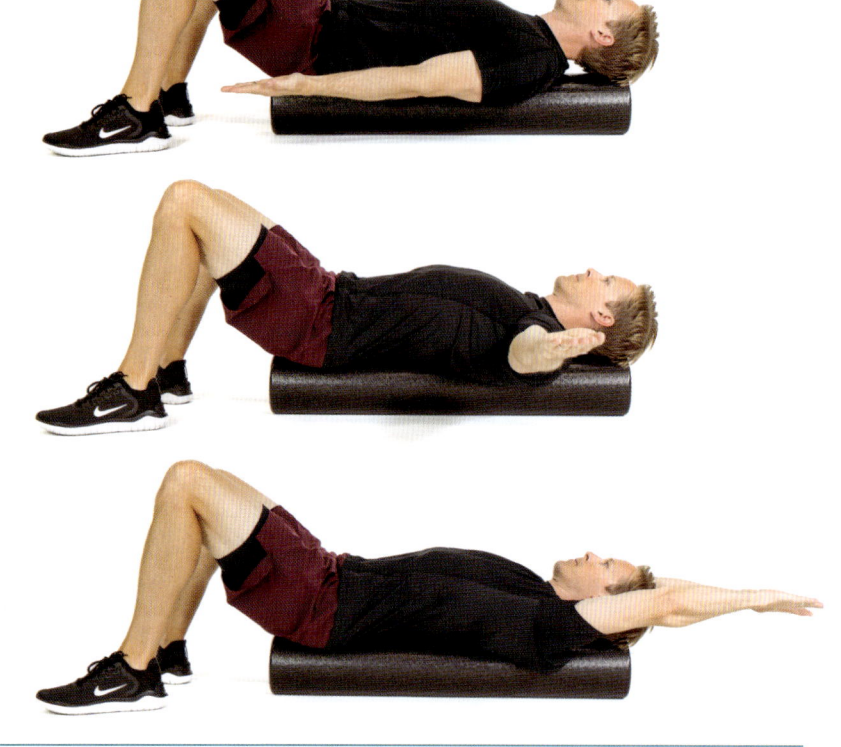

俯臥T字形

面朝下趴在長椅上，手臂自然垂放，手腕位置在肩膀後方，掌心朝前。在拇指的帶領下，
手肘維持伸直，將雙手往兩側抬高形成「T」字形。在動作終端夾緊肩胛骨。

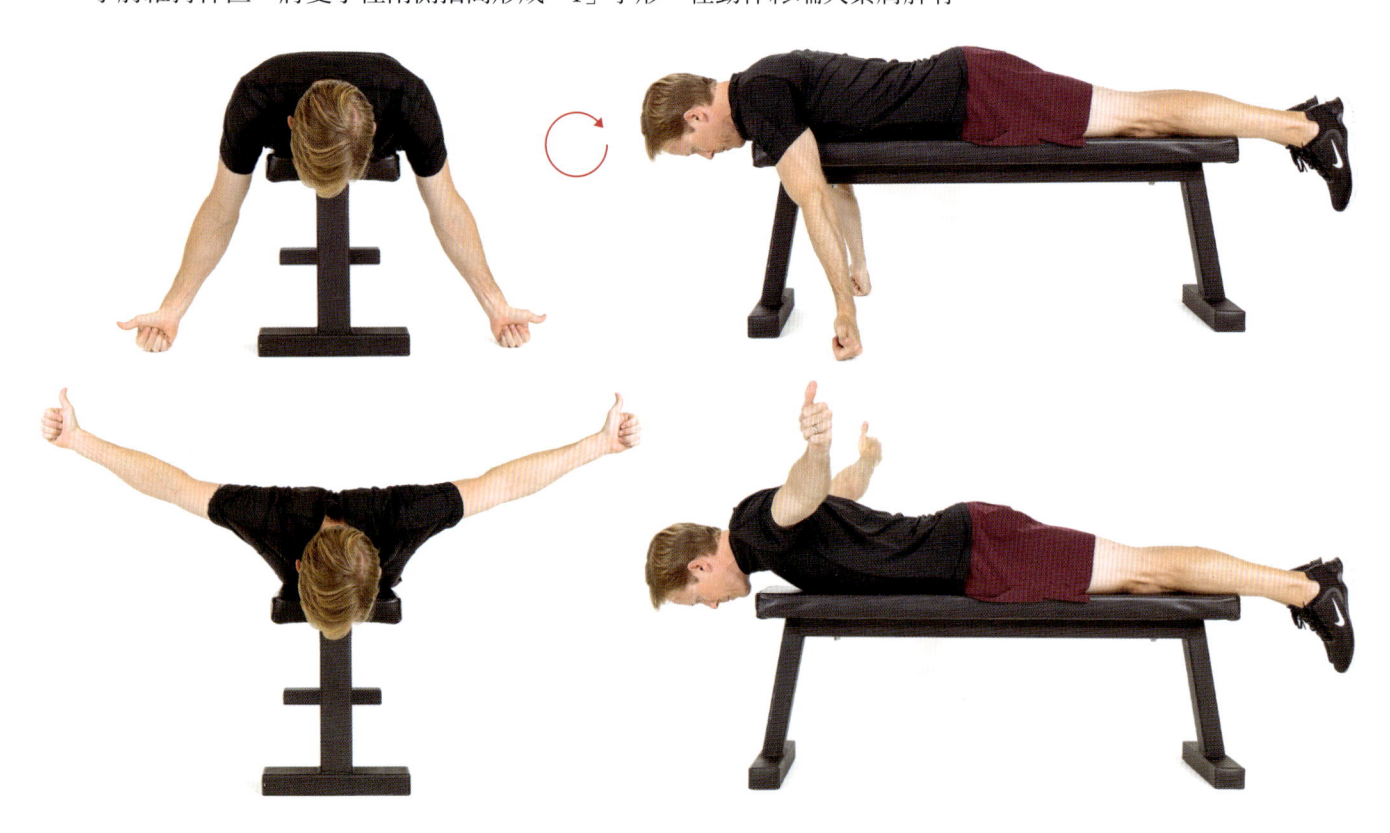

肩痛
第三階段

適用於：
- 強化肩膀與周圍肌肉
- 預防肩膀疼痛與受傷

指引：
- 每週做3或4天
- 做3組，每組10～15次
- 每組動作做到力竭
- 有多種運動可選擇時，依據受傷類型、手邊設備與個人偏好調整
- 工具：長椅、啞鈴、彈力帶與毛巾
- 所有彈力帶運動都可用滑輪機做

划船（擇一）

啞鈴划船
將一隻手與一邊膝蓋放在長椅上，維持脊椎中立。另一隻手垂放在長椅旁邊，然後彎曲手肘，將啞鈴拉向胸部。

彈力帶划船
單膝跪地，將彈力帶固定在肩膀高度。手臂先在身體前方伸直，然後彎曲手肘，將握把拉向腋下，維持拇指朝上。

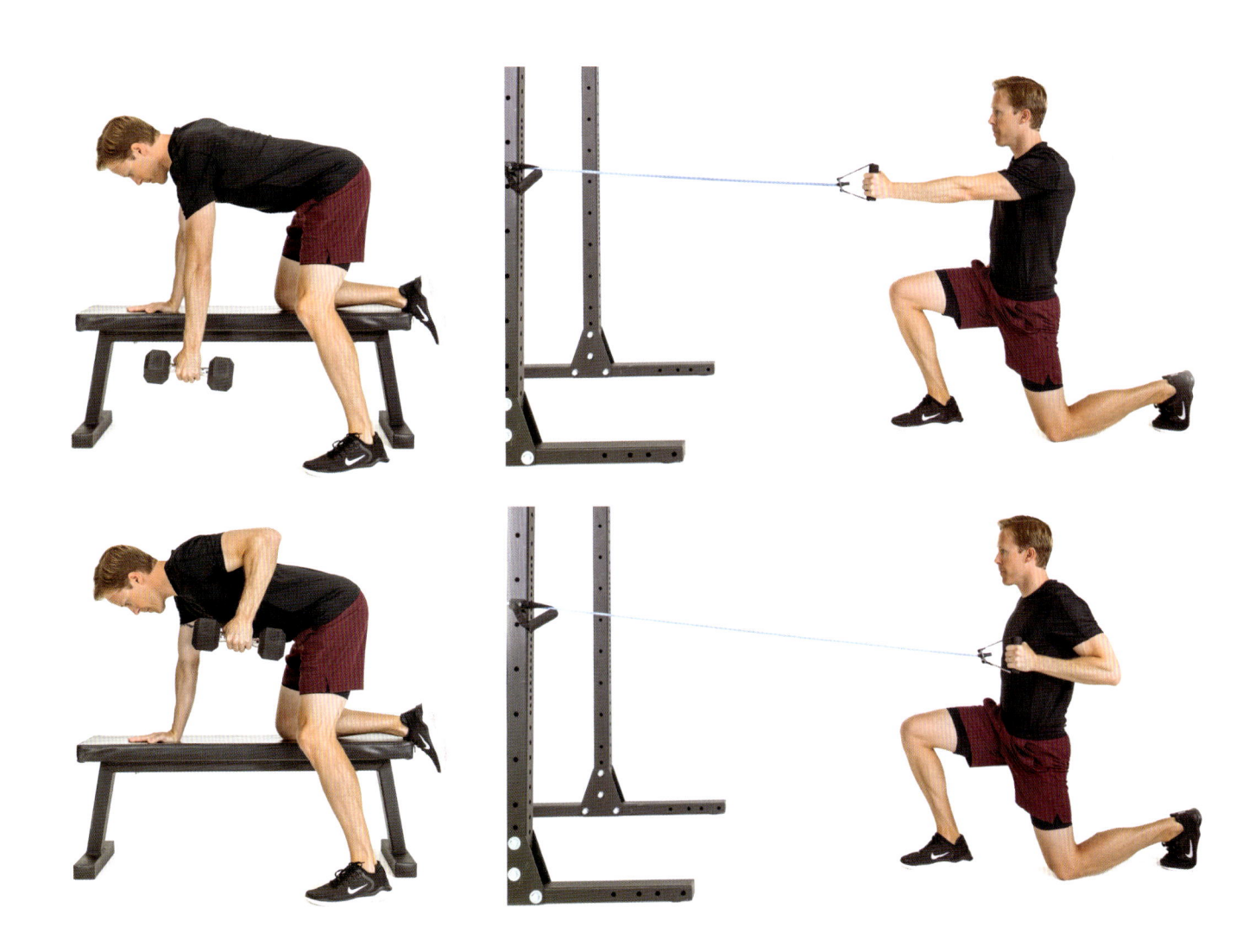

外旋（擇一）

側躺啞鈴外旋

側躺在長椅上，傷側的手在身體上方。手肘與身體中間放置一條折疊或捲起的毛巾。手肘彎曲呈90度，啞鈴的起始位置在腹部附近。手肘緊貼身側，在指關節帶動下，肩膀外旋並抬起啞鈴。

俯臥 90／90

面朝下趴在長椅上，肩膀與手肘呈90度角。維持手肘彎曲，肩膀外旋抬起啞鈴，直到手臂與地板平行。

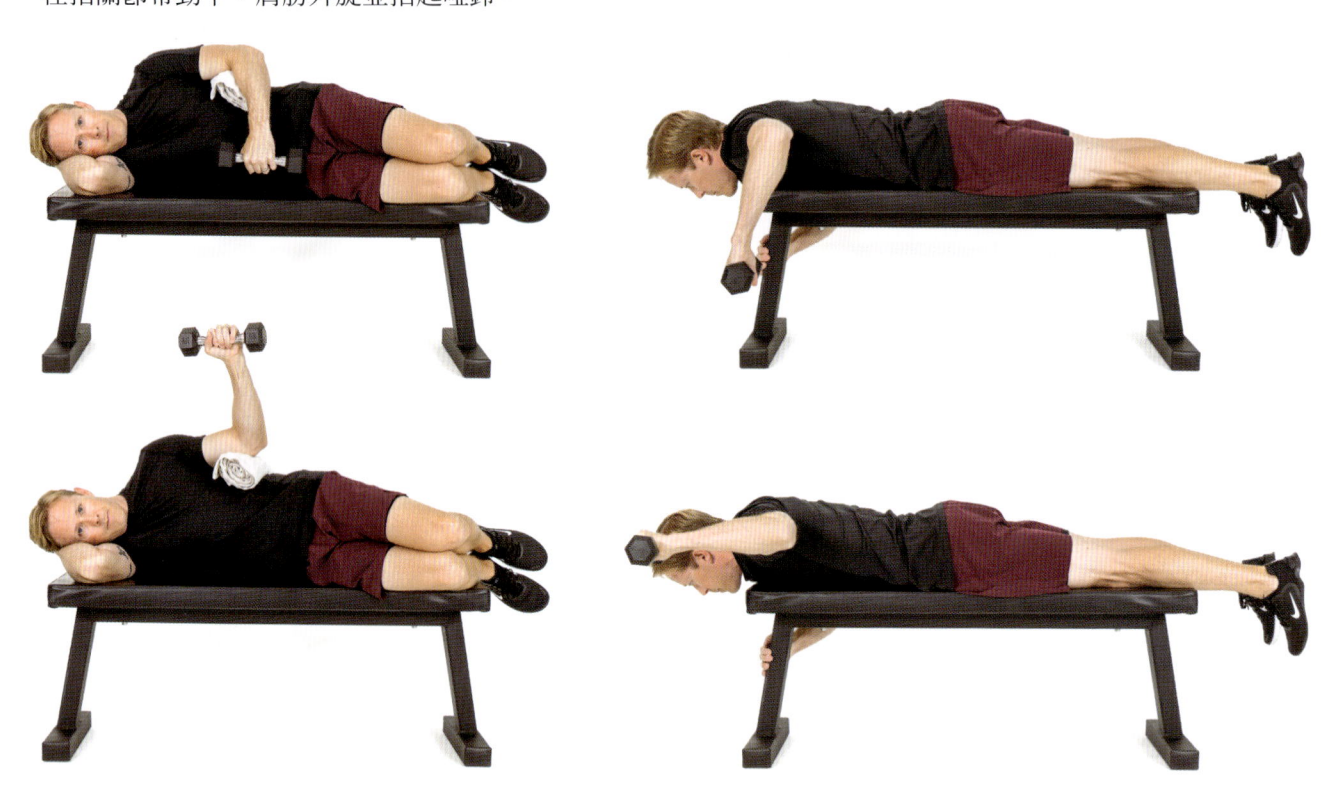

彈力帶變化式

將彈力帶固定在肚臍高度。把一條折疊或捲起的毛巾放在手肘與身體中間，手臂彎曲約90度，靠近腹部握緊握把。維持手肘緊貼身側，在指關節的帶動下，肩膀外旋將彈力帶往外拉。

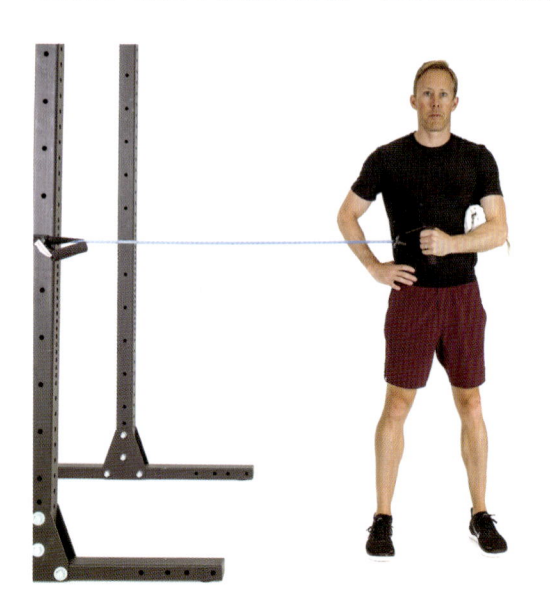

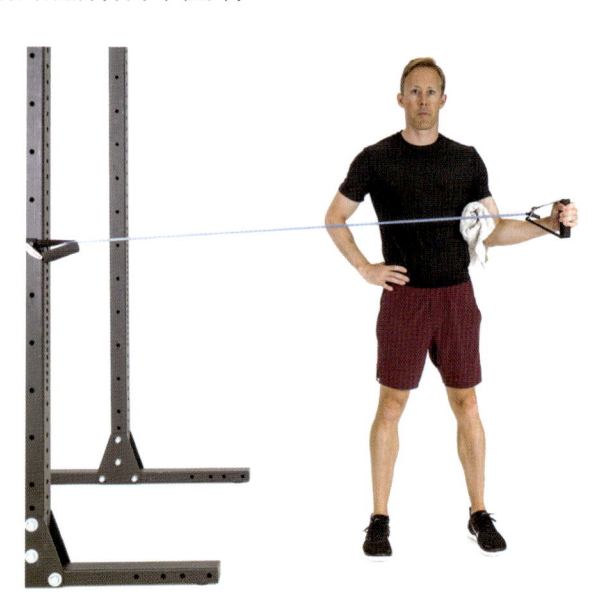

CHAPTER 16 | 肩膀復健方案 ▶ 肩痛

彈力帶內旋

將彈力帶固定在略高於髖部的位置。把一條折疊或捲起的毛巾放在手肘與身體中間，手臂彎曲約90度。維持手肘緊貼身側，肩膀內旋，慢慢地將握把拉向腹部。

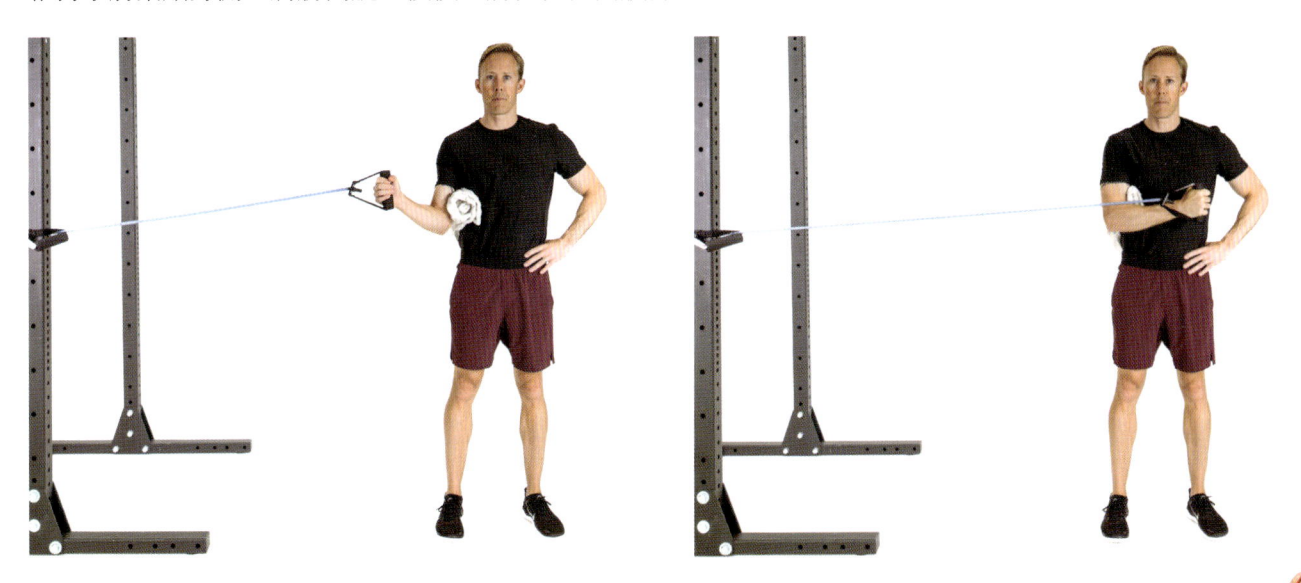

抬高（擇一）

D2屈曲（對角線伸展）

雙手正握，讓彈力帶位於身體前方，雙臂自然垂放在兩側。先將傷側的手臂橫過身體，讓手靠近身體中線，拇指朝下，此為起始位置。健側的手維持在身側，傷側的手往外伸展並遠離身體，同時外旋肩膀。最後將手高舉過頭，拇指朝上。

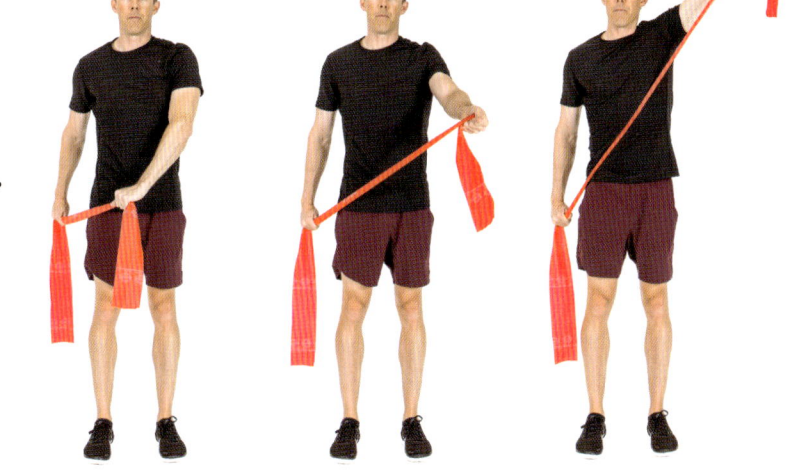

肩胛面平舉

手持啞鈴，自然放置於身體兩側，掌心朝前。維持手臂伸直，在拇指的帶領下，將手臂往身體兩側抬高、稍微偏向身體前方，形成V字形。當手臂抬至肩膀高度時停止動作。肩胛骨不要抬高（不要聳肩）。

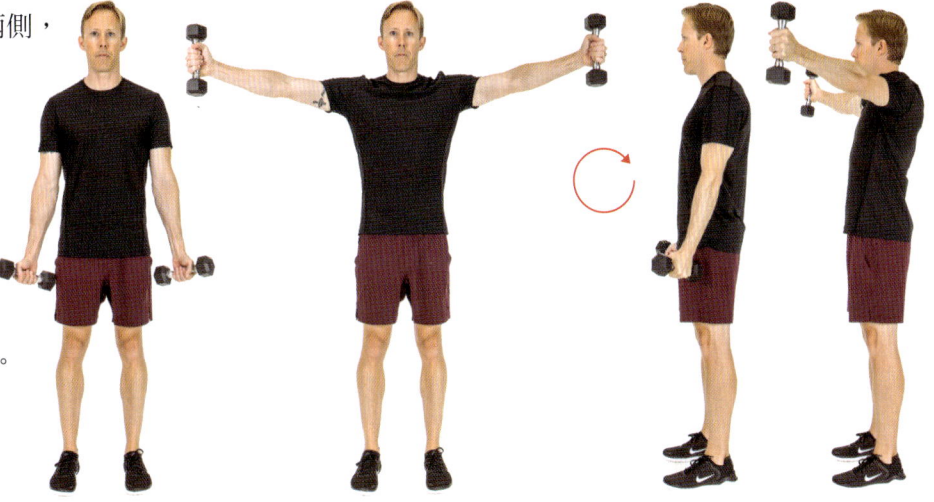

197

側平舉

拇指朝前，將手臂往身體兩側
抬高至肩膀高度。
也可用彈力帶或滑輪機
做側平舉。

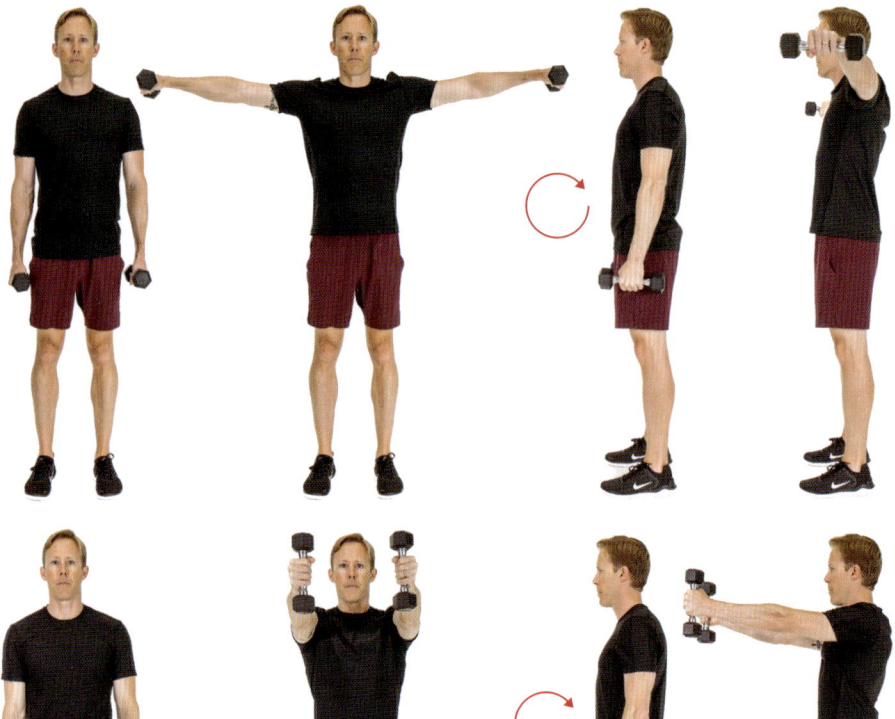

前平舉

拇指朝前，將手臂抬高
至肩膀高度。

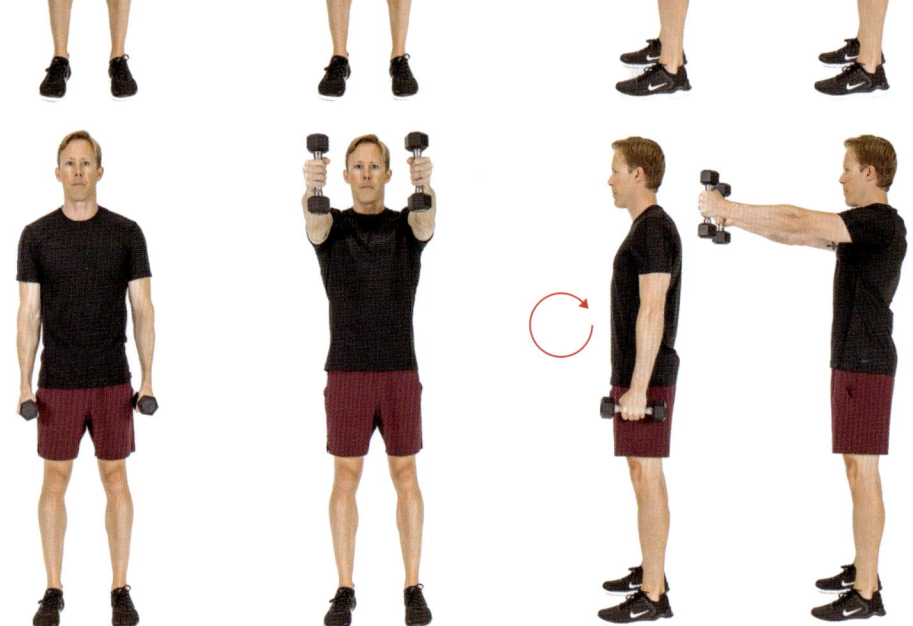

推（擇一）

加強版伏地挺身

採平板支撐姿勢：雙手與肩同寬，
肩膀對齊手腕，背部打平。
執行標準伏地挺身動作，
降低胸部接近地面。
下降過程盡量維持手肘內收
（與身體呈45度角），
前臂打直、背部平直。
反轉動作並回到起始位置時，
手肘伸直，將肩膀往地面推，
令肩胛骨前伸。
這應該會讓身體抬升幾公分。

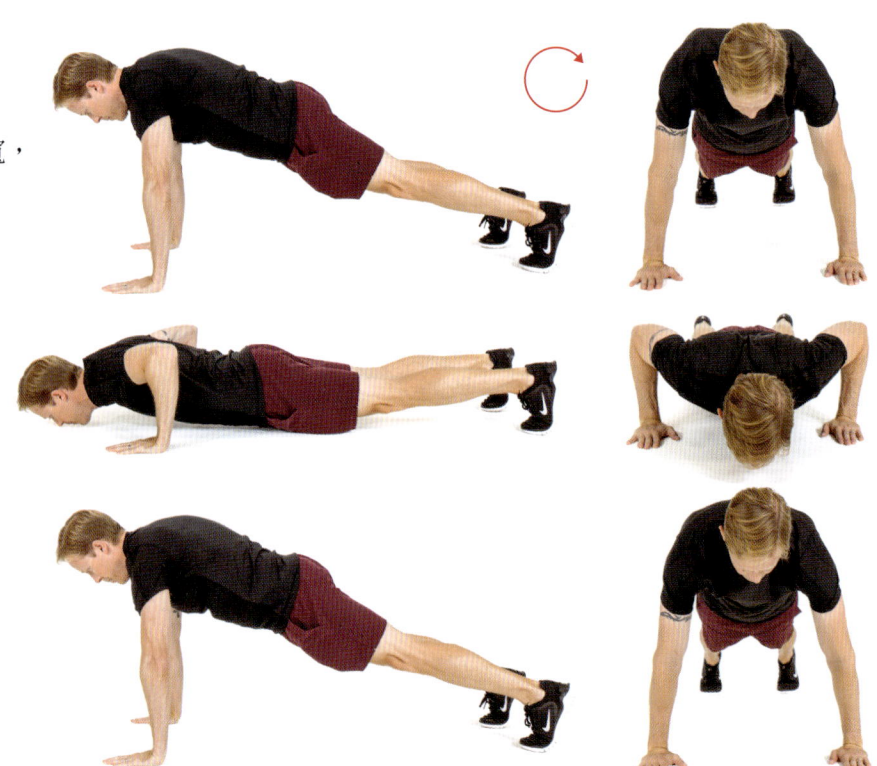

地板臥推

背部平躺於地面，手拿啞鈴的位置在下胸部的上空，掌心朝向腿部，且肱三頭肌貼地。手肘與身體有點距離（約45度角），前臂打直。將啞鈴向上推時，旋轉肩膀，讓掌心在動作頂端相對。

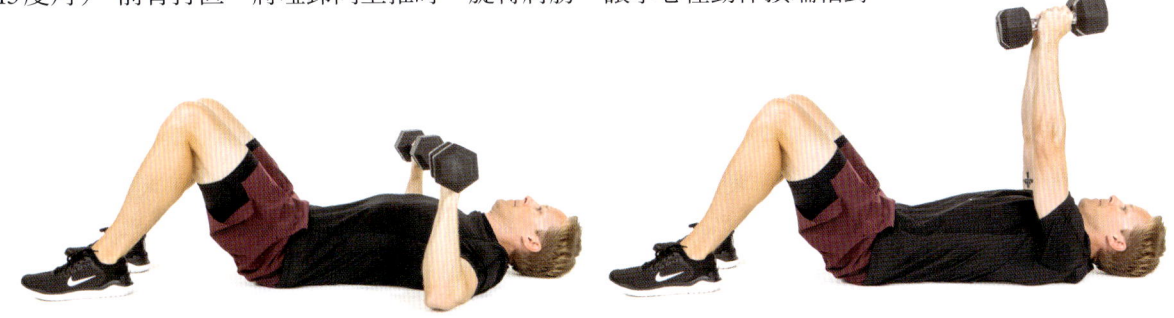

躺椅臥推

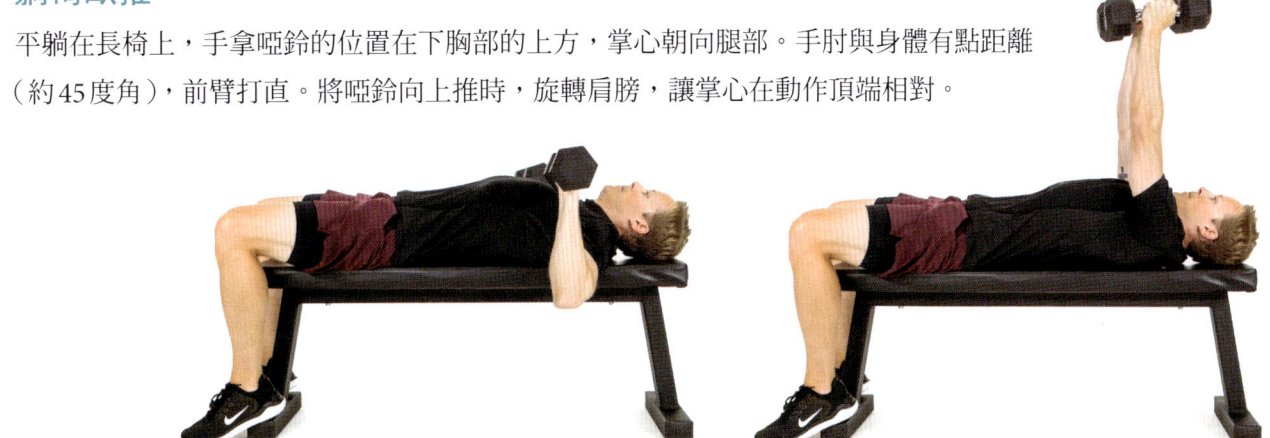

平躺在長椅上，手拿啞鈴的位置在下胸部的上方，掌心朝向腿部。手肘與身體有點距離（約45度角），前臂打直。將啞鈴向上推時，旋轉肩膀，讓掌心在動作頂端相對。

彈力帶前推（肩胛骨前伸）

將彈力帶固定在胸部高度附近。手臂往前推。伸直手肘時，旋轉掌心朝向地面，並將肩胛骨往前推（肩膀前伸）。

單臂反握彎舉

單手握啞鈴，放在身側，掌心朝內。維持手肘緊靠身體，將啞鈴舉向肩膀。在彎舉過程中，向上旋轉掌心朝向身體（旋後）。

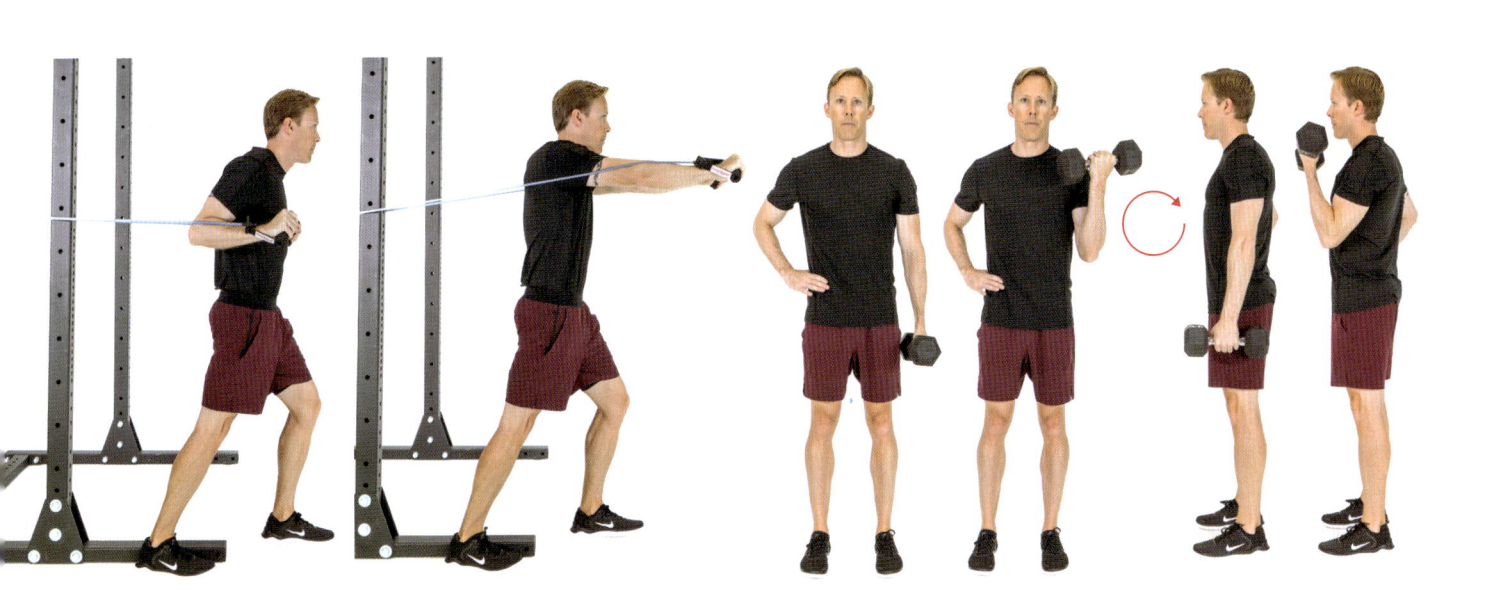

肩關節不穩定

此方案用於治療：
- 肩關節深層疼痛
- 脫臼／半脫臼
- 關節唇撕裂
- 活動度過大

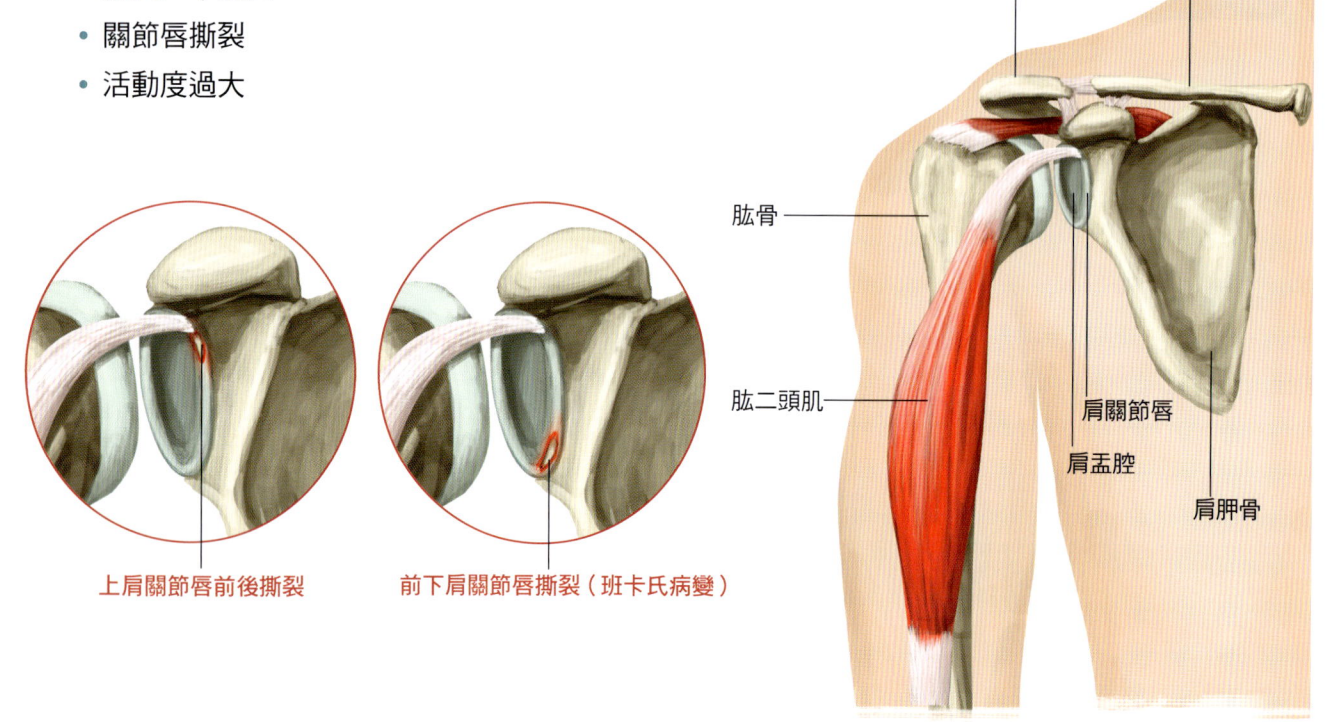

肩峰　鎖骨

肱骨

肱二頭肌　肩關節唇　肩盂腔　肩胛骨

上肩關節唇前後撕裂　　前下肩關節唇撕裂（班卡氏病變）

肩關節唇撕裂與脫臼／半脫臼

概述：肩關節唇撕裂（上肩關節唇前後撕裂與前下肩關節唇撕裂為兩大類型）指的是：包覆肩關節邊緣的纖維軟骨環（即關節唇）出現損傷。這些損傷可能導致肩關節不穩定，這種關節活動度過大的狀況經常導致脫臼或半脫臼。

有種常見的傷害類型是前脫臼，也就是肩關節球狀部分向前脫出、移至身體前方。這種情況通常發生於手臂往外伸展（通常是手臂伸出並往外旋轉）並失去控制時，例如在做上斜臥推或跌倒時手臂伸直著地。假設你在穿運動衫，手臂往上穿過袖口時就可能會感到劇烈疼痛，或是肩膀感覺快脫臼。只要手臂往外伸展就會產生這樣的疼痛，而肩膀位置不穩定可能令你感到不安。

先前受過傷會令患者更容易肩關節唇撕裂與脫臼。比方說，若你肩膀曾脫臼且肩關節唇撕裂，那你再次受傷的機率會更高，因為保護關節的被動組織（韌帶、肩關節唇與關節囊）可能已受損。如果是更嚴重的傷害，如撕裂傷、肩膀附近韌帶嚴重拉傷或肩關節唇受傷，那關節穩定性肯定更弱。此外，有些人天生關節活動度過大，導致他們更容易出現肩關節唇撕裂與脫臼問題。遵循本復健方案會增加神經肌肉控制與肌力，不僅能減輕疼痛，也能降低再度受傷的機率。

正常的肩膀

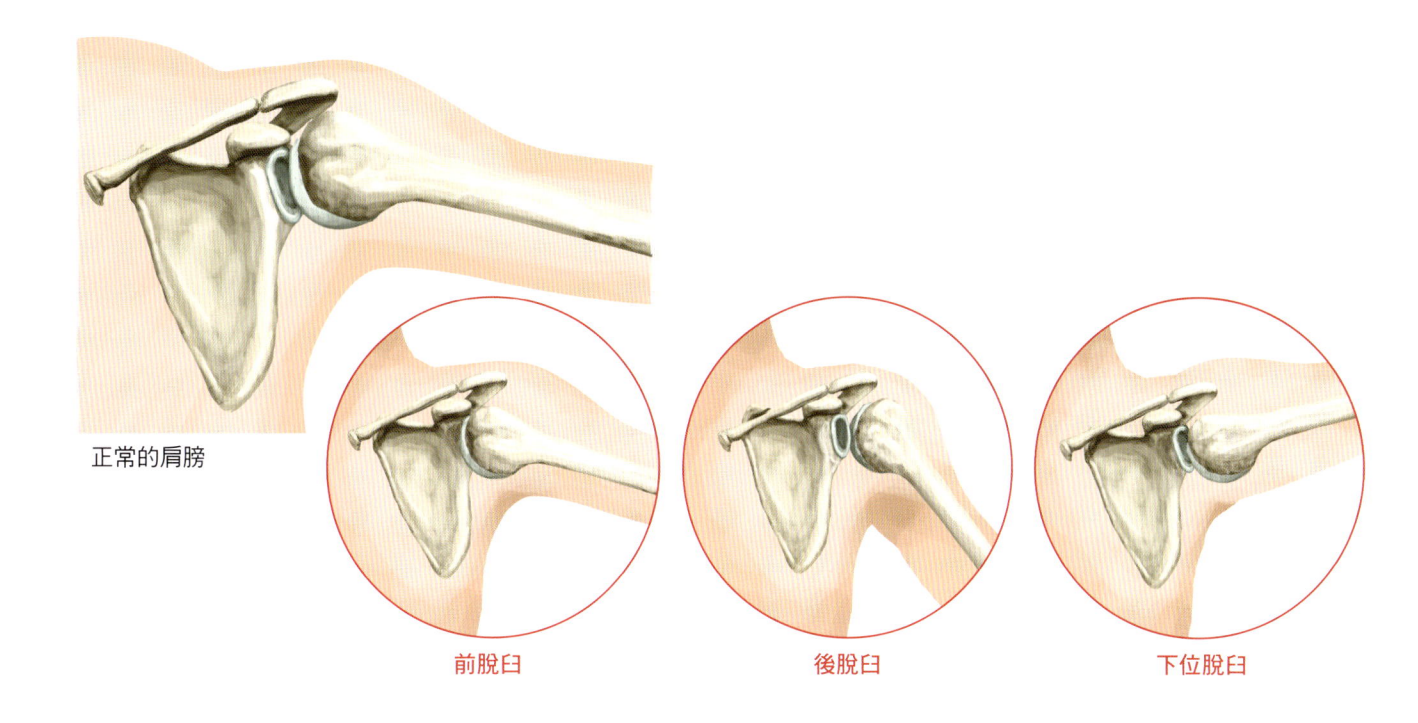

前脫臼　　後脫臼　　下位脫臼

徵象與症狀： 肩關節唇撕裂通常會導致你在做特定動作時（如肩膀外旋、手臂高舉過頭、往外伸展或伸向身體另一側）產生卡住般的劇烈疼痛，動作過後的數小時也會持續感到深層疼痛。這種鈍痛感彷彿來自於關節深處，令你無法觸及。肩膀也可能出現爆裂、喀嚓或摩擦聲，你可能感覺到肩關節無力、鬆動或不穩定，當手臂往外伸展或旋轉手臂時，關節似乎就會脫位。

加重因素： 手臂高舉過頭的動作（如抬高與投擲），或任何涉及手臂往上、往外或往身體另一側的肩部旋轉動作。

預後： 某些肩關節不穩定的狀況（特別是不涉及外傷時），疼痛與功能可以在8～12週內獲得明顯改善。部分涉及外傷的肩關節不穩定可透過復健改善，但反覆脫臼的情況通常需要手術以修復關節唇。

治療策略： 肩關節唇撕裂與肩關節不穩定的治療方式，通常是8～12週的物理治療，重點放在改善肩關節穩定與力量。

對於天生關節活動度過大或非外傷導致肩關節不穩定的患者，復健的成功率約50～85％。[10-12] 遵循復健運動以強化肩膀及其周圍肌肉，能夠改善穩定度並降低肩膀脫臼的機率。

但在外傷導致肩關節不穩定的情況下，復健成功率僅15％。[12] 如果你以前沒有肩膀問題，但出車禍導致肩膀脫臼，且現在經常性脫臼，那透過復健恢復肩膀完整功能的機率不大，你應該考慮進行手術修復。

第一階段會先從軟組織鬆動術開始，針對的是肩旋轉肌群與其他涉及或影響肩膀與肩胛骨移動的主要肌肉。肩關節不穩定的人經常會感覺肩膀周圍肌肉疼痛與緊繃，原因是這些肌肉需要加倍努力以協助穩定關節，並彌補被動結構（特別是肩關節唇）的效能不彰。在鬆動這些肌肉後，接著將進行針對肩膀複合區的主動動作訓練。

肩關節不穩定影響的是被動子系統而非收縮結構（肌肉與肌腱），因此手臂抬高引發的疼痛程度通常低於肩旋轉肌群損傷。這意味著你可以早一點開始主動動作訓練，直接跳過被動動作訓練。此外，主動動作訓練需要神經肌肉系統主動參與，這對於改善肩關節不穩定性至關重要。第一階段以肩膀等長運動結束，透過在多個動作平面啟動與強化肩膀肌肉，以逐步提升關節穩定度。

第二階段跳到低負荷阻力訓練。不要做任何伸展，因為在關節活動度過大的情況下，伸展只會更不穩定。相反地，你應該專注於強化肩關節與肩胛骨周圍肌肉的運動控制與力量。

在這個階段，你將執行推（彈力帶推舉）與拉（彈力帶划船）訓練，這些運動能訓練肩胛肌肉中功能彼此相對的拮抗肌群。側平舉是在額平面訓練肩膀，針對的是三角肌中束與棘上肌（肩旋轉肌群其中一條）。躺椅支撐則能夠強化肩旋轉肌群與許多其他肩胛肌肉。

第二階段其餘的運動（彈力帶肩膀內旋與外旋）則著重於強化肩旋轉肌群，畢竟該肌群的主要功能之一就是穩定肩關節。內旋訓練也能強化跨過肩膀前側的肩胛下肌，協助降低未來前脫臼的機率。

第三階段提供更多進階阻力訓練，目標是訓練神經肌肉系統彌補被動子系統鬆弛或創傷性損傷導致的不穩定狀況。一開始的反握彎舉能強化跨過肩關節前側的肱二頭肌，並降低未來脫臼（特別是前脫臼）的機率。為了繼續增強肩膀穩定度與力量，你將執行D2屈曲與俯臥90／90外旋運動。多數脫臼與半脫臼發生於手臂往外伸展時，因此培養該姿勢力量至關重要。

接下來是一系列閉鎖鏈訓練，雙手持續著地，包括單手拍肩、肩膀時鐘運動與海豚式。這些運動都需要使用肌肉來穩定肩關節盂腔內的肱骨頭。首先是單手拍肩，因為這項運動最直接了當。保持關節穩定後，抬起另一隻手輕觸不穩定的肩膀，透過將身體重量壓在手臂來訓練關節。肩膀時鐘運動更進一步，你必須執行動態動作並對抗彈力圈阻力。此運動兩側都要做，讓受傷的肩膀必須自我穩定，又要在對抗阻力的情況下移動。海豚式可以強化前鋸肌，這是移動與穩定肩胛骨的重要肌肉。

最後的啞鈴肩推是開放鏈訓練。這項運動排在最後，因為會讓肩關節處於容易受傷的位置，若力量與運動控制不足便可能受傷。請從輕重量的啞鈴開始，確認神經肌肉控制能力提升後再增加重量。

肩關節不穩定
第一階段

適用於：
- 減輕肩膀疼痛
- 改善神經肌肉控制
- 作為第二與第三階段運動的暖身

指引：
- 每天執行
- 工具：小按摩球
- 休息時毫無疼痛，運動時疼痛不超過輕微程度（疼痛指數3／10），便能加入第二階段的運動

軟組織鬆動術
▶ 每個區域花費1～2分鐘
▶ 兩側皆須進行
▶ 在壓痛點停留10～20秒

後側肩旋轉肌群鬆動術

側躺，將小按摩球放在肩膀後面，位置就在肩胛骨下方。

用上半身控制壓力：身體往下壓，讓球深入身體以增加壓力，或轉動身體遠離球來減輕壓力。

用另一隻手將肩膀往內旋轉，以動態鬆動肌肉。也可靠牆站立執行。

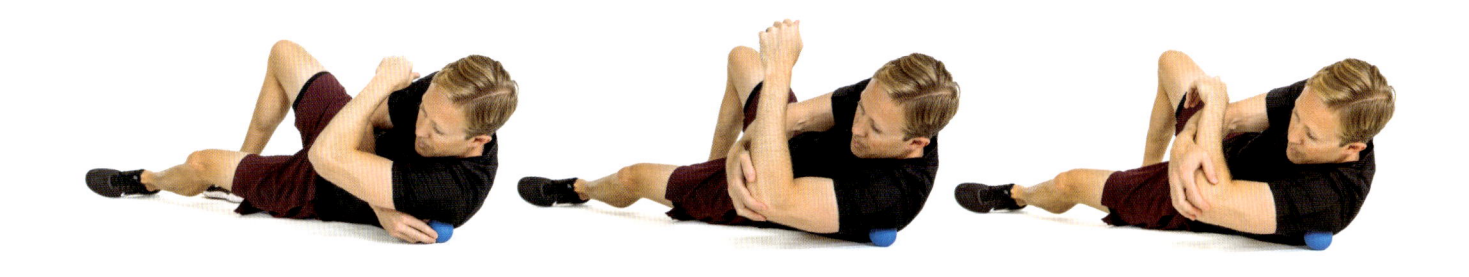

菱形肌鬆動術

將小按摩球放在肩胛骨與脊椎之間。針對肩胛骨附近區域（菱形肌）鬆動。

加入手臂動作並抬高頭部，以進一步鬆動肌肉。

胸肌鬆動術

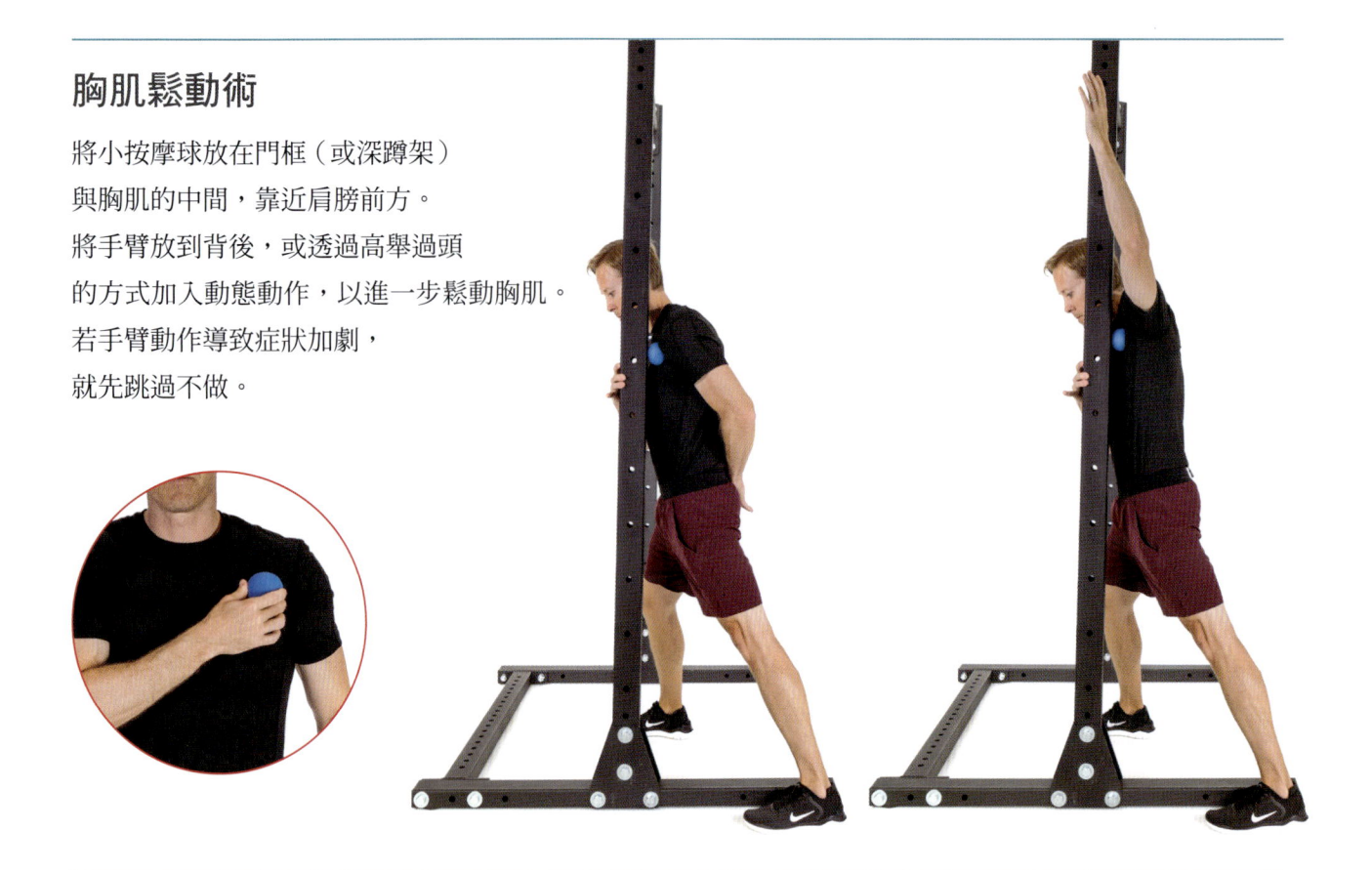

將小按摩球放在門框（或深蹲架）與胸肌的中間，靠近肩膀前方。將手臂放到背後，或透過高舉過頭的方式加入動態動作，以進一步鬆動胸肌。若手臂動作導致症狀加劇，就先跳過不做。

活動度運動
- 做 3 組，每組 10～15 次
- 主動動作：在不引發疼痛的前提下，盡可能地移動到極限
- 在動作範圍終端停留 2～3 秒

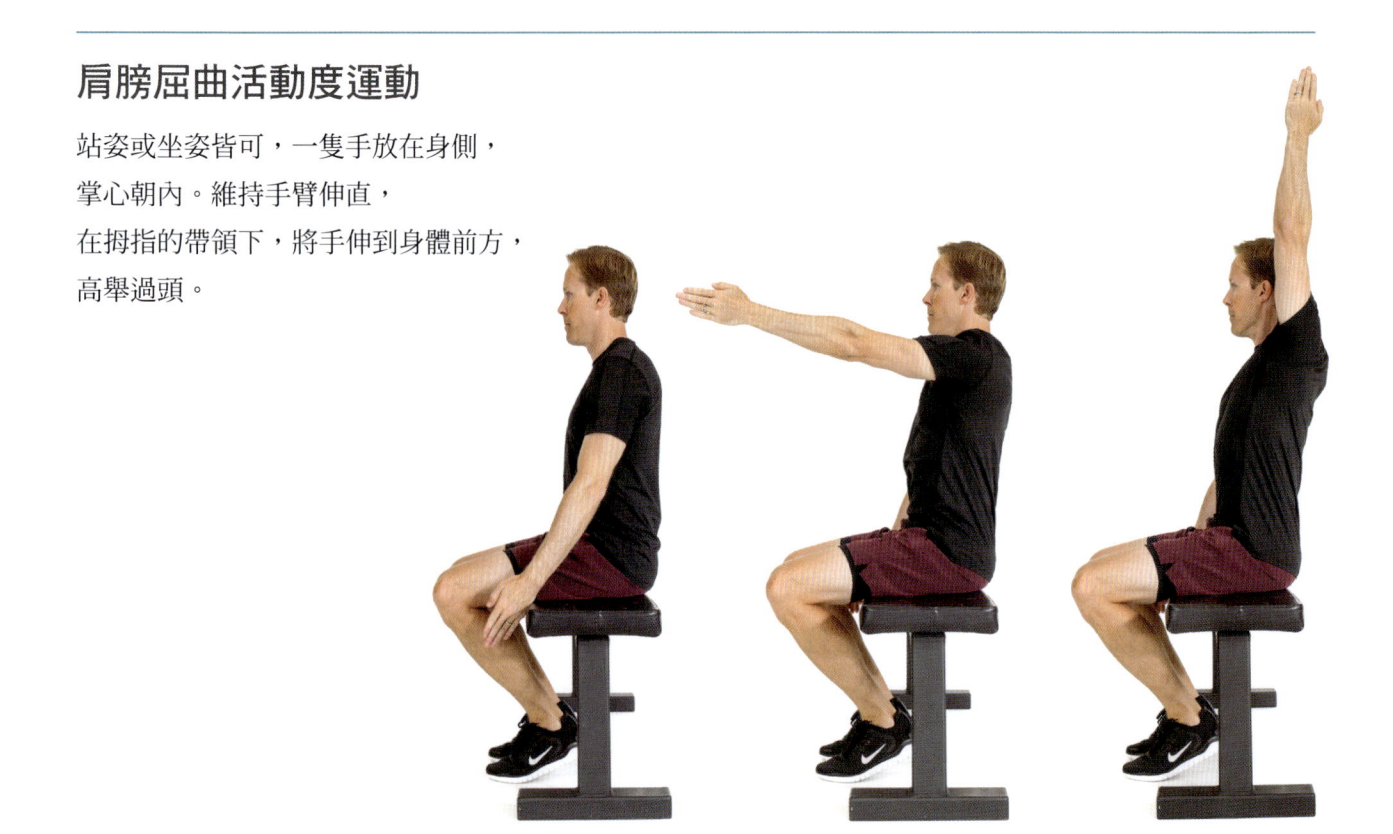

肩膀屈曲活動度運動

站姿或坐姿皆可，一隻手放在身側，掌心朝內。維持手臂伸直，在拇指的帶領下，將手伸到身體前方，高舉過頭。

外展活動度運動

站姿或坐姿皆可，
一隻手放在身側，掌心朝前。
維持手臂伸直，
在拇指的帶領下，
將手伸到身側，高舉過頭。

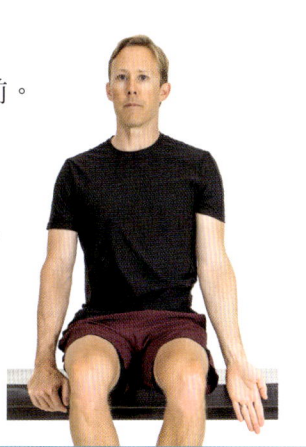

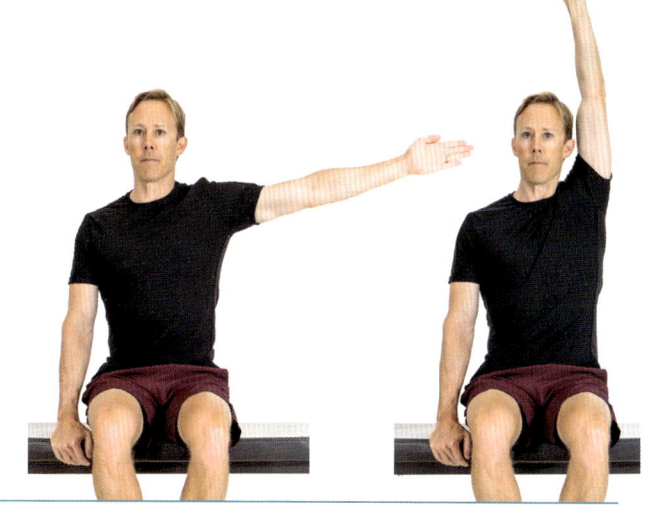

內旋與外旋活動度運動

手肘彎曲呈90度，拇指朝上。
維持肘部靠近身體，拇指朝上，
從肩膀旋轉，將手往外移動，
再往內移動。

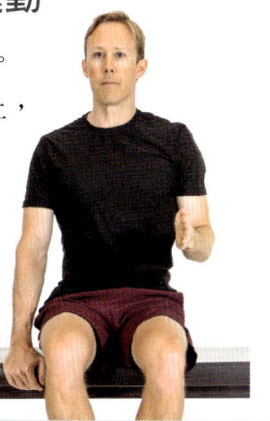

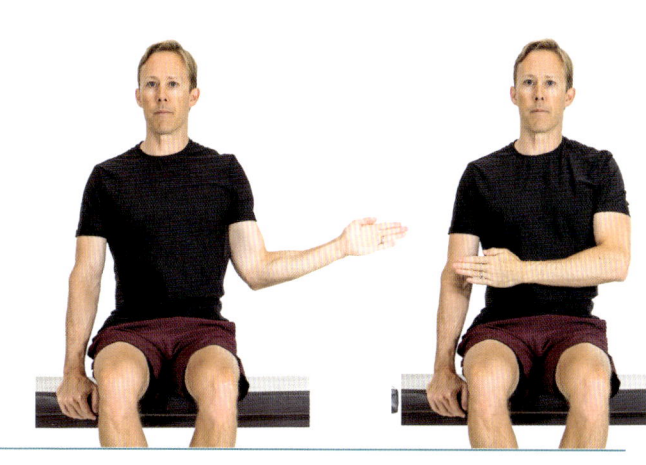

等長運動
- 做4～5次，每次維持30～45秒的抵抗
- 盡量施力，但以你能承受為限，且不能引發疼痛
- 手肘彎曲至90度，用力推向牆壁、門框或深蹲架

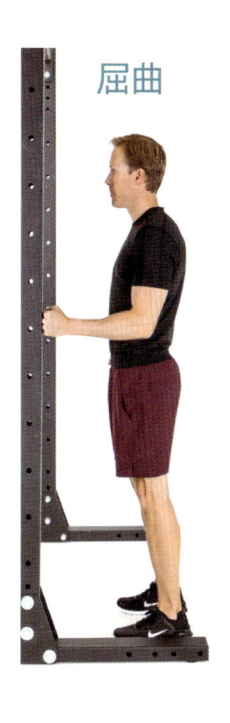

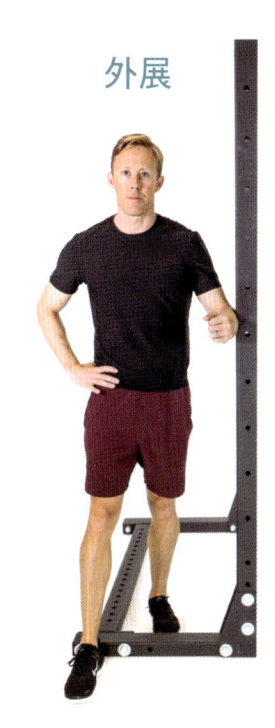

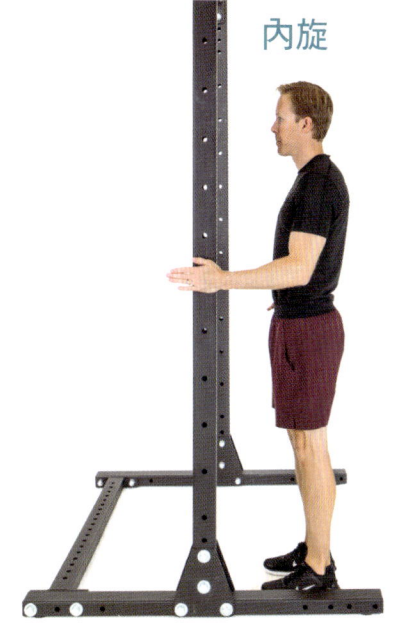

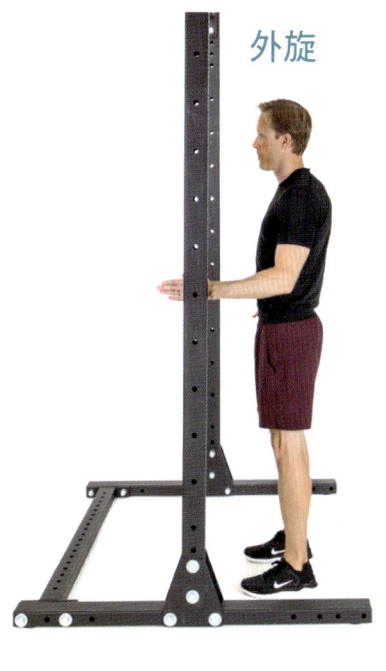

屈曲　　外展　　　　內旋　　外旋

肩關節不穩定
第二階段

適用於：
- 改善肩膀穩定度與神經肌肉控制
- 作為第三階段運動的暖身

指引：
- 每週做3或4天
- 做3組，每組10～15次
- 工具：彈力繩、啞鈴、長椅與毛巾
- 所有彈力帶運動都可用滑輪機做
- 能穩定控制動作，且疼痛不超過輕微程度（疼痛指數3／10）時，便可加入第三階段的運動

跪姿彈力帶單臂划船

單膝跪地，將彈力帶固定在肩膀高度。手臂先在身體前方伸直，然後手肘往後拉，將握把拉向腋下，拇指維持朝上。維持肩膀方正（避免扭轉或旋轉），拉動時身體不要前後傾斜。

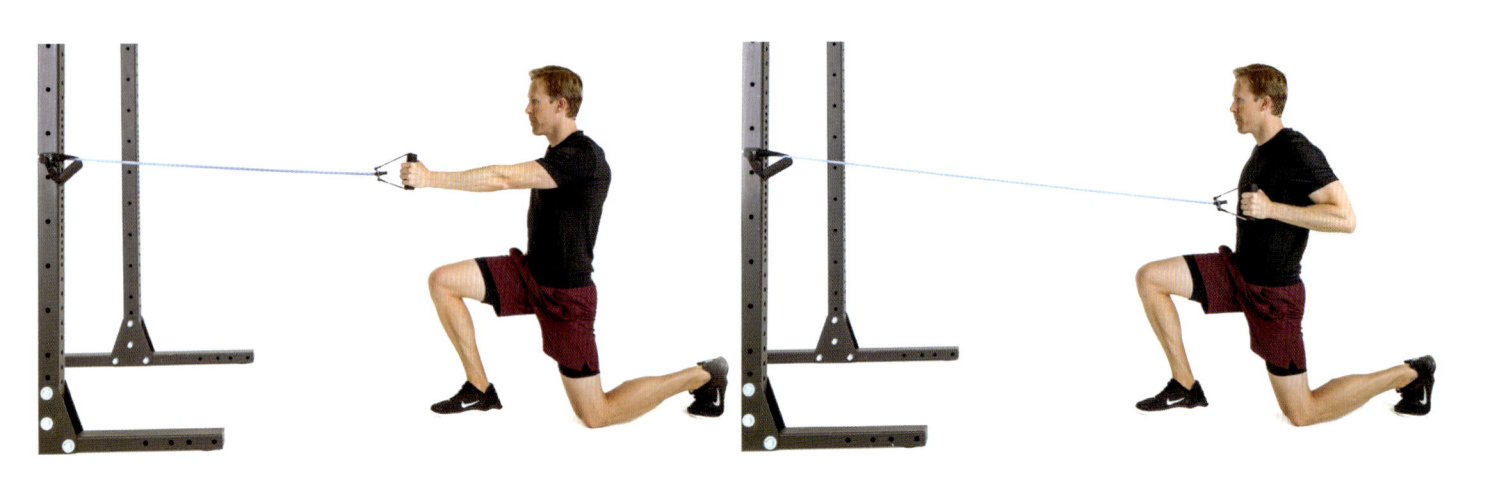

跪姿彈力帶單臂推舉

背對深蹲架，將手臂往身體前方推。伸直手肘的同時，將掌心轉向地面。

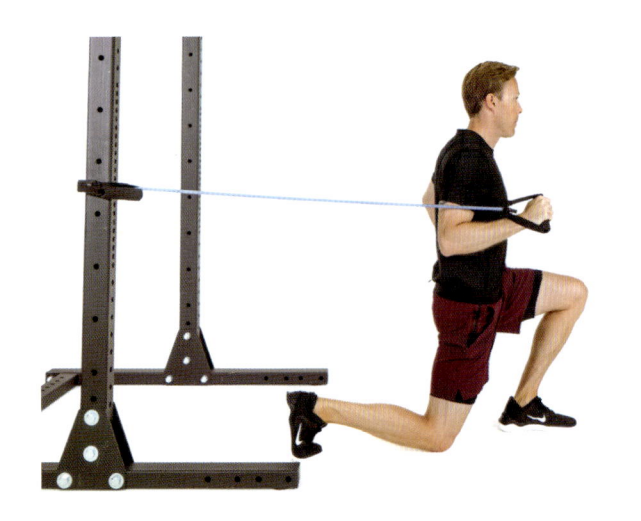

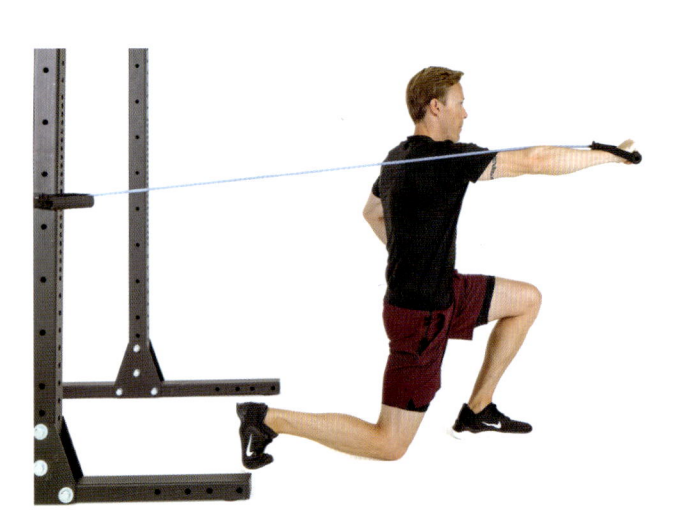

側平舉

手持啞鈴放在身體兩側，然後將手臂抬至肩膀高度，掌心朝下、手肘伸直。

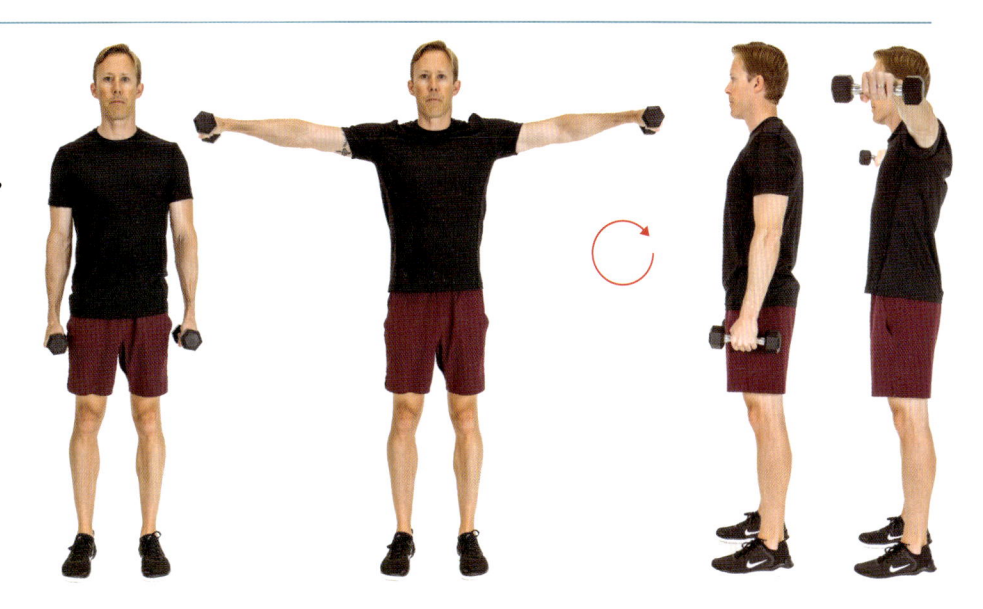

躺椅支撐

雙手握住長椅的邊緣。軀幹前傾，用手掌發力，肩膀往地面方向推，維持這個姿勢2〜3秒。膝蓋可以保持彎曲，然後將整個身體抬離地面，或者將雙腳踩地以協助支撐體重。

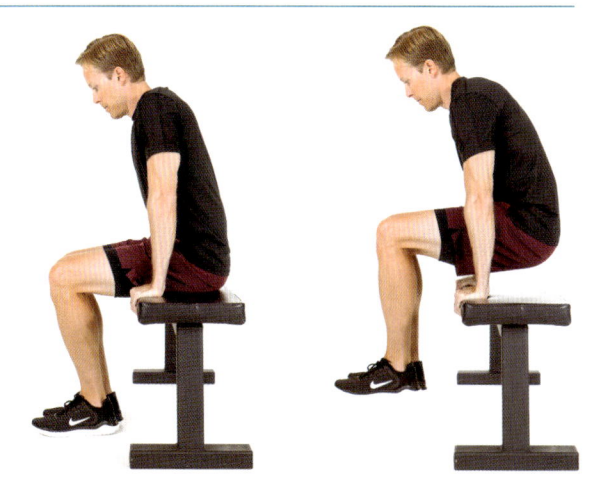

彈力帶內旋

將彈力帶固定在略高於髖部的位置。把一條折疊或捲起的毛巾放在手肘與身體中間，手臂彎曲約90度。維持手肘緊貼身側，肩膀內旋，慢慢地將握把拉向腹部。

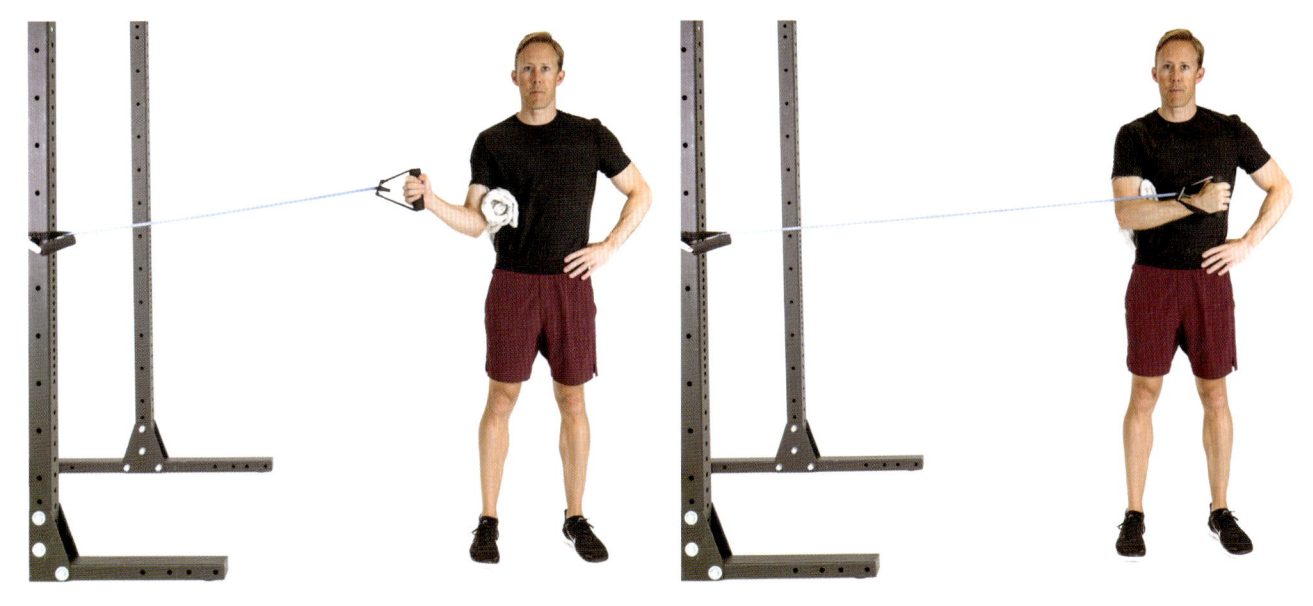

彈力帶外旋

把一條折疊或捲起的毛巾放在手肘與身體中間,手臂彎曲約90度,靠近腹部握緊握把。
維持手肘緊貼身側,在指關節的帶動下,肩膀外旋將彈力帶往外拉。

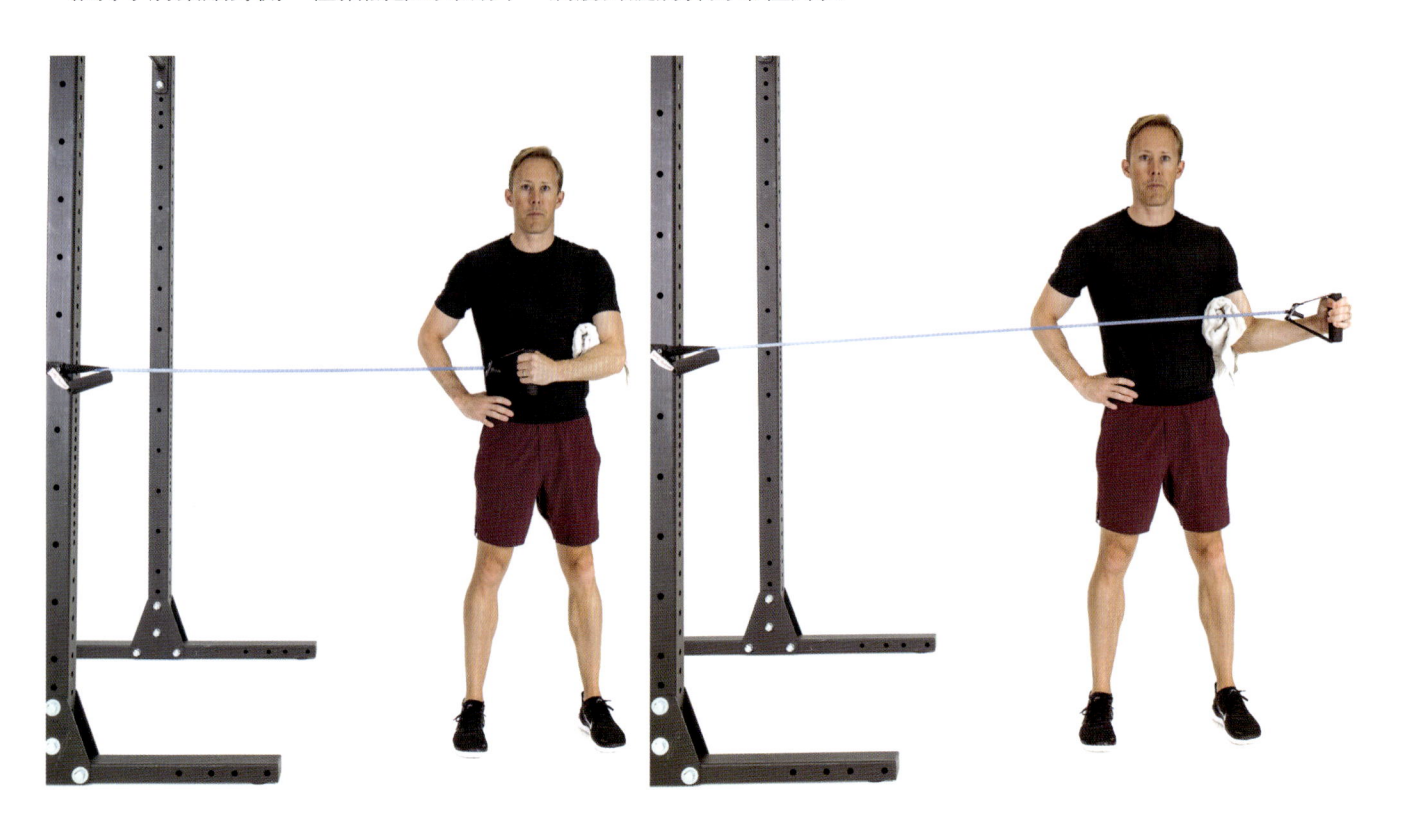

側躺啞鈴外旋變化式

側躺在長椅上,傷側的手在身體上方。手肘與身體中間放置一條折疊或捲起的毛巾。
手肘彎曲呈90度,啞鈴的起始位置在腹部附近。
手肘緊貼身側,在指關節帶動下,肩膀外旋並抬起啞鈴。

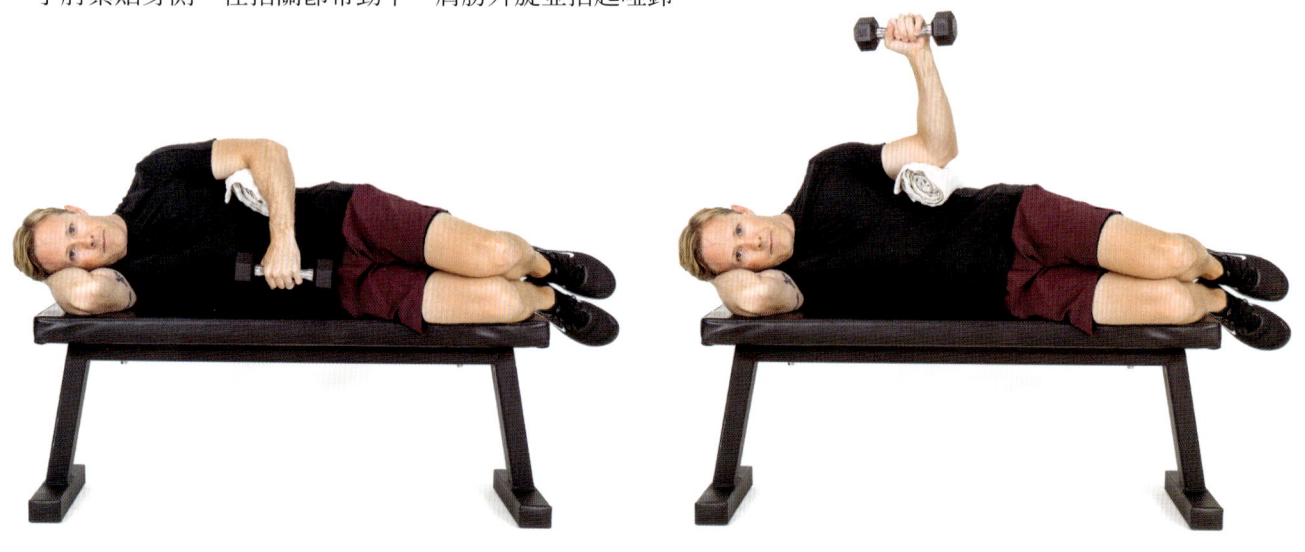

肩關節不穩定
第三階段

適用於：
- 提高穩定度挑戰以強化肩膀
- 改善肩膀穩定度與神經肌肉控制

指引：
- 每週做3或4天
- 做3組，每組10～15次
- 每組動作做到力竭
- 工具：啞鈴、彈力帶、長椅與彈力圈

單臂反握彎舉

單手握啞鈴放在身側，掌心朝內。
維持手肘緊靠身體，
將啞鈴舉向肩膀。
在彎舉過程中，
旋轉掌心朝上與
朝向身體（旋後）。

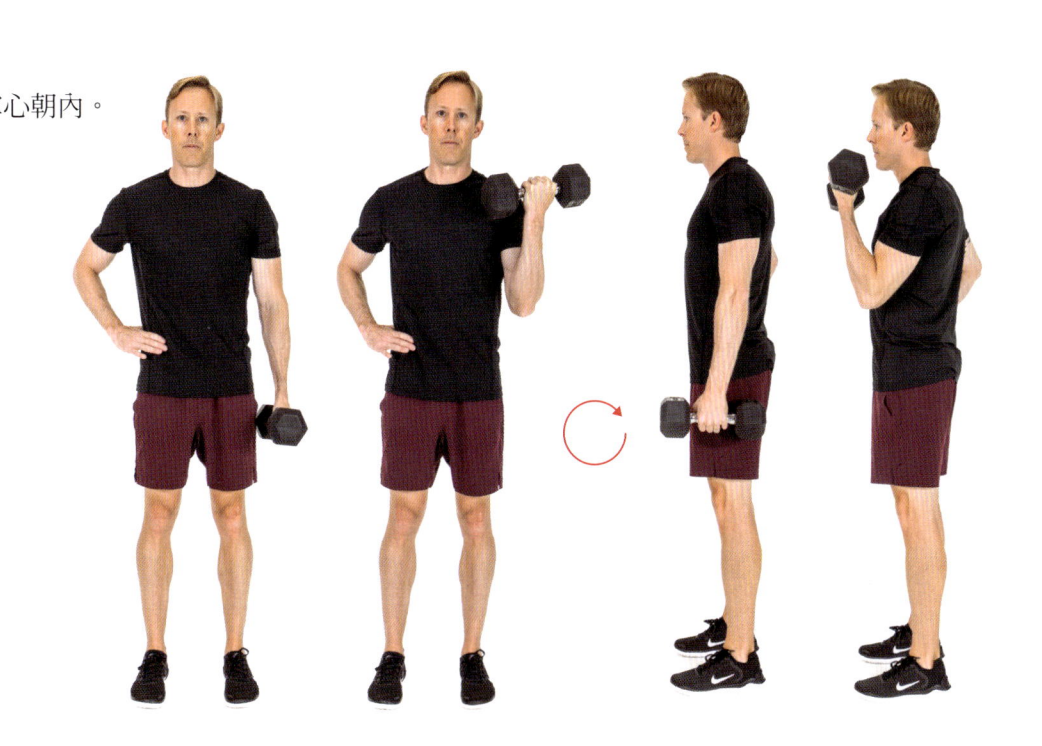

D2屈曲（對角線伸展）

雙手正握，讓彈力帶位於身體前方，
雙臂自然垂放在兩側。
先將傷側的手臂橫過身體，
讓手靠近身體中線，
拇指朝下，此為起始位置。
健側的手維持在身側，
傷側的手往外伸展
並遠離身體，同時外旋肩膀。
最後將手高舉過頭，
拇指朝上。

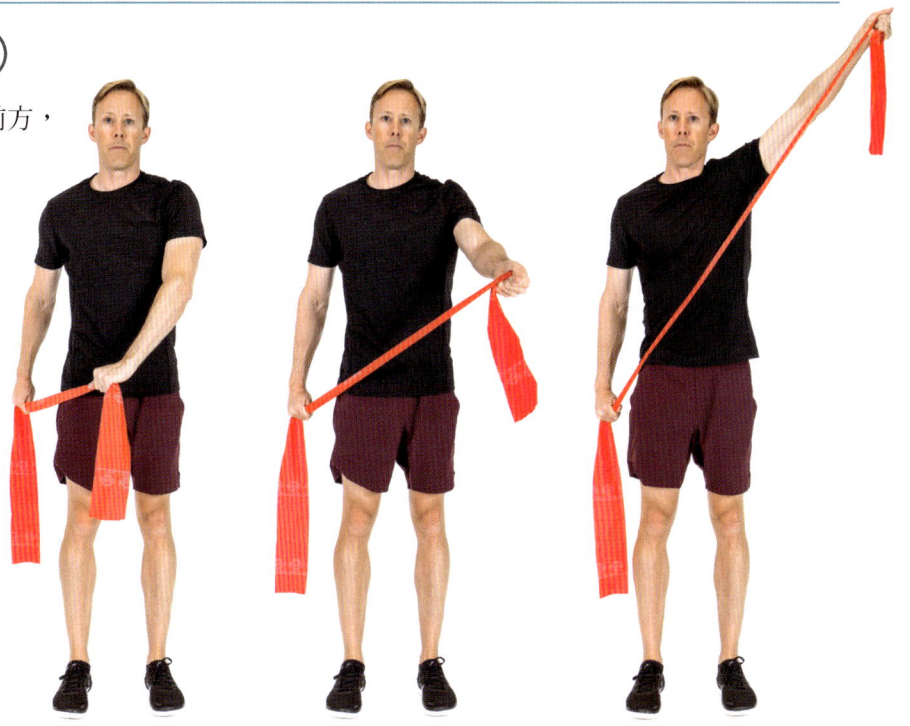

俯臥 90／90 外旋

面朝下趴在長椅上。肩膀與手肘呈90度角，手指向地面。維持肩膀與手肘位置不變，在指關節的帶動下，肩膀外旋抬起啞鈴，使得手臂與地面平行。

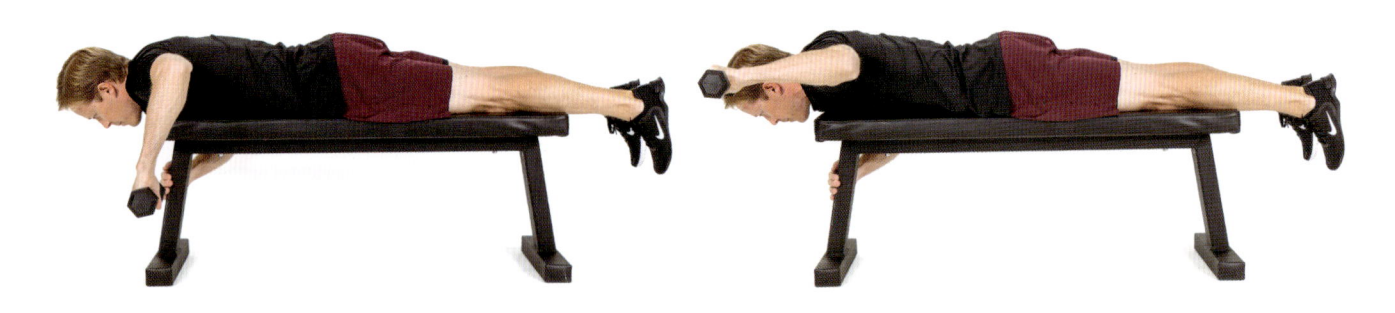

單手拍肩

採取平板支撐姿勢
（伏地挺身的頂端位置）：
雙手與肩同寬，肩膀對齊手腕，
背部維持平直。
將身體重心移到一側，
另一側的手抬高，
碰觸支撐手臂的肩膀
（迅速拍打），
然後返回起始位置。
一邊做完立刻換另一邊，
這樣算1次。

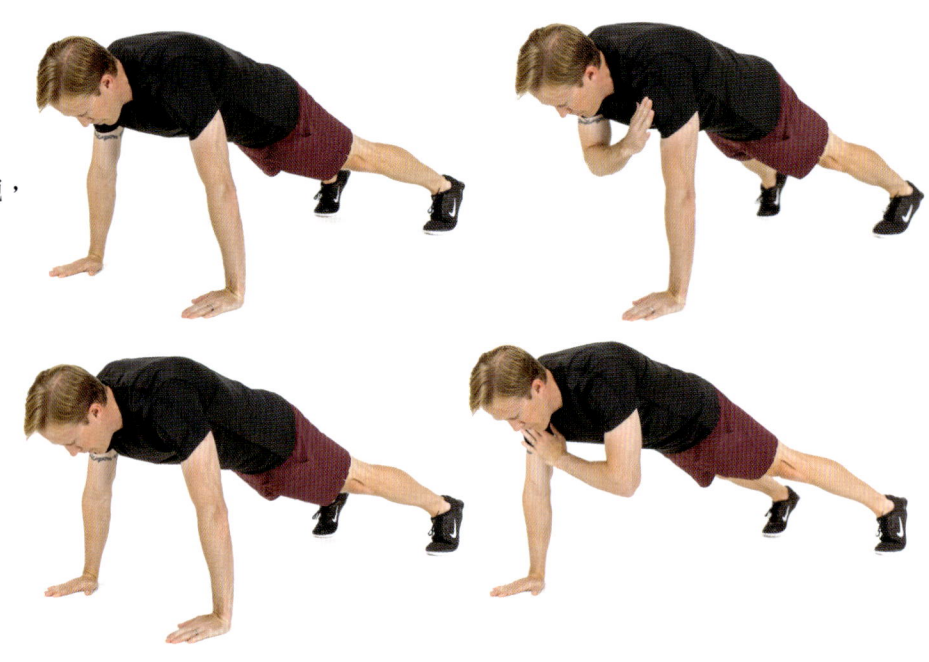

肩膀時鐘運動

手腕套上彈力圈，採取平板支撐姿勢。此動作目標是移動手掌向前、向外與朝髖部方向輕拍地面，每一次輕拍後手掌都會返回起始位置。可以加入對角線方向的動作，輕拍每一個鐘點位置，來提高挑戰的難度。如果你移動的是左手，就從12點鐘位置開始，接著是11點，依此類推，直到完成7點鐘位置。

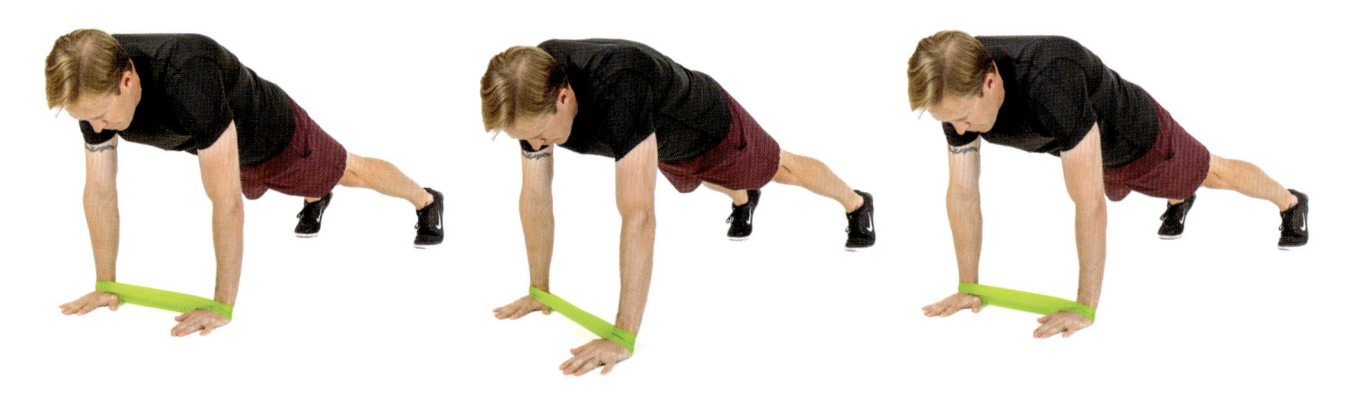

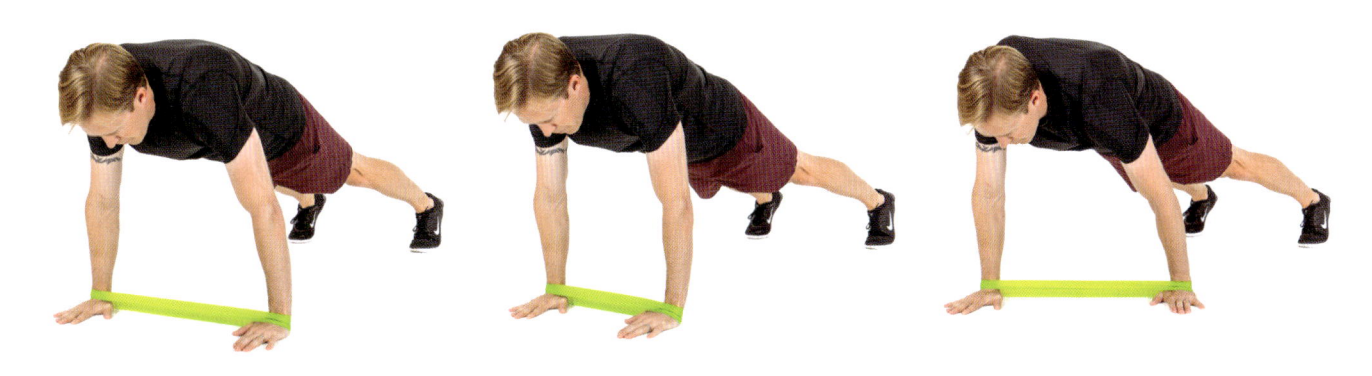

一邊做完再換另一邊。每次手部的移動（向外與返回）算是1次，目標是每隻手完成12～18次。

海豚式

採取平板支撐姿勢，手肘放在肩膀下方，前臂貼地。雙腳向前移動，髖部抬高，背部盡可能維持平直。將頭降至地面，讓肩膀能夠後收。背部與髖部角度維持不變，肩膀前伸（往地面推）並將身體抬高。

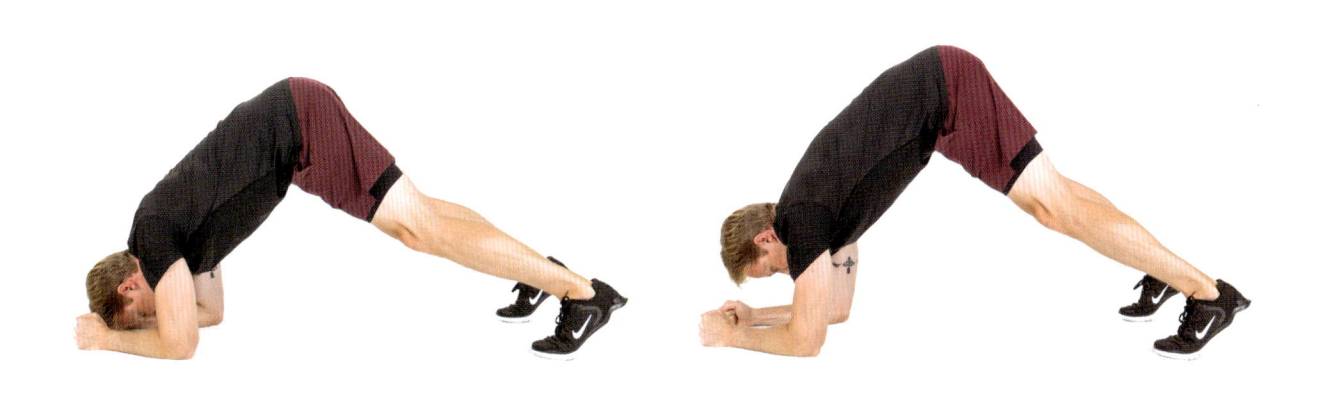

啞鈴肩推

單膝跪地，前腳脛骨與地面垂直，軀幹維持直立。
將啞鈴放在一側肩膀上，手肘靠近身體，掌心朝內。
將啞鈴往上推，直到手肘完全伸直。
在動作維持穩定控制下，慢慢地回到起始位置。

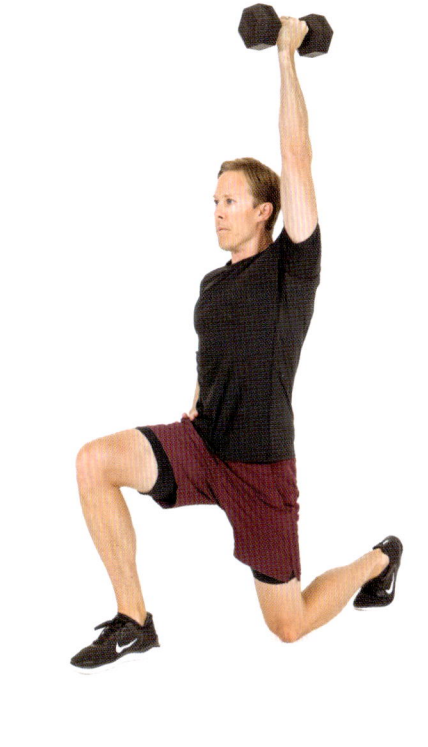

冰凍肩（沾黏性肩關節囊炎）

此方案用於治療：
- 肩關節僵緊與疼痛
- 肩膀動作範圍受限
- 沾黏性肩關節囊炎

概述：沾黏性肩關節囊炎，又稱為冰凍肩，是一種逐漸惡化的疾病，肩關節囊會緊繃而導致關節逐漸僵硬、疼痛、功能與活動度受限。這種疾病常見於40〜65歲的人身上，特別是女性與曾得過冰凍肩的人。全身性發炎疾病（如糖尿病與甲狀腺疾病）也會增加罹患冰凍肩的機率，並提高發展為肩旋轉肌群或肩關節唇撕裂等損傷的風險。[13]

如果你的肩膀疼痛且動作範圍開始縮減，例如手臂無法外旋或高舉過頭，就應該開始進行復健。冰凍肩可分為三個階段：

- **漸凍**：肩膀疼痛且變得僵緊（2〜9個月）。
- **冰凍**：肩膀動作範圍卡住，疼痛通常會減緩，但手臂難以移動（4〜12個月）。
- **解凍**：肩膀逐漸鬆動，此過程通常自然發生，可能需要12〜24個月。

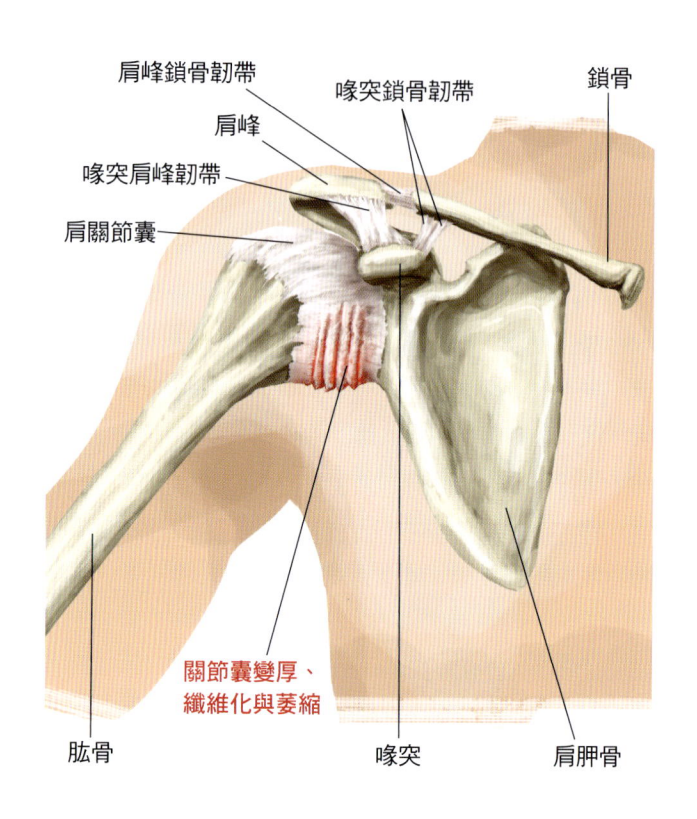

徵象與症狀：冰凍肩最常見的症狀是活動度受限與疼痛。活動受限的情況會隨著時間惡化，通常遵循關節囊的沾黏發展模式，也就是按特定順序失去動作範圍（外旋，接著外展，然後屈曲）。患者最早注意到的症狀可能是疼痛，然後會發現手臂無法外旋。通常一邊肩部功能如常，但另一邊卻卡住，彷彿有座牆讓你無法將手臂外旋或外展。典型症狀是完全無法移動。冰凍肩的疼痛通常位於深層且隱隱作痛，會影響到整個關節，而不是特定痛點。冰凍肩的症狀非常明確，且是少數會導致患者完全失去動作範圍的疾病。

加重因素：當你嘗試在正常動作範圍內移動肩膀時，經常會出現疼痛與活動受限狀況，在外旋、外展與屈曲時格外明顯。

預後：若能及早進行物理治療與注射可體松，冰凍肩可以在6個月內治好。[14,15] 若未及時處理，冰凍肩可能持續1～3年。

治療策略：冰凍肩的治療通常結合物理治療（關節鬆動術與伸展）、抗發炎藥物與類固醇注射。復健方案的重點在於逐步改善動作範圍，方案內並不包含任何軟組織鬆動術，因為你應該專注於恢復肩膀活動度與功能。若想知道緩解疼痛與肌肉緊繃的策略，可參考肩痛方案的第一階段軟組織鬆動術。

第一階段的重點是被動動作運動，也就是使用木棍或類似工具與健側的手來伸展傷側的手。與單靠自己活動（主動動作）相比，被動動作運動可以讓肩膀伸展的幅度更大，又有助於減輕疼痛。重點是力道拿捏，既要適當伸展到患部肩膀又不能引發劇烈疼痛。桌面滑動是肩膀屈曲活動度運動的另一個變化版本：軀幹前傾並伸展肩關節時，疼痛的手臂大部分時間呈現放鬆狀態。

第一階段以肩膀等長運動收尾，這些運動能啟動肩膀肌肉並在受傷早期即培養肌力。冰凍肩會嚴重影響關節的動作範圍，這意味著肩膀肌肉可能會萎縮，而等長運動能夠抵銷部分負面影響。

第二階段加入的伸展運動，不少動作與第一階段相同，但如今需要維持姿勢更久時間以挑戰活動度。每次伸展時，你必須伸展到一定程度，並在可忍受的範圍內盡可能撐得久些（最多5分鐘），因為關節通常對於長時間的伸展反應更佳。[16] 這種進行方式就是所謂低負荷、長時間的伸展運動，因為施加的力量不大（低負荷），但維持時間更久（長時間）。你可以想像成小孩戴牙套，牙醫會將牙套調整到不舒服程度約在輕微至中等之間，然後維持這個位置很長一段時間（數月到數年）以慢慢矯正牙齒。這便是我們改善關節活動度的方式，因為支撐與限制關節的緻密結締組織與牙齒周圍的韌帶非常類似。

第二階段所有運動都是靜態伸展，你會放鬆且維持伸展姿勢不動，唯一例外是最後一項運動——肩膀屈曲離心。這個動作旨在改善肩膀屈曲，但使用緩慢的離心收縮來改善關節活動度，並拉長正在出力的肌肉。此運動也會開始強化那些手舉過頭動作的神經肌肉控制與力量。

第三階段的重點是在活動度開始改善後重建肩膀力量。冰凍肩的復元時間很長，因此一旦你擁有足夠活動度能完成第三階段運動，就可以立刻進行這些練習。不要等到活動度完全恢復正常才開始，因為那時肩膀肌肉可能已經退化、萎縮。即便在第三階段運動中你僅能執行部分動作範圍，只要你能在疼痛不超過輕微程度（疼痛指數3／10）的情況下完成，就應該盡快將這些運動納入計畫裡。

如果你的肩膀疼痛且動作範圍縮減，應該盡早就診，因為在漸凍階段注射可體松的治療效果頗佳。若關節嚴重受限，且執行本方案運動後未見改善，醫生可能會建議進行手術或是在麻醉狀態下實施徒手治療，以破壞疤痕組織並鬆動關節囊。

冰凍肩
第一階段

適用於：
- 改善肩膀動作範圍
- 初步增強肌腱力量
- 作為第二與第三階段運動的暖身

指引：
- 每天執行
- 工具：木棍
- 休息時毫無疼痛，運動時疼痛不超過輕微程度（疼痛指數3／10），便能加入第二階段的運動

活動度運動

▶ 做3組，每組10〜15次
▶ 被動動作：疼痛不超過輕微程度的前提下，緩慢地盡可能移動到極限
▶ 在動作範圍終端停留2〜3秒
▶ 疼痛減少時，便可加入主動輔助動作

內旋與外旋（被動／主動輔助動作）活動度運動

雙手與肩同寬，握住木棍，掌心朝上。維持手肘靠近身體，
將木棍水平地從一側移動到另一側（一側肩膀外旋，另一側內旋）。

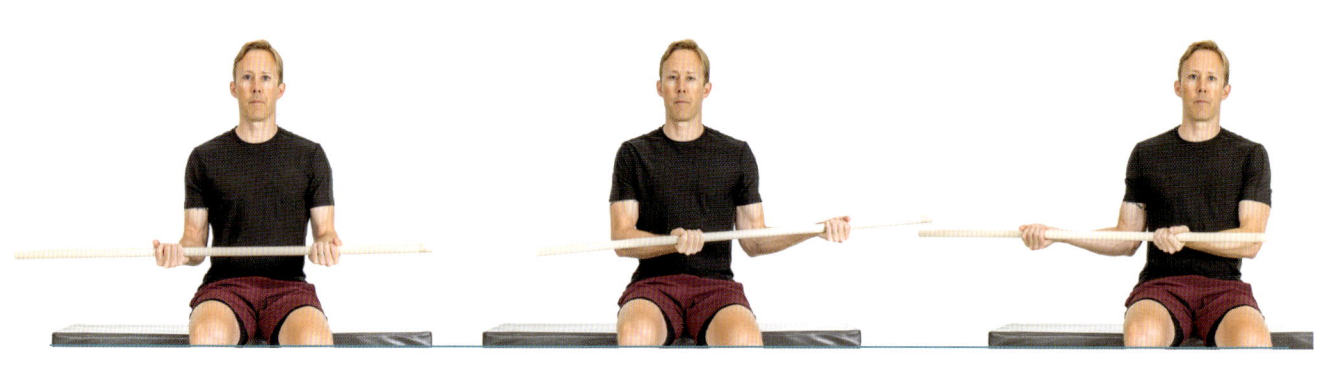

肩膀屈曲（被動／主動輔助動作）活動度運動

傷側的手握住木棍的一端，大拇指朝上。
用健側的手引導傷側的手往前伸展，
直到超過頭部位置。

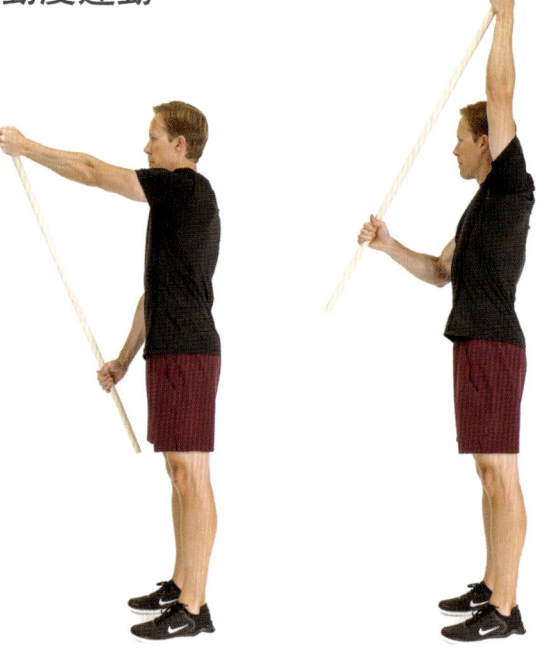

214

肩膀外展（被動／主動輔助動作）活動度運動

傷側的手先放在身側，掌心朝前。
用傷側的手握住木棍一端，以大拇指扣住。
用健側的手引導傷側的手往側邊伸展，
直到超過頭部位置。

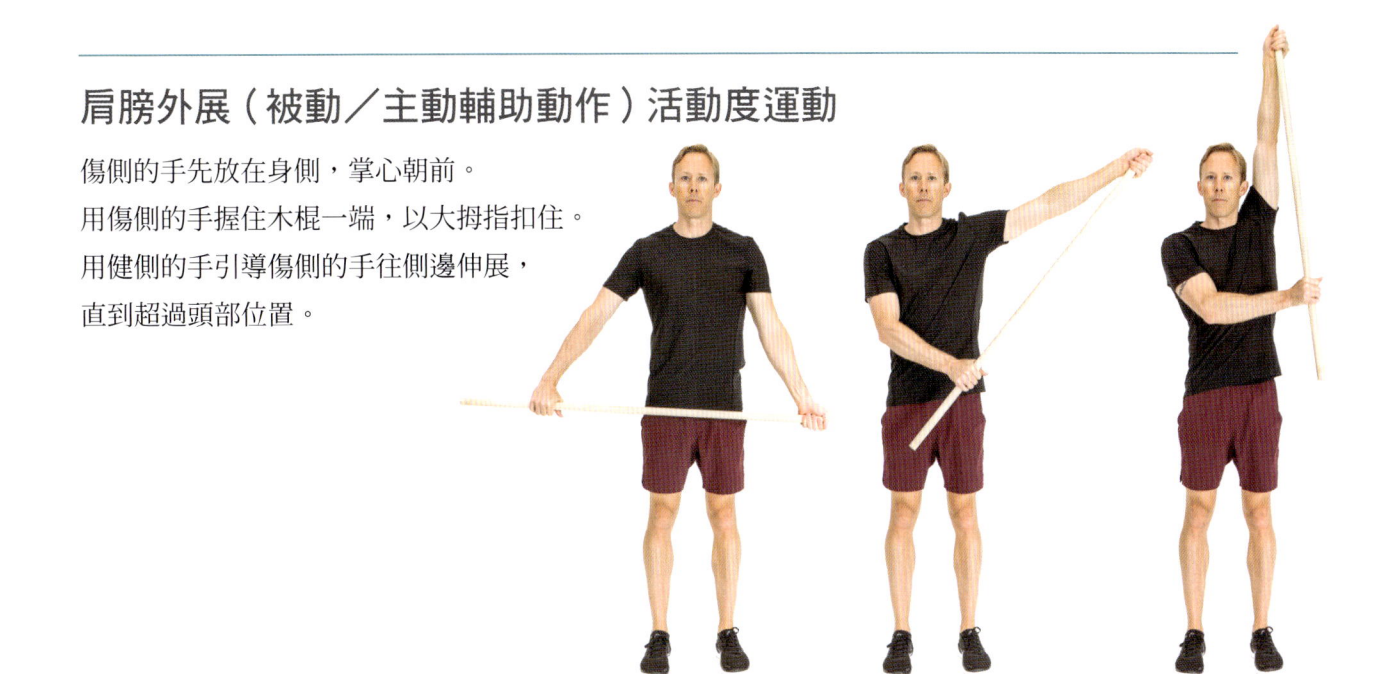

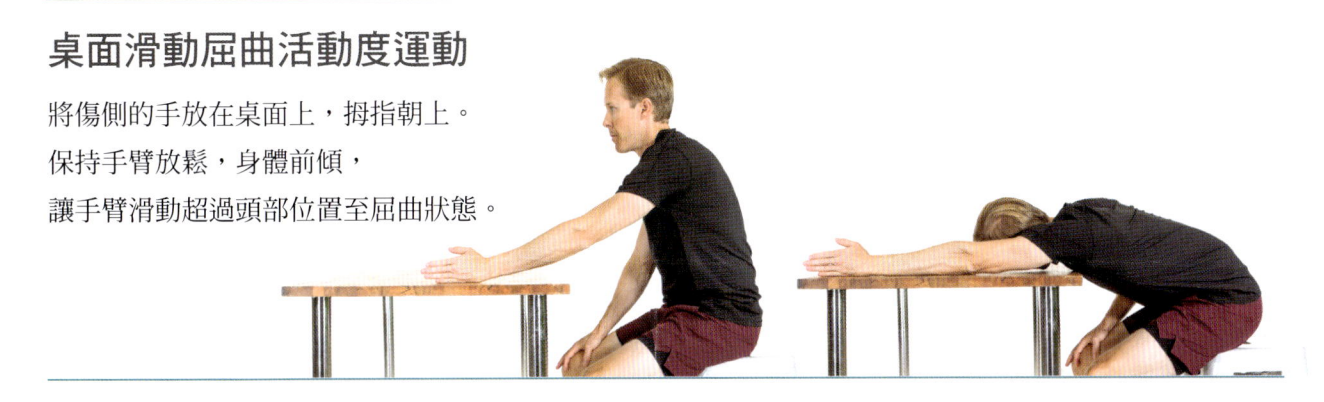

桌面滑動屈曲活動度運動

將傷側的手放在桌面上，拇指朝上。
保持手臂放鬆，身體前傾，
讓手臂滑動超過頭部位置至屈曲狀態。

等長運動
- 做 4～5 次，每次維持 30～45 秒的抵抗
- 盡量施力，但以你能承受為限，且不能引發疼痛
- 手肘彎曲至 90 度，用力推向牆壁、門框或深蹲架

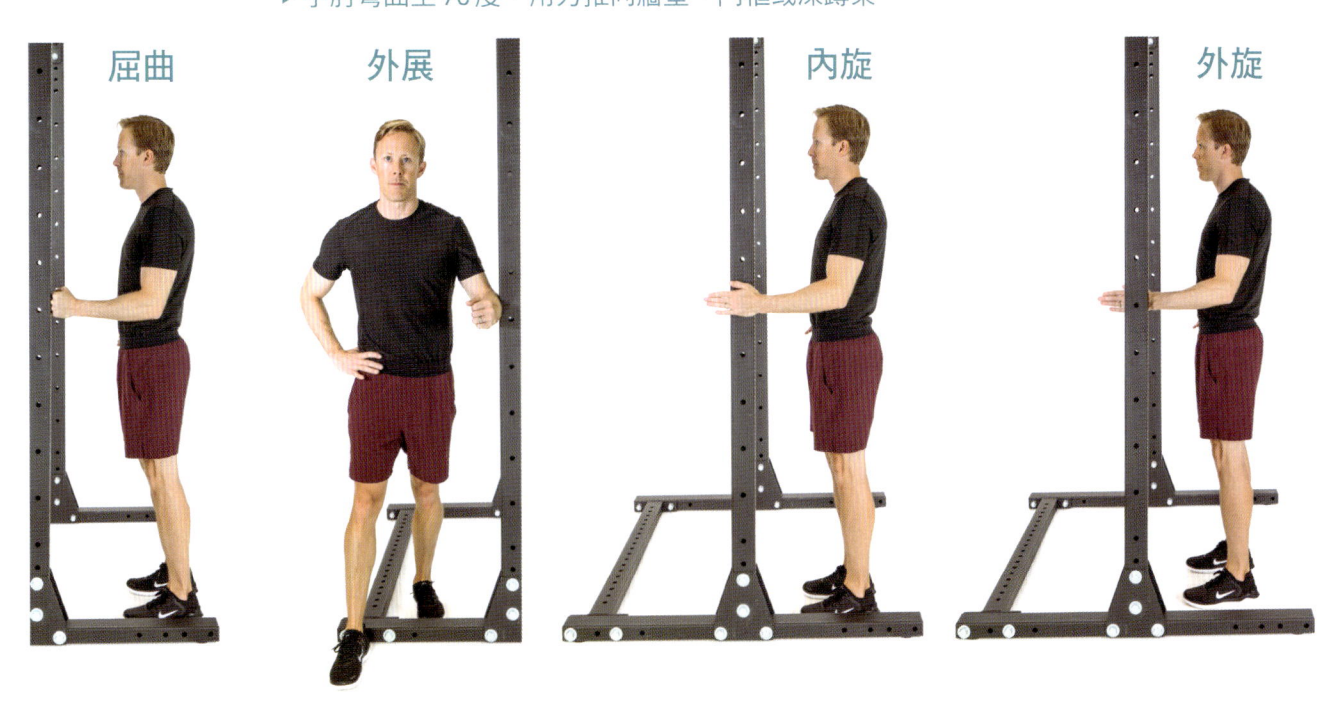

屈曲　　外展　　內旋　　外旋

冰凍肩
第二階段

適用於：
- 提高活動度挑戰以改善肩膀動作範圍

指引：
- 每天進行2～3次
- 工具：毛巾、木棍與啞鈴
- 運動時疼痛不超過輕微程度（疼痛指數3／10），便能加入第三階段的運動

肩外旋伸展

手肘先彎曲90度，手掌放在門框或深蹲架上。將身體轉向遠離手臂的方向，使肩膀進行外旋。執行3次，每次維持30～60秒，並逐漸增加到2～5分鐘。

肩膀屈曲伸展

採站姿，面向門框、牆壁或深蹲架。將手掌外側邊緣（手刀）靠在牆上，然後往上滑動令手臂高舉過頭。隨著活動度改善，可以往前踏步靠近門框。做3次，每次維持30～60秒，並逐漸增加到2～5分鐘。

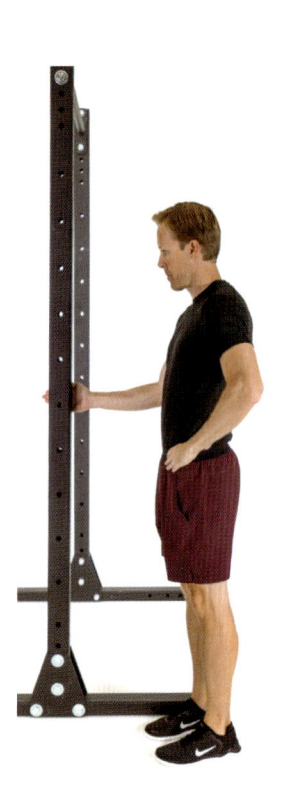

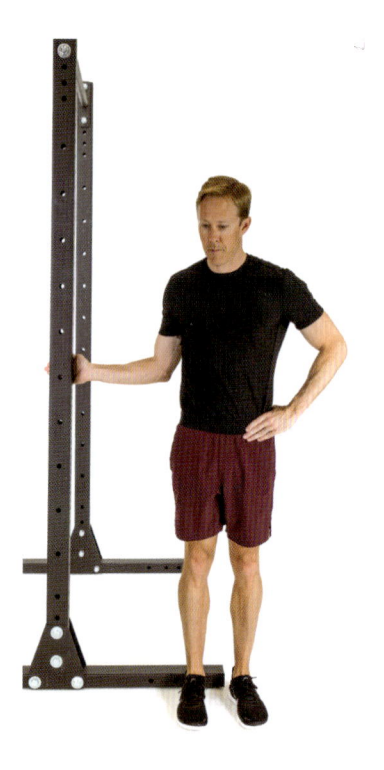

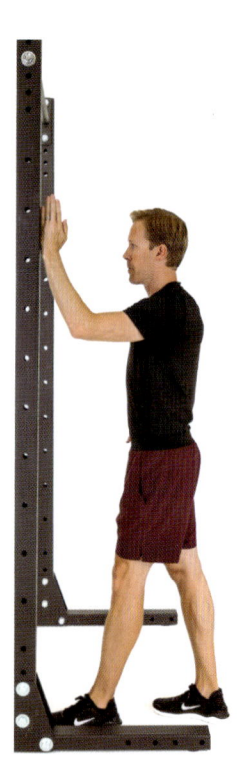

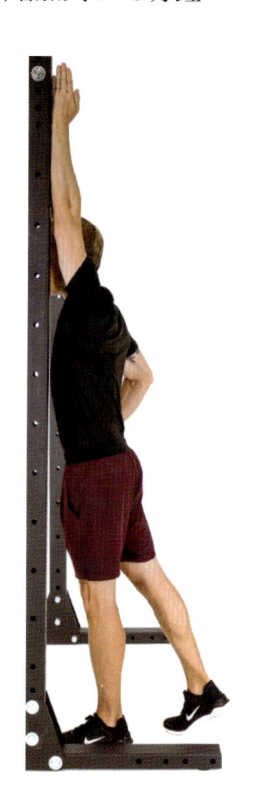

水平內收伸展

手臂抬高至約90度並碰觸對側肩膀。維持肩膀方正，將另一隻手放在手肘上，並將手肘拉向肩膀。做3次，每次維持30～60秒，逐漸增加到2～5分鐘。

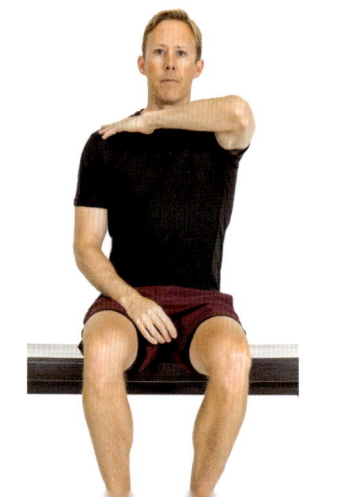

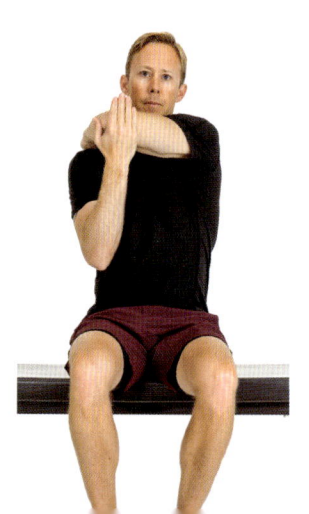

肩膀外展伸展

採站姿，身體側對牆壁或深蹲架，將手刀靠在牆上，然後往上滑動令手臂高舉過頭。隨著活動度改善，可以往前踏步靠近門框。做3次，每次維持30～60秒，並逐漸增加到2～5分鐘。

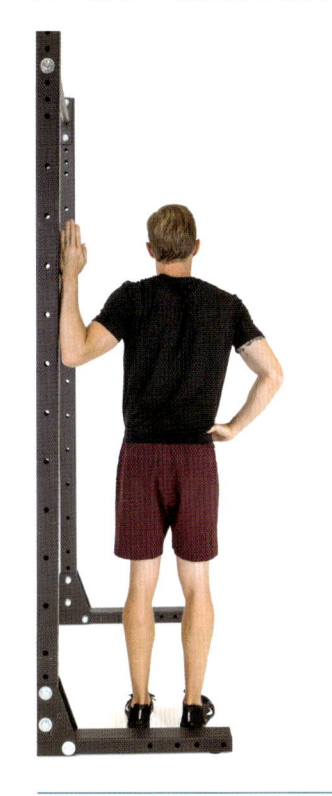

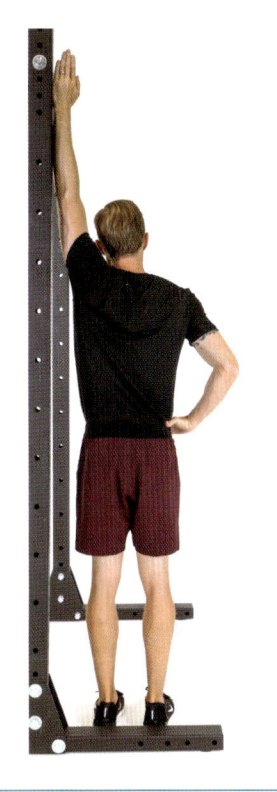

肩部內旋伸展

單手握住毛巾，將毛巾甩到肩膀後面，然後用另一隻手從背後抓住，掌心朝外。上方的手慢慢地拉動毛巾，將另一隻手拉向背部中間。也可改用木棍來做這項伸展運動。做3次，每次維持30～60秒，並逐漸增加到2～5分鐘。

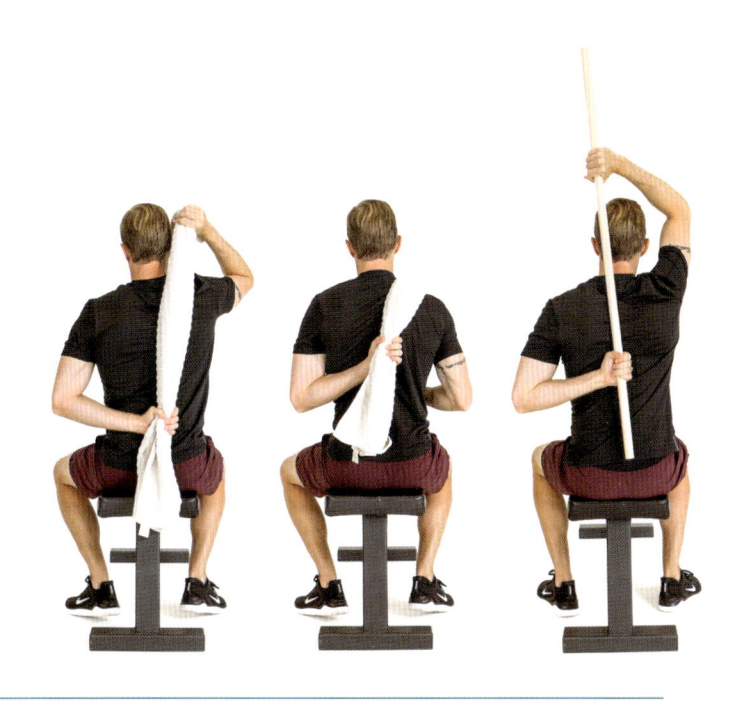

肩膀屈曲離心

躺在長椅上，手持啞鈴在推舉位置。保持手肘伸直，慢慢地將手臂降至過頭位置。維持2～3秒鐘，然後彎曲手肘，回到起始位置。做2～3組，每組10～15次。

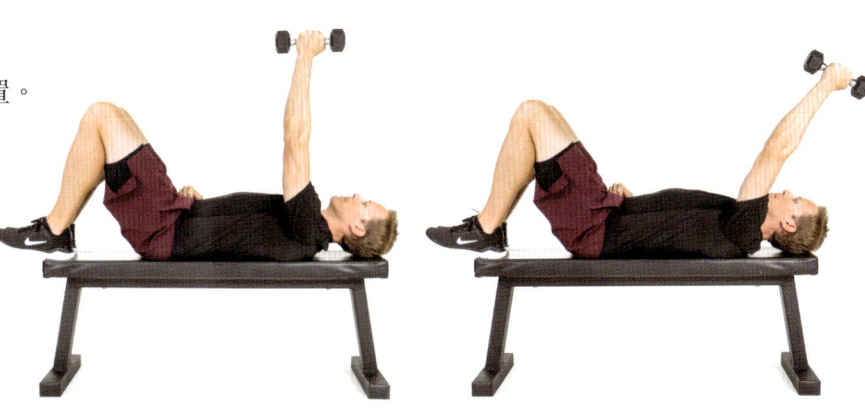

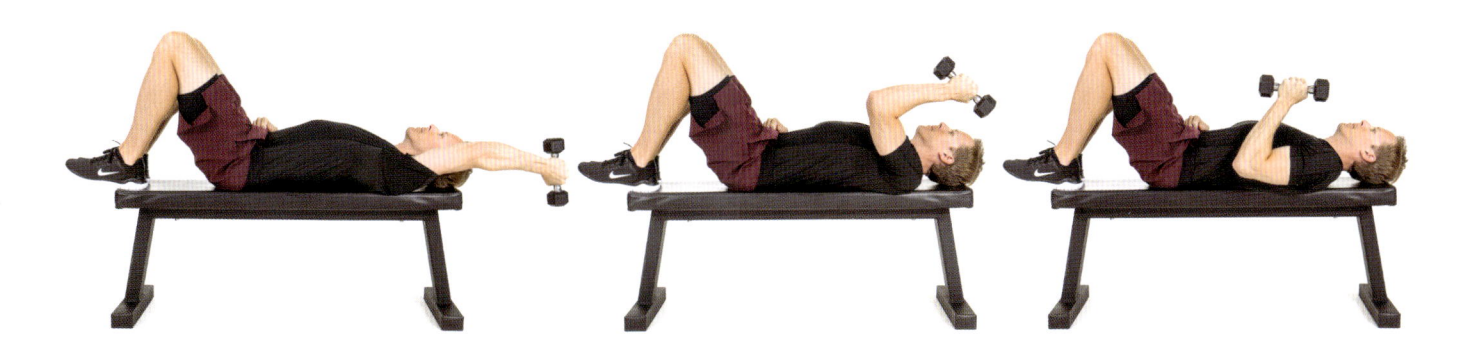

冰凍肩 第三階段

適用於：
- 強化肩膀與周圍肌肉
- 維持肩膀的動作範圍與活動度
- 預防肩膀疼痛與受傷

指引：
- 每週做3～4天
- 做3組，每組10～15次
- 每組動作做到力竭
- 工具：彈力繩、毛巾與啞鈴
- 所有彈力帶運動都可用滑輪機做
- 也可遵循肩痛復健方案的第三階段，進行更全面的肩膀強化計畫

跪姿彈力帶單臂划船

單膝跪地，將彈力帶固定在肩膀高度。手臂先在身體前方伸直，然後手肘往後拉，將握把拉向腋下，拇指維持朝上。維持肩膀方正，拉動時身體不要前後傾斜。

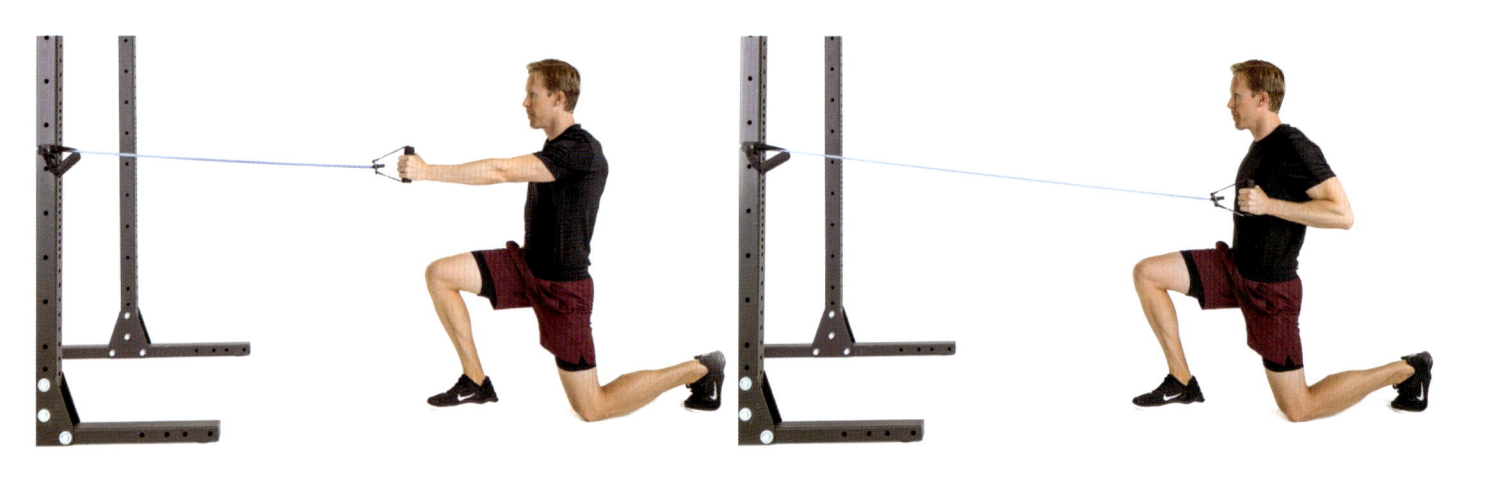

跪姿彈力帶單臂推舉

背對深蹲架，將手臂往身體前方推。伸直手肘的同時，將掌心轉向地面。

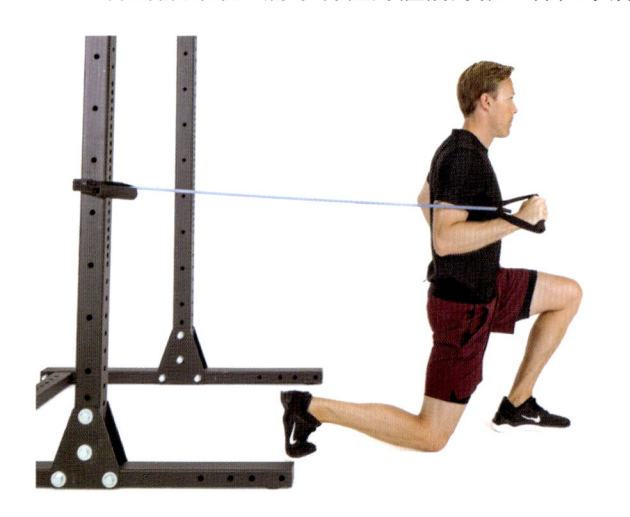

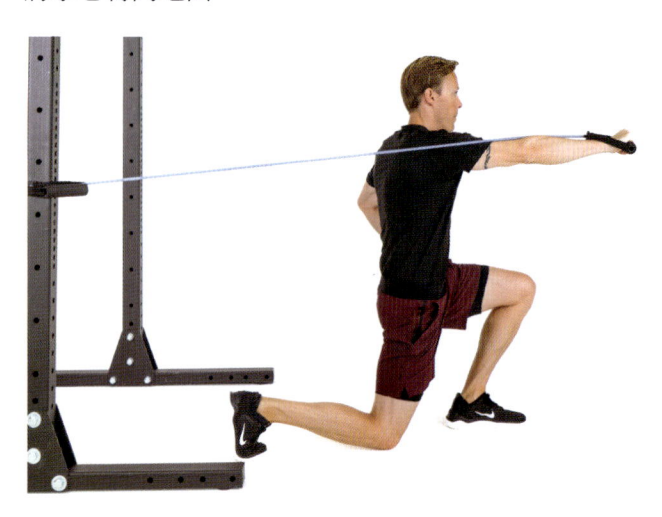

側躺啞鈴外旋

啞鈴外旋或彈力帶外旋變化式可擇一。如果選擇使用啞鈴,請側躺在長椅上,傷側的手在身體上方。手肘與身體中間放置一條折疊或捲起的毛巾。手肘彎曲呈90度,啞鈴的起始位置在腹部附近。手肘緊貼身側,在指關節帶動下,肩膀外旋並抬起啞鈴。

彈力帶外旋變化式

如果選擇彈力帶變化式,請將彈力帶固定在肚臍高度。把一條折疊或捲起的毛巾放在手肘與身體中間,手臂彎曲90度,靠近腹部握緊握把。維持手肘緊貼身側,在指關節的帶動下,肩膀外旋將彈力帶往外拉。

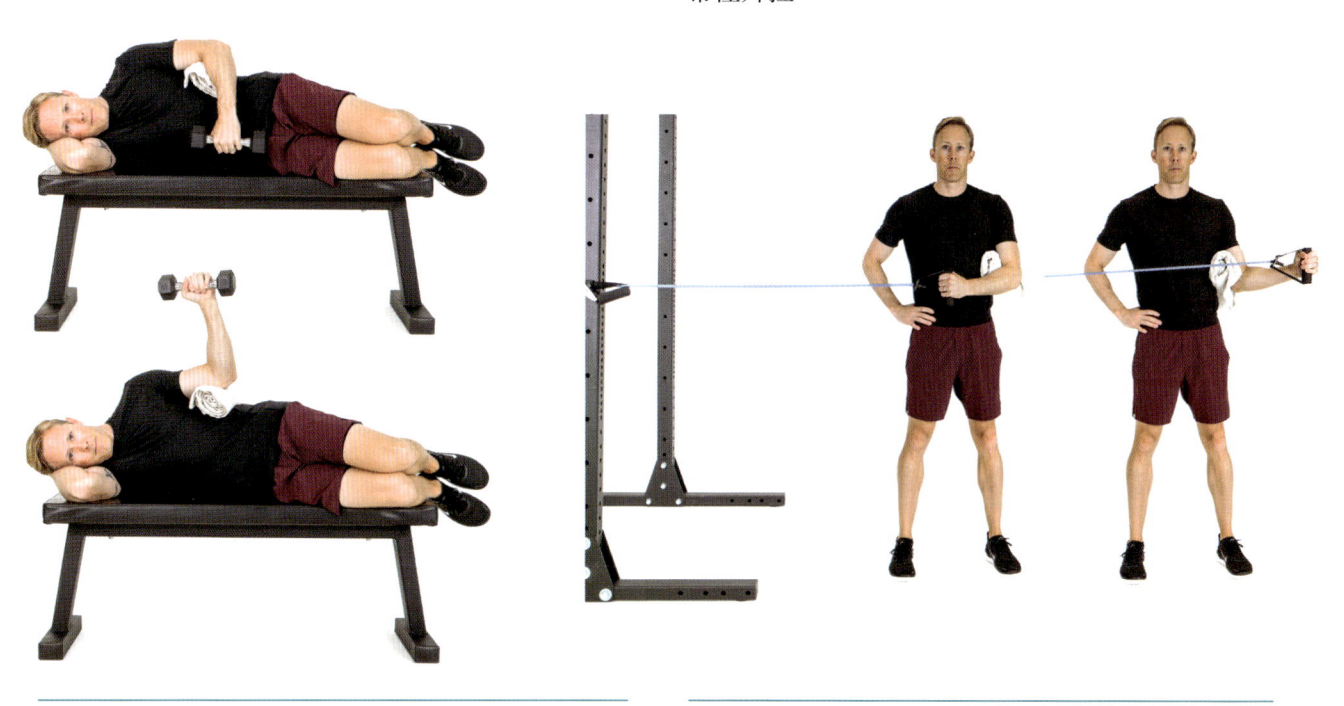

彈力帶內旋

將彈力帶固定在肚臍高度。把一條折疊或捲起的毛巾放在手肘與身體中間,手臂彎曲約90度。維持手肘緊貼身側,在指關節的帶動下,肩膀內旋,慢慢地將握把拉向腹部。

啞鈴肩推

單膝跪地,前腳脛骨與地面垂直,軀幹維持直立。將啞鈴放在一側肩膀上,手肘靠近身體,掌心朝內。將啞鈴往上推,直到手肘完全伸直。在動作維持穩定控制下,慢慢地回到起始位置。

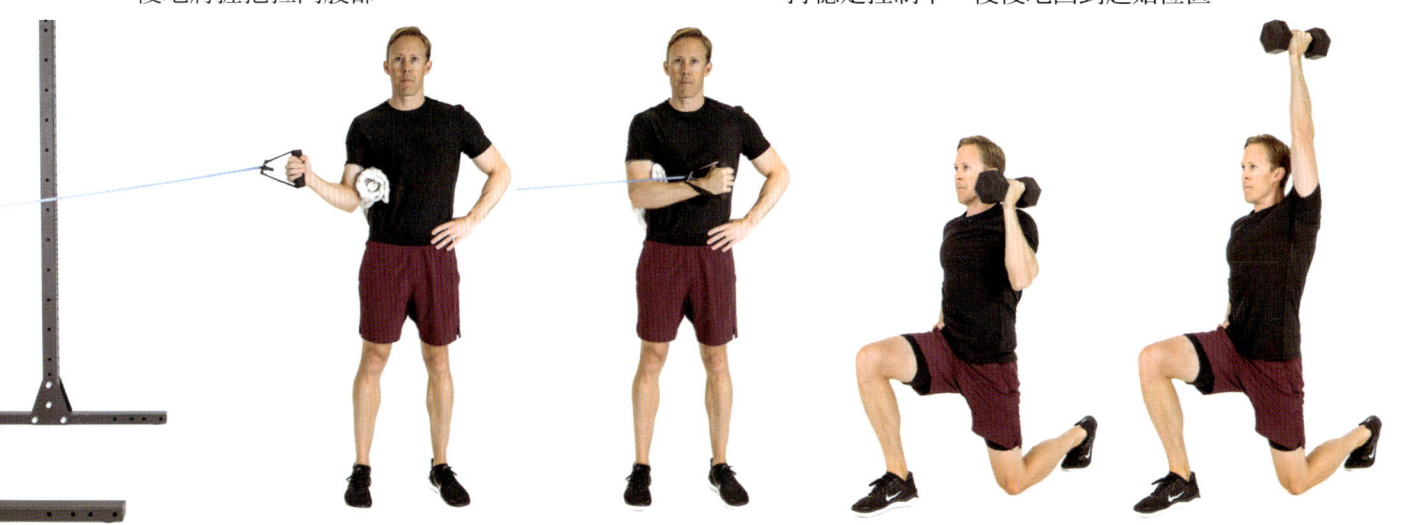

肱二頭肌肌腱病變

此方案用於治療：

- 肩膀前側疼痛
- 手臂高舉過頭或向外伸展時疼痛
- 肱二頭肌肌腱撕裂

概述：肱二頭肌的「長頭」肌腱（long head biceps，又稱為LHB肌腱）沿上臂垂直延伸，連接到肩關節上方的肩胛骨。長頭肌腱經常在肩膀前側產生肌腱病變與疼痛，這個區域常因肩膀反覆承受壓力而受到刺激，例如球拍運動、高爾夫、游泳與投擲等都會產生壓力。手臂伸到身體後方時（例如在臥推或雙槓撐體當中身體或器材達到最低點時）也可能受傷。這些活動引發的疼痛可能會逐漸出現，也可能突然發作，大部分是過度使用導致損傷。肌腱撕裂通常是長期磨損或快速動作所致。

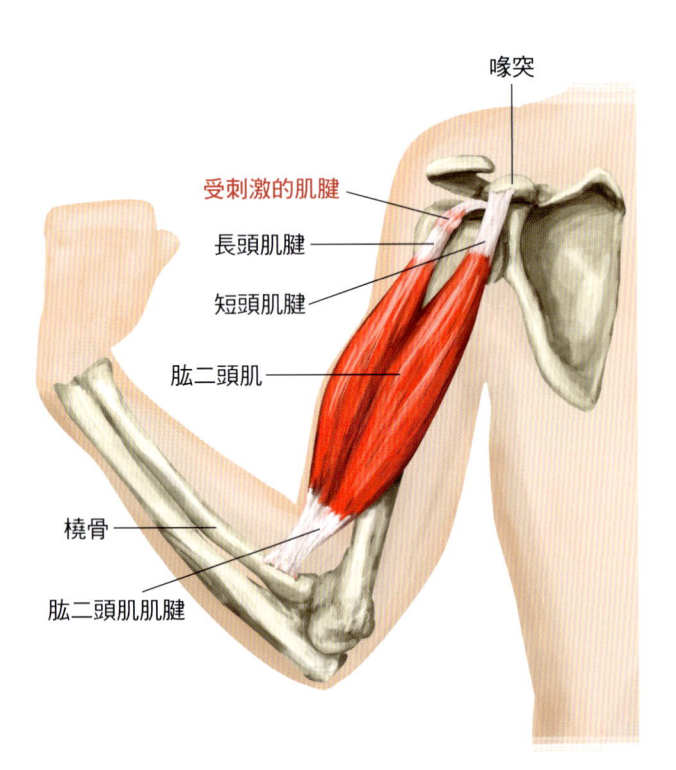

徵象與症狀：肱二頭肌肌腱病變引發的鈍痛與隱隱作痛，影響範圍相當廣，通常出現於肩膀前側，且在做某些動作或活動（例如手臂往前抬高）時可能變成劇痛。其他因素也可能導致類似疼痛，例如肩關節唇受傷，差別是後者會讓人感覺到肩關節不穩定。

加重因素：手臂伸展、抬高或拉動超過頭部高度、側睡壓在疼痛的那一側，以及手臂移到身體後方。

預後：如果調整了可能加劇疼痛的活動，並執行適當復健計畫，大部分的肱二頭肌肌腱病變可以在6～12週內復元。

治療策略：治療策略先是緩解肌腱症狀，然後針對肩膀與肩胛骨的肌肉實施逐步強化計畫。[17,18] 若肌腱撕裂導致必要功能（如抬起物品或睡眠）受限，或是影響運動表現（對菁英運動員來說非常重要），或許可以考慮開刀修復。但如果你不是運動員，多數外科醫生不會建議你進行重建手術。對於大部分肱二頭肌撕裂的患者而言，即便不進行手術也不會有太大問題──除非疼痛在12～16週後沒有改善，且已干擾到生活。

如果你不確定該進行肩夾擠或是肱二頭肌肌腱病變的復健方案，請挑選更符合自己症狀的方案來執行。這兩種狀況的運動非常類似，無論選擇哪個方案都有幫助。

1 第一階段會先進行肘屈肌、胸肌與提肩胛肌的軟組織鬆動術。肱二頭肌也屬於肘屈肌群，因此鬆動這些肌肉通常能減輕手臂疼痛與緊繃。鬆動胸肌與提肩胛肌有助於改善肩膀與肩胛骨活動度，進而協助正在癒合的肱二頭肌肌腱減輕壓力。

做完這些軟組織鬆動術後，你可以使用瑜伽球以被動方式改善肩膀屈曲活動度。當肱二頭肌肌腱受刺激或受傷時，抬高肩膀至屈曲狀態會非常疼痛。但在瑜伽球運動裡，肌肉與肌腱維持在放鬆狀態，令你在恢復期間能夠伸展關節以維持動作範圍。

第一階段以肩膀屈曲與外旋等長運動結束。肩膀屈曲等長運動直接對長頭肌腱施加負荷，能夠減輕疼痛並開始強化力量。肩膀外旋等長運動則對肩旋轉肌群施以負荷，會納入這個復健方案裡，是因為肱二頭肌肌腱損傷與肩旋轉肌群損傷經常同時發生。許多長頭肌腱疼痛的患者會說肩旋轉肌群運動也能減輕他們的症狀。

2 第二階段將開始進行肩膀屈曲與外展的主動動作運動。這些運動能夠啟動肱二頭肌肌腱，協助你開始逐步增強肌腱的力量，同時確保你能主動達到手臂高舉過頭的完整動作範圍。

接下來，第二階段將跳到肱二頭肌與肩旋轉肌群的早期阻力運動。本方案較早加入負重運動，因為研究發現，比起其他運動，阻力訓練最能解決肌腱問題。[19] 雖然二頭肌彎舉的重點是肱二頭肌的手肘動作，但這個動作能強化整條肌肉，包括肩膀區域附近的肌腱。彈力帶肩膀內旋與外旋運動則針對肩旋轉肌群，且能協助緩解肱二頭肌相關疼痛。

第二階段的最後一項運動是地板臥推，這不僅能對肱二頭肌肌腱施加負荷，同時也會在動作中身體或器材達到最低點時限制肩膀伸展範圍，以免對癒合中的肌腱帶來過多壓力。這個僅用到部分動作範圍的策略，也能保護肌腱免遭附近骨頭結構壓迫。

3 在第三階段，阻力運動會直接對肩膀與肱二頭肌肌腱帶來挑戰。首先進行側平舉，以強化肩膀在額平面的力量。接下來，以旋後前平舉來訓練肱二頭肌，這裡頭包含兩個肱二頭肌動作（旋後與屈曲）。此運動特別適合用來訓練長頭肌腱。

加強版伏地挺身、彈力帶前推與躺椅臥推是地板臥推的進階動作，能讓肩膀達到更大的動作範圍。如果做這些動作會感覺疼痛，可以縮減動作範圍，等肌腱充分癒合後再擴大範圍。最後一項動作是海豚式，此運動以增加屈曲程度的姿勢來強化肩膀與肩胛骨肌肉（包括前鋸肌）。此姿勢會對肱二頭肌肌腱帶來較大壓力，因此放在復健最後階段。

肱二頭肌肌腱病變
第一階段

適用於：
- 減輕肩膀前側疼痛
- 緩解肌肉緊繃
- 作為第二與第三階段運動的暖身

指引：
- 每天執行
- 工具：小按摩球與瑜伽球（健身球）
- 休息時毫無疼痛，運動時疼痛不超過輕微程度（疼痛指數3／10），便能加入第二階段的運動

肘屈肌鬆動術

手臂伸直放在長椅或桌子上，掌心朝上。
以小按摩球按壓肘屈肌（肱二頭肌下方），
並在該部位附近進行按摩。
以彎曲手臂的方式
增加動態動作，
以進一步鬆動肌肉。
花費1～2分鐘按摩該區域，
在壓痛點停留10～20秒。

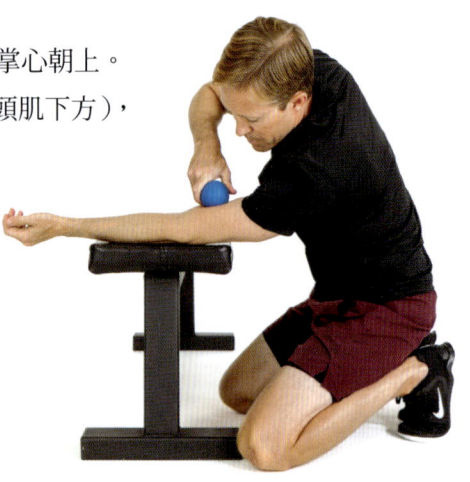

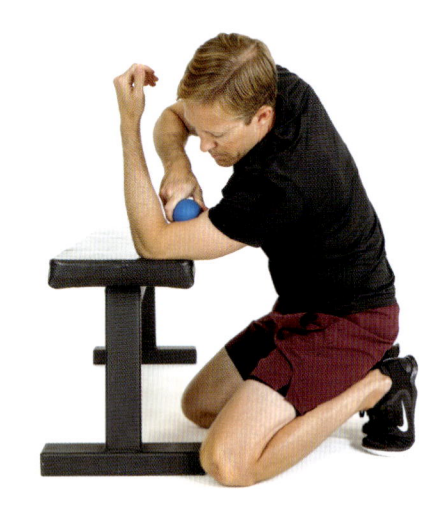

胸肌鬆動術

將小按摩球放在門框（或深蹲架）
與胸肌的中間，靠近肩膀前方。
將手臂放到背後，或透過高舉過頭
的方式加入動態動作，以進一步
鬆動胸肌。花費1～2分鐘按摩該區域，
在壓痛點停留10～20秒。若手臂動作
導致症狀加劇，就先跳過不做。

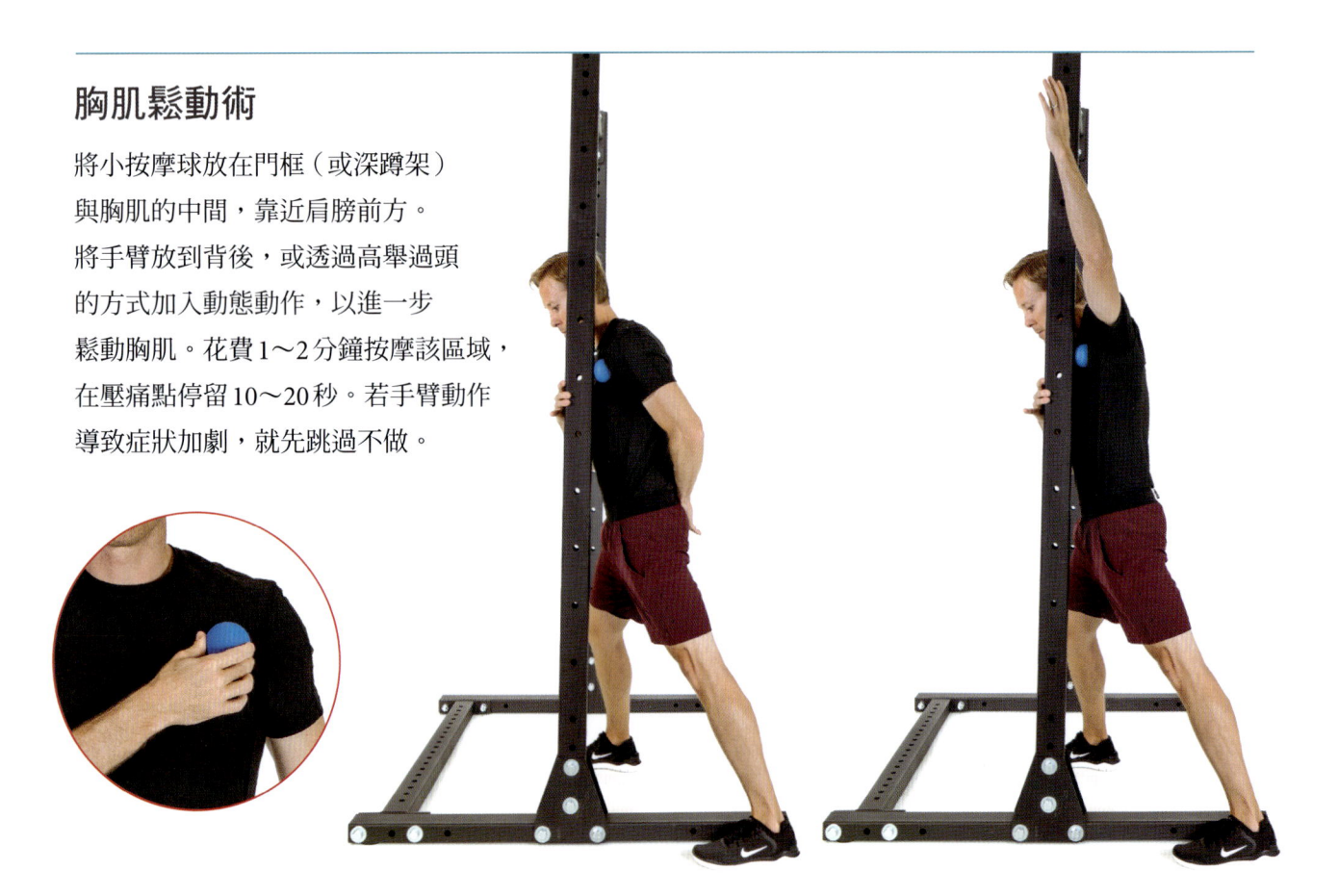

提肩胛肌鬆動術

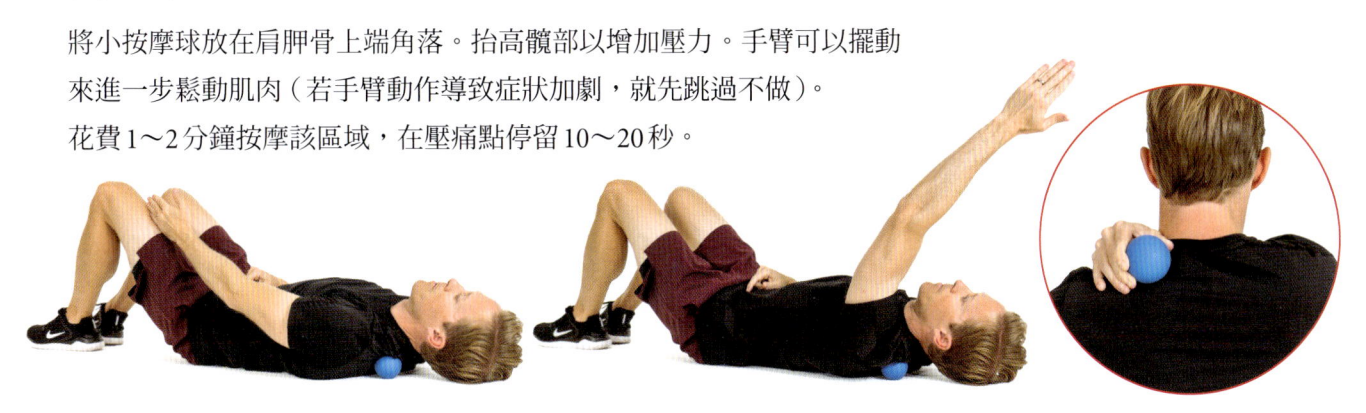

將小按摩球放在肩胛骨上端角落。抬高髖部以增加壓力。手臂可以擺動來進一步鬆動肌肉（若手臂動作導致症狀加劇，就先跳過不做）。花費1～2分鐘按摩該區域，在壓痛點停留10～20秒。

肩膀屈曲活動度運動（使用瑜伽球）

手臂放在瑜伽球上，手肘伸直，拇指朝上。身體前傾，讓球往前滾動，手臂移動超過頭部位置至肩膀屈曲狀態。執行2～3次，每次維持20～30秒。

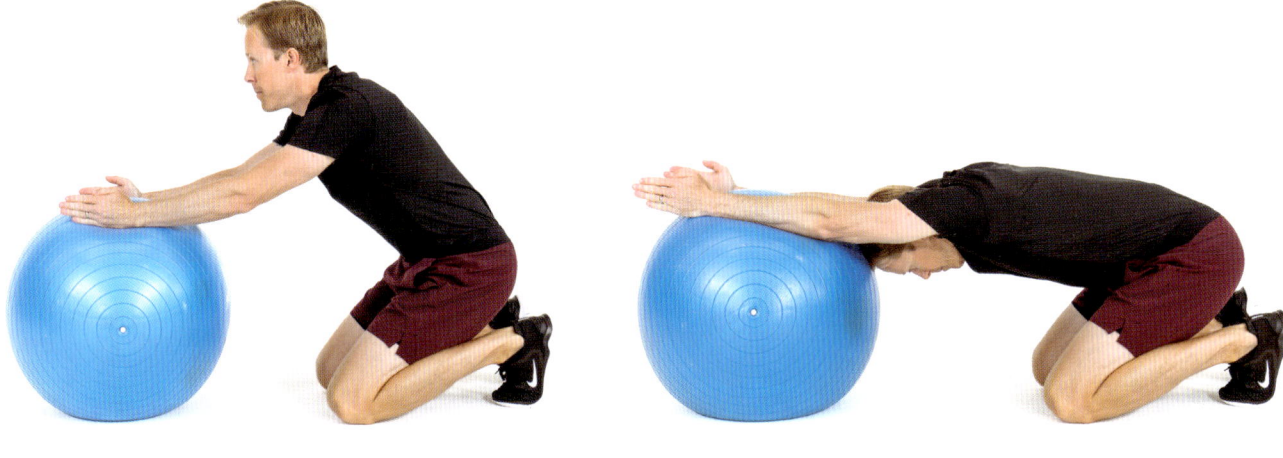

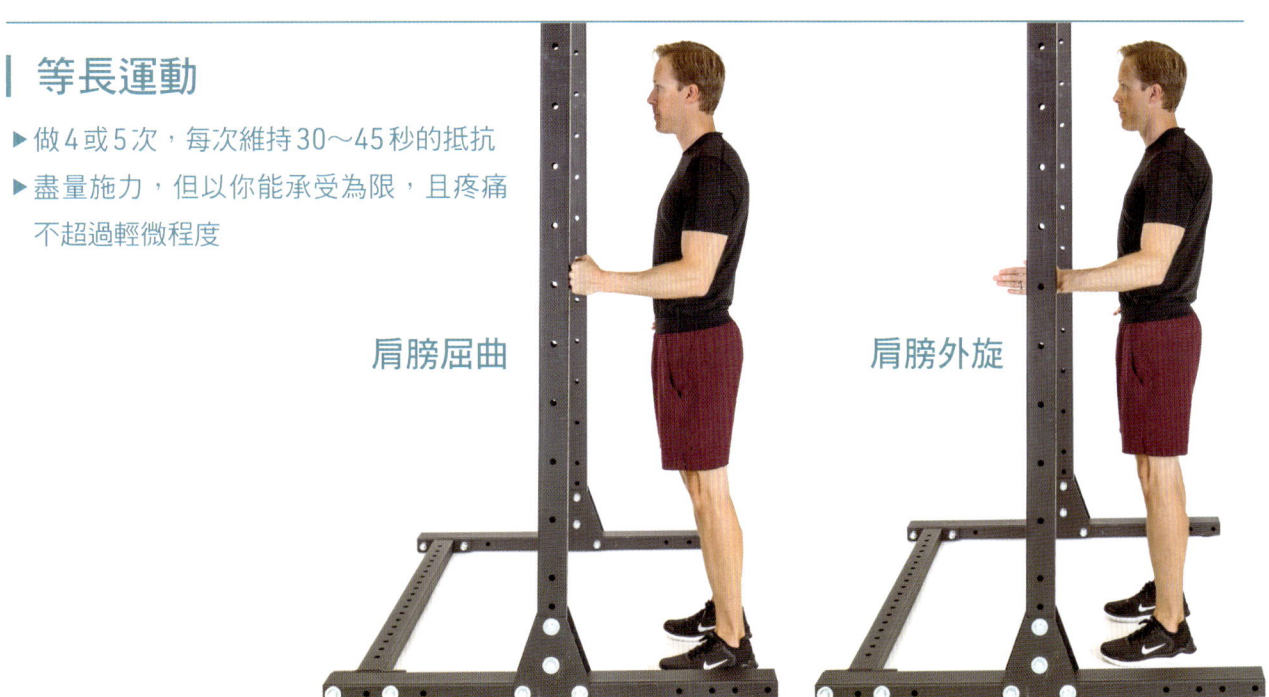

等長運動

▶ 做4或5次，每次維持30～45秒的抵抗
▶ 盡量施力，但以你能承受為限，且疼痛不超過輕微程度

肩膀屈曲　　　　肩膀外旋

肱二頭肌肌腱病變
第二階段

適用於：
- 改善肩膀動作範圍
- 強化肩膀與肱二頭肌肌腱
- 作為第三階段運動的暖身

指引：
- 每天執行活動度運動；每週3或4次阻力運動
- 工具：啞鈴、彈力繩與毛巾
- 運動時疼痛不超過輕微程度（疼痛指數3／10），便能加入第三階段的運動

活動度運動
▶ 做3組，每組10～15次
▶ 主動動作：在不引發疼痛的前提下，盡可能地移動到極限
▶ 在動作範圍終端停留2～3秒

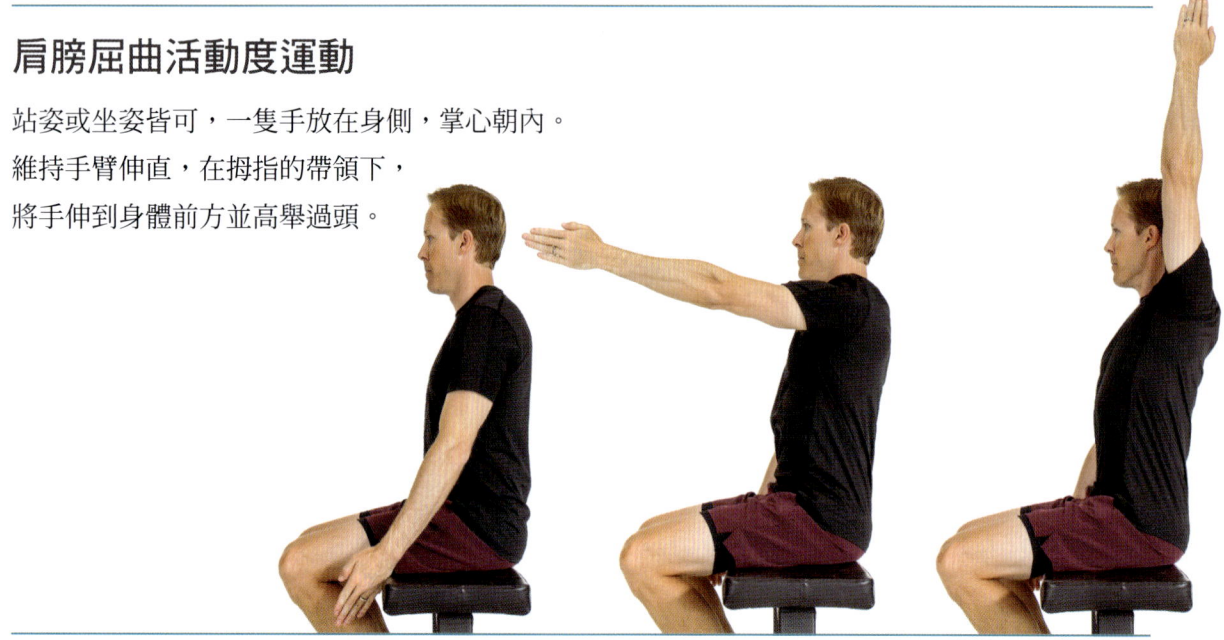

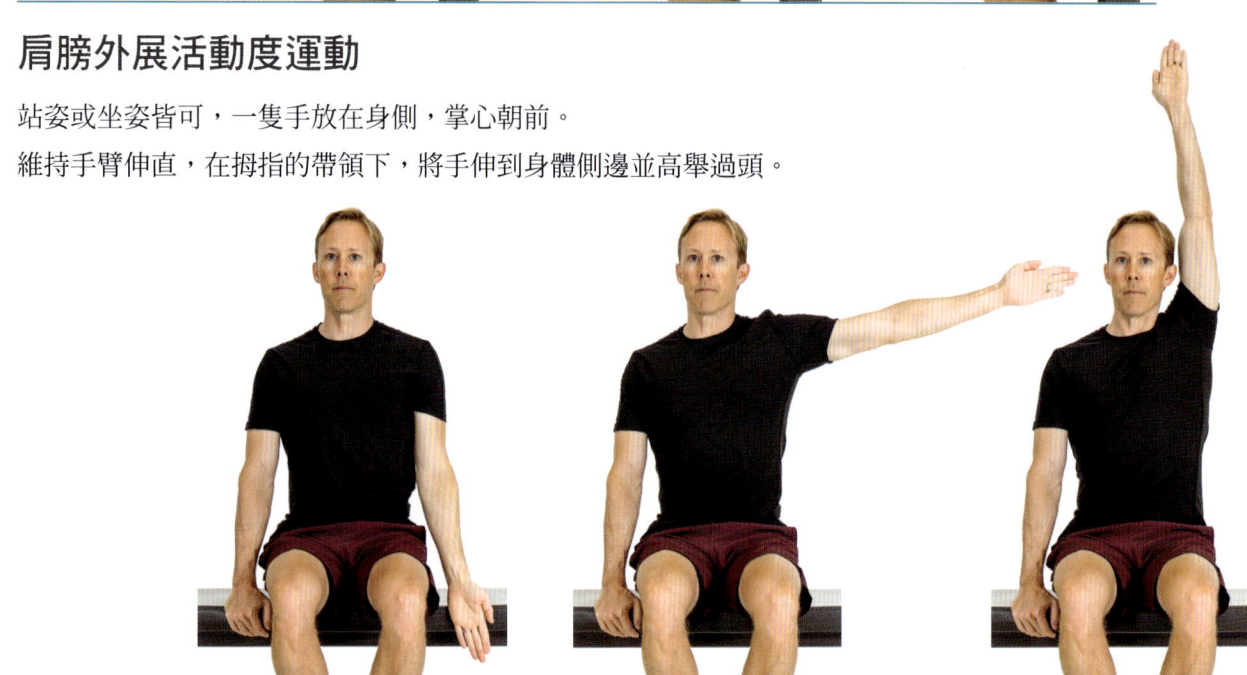

肩膀屈曲活動度運動

站姿或坐姿皆可，一隻手放在身側，掌心朝內。
維持手臂伸直，在拇指的帶領下，
將手伸到身體前方並高舉過頭。

肩膀外展活動度運動

站姿或坐姿皆可，一隻手放在身側，掌心朝前。
維持手臂伸直，在拇指的帶領下，將手伸到身體側邊並高舉過頭。

CHAPTER 16 | 肩膀復健方案 ▶ 肱二頭肌肌腱病變

阻力運動
▶ 做3組，每組10～15次
▶ 每組動作做到力竭
▶ 所有彈力帶運動都可用滑輪機做

單臂反握彎舉

單手握啞鈴放在身側，掌心朝內。
維持手肘緊靠身體，
將啞鈴舉向肩膀。
在彎舉過程中，
旋轉掌心朝上
與朝向身體（旋後）。

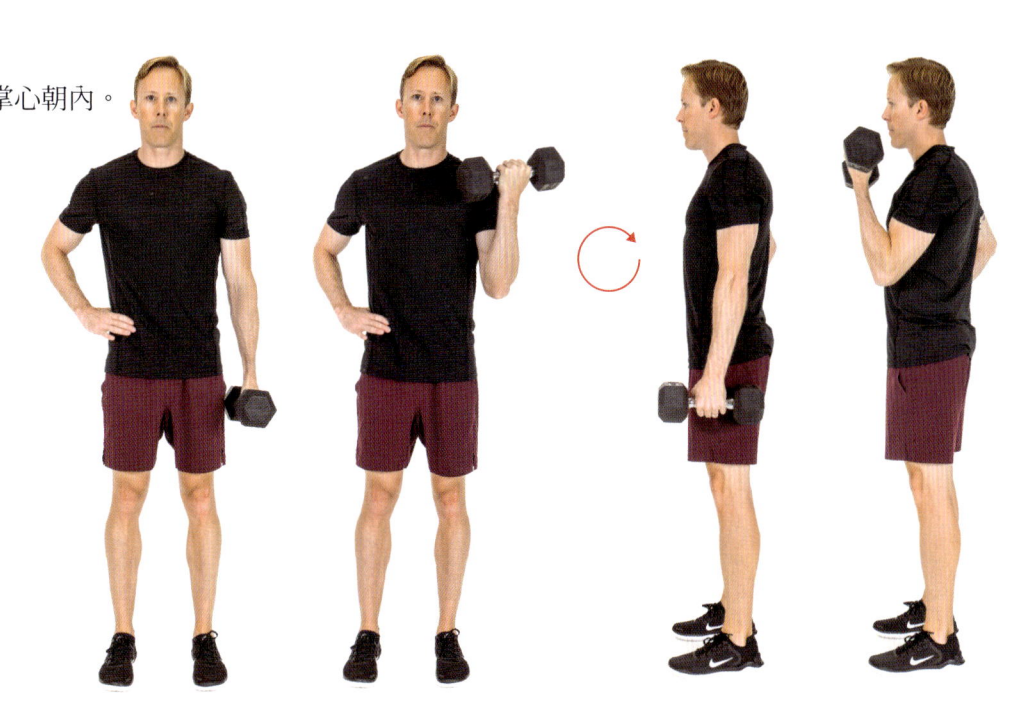

彈力帶肩膀內旋

將彈力帶固定在略高於髖部的位置。把一條折疊或捲起的毛巾放在手肘與身體中間，手臂彎曲約90度。維持手肘緊貼身側，肩膀內旋，慢慢地將握把拉向腹部。

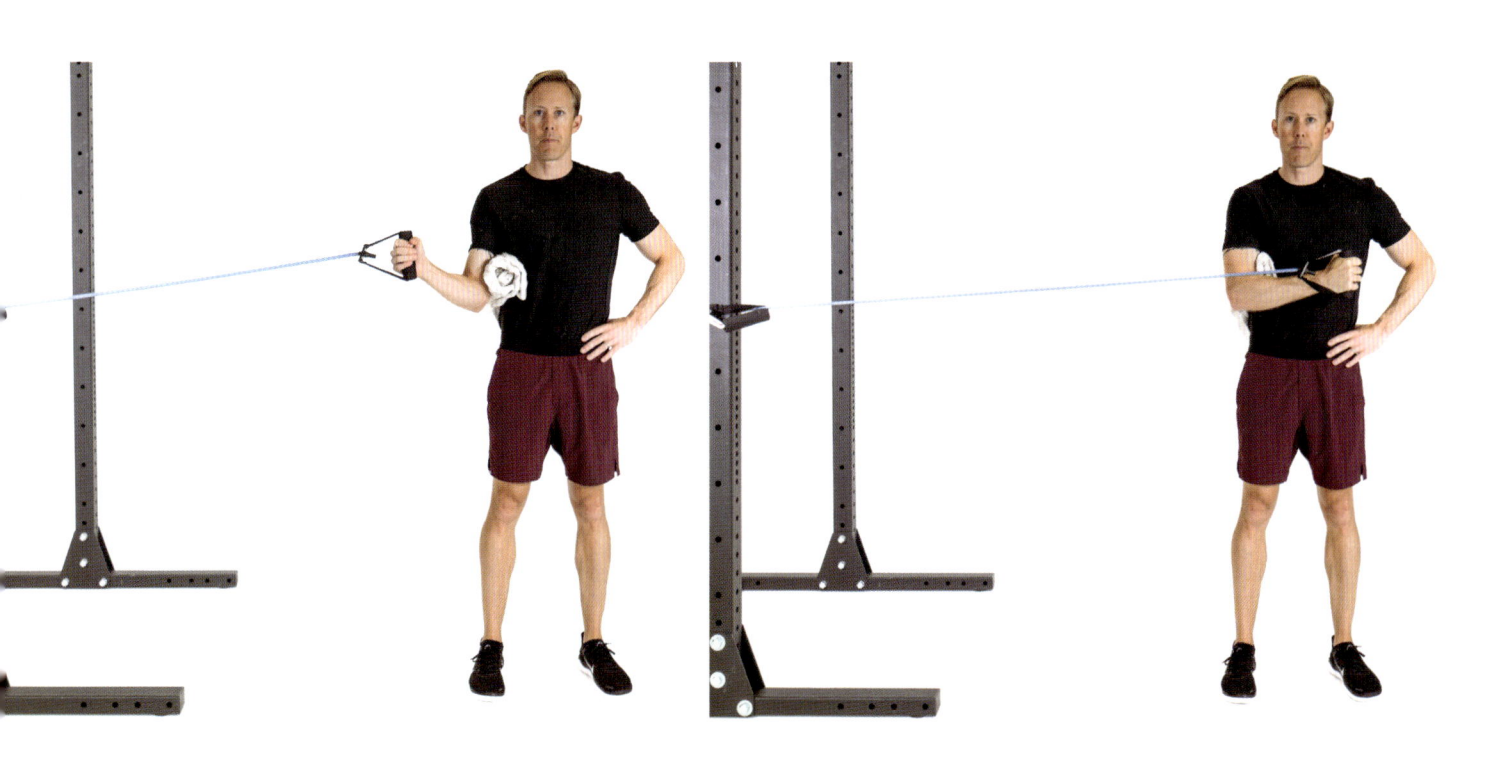

彈力帶肩膀外旋

將彈力帶固定在肚臍高度。把一條折疊或捲起的毛巾放在手肘與身體中間,手臂彎曲約90度,靠近腹部握緊握把。維持手肘緊貼身側,在指關節的帶動下,肩膀外旋將彈力帶往外拉。

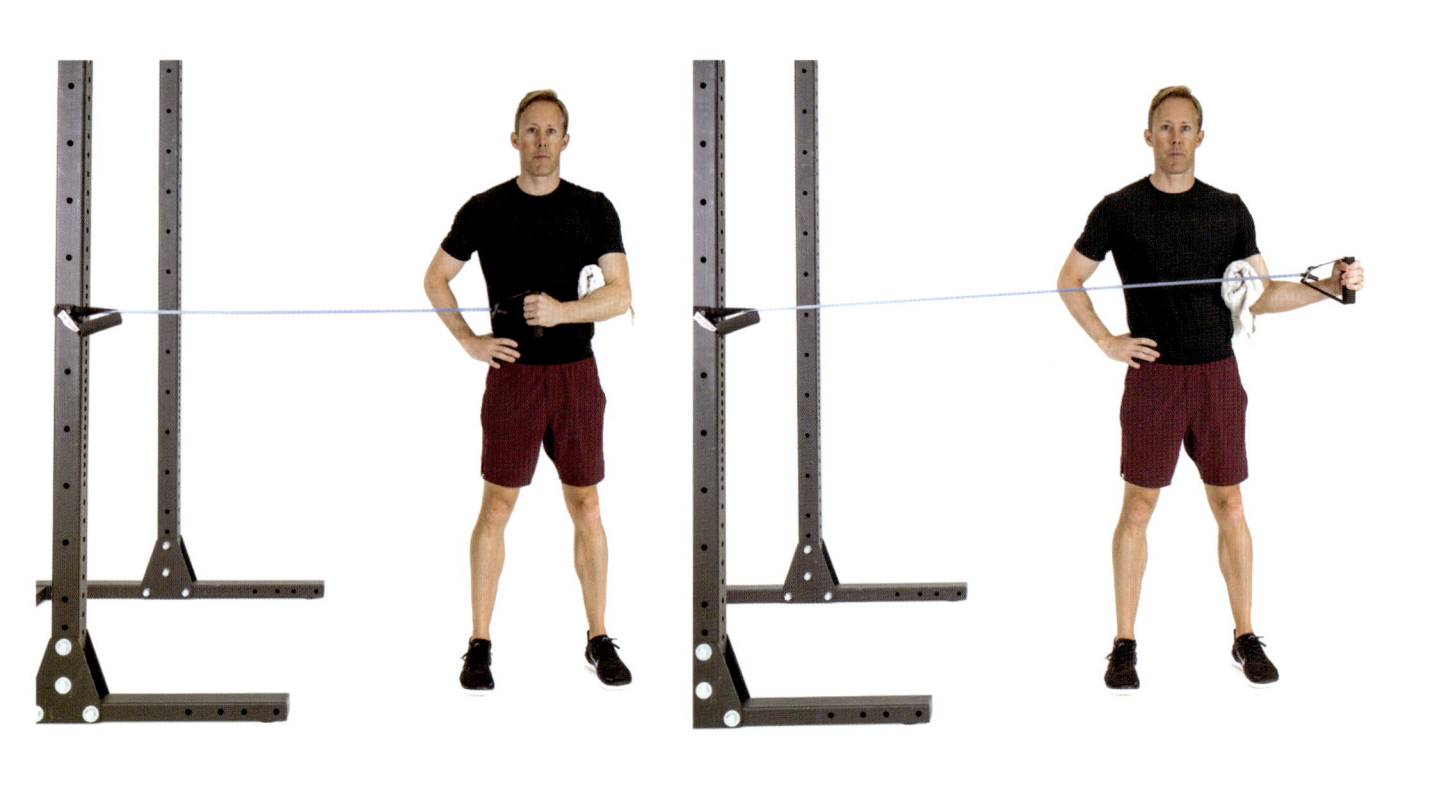

地板臥推

背部平躺於地面,手拿啞鈴的位置在下胸部的上空,掌心朝向腿部,且肱三頭肌貼地。
手肘與身體有點距離(約45度角),前臂打直。
將啞鈴向上推時,旋轉肩膀,
讓掌心在動作頂端相對。

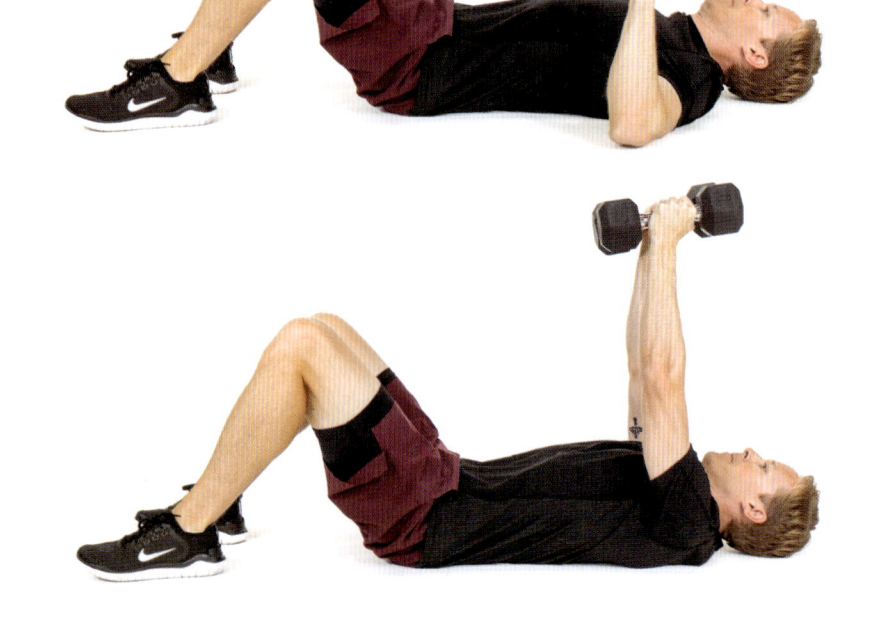

肱二頭肌肌腱病變
第三階段

適用於：
- 強化肩膀與肱二頭肌肌腱
- 預防疼痛與受傷

指引：
- 每週做3或4天
- 做3組，每組10～15次
- 每組動作做到力竭
- 工具：啞鈴、彈力繩與長椅

側平舉

手持啞鈴放在身體兩側，將手臂抬至肩膀高度，掌心朝下。
也可用彈力帶或滑輪機做單臂側平舉。

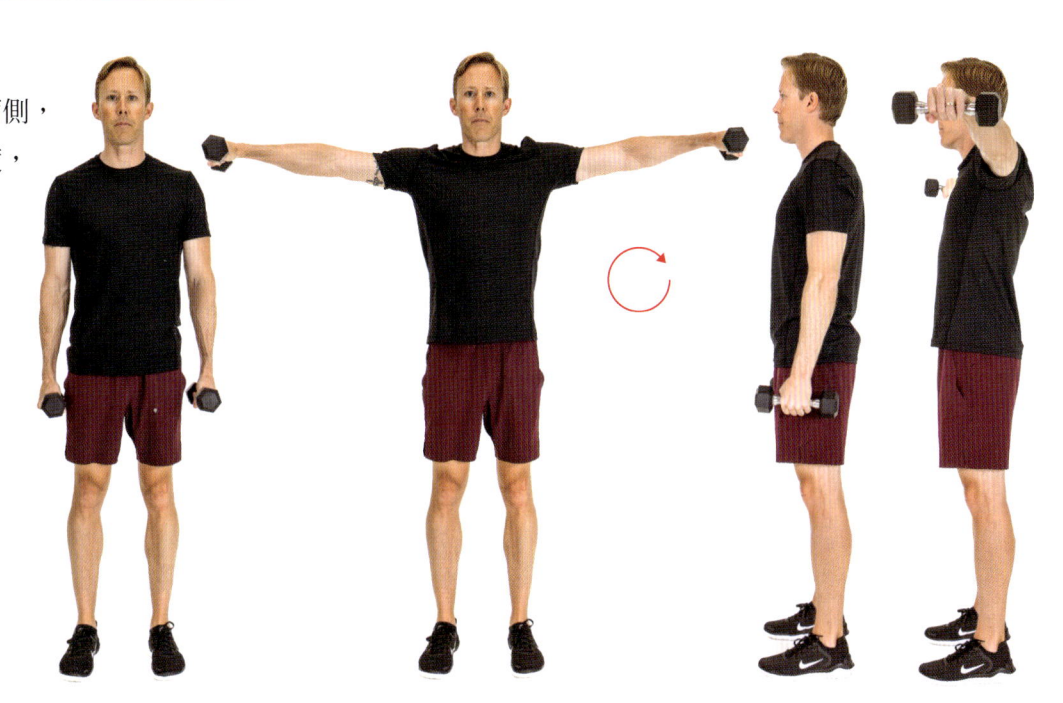

旋後前平舉

掌心朝前，將手臂抬至肩膀高度。
也可用彈力帶或滑輪機做這項運動。

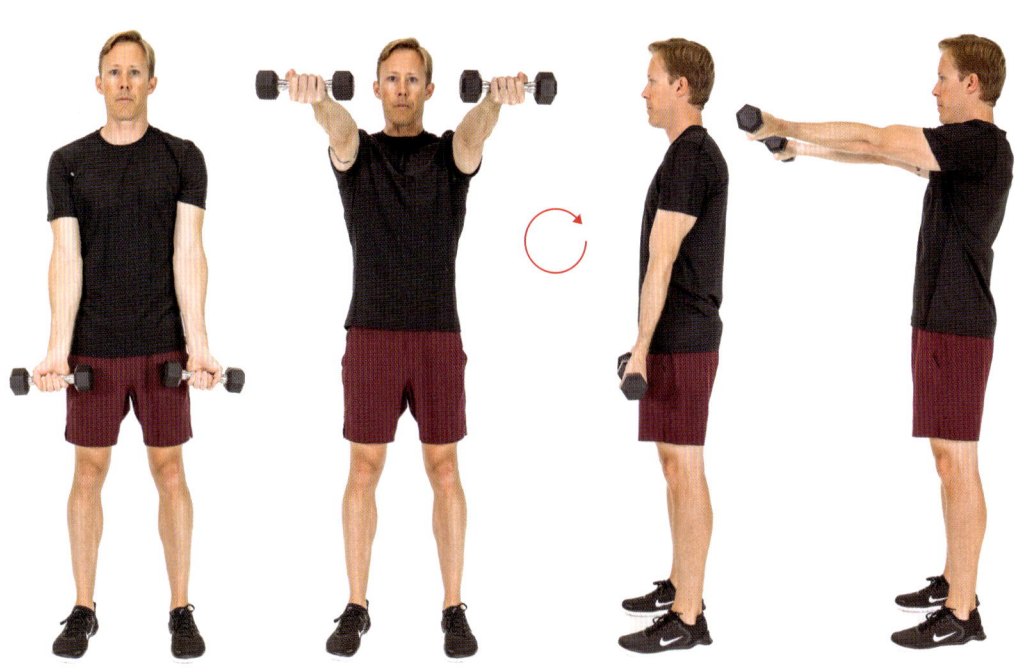

加強版伏地挺身

採平板支撐姿勢：
雙手與肩同寬，
肩膀對齊手腕，背部打平。
執行標準伏地挺身動作，
降低胸部接近地面。
下降過程盡量維持手肘內收
（與身體呈45度角），
前臂打直，降至最低點時
背部平直。反轉動作
並回到起始位置時，
手肘伸直，將肩膀往地面推，
令肩胛骨前伸。
這應該會讓身體抬升幾公分。

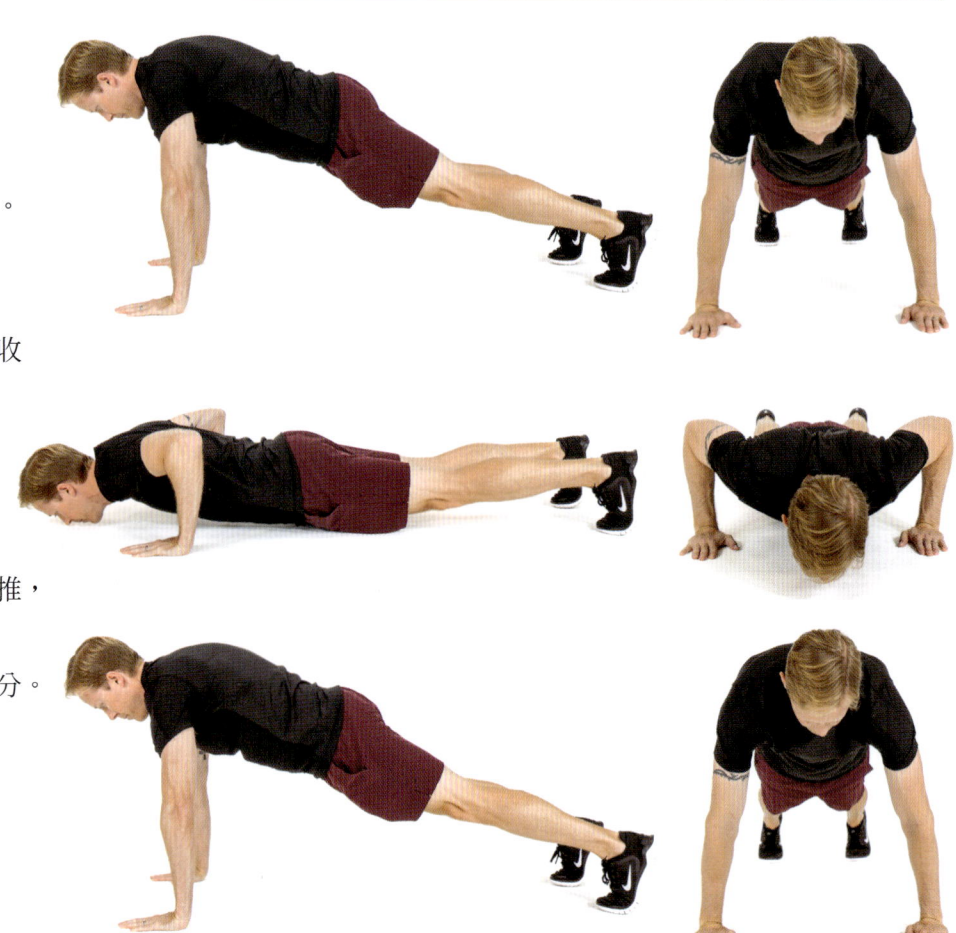

彈力帶前推（肩胛骨前伸）

將彈力帶固定在
胸部高度附近。
手臂往前推。
伸直手肘時，
旋轉掌心朝向地面，
並將肩胛骨往前推
（肩膀前伸）。

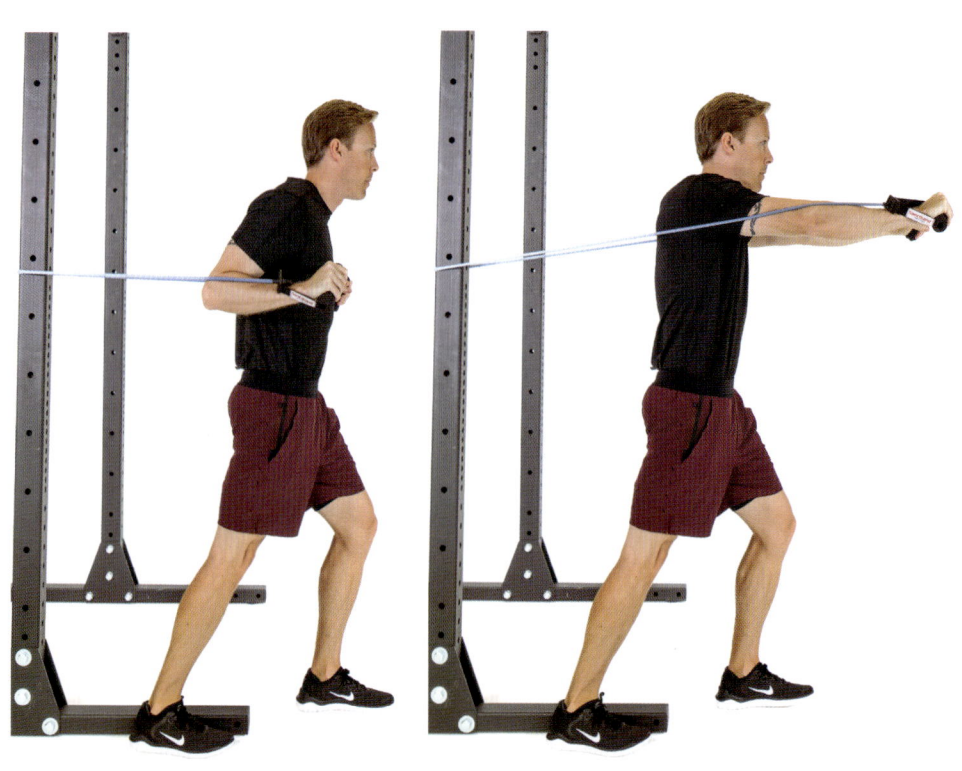

躺椅臥推

平躺在長椅上,手拿啞鈴的位置在下胸部的上方、掌心朝向腿部。手肘與身體有點距離(約45度角),前臂打直。將啞鈴向上推時,旋轉肩膀,讓掌心在動作頂端相對。

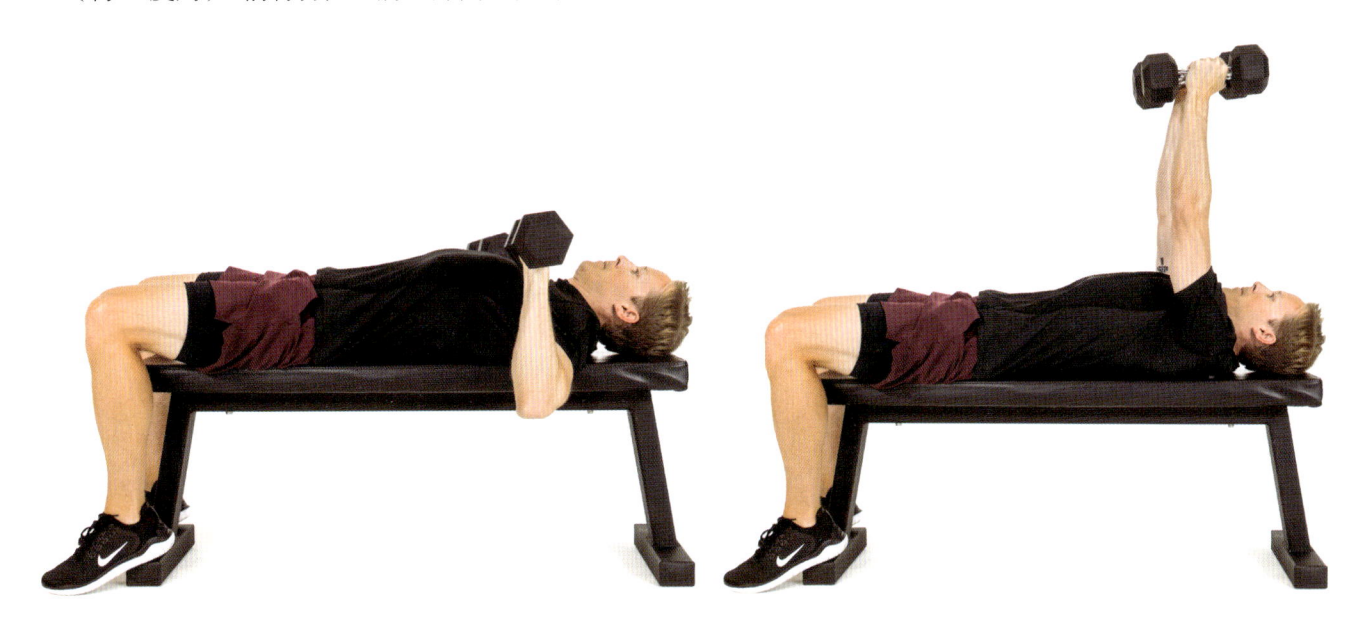

海豚式

採取平板支撐姿勢,手肘放在肩膀下方,前臂貼地。
雙腳向前移動,髖部抬高,背部盡可能維持平直。
將頭降至地面,讓肩膀能夠後收。
背部與髖部角度維持不變,
肩膀前伸(往地面推)並將身體抬高。

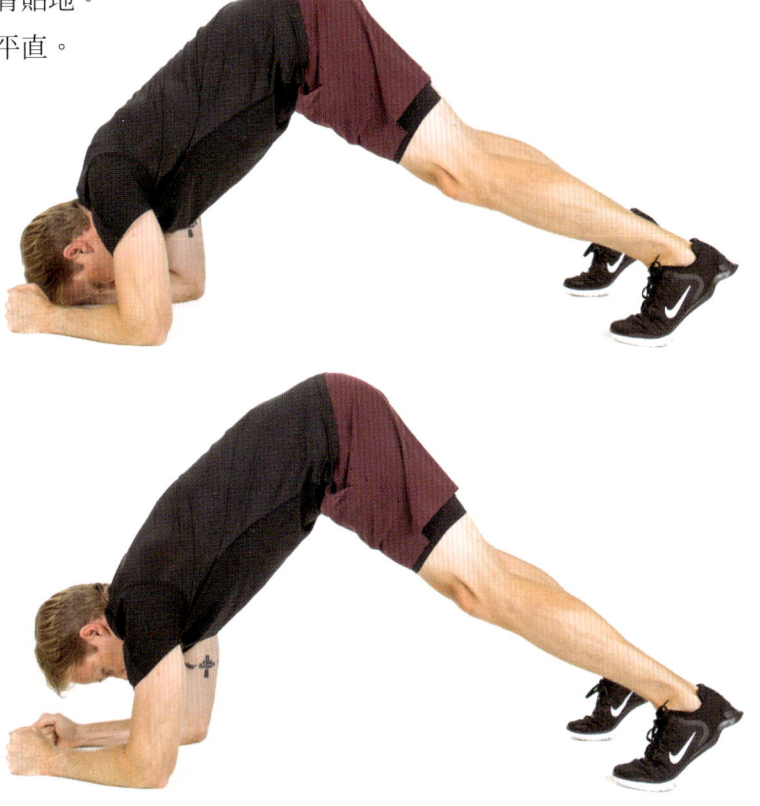

CHAPTER 17
手肘復健方案
ELBOW PROTOCOLS

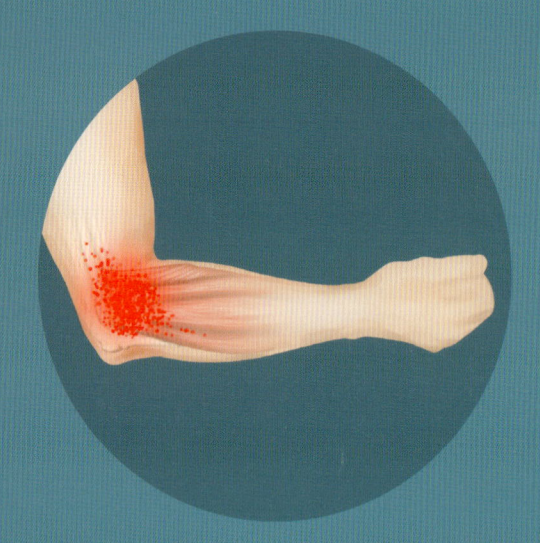

網球肘
(p.231)

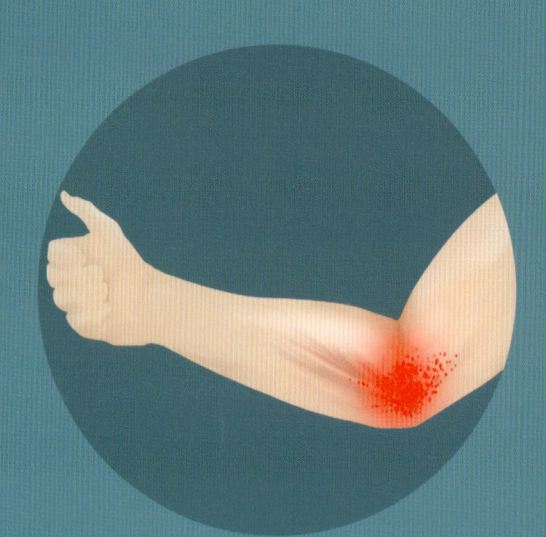

高爾夫球肘
(p.239)

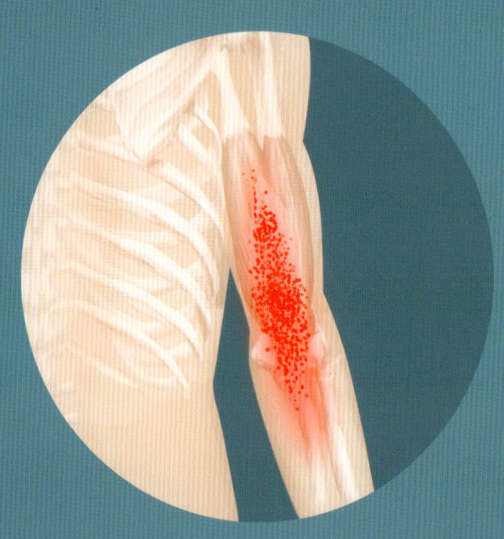

肱三頭肌肌腱病變
(p.247)

網球肘（肱骨外上髁疼痛）

此方案用於治療：

- 手肘外側疼痛（前臂連接手肘的地方）

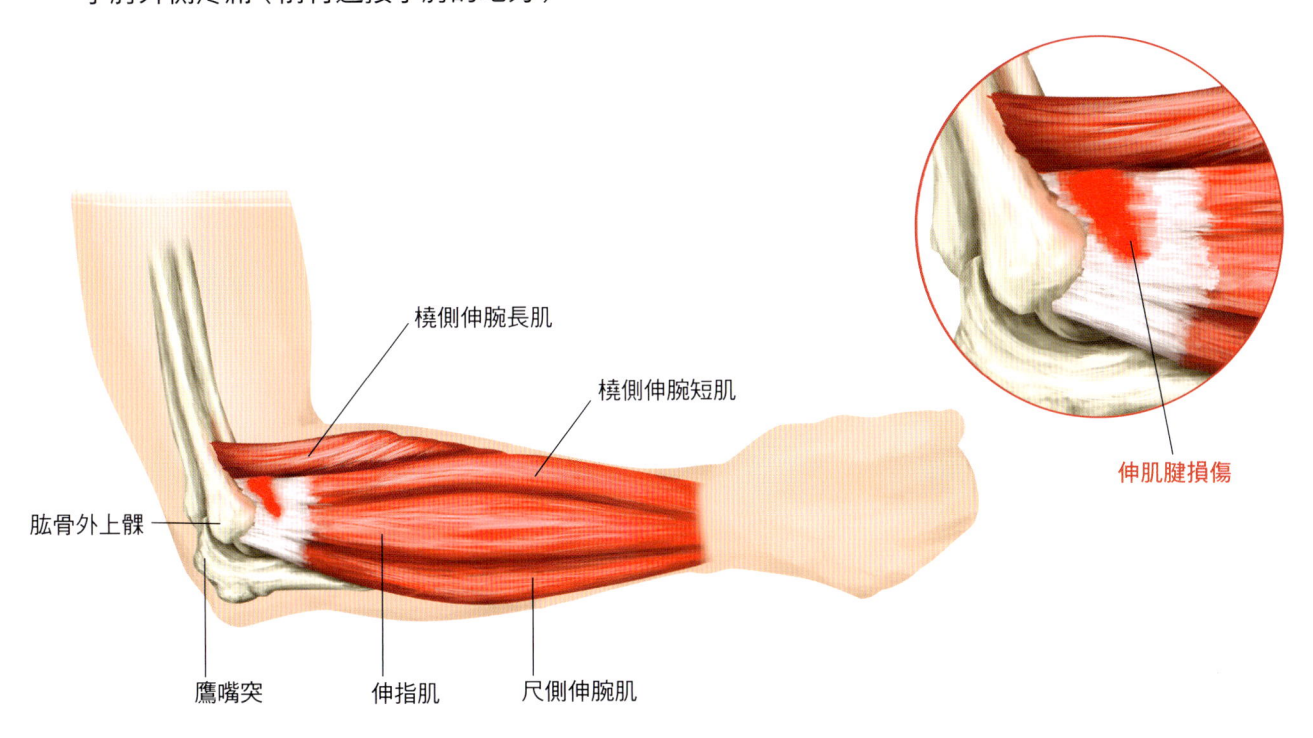

標示：橈側伸腕長肌、橈側伸腕短肌、肱骨外上髁、鷹嘴突、伸指肌、尺側伸腕肌、伸肌腱損傷

概述：肱骨外上髁疼痛（俗稱網球肘）通常是因為手肘外側的橈側伸腕短肌的肌腱受到刺激。[1] 當你過度使用伸指肌與伸腕肌從事重複抓握的活動（例如園藝、打字、烹飪與打網球），此肌腱就會受到刺激。

網球肘經常在反覆離心收縮後發作，這一點與許多其他肌腱問題類似。若在打網球的情境中，通常就是在完成揮拍動作後發作，此時手腕彎曲至屈曲狀態，伸腕肌發揮煞車降速的功能。手腕彎曲時，伸腕肌會降低手腕移動的速度，導致上臂肌腱變得緊繃。這就像跑步下坡時，股四頭肌必須離心收縮來減緩速度，此時最容易發生股四頭肌肌腱病變。

網球肘通常是因為高強度或高頻率使用肌腱所致，但也可能是伸指肌不斷張開手掌造成過度使用損傷的緣故。

徵象與症狀：網球肘是手肘外側產生疼痛，而伸展手指、手腕或執行啟動這些肌肉的活動（例如將手腕彎向手臂）時，疼痛會加劇。休息時通常是鈍痛與隱隱作痛，但從事加劇疼痛的活動時會變成劇痛。手部與前臂無力的情況也很常見。

在這種情況下，觸摸或按壓前臂連接手肘的肌肉區域時，應該會引發疼痛。

加重因素：任何導致伸指肌與伸腕肌反覆或長時間收縮的活動。例如將手腕與手指抬高至伸展狀態，以方便在鍵盤上打字，或是在修剪植物時開合手掌或握緊工具。

預後：展開適當的復健計畫後，大部分的網球肘可以在2～12週內復元。

治療策略：復健對於網球肘的效果通常很好，而復健的重點在於強化伸腕肌及其肌腱力量。[2] 注射可體松能夠讓發炎顯著消退，但必須謹慎使用，因為類固醇會導致肌腱等結締組織變得脆弱。網球肘護具也可減輕疼痛，但這僅是權宜之計，因為長期使用可能導致肌肉與肌腱退化。如果症狀在6～12個月後仍未改善，可能需要考慮清創手術（移除病變組織）與修復肌腱。但這種治療方法應作為最終手段。

1 第一階段會針對前臂背面或後側的伸腕肌與伸指肌執行軟組織鬆動術，這有助於減輕手肘外側疼痛。第一階段也包括數項鎖定通往手肘外側神經的運動（如胸肌鬆動術、橈神經滑動運動與天使動作），這些運動也有助於減輕疼痛並改善活動度。

2 第二階段首先會伸展胸肌、伸腕肌與伸指肌，以進一步減輕疼痛與改善活動度。接著是以伸腕肌等長收縮運動開始對患部肌腱施加負荷。此運動與接下來的伸指肌阻力訓練將開始強化肌腱並協助減輕疼痛。第二階段以手腕屈伸主動活動度運動結束，這可以讓你以低負荷、完整動作範圍的方式訓練肌肉與肌腱，為第三階段增加負重打下基礎。

3 第三階段的重點是強化前臂肌肉，因為阻力訓練經證實對於肌腱病變的治療效果最佳。[3,4] 第一項運動是使用啞鈴進行伸腕肌負重彎舉，這延續了第二階段的手腕屈伸運動。接下來的旋後肌與旋前肌彎舉能強化旋轉前臂的肌肉。旋後肌與伸腕肌一樣連接到肱骨外上髁，且可能導致網球肘疼痛，因此務必要加以強化。橈側偏移彎舉則強化手腕靠拇指一側的肌肉，這些肌肉沿著前臂外側往上延伸，有些甚至連接到肱骨外上髁。

第三階段的最後兩項運動涉及握力訓練，特別是農夫走路，這項運動有助於前臂傷癒。雖然握力訓練主要是訓練伸腕肌與伸指肌，但也有助於緩解手肘外側疼痛。俯立側平舉也需要一些握力，但做這個動作時，伸腕肌會等長收縮以協助腕關節維持在中立位置。

若我同時患有網球肘與高爾夫球肘，該怎麼辦？

同時患有網球肘與高爾夫球肘是有可能發生的。如果你遇到這種情況，不妨將兩種復健方案階段結合起來，因為它們針對前臂的不同側面與不同肌群，因此沒有互相干擾的問題。若有重複的動作，僅需做一次即可。

此外，你可以根據情況調整順序。如果你處於第三階段，重新開始打網球或高爾夫球，但立刻感到相同的急性疼痛，那就應該回到第一階段並調整加劇疼痛的活動，以緩解組織症狀。重複這個過程，直到組織獲得強化、問題不再復發。

網球肘
第一階段

適用於：
- 減輕手肘外側疼痛
- 緩解肌肉緊繃
- 作為第二與第三階段運動的暖身

指引：
- 每天執行
- 工具：小按摩球與泡棉滾筒
- 休息時毫無疼痛，運動時疼痛不超過輕微程度（疼痛指數3／10），便能加入第二階段的運動

軟組織鬆動術
▶ 每個區域花費1～2分鐘
▶ 兩側皆須進行
▶ 在壓痛點停留10～20秒

伸腕肌鬆動術

將手臂伸直放在長椅或桌上，掌心朝下。

用小按摩球按壓前臂伸腕肌（前臂上端與手肘連接的地方），並在該區域上方與下方進行按摩。

在壓痛點加入動態動作，方法是彎曲手腕，並同時用球穩定施壓。

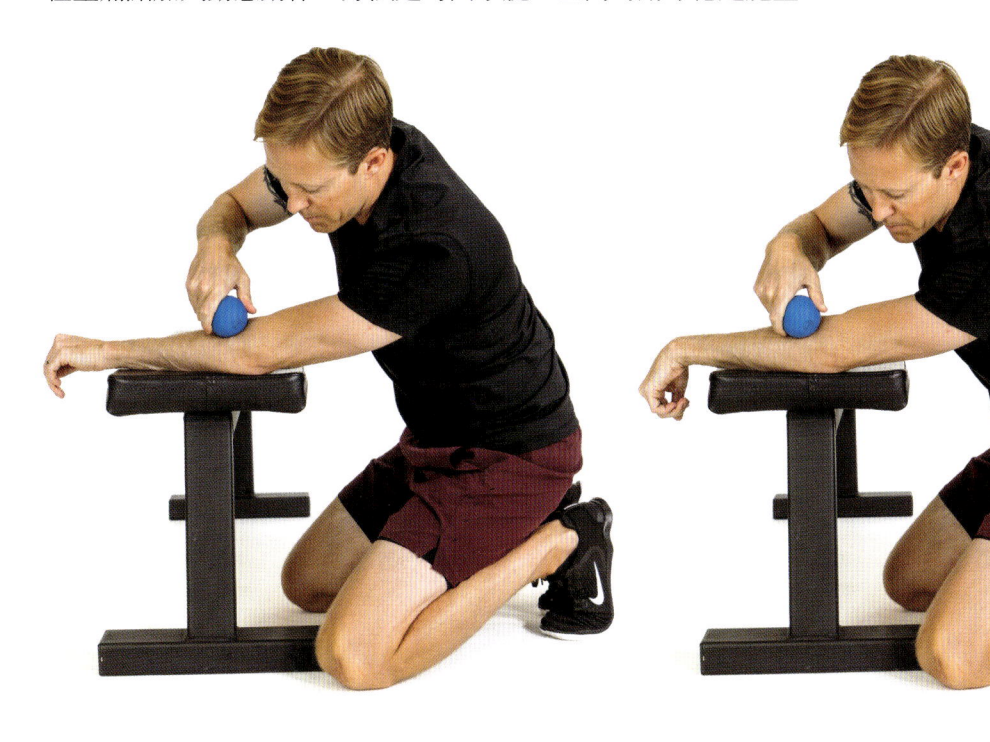

徒手變化式

徒手變化式運用的技巧相同，但不是用球施壓，而是用手指。

233

胸肌鬆動術

將小按摩球放在門框（或深蹲架）與胸肌的中間，靠近肩膀前方。將手臂放到背後，或透過高舉過頭的方式加入動態動作，以進一步鬆動胸肌。

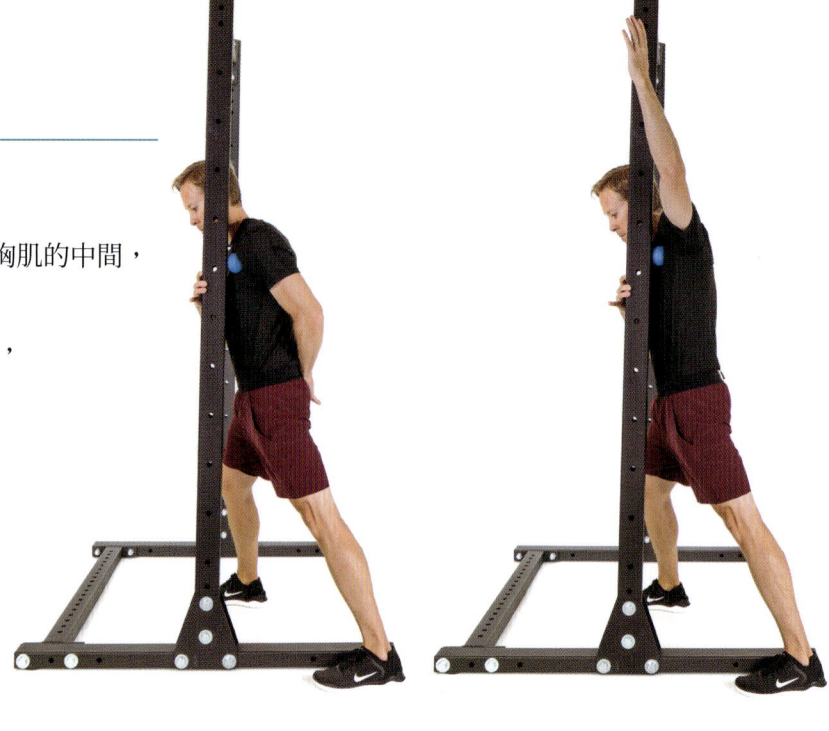

| 活動度運動 | ▶做3組，每組10～15次
▶疼痛不超過輕微程度的前提下，盡可能地移動到極限
▶在動作範圍終端停留2～3秒 |

橈神經滑動運動

一隻手先伸向側邊，掌心朝後，彎曲手腕，然後把頭傾倒向伸出的手臂。以連貫的動作將頭傾倒向另一側並伸展手腕。反覆在這兩個姿勢之間來回切換，以鬆動橈神經。

天使動作

把脊椎靠在滾筒上，讓頭部與尾骨獲得支撐。手臂先放在身體兩側，掌心朝上。在不引發疼痛的前提下，盡量將手臂伸向頭頂上方。

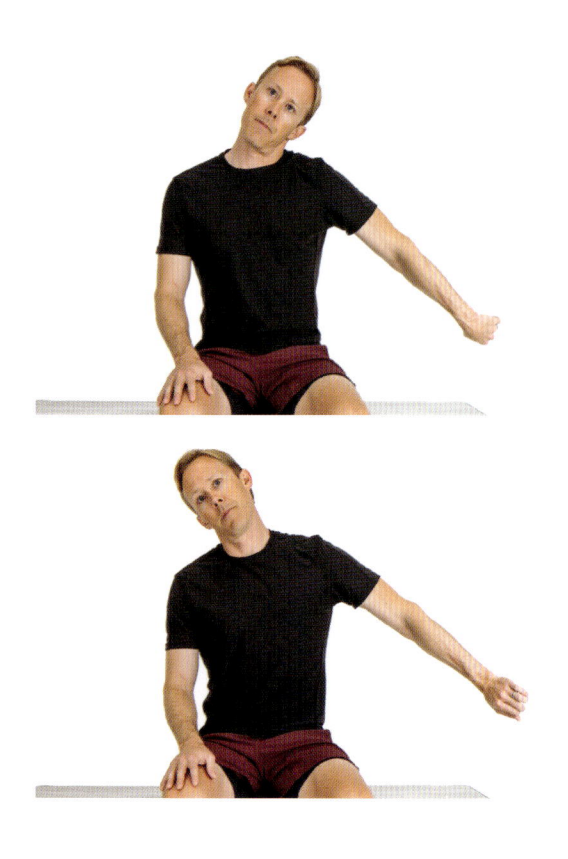

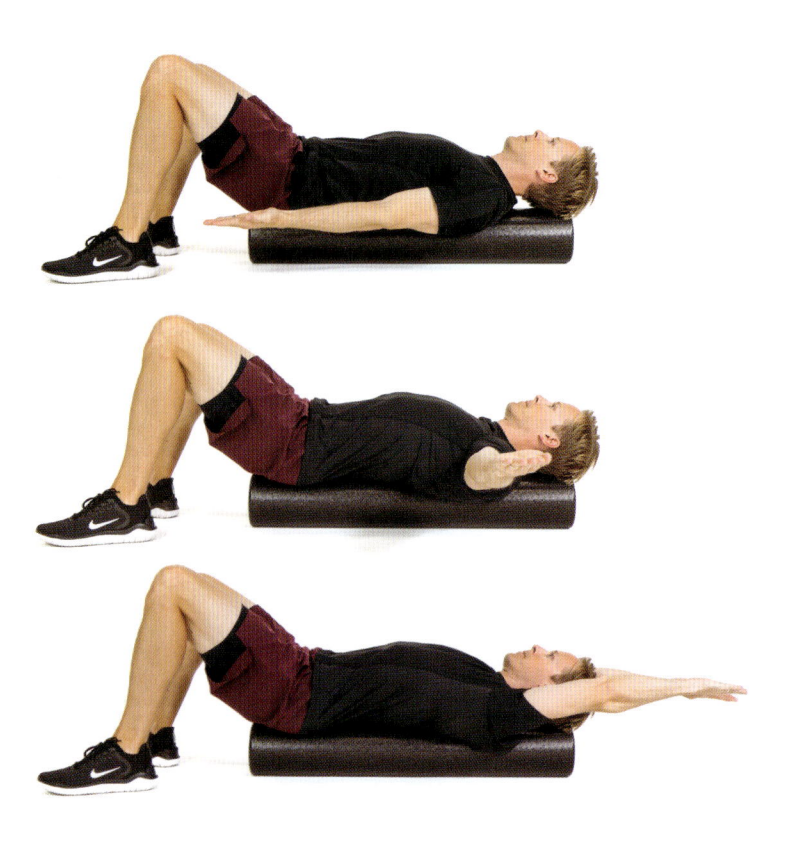

網球肘
第二階段

適用於：
- 減輕手肘外側疼痛
- 改善手腕活動度
- 初步強化肌腱
- 作為第三階段運動的暖身

指引：
- 每天執行
- 工具：啞鈴與手指訓練器
- 做這些運動時疼痛不超過輕微程度（疼痛指數3／10），便能加入第三階段的運動

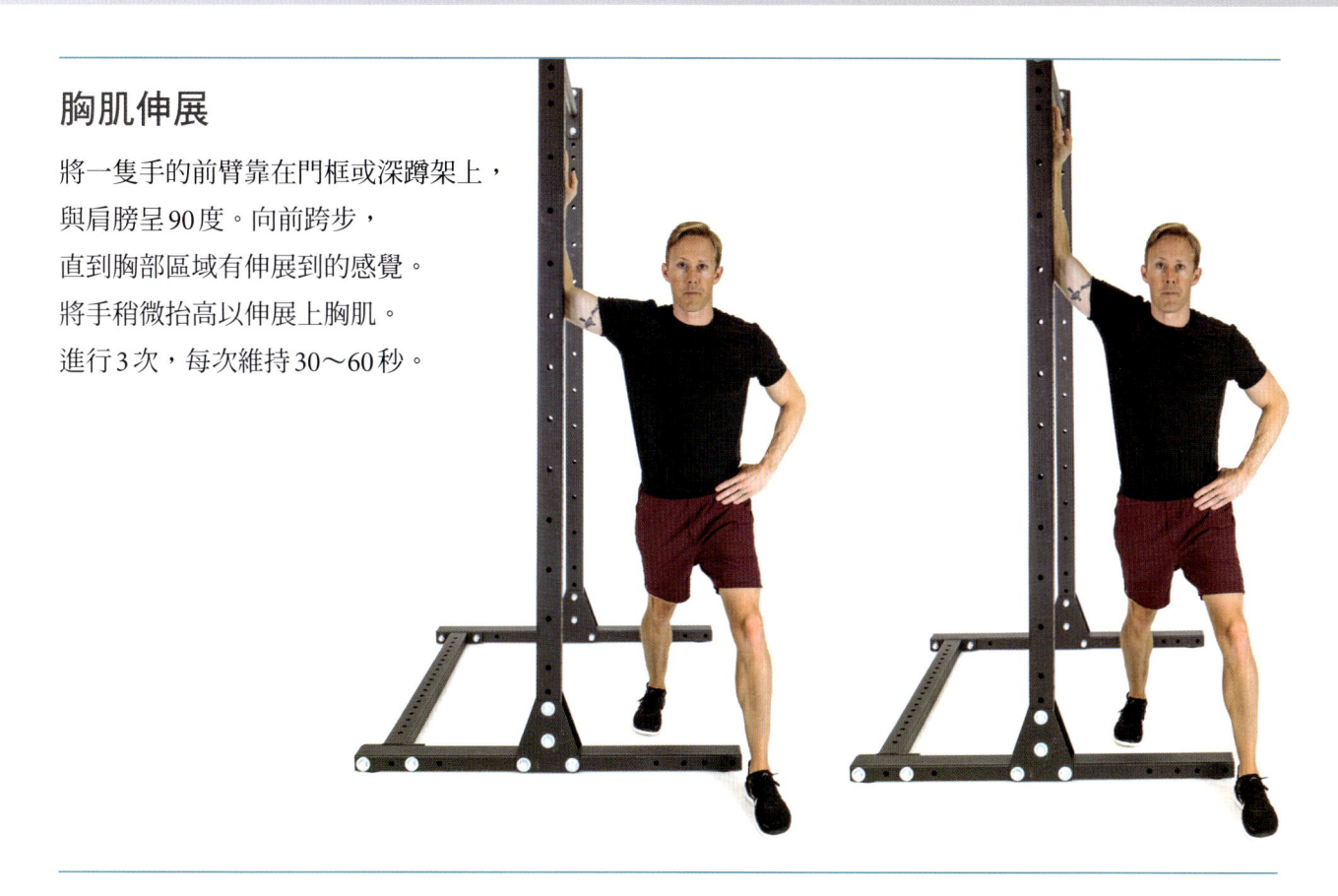

胸肌伸展

將一隻手的前臂靠在門框或深蹲架上，
與肩膀呈90度。向前跨步，
直到胸部區域有伸展到的感覺。
將手稍微抬高以伸展上胸肌。
進行3次，每次維持30～60秒。

伸腕肌伸展

手肘打直伸向身體前方，掌心朝下。
用另一隻手握住指關節，然後向下拉，
直到前臂上方有伸展到的感覺。
進行3次，
每次維持30～60秒。

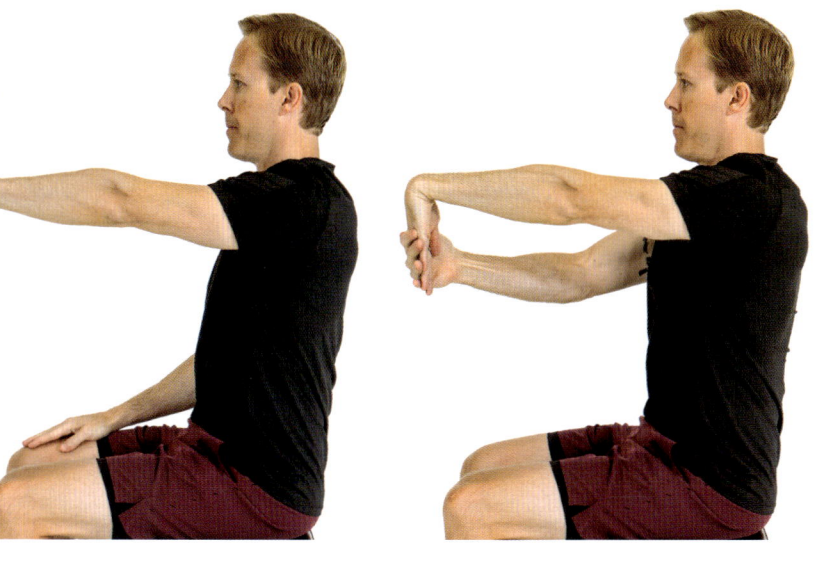

伸腕肌等長運動

一隻手放在桌上，僅手掌超出桌緣，掌心朝下。握住一個啞鈴，手臂伸直，讓手腕維持在中立位置。進行4或5次，每次維持30～45秒。

伸指肌阻力訓練

將手指放入手指訓練器的洞裡，然後張開並伸展各手指與拇指。做3組，每組10～15次。

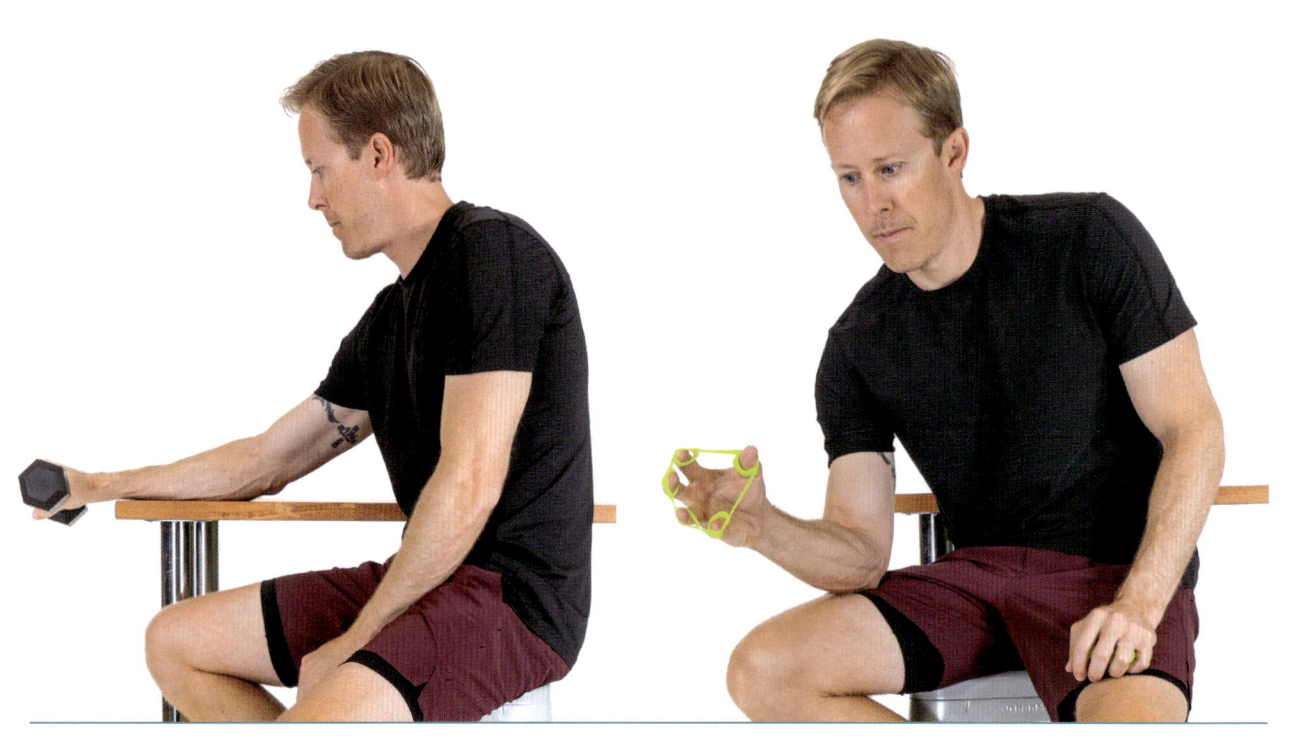

手腕屈伸活動度運動

在手臂獲得支撐的情況下，盡可能屈曲與伸展手腕，屈伸皆維持2～3秒。進行3組，每組10～15次。

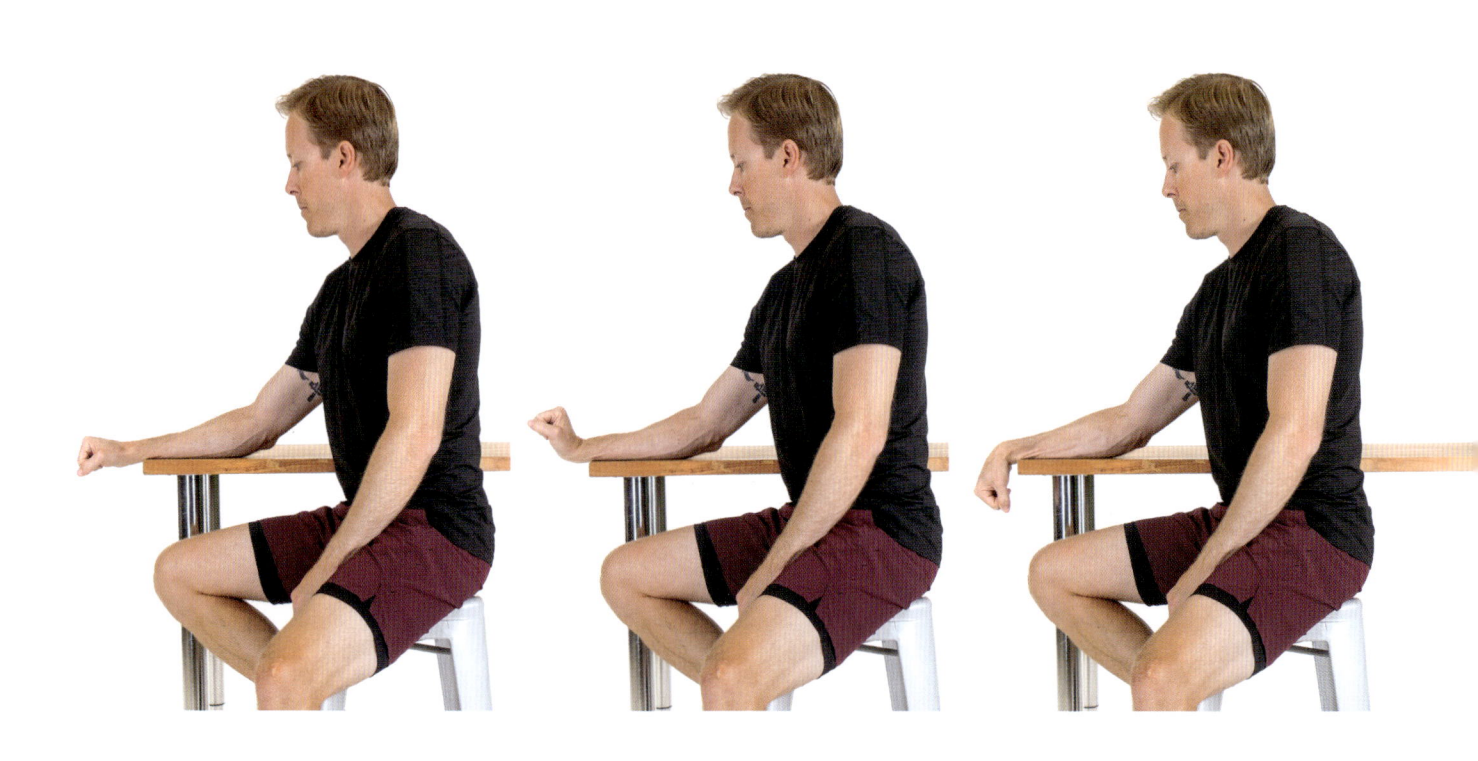

網球肘
第三階段

適用於：
- 強化伸肌肌腱與前臂肌肉
- 預防網球肘相關疼痛

指引：
- 每週做3或4天
- 做3組，每組10～15次（除非另有註明）
- 每組動作做到力竭
- 工具：啞鈴

伸腕肌彎舉

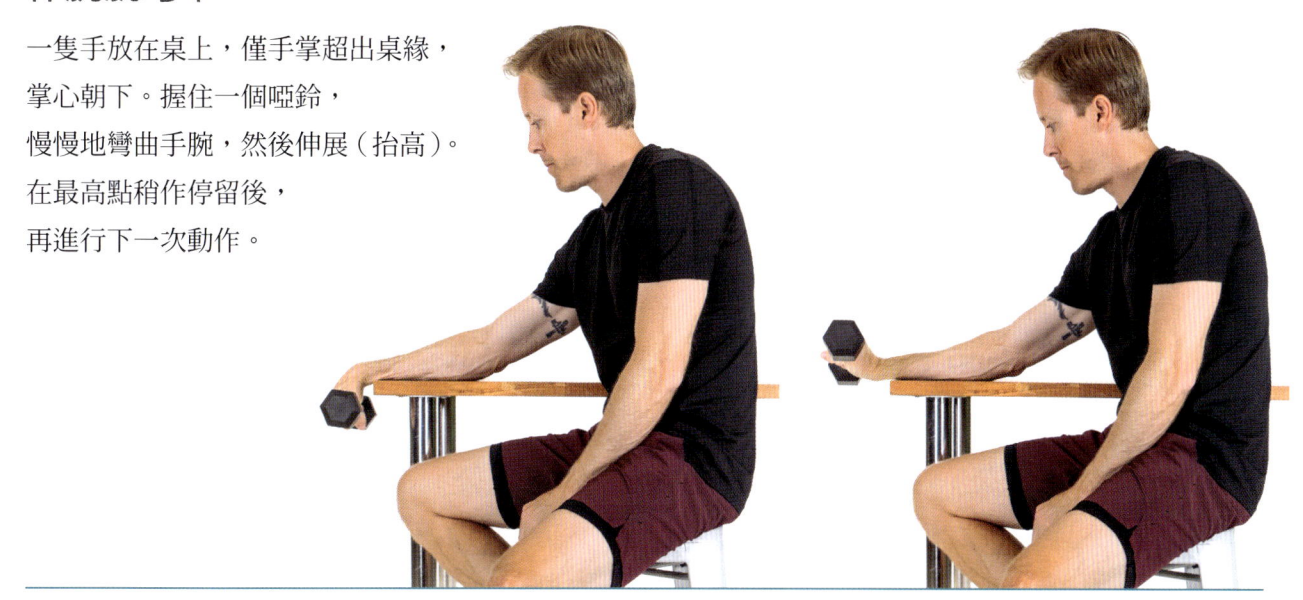

一隻手放在桌上，僅手掌超出桌緣，掌心朝下。握住一個啞鈴，慢慢地彎曲手腕，然後伸展（抬高）。在最高點稍作停留後，再進行下一次動作。

旋後肌與旋前肌彎舉

在手臂獲得支撐的情況下，握住啞鈴的一端，進行旋前與旋後轉動。手肘緊貼桌子，僅透過手腕與前臂動作，慢慢地將掌心從朝上轉成朝下的姿勢。

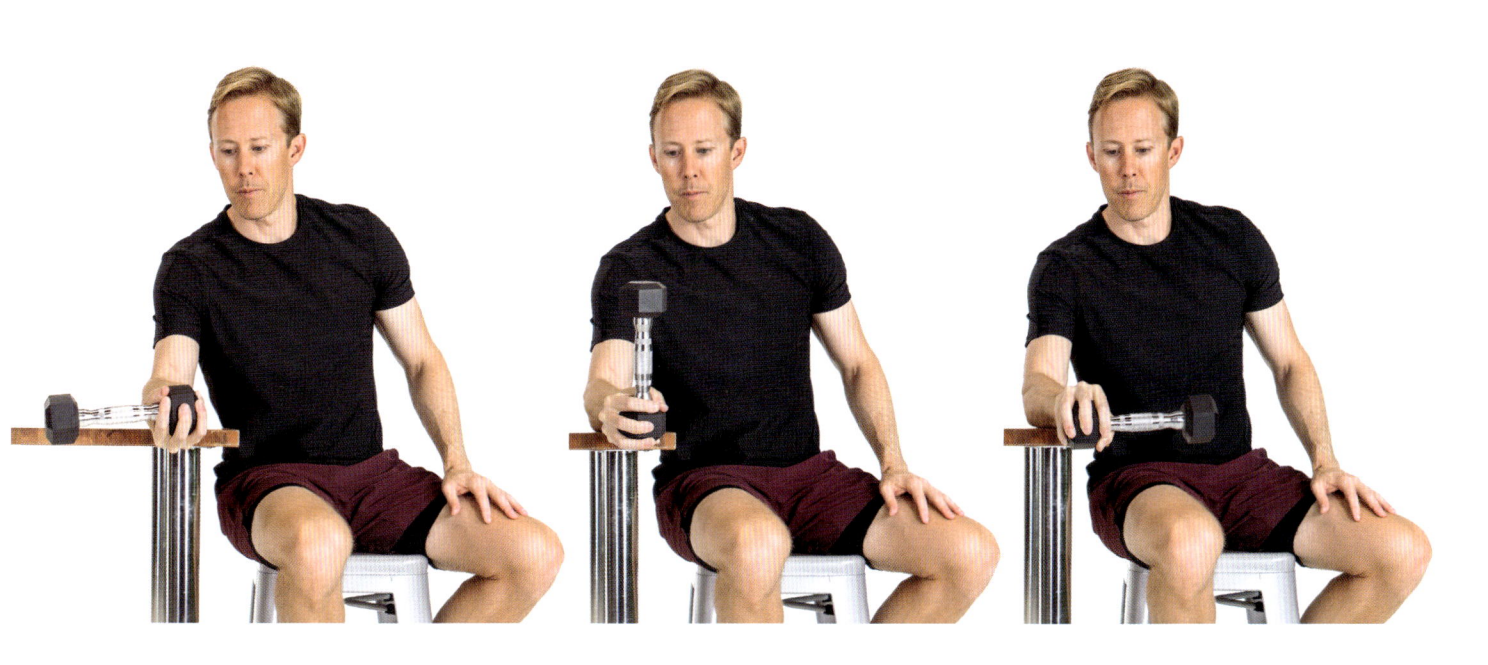

橈側偏移彎舉

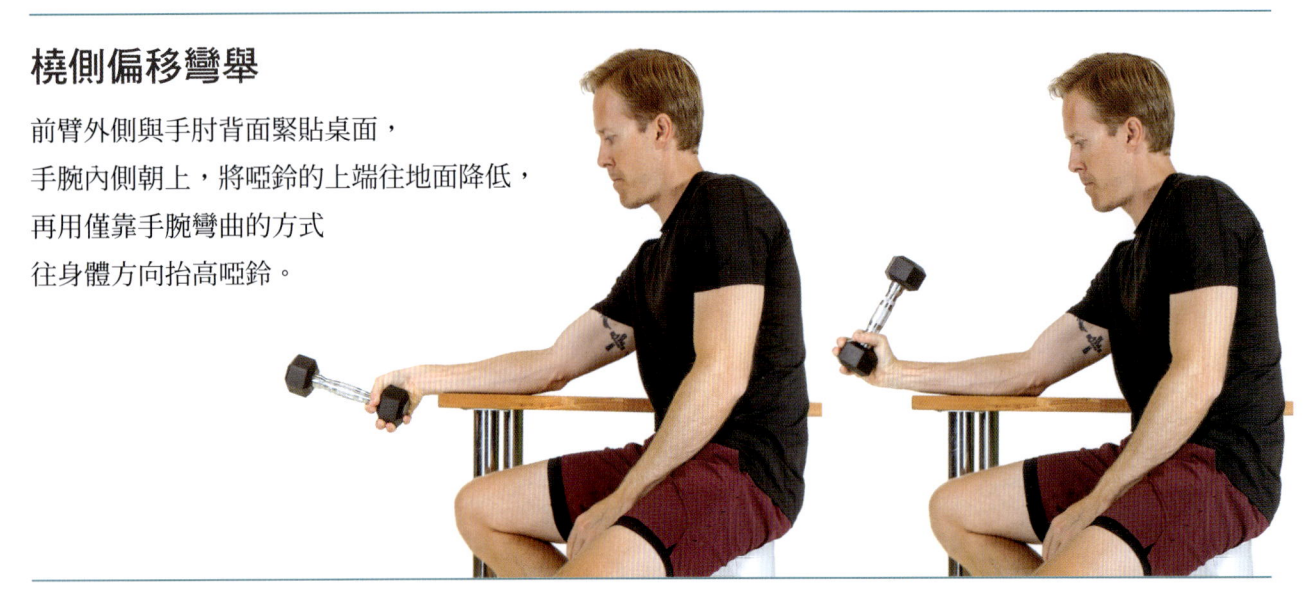

前臂外側與手肘背面緊貼桌面，
手腕內側朝上，將啞鈴的上端往地面降低，
再用僅靠手腕彎曲的方式
往身體方向抬高啞鈴。

農夫走路

手持一個大重量啞鈴放在身側，
行走15～20公尺（或20～30步），
然後轉身返回起點。
每隻手各做3次。

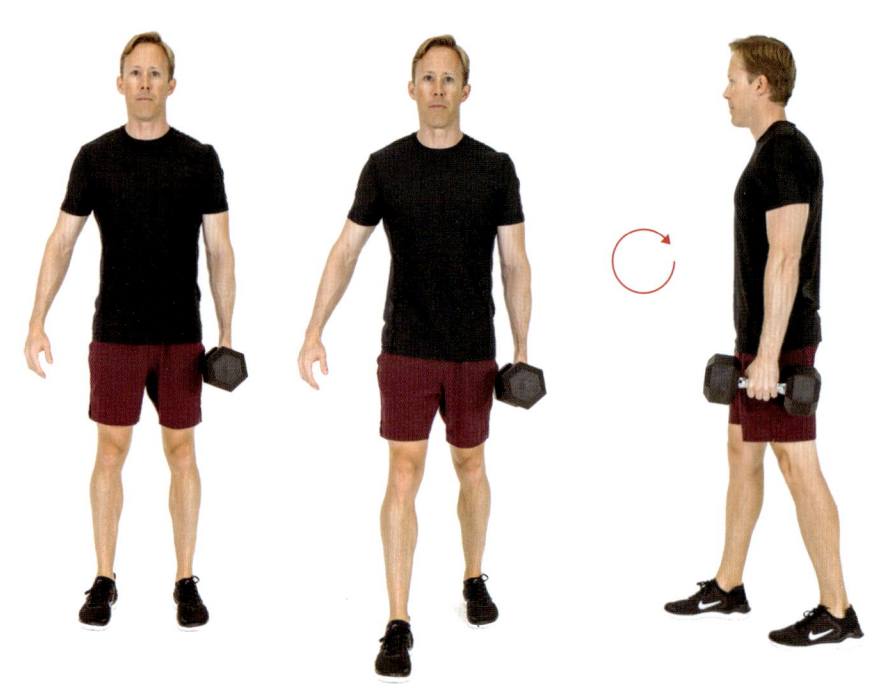

俯立側平舉

手持啞鈴放在身體兩側，從髖部位置
進行鉸鏈式身體前彎並彎曲膝蓋，
讓小腿與地面垂直並維持背部平直，
上半身大約呈45度角。
手肘微彎，抬起雙臂，掌心朝下，
直到抬至肩膀高度。

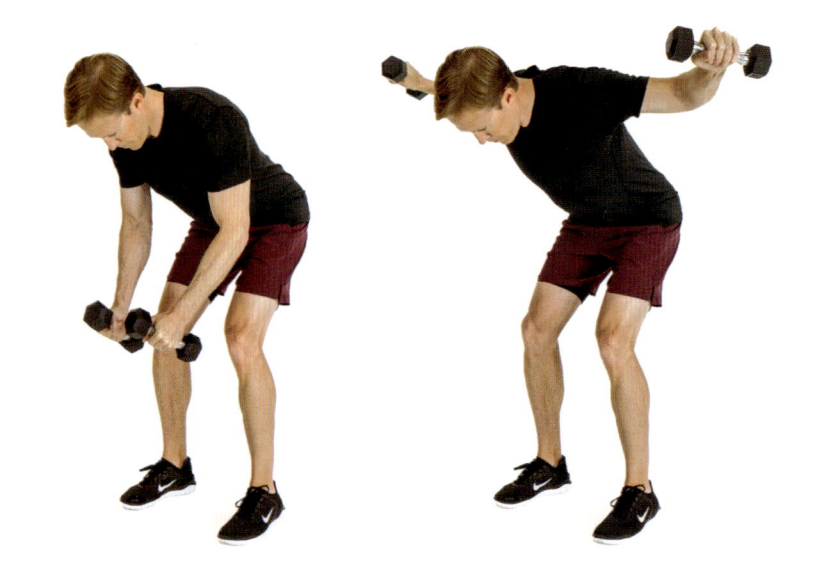

高爾夫球肘

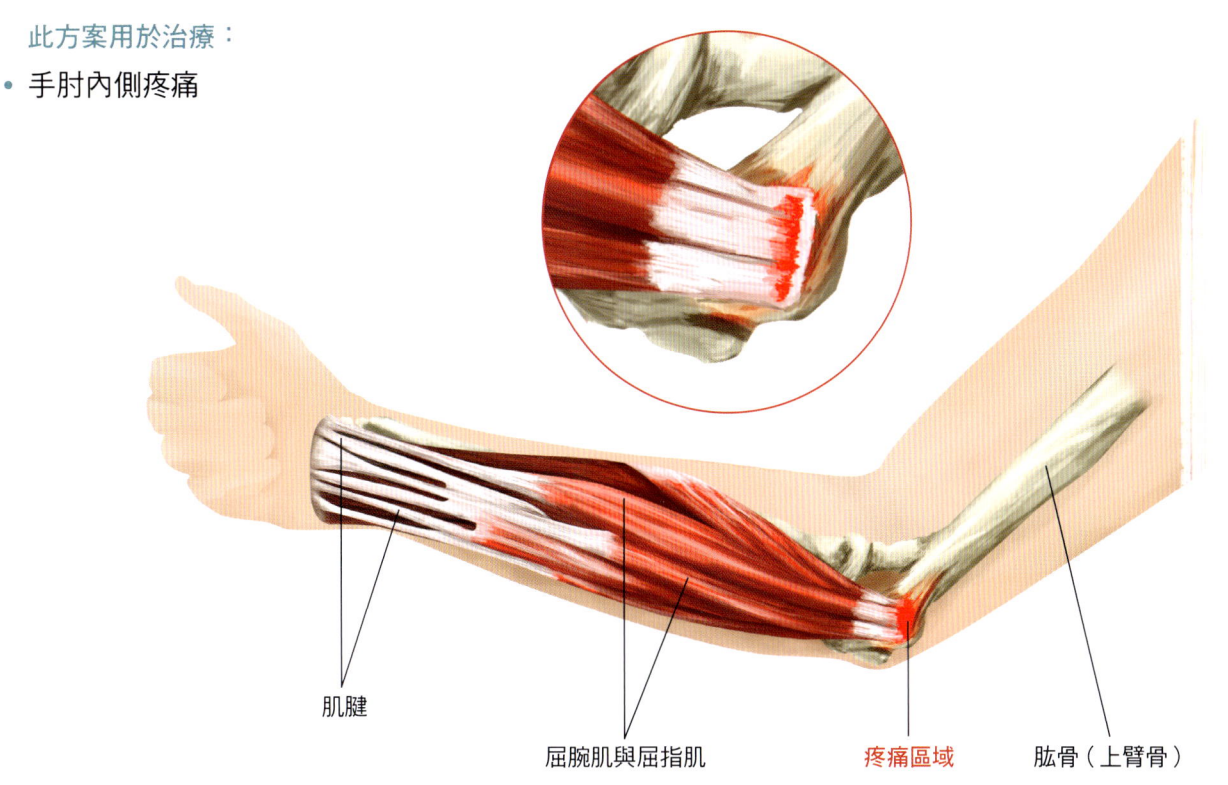

此方案用於治療：

- 手肘內側疼痛

肌腱　　屈腕肌與屈指肌　　疼痛區域　　肱骨（上臂骨）

概述： 肱骨內上髁疼痛（俗稱高爾夫球肘）指的是：屈腕肌、屈指肌與手肘內側連接的地方受到刺激。通常是需要反覆出力使用屈肌的活動所致，例如攀爬、打高爾夫球或球拍運動，以及抓握園藝或木工工具等。[5]

高爾夫球肘與網球肘類似，差別是疼痛位置在前臂內側，涉及的是屈腕肌與屈指肌，而非伸肌。因此，這會影響手部抓緊的動作，而不是張開的動作。高爾夫球肘比網球肘少見，因為前臂屈肌與屈指肌的力量是伸肌的兩倍，因此比較不會因過度使用而出現損傷。

即使你不打高爾夫球，也可能得到高爾夫球肘。屈曲動作包含多個離心收縮的過程，因此打網球也可能得到高爾夫球肘，特別是發球時，也就是手臂高舉過頭，手腕進入伸展狀態時（球拍向前揮動與擊球前，屈腕肌會協助減速）。若是在打高爾夫球的情境，這種情況會發生在上桿時，因為手臂往後抬高並準備往前揮動時，你必須降低球桿速度來改變方向，而這會對屈腕肌肌腱與手肘內側造成壓力。投手也可能因高舉過頭投球而罹患高爾夫球肘，因為他們手臂加速與減速的同時還握著一個物體，這會增加對於組織的壓力。

徵象與症狀： 手肘內側出現鈍痛或隱隱作痛，做某些動作時會變成劇痛。握力也可能減弱。在受傷情況下，觸摸便會引發疼痛。按壓手肘的內側骨頭附近（肱骨內上髁）會引發疼痛。手腕屈曲以抵抗阻力也可能感到疼痛。

加重因素： 用到屈腕肌與屈指肌的活動。例如彎曲與伸展手腕，以及執行需要抓握的事。

預後：調整或暫停加劇疼痛的活動，並執行分階段復健運動計畫後，高爾夫球肘通常能在2～12週內復元。

治療策略：大部分的高爾夫球肘病況可透過物理治療獲得改善，治療重點在於逐步強化屈腕肌與屈指肌的力量。與網球肘類似的是，使用固定了前臂上方的護肘能夠暫時減輕疼痛，但不應該長期使用，因為可能會導致肌肉與肌腱功能退化等問題。在極少數情況下，若症狀在6～12個月後仍未改善，可能需要手術修復。這類手術並不常見，應作為最終手段。

1 第一階段的重點是鬆動前臂正面或前側的屈腕肌與屈指肌。鬆動這些肌肉有助於減緩手肘內側的僵緊與疼痛。接下來是鬆動肘屈肌群，這些肌肉與屈腕肌以筋膜相連，且經常協助其動作。此階段也會鬆動胸肌、正中神經與尺神經，這些鬆動術能改善神經健康與活動度，並有助於減輕疼痛。

2 第二階段首先會伸展胸肌、屈腕肌與屈指肌，這將持續改善你的活動度並減輕疼痛。接下來會以等長收縮（屈腕肌等長運動與握力訓練）與主動活動度運動（手腕屈伸）對於患部肌腱開始施加負荷。這兩項運動都是以低負荷的方式訓練肌腱，因此能有效增強力量且不會引發疼痛。

3 第三階段的重點是強化前臂肌肉，特別是那些附著於肱骨內上髁的肌肉（屈腕肌、屈指肌與旋前圓肌），因為阻力訓練經證實對於肌腱損傷的復健效果最佳。[6,7] 第三階段的最後三項運動都涉及握力訓練，特別是農夫走路，它能夠協助前臂與手肘損傷復健。啞鈴划船與二頭肌彎舉也能練到肘屈肌與其他拉動作會用到的肌群（這類肌肉通常是輔助屈腕肌與屈指肌的協同肌），強化動力鏈的這些部分對於復健至關重要。

注意事項：若你懷疑自己同時患有高爾夫球肘與網球肘，請參考「若我同時患有網球肘與高爾夫球肘，該怎麼辦？」專欄。

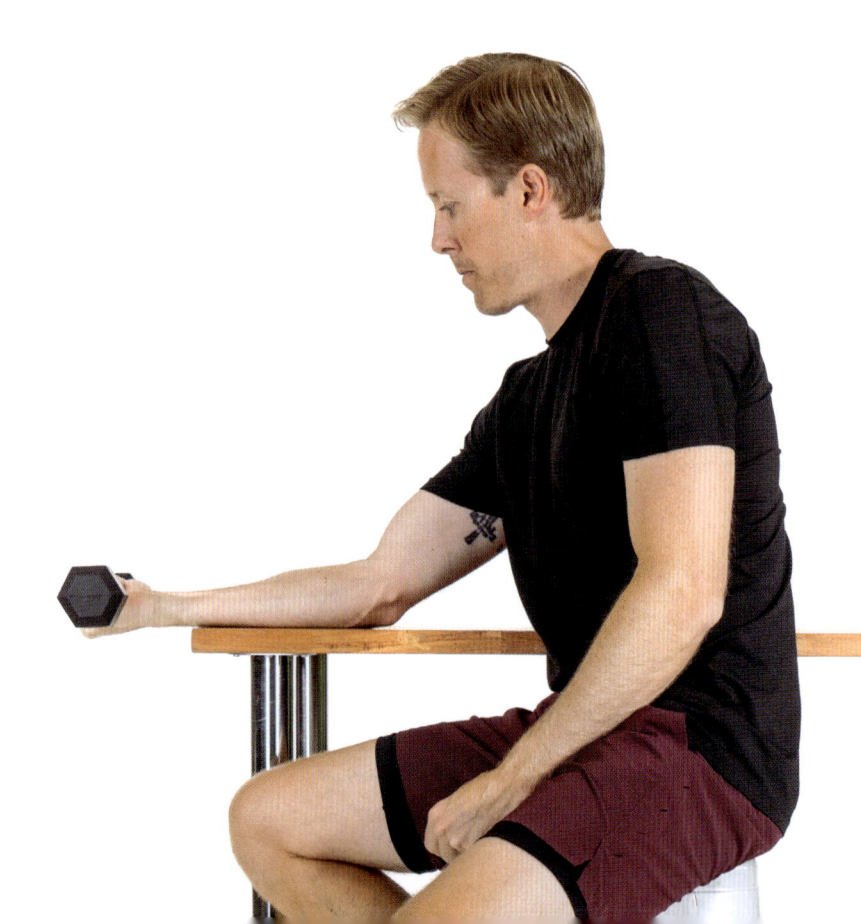

高爾夫球肘
第一階段

適用於：
- 減輕手肘內側疼痛
- 緩解肌肉緊繃
- 作為第二與第三階段運動的暖身

指引：
- 每天執行
- 工具：小按摩球與泡棉滾筒
- 休息時毫無疼痛，運動時疼痛不超過輕微程度（疼痛指數3／10），便能加入第二階段的運動

軟組織鬆動術
▶ 每個區域花費1～2分鐘
▶ 兩側皆須進行
▶ 在壓痛點停留10～20秒

屈腕肌鬆動術

將手臂伸直放在長椅或桌上，掌心朝上。用小按摩球按壓前臂屈肌（前臂底端與手肘連接的地方），並按摩附近區域。可加入動態動作，方法是伸展手腕，並同時用球穩定施壓。

徒手變化式

徒手變化式運用的技巧相同，但不是用球施壓，而是用大拇指與手掌。

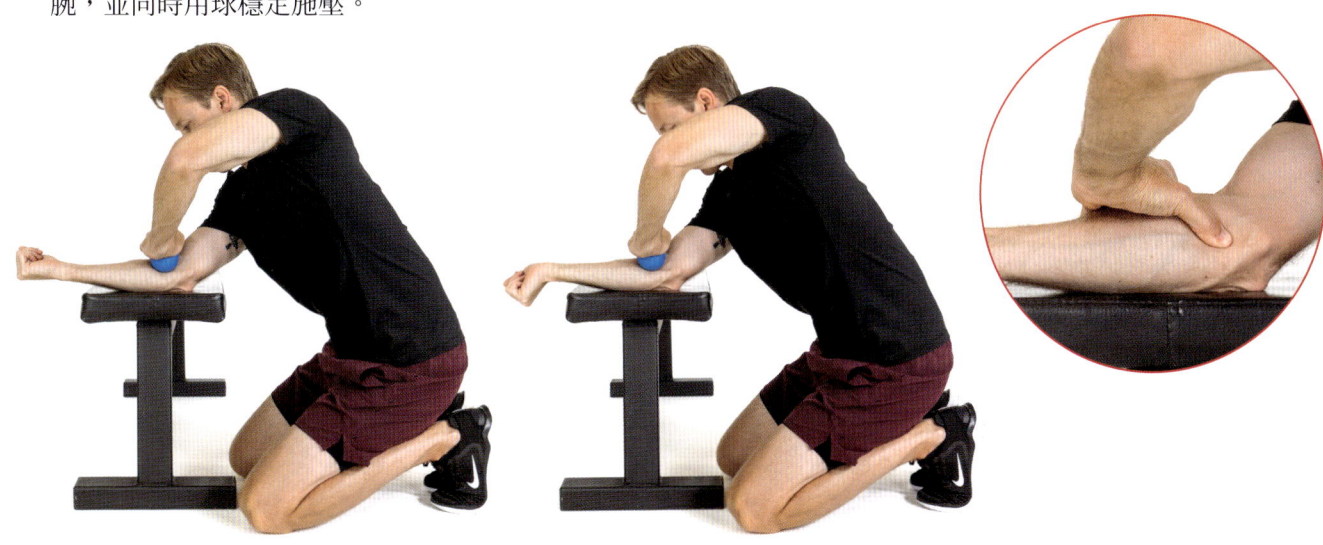

肘屈肌鬆動術

將手臂伸直放在長椅或桌上，掌心朝上。用小按摩球按壓肘屈肌（肱二頭肌下方），並按摩附近區域。
可加入動態動作，
方法是彎曲手臂以進一步鬆動肌肉。

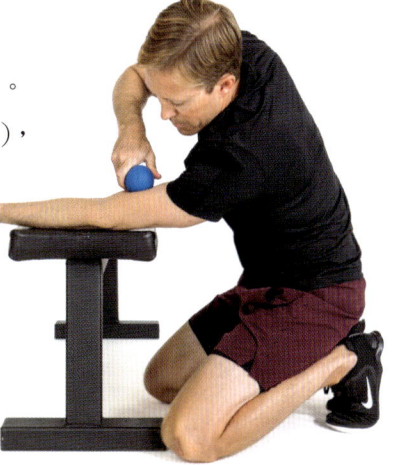

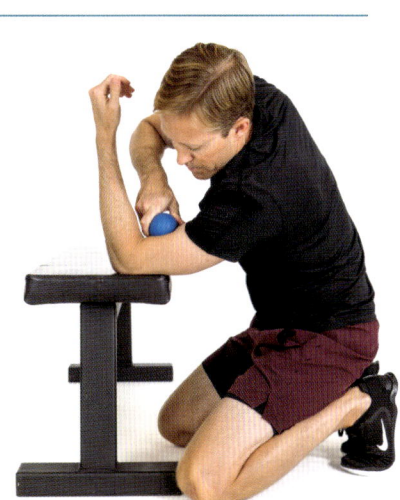

胸肌鬆動術

將小按摩球放在門框（或深蹲架）與胸肌的中間，靠近肩膀前方。將手臂放到背後，或透過高舉過頭的方式加入動態動作，以進一步鬆動胸肌。

活動度運動

- 做3組，每組10～15次
- 疼痛不超過輕微程度的前提下，盡可能地移動到極限
- 在動作範圍終端停留2～3秒

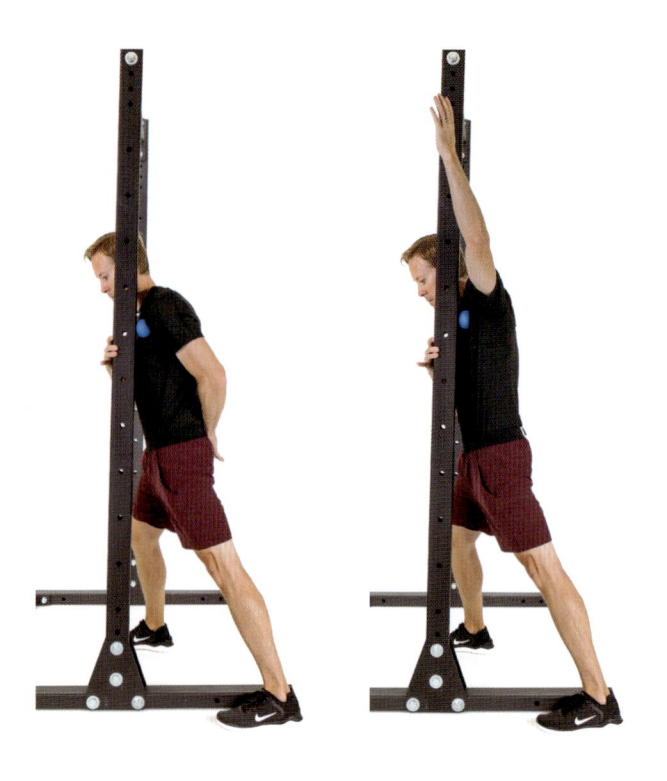

正中神經滑動運動

手臂先伸向側邊，與肩膀呈90度，手肘與手腕彎曲，頭向另一側傾斜。以連貫的動作伸直手肘、伸展手腕，並將頭傾倒向舉起的手臂。
反覆在這兩個姿勢之間來回切換，以鬆動正中神經。

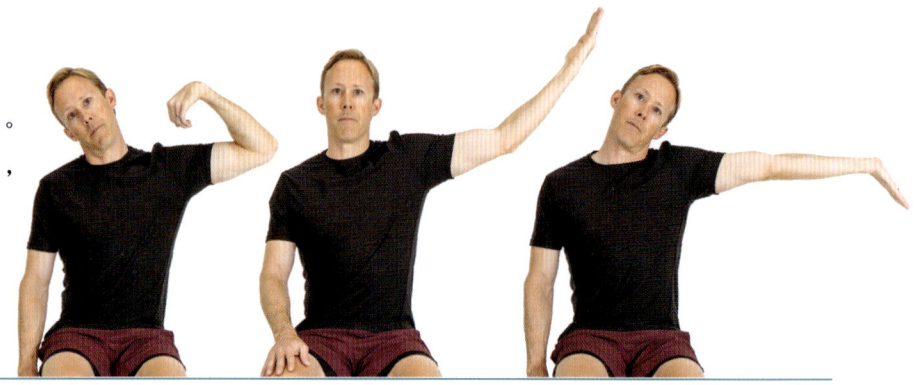

尺神經滑動運動

一隻手先伸向側邊，肩膀與手肘約成90度角，手腕伸展，掌心朝上，頭部向舉起的手臂傾斜。以連貫的動作彎曲手腕，讓掌心朝地，並將頭部倒向另一側。反覆在這兩個姿勢之間來回切換，以鬆動尺神經。

天使動作

把脊椎靠在滾筒上，讓頭部與尾骨獲得支撐。手臂先放在身體兩側，掌心朝上。在不引發疼痛的前提下，盡量將手臂伸向頭頂上方。

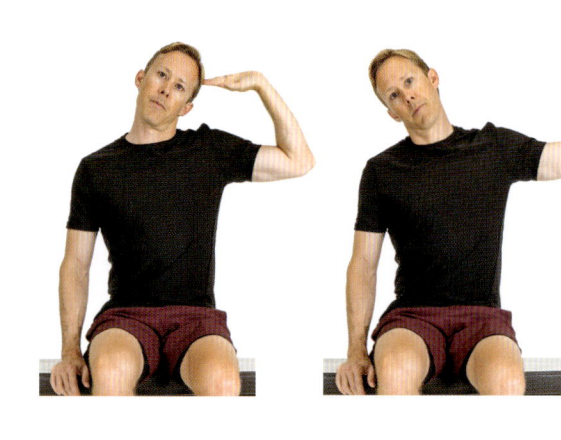

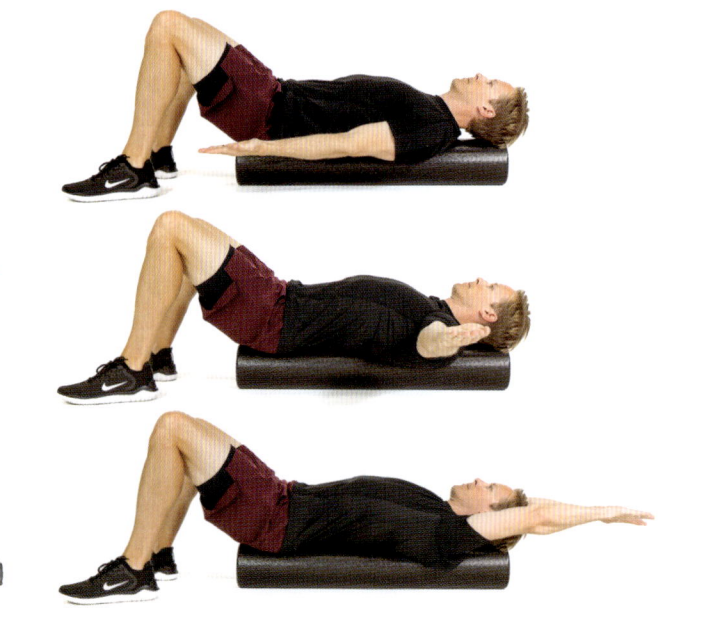

高爾夫球肘
第二階段

適用於：
- 減輕手肘內側疼痛
- 初步強化肌腱
- 作為第三階段運動的暖身

指引：
- 每天執行
- 工具：啞鈴與握力訓練器
- 做這些運動時疼痛不超過輕微程度（疼痛指數3／10），便能加入第三階段的運動

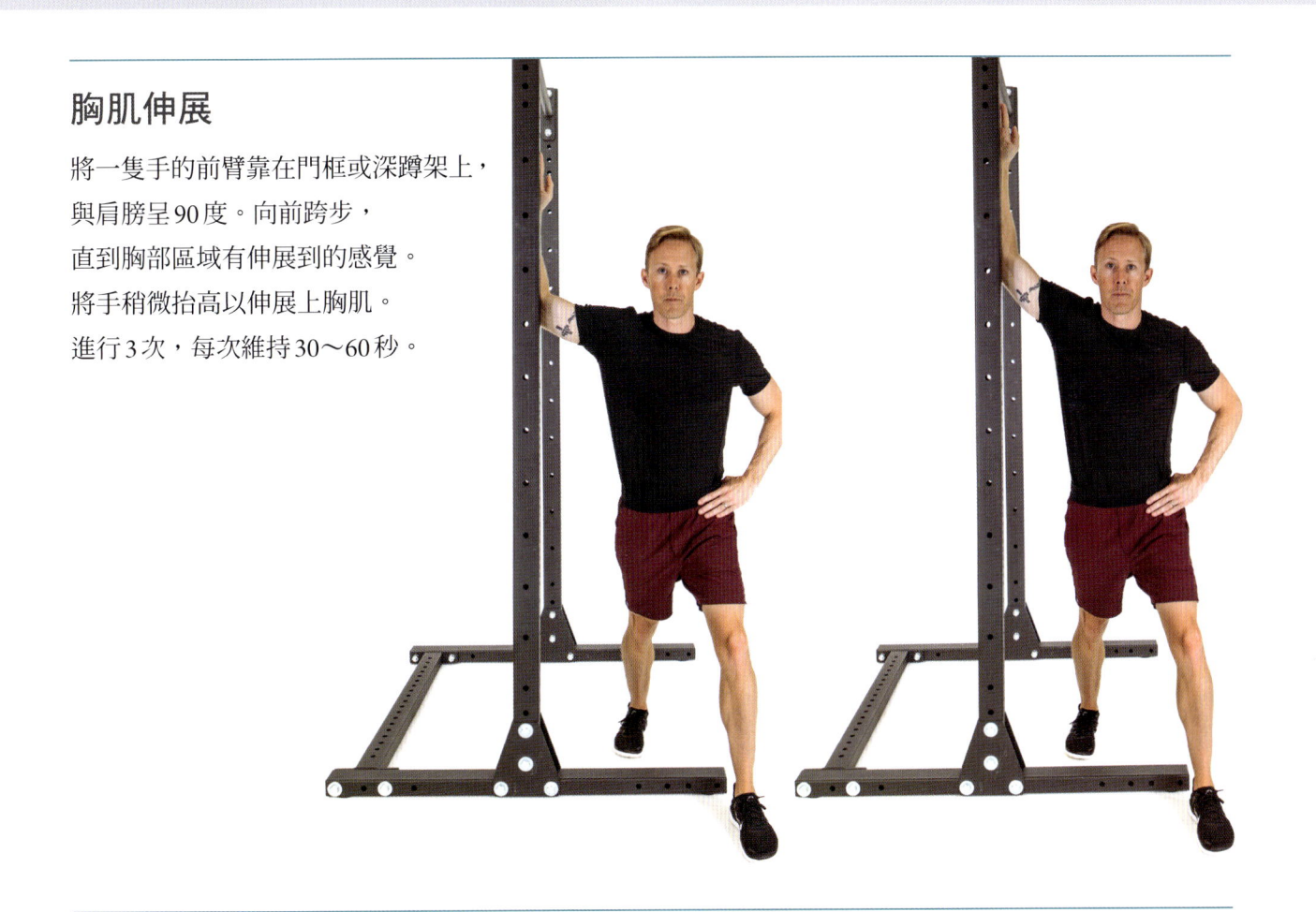

胸肌伸展

將一隻手的前臂靠在門框或深蹲架上，
與肩膀呈90度。向前跨步，
直到胸部區域有伸展到的感覺。
將手稍微抬高以伸展上胸肌。
進行3次，每次維持30～60秒。

屈腕肌伸展

一隻手打直伸向身體前方，掌心朝上。
另一隻手握住這隻手的手掌，
然後向下拉，直到感覺到
前臂下方有拉伸感為止。
做3次，每次維持30～60秒。

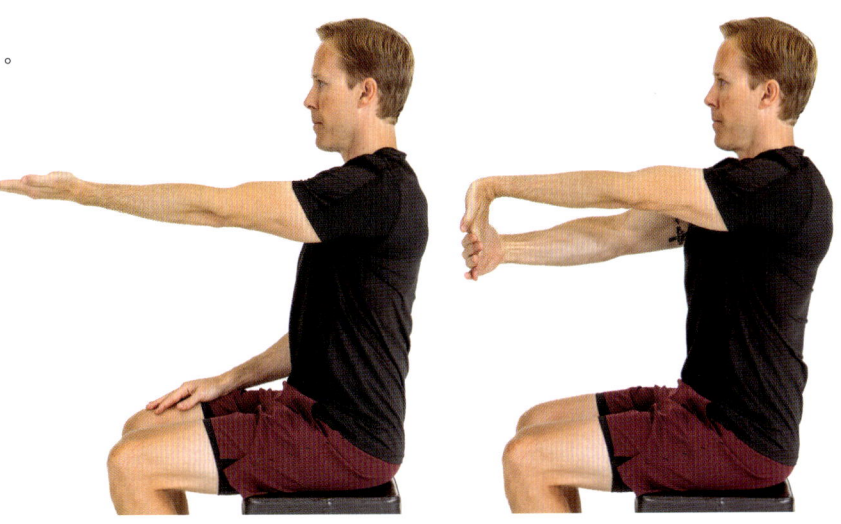

屈腕肌等長運動

一隻手放在桌上,僅手掌超出桌緣,掌心朝上。握住一個啞鈴,手臂伸直,讓手腕維持在中立位置。進行4或5次,每次維持30～45秒。

握力訓練

使用握力訓練器(如握力器、手指訓練器或握力圈)來強化前臂與手部力量。使用工具不限,只要能在握拳時提供阻力即可。做3組,每組10～15次。

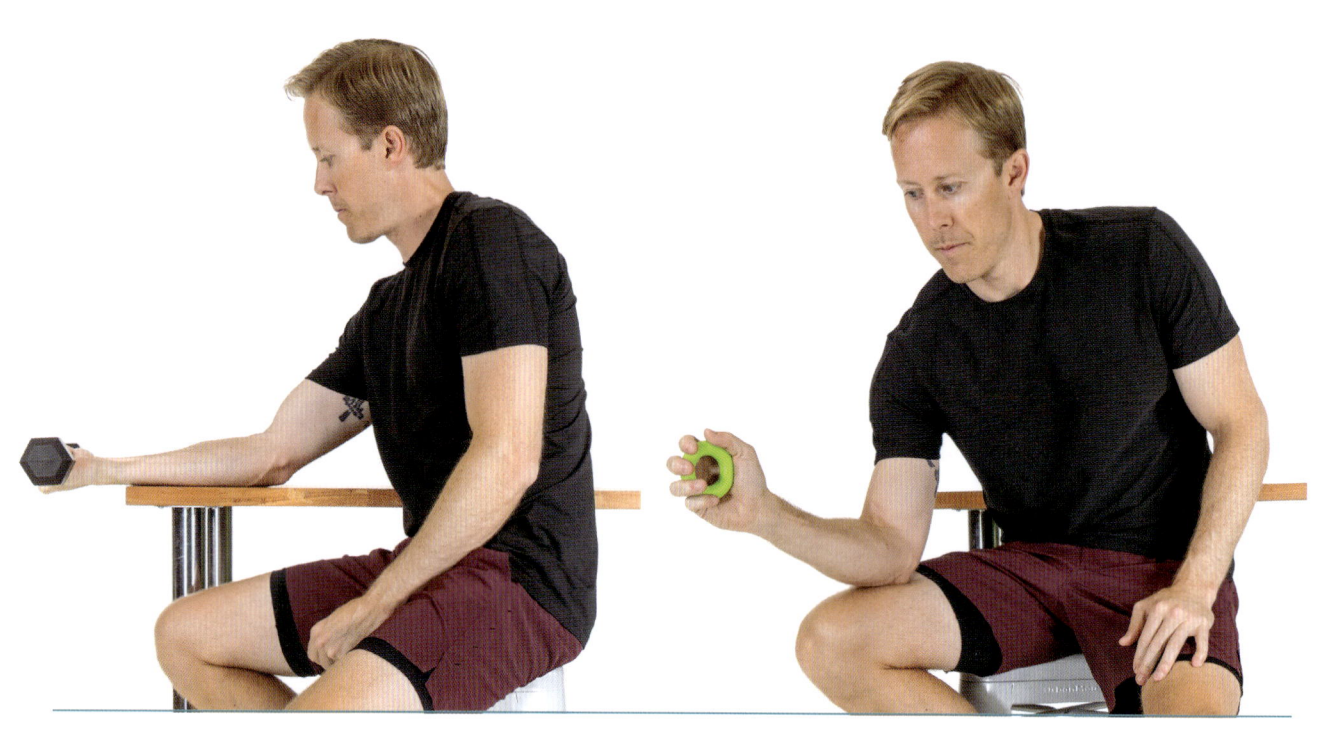

手腕屈伸活動度運動

在手臂獲得支撐的情況下,盡可能屈曲與伸展手腕,屈伸皆維持2～3秒。

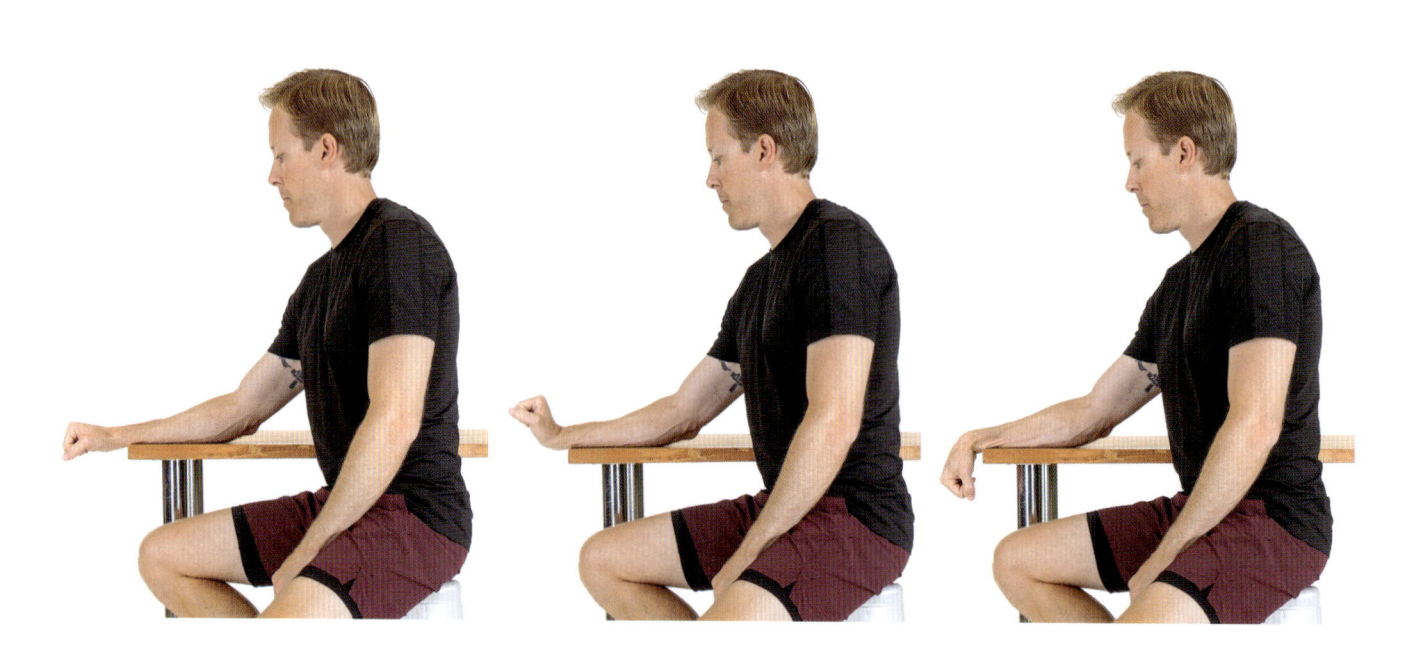

高爾夫球肘 第三階段

適用於：
- 強化屈肌肌腱與前臂肌肉
- 預防高爾夫球肘相關疼痛

指引：
- 每週做3或4天
- 做3組，每組10～15次（除非另有註明）
- 每組動作做到力竭
- 工具：啞鈴與長椅

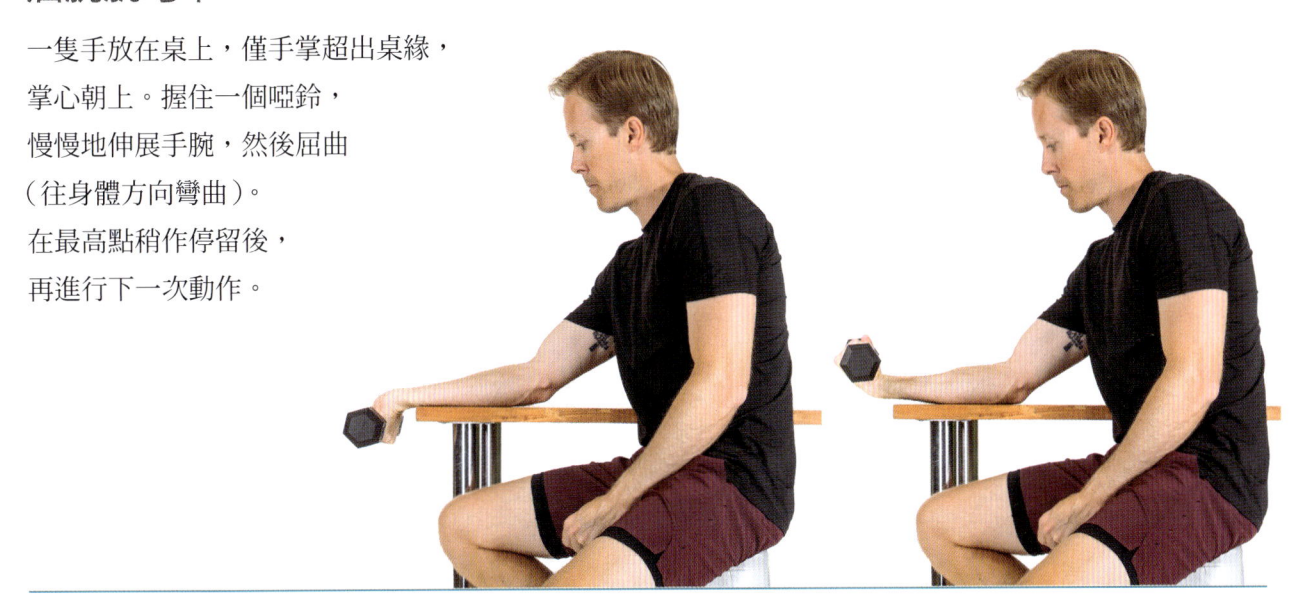

屈腕肌彎舉

一隻手放在桌上，僅手掌超出桌緣，掌心朝上。握住一個啞鈴，慢慢地伸展手腕，然後屈曲（往身體方向彎曲）。在最高點稍作停留後，再進行下一次動作。

屈腕肌彎舉

在手臂獲得支撐的情況下，握住啞鈴的一端，進行旋前與旋後轉動。手肘緊貼桌子，僅透過手腕與前臂動作，慢慢地將掌心從朝上轉成朝下的姿勢。

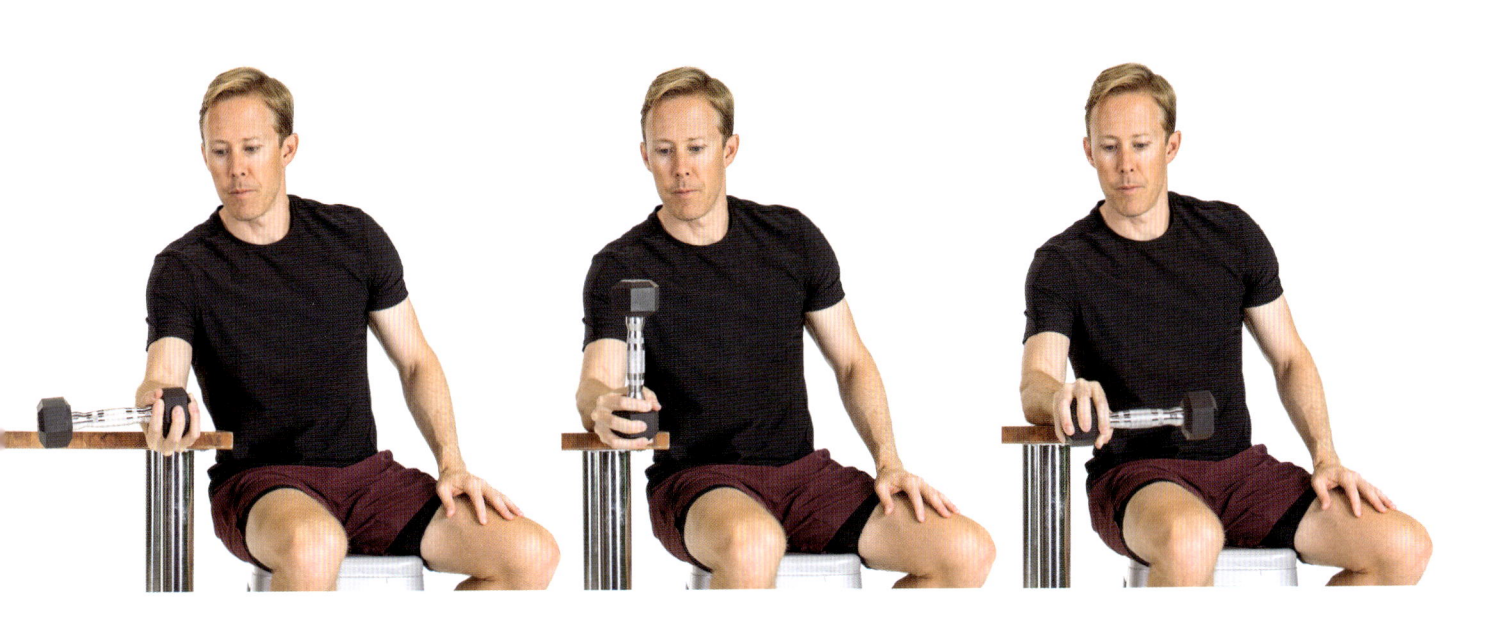

啞鈴划船

將一隻手與一邊膝蓋
放在長椅上，維持脊椎中立。
另一隻手垂放在長椅旁邊，
然後彎曲手肘，
將啞鈴拉向胸部。

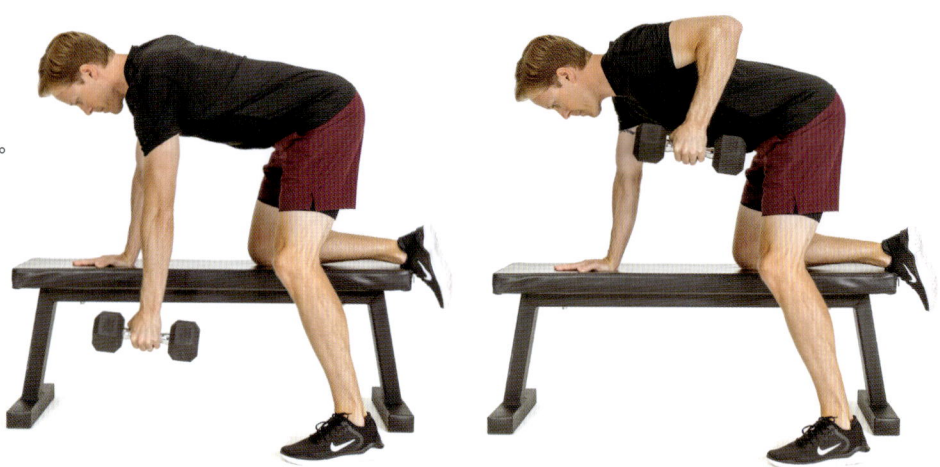

單臂反握彎舉

單手握啞鈴，放在身側，
掌心朝內。維持手肘緊靠身體，
將啞鈴舉向肩膀。
在彎舉過程中，
向上旋轉掌心朝向身體（旋後）。

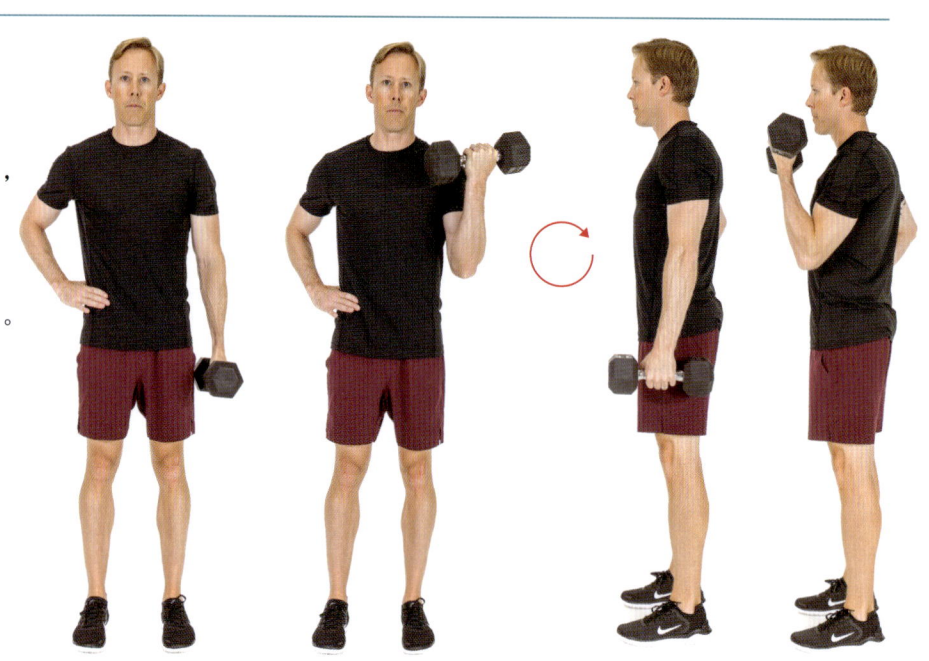

農夫走路

手持一個大重量啞鈴放在身側，
行走15～20公尺
（或20～30步），
然後轉身返回起點。
每隻手各做3次。

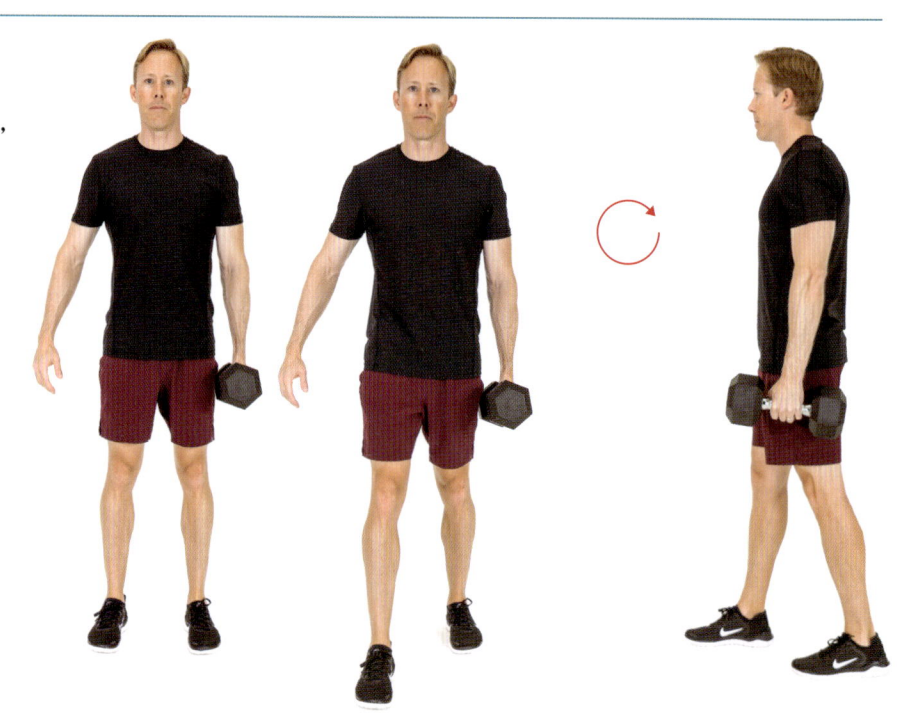

肱三頭肌肌腱病變

此方案用於治療：

- **手肘後側疼痛**

概述：肱三頭肌是一塊位於上臂後側（背面）的大肌肉，負責伸展手肘。當訓練的負荷超出肱三頭肌肌腱的承受能力時（例如過度使用或反覆施加壓力所造成的損傷），肌腱附著於手肘的止點附近就可能會受到刺激。[8]

比方說，若你進行了一項含大量波比跳的訓練，但你可能有一陣子沒做、剛接觸到這項運動、每天做波比跳導致身體已痠痛，或是訓練量超過以往……不論問題出在接觸新的壓力或整體運動量太高，肱三頭肌承受的壓力會刺激肌腱，導致手肘後側疼痛。波比跳特別容易出問題，是因為肱三頭肌會在離心負荷階段充當煞車，以減緩你身體降到地面並進入伏地挺身的速度。

任何在承受力量或負荷情況下伸展手肘的推動作，都可能造成肱三頭肌肌腱疼痛。這些過度使用造成的損傷可能源自於做太多伏地挺身、臥推，或雙槓撐體負荷太大，或是執行過頭推舉與倒立等動作。

- 肱三頭肌肌腱
- 肱三頭肌
- 肱三頭肌肌腱
- 肌腱疼痛區域

徵象與症狀：休息時鈍痛或隱隱作痛，但從事用到肱三頭肌的運動（如伏地挺身、臥推或其他針對該肌肉的推系列動作）時，手肘後側會劇痛。

加重因素：需要強力、迅速伸展手肘或收縮肱三頭肌的動作，如推的動作。

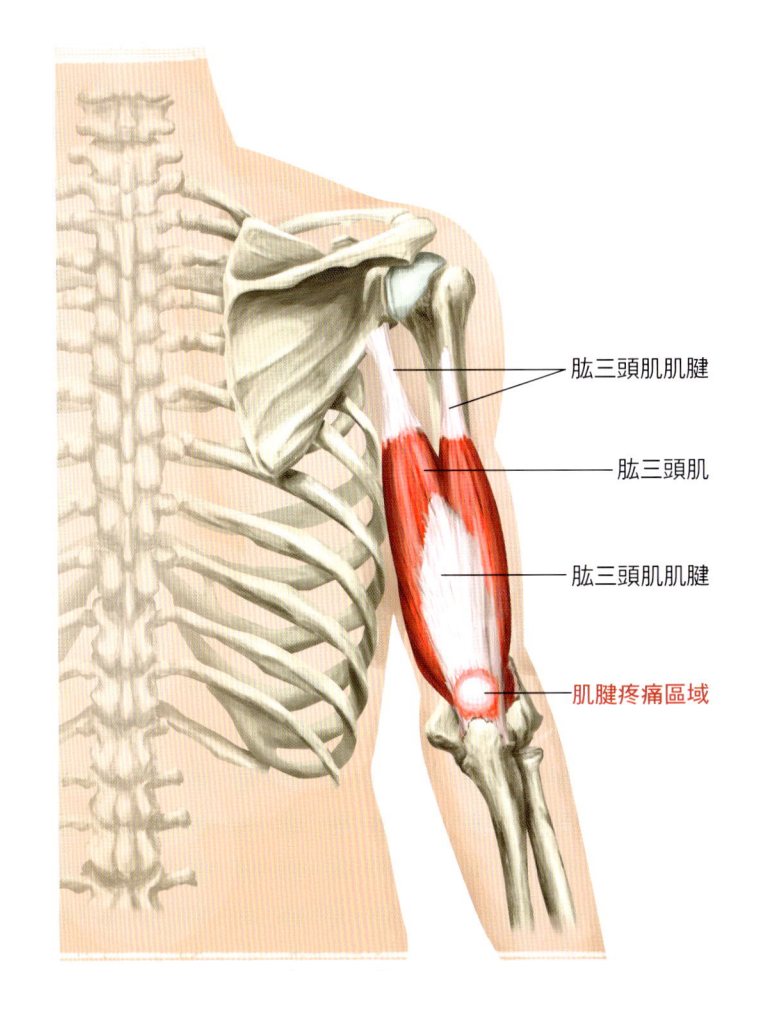

預後：調整或暫停可能加劇疼痛的活動，並執行適當復健計畫後，肱三頭肌的肌腱病變通常能在2～12週內復元。

治療策略：減少或暫停加劇疼痛的活動，並執行逐步強化肱三頭肌肌腱的物理治療之後，此病症通常能獲得改善。這涉及到慢慢地增加肌腱負荷，一開始先從事等長運動，然後是離心收縮運動，再加上大重量、緩慢及完整動作範圍的運動。

第一階段會先直接針對肱三頭肌進行鬆動，以減緩該區域的緊繃與疼痛。你可以在鬆動過程加入手肘屈曲與伸展，以動態地鬆動肌肉。復健方案也包括闊背肌鬆動術，原因是闊背肌與肱三頭肌的上方緊密相連，且兩者經常協同合作。接下來可以用木棍進行闊背肌伸展，不僅能改善闊背肌的柔軟度，也能提高胸椎活動度。手肘彎曲的程度可以超過照片示範，讓肱三頭肌伸展範圍更大。

第一階段以肱三頭肌等長運動結束，此運動旨在減輕肌腱疼痛，並以漸進、穩定控制的方式開始對肌腱施加負荷並予以強化。等長收縮能減輕肌腱疼痛，因此安排在第一階段進行。

第二階段會開始把重心放在阻力訓練，因為這種訓練經證實對肌腱病變的復健效果最佳。[6] 第一項運動是下壓離心收縮，也就是在運動的向心階段（下壓）使用健側的手輔助，然後僅靠傷側的手完成離心部分。俯立反向抬高針對肱三頭肌上方部位，肩膀必須伸展，且三頭肌的手肘部分須維持等長收縮，使其成為另一項絕佳的初步強化運動。

第二階段以單手拍肩結束。這是本書出現的第一個閉鎖鏈（雙手固定於地面）運動，也需要肱三頭肌維持等長收縮，差別是此時你必須支撐自己的部分體重。

第三階段會執行具挑戰性的肱三頭肌專門運動，重點是讓肌腱變得更強韌。此階段所有運動都會僅靠傷側的肱三頭肌完成向心與離心收縮，不能依賴健側的手協助。肱三頭肌後方伸展與下壓等運動專門針對該肌肉，而肩推、伏地挺身、臥推與彈力帶前推等其他運動也需要肱三頭肌參與。最後一項運動是板凳撐體，它帶來的挑戰通常最大，因為肱三頭肌會承受較大負荷。

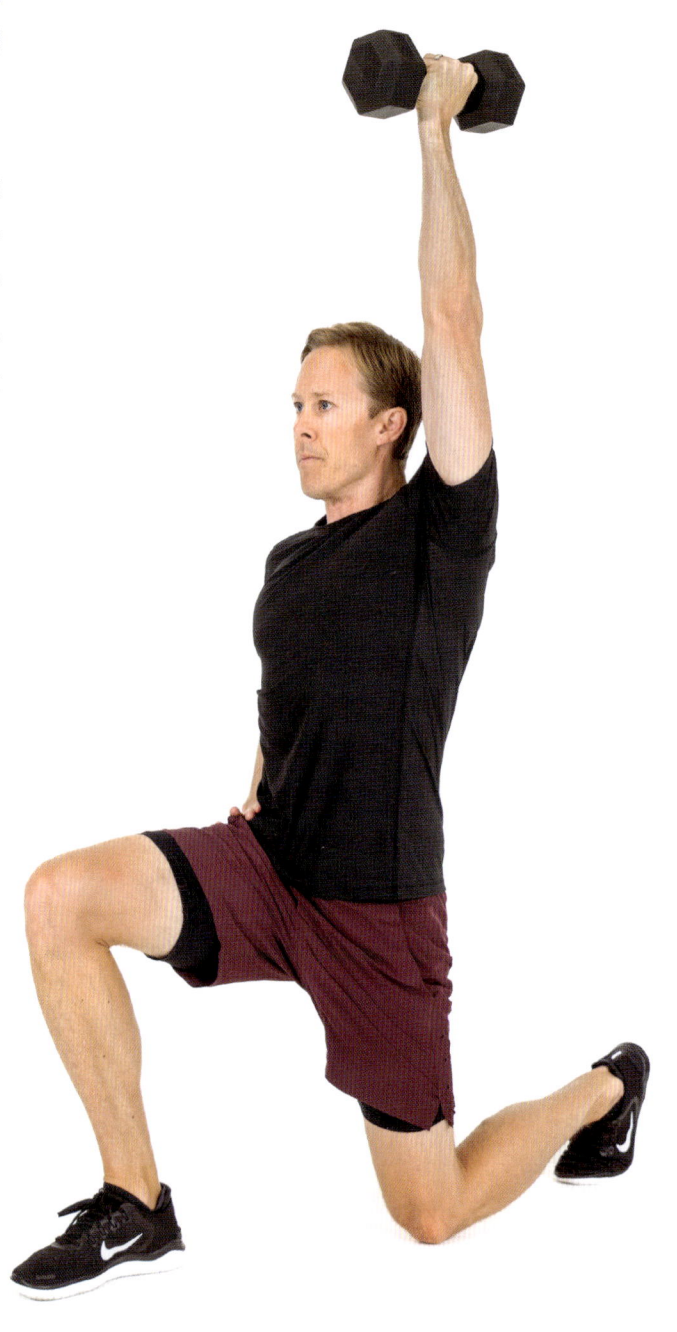

肱三頭肌肌腱病變
第一階段

適用於：
- 減輕手肘後側與肱三頭肌的疼痛
- 緩解肌肉緊繃
- 作為第二與第三階段運動的暖身

指引：
- 每天執行
- 工具：小按摩球、泡棉滾筒與木棍
- 休息時毫無疼痛，運動時疼痛不超過輕微程度（疼痛指數3／10），便能加入第二階段的運動

肘伸肌鬆動術

手臂伸直放在長椅或桌上，
將一顆小按摩球（或花生球）
放在肱三頭肌下方。從手肘後側
開始往上按摩到肩膀底部（腋下）為止。
在僵緊區域可加入動態動作，
包括彎曲、伸直與旋轉手臂。
花費1～2分鐘按摩該區域，
在壓痛點停留10～20秒。

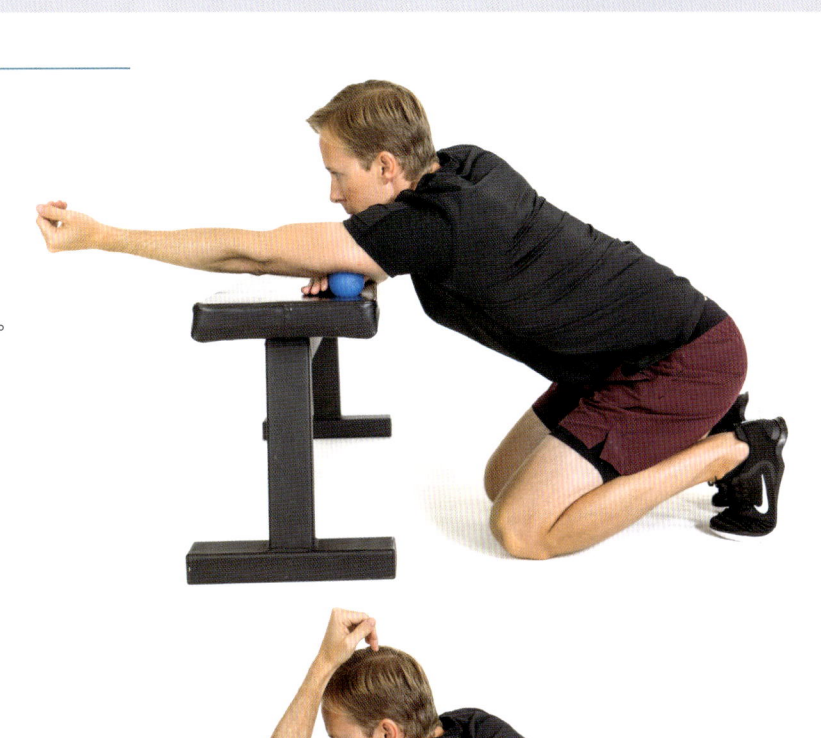

滾筒變化式

也可以改用滾筒進行鬆動。
側躺，手臂高舉過頭，
然後使用與小按摩球相同的技巧
來鬆動肱三頭肌。

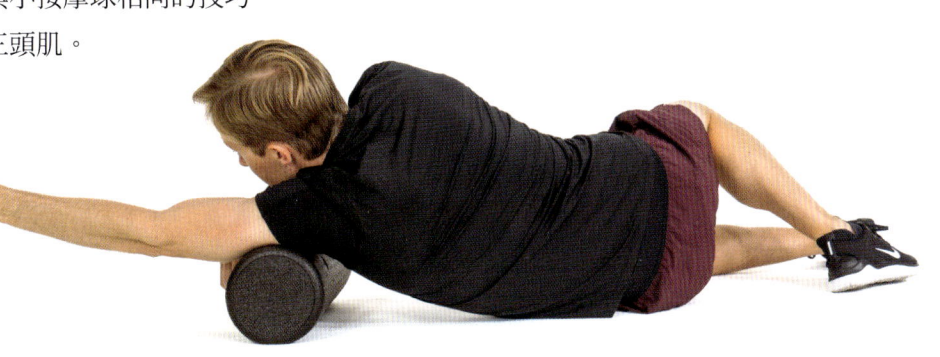

闊背肌鬆動術

將身體重量壓在滾筒上，從腋下開始往下鬆動至背部下方的闊背肌。

將手放在後腦杓好觸及更多肌肉和伸展開來，然後在緊繃部位左右滾動。花費1～2分鐘按摩該區域。

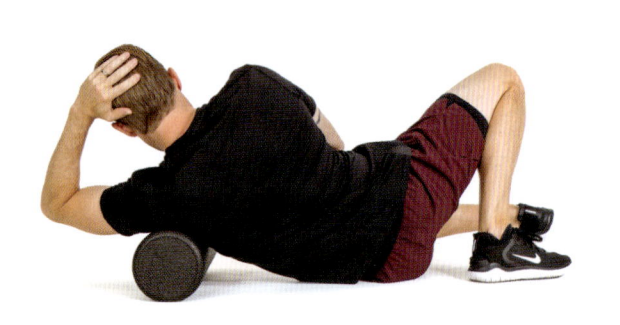

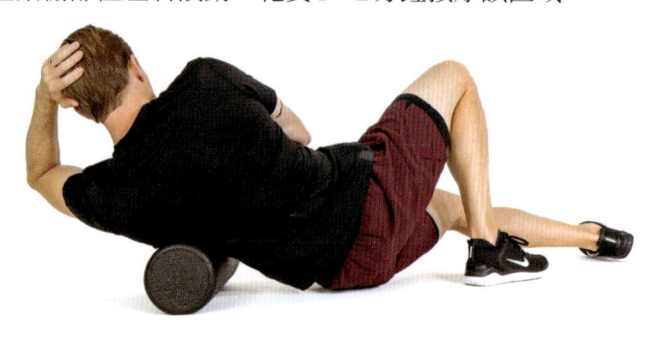

闊背肌伸展（使用木棍）

採跪姿，手握木棍，掌心朝上，手肘放在長椅或桌上。

髖部往後坐靠近腳跟，降低頭部穿過雙臂之間，以達到伸展闊背肌與肱三頭肌的效果。

此伸展動作也有助於改善胸椎伸展活動度。做3次，每次維持30～60秒。

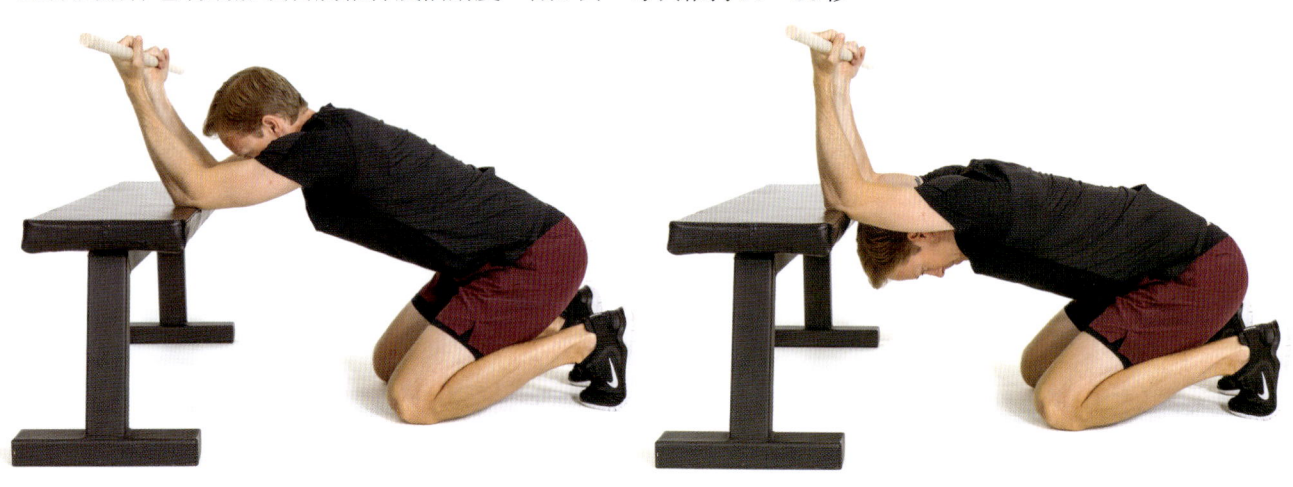

肘伸肌等長運動

採坐姿或站姿皆可，將手肘放在桌上，雙臂彎曲，然後一隻手抓住另一隻手的手腕。

以適度力量伸直手肘，抓住手腕的手則提供阻力，以維持手臂位置不變。

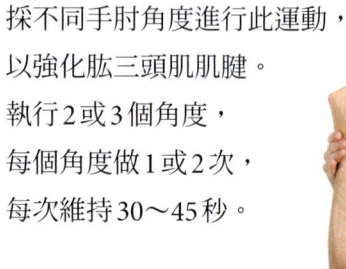

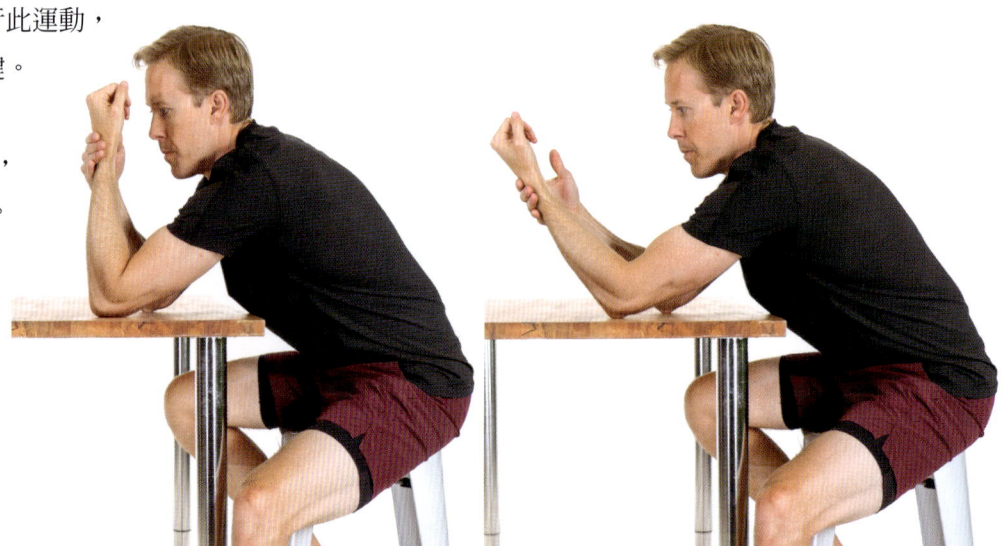

採不同手肘角度進行此運動，
以強化肱三頭肌肌腱。
執行2或3個角度，
每個角度做1或2次，
每次維持30～45秒。

肱三頭肌肌腱病變
第二階段

適用於：
- 減輕手肘後側疼痛
- 強化肘伸肌肌腱
- 作為第三階段運動的暖身

指引：
- 每天執行
- 做3組，每組10～15次
- 工具：彈力繩與啞鈴
- 做這些運動時疼痛不超過輕微程度（疼痛指數3／10），便能加入第三階段的運動

下壓離心收縮

站立或跪在深蹲架前面，
傷側手肘彎曲，
掌心朝下，握住彈力帶
或滑輪機握把。
用健側的手
將彈力帶往下拉，
傷側的手在身側伸直。

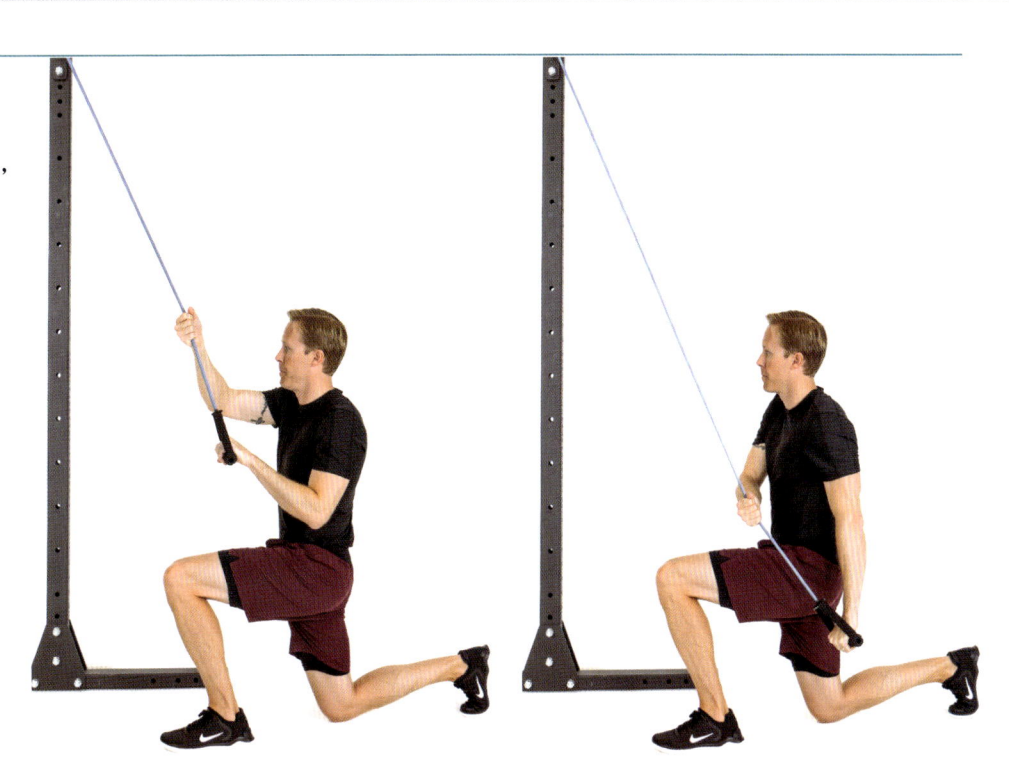

健側的手放開彈力帶，
傷側的手慢慢地
離心收縮，
以回到起始位置。

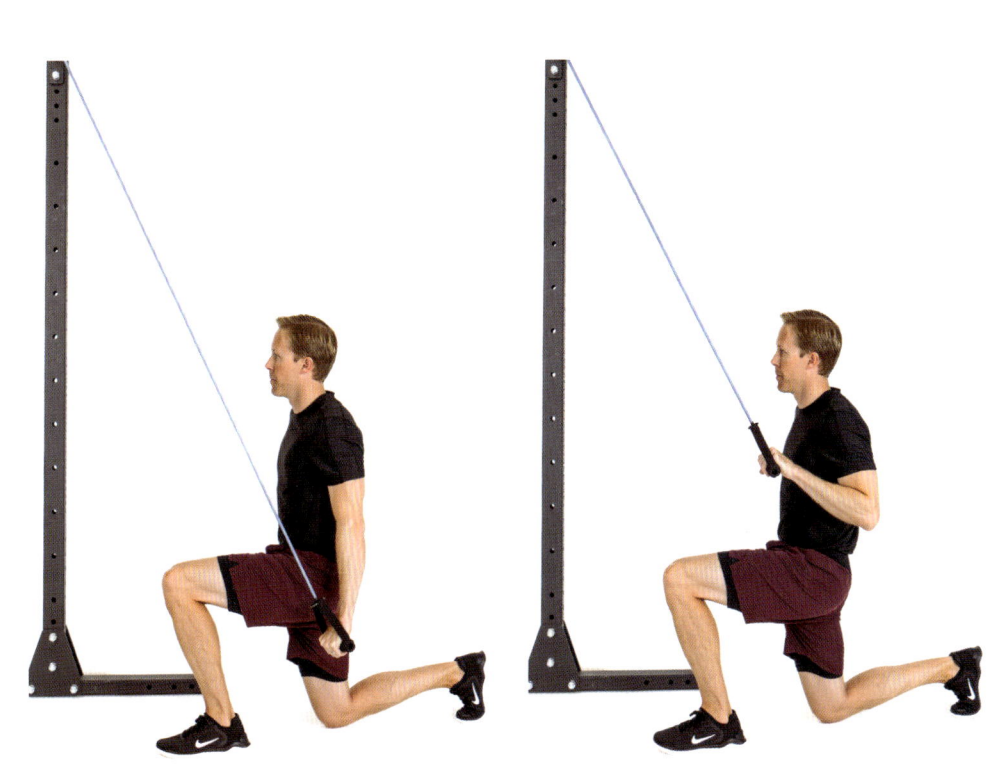

俯立反向抬高

手持啞鈴放在身體兩側，
從髖部位置進行鉸鏈式前彎，
身體前傾，同時維持脊椎中立。
雙臂緊靠身體兩側，手肘微彎（幾乎打直），
將雙臂往身體後方伸展。

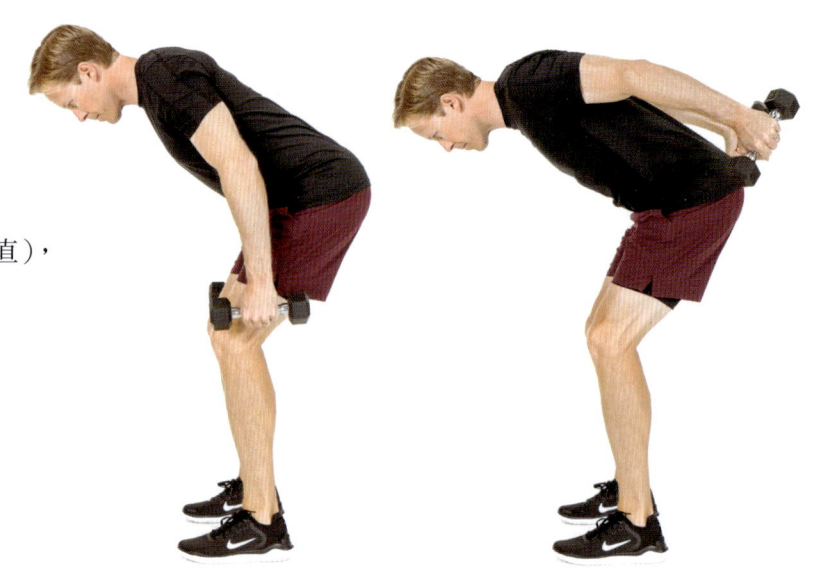

頭顱粉碎者

握住一個啞鈴，以雙手手掌內側（拇指與食指）包圍啞鈴握把，手掌托著啞鈴的一端。手臂伸直，將啞鈴置於額頭上方。慢慢地彎曲手肘，將啞鈴降至頭部上方。

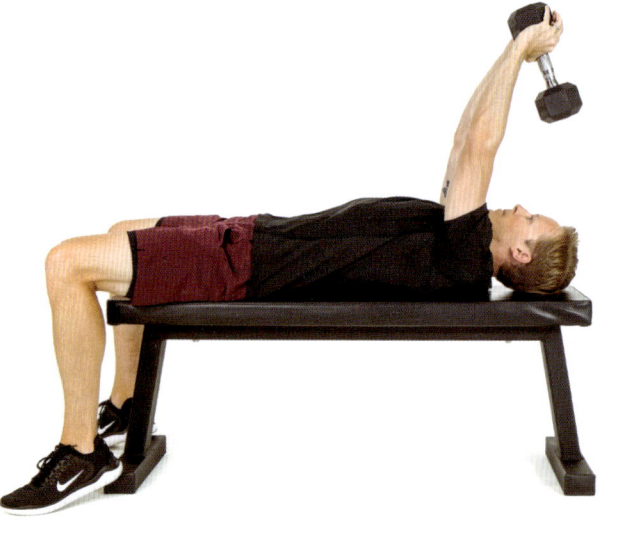

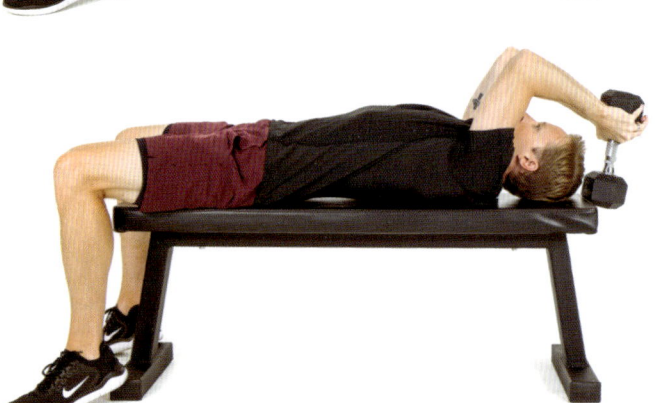

單手拍肩

採取平板支撐姿勢：雙手與肩同寬，肩膀對齊手腕，背部維持平直。將身體重心移到一側，另一側的手抬高，碰觸支撐手臂的肩膀（迅速拍打），然後返回起始位置。一邊做完立刻換另一邊，這樣算1次。

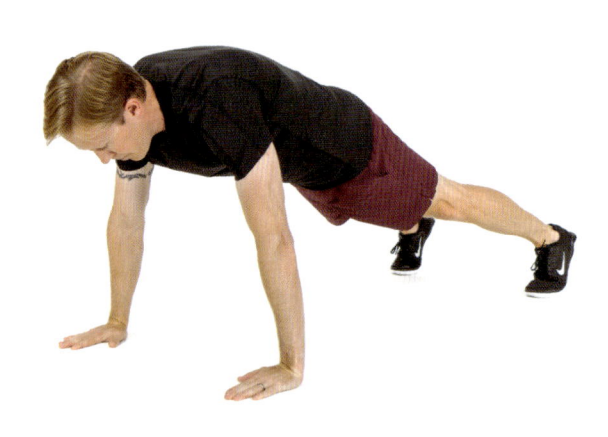

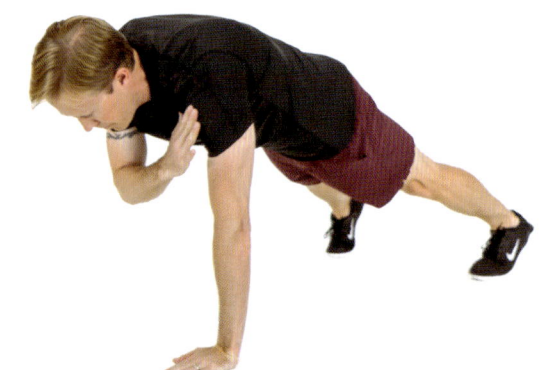

肱三頭肌肌腱病變
第三階段

適用於:
- 強化肱三頭肌、肩膀與胸肌
- 預防肱三頭肌疼痛與受傷

指引:
- 每週做3或4天
- 做3組,每組10～15次
- 每組動作做到力竭
- 增加重量或次數以提高難度
- 工具:啞鈴、長椅與彈力繩

肱三頭肌後方伸展

將一隻手與一邊膝蓋放在長椅上,維持背部平直。另一隻手握住啞鈴放在身體外側,彎曲手肘至約90度。手臂緊貼身體,伸直手肘至完全伸展的狀態。

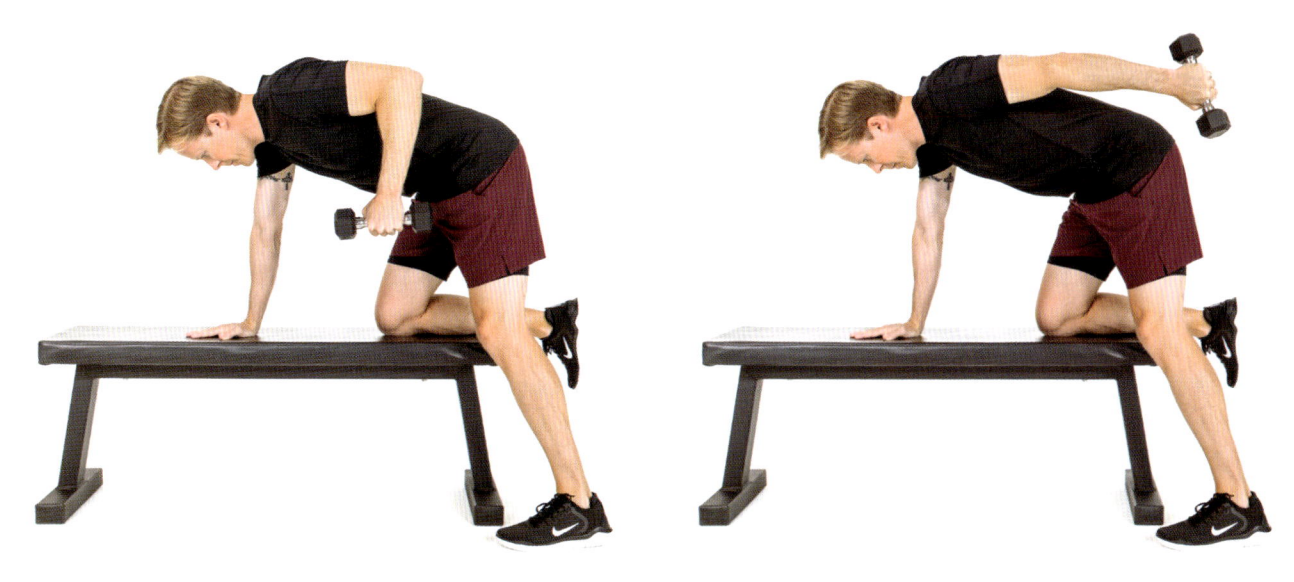

肱三頭肌下壓

採取站姿或跪姿皆可,
使用彈力帶
或滑輪機也皆可。
掌心朝下、手肘彎曲,
將手往地面推
並伸直手肘,
同時維持手臂緊貼身側。

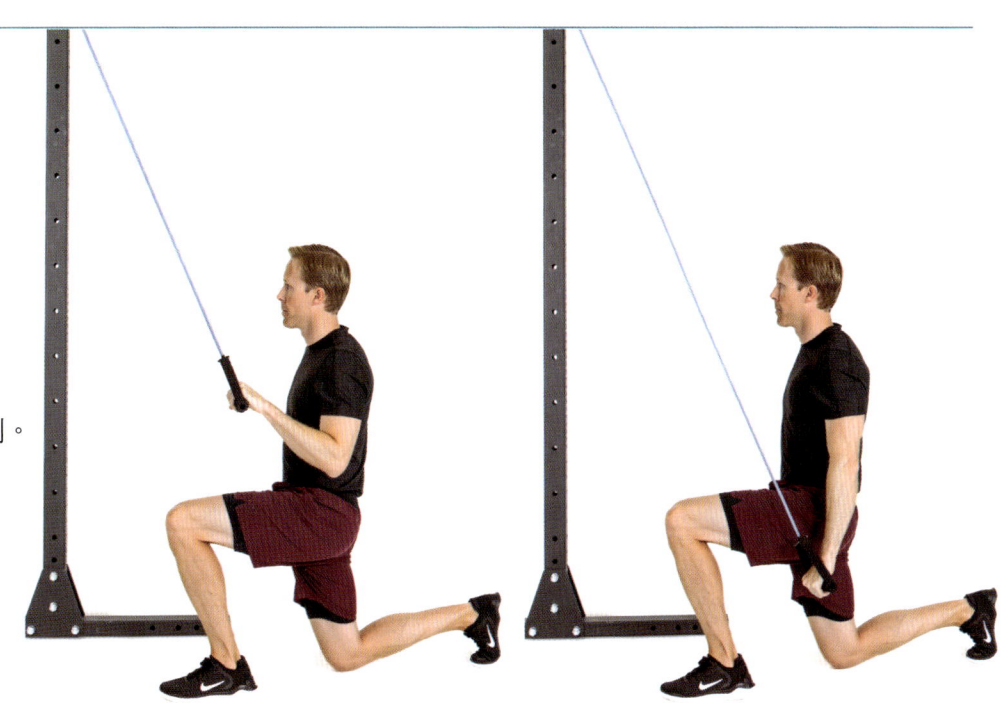

啞鈴肩推

單膝跪地，前腳脛骨與地面垂直，軀幹維持直立。
將啞鈴放在一側肩膀上，手肘靠近身體，掌心朝內。
將啞鈴往上推，直到手肘完全伸直。
在動作維持穩定控制下，慢慢地回到起始位置。

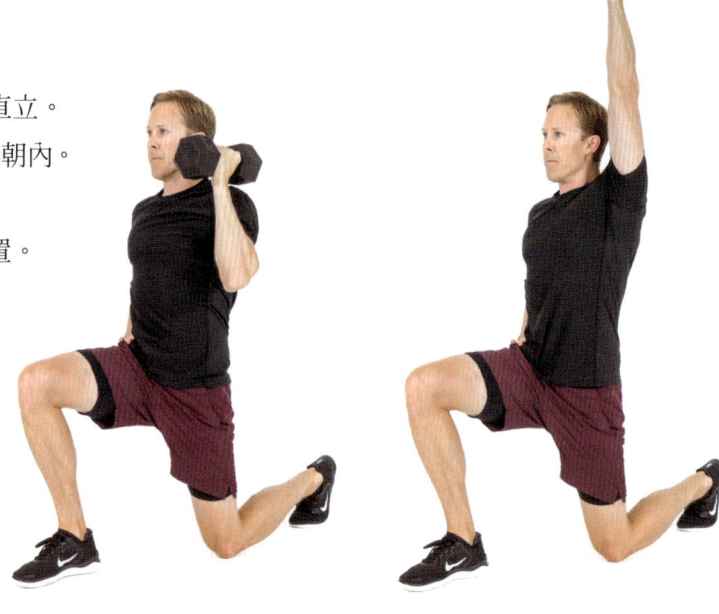

推動作（擇一）

躺椅臥推

平躺在長椅上，手拿啞鈴的位置在下胸部的上方，掌心朝向腿部。手肘與身體有點距離（約45度角），前臂打直。將啞鈴向上推時，旋轉肩膀，讓掌心在動作頂端相對。

伏地挺身

採平板支撐姿勢：雙手與肩同寬，肩膀對齊手腕，背部打平。維持手肘內收（與身體呈45度角），前臂打直、背部平直，緩慢降低胸部接近地面。反轉動作，將手肘伸直以回到起始位置。

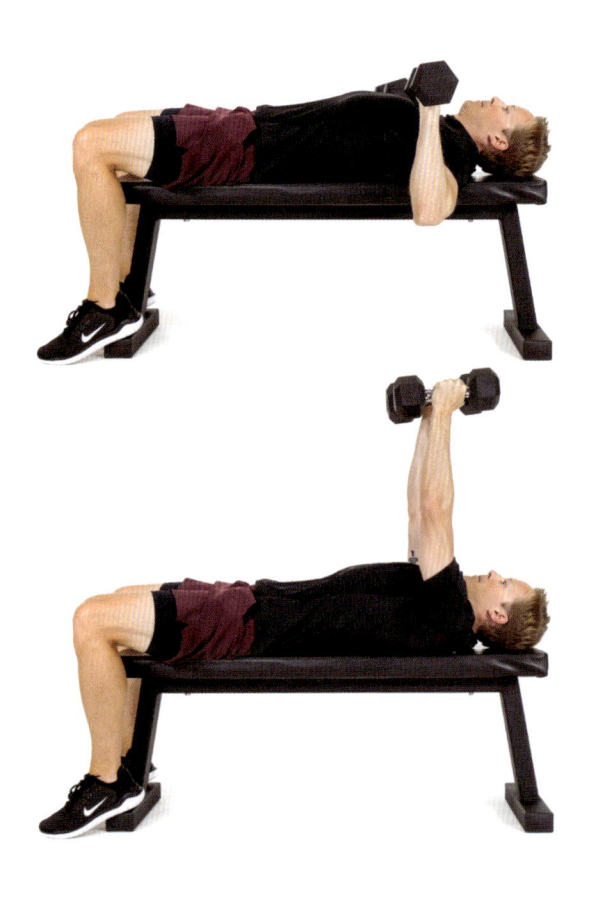

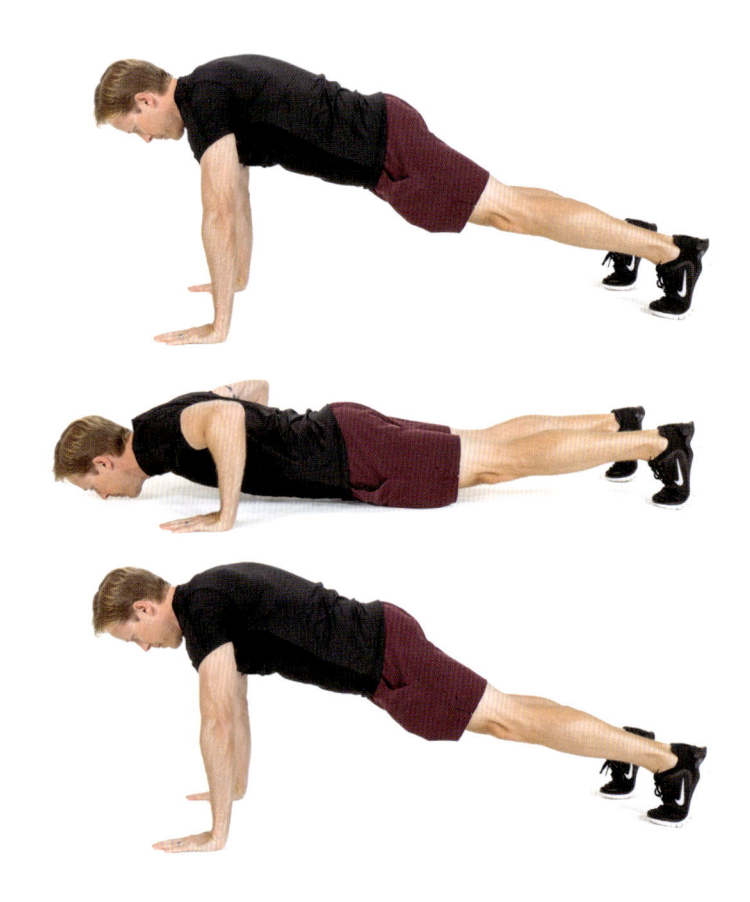

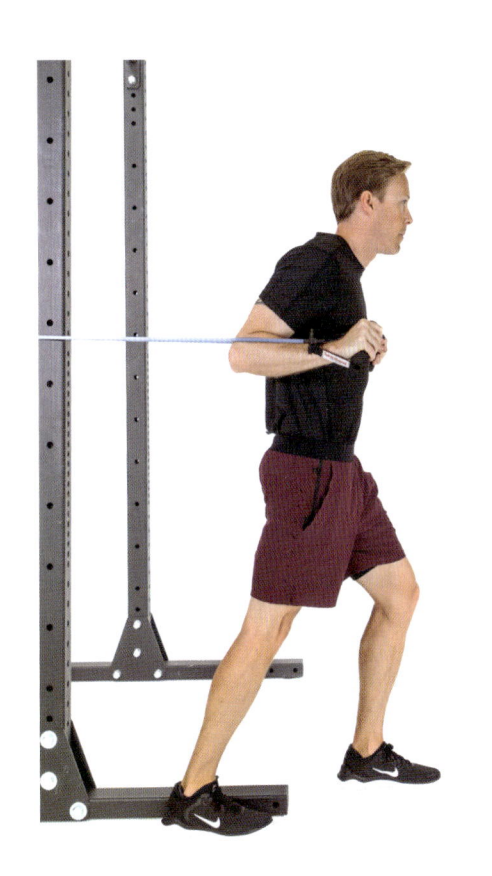

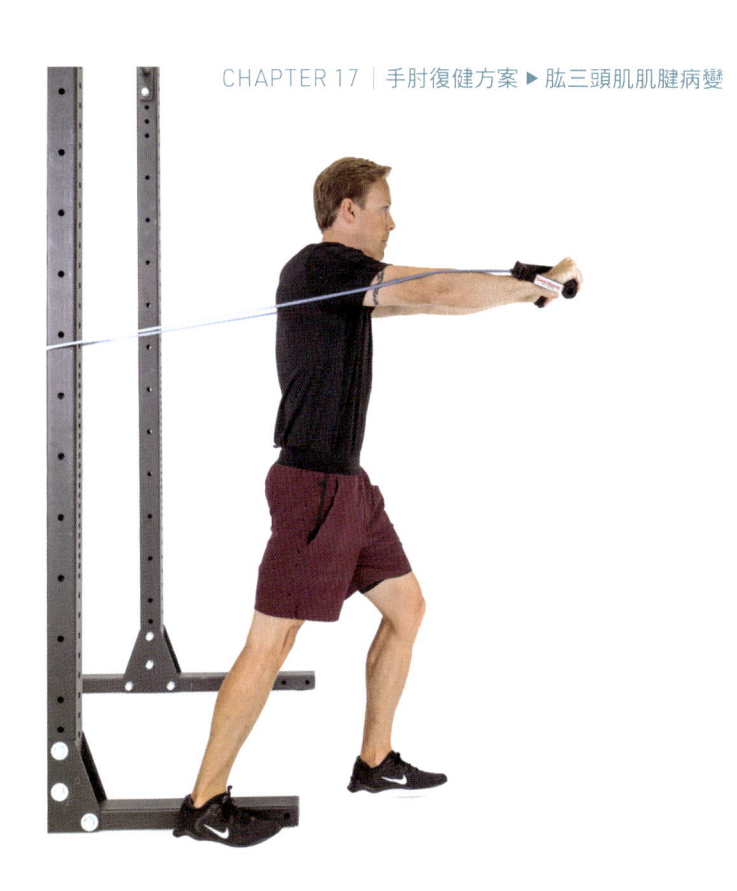

彈力帶前推

將彈力帶固定在胸部高度附近。手臂往前推。伸直手肘時,旋轉掌心朝向地面。

板凳撐體

雙手抓住長椅邊緣,維持手肘伸直。雙腳向前移動,雙腿靠攏,背部維持平直。
在不引發疼痛的前提下,緩緩降低身體,盡量到自己的極限,然後回到起始位置。
若因疼痛無法完成完整動範圍,做能力所及的範圍即可。

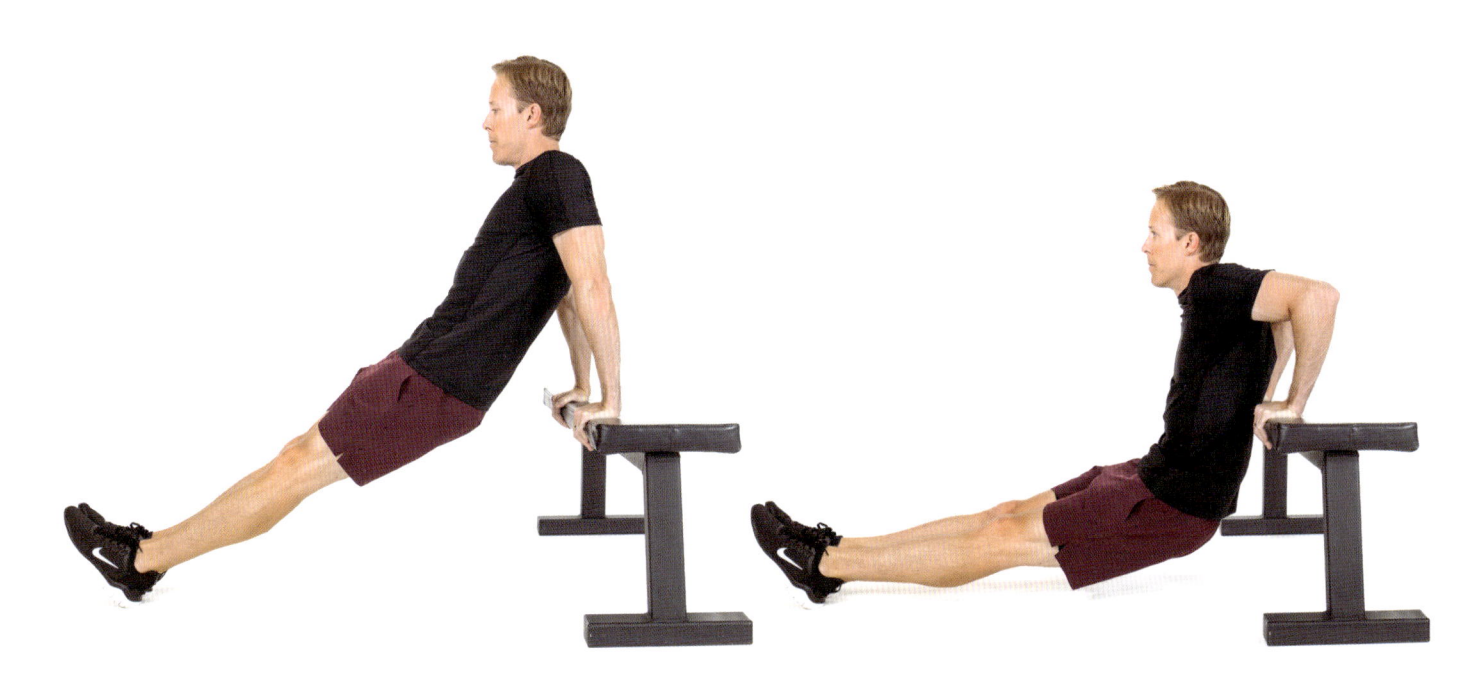

CHAPTER 18

手腕與手部復健方案
WRIST & HAND PROTOCOLS

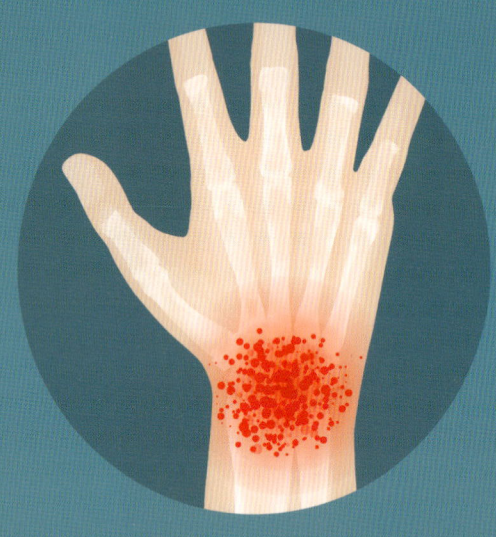

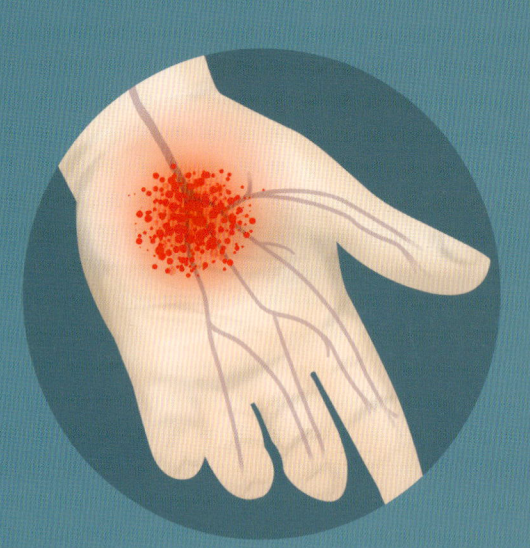

手腕疼痛
(p.257)

腕隧道症候群
(p.267)

手腕疼痛

此方案用於治療：

- 一般手腕疼痛（後、前、內與外側）
- 手腕扭傷
- 手腕骨折
- 狄奎凡氏腱鞘炎（拇指肌腱疼痛，俗稱媽媽手）

手腕扭傷

概述：手腕扭傷通常是鈍力創傷所致，例如摔倒時用手撐地導致的一系列傷害。與其他扭傷一樣，手腕扭傷屬於韌帶損傷，也就是連接骨頭與骨頭、穩定關節的結締組織結構受傷。

手腕扭傷經常伴隨骨折，骨頭出現裂痕。手腕骨頭最常裂開的地方是橈骨末端或其中一塊腕骨。扭傷與骨折可能非常疼痛，因此若你摔倒而手腕受傷疼痛或變形，請立刻就醫並接受X光檢查。如果手腕骨折，醫生可能會打上石膏或裝上夾板，甚至打骨釘以固定骨頭。若延誤就醫，可能會永遠失去手腕部分動作範圍。

扭傷與骨折的復健運動方案基本上是一樣的，差別僅在於開始復健方案的時間。如果是扭傷，急性疼痛期結束就可以開始復健。至於骨折的話，你應該優先進行物理治療師建議的復健運動，因為這些運動專門針對你的骨折類型設計。比方說，打骨釘的手術與僅打石膏的復健方案可能不太一樣。在你完成治療師規定的復健後（或是假如你無法接受物理治療），本方案裡的運動應該能幫上你的忙。

徵象與症狀：典型症狀包括劇痛（特別是會讓受傷韌帶承受壓力的動作）、腫脹與無力（無法抓握或撿拾物品）。

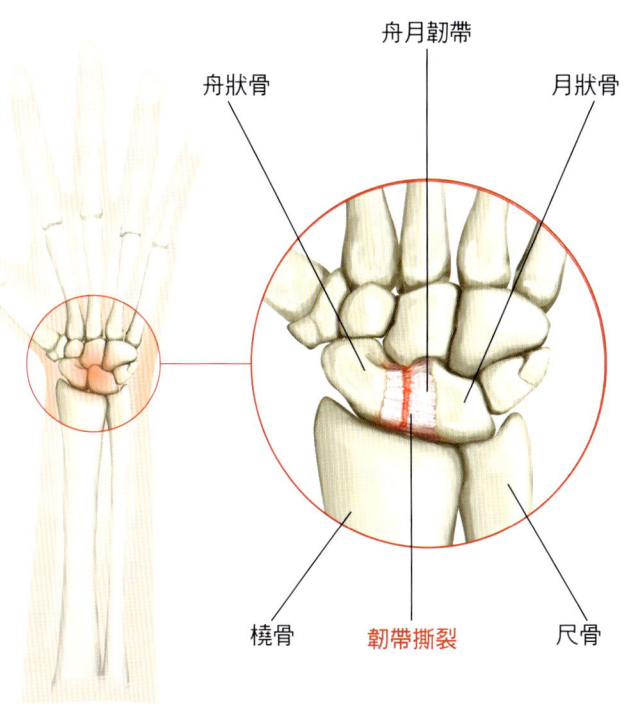

加重因素：活動手腕做出屈曲、伸展與旋轉動作，以及撿起或擠壓物品。

預後：首先，骨折的狀況需排除在外，因為這會影響癒合時間。髮絲狀骨折通常需要6～8週才能癒合。大多數的手腕扭傷會在2～12週內復元，具體時間取決於損傷嚴重程度。

治療策略：物理治療對於多數手腕疼痛（包括扭傷）的效果絕佳，治療通常包括暫時使用護具（若傷勢嚴重）、逐步增加活動度與強化訓練。

1 第一階段的重點在於緩解屈腕肌與伸腕肌的緊繃與疼痛，並恢復各個動作平面的關節活動度。軟組織鬆動術能夠減輕疼痛與僵緊，因為這些前臂肌肉與手腕及手指相連，且負責移動這些關節。第一階段的主動活動度運動不僅有助於減輕疼痛，也能確保你在癒合過程不會面臨動作範圍減損。你也可以用健側的手協助伸展傷側的手腕。請了解受傷部位需要時間恢復，且在不引發疼痛的前提下盡可能活動。如果你在身體癒合的過程中持之以恆地練習，應該可以逐漸恢復動作範圍。

2 第二階段會進行屈腕肌與伸腕肌伸展，這些部位在第一階段也曾進行鬆動。這些伸展運動不僅能夠改善活動度，還可以減輕前臂與手腕的疼痛與僵緊。接下來會開始執行循序漸進的強化運動，包括屈腕肌與伸腕肌等長收縮，以及屈指肌運動（握力訓練）與伸指肌運動。這些運動使用低負荷，以免加劇正在癒合的組織症狀，同時幫助你為第三階段更具挑戰性的強化運動做好準備。

3 第三階段著重於恢復手腕肌肉與肌腱的力量，並讓整個手腕與手部更有韌性。你將再做一次第一階段的所有動作，但這一次加入阻力，可以強化手腕的主要肌肉並降低再次受傷的機率。

手腕扭傷與骨折的治療策略有何差別？

扭傷與骨折的嚴重程度可分為三級，但兩者的復健方案各階段非常類似。對於手腕扭傷或術後髮絲狀骨折，你可能需要穿戴夾板護具，直到能夠開始第一階段訓練。不論是什麼情況，本方案都能發揮效果。

扭傷與骨折的最大差別是關節動作範圍縮減的風險。關節在骨折癒合的過程中會變得僵緊，因此你可能需要進行被動動作伸展（詳見第一與第二階段）。請了解自己正常的動作範圍，這通常可透過檢查未受傷手腕的彎曲程度來確定。若受傷手腕的動作範圍明顯縮減，你可能需要伸展關節囊、結締組織與疤痕組織。

如果是扭傷，你可能不需要做這些伸展。重點應該是以主動動作維持動作範圍，並針對控制關節的肌肉進行強化訓練，而不是強力伸展。就算是嚴重扭傷（二級或三級扭傷），或是不必開刀的骨折，你也不能長時間維持不動。如果扭傷很嚴重，可以使用夾板一或兩週，待症狀緩解後再展開第一階段訓練。

與骨折不同的是，你應該讓扭傷的結締組織在癒合過程中稍微僵緊，這有助於重新穩定關節。許多人會想要整天大部分時間都配戴護具，直到執行第一階段活動度運動才取下，但要小心，不要讓手腕完全僵緊，因為可能會發展成攣縮，也就是手腕無法活動的情況。

若你的狀況是髮絲狀骨折，請找醫生尋求建議。但如果是嚴重扭傷，可以考慮使用護具一或兩週（若你覺得日常活動會刺激受傷部位並影響癒合速度時，特別適合使用護具），並在一天之中不時地脫掉護具進行第一階段運動。這也適用於剛做完手術的情況，但務必與醫生及物理治療師合作，以確保復健運動符合你的需求。

狄奎凡氏腱鞘炎
（拇指肌腱疼痛）

概述：狄奎凡氏腱鞘炎指的是包覆在拇指部分肌腱外圍的腱鞘（特別是外展拇長肌與伸拇短肌）受到刺激，導致手腕側邊、接近拇指底部的地方產生疼痛。並不是所有肌腱都有腱鞘，但有腱鞘的肌腱在反覆使用之下可能產生發炎。以狄奎凡氏腱鞘炎來說，不斷發送簡訊與打字可能引發症狀。

徵象與症狀：此狀況通常在手腕側邊接近拇指底部的地方產生鈍痛與隱隱作痛。當手腕與手部執行能引發疼痛的動作與姿勢（例如將手腕彎向側邊）時，疼痛可能變成劇痛。

加重因素：過度使用外展拇肌與伸拇肌的活動，例如抱孩子、打電玩、發簡訊、從事園藝活動與球拍運動等。

預後：調整或暫停加劇疼痛的行為，並遵循復健計畫之後，大部分的狄奎凡氏腱鞘炎可以在4～6週內復元。

治療策略：透過保守治療策略，患者通常就能完全復元。保守治療策略包括避免從事會加劇疼痛的活動（可能需要休息與使用護具），以及執行有助於肌腱與腱鞘移動得更順暢的復健運動。如果情況嚴重，注射類固醇藥物或麻醉可以減輕疼痛。此病症很少會動手術治療，手術會切開腱鞘以便恢復正常滑動，通常僅在疼痛無法控制，或是復健與其他療法效果不佳時才會考慮開刀。

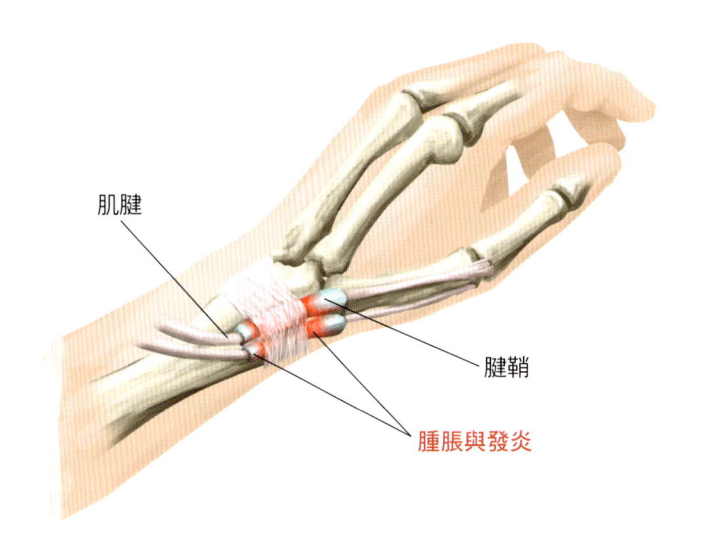

肌腱

腱鞘

腫脹與發炎

1 第一階段首先會執行屈腕肌與伸腕肌的軟組織鬆動術。這些鬆動術（特別是伸腕肌）有助於放鬆經過前臂區域的外展拇肌與伸拇肌。第一階段的手腕活動度運動也能幫助拇指肌腱移動與伸展，進而減輕疼痛並促進癒合。尺側偏移動作專門針對患有狄奎凡氏腱鞘炎的拇指肌腱，因此請緩慢地執行動作，並在不引發疼痛的前提下盡可能移動到極限。

2 第二階段會伸展手腕與手指的伸肌與屈肌，其中一部分涉及到拇指肌腱，特別是伸展伸肌時。第二階段也涵蓋多項手腕與手指強化運動，其中最重要的是伸指肌阻力訓練，因為它涉及到伸拇肌與外展拇肌。

3 第三階段會針對所有可能的手腕動作進行強化。雖然這些運動主要針對的是手腕肌肉，但拇指肌腱也需要配合移動與滑動，而強壯的手部與手腕有助於降低拇指日後損傷的機率。除了手腕運動外，我建議繼續進行第二階段的手指伸展強化運動，以及第一階段中有發揮效用的活動度運動。

手腕疼痛
第一階段

適用於：
- 減輕手腕疼痛
- 緩解肌肉緊繃
- 改善手腕與前臂的活動度
- 作為第二與第三階段運動的暖身

指引：
- 每天執行
- 工具：小按摩球
- 休息時毫無疼痛，運動時疼痛不超過輕微程度（疼痛指數3／10），便能加入第二階段的運動

軟組織鬆動術
▶ 每個區域花費1～2分鐘
▶ 兩側皆須進行
▶ 在壓痛點停留10～20秒

屈腕肌鬆動術

將手臂伸直放在長椅或桌上，掌心朝上。用小按摩球按壓前臂屈肌（前臂底端與手肘連接的地方），並按摩附近區域。可加入動態動作，方法是伸展手腕，並同時用球穩定施壓

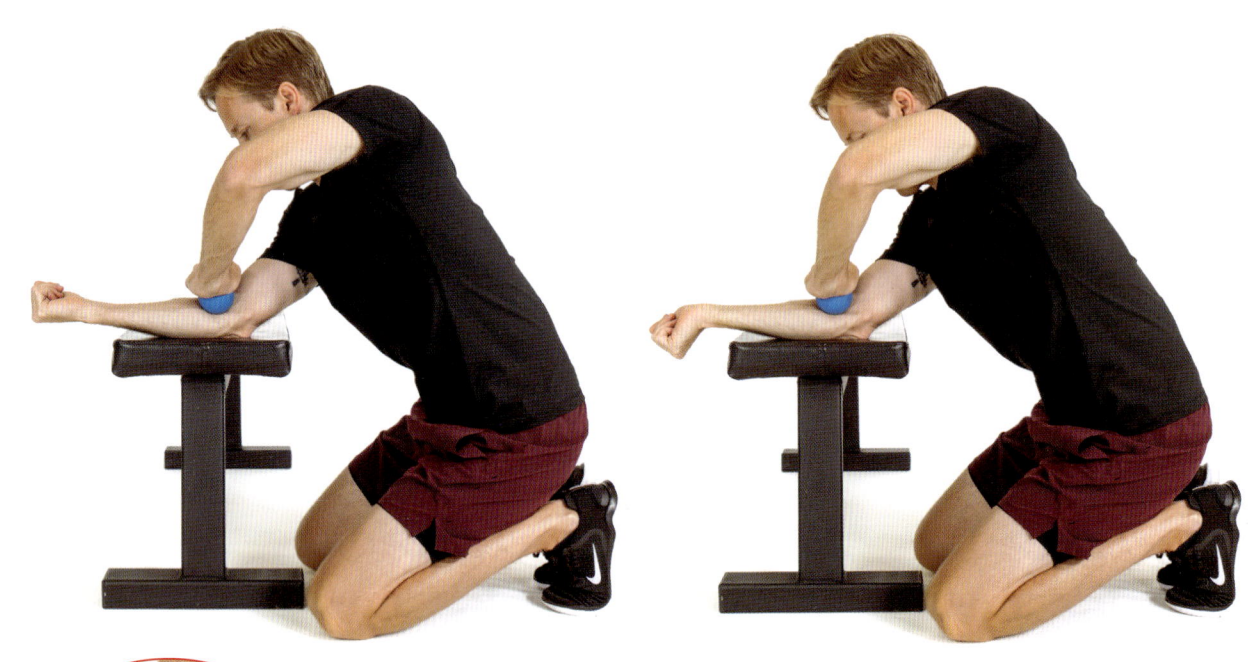

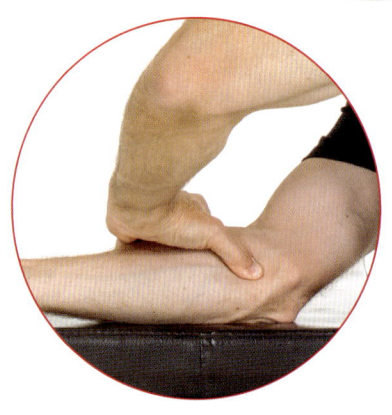

徒手變化式

徒手變化式運用的技巧相同，但不是用球施壓，而是用大拇指與手掌。

CHAPTER 18 | 手腕與手部復健方案 ▶ 手腕疼痛

伸腕肌鬆動術

將手臂伸直放在長椅或桌上，
掌心朝下。用小按摩球
按壓前臂伸腕肌
（前臂上端與手肘連接
的地方），並按摩附近區域。
可加入動態動作，
方法是彎曲手腕，
並同時用球穩定施壓。

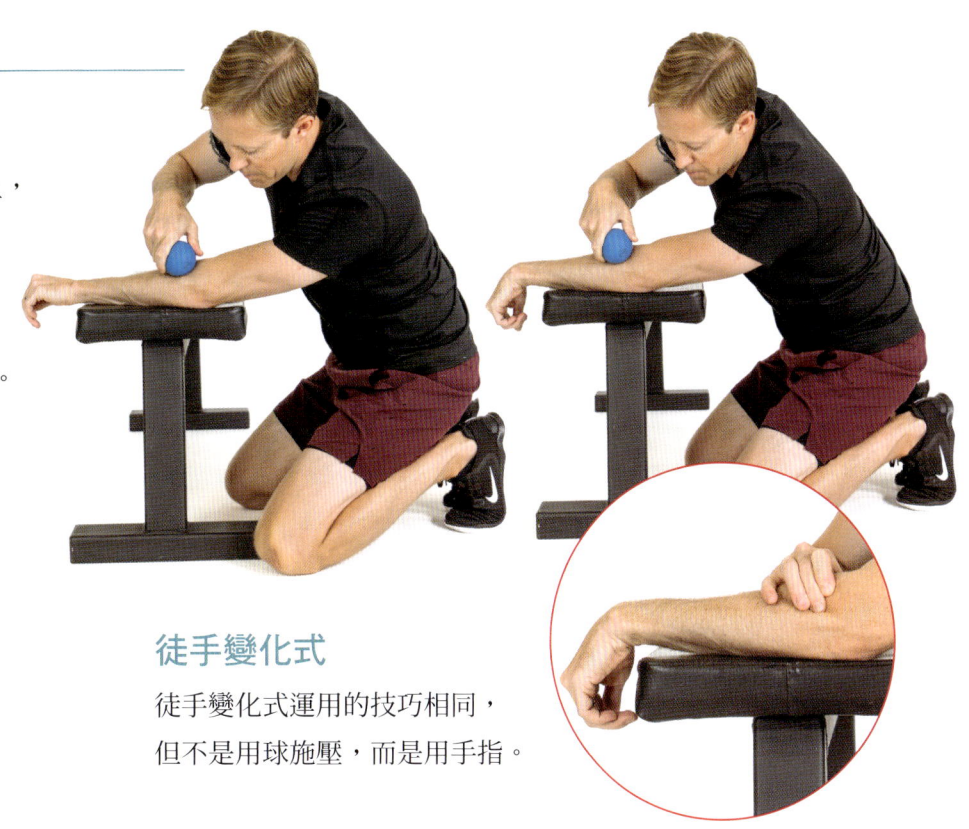

徒手變化式

徒手變化式運用的技巧相同，
但不是用球施壓，而是用手指。

活動度運動

- 做3組，每組10～15次
- 疼痛不超過輕微程度的前提下，盡可能地移動到極限
- 在動作範圍終端停留2～3秒
- 如果你有拉傷或扭傷，伸展（維持在動作終端）時要特別小心，因為可能會加劇症狀。

前臂旋前與旋後

單手放在桌上，手掌打開，盡量將前臂
往各個方向旋轉到極限。先將手掌朝上，
再往下轉，僅使用手腕與前臂。
一旦達到動作終端，可用另一隻手加強伸展，
停留2～3秒後，再往反方向旋轉。

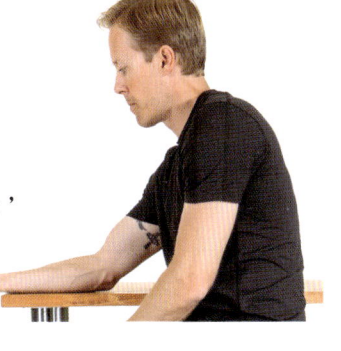

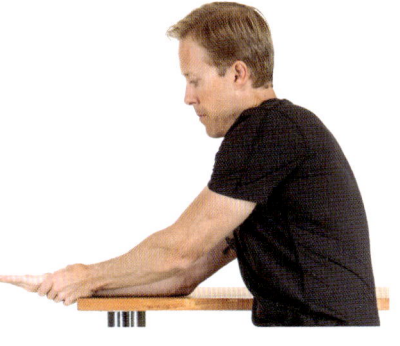

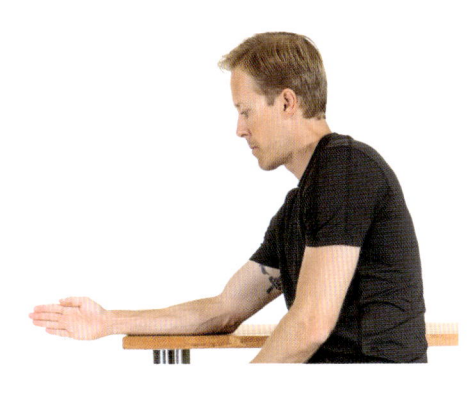

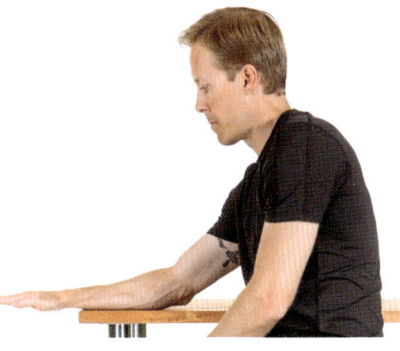

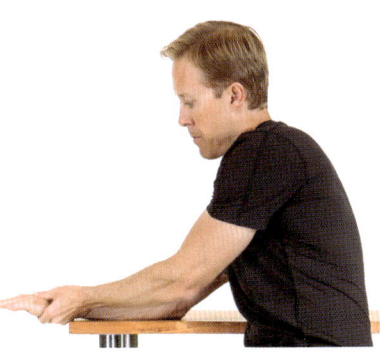

261

手腕屈伸活動度運動

單手握拳，盡可能伸展手腕。達到動作終端時，可用另一隻手協助增加活動範圍，並在伸展狀態下停留2～3秒。

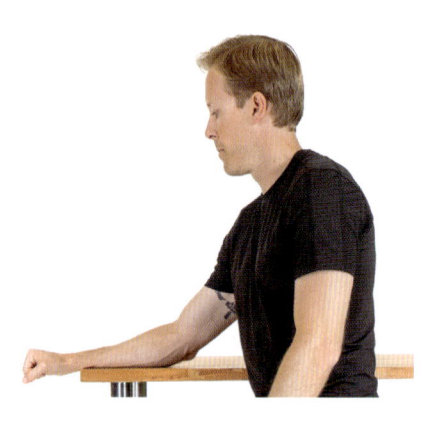

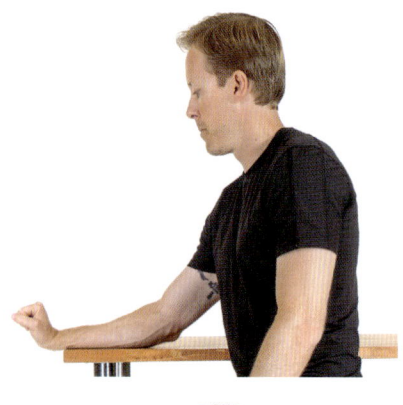

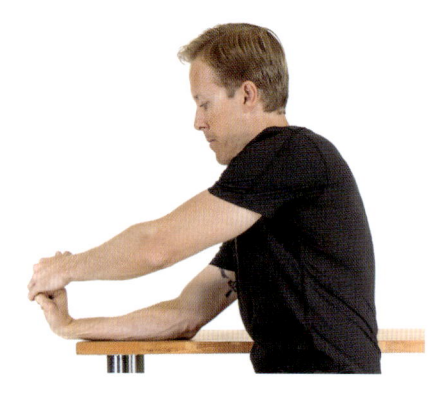

伸展手腕完成後，盡可能彎曲或屈曲手腕。
達到動作終端時，
同樣可用另一隻手協助增加活動範圍，
並在屈曲狀態下停留2～3秒。

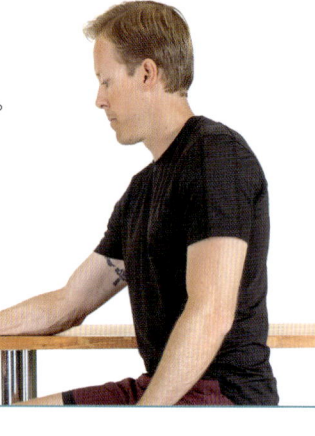

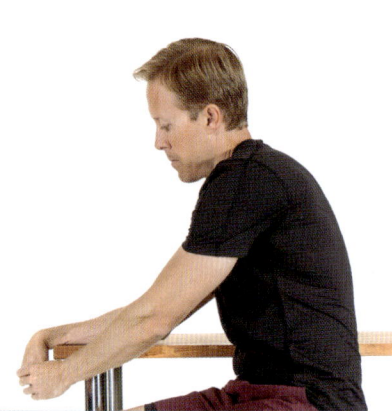

手腕尺側偏移與橈側偏移活動度運動

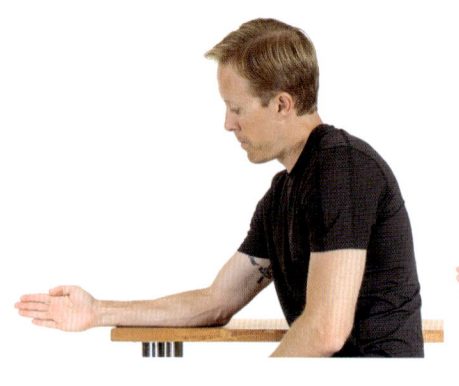

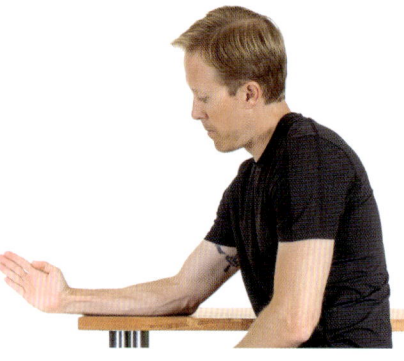

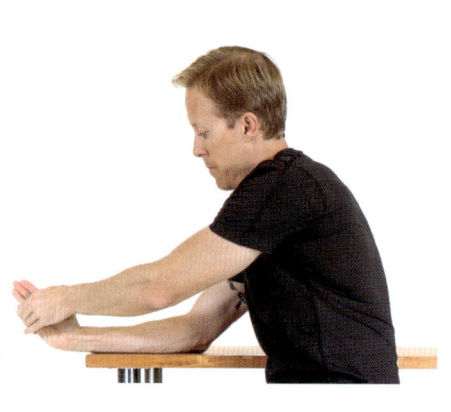

手掌打開，拇指朝上，手腕上下移動
到終端位置。達到動作終端時，
可用另一隻手握住並增加伸展範圍，
在這兩個終端位置停留2～3秒。

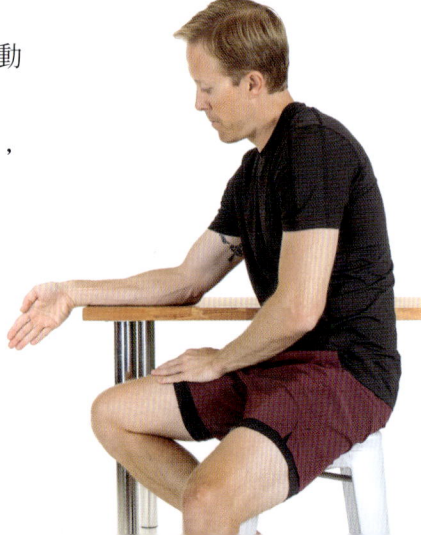

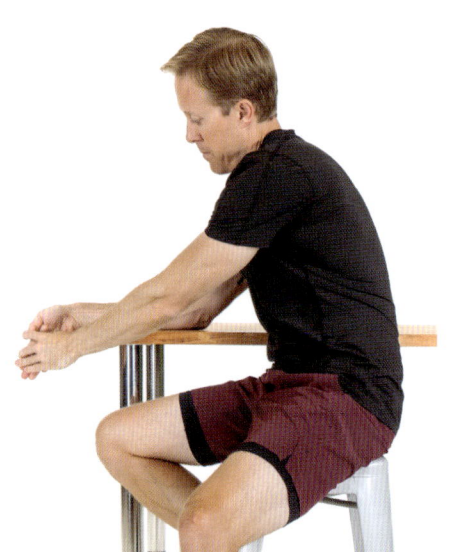

手腕疼痛 第二階段

適用於：
- 減輕手腕疼痛
- 改善前臂肌肉的柔軟度
- 初步強化手腕與手指
- 作為第三階段運動的暖身

指引：
- 每天執行
- 工具：啞鈴、握力訓練器與手指訓練器
- 做這些運動時疼痛不超過輕微程度（疼痛指數3／10），便能加入第三階段的運動

屈腕肌伸展

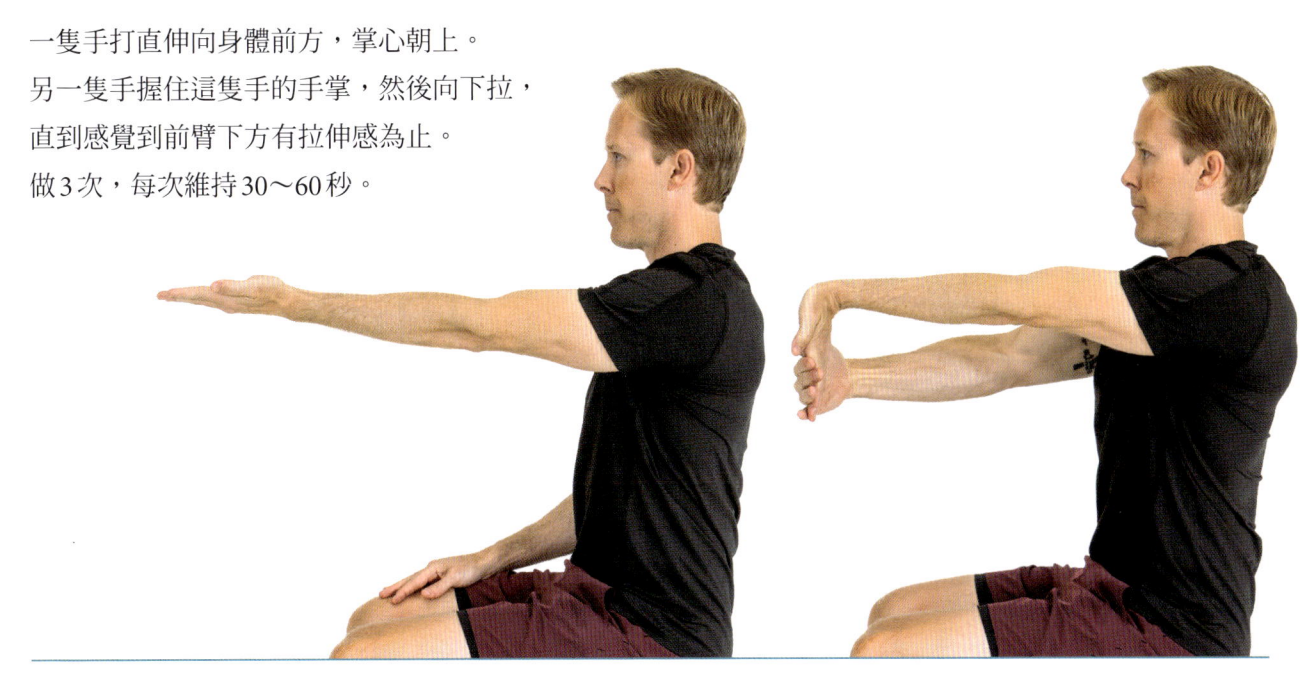

一隻手打直伸向身體前方，掌心朝上。
另一隻手握住這隻手的手掌，然後向下拉，
直到感覺到前臂下方有拉伸感為止。
做3次，每次維持30～60秒。

伸腕肌伸展

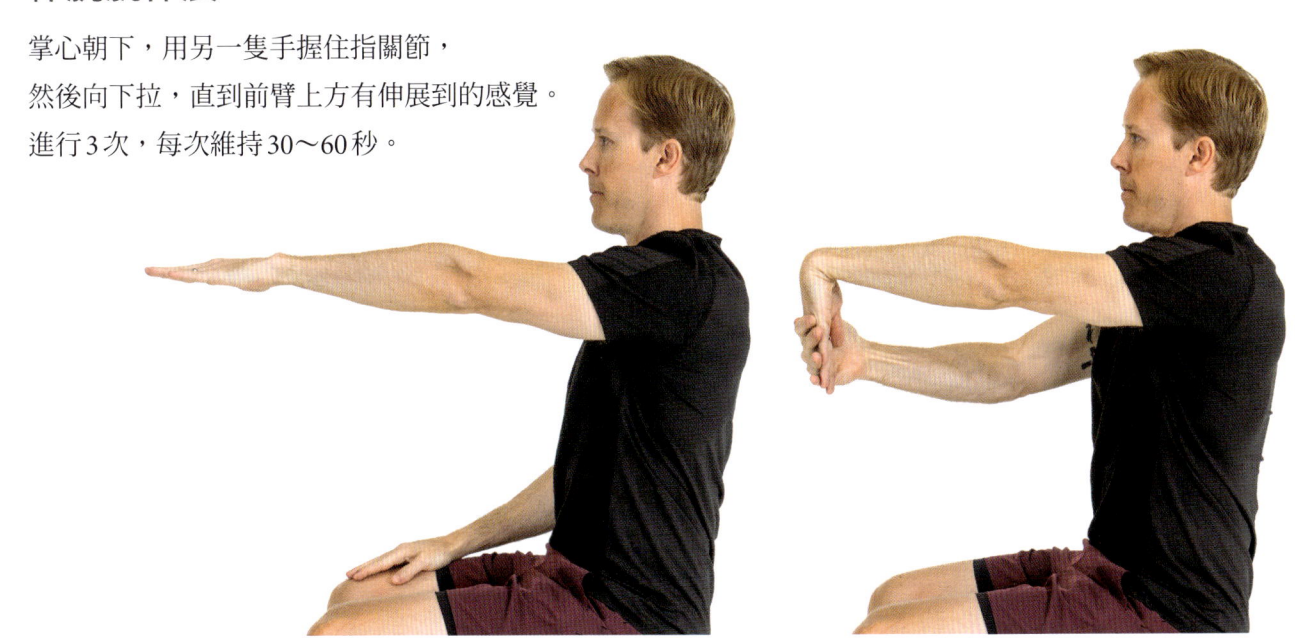

掌心朝下，用另一隻手握住指關節，
然後向下拉，直到前臂上方有伸展到的感覺。
進行3次，每次維持30～60秒。

屈腕肌等長運動

一隻手放在桌上，僅手掌超出桌緣，掌心朝上。握住一個啞鈴，手臂伸直，讓手腕維持在中立位置。進行4或5次，每次維持30～45秒。

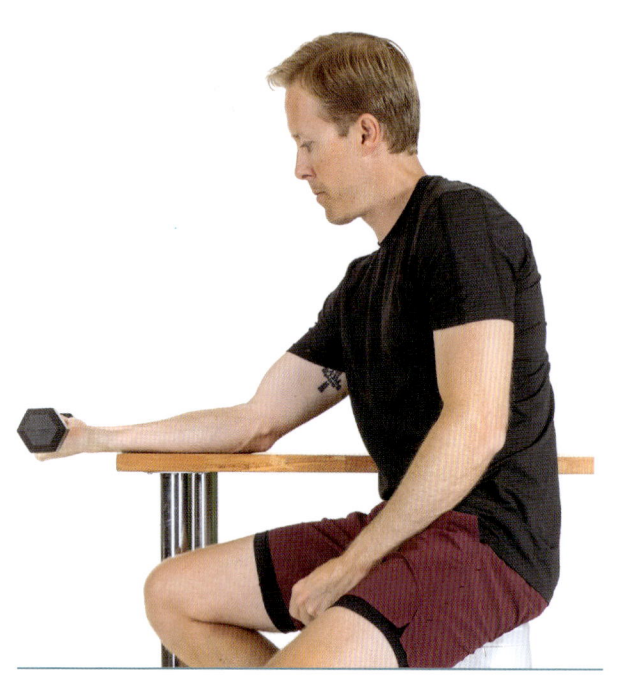

伸腕肌等長運動

掌心朝下，握住一個啞鈴，手臂伸直，讓手腕維持在中立位置。進行4或5次，每次維持30～45秒。

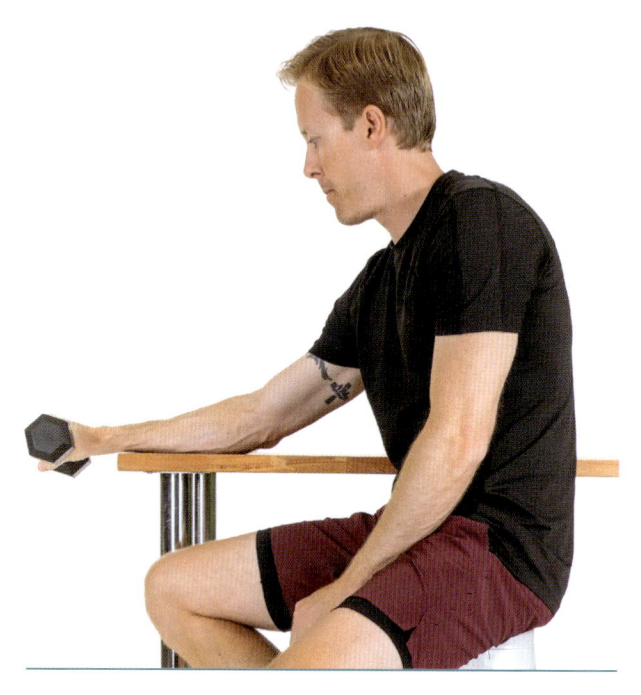

握力訓練

使用握力訓練器（如握力器、手指訓練器或握力圈）來強化前臂與手部力量。使用工具不限，只要能在握拳時提供阻力即可。做3組，每組10～15次。

伸指肌阻力訓練

將手指放入手指訓練器的洞裡，然後張開並伸展各手指與拇指。做3組，每組10～15次。

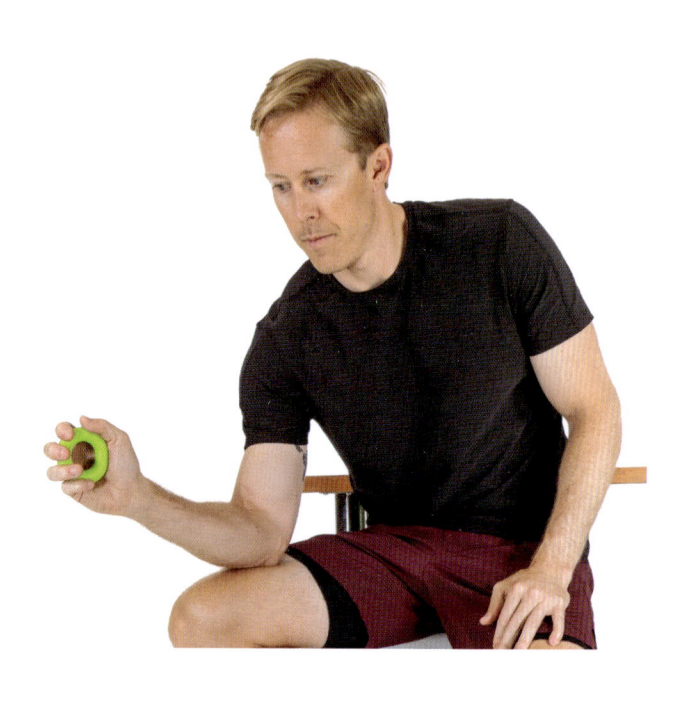

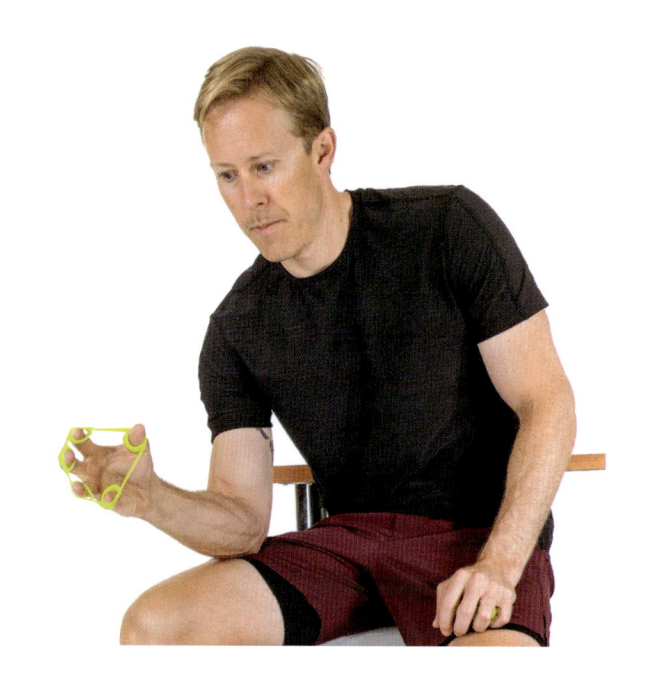

手腕疼痛 第三階段

適用於：
- 強化手腕與前臂肌肉
- 預防手腕疼痛與受傷

指引：
- 每週做3或4天
- 做3組，每組10～15次
- 每組做到力竭
- 增加重量或次數以提高難度
- 工具：啞鈴與彈力帶

屈腕肌彎舉

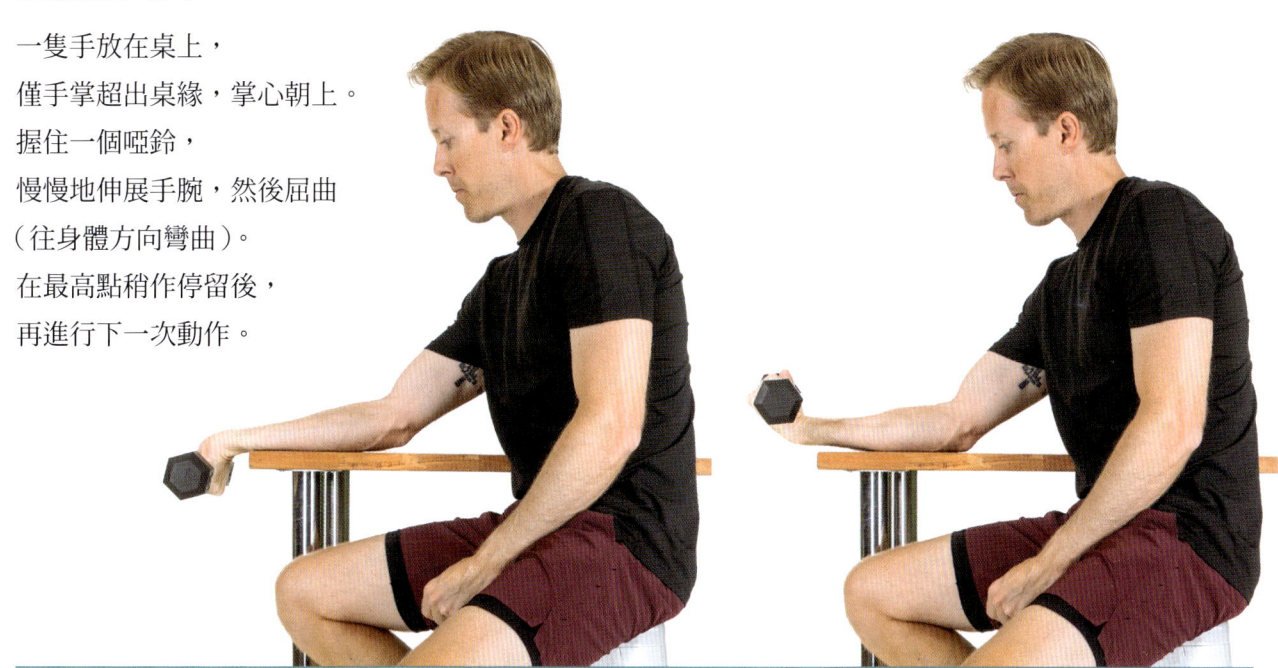

一隻手放在桌上，
僅手掌超出桌緣，掌心朝上。
握住一個啞鈴，
慢慢地伸展手腕，然後屈曲
（往身體方向彎曲）。
在最高點稍作停留後，
再進行下一次動作。

伸腕肌彎舉

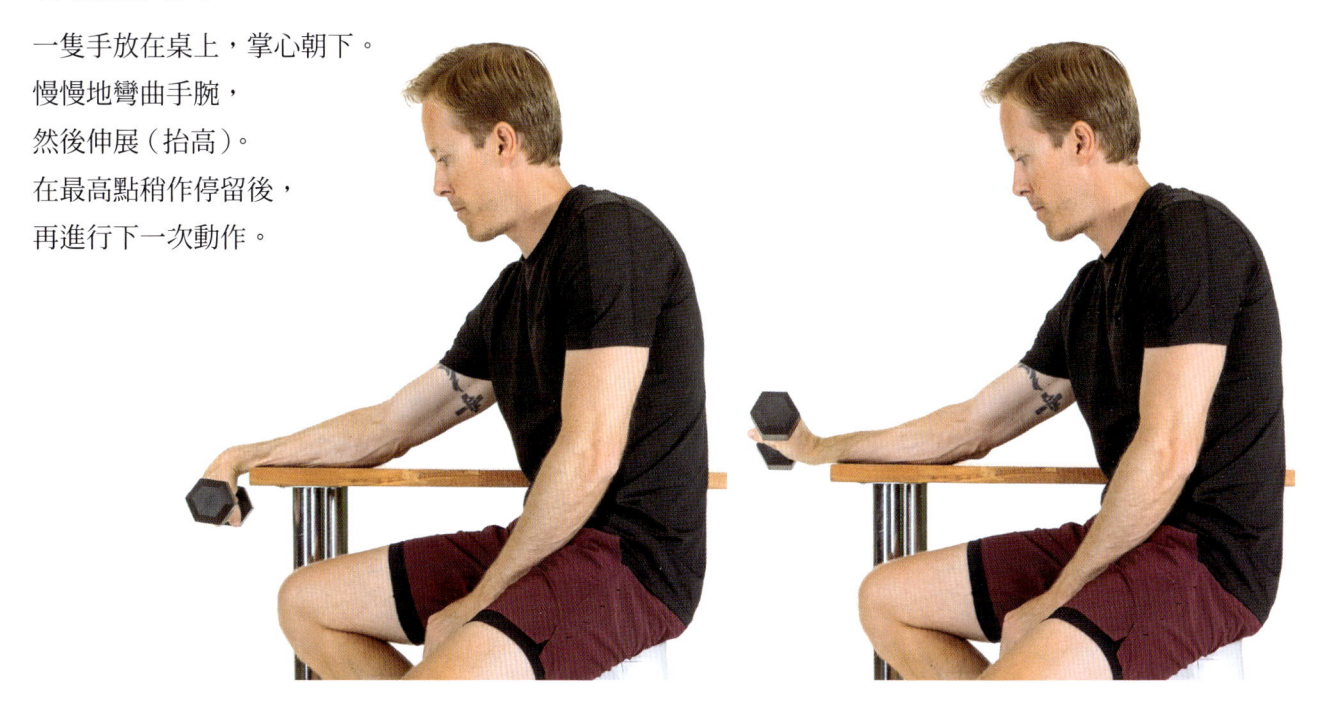

一隻手放在桌上，掌心朝下。
慢慢地彎曲手腕，
然後伸展（抬高）。
在最高點稍作停留後，
再進行下一次動作。

旋後肌與旋前肌彎舉

在手臂獲得支撐的情況下,握住啞鈴的一端,進行旋前與旋後轉動。

手肘緊貼桌子,僅透過手腕與前臂動作,慢慢地將掌心從朝上轉成朝下的姿勢。

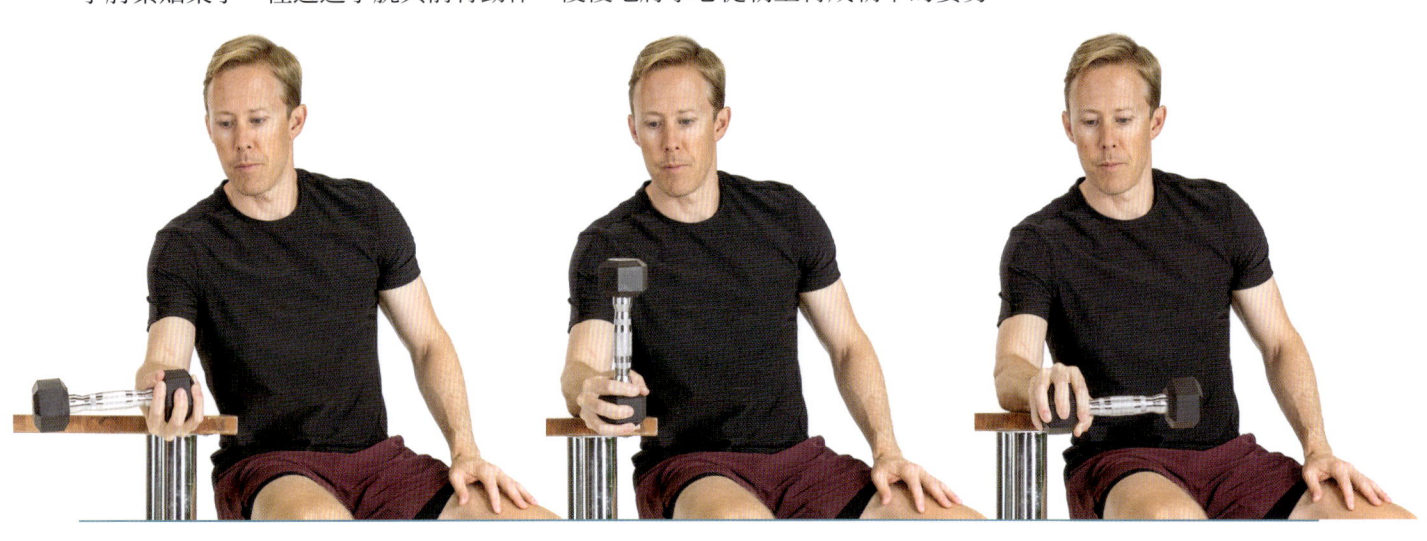

橈側偏移彎舉

前臂外側與手肘背面緊貼桌面,
手腕內側朝上,
將啞鈴的上端往地面降低,
然後(僅靠手腕彎曲)往身體方向抬高。

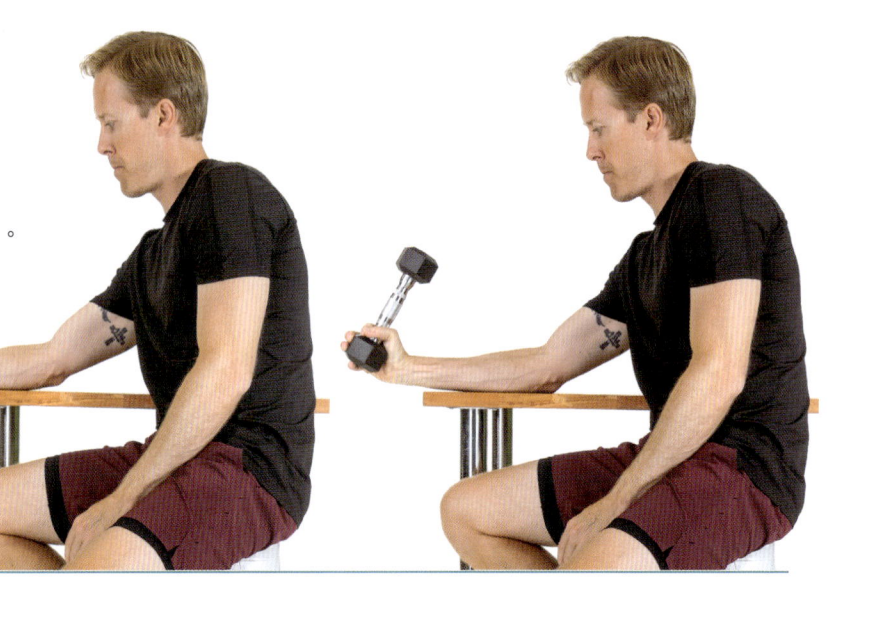

尺側偏移彎舉

將彈力帶環繞在小指一側,掌心朝下。
用另一隻手施加壓力,
慢慢地將手左右移動,
對抗彈力帶阻力,
藉此強化尺側偏移肌肉。

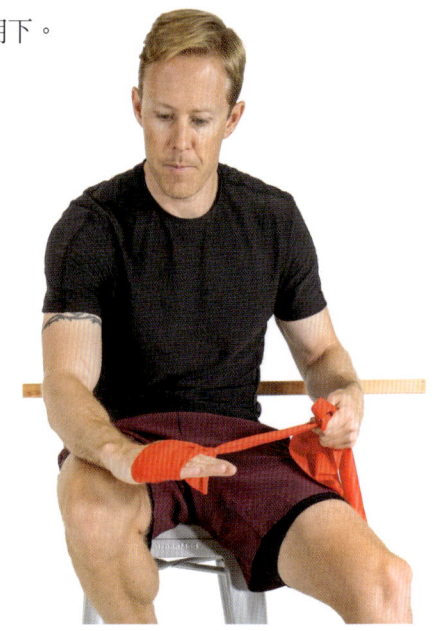

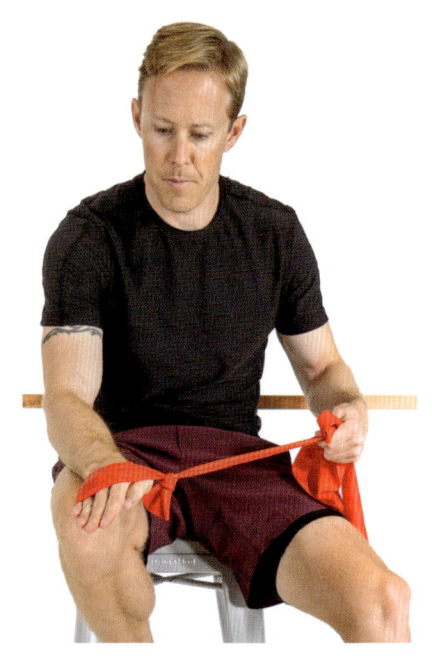

腕隧道症候群

此方案用於治療：

- 拇指、食指、中指與半邊無名指的神經疼痛、麻木與刺痛

概述： 腕隧道症候群是周邊神經系統裡最常見的壓迫性神經病變，影響的人數約占總人口3～6%。[1,2] 此病症涉及手腕前側或掌側的正中神經承受過大壓力。儘管有些情況尚未完全釐清，但近期有些研究持續觀察神經內部的水腫或腫脹，發現若放任不治療的話，可能對神經健康造成不可逆的傷害。[3]

這是因為正中神經（最大的周邊神經之一）經過一個名為「腕隧道」的狹窄空間，此處可能出現發炎狀況。連接屈指肌的八條肌腱也通過這個狹小隧道。若你經常屈曲手指（例如從事打字或書寫等迅速又反覆的動作），這些肌腱在隧道內滑動並產生摩擦，可能造成發炎並對正中神經帶來壓力。

如果壓力持續時間太久或過於強烈，就會慢慢壓得神經喘不過氣來。神經擁有自己的微循環系統，因此受壓迫時，血液就會停止流向神經。血液缺乏流動會導致缺氧，細胞因此死亡，進而妨礙神經恢復。幸好，腕隧道症候群是可以事先預防與治癒的，只要隨時注意加重因素並遵循本復健方案裡的運動即可。

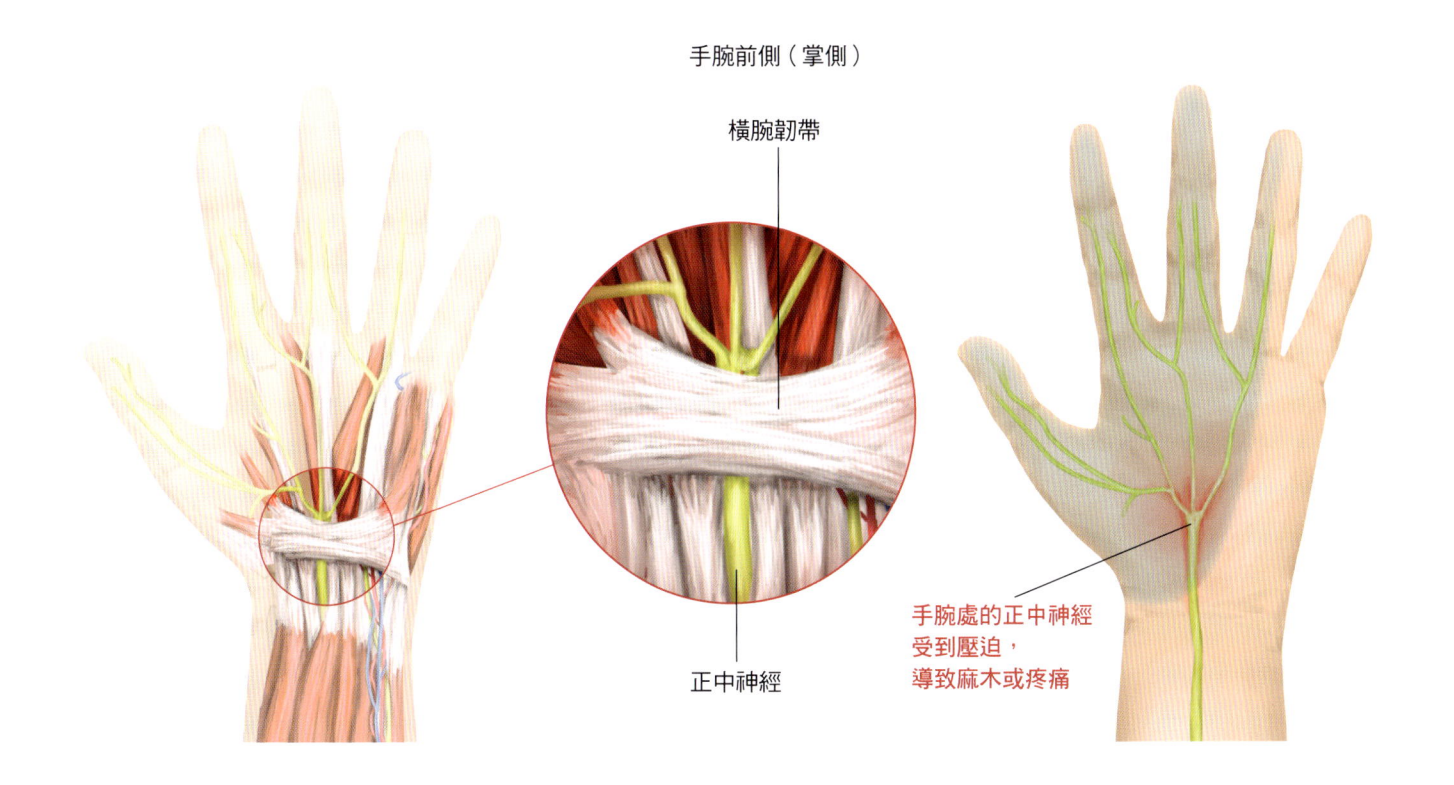

手腕前側（掌側）

橫腕韌帶

正中神經

手腕處的正中神經受到壓迫，導致麻木或疼痛

徵象與症狀： 腕隧道症候群通常會造成拇指、食指、中指與無名指半邊（靠拇指側）疼痛、麻木與刺痛。隨著症狀惡化，也可能出現手部無力與無法執行精細動作的情況。

加重因素： 用力抓握[4]、長時間持物，或維持手腕往前或往後彎曲的姿勢（例如打字、開車或讀書）都可能加劇症狀。

預後： 若在症狀出現6個月內進行治療，腕隧道症候群通常可以在8～12週內復元。但要是症狀持續超過6個月，或出現肌肉萎縮與無力狀況，就可能需要進行手術干預（詳見治療策略）。為了防範此情況發生，你應該留意身體發出的訊號，如手部疼痛與無力，並執行預防性復健或運動計畫，以維持周圍組織強韌、避免症狀復發。

治療策略： 腕隧道症候群在初期階段主要採取保守治療，包括使用手腕護具將手腕維持在中立位置並減少神經刺激、從事神經滑動運動、注射類固醇，以及改變睡眠與工作習慣。

腕隧道症候群非常棘手，因為大家不見得能停止加劇疼痛的活動。解決方法是提升神經健康，也就是讓更多血液流向神經。這並不是要你每天做一次大量運動；相反地，你應該在一天當中的不同時間頻繁從事促進神經健康的活動。你可以利用休息時間來做運動增加血流量。即便在復健進入第三階段且疼痛消失後，你依然可以透過第一或第二階段的運動維持健康。因此，使用電腦90分鐘後，不妨花一點時間迅速進行第一階段運動，反覆練習以緩解疼痛症狀或防止疼痛復發。

第一階段首先會鬆動胸肌、屈腕肌與屈指肌，因為正中神經通過這些區域，肌肉緊繃可能會壓迫神經並減緩血液流動。接著將執行兩項正中神經鬆動術，以協助改善神經活動度與血液循環。第一項是復健專業人員常用的標準神經鬆動運動，第二項是基於最新研究發展的新技巧，經證實對於腕隧道症候群的效果絕佳。[5] 我建議兩者都試試看，看哪一項效果最好。第一階段以天使動作結束，這是很棒的動態運動，能夠改善前胸壁（胸肌）、肩關節與手臂等部位的神經活動度。

| 何時該考慮手術？手術內容是什麼？

以開刀治療腕隧道症候群並不常見，但當症狀變嚴重且復健無法帶來明顯改善時，就必須考慮進行手術。此情況通常發生於那些無法調整或停止加重因素的人身上，他們無法停止工作或其他活動，結果導致問題逐漸惡化。

在手術過程中，醫生會切開腕隧道上方的韌帶，打開腕隧道的屋頂以釋放神經壓力。手術介入僅適用於不可逆的神經損傷跡象出現時，例如手部無力或萎縮。如果僅是麻木、刺痛與疼痛，就不一定要動手術。這些是早期跡象，代表你必須改變工作狀況或其他因素，才能先用復健治療解決（而非直接進行手術）。

第二階段的重點轉為伸展胸肌與屈腕肌（第一階段已鬆動這些肌肉）。目標同樣是放鬆這些肌肉，以提升正中神經的活動度。接著會進行手腕屈伸活動度運動，鬆動通過手腕前側腕隧道空間的正中神經。

第二階段以兩項頸部或頸椎運動結束，因為正中神經由源自於頸部（臂神經叢C5–T1）的神經組成。靠牆收下巴能訓練頸部維持在中立位置，進而降低頸神經根壓力。頸屈肌等長維持所鍛鍊到的肌肉，許多與靠牆收下巴相同，差別在於頭部須抬高對抗重力，進而強化前頸肌肉。改善這些肌肉的力量能提升頸部健康與控制能力，且通常能減少源自於頸部並經過手臂的神經相關的疼痛。

第三階段會針對患部手腕與手指肌肉進行強化訓練。正中神經出問題可能導致部分屈腕肌、屈指肌與旋前圓肌變弱。練習這些運動能確保肌力不會退化。如果你的腕隧道問題非常嚴重，一定要特別強化握力，因為這方面的衰退通常最明顯。

農夫走路是很棒的運動，因為能以日常實際功能的方式強化握力。第三階段最後一項運動是彈力帶頸椎後縮，它與第二階段的頸部運動類似。此運動能夠強化那些維持直立與頸部中立姿勢的肌肉，進而減輕頸神經根所承受的壓力。

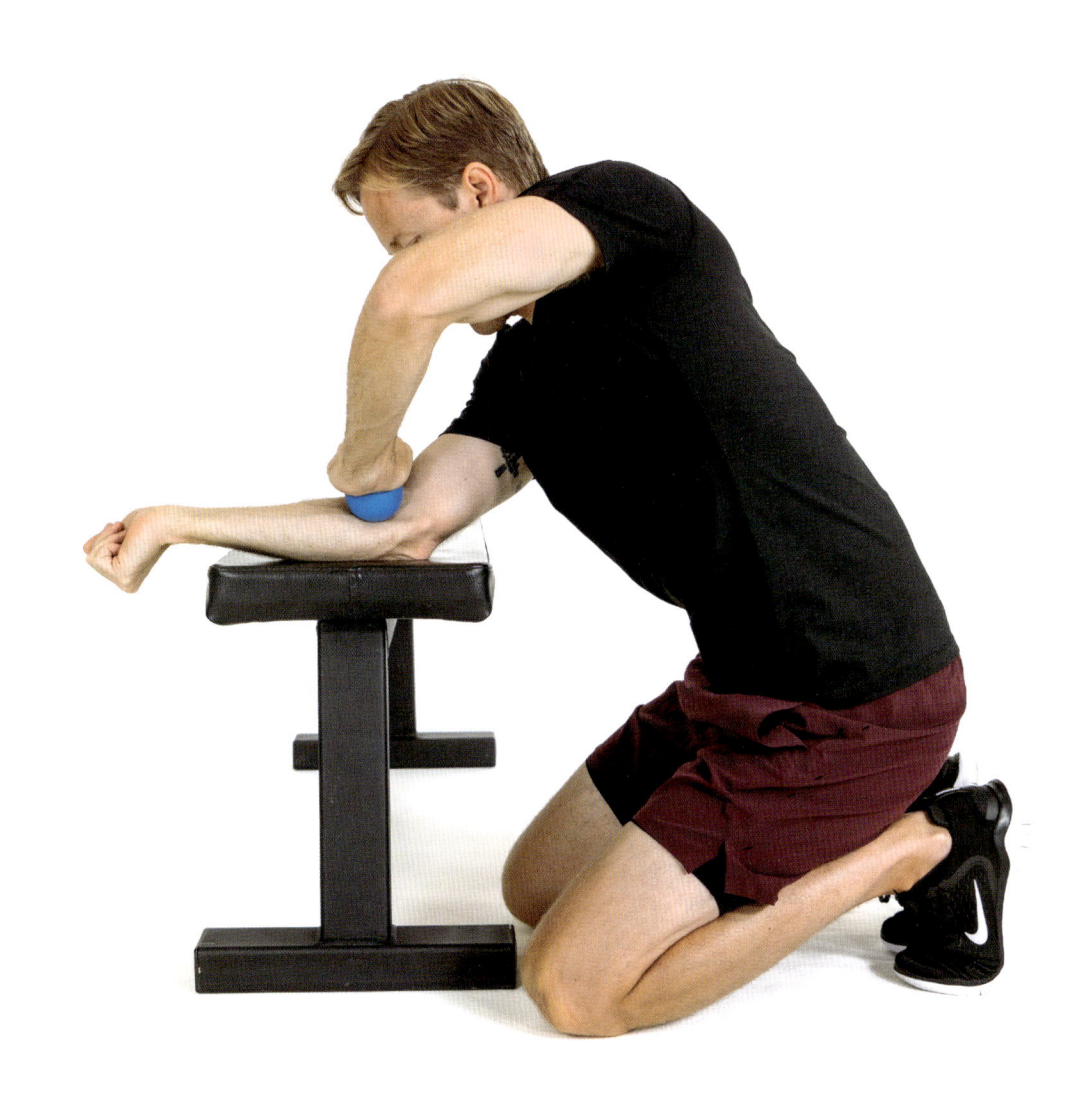

腕隧道症候群
第一階段

適用於：
- 減輕手腕與手部的神經疼痛
- 緩解肌肉緊繃
- 作為第二與第三階段運動的暖身

指引：
- 每天執行
- 工具：小按摩球與泡棉滾筒
- 休息時毫無疼痛，運動時疼痛不超過輕微程度（疼痛指數3／10），便能加入第二階段的運動

軟組織鬆動術
- 每個區域花費1～2分鐘
- 兩側皆須進行
- 在壓痛點停留10～20秒

胸肌鬆動術

將小按摩球放在門框（或深蹲架）與胸肌的中間，靠近肩膀前方。將手臂放到背後，或透過高舉過頭的方式加入動態動作，以進一步鬆動胸肌。

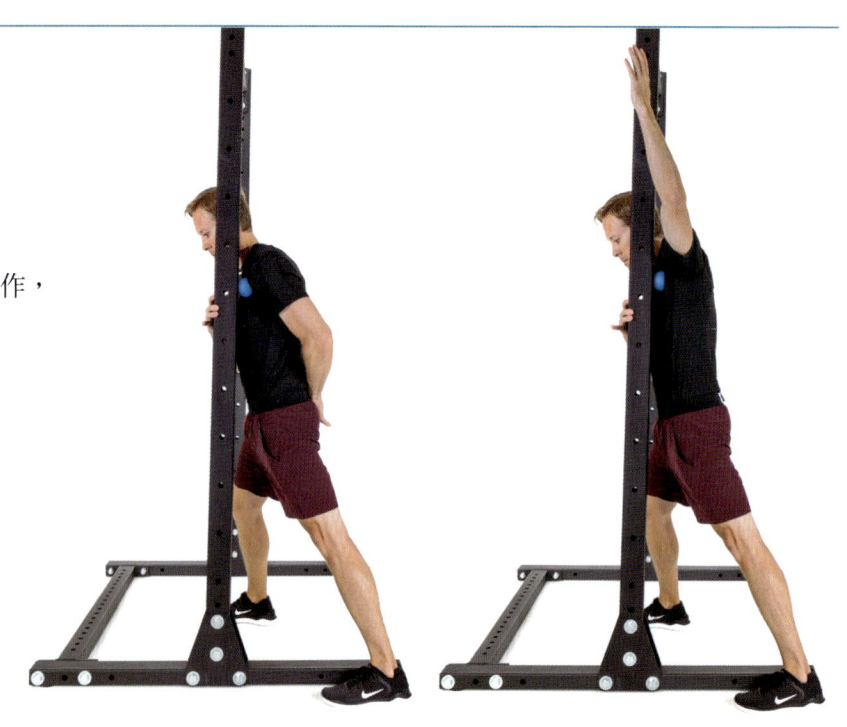

屈腕肌鬆動術

將手臂伸直放在長椅或桌上，掌心朝上。用小按摩球按壓前臂屈肌（前臂底端與手肘連接的地方），並按摩附近區域。可加入動態動作，方法是伸展手腕，並同時用球穩定施壓。

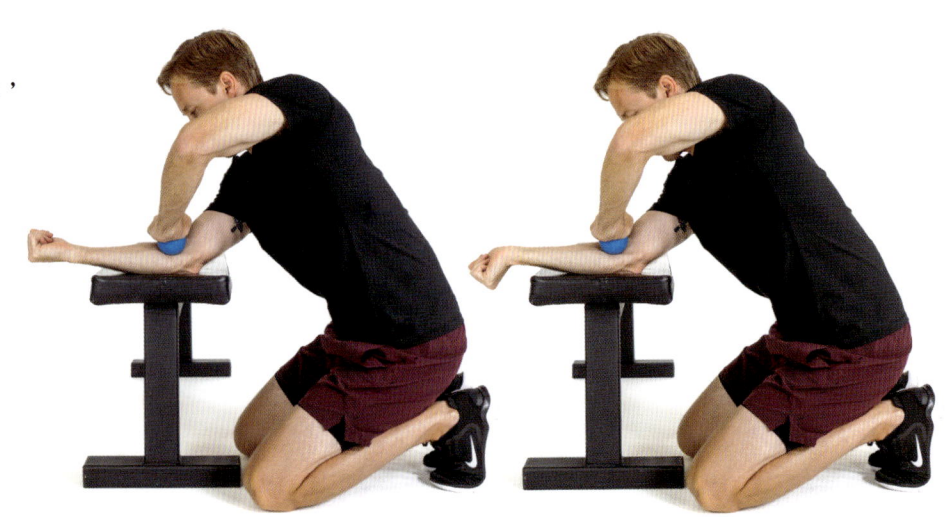

活動度運動
- 做3組,每組10～15次
- 主動動作:在不引發疼痛的前提下,盡可能地移動到極限
- 在動作範圍終端停留2～3秒

正中神經滑動運動1

手臂先伸向側邊,與肩膀呈90度,手肘與手腕彎曲,頭向另一側傾斜。

以連貫的動作伸直手肘、伸展手腕,並將頭傾倒向舉起的手臂。反覆在這兩個姿勢之間來回切換,以鬆動正中神經。

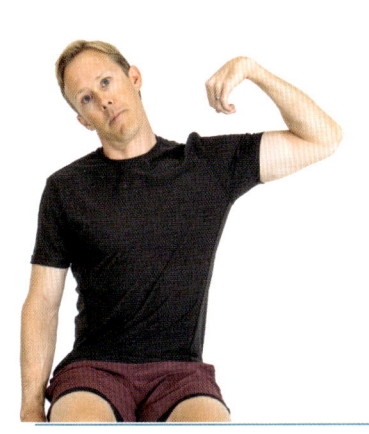

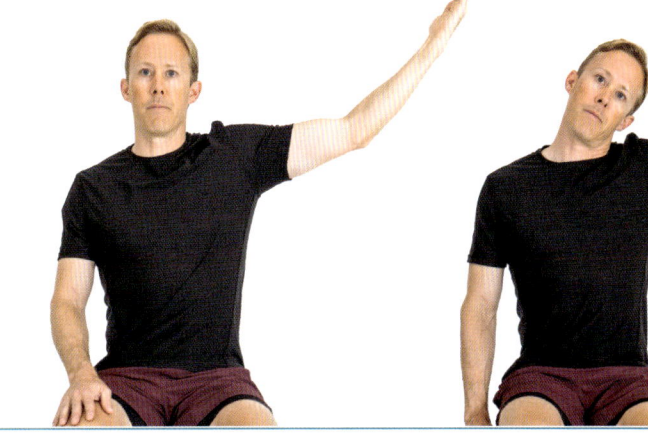

正中神經滑動運動2

肩膀與手肘呈90度角、掌心朝前。將手指與拇指張開,然後併攏,以鬆動正中神經。

天使動作

把脊椎靠在滾筒上,讓頭部與尾骨獲得支撐。手臂先放在身體兩側,掌心朝上。在不引發疼痛的前提下,盡量將手臂伸向頭頂上方。

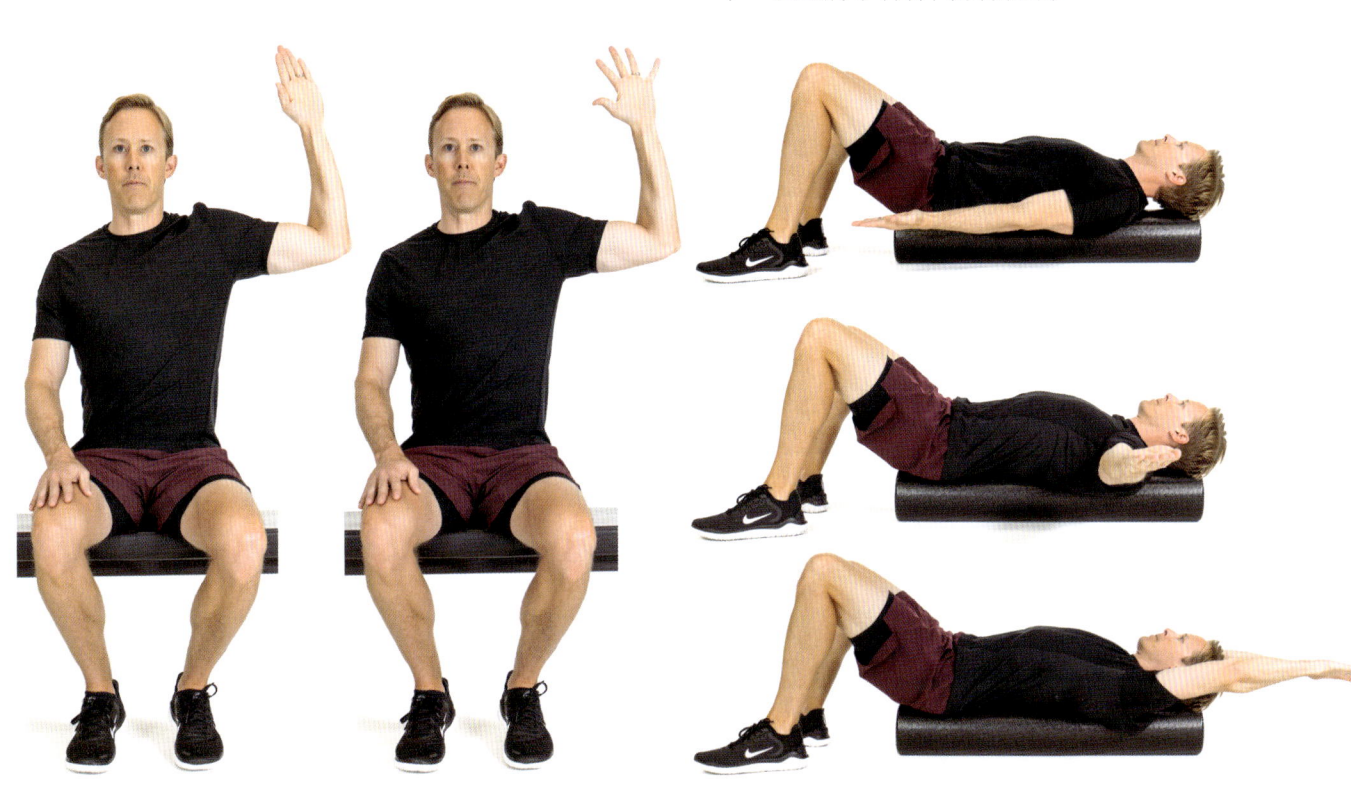

腕隧道症候群
第二階段

適用於：
- 減輕手腕與手部的神經疼痛
- 改善手腕動作範圍
- 作為第三階段運動的暖身

指引：
- 每天執行
- 做這些運動時疼痛不超過輕微程度（疼痛指數3／10），便能加入第三階段的運動

胸肌伸展

將一隻手的前臂靠在門框或深蹲架上，
與肩膀呈90度。向前跨步，
直到胸部區域有伸展到的感覺。
將手稍微抬高以伸展上胸肌。
進行3次，每次維持30～60秒。

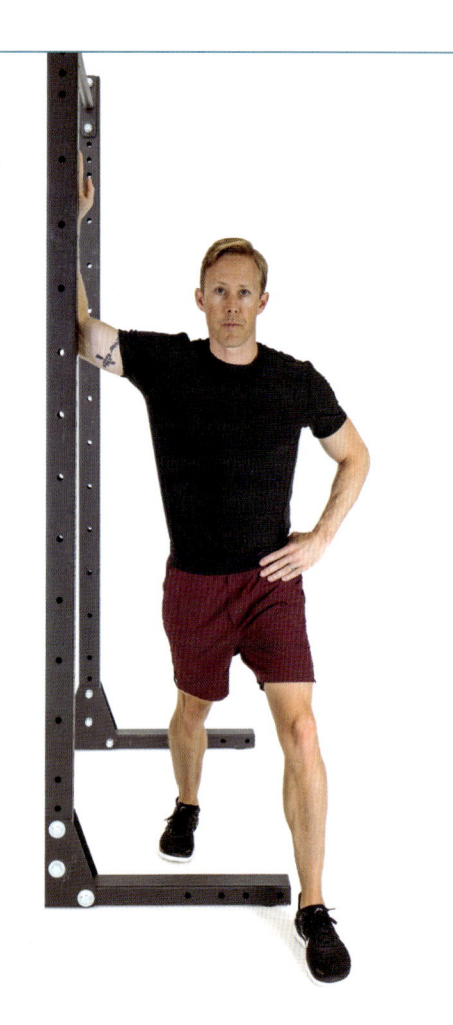

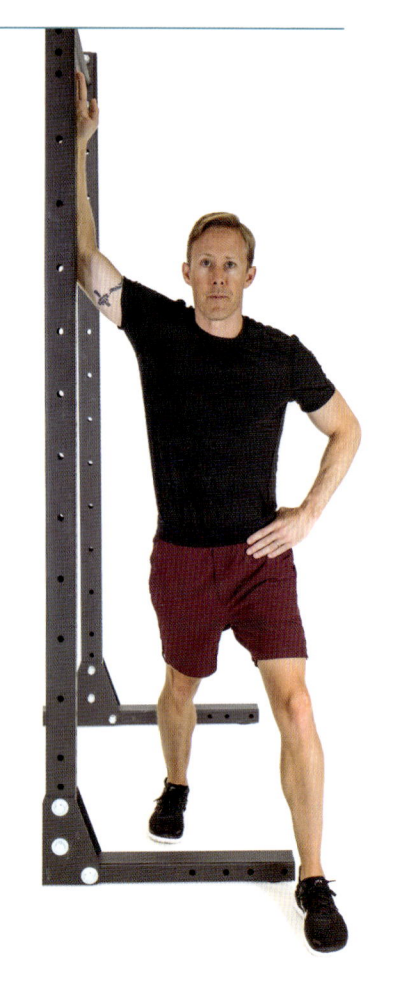

屈腕肌伸展

一隻手打直伸向身體前方，掌心朝上。
另一隻手握住這隻手的手掌，
然後向下拉，
直到感覺到前臂下方
有拉伸感為止。
做3次，每次維持30～60秒。

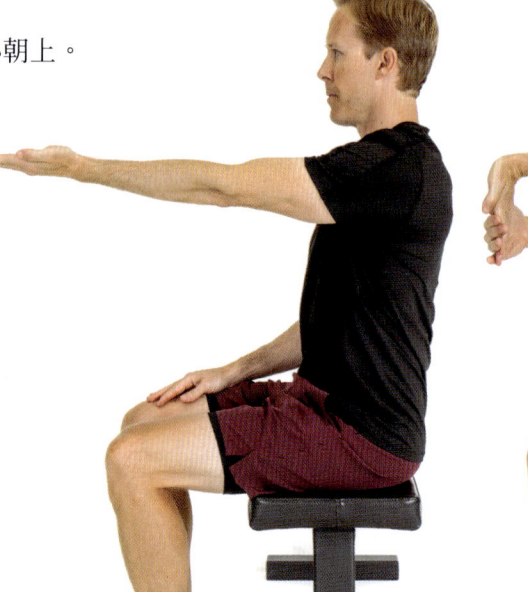

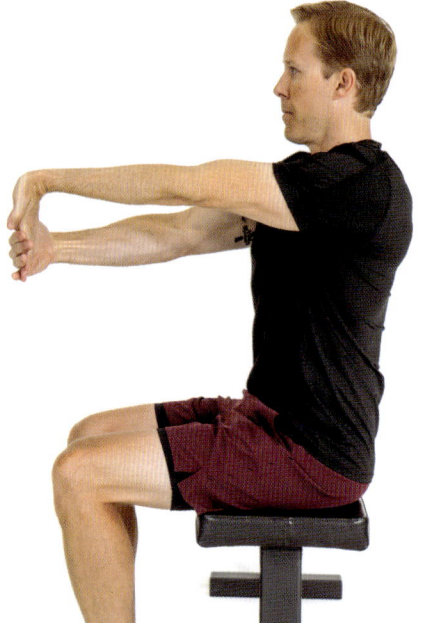

手腕屈伸活動度運動

單手握拳放在桌上,掌心朝下,盡量屈曲和伸展手腕,屈伸皆維持2～3秒。
做3組,每組10～15次。

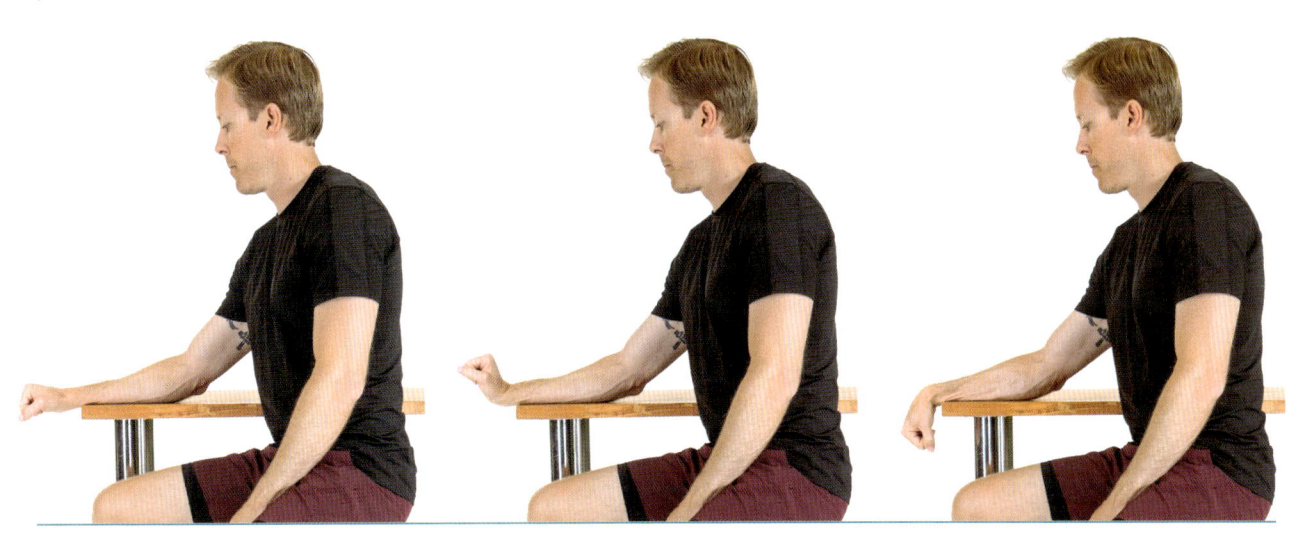

靠牆收下巴

採站姿,頭與背靠在牆壁或深蹲架上。後腦杓沿著牆壁往上滑動,同時往胸部方向收下巴。反覆在這兩個姿勢之間來回切換。做3組,每組10～15次。

頸屈肌等長維持

收下巴並拉長頸部。頭部維持在中立位置,將頭稍稍抬高離開地面並維持此姿勢,直到無法維持收下巴,或是為了減少疲勞而將頭部抬更高,則停止動作。進行3組,每組3～5次,並逐步增加到維持20～30秒。

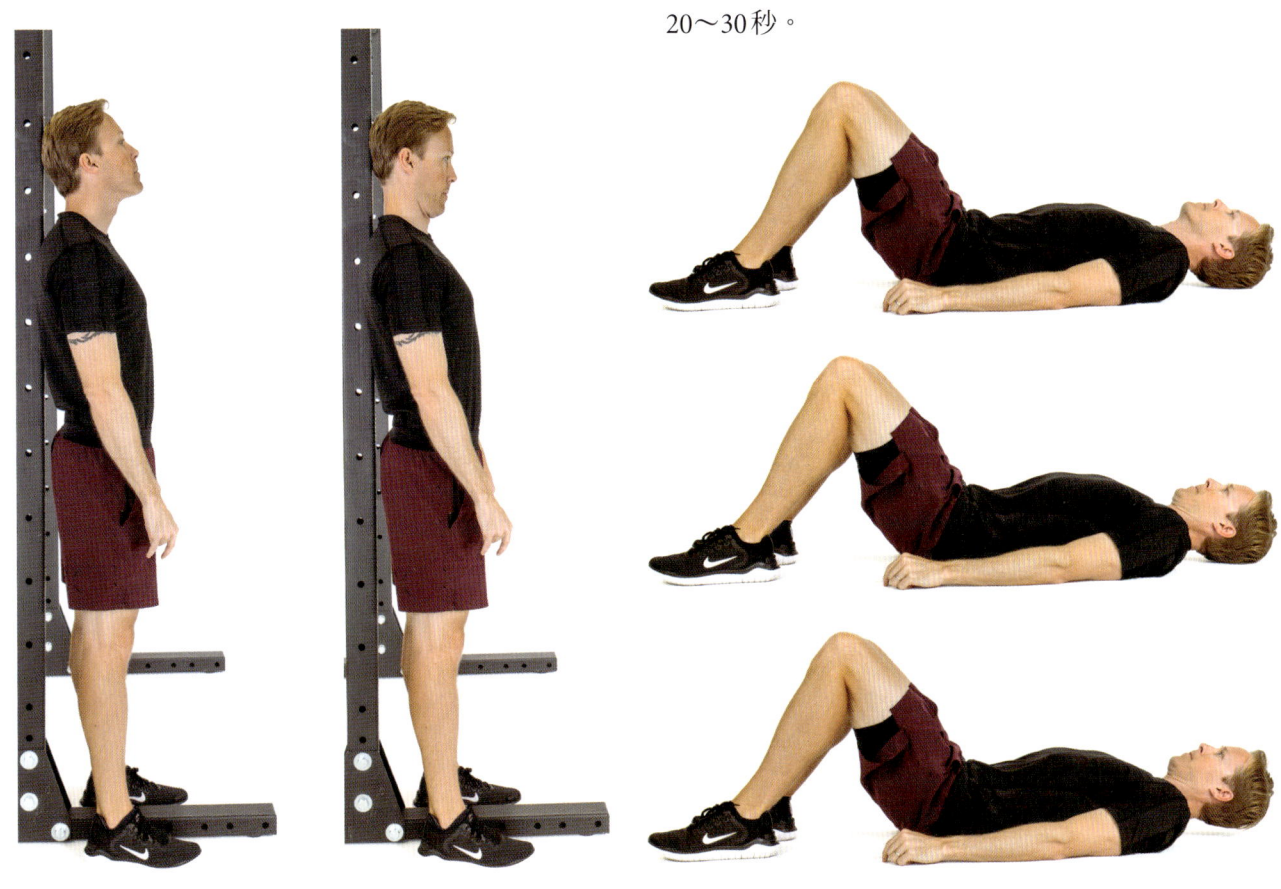

腕隧道症候群
第三階段

適用於：
- 強化手腕、手部、前臂與頸部肌肉
- 預防手部與手腕的神經疼痛

指引：
- 每週做3或4天
- 做3組，每組10～15次
- 每組做到力竭
- 工具：啞鈴、握力訓練器、手指訓練器與彈力帶

屈腕肌彎舉

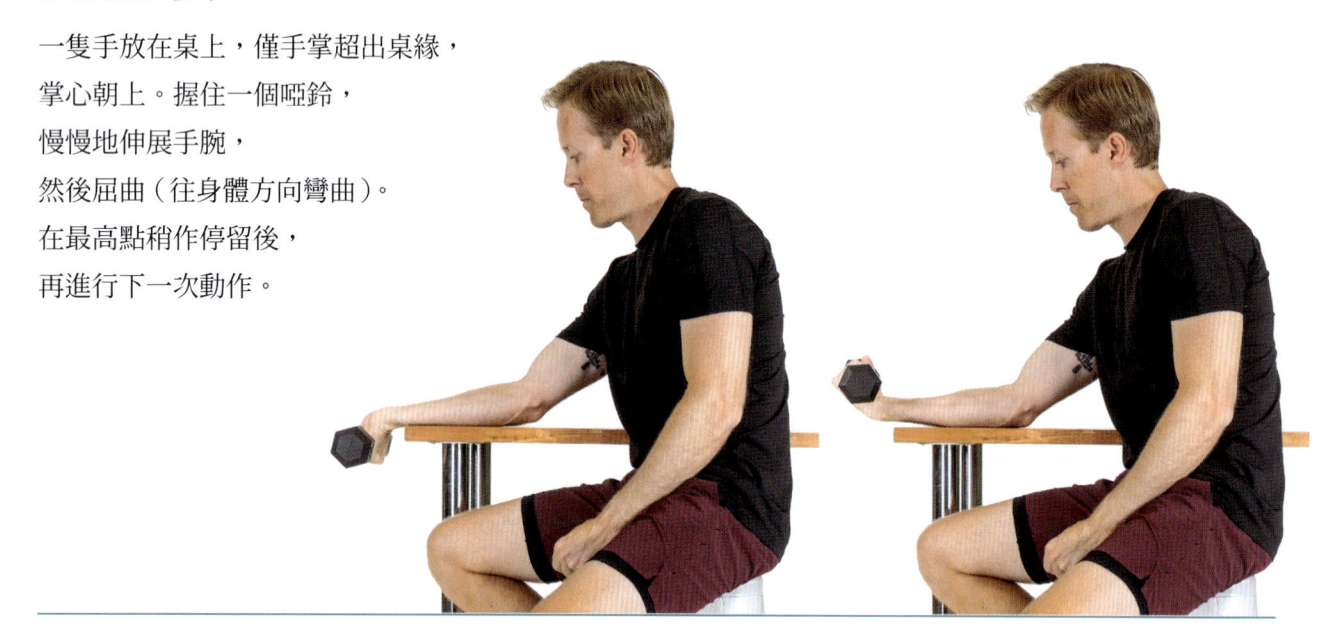

一隻手放在桌上，僅手掌超出桌緣，掌心朝上。握住一個啞鈴，慢慢地伸展手腕，然後屈曲（往身體方向彎曲）。在最高點稍作停留後，再進行下一次動作。

旋後肌與旋前肌彎舉

在手臂獲得支撐的情況下，握住啞鈴的一端，進行旋前與旋後轉動。手肘緊貼桌子，僅透過手腕與前臂動作，慢慢地將掌心從朝上轉成朝下的姿勢。

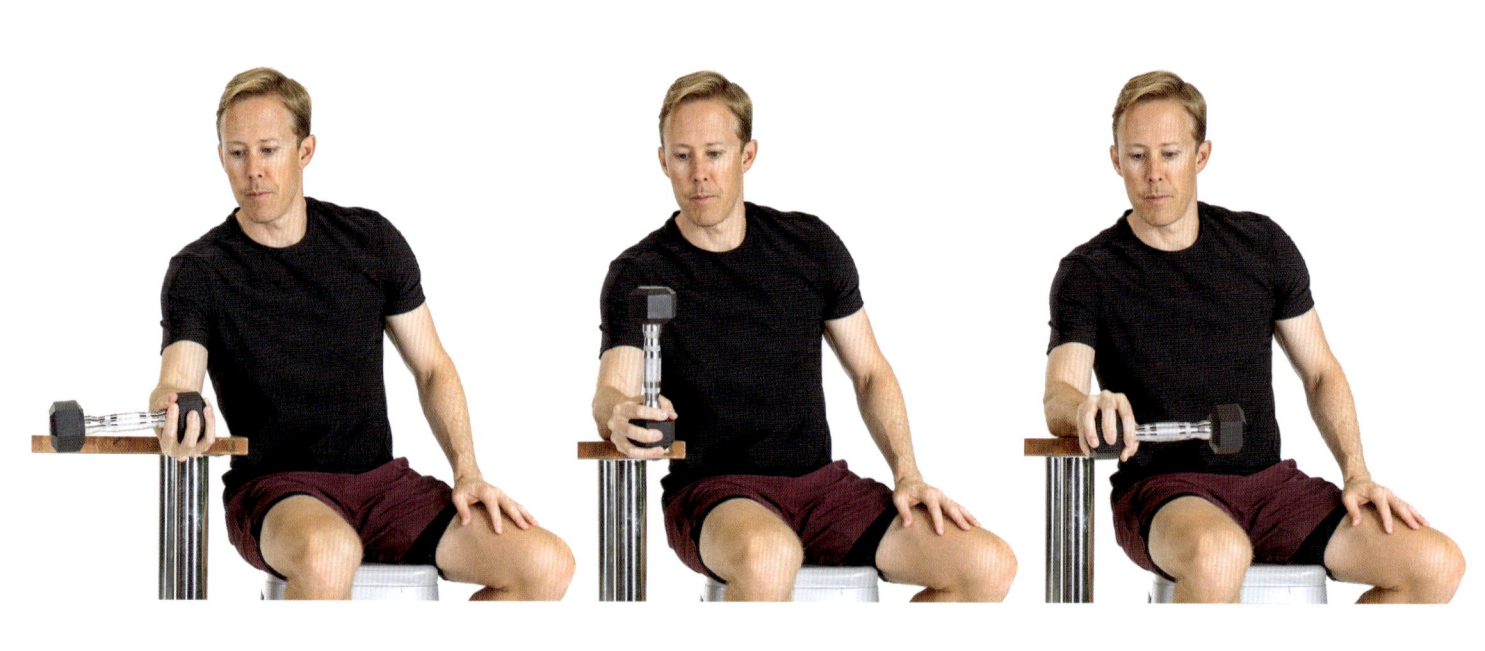

CHAPTER 18 | 手腕與手部復健方案 ▶ 腕隧道症候群

握力訓練

使用握力訓練器（如握力器、手指訓練器或握力圈）來強化前臂與手部力量。使用工具不限，只要能在握拳時提供阻力即可。

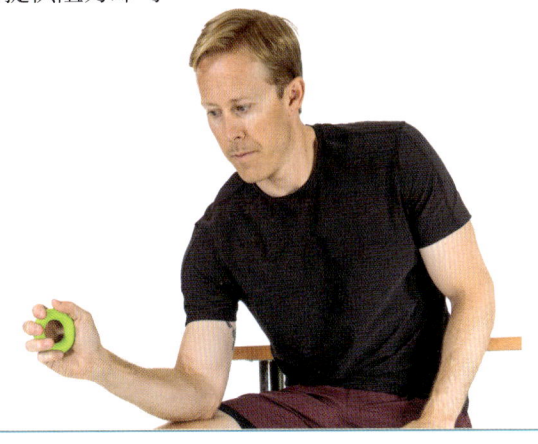

伸指肌阻力訓練

將手指放入手指訓練器的洞裡，然後張開並伸展各手指與拇指。

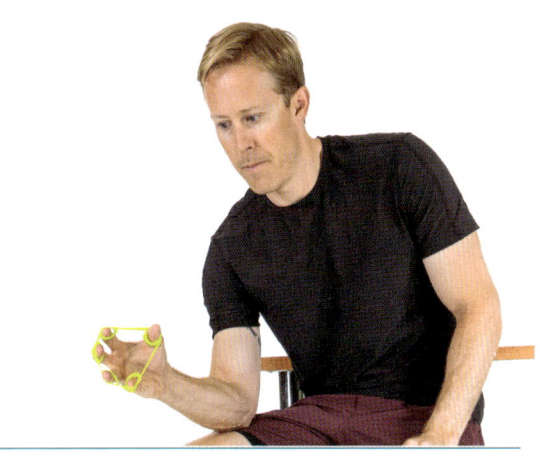

農夫走路

手持一個大重量啞鈴放在身側，行走15～20公尺（或20～30步），然後轉身返回起點。每隻手各做3次。

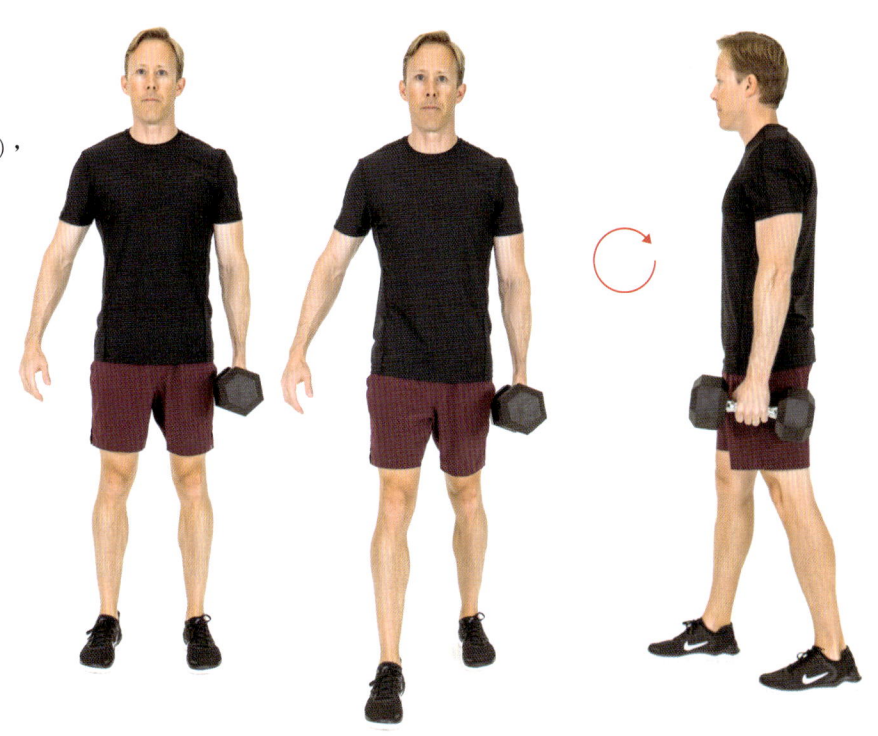

彈力帶頸椎後縮

沿著後腦杓圍上一條彈力帶，雙手握住帶子的兩端。拉緊帶子對後腦杓施加阻力。頭部從前傾姿勢開始，對抗阻力並往後移動至後縮狀態。

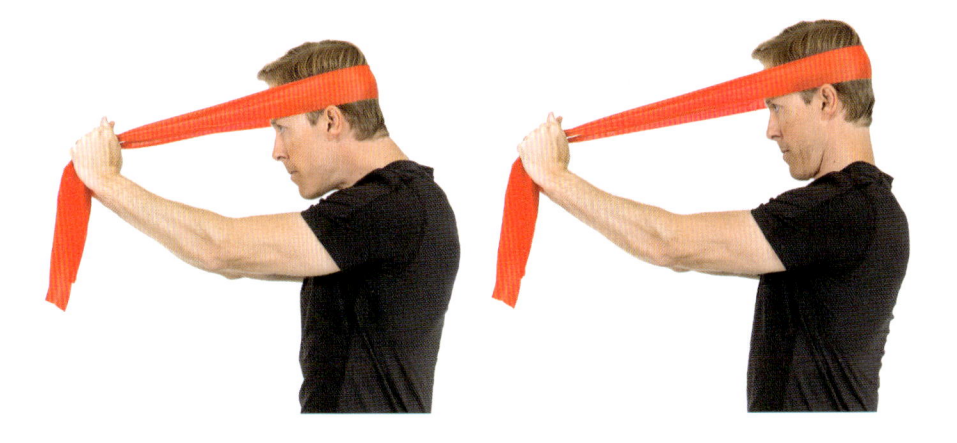

275

CHAPTER 19

背部與脊椎復健方案
BACK & SPINE PROTOCOLS

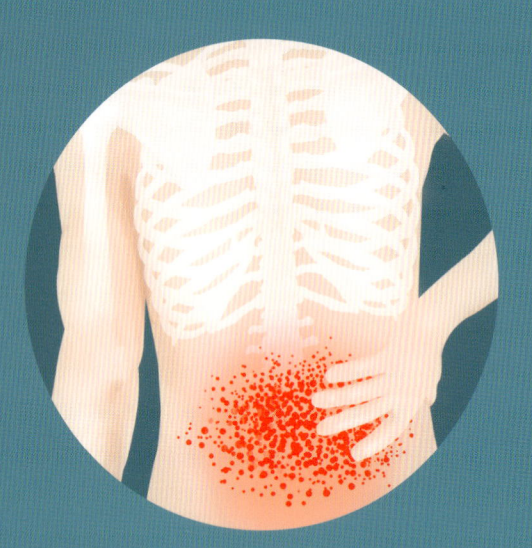

下背疼痛
(p.277)

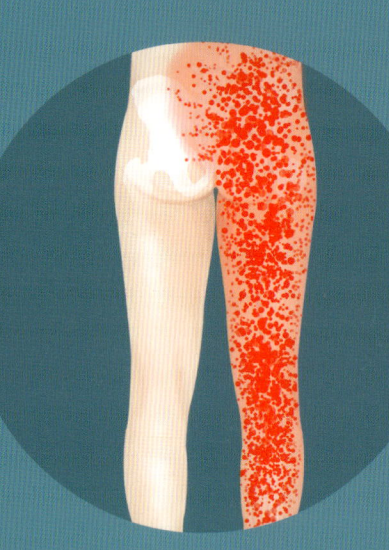

神經疼痛
(p.300)

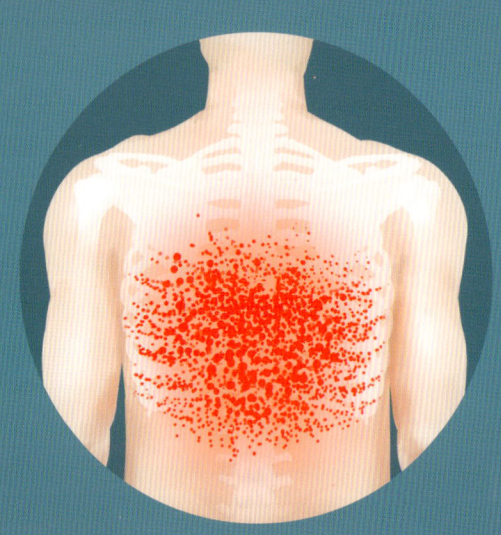

中背與胸廓疼痛
(p.313)

下背疼痛

此方案用於治療：

- 非特異性下背痛（急性與慢性）
- 下背劇痛與痠痛
- 腰椎屈曲或過度伸展時不適
- 背部單側疼痛
- 肌肉拉傷
- 小面關節扭傷
- 椎弓解離與脊椎滑脫
- 薦髂關節疼痛

非特異性下背痛

概述：非特異性背痛約占背痛病例的90～95％，用來描述無法確定源頭（如椎間盤、肌肉與關節等）的疼痛。醫療與復健專業人員以**非特異性**一詞來描述無法找出明顯致痛原因的一般性疼痛。[1,2]

這樣的診斷經常令人感到挫折，因為將疼痛歸因於醫療影像發現的異常狀況，似乎可以獲得某種明確的解釋，讓人有信心進行後續處置。當核磁共振檢查無法得出結論，被診斷為非特異性下背痛時，許多人會感覺自己無法好轉，因為醫療從業人員根本不確定他們身體出了什麼差錯。但你必須記住一點：儘管疼痛與受傷經常同時發生，但兩者截然不同且可以獨立存在。下背痛便是絕佳範例，因為多數案例並不涉及受傷。請保持信心，多數情況可以在4～6週內復元，若你已逐步增加動作與運動量，且調整其他可能影響疼痛的因素（如壓力、睡眠與營養等），特別有機會康復。

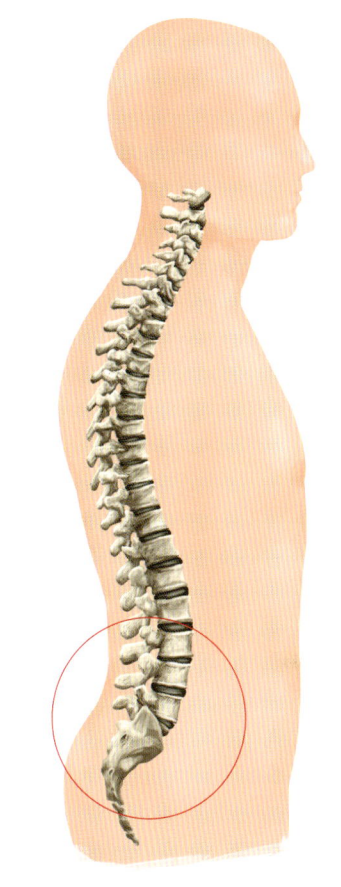

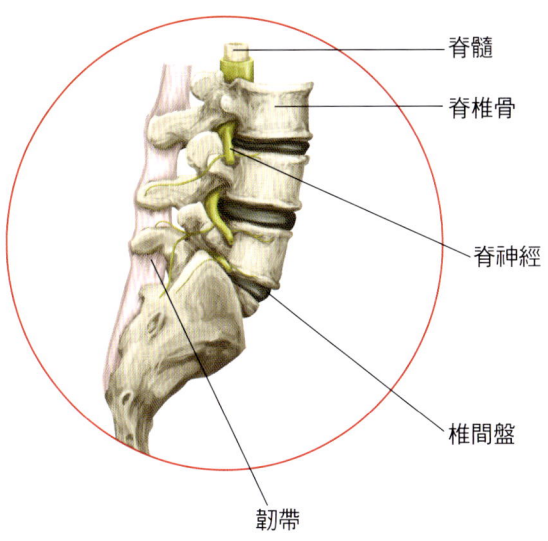

徵象與症狀：非特異性背痛通常是下背的一側或兩側發生鈍痛與痠痛。在某些情況下，疼痛會輻射到臀部區域。某些動作可能會導致症狀加劇、動作範圍受限，執行日常功能性任務的能力也會受到影響。然而，症狀的位置與類型可能頗為因人而異。

加重因素： 非特異性疼痛與力學結構的關係，通常不像單純背部損傷（拉傷與扭傷等）那樣顯著，且經常受到壓力、睡眠與整體的體能活動量等因素影響。因此，除了注意那些會加劇背痛的生理因素外，也要關注易遭忽略的變數。想了解更多影響肌肉骨骼疼痛的其他因素，請參考第4章內容。

預後： 在執行適當復健與治療計畫後，大部分非特異性背痛可以在4～6週內復元。若放任不管且不調整加重因素，疼痛可能會持續更長時間，甚至演變為慢性問題。

治療策略： 非特異性背痛的復健內容包括：徒手治療（如按摩與關節鬆動術）與活動度運動、感覺運動控制及阻力訓練。[3-5] 若症狀發展為慢性問題，可能需要加入心理與情緒治療，如諮商與睡眠研究等。在慢性疼痛方面，千萬不要因為恐懼或焦慮而停止活動與運動。請保持耐心，循序漸進地增加動作量以應對疼痛，才不會失去活動度、力量或功能性能力。執行復健方案時，應留意自己的身體狀況，並根據症狀調整組數、次數與運動選項。持續訓練應該可以降低身體系統敏感度，並改善活動度、力量與功能。

1 第一階段以脊椎與髖部軟組織鬆動術開始，目的是緩解下背疼痛與肌肉緊繃。接著是髖部導向的伸展運動，主要針對附著於骨盆或脊椎的肌肉（髖屈肌），這能夠有效對抗下背疼痛。第一階段以四足跪姿腰椎屈伸結束，這是一項低負荷的主動活動度運動。執行屈曲或伸展動作時，若下背疼痛加劇，請跳過這項運動並挪到下個階段再做。

2 第二階段包括更進階的活動度與伸展訓練，讓脊椎達到更大的動作範圍。記得放慢速度，若不適的程度超過輕微，就停止運動。接著是一系列臀肌啟動與強化運動（橋式、側躺髖外展與側蹲走路）。第二階段的最後一項運動是彈力帶推拉，這是針對脊椎肌肉的第一個阻力訓練。此運動能訓練軀幹肌肉將脊椎維持在中立位置，並抵抗彈力繩帶來的旋轉力量，從而降低下背症狀惡化的機率，並開始重建肌肉力量。

3 第三階段著重於強化髖部（特別是臀肌）與軀幹／核心的力量與控制。消防栓式與單腿髖伸展變化式是第二階段運動的進階，因為強化臀肌力量通常有助於減輕疼痛並保護下背免於受傷。接下來的運動會從各個動作平面挑戰脊椎肌肉，從而讓脊椎變得更強韌。最後，深蹲與硬舉這兩項運動是常見的複合動作模式，涉及髖部與脊椎肌肉。強化這些模式能讓你為恢復日常活動做好準備。如果你在做深蹲或硬舉時感到疼痛，可以改成分腿站姿與單腿負重版本（例如分腿蹲、跨步蹲與單腿硬舉），這些運動能夠訓練到軀幹／核心肌群，同時讓脊椎維持在中立位置，對於敏感或癒合中的脊椎結構幫助極大。

肌肉拉傷

概述： 下背肌肉拉傷十分常見，通常發生在無預警抬高或接住重物時。此時下背周圍肌肉必須迅速產生力量，若它們無法因應外來負荷便很容易拉傷。但即便動作緩慢也可能發生拉傷，主因是負荷過大，或是在駝背或背部扭曲狀態下負重。甚至在做一些日常動作時，你也可能拉傷，例如彎腰撿起東西或從椅子上起身。在未充分暖身，組織溫度仍低的情況下做動作，肌肉拉傷的情況其實非常普遍，雖然我們不大樂於承認此事。

下背痛的嚴重程度不一，從真正的肌肉拉傷到異常痛覺或隱隱作痛（可能由睡姿不佳、久坐、穿高跟鞋，或長時間以奇怪姿勢抱孩子所引起）。不論你的情況是拉傷或輕微疼痛，本復健方案內的運動都能夠緩解疼痛與預防疼痛復發。

駝背是否會增加肌肉拉傷的機率？

我們經常教導下背拉傷的患者，如何從髖部位置進行鉸鏈式身體前彎，這樣可以啟動臀肌與大腿後側肌群，並減輕下背肌肉承受的壓力。但背部屈曲或駝背是正常生物力學的一部分，因此不要害怕做這些動作。當背部已痊癒且透過本復健方案裡的運動培養力量後，你可以恢復正常動作。當然，負荷越重，你就越需要考慮脊椎力學，若你還沒發展出因應目前負重的能力時更特別需要注意。比方說，如果要執行大重量硬舉，髖鉸鏈就是很棒的策略，且以背部中立（稍微平坦）姿勢舉重可能更安全。

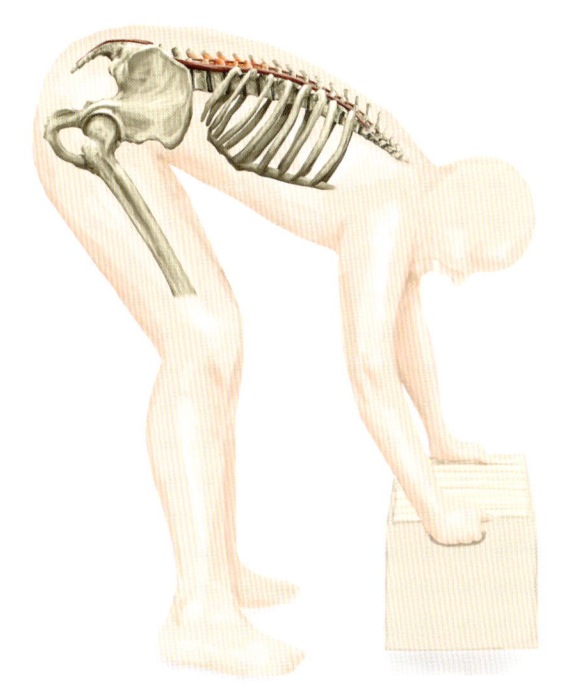

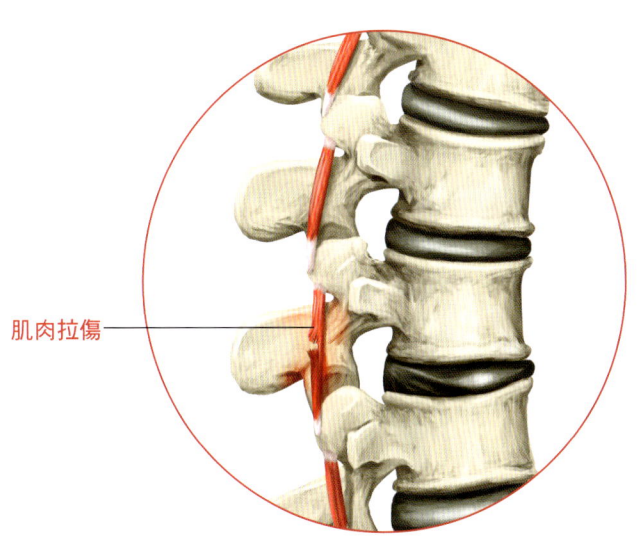

肌肉拉傷

徵象與症狀： 拉傷的肌肉在運作（收縮）、伸展、被觸診或觸摸時，通常會產生疼痛。以下背拉傷來說，經常是在從彎腰恢復成站立姿勢時。試著想像一下：你彎腰綁鞋帶後起身，下背的伸展肌肉必須收縮以抬高軀幹，很多人此時會感到疼痛。

當組織承受壓力時，疼痛經常會變成劇痛。雖然可能會有兩側都拉傷的情況，但大家通常會覺得某一側比較痛。疼痛範圍通常僅限於背部，不會往下延伸至腿部。休息時肌肉可能隱隱作痛、感覺僵緊或快要抽筋。

加重因素：收縮或伸展下背肌肉通常會引發疼痛，例如彎腰、從地上抬起物品，甚至是以直立姿勢支撐或穩定身體時。

預後：如前所述，拉傷的嚴重程度（傷害等級1～3）決定了癒合所需的時間，但鑑於背肌組織的血液供應良好，恢復時間通常落在3～6週。

治療策略：肌肉拉傷主要以復健運動的方式治療，而非注射或開刀等醫療措施，唯一例外是若肌肉鬆弛劑有助於緩解劇痛，醫師可能會開立處方。復健運動能夠改善肌肉力量，進而幫助恢復並降低再度受傷機率。在長期單側背痛的情況下，神經系統可能會抑制肌肉活動並導致它們萎縮。[6,7] 你可以透過訓練改變這個模式。強化伸展肌肉與周圍組織可以促進肌肥大並降低再度拉傷的風險。

1 強化運動對於肌肉拉傷復健非常重要，但在急性疼痛階段對組織施加負荷並非易事。因此，第一階段重點在於利用軟組織鬆動術與伸展運動來緩解疼痛，但對於針對正在癒合中的患部組織執行鬆動術要特別謹慎。執行腰伸肌與腰方肌鬆動術時若施加過多壓力，可能導致這些區域症狀惡化並影響癒合速度。若做這些鬆動術與伸展時產生的疼痛程度超過輕微不適，請暫時跳過不做。

2 隨著疼痛程度減輕，你應該要循序漸進地從事脊椎活動度訓練，以避免該區域變得僵緊。第一階段最後的四足跪姿腰椎屈伸活動度運動與第二階段的大部分動作及伸展，就是為了協助脊椎恢復完整動作範圍。再提醒一次，動作請僅限於身體能承受的範圍內。隨著肌肉拉傷逐漸癒合，脊椎活動度也將慢慢地恢復。

3 到了第三階段，在從事多數日常任務時，你應該感覺疼痛已大幅減輕或消失，因此可以開始增加更多阻力訓練。這些運動主要針對臀部與脊椎肌肉，目的在於增強力量，這樣能夠提高這些肌肉承受外力且不易受傷的能力，強化組織完整性，並降低未來拉傷的機率。

小面關節扭傷

概述：小面關節是連接兩個脊椎骨的小關節，讓你得以彎曲、扭轉與伸展脊椎，扭背時會發出「喀喀」聲響。與身體其他關節一樣，纖維關節囊包覆了每個小面關節，提供穩定性並裝有關節液。若脊椎因衝擊受傷（如車禍或運動創傷）或被迫超出正常動作範圍，小面關節就可能扭傷。

小面關節扭傷與肌肉拉傷有何不同？

拉傷通常發生在肌肉承受外力時，例如執行大重量硬舉。扭傷則發生在關節處於動作範圍終端時遭到扭轉或承受衝擊。兩者疼痛可能類似，但受傷機制不同，治療策略也略有差異。

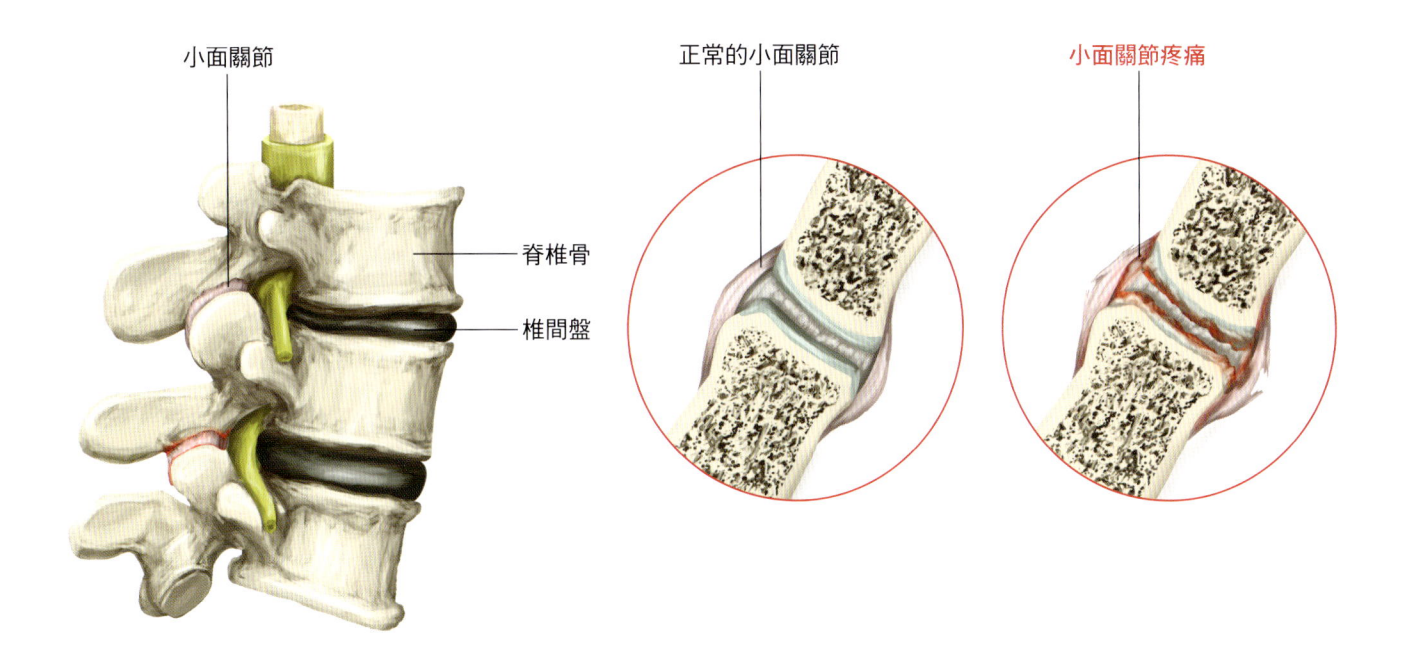

小面關節　　　　　　正常的小面關節　　　小面關節疼痛

脊椎骨

椎間盤

徵象與症狀：小面關節扭傷通常發生在下背與單側（僅單側疼痛）。這種疼痛會在患者扭轉、伸展或拱起背部時出現，因為這些動作會導致發炎的小面關節承受壓力。當你處於這些引發疼痛的姿勢時，疼痛通常十分劇烈，休息時則會變成隱隱作痛，特別是在急性階段。

加重因素：疼痛通常發生於拱下背或往一側彎曲或扭轉時。也有患者述說變換姿勢時可能產生疼痛，例如從坐姿變站姿。

預後：小面關節扭傷通常可以在4～6週內復元，前提是發炎的關節囊沒有受到加重因素刺激。

治療策略：復健運動對於小面關節扭傷的效果絕佳，這些運動旨在減輕疼痛並恢復脊椎的動作範圍與力量。若是嚴重疼痛，醫生開立的肌肉鬆弛劑可能有所幫助。

　　小面關節扭傷的復健方案的執行方式與肌肉拉傷類似，但前者目標是恢復完整的脊椎活動度。強化運動非常重要，因為肌肉力量增強就能把關節支撐與保護得更穩當，但與肌肉拉傷不同，並不是直接用這些運動讓受傷組織康復。

1 第一階段運動包括軟組織鬆動術與伸展，能夠減輕肌肉疼痛、僵緊或痙攣的狀況；這些症狀會產生是附近的下背與髖部肌肉收縮以保護受傷關節所致，而這會對於脊椎帶來壓迫。髖部伸展針對的是常影響下背的肌肉，因為它們附著於骨盆（如大腿後側肌群與臀肌）或脊椎（如髖屈肌）。

2 一旦疼痛減輕，提高脊椎關節活動度就變得非常重要。第一階段最後的四足跪姿腰椎屈伸活動度運動與第二階段大部分的動作及伸展，能夠幫助脊椎恢復完整動作範圍。千萬記住，動作請僅限於身體能承受的範圍內。隨著小面關節逐漸癒合，脊椎活動度將慢慢恢復。

3 一旦活動度恢復正常與疼痛消失，第三階段的重點是強化髖部與下背的肌肉力量。雖然小面關節扭傷並未涉及肌肉損傷，但改善神經肌肉力量與控制能夠把關節保護得更好。肌肉就像是避震器，功能良好意味著傳遞到關節的力量會減少；相反地，肌肉疲弱或控制不佳則會增加受傷機率。

281

椎弓解離與脊椎滑脫

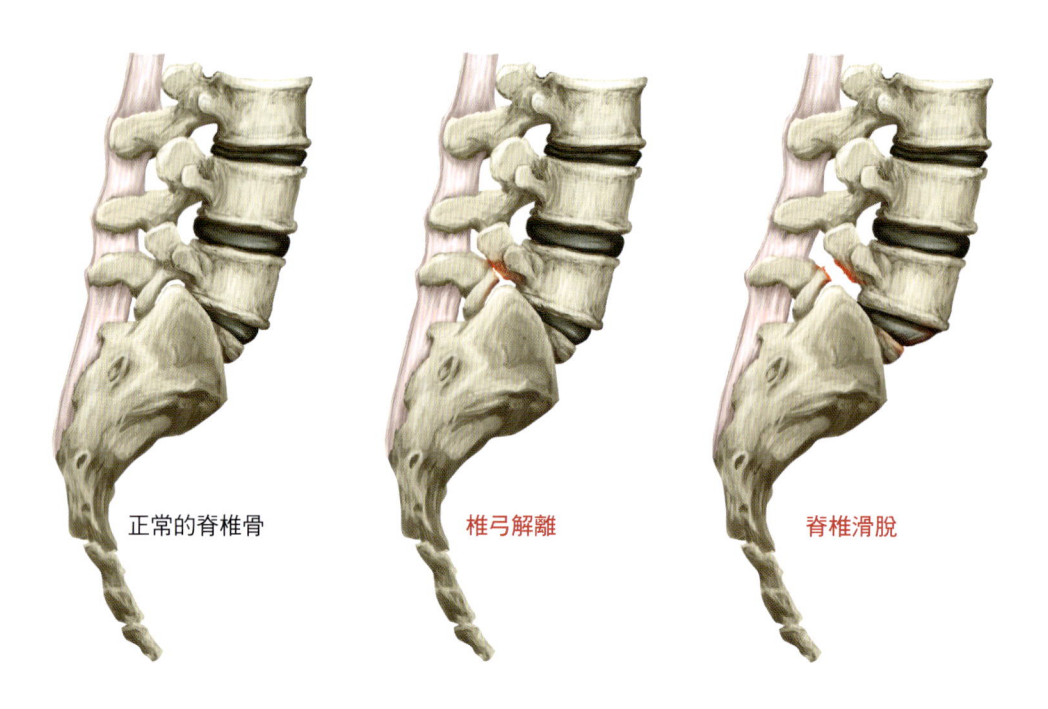

正常的脊椎骨　　椎弓解離　　脊椎滑脫

概述：椎弓解離與脊椎滑脫是下背痛的常見原因，對於會參與脊椎反覆受力運動（例如體操、足球與舉重等）的兒童與青少年族群，情況尤其常見。[8-11]

椎弓解離指的是脊椎骨出現應力性骨折狀況。脊椎滑脫則是因為壓力累積與恢復不足，導致骨頭變脆弱，最終開始移位，包括往後移位的後滑脫與往前移位的前滑脫。根據骨頭從原始位置移動的距離，脊椎滑脫可分成1～4級。

雖然椎弓解離與脊椎滑脫有所不同，但兩者的症狀與徵象、加重因素、預後與治療策略都是一樣的。

徵象與症狀：在大多數情況下，患者僅會感受到一般的下背痛，除非進行X光檢查，否則無法知道原因。症狀可能包括輻射至臀部的疼痛、背部僵緊、背肌痙攣與大腿後側肌群緊繃。若脊椎嚴重滑脫影響到下背神經，可能會出現腿部麻木、刺痛與無力的情況。

加重因素：在承受壓力的情況下，拱起或伸展脊椎超過中立位置，例如體操裡的下腰或後手翻，或是重訓裡的肩膀負重動作。

預後：若避免從事加劇疼痛的活動，並給予脆弱的骨頭足夠時間癒合，大部分的病患可以在6～12週後恢復完整功能。

治療策略：行為調整（避免或減少加劇疼痛的活動）與物理治療（伸展與運動）是治療首選，但醫生可能也會建議患者使用下背護具，以減輕患部骨頭承受的壓力。[12,13] 若症狀沒有改善或脊椎滑脫加劇，醫生可能會建議開刀以穩定病情。

本方案裡的伸展運動（特別是第一階段的髖屈肌與大腿後側肌群伸展）通常能減輕脊椎滑脫造成的背痛。在第二階段的初期，從事腰椎伸展活動度運動時要特別小心，許多脊椎滑脫傷害與反覆伸展腰椎脫不了關係。因此，僅執行部分動作範圍就好，或乾脆直接跳過這些運動。當你在做第三階段的死蟲式與瑜伽球推出核心訓練時，請避免下背伸展。若其他運動引發背痛或腿部神經有放射性神經根疼痛，請跳過這些運動。

薦髂關節疼痛

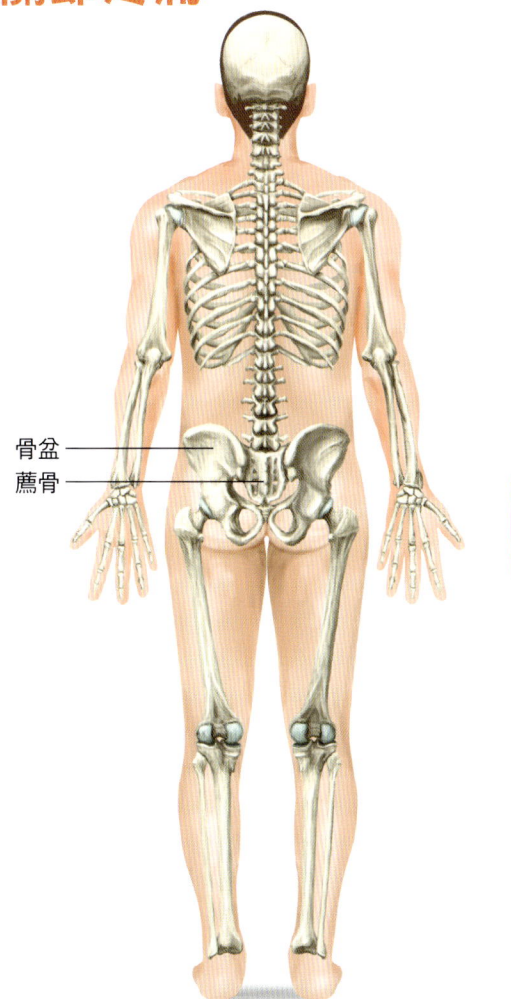

骨盆
薦骨

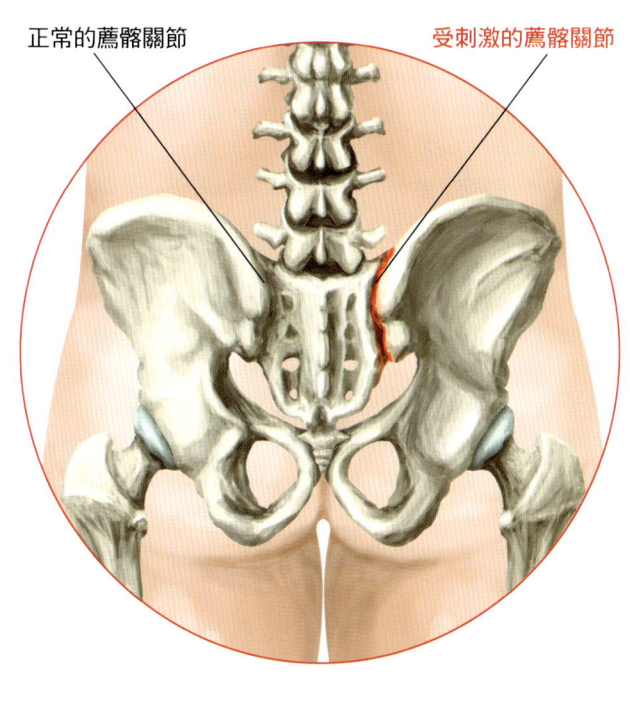

正常的薦髂關節　　受刺激的薦髂關節

概述：薦髂關節是兩個小型滑液關節，位於下背左右兩側的骨盆薦骨與髂骨之間。薦髂關節被韌帶包覆，因此非常強韌，足以支撐身體體重。薦髂關節損傷的原因通常是異常的單側創傷，像是跌倒時尾椎蹬到，或是不小心從路面邊緣跌落，導致腿部與骨盆一側受到衝擊。懷孕也是常見原因，孕期產生的荷爾蒙「鬆弛素」會讓骨盆周圍韌帶變鬆，可能會導致薦髂關節疼痛。

受到關節形狀與周圍韌帶的影響，薦髂關節的動作範圍很小，該關節疼痛可能僅占背痛病例的15～30%。[14,15] 這意味著許多人以為自己患有薦髂關節疼痛，但其實可能是下背出問題，例如下腰椎L5-S1（腰椎第5節－薦椎第1節）與L4-L5（腰椎第4－5節），它們與薦髂關節的距離僅幾公分，因此很容易被誤認。幸好，有一些由專業人士操作的特定檢測能協助判斷此區域是否為疼痛起源。好消息是，薦髂關節與下背疼痛的復健方案裡的運動類似，無論選哪一個，應該都可以幫助你改善症狀。

徵象與症狀：疼痛通常位於下背的一側，且可能輻射至臀部或大腿後側。患者經常陳述自己下背僵緊，有些人會覺得背部不穩，彷彿快要支撐不住或彎曲垮掉的感覺。薦髂關節疼痛通常不會輻射至小腿與足部，如果你正在經歷這種情況或是疼痛沿著腿部後方擴散，請參考本章後續的神經疼痛復健方案。

> **我不確定自己罹患的是薦髂關節疼痛，還是其他問題。該如何選擇適合方案？**
>
> 不必太在意是哪個組織引發疼痛或背後原因，重要的是如何擺脫疼痛。即使你不確定疼痛是否源自薦髂關節受到刺激，復健計畫依然可以發揮效果。薦髂關節疼痛、坐骨神經痛與背部拉傷有一些細微差異，但關鍵在於找到能夠緩解症狀的動作。只要你選擇的區域正確，且挑選了不會讓症狀惡化的動作，就有很高的機率會逐漸好轉。

加重因素：對薦髂關節施壓經常會引發疼痛，例如爬樓梯、跑步或慢跑、單腳站立或側躺等。

預後：如果調整了加劇疼痛的活動，大部分的薦髂關節疼痛可以在4〜6週內恢復正常。

治療策略：管理薦髂關節疼痛的方法包括：調整加劇疼痛的活動，並執行針對髖部與下背肌肉的復健運動。[16] 如果疼痛沒有消退，醫療從業人員可能會打針以減輕發炎與疼痛。注射也可作為診斷工具：如果注射一劑後疼痛消失，那疼痛起源就是薦髂關節。對於孕婦或關節活動度過大的人，進行腰椎骨盆穩定運動時（特別是在第二與第三階段）可以考慮使用薦髂關節穩定帶環繞並收緊骨盆，也許會緩解疼痛和產生益處。

大多數薦髂關節疼痛的患者可以透過臀肌鬆動術與伸展，與啟動及強化這些肌肉的運動有效緩解症狀。伸展運動包括膝蓋拉向對側肩膀與跨腿伸展，強化運動則包括橋式加入內收、彈力圈版本與側蹲走路等。其他以脊椎為重點的運動，大多也能幫上忙，因此我建議做完整套復健方案，看看哪些動作對你來說最有效。如果某項運動引發疼痛，可以暫時跳過，之後再嘗試。比方說，你可以一直做雙腿橋式，等到關節對疼痛的敏感度降低，再嘗試單腿版本即可。

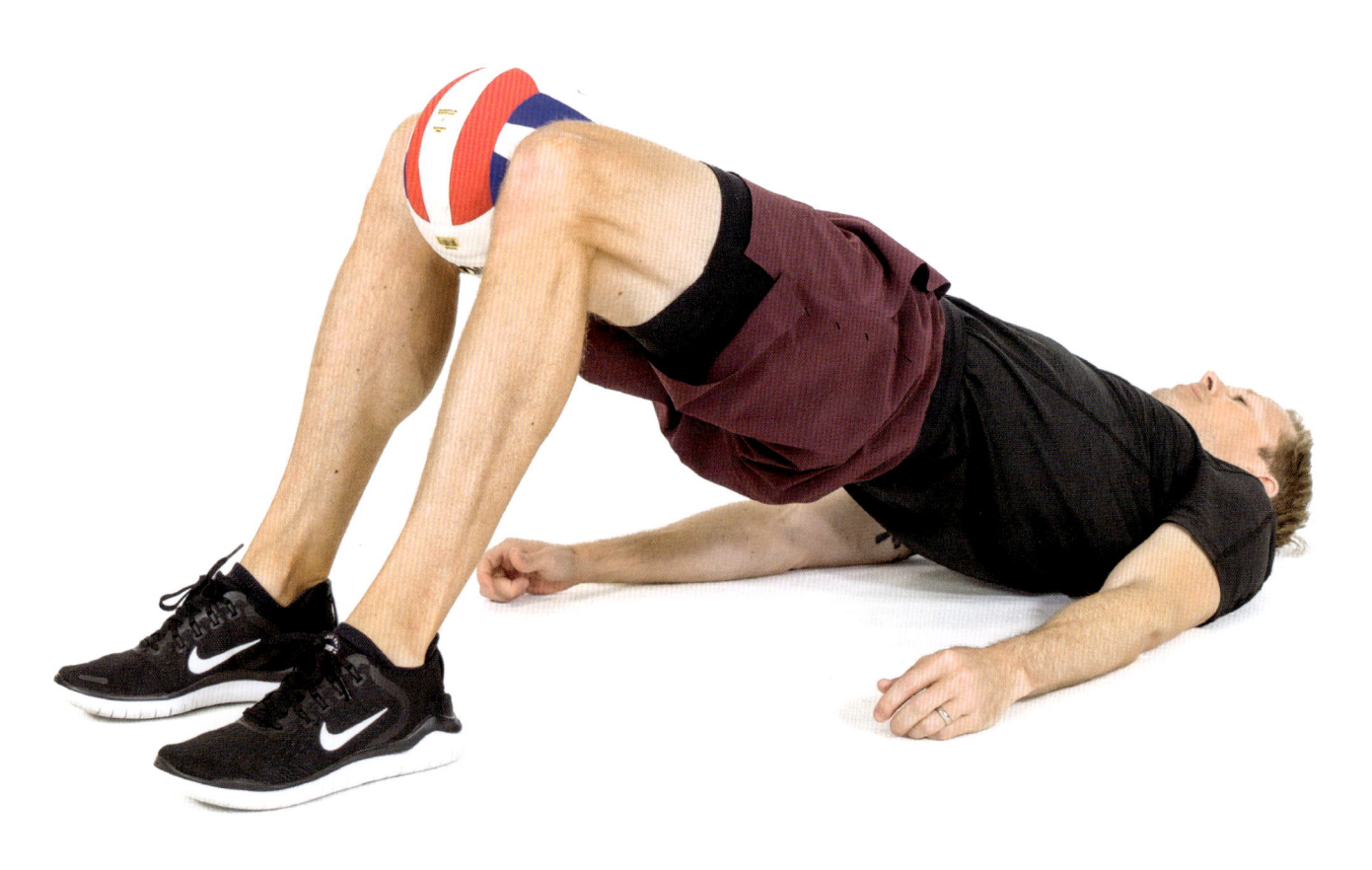

下背疼痛
第一階段

適用於：
- 減輕下背疼痛
- 緩解肌肉緊繃
- 作為第二與第三階段運動的暖身

指引：
- 每天執行
- 工具：泡棉滾筒、花生球、按摩球、伸展帶與平衡墊
- 若有哪個運動引發的疼痛超過輕微程度（疼痛指數3／10），請跳過並挪至第二階段
- 休息時毫無疼痛，運動時疼痛不超過輕微程度，便能加入第二階段的運動

軟組織鬆動術

▶ 每個區域花費1～2分鐘
▶ 兩側皆須進行
▶ 在壓痛點停留10～20秒

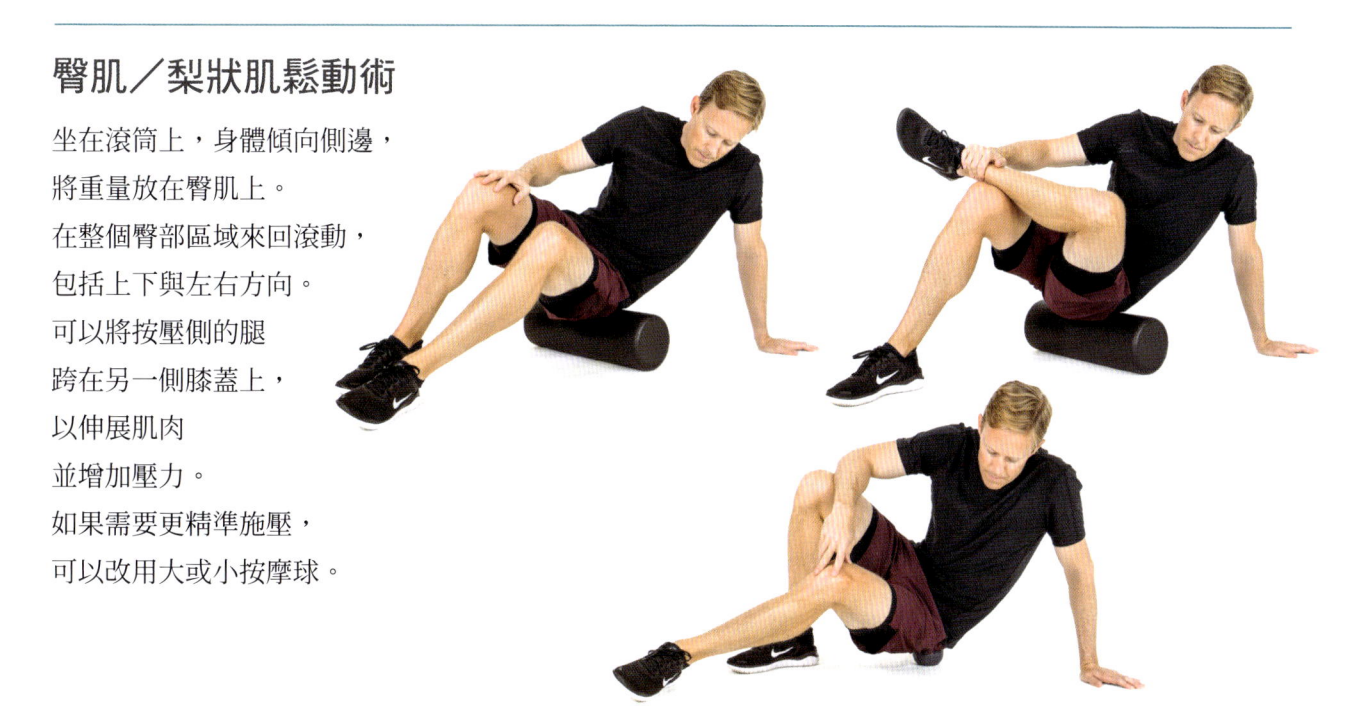

臀肌／梨狀肌鬆動術

坐在滾筒上，身體傾向側邊，
將重量放在臀肌上。
在整個臀部區域來回滾動，
包括上下與左右方向。
可以將按壓側的腿
跨在另一側膝蓋上，
以伸展肌肉
並增加壓力。
如果需要更精準施壓，
可以改用大或小按摩球。

腰伸肌鬆動術

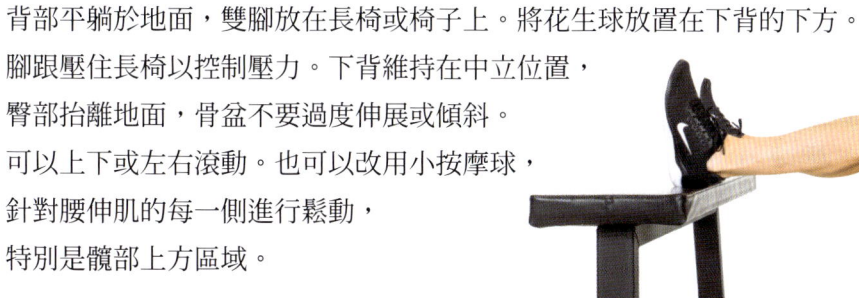

背部平躺於地面，雙腳放在長椅或椅子上。將花生球放置在下背的下方。
腳跟壓住長椅以控制壓力。下背維持在中立位置，
臀部抬離地面，骨盆不要過度伸展或傾斜。
可以上下或左右滾動。也可以改用小按摩球，
針對腰伸肌的每一側進行鬆動，
特別是髖部上方區域。

如果腰部的肌肉拉傷，進行此運動時請小心，或直接跳過。

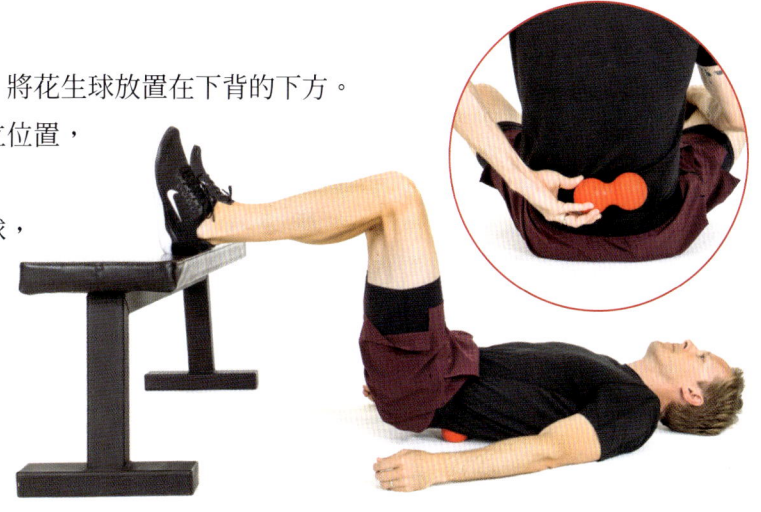

腰方肌鬆動術

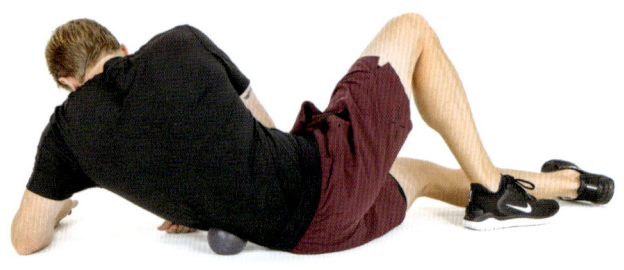

> 如果腰部的肌肉拉傷，進行此運動時請小心，或直接跳過。

採取側躺姿勢，將滾筒或大按摩球放在下背側邊的肌肉下方。

從骨盆上方一路滾動到下肋骨，也可透過胸部往地面旋轉的方式左右滾動。

脊椎盡量維持中立。如果你使用的是按摩球，可以靠牆站立進行鬆動。

大腿後側肌群鬆動術

坐在長椅或椅子上，將大或小按摩球放在腿後肌群下方。沿著整個腿後肌群上下滾動。

屈曲與伸展膝蓋以動態鬆動這些肌肉。

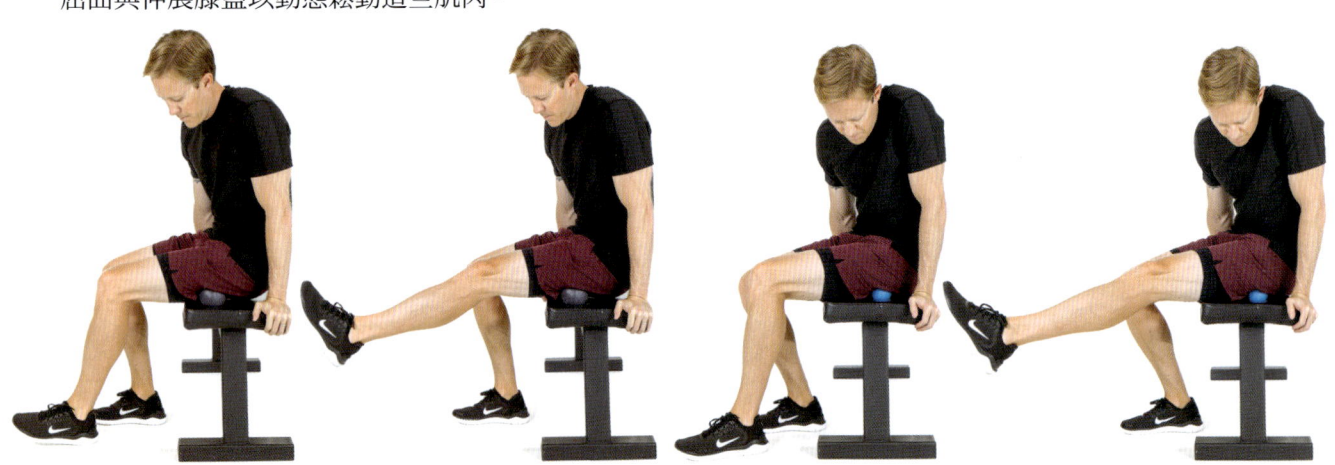

伸展運動

- ▶ 做3次，每次維持30～60秒
- ▶ 兩側皆須進行
- ▶ 不要伸展到感覺疼痛的程度

膝蓋拉向對側肩膀

背部平躺於地面，將一邊膝蓋拉向胸部。手指交扣放在膝蓋下方與小腿前側上方，維持下背貼地，用雙手將膝蓋拉向另一側肩膀。

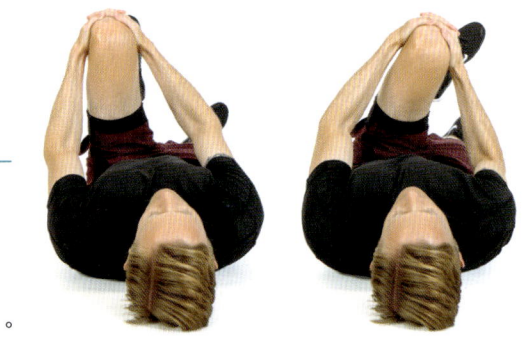

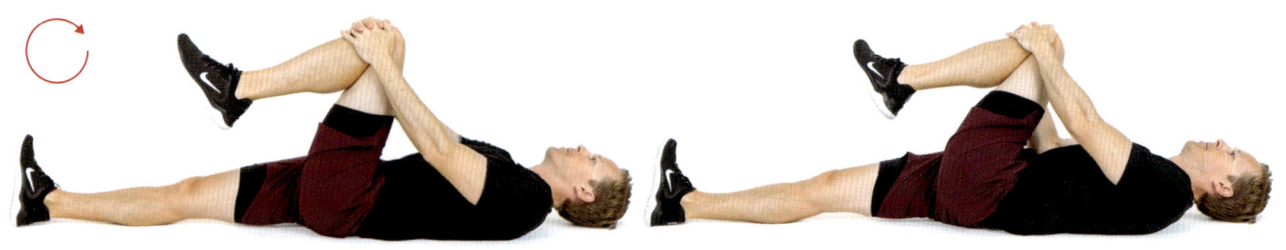

大腿後側肌群伸展（使用伸展帶）

用伸展帶掛在單腳的足弓上。腿部維持完全放鬆，用雙手將腳拉向頭部，感覺適度伸展後維持姿勢。

髖屈肌伸展

單膝跪地，繃緊腹肌與臀肌，令骨盆向後旋轉（後傾）。若地板較硬，可使用平衡墊保護膝蓋。

背部維持在中立位置，身體稍微前傾，直到髖部前側與腿部有伸展到的感覺。

彎曲膝蓋並抓住腳踝，以增加伸展強度。也可以將腳放在長椅或椅子上支撐，或是將小腿前側緊貼牆壁。

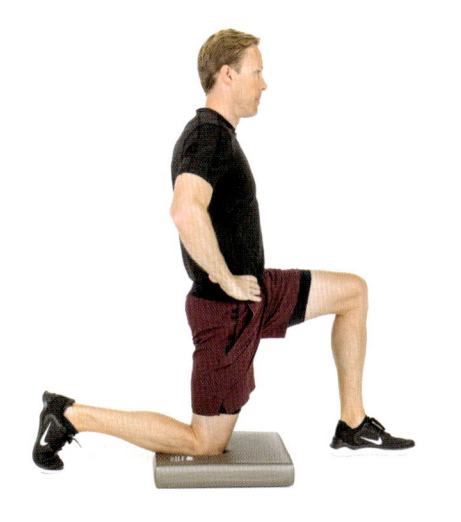

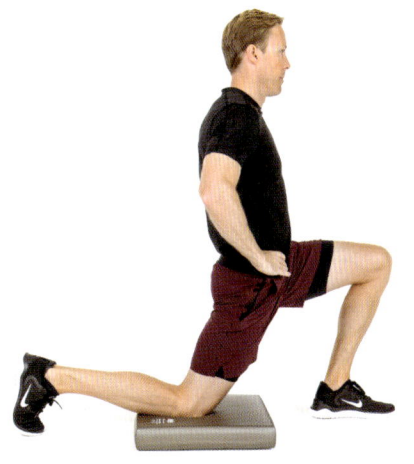

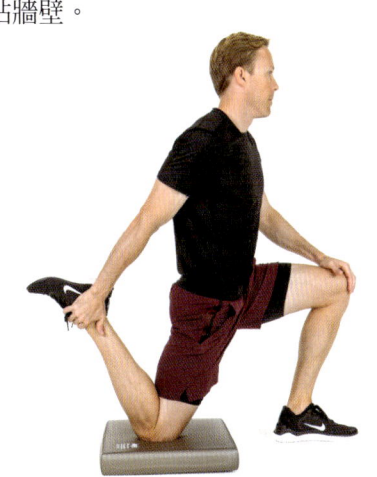

四足跪姿腰椎屈伸活動度運動

採取四足跪姿，透過下背做屈曲（圓背）與伸展（拱背）的動作。
動作放慢，且在不引發疼痛的前提下盡可能移動到極限。做3組，每組10～15次。
在動作範圍終端停留2～3秒。如果此動作導致症狀加劇，就跳過或留到第二階段再做。

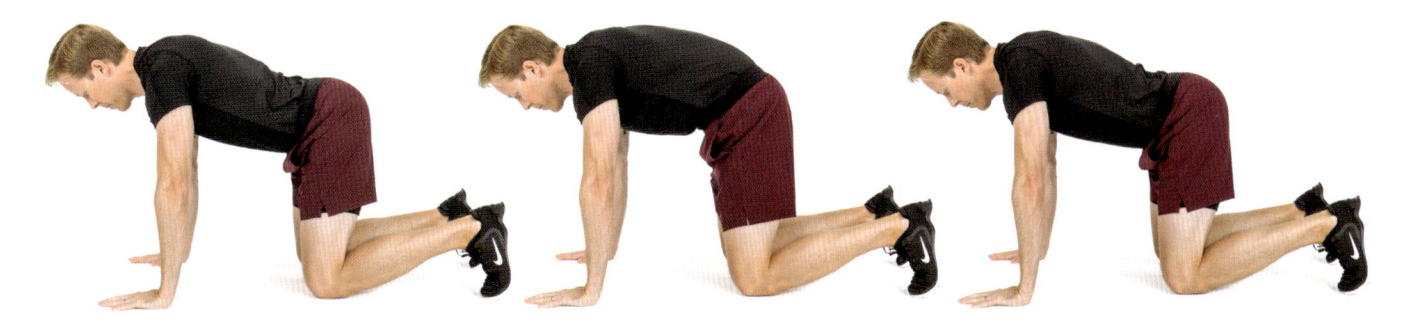

下背疼痛
第二階段

適用於：
- 減輕下背疼痛
- 改善髖部與背部的活動度
- 初步強化臀肌與核心
- 作為第三階段運動的暖身

指引：
- 每天執行
- 若有多種運動可選擇，從最簡單的第一項開始。隨著疼痛程度減輕，逐漸換成更進階的變化式
- 工具：長椅、彈力圈、運動球與彈力繩
- 若有哪個運動引發的疼痛超過輕微程度（疼痛指數3／10），請跳過並挪至第三階段
- 運動時疼痛不超過輕微程度，便能加入第三階段的運動

活動度運動

▶ 做3組，每組10～15次
▶ 主動動作：在不引發疼痛的前提下，盡可能地移動到極限
▶ 在動作範圍終端停留2～3秒
▶ 跳過任何會加劇疼痛症狀的運動

站姿骨盆傾斜

雙腳腳掌朝前，與肩同寬站立。
雙手放在髖部，讓大拇指碰到髖骨後方。
運用背肌慢慢地將骨盆往前傾斜（前傾），
接著收緊臀肌讓骨盆往後旋轉（後傾）。
控制活動範圍，不要做到感覺疼痛的程度。

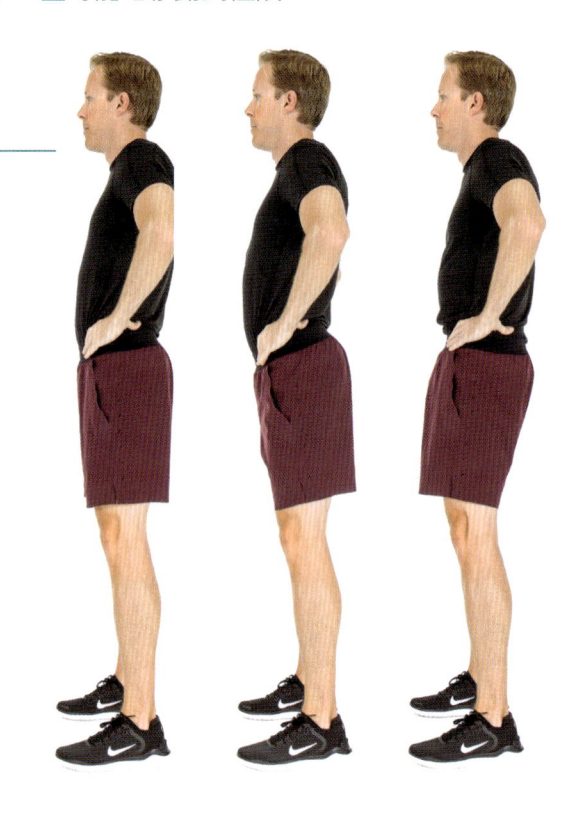

腰椎屈曲（擇一）

抱膝

背部平躺於地面，然後將雙膝拉向胸部。
具體步驟是：雙手抱住小腿前側的上方，
手臂發力將雙膝拉向胸部，
伸展下背部至屈曲狀態。
在動作範圍終端停留幾秒鐘或更久時間，
然後放開並重複動作。

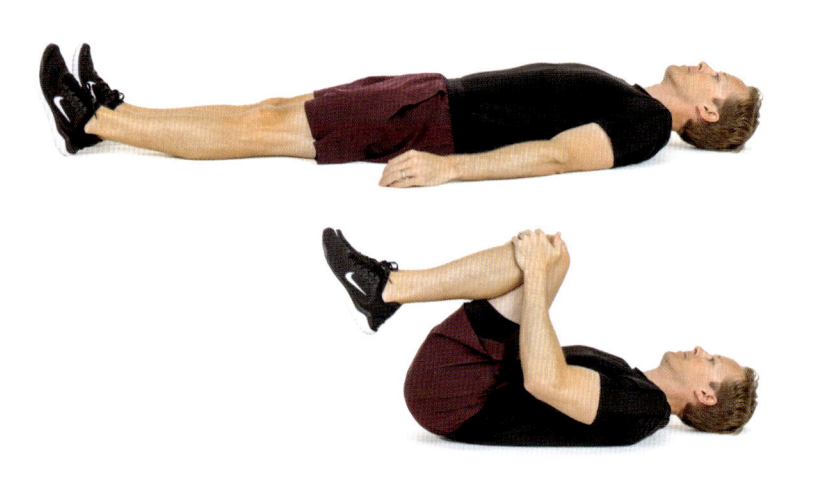

胸靠膝
（嬰兒式）

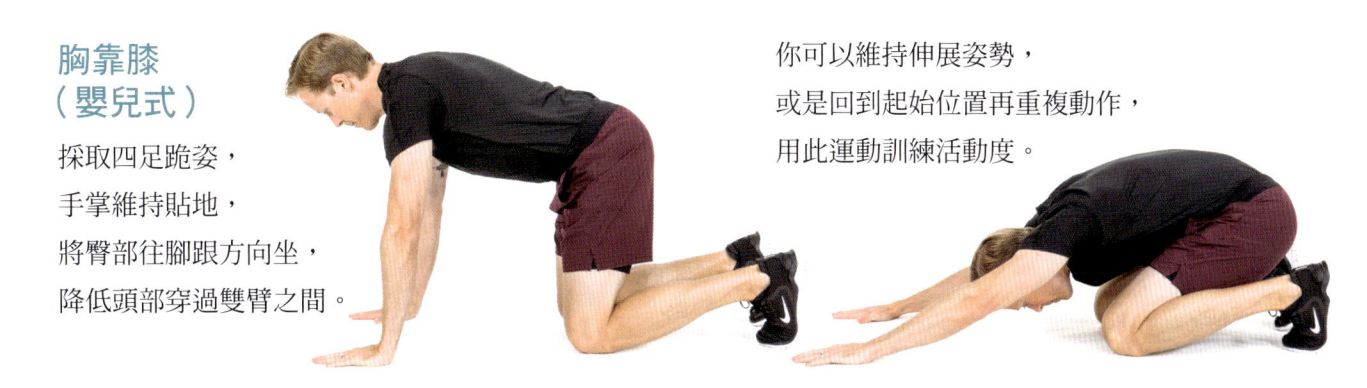

採取四足跪姿，
手掌維持貼地，
將臀部往腳跟方向坐，
降低頭部穿過雙臂之間。

你可以維持伸展姿勢，
或是回到起始位置再重複動作，
用此運動訓練活動度。

腰椎伸展

趴在地上，前臂放在肩膀下方。
維持背部放鬆與髖部著地，
前臂推地或靠雙手支撐起來，
在不引發疼痛的前提下盡量拱背。
在動作範圍終端停留幾秒鐘或更長時間，
然後回到起始位置並重複動作。

若你患有椎弓解離與脊椎滑脫，進行此運動時請小心，或直接跳過。

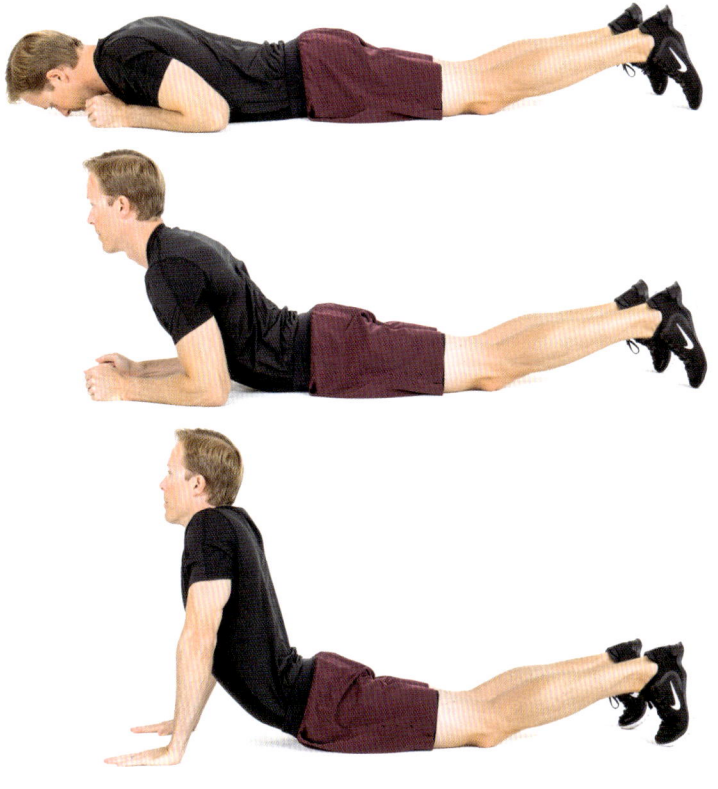

腰椎旋轉

背部平躺於地面，
膝蓋彎曲、雙腳平踩地面。
慢慢地將膝蓋左右擺動，
在不引發疼痛的前提下
盡可能移動到極限。

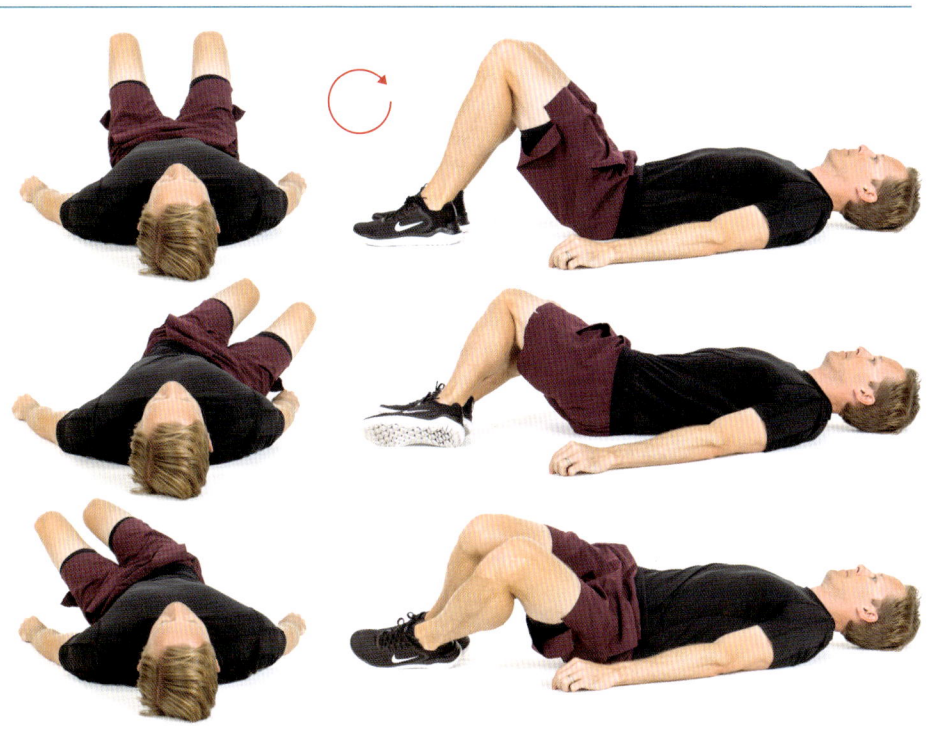

伸展運動
▶ 做3次,每次維持30～60秒
▶ 兩側皆須進行
▶ 不要伸展到感覺疼痛的程度

臀部／髖部旋轉肌伸展(擇一)

坐姿跨腿伸展
坐在長椅或椅子上,一條腿跨在另一側膝蓋上頭(翹二郎腿),然後從髖部位置進行鉸鏈式身體前彎,直到感覺到臀肌區域獲得伸展。

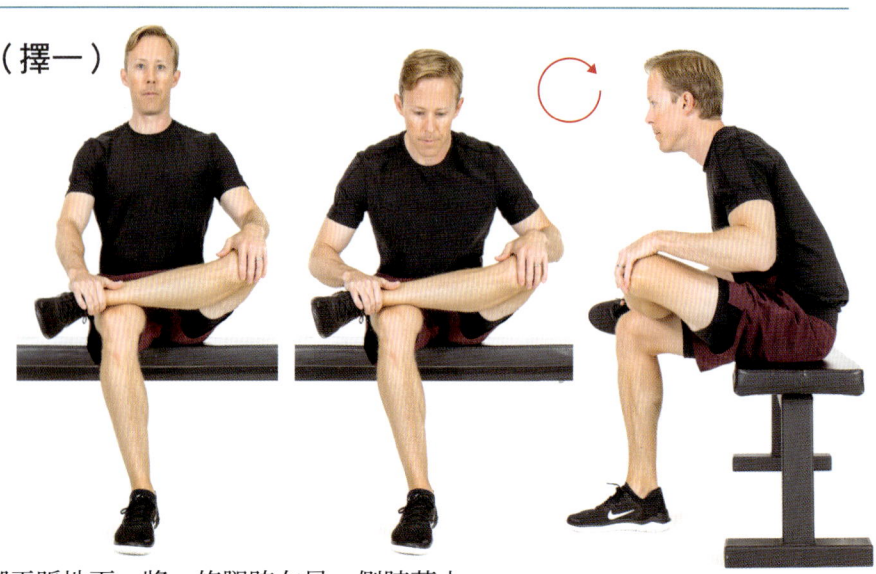

仰臥跨腿伸展
背部平躺於地面,雙腿彎曲,雙腳平踩地面。將一條腿跨在另一側膝蓋上。一隻手從雙腿中間伸入,另一隻手繞到腿的外側,然後手指交扣在膝蓋前面。雙手用力將膝蓋拉向胸部。

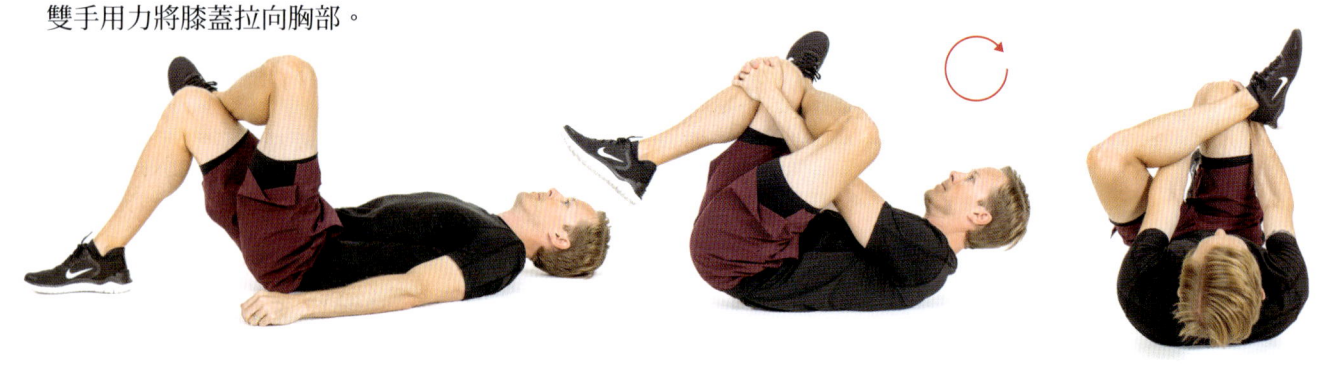

平台鴿式伸展
將前腳膝蓋平放在長椅上,前腳小腿與軀幹呈直角,接著後腳往後移動。從腰部位置做鉸鏈動作,直到臀肌區域有伸展到的感覺。如果膝蓋感到疼痛或無法舒服地進入起始位置,可在膝蓋下方放置枕頭,或抬起長椅的一側(與彎曲膝蓋同側)。想增加伸展效果,可以在地板上進行此運動。

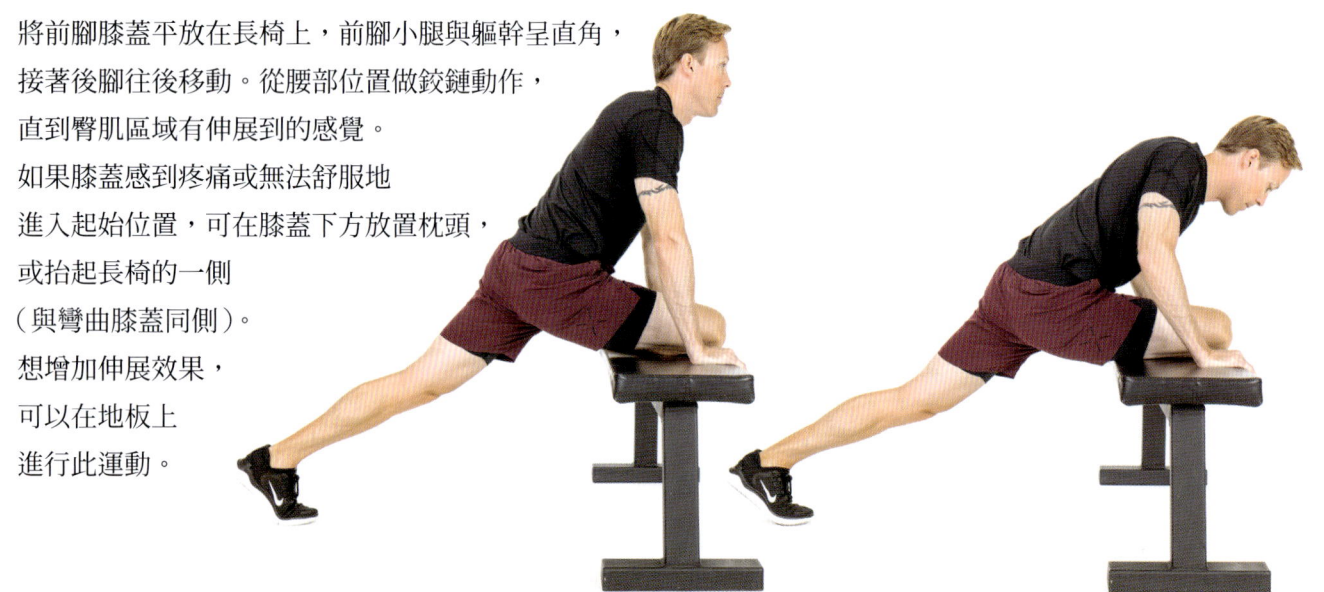

腰椎旋轉伸展

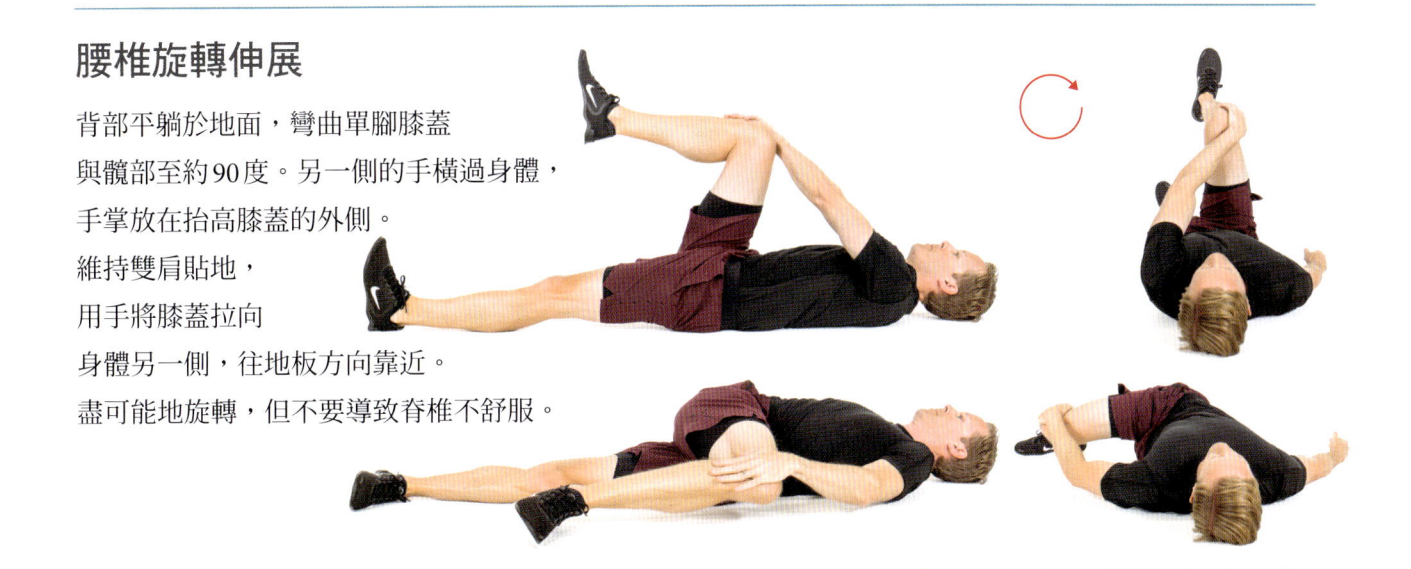

背部平躺於地面，彎曲單腳膝蓋
與髖部至約90度。另一側的手橫過身體，
手掌放在抬高膝蓋的外側。
維持雙肩貼地，
用手將膝蓋拉向
身體另一側，往地板方向靠近。
盡可能地旋轉，但不要導致脊椎不舒服。

阻力運動
▶ 做3組，每組10～15次
▶ 每組動作做到力竭
▶ 增加負重或次數來提高難度

橋式（擇一）

徒手版本

背部平躺於地面，膝蓋彎曲，雙腳平踩地面。
腳跟往地面推並抬高臀部，讓髖部完全伸展，
肩膀到膝蓋成一直線。當髖部完全伸展時收緊臀肌，
並在最高點停留1～2秒。

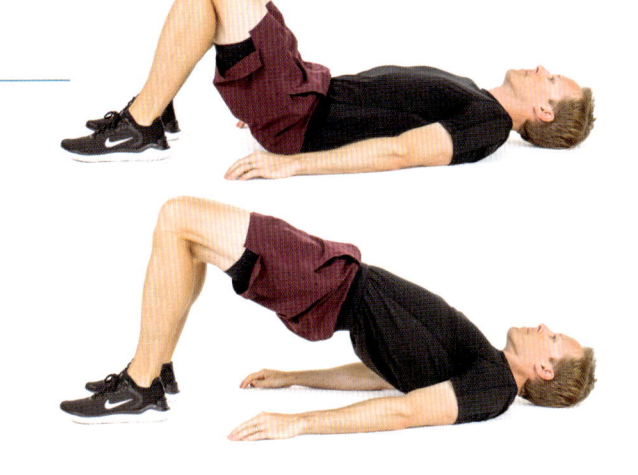

彈力圈版本

為了增加臀肌啟動度與動作難度，可以將彈力圈套在膝蓋上方。
執行橋式運動（腳跟往地面推並伸展髖部）的同時，
膝蓋往外推並對抗阻力。
動作全程中膝蓋都要往外推，維持外展張力。

加入內收（針對薦髂關節疼痛）

在雙膝中間放置一顆排球、足球或籃球。執行橋式運動
（腳跟往地面推並伸展髖部）的同時，
膝蓋緊緊夾住球並收縮臀肌。
動作全程都要維持對球施壓。

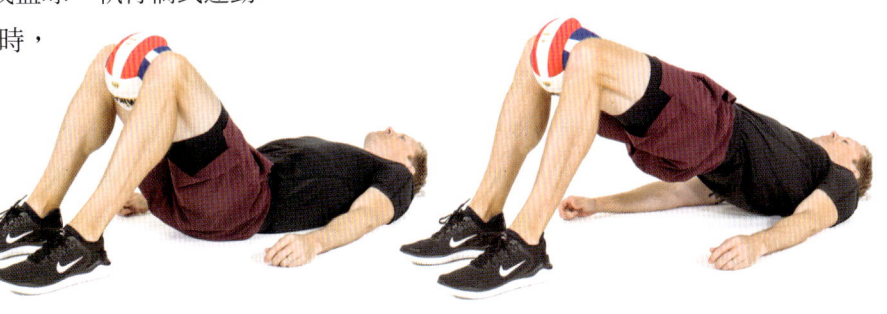

側躺髖外展

採側躺姿勢，稍微將髖部往地面旋轉，
同時將上方的腿內旋，讓大腳趾碰到下方腳的足弓。
將上方的腿往後抬高。
脊椎維持中立，並在最高點停留1～2秒。
如果你開始過度拱背，就減少動作範圍。
可以在膝蓋上方套上彈力圈，
以增加臀肌啟動度與提高動作難度。

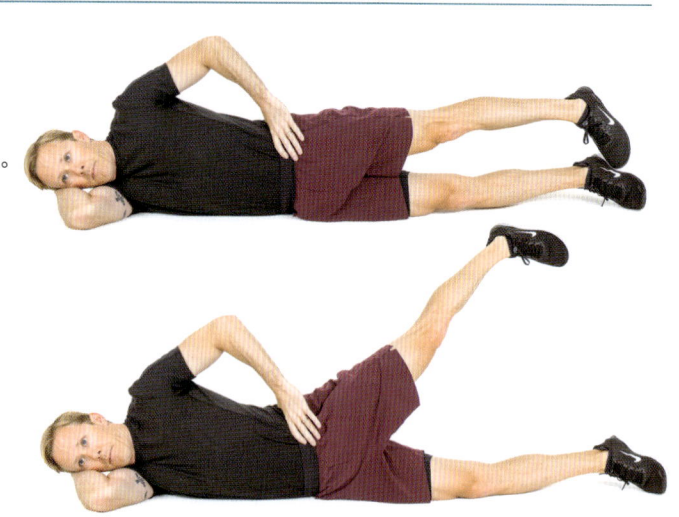

側蹲走路

在膝蓋上方套上彈力圈。
雙腳與肩同寬，稍微彎曲髖部與膝蓋。
往側邊跨一大步，讓彈力圈完全伸展。
你可以沿著一條線行走，
完成一定步數後返回，或是待在原地
輪流換腿。距離或次數範圍須有挑戰性，
讓臀肌上部有灼熱感，通常每個方向
15～20步。步伐中間不要停頓，
動作全程都要維持彈力圈張力。

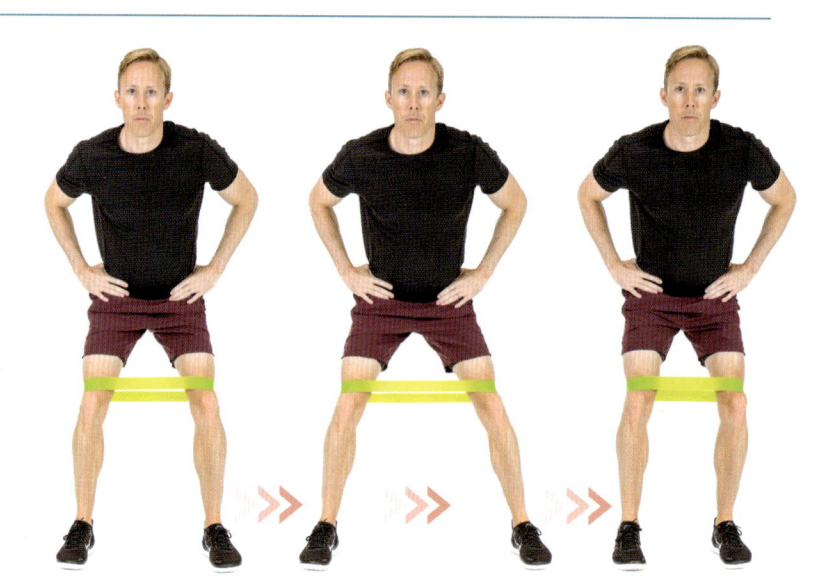

彈力帶推拉

將彈力帶固定在髖部高度，拉開距離以製造張力。單膝跪地，雙手握住握把，位置約在胸部中間。
繃緊核心，將彈力帶直直地往前推。目標是透過腹肌與背肌收縮，防止彈力帶造成脊椎旋轉。

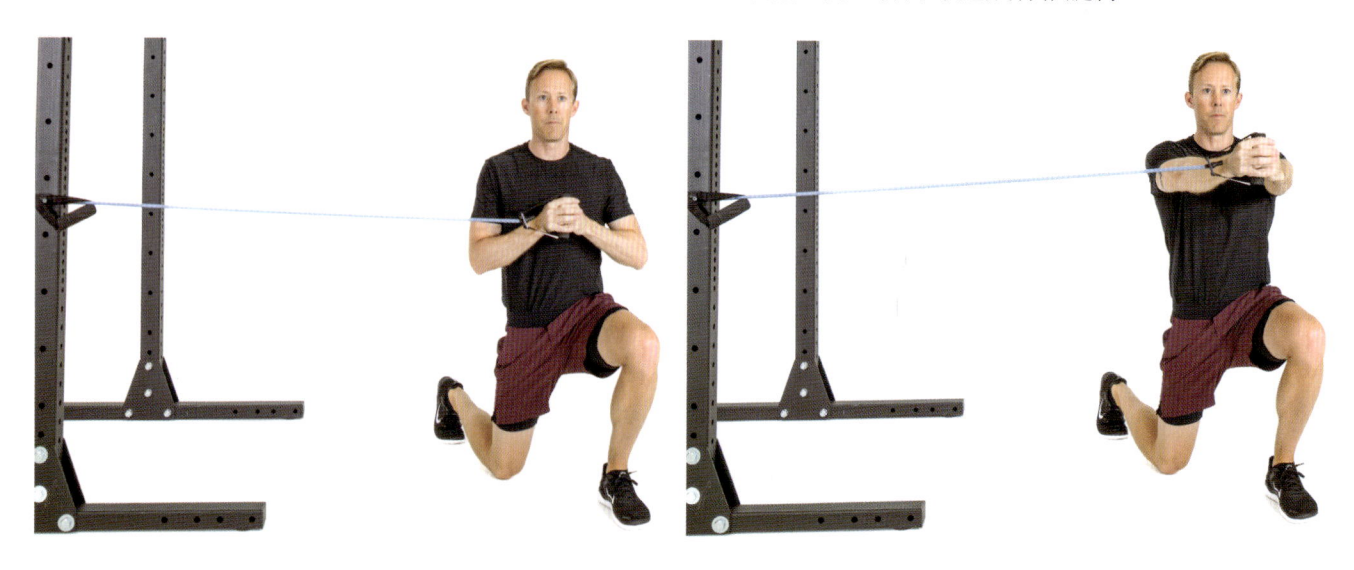

下背疼痛 第三階段

適用於：
- 強化核心（背肌與腹肌）與下半身
- 預防下背疼痛與受傷

指引：
- 每週做3或4天
- 做3組，每組10〜15次（除非另有註明）
- 每組動作做到力竭
- 若有多種運動可選擇，可根據經驗、體能水平、器材情況與個人偏好選擇其中一項變化式
- 工具：彈力圈、長椅、瑜伽球（健身球）與啞鈴

消防栓式（擇一）

徒手版本

採取四足跪姿，肩膀與手腕對齊、髖部在膝蓋上方。維持膝蓋彎曲，將一條腿往後方與側邊抬高，如同小狗在消防栓撒尿的姿勢。不要旋轉脊椎，且動作僅限於髖部允許的範圍內。

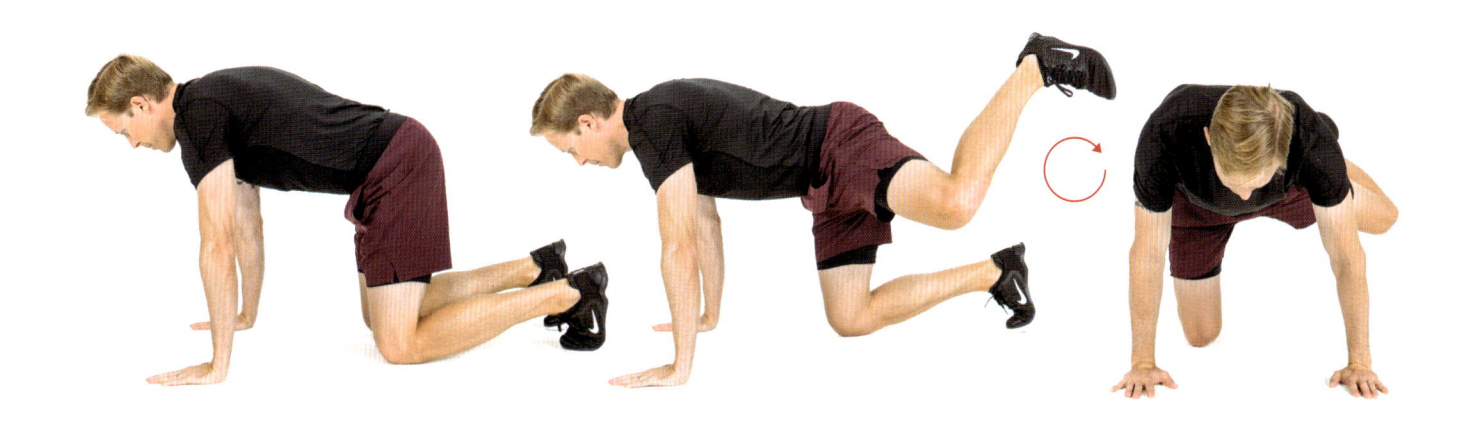

彈力圈版本

如果徒手版本太簡單，或是感覺不到臀肌出力，可以在膝蓋上方套上彈力圈以增加阻力。

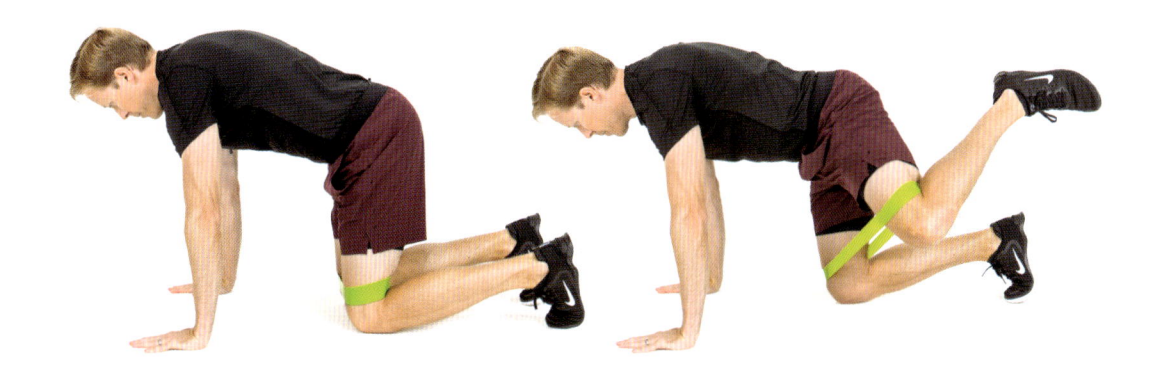

293

單腿髖伸展（擇一）

單腿橋式

進入橋式起始姿勢並抬高一條腿（可以將抬高的腿伸直，或維持彎曲約90度）。

腳往地板推並伸展髖部。當髖部完全伸展時，專心收緊臀肌，並維持收縮1～2秒。

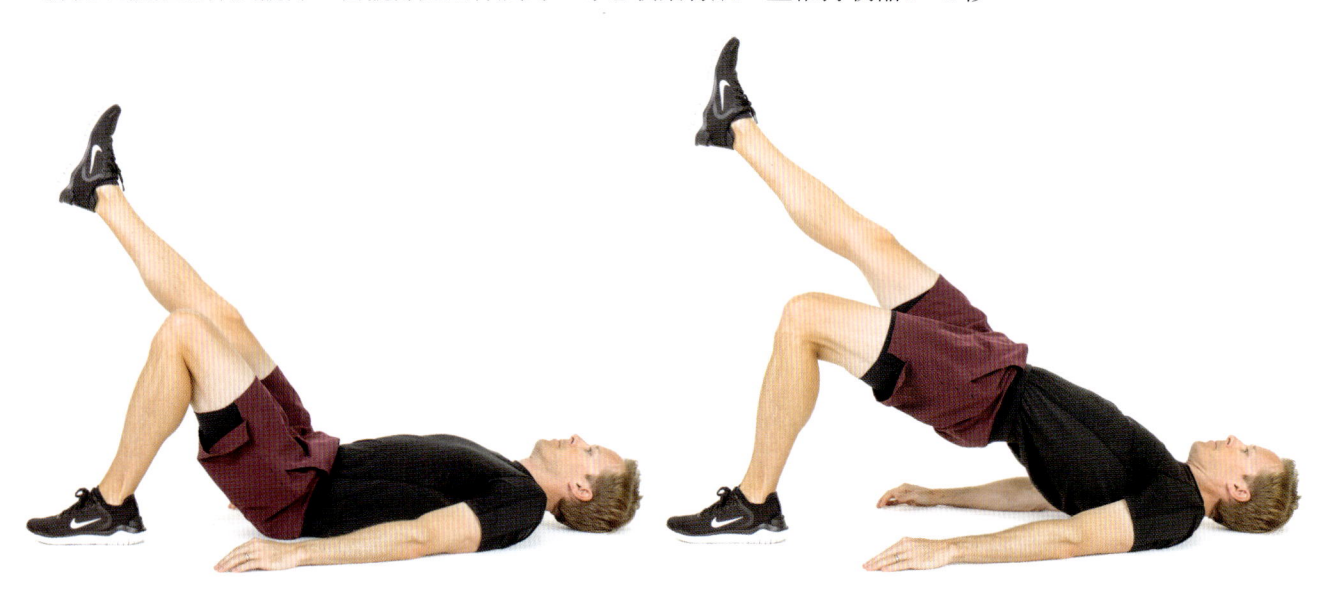

單腿臀推

中背靠在長椅邊緣並抬高一條腿（可以將腿伸直或維持彎曲約90度）。

著地的腳往地板推並伸展髖部。當髖部完全伸展時，專心收緊臀肌，並維持收縮1～2秒。

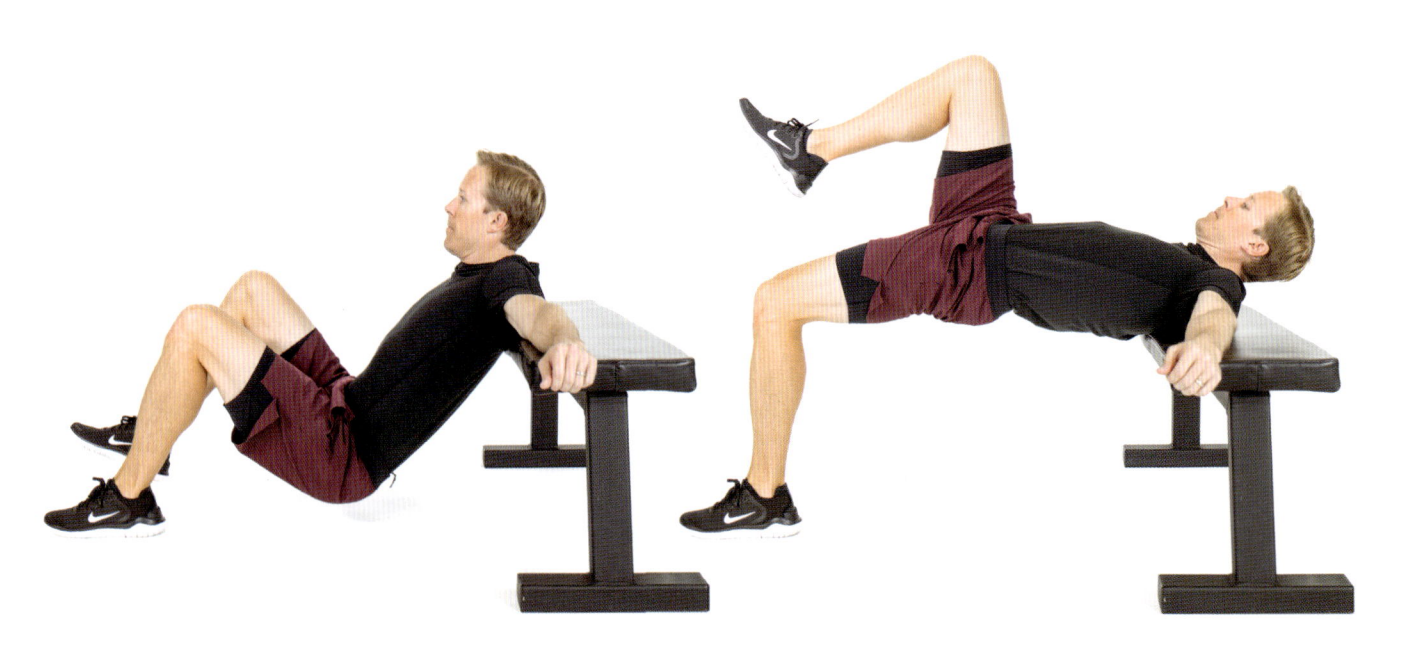

腰椎屈曲（擇一）

死蟲式

背部平躺於地面，彎曲膝蓋與髖部至約90度，雙手伸直在身體上方。伸展一條腿，另一側手臂高舉過頭，同時維持腹部繃緊、下背緊貼地板。若下背拱起就停止動作。兩側皆須進行。如果這個版本太難，可以僅移動腿部。

瑜伽球推出核心訓練

雙膝跪地，雙手放在瑜伽球上。保持腹部緊繃，往前推球，直到髖部達到完全伸展（肩膀到膝蓋呈一直線）。如果你開始拱背、難以維持脊椎中立或感到疼痛，那就執行部分活動範圍即可。逆轉動作回到起始位置，同時維持相同的動作形式（背部打平）。

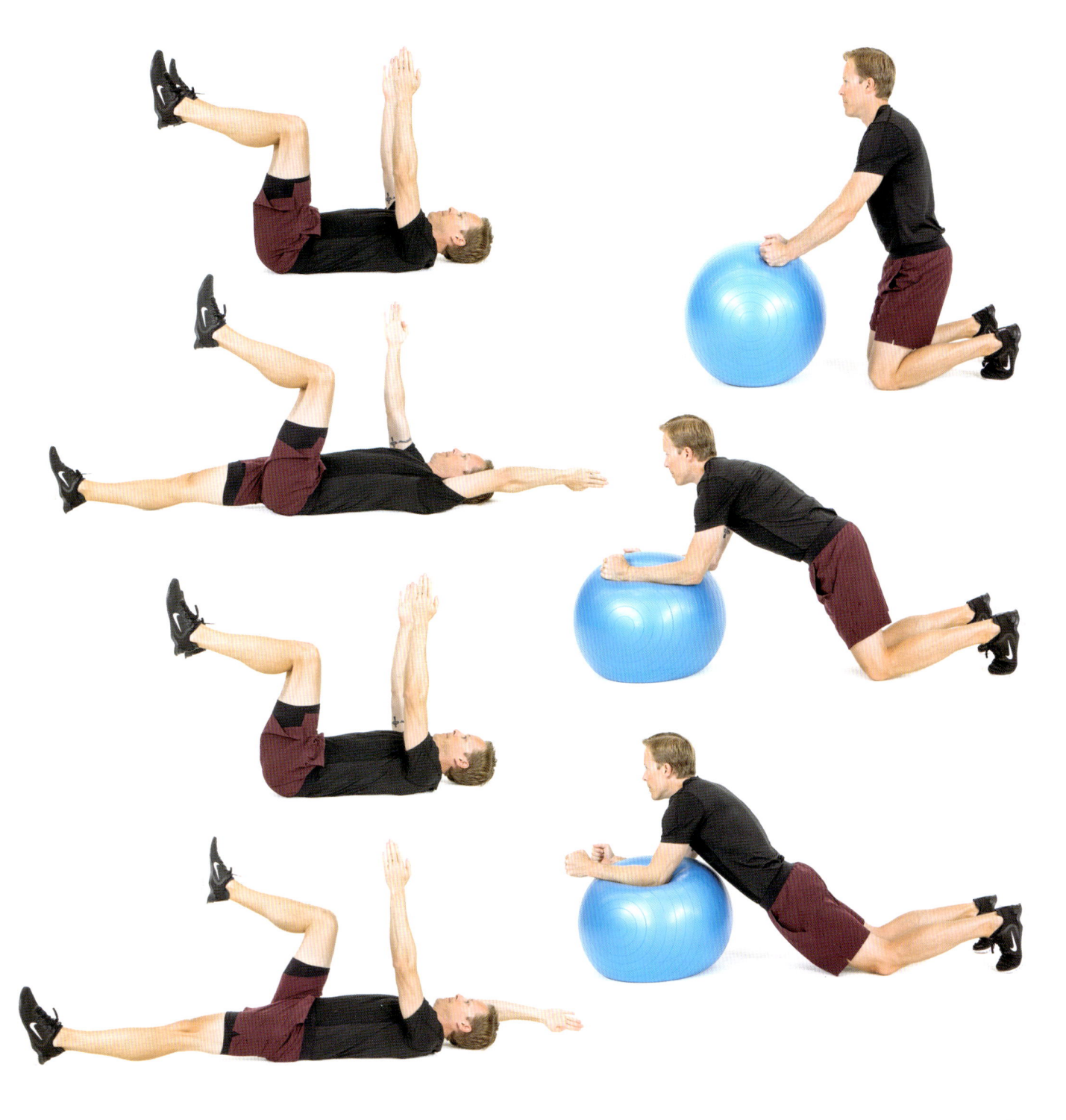

側彎（擇一）

側平板支撐偏移

一開始採側躺姿勢，一邊手肘放在肩膀下方以抬高上半身，並將上方腿與下方腿交疊。使用軀幹與核心肌群抬高髖部。做3次，每次維持20～30秒。

農夫走路

手持一個大重量啞鈴放在身側，行走15～20公尺（或20～30步），維持脊椎直立，盡量不要傾斜，然後轉身返回起點。每隻手做3次。

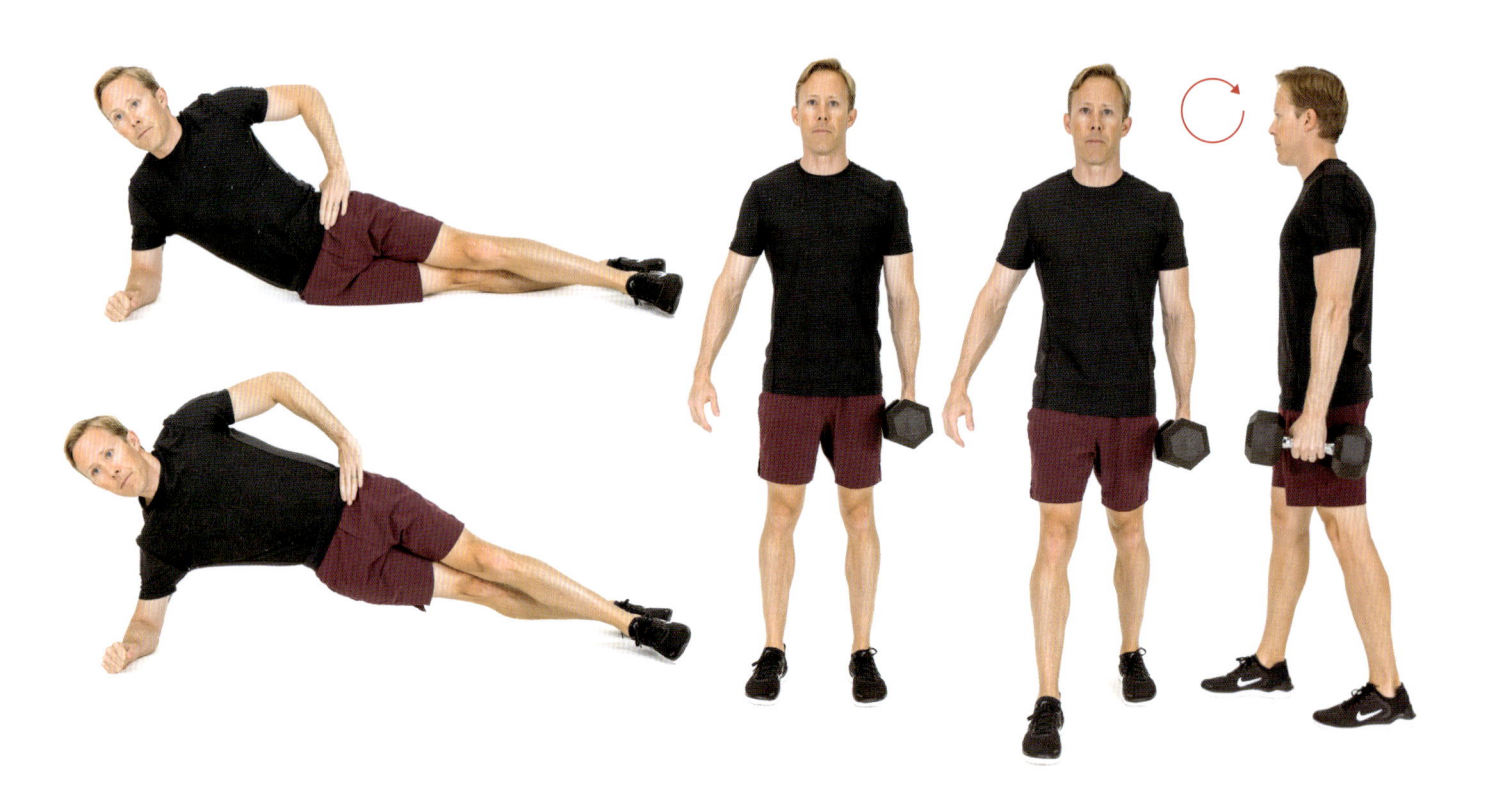

腰椎伸展（擇一）

鳥狗式

採取四足跪姿，肩膀對齊手腕、髖部在膝蓋上方。伸直一隻手，同時伸展另一側腿。維持脊椎中立，動作的過程不要拱背。兩側皆須進行。

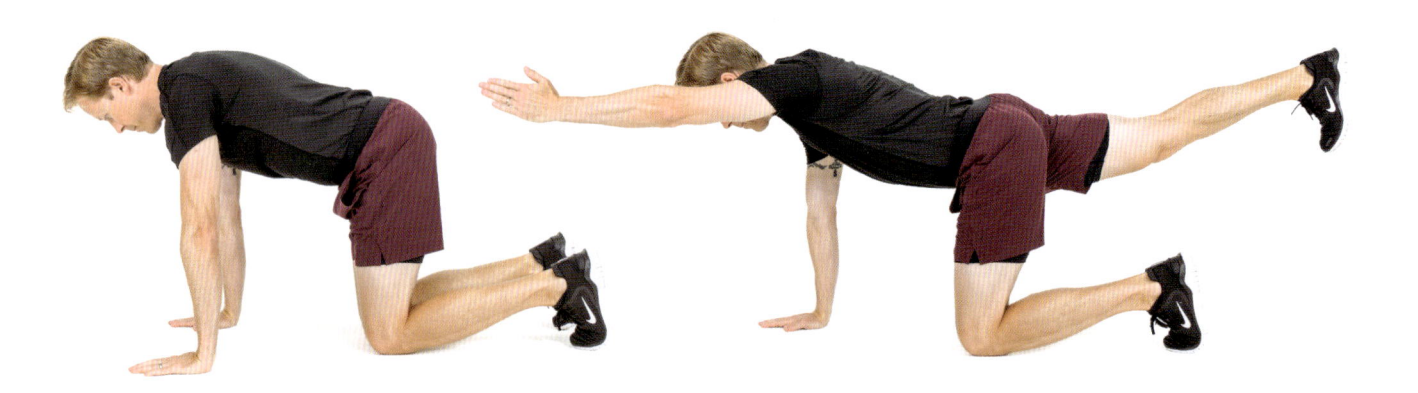

> 若你患有椎弓解離與脊椎滑脫，從事以下3項運動（跳傘式、超人式與伸脊肌彎曲）時請小心，或直接跳過。

跳傘式

趴在地上，雙手放在身體兩側。
使用下背伸展肌將一部分的
上半身與下半身抬離地面。
拱背時收緊臀肌並將肩膀往後拉，
同時維持頸部在中立位置。

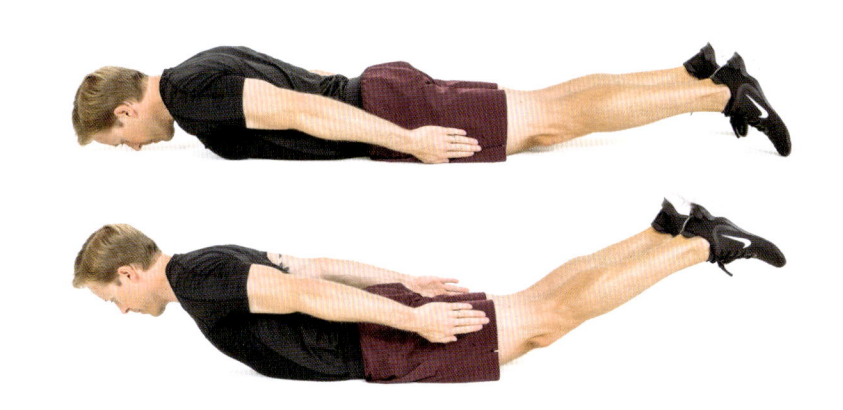

超人式

趴在地上，雙手高舉過頭。
使用下背伸展肌
將一部分的上半身與下半身抬離地面。
保持頸部中立（不要往上看），
雙手維持伸直，
抬高雙腿時收緊臀肌。

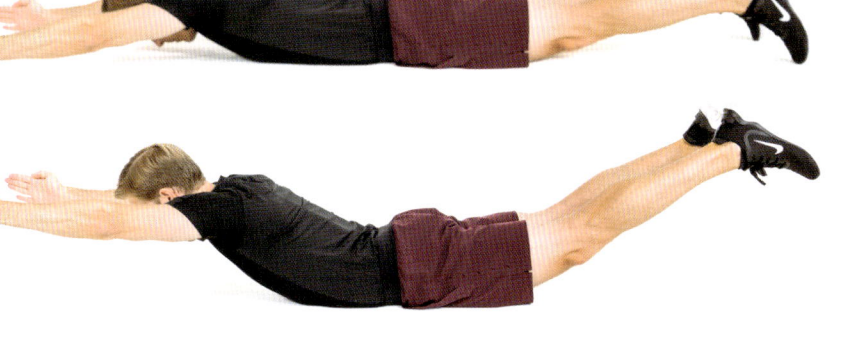

伸脊肌彎曲

將瑜伽球置於腹部下方，
兩腳往牆壁推、雙膝維持跪地。
使用下背伸展肌抬高胸部，
拱背時收緊臀肌。
雙手交叉抱在胸前以降低動作難度，
或放在頭部後方以提高難度。

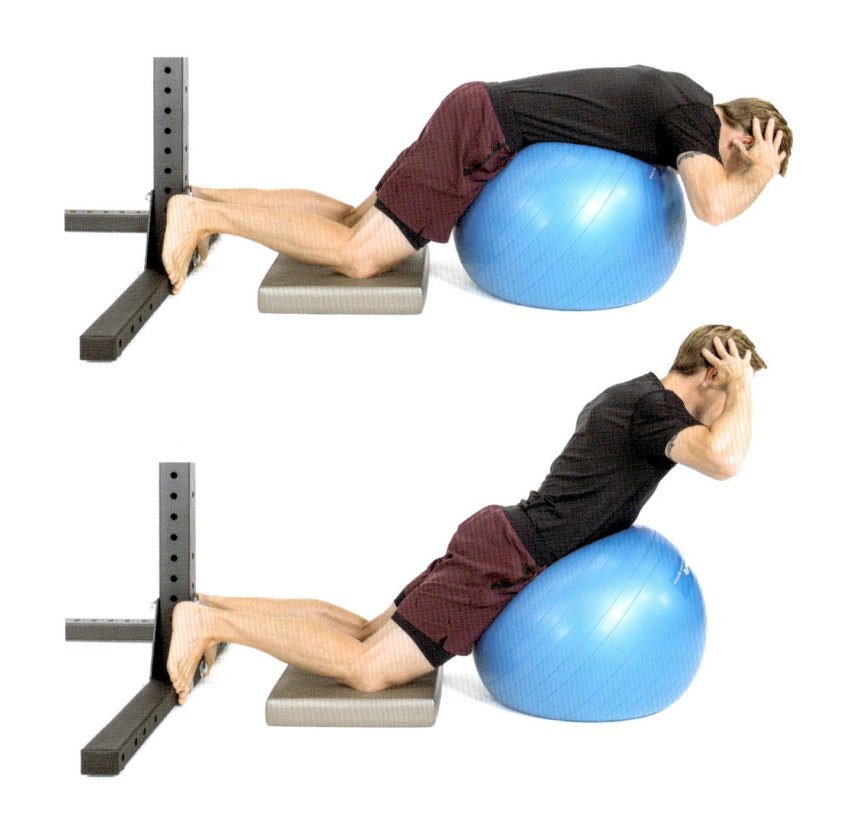

高腳杯深蹲

一開始採站姿，雙腳約與肩同寬。至於腳尖向外的程度，可以伸直或稍微往外，只要自己感覺舒服且能蹲到最低即可。雙手握住啞鈴的一端，位置約在胸部中間。接著執行深蹲動作：稍微將髖部往後推，直直地往下坐。蹲到最低點時，保持脊椎中立（不要過度拱背或圓背）、膝蓋對齊腳趾，啞鈴緊靠身體。重點是保持上半身直立，盡可能蹲低，同時維持良好動作形式。

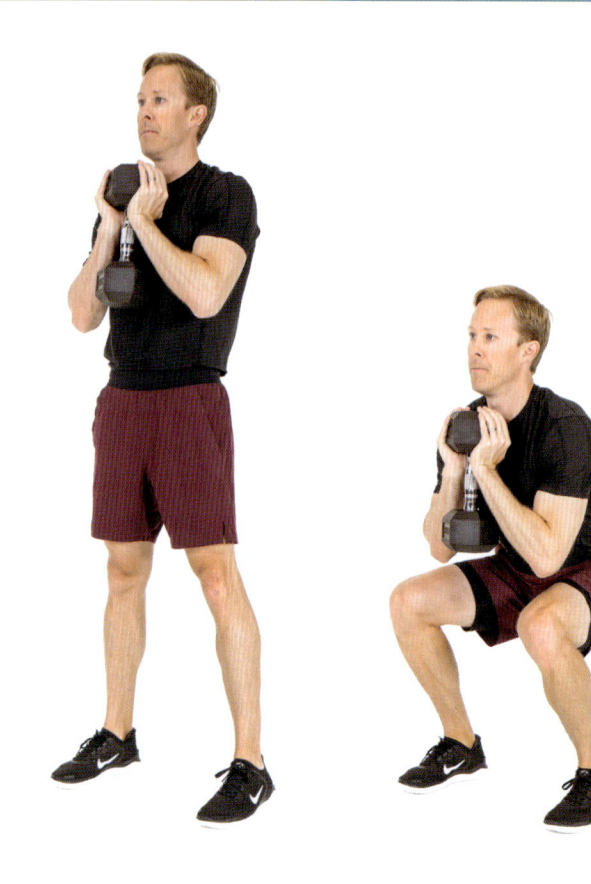

徒手深蹲

如果即便只用輕重量啞鈴，高腳杯深蹲仍然太困難，可以改成徒手深蹲。具體步驟是：雙手向前伸直，同時髖部往後推、身體降低至深蹲位置。

箱上／椅子深蹲

如果你剛接觸深蹲或難以控制動作，可以使用椅子或箱子來衡量蹲下的程度。臀部碰到椅子立刻起身，不要在最低點停留。

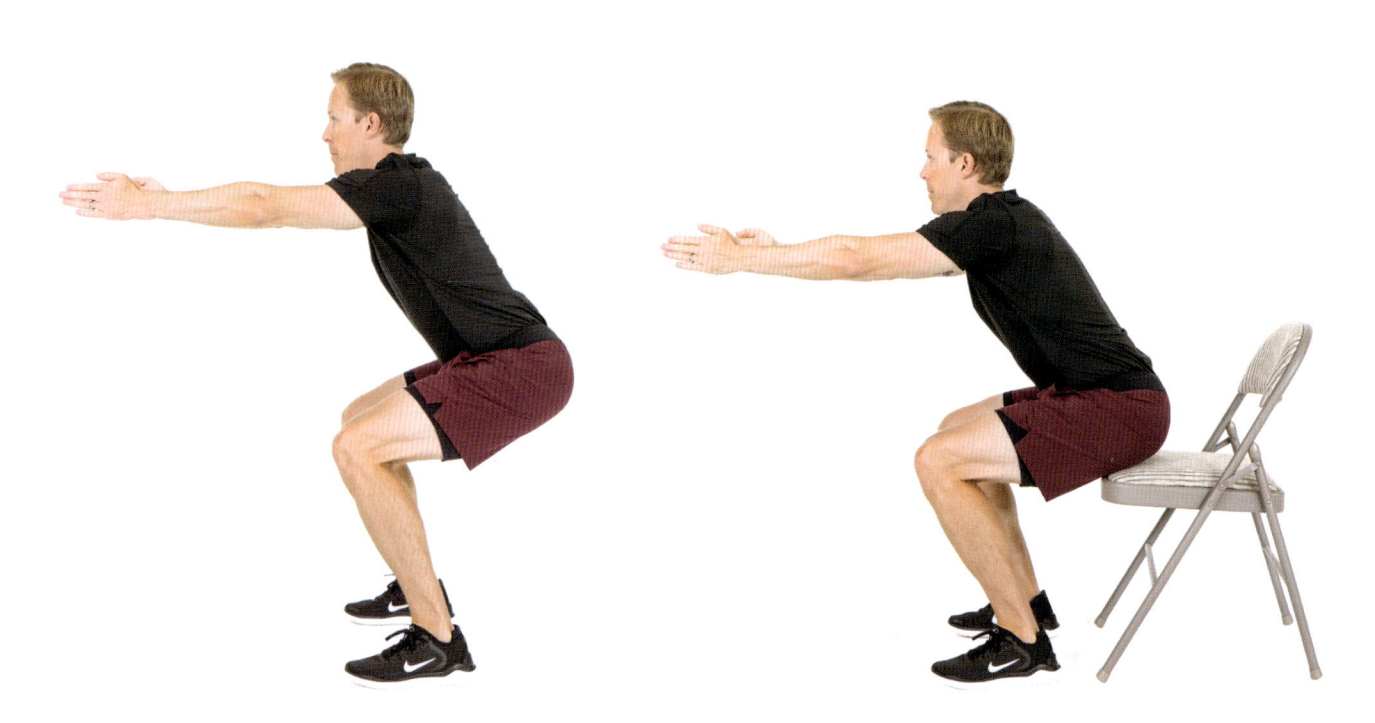

硬舉／羅馬尼亞硬舉（擇一）

啞鈴硬舉

手持啞鈴放在大腿前方，掌心朝身體，或是啞鈴與身體呈45度角。雙腳在髖部正下方或略窄於肩寬。保持背部平直，雙手放鬆，髖部往後坐，膝蓋彎曲，讓軀幹前傾，此時應該會感覺到髖部、大腿後側肌群與背部的張力。啞鈴緊靠身體（與雙腳中心對齊），維持脛骨與地面垂直，盡量蹲低但不要圓背。起身時透過腳跟推地的方式，伸展髖部與膝蓋。

徒手硬舉（使用木棍）

如果啞鈴硬舉對你來說太困難，可以把啞鈴換成木棍，然後執行相同的髖鉸鏈動作。

槓鈴硬舉

如果啞鈴硬舉對你來說太簡單，可以把啞鈴換成槓鈴。

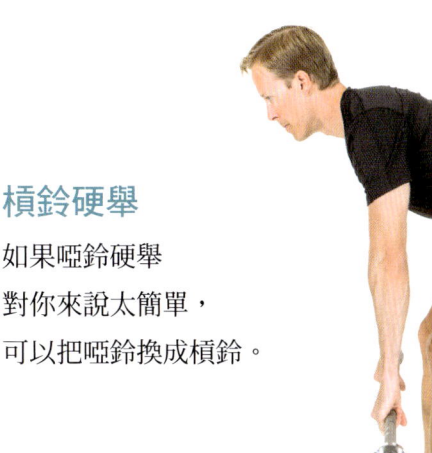

單腿硬舉

如果啞鈴硬舉太簡單，或是你想改善神經肌肉控制，可以改做單腿硬舉變化式。具體步驟是：雙手握住啞鈴的一端，將身體大部分重量轉移到一條腿上。執行髖鉸鏈動作，同時稍微彎曲承重的膝蓋。將軀幹與啞鈴往地面降低時，保持背部打平，踩地的那條腿脛骨維持垂直、雙手放鬆，肩膀與髖部維持方正（避免扭轉或旋轉）。

神經疼痛

此方案用於治療：
- 輻射至臀部、大腿後側與足部的麻木或刺痛
- 源自於下背的坐骨神經痛
- 椎間盤突出
- 腰椎狹窄症

坐骨神經痛（源自於下背）

概述：坐骨神經痛指的是，起源於下背（腰椎）的坐骨神經或其分支受到刺激而產生的疼痛。許多因素都可能引發這種刺激，包括神經長時間承受壓力（坐在堅硬表面上或坐的時間太長）、導致神經周圍發炎的下背損傷，以及腰椎狹窄（神經通道變窄）。

坐骨神經痛的類型與原因眾多，且可能嚴重影響日常生活。腰椎病例的問題主要來自於下背與脊椎神經根，可能是椎間盤突出碰觸到神經根，或是突出導致發炎進而刺激神經根。坐骨神經痛也可能源自於臀部區域，這種情況現在被稱為「深層臀部疼痛症候群」，也就是過去稱呼的「梨狀肌症候群」。如果你的疼痛是輻射自髖部而非下背，可以參考第20章的髖部神經疼痛方案。

徵象與症狀：坐骨神經痛通常會產生劇痛、灼熱、麻木或刺痛感，且可能輻射至臀部與大腿後側。若神經受到更多刺激，疼痛可能進一步延伸至小腿肌肉、脛前與足部，並導致腿部肌肉無力。

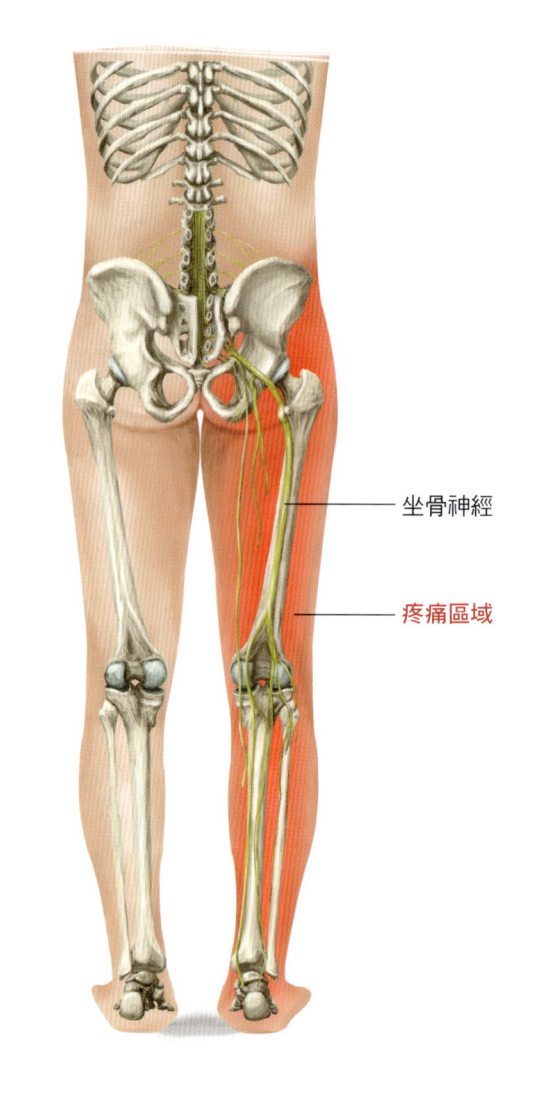

坐骨神經

疼痛區域

加重因素：會引發疼痛的姿勢包括：彎曲背部至屈曲（例如彎腰綁鞋帶）或伸展（脊椎拱起）狀態、拉長坐骨神經（坐下時伸直腿或雙膝打直彎腰）、長時間久坐或開車，或是抬起物品。大部分的病患會在脊椎屈曲時感覺到放射性神經疼痛，特別是下背區域。

你大概不需要停止運動，但要記住「中樞化」這個概念。請嘗試找出哪些活動或任務會導致坐骨神經疼痛朝著腿部輻射，這稱為「周邊化」，代表情況正在惡化，你應該暫時調整或停止這些活動。即使是復健方案裡的運動也一樣，若某項運動導致疼痛延伸至腿部，就應該跳過。相反地，你必須找出哪些活動與運動能促進「中樞化」，也就是疼痛往脊椎方向移動。如果站立時拱背或趴著能讓疼痛離開肢體（即便這會讓背更痛），這就是一個好徵兆。這樣的動作便可作為檢測與治療運動。

預後：如果調整或暫停加劇神經疼痛的活動與姿勢，大部分的坐骨神經痛可以在4～6週內復元。

治療策略：你可以透過物理治療運動來管理坐骨神經痛，這些運動能夠改善神經健康並促進血液循環。若經過6週復健之後症狀依然沒有改善，或是出現腿部無力狀況，就應該去骨科就診並進行脊椎影像檢查（磁振造影），因為這可能需要打針或下背手術處置。[17]

除了本方案列出的運動外，許多人發現以下策略有助於緩解症狀：下背牽引（牽引機或倒立椅）、站在水深及胸的泳池裡（脊椎減壓）、冰敷或熱敷下背與服用抗發炎藥物。[19]

1 第一階段的鬆動術通常能減輕背部與神經疼痛，因為它們針對的是從臀部、大腿後側肌群區域一路延伸至小腿的神經。請謹慎執行臀肌、梨狀肌與大腿後側肌群的鬆動術，施加太大壓力可能會加劇坐骨神經疼痛。股四頭肌鬆動術則針對股神經路徑，因此若你是大腿前側或側邊感覺到神經疼痛，就應該特別加強這些區域。

> **為何坐骨神經痛一直復發？我能做些什麼？**
>
> 有些人即使做對了所有事情，依然會有坐骨神經痛的問題。好消息是，肌肉骨骼疼痛通常是週期性的。換言之，隨著時間拉長與維持活動，症狀通常能逐漸緩解。就算你已經在做復健，坐骨神經痛依然可能復發（這是所有傷害與常見疼痛症狀的特色），但我鼓勵你保持樂觀心態並繼續遵循復健方案。透過暫停或調整加劇疼痛的活動、傾聽身體訊號，並持續從事復健運動，你將能減緩症狀循環，並降低坐骨神經痛復發的機率。
>
> 仔細檢視影響疼痛與受傷的因素也很重要（詳見第4與第9章）。你可能會以為疼痛完全由運動引發，但事實上，疼痛可能因飲食不佳、睡眠不足、壓力過大、長時間久坐或靜態生活、身體發炎等因素而加劇。[18] 鑑於疼痛本質十分複雜，且坐骨神經痛可能無預警地發作，你必須檢視所有可能的因素，採取多管齊下的方式來緩解與預防疼痛問題。

2 在使用伸展帶做第二階段的大腿後側肌群伸展運動時，請不要把腿拉得太高，因為可能會加劇坐骨神經疼痛。拉到感覺有輕微伸展的程度，然後從這個點開始。在第二階段進行腰椎屈曲與伸展活動度運動時，請避開那些會導致神經疼痛往腿部輻射（周邊化）的動作，把重點放在讓疼痛離開腿部（中樞化）的脊椎活動度運動。腰椎屈曲運動通常會加劇症狀，而腰椎伸展則有助於疼痛中樞化，因此請測試這些動作並觀察自己的身體有何反應。第二階段以坐骨神經鬆動術結束，請以輕柔的動作執行，標準與大腿後側肌群伸展一致。坐骨神經鬆動術通常能夠減輕疼痛並改善神經健康，但要是把腿拉得太高，可能會加劇疼痛。重點在於找到合適的位置，既能讓神經開始繃緊又不至於加劇症狀。

3 第三階段包括更進階的坐骨神經鬆動術（駝背版）與股神經鬆動術。若你的症狀主要發生在腿部後側，請把注意力集中在執行駝背坐骨神經鬆動術，但要是這樣會加劇疼痛，那就繼續使用第二階段的伸展帶坐骨神經鬆動術即可。至於股神經鬆動術因應的是大腿前側的神經症狀（與第一階段的股四頭肌鬆動術相同）。第三階段後面的阻力訓練主要針對臀肌，對於下背與坐骨神經疼痛的效果通常不錯。

椎間盤突出

概述：下背椎間盤突出指的是椎間盤內部物質（髓核）穿過椎間盤壁（纖維環）的裂口並刺激附近的神經根。這些損傷常發生於下背最後兩節脊椎，也就是腰椎第4-5節（L4-L5）與腰椎第5節－薦椎第1節（L5-S1），且可能產生疼痛、麻木與輻射至腿部的刺痛（神經根病變）。但許多椎間盤突出患者並沒有出現任何症狀，且突出也不一定伴隨疼痛。[20,21]事實上，椎間盤突出被認為僅占背痛病例的1～3％。

椎間盤突出通常發生在下背處於屈曲與旋轉姿勢時承受壓力的情況，例如彎腰從地上拿起重物。

徵象與症狀：椎間盤突出的疼痛通常發生於下背，並延伸至單側腿的後側，類似於坐骨神經痛。腿部的疼痛通常會放射至臀部與大腿後側肌群區域，但也可能延伸至小腿、脛骨前側與足部。疼痛的表現包括：背部隱隱作痛、閃電般的尖銳痛感與患肢麻木、刺痛與無力。

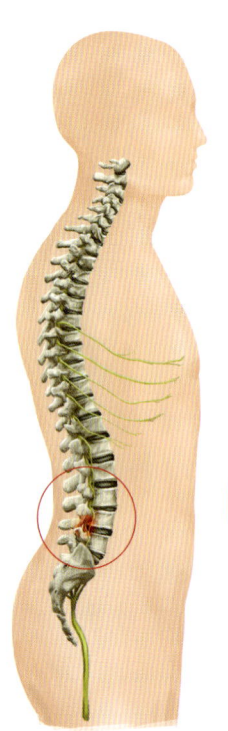

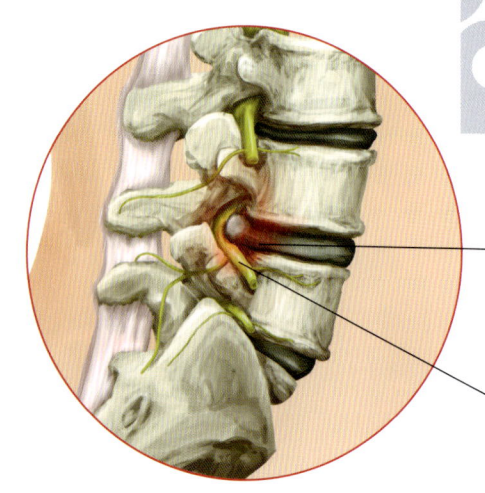

椎間盤突出會痊癒嗎？

大家經常誤以為，椎間盤突出無法痊癒或自行吸收。事實上，研究顯示約66％的椎間盤突出會被吸收與恢復。[22]即便椎間盤突出未被吸收，疼痛通常也能消除，且功能恢復正常。再次強調，椎間盤突出不一定會帶來疼痛或功能限制。許多病例是沒有症狀的。[20,21]因此我們將椎間盤突出視為老化現象（像是椎間盤變薄或輕微膨出），這就好比是年齡增長出現皺紋。這僅是椎間盤隨時間變化的部分現象，不需要過於擔心。因此，你不應該僅依賴核磁共振影像就做出判斷，還需要評估功能與疼痛等級。

隨著年齡增長，椎間盤突出會惡化嗎？

另一個誤解是：隨著年齡增長，我們更容易罹患椎間盤突出。事實上，與老年人相比，35～55歲年齡的人更常出現一般背痛與椎間盤突出問題。[23]背痛通常在中年時期達到高峰，之後開始下滑，原因可能與活動量有關，較年輕的人背部通常承受較多壓力。但這與「退化導致疼痛」的論點矛盾，老年人雖然退化更多，但卻較少陳述自己有背痛。因此，隨著年齡增長，退化增加但疼痛減少，這是一個有趣的事實，值得進一步探討。

椎間盤突出

受刺激的神經

何時該考慮動手術？

如果疼痛持續六個月或更久時間，特別是嘗試了物理治療後依然沒有改善，那便可以考慮進行手術。如果你有放射性神經痛困擾，且發現腿部力量逐漸變弱（無法踮腳、抬腿或腿部往外抬高），或是突然某條肌肉無法運作，請立即諮詢醫生並考慮手術介入。

我曾經遇過一些病患因沒有及時處理問題而導致永久或部分神經癱瘓，因此請注意自己的症狀，並觀察是否好轉或惡化。

加重因素：在大多數情況下，脊椎處於屈曲或彎曲狀態時（例如彎腰撿東西或坐著、開車時）會引發疼痛，但長時間站立也可能是觸發因素。

預後：如果調整加劇疼痛的活動，大部分的椎間盤突出疼痛可以在幾週～3或4個月內復元。

治療策略：緩解疼痛的方法包括服用抗發炎藥物、冰敷或熱敷下背，以及使用牽引機或倒立椅。[19] 但物理治療是最有效的防禦手段，也是恢復完整功能的最佳方法。[24] 如果疼痛在3～4個月後沒有改善，或是腿部肌肉出現無力狀況，請諮詢骨科醫生並考慮進行注射或手術處置，以降低發炎並切除影響神經功能的椎間盤。不必急著動手術，但要密切觀察神經與肌肉功能。若症狀惡化，請諮詢醫生或物理治療師。

復健運動的目標是擺脫疼痛與恢復完整功能。損傷可能永久存在，且持續顯現於影像檢查裡。請專心留意自己的感覺與活動，並調整行為以加速復元。

大部分出現症狀的椎間盤突出會導致坐骨神經痛，因此兩者處置方式類似。疼痛位置通常在脊椎受刺激的神經附近。比方說，腰椎上方（腰椎第1－3節，L1-3）的椎間盤突出通常會在大腿前側產生疼痛，因此第一階段的股四頭肌鬆動術與第三階段的股神經鬆動術可能效果最好。若椎間盤突出位於腰椎下方（腰椎第4節、第5節與薦椎第1節，L4, L5, S1），那針對大腿後側與臀部的鬆動術會更有用，包括第一階段針對臀肌、大腿後側肌群與小腿後側肌群的軟組織鬆動術，以及第二與第三階段的坐骨神經鬆動術。

至於第二階段的屈曲與伸展活動度運動，兩者通常僅有一個方向會有效果，另一個可能幫助不大，甚至導致症狀加劇。你可以嘗試看看並仔細觀察，若其中一種導致神經疼痛加劇或進一步延伸至腿部，就應該避免這個動作。

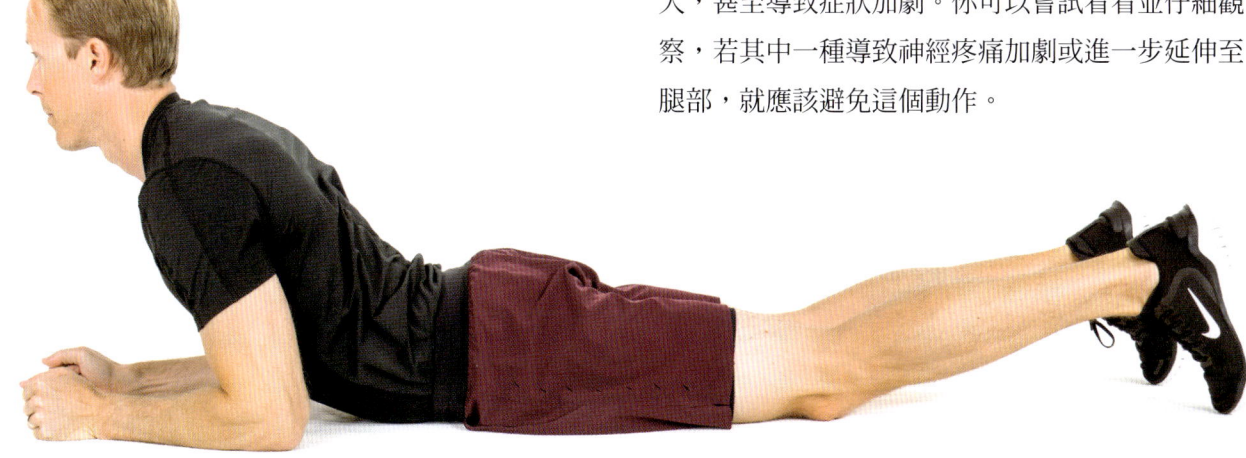

腰椎狹窄症

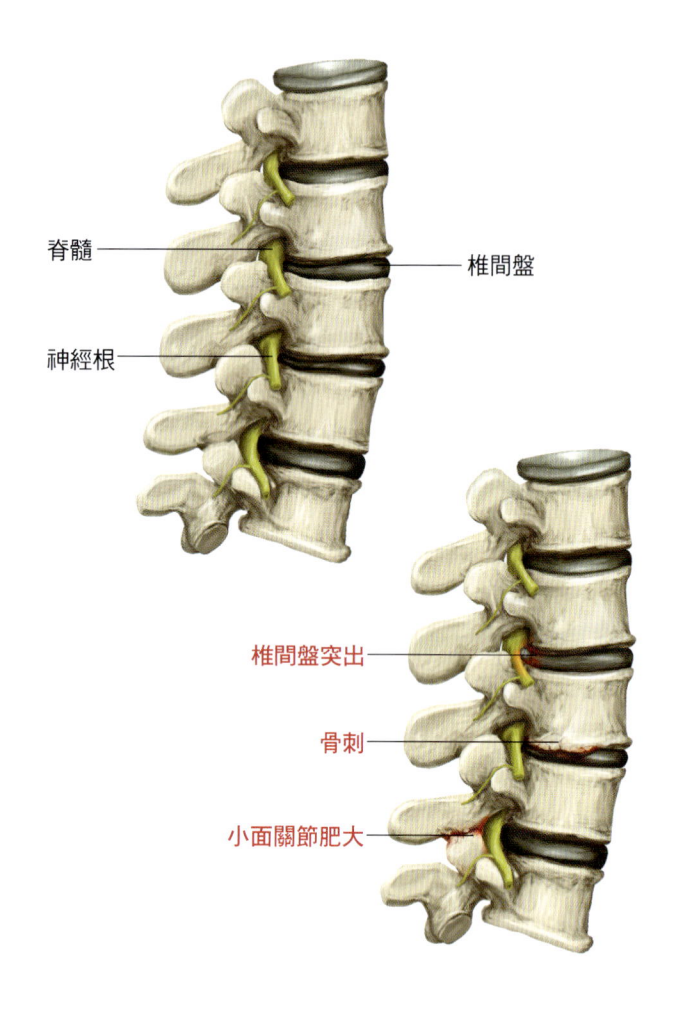

徵象與症狀：下背感到疼痛或壓迫，以及刺痛與麻木延伸至單腿或雙腿。腿部可能無力，且難以長距離行走。身體前傾能緩解走路時腿部不適，原因是下背神經承受的壓力減輕。若神經受嚴重壓迫，可能出現「垂足」（腳踝肌肉無力導致腳掌無法向上提起）的狀況。

加重因素：伸展或拱起下背（如站直、髖部往前推、長時間挺直站立或走路）會導致神經通道變得更窄，進而加劇疼痛與神經症狀。

預後：如果能調整加劇疼痛的行為（減少站立與行走時間、脊椎維持在中立位置），並確實執行針對髖部與下背的復健運動，大部分人的症狀可以在4～6週內大幅緩解。

治療策略：著重在改善下背與髖部活動度、強化力量與耐力的物理治療是主要的治療方法。如果症狀較為嚴重（放射性疼痛、腿部無力與垂足等），醫生可能會建議開刀切除加劇狹窄的結構（如骨刺或椎間盤膨出）並擴大神經通道。[26]

執行復健方案時，請特別小心腰椎伸展活動度運動，因為這些運動可能導致腰椎狹窄相關的神經症狀惡化。伸展下背會導致椎間孔（神經根離開脊椎的孔洞）變窄，神經通道的空間減少。這對於健康的脊椎來說是正常現象，但腰椎狹窄帶來結構改變，令神經空間進一步縮減，伸展脊椎便可能引發疼痛與其他症狀。為了減輕疼痛，在執行涉及軀幹直立的運動時（如髖屈肌伸展與側蹲走路）時，你應該稍微前傾身體，讓下背處於屈曲狀態。

除了下背伸展運動外，執行神經鬆動術時也要特別小心。雖然這些鬆動術可以減輕疼痛，但你最多僅能伸展到產生輕微疼痛的程度。如果伸展過度，神經可能會受到刺激，導致疼痛加劇持續數日。

概述：腰椎狹窄指的是：下背部的神經通道變窄，導致下背與腿部疼痛的狀況。[25] 狹窄可能發生於脊椎任何地方，但最常見的是下背部。所有減少神經空間的因素都可能導致腰椎狹窄，例如椎間盤突出、小面關節發炎或長骨刺。腰椎狹窄聽起來有些可怕，但其實非常普遍，除非出現麻木、刺痛或無力等神經症狀，否則不必過度擔心。大部分中年人進行影像檢查時都會發現腰椎狹窄，但通常不會疼痛。即便出現疼痛，復健的效果絕佳，且在調整加重因素與執行運動計畫後，症狀通常會改善。

神經疼痛
第一階段

適用於：
- 減輕輻射至下背、髖部與腿部的神經疼痛
- 緩解肌肉緊繃
- 作為第二與第三階段運動的暖身

指引：
- 每天執行
- 工具：泡棉滾筒與按摩球
- 休息時毫無疼痛，運動時疼痛不超過輕微程度，便能加入第二階段的運動

軟組織鬆動術
▶ 每個區域花費1～2分鐘
▶ 兩側皆須進行
▶ 在壓痛點停留10～20秒

臀肌／梨狀肌鬆動術

坐在滾筒上，身體傾向側邊，將重量放在臀肌上。在整個臀肌區域來回滾動，包括上下與左右方向。可以將按壓側的腿跨在另一側膝蓋上，以伸展肌肉並增加壓力。如果需要更精準施壓，可以改用大或小按摩球。執行此運動時須留心，如果你患有延伸至臀部與腿部後側的神經痛，記得不要施加太大壓力。

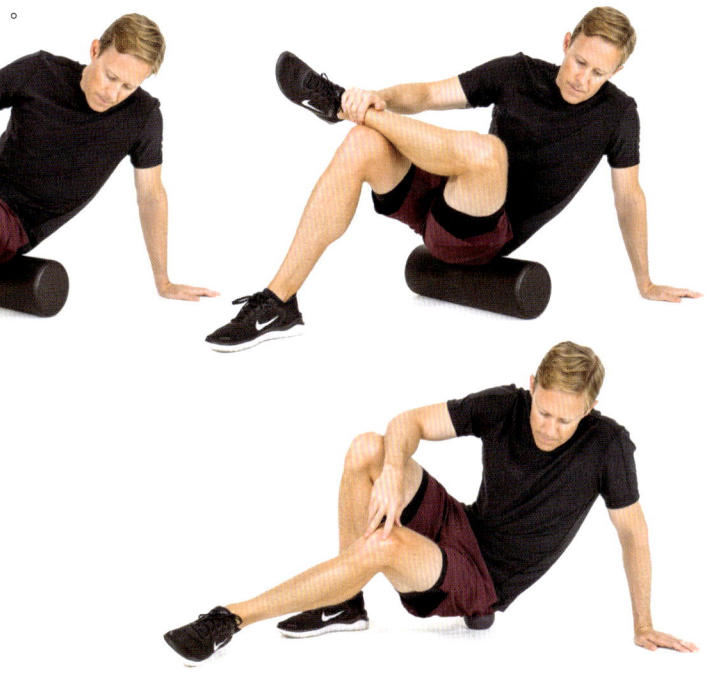

股四頭肌鬆動術

趴在地板上，以前臂或雙手支撐身體重量，一條腿放在滾筒上，腳趾朝著地板。用貼地的腳與雙手支撐身體，從髖部到膝蓋上下滾動滾筒，以鬆動大腿前側的股四頭肌。可彎曲和伸直膝蓋，以動態鬆動這些肌肉與股神經。

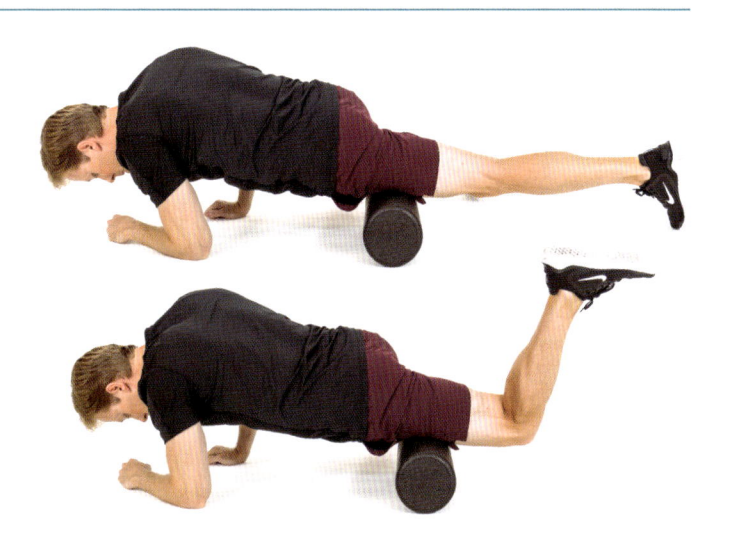

股外側肌鬆動術

起始姿勢及執行方式與股四頭肌鬆動術相同：用雙手和貼地的腿來控制壓力，沿著整條大腿從髖部到膝蓋上下滾動，在疼痛或僵緊的地方停留並彎曲與伸直腿部。但這次重點不是鬆動大腿前側，而是大腿外側的股外側肌。

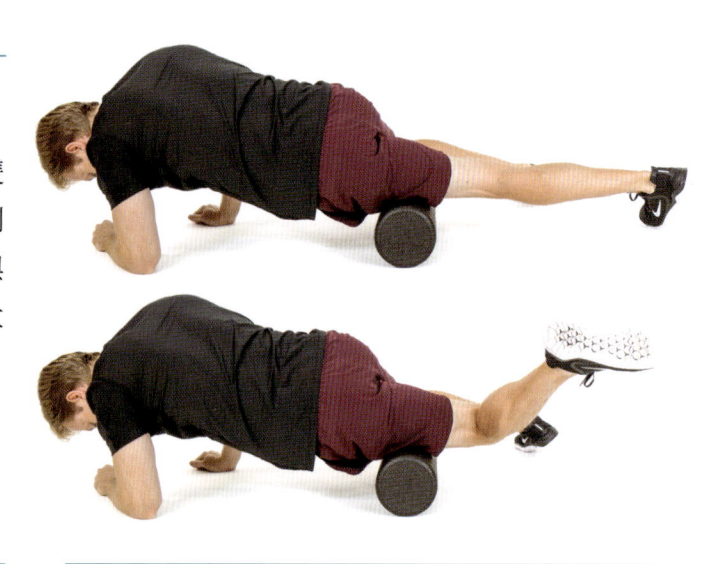

小腿後側肌群鬆動術

坐在地板上，小腿放在滾筒上。雙手與貼地腳往地板推，將髖部抬離地面，滾筒沿著整條小腿從腳踝到膝蓋上下滾動。

在疼痛或僵緊的地方停留，並動一動腳（屈曲、伸展與左右旋轉）。

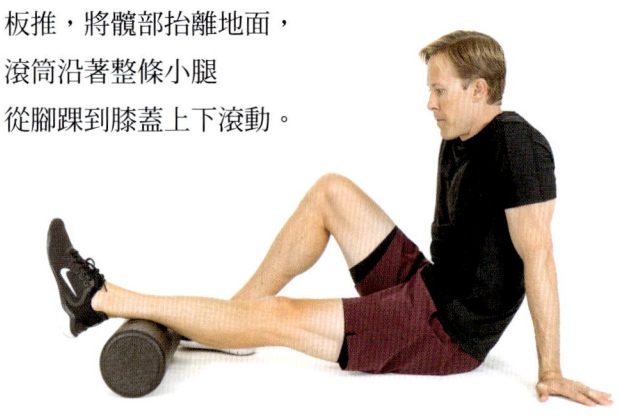

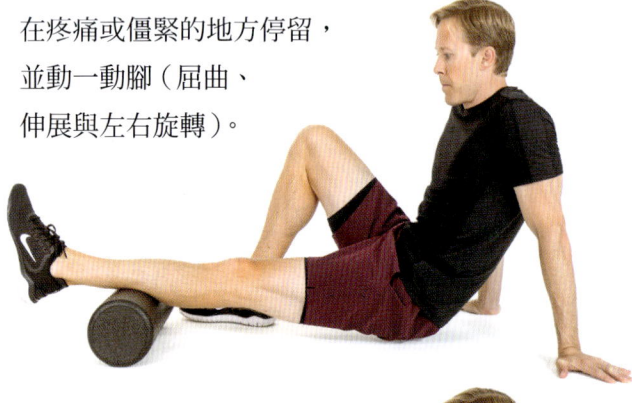

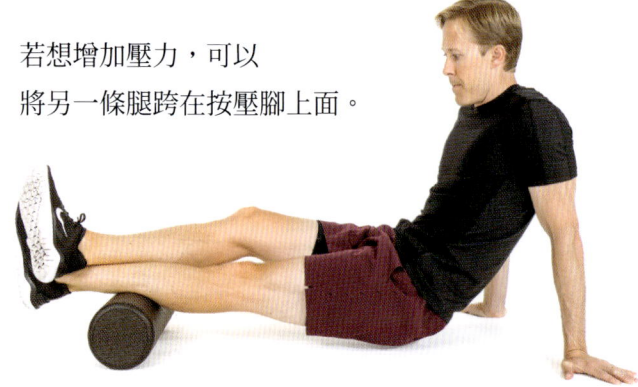

若想增加壓力，可以將另一條腿跨在按壓腳上面。

大腿後側肌群鬆動術

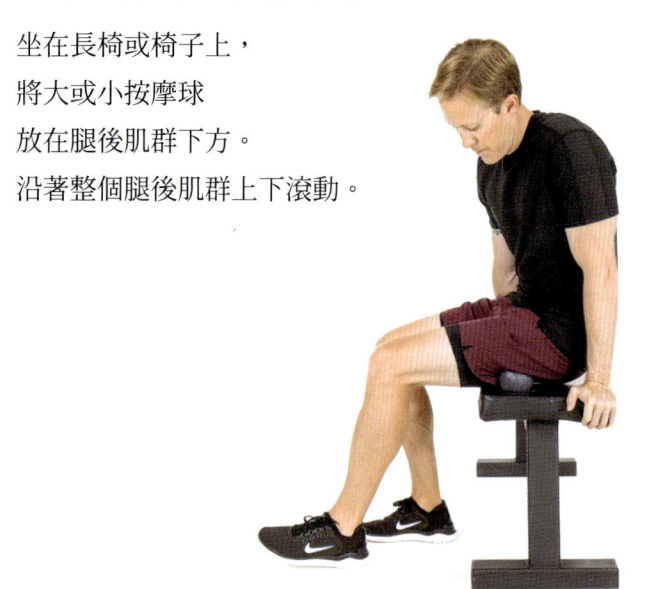

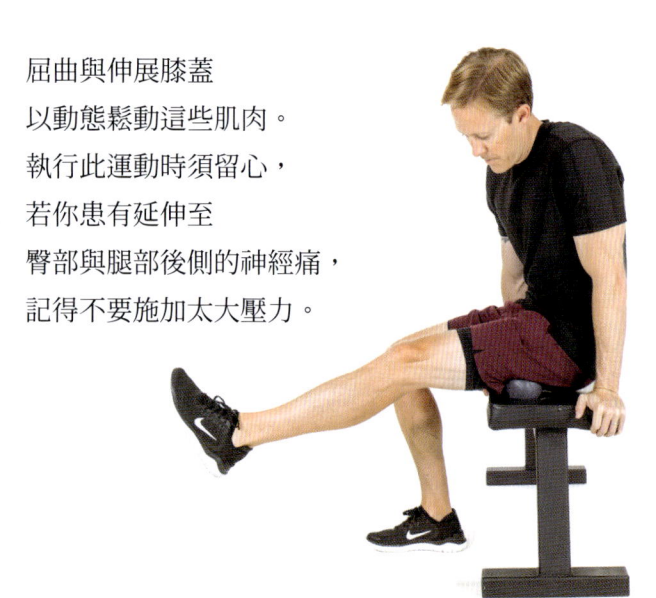

坐在長椅或椅子上，將大或小按摩球放在腿後肌群下方。沿著整個腿後肌群上下滾動。

屈曲與伸展膝蓋以動態鬆動這些肌肉。執行此運動時須留心，若你患有延伸至臀部與腿部後側的神經痛，記得不要施加太大壓力。

神經疼痛
第二階段

適用於：
- 降低神經敏感度
- 改善髖部與腰椎屈曲與伸展的動作範圍
- 作為第三階段運動的暖身

指引：
- 每天執行
- 工具：伸展帶與平衡墊
- 運動時疼痛不超過輕微程度（疼痛指數3／10），便能加入第三階段的運動

伸展運動
▶ 做3次，每次維持30〜60秒
▶ 兩側皆須進行
▶ 如果感到刺痛、麻木或閃電般的疼痛，請停止伸展或降低強度

膝蓋拉向對側肩膀

背部平躺於地面，
將一邊膝蓋拉向胸部。
手指交扣放在
膝蓋下方與小腿前側上方。
維持下背貼地，
用雙手將膝蓋
拉向另一側肩膀。

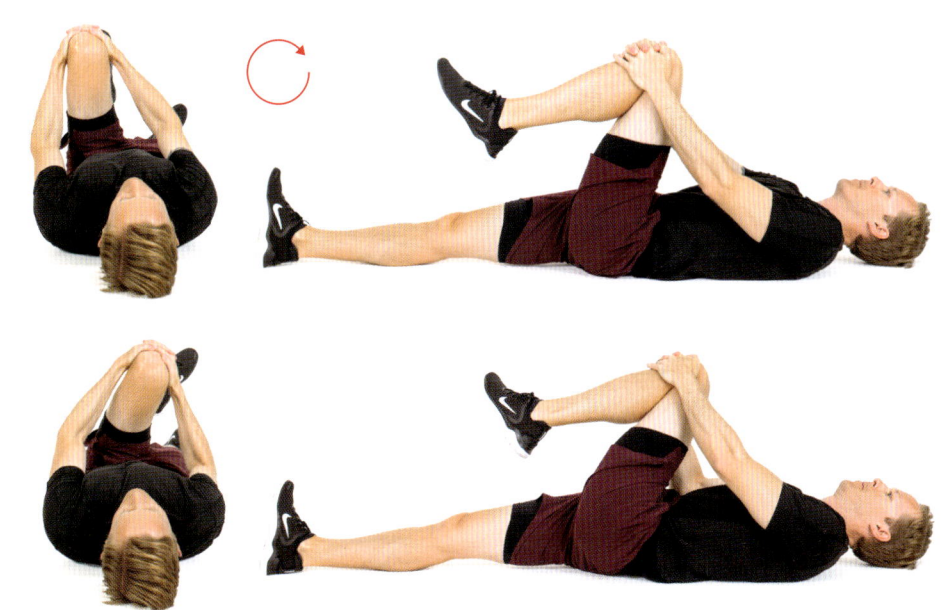

大腿後側肌群伸展（使用伸展帶）

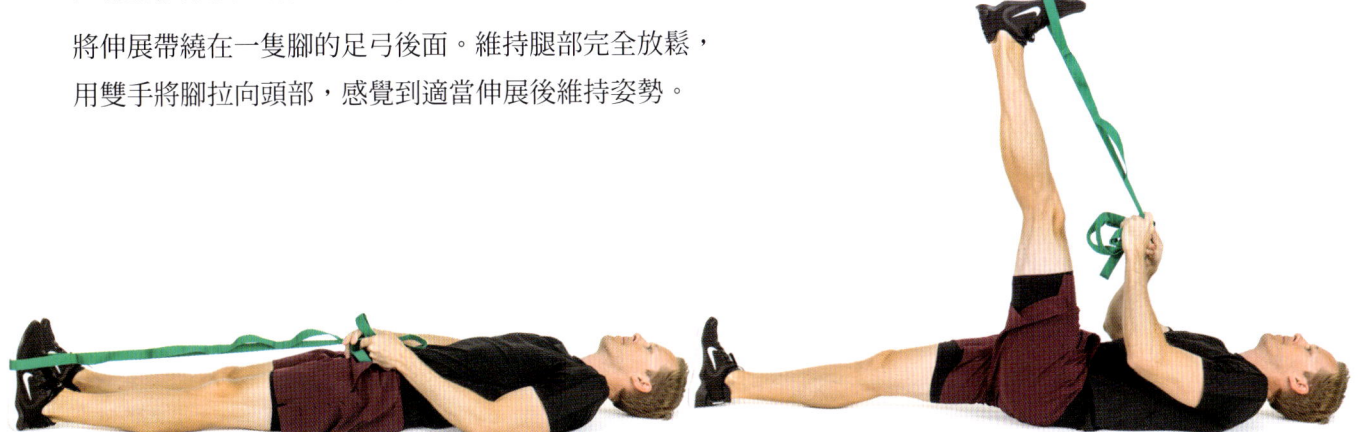

將伸展帶繞在一隻腳的足弓後面。維持腿部完全放鬆，
用雙手將腳拉向頭部，感覺到適當伸展後維持姿勢。

307

髖屈肌伸展

單膝跪地,繃緊腹肌與臀肌,令骨盆向後旋轉(後傾)。背部維持在中立位置,身體稍微前傾,直到髖部前側與腿部有伸展到的感覺。彎曲膝蓋並抓住腳踝,以增加伸展強度。

你也可以將腳放在長椅或椅子上,或是將小腿前側緊貼牆壁。若地板較硬,可使用平衡墊保護膝蓋。

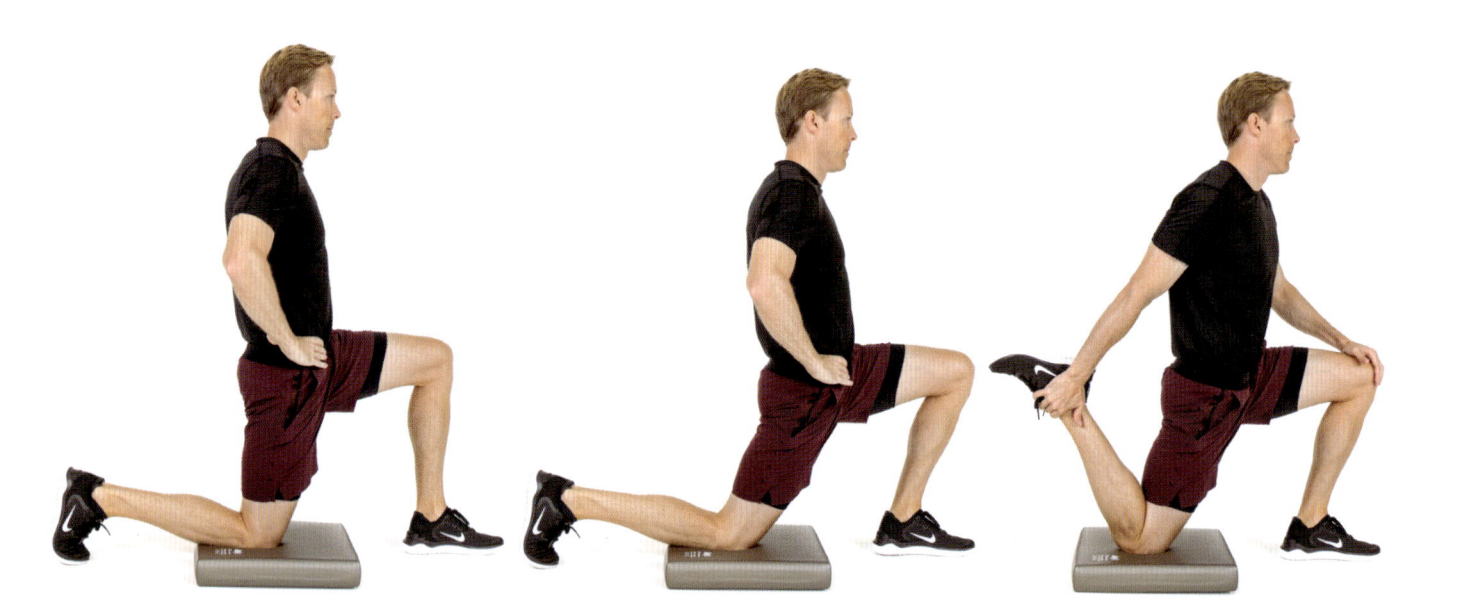

活動度運動	▶ 做3組,每組10～15次
	▶ 主動動作:在不引發疼痛的前提下,盡可能地移動
	▶ 在動作範圍終端停留2～3秒

腰椎屈曲(擇一)

抱膝

背部平躺於地面,然後將雙膝拉向胸部。具體步驟是:
雙手抱住小腿前側的上方,手臂發力將雙膝拉向胸部,伸展下背部至屈曲狀態。
在動作範圍終端停留幾秒鐘或更久時間,然後放開並重複動作。

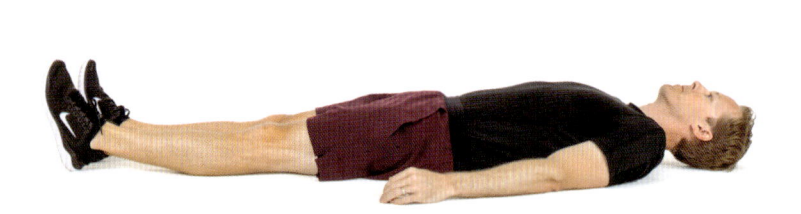

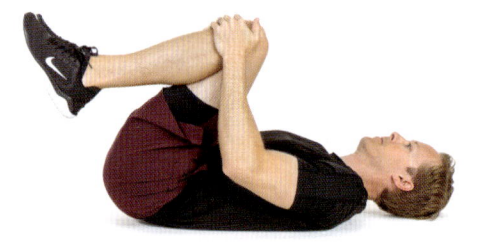

> 若腰椎屈曲運動導致背部或神經疼痛加劇,進行此運動時請小心,或直接跳過。

胸靠膝（嬰兒式）

採四足跪姿，
手掌維持貼地，
將臀部往腳跟方向坐，
降低頭部穿過雙臂之間。

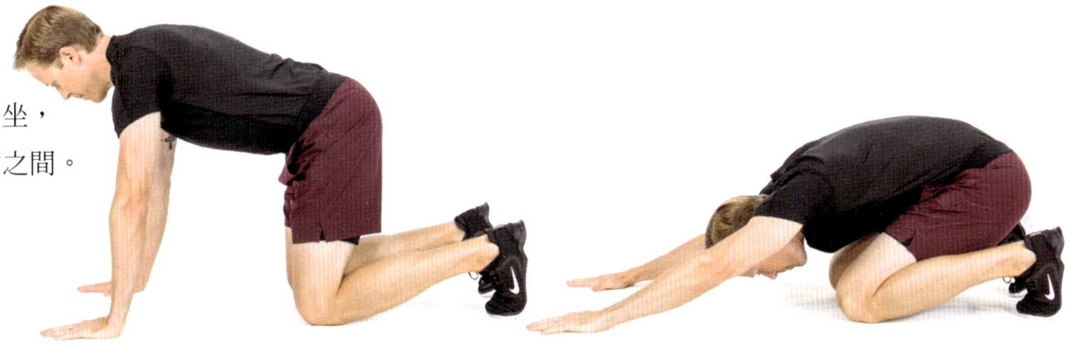

腰椎伸展

趴在地上，前臂放在肩膀下方。維持背部放鬆與髖部著地，前臂推地或靠雙手支撐起來，在不引發疼痛的前提下盡量拱背。在動作範圍終端停留幾秒鐘或更長時間，然後回到起始位置並重複動作。

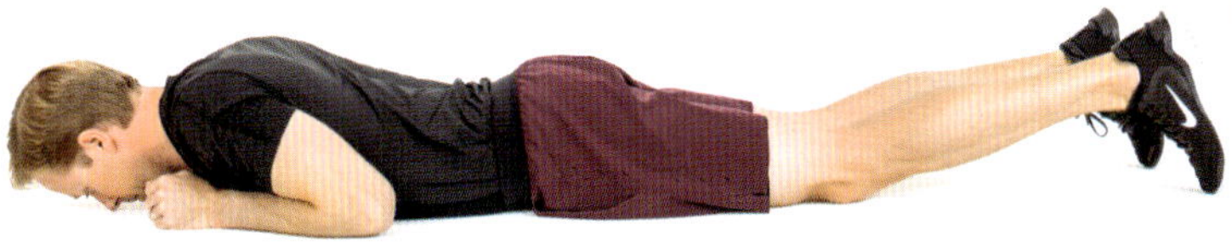

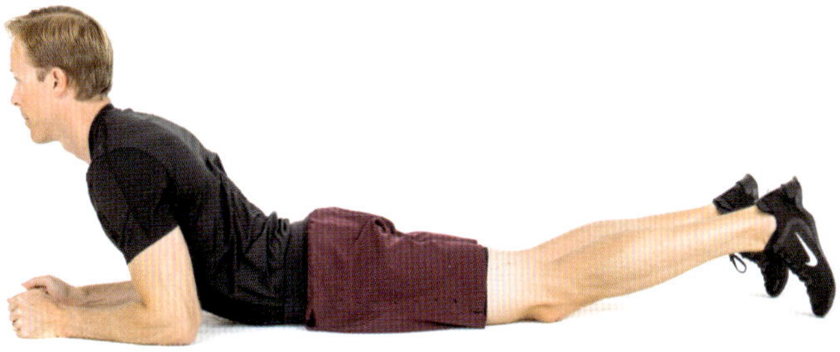

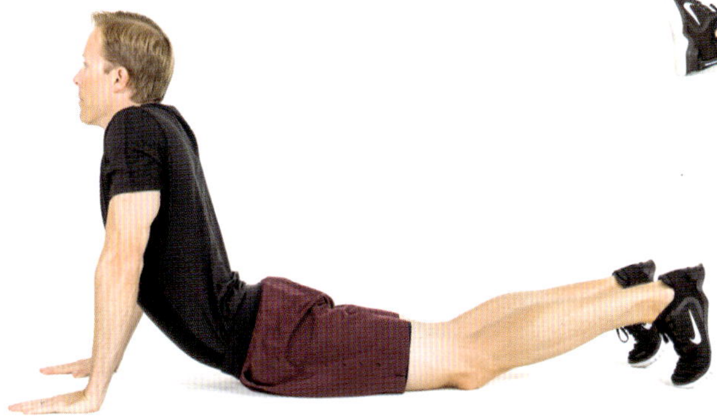

坐骨神經鬆動術（使用伸展帶）

背部平躺於地面，將伸展帶繞在一隻腳的足弓後面。雙手拉住伸展帶抬高腿部，直到大腿後側產生緊繃或伸展的感覺。交替進行以下動作：將腳尖伸直（蹠屈）並抬頭（如圖1），以及將腳掌往身體方向屈曲（背屈）並將頭部放回地面（如圖2）。

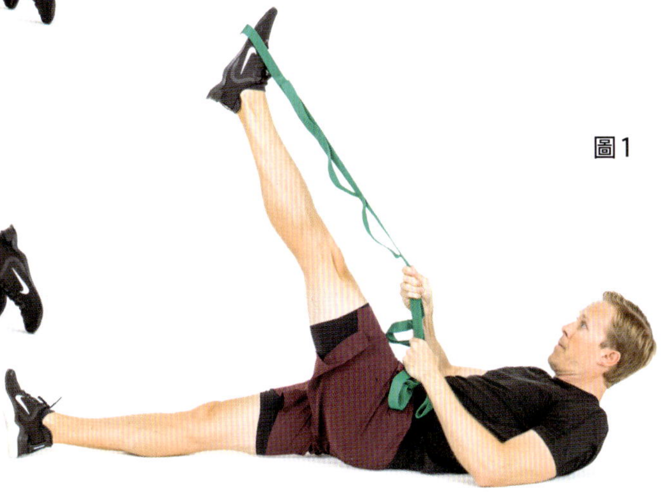

圖1

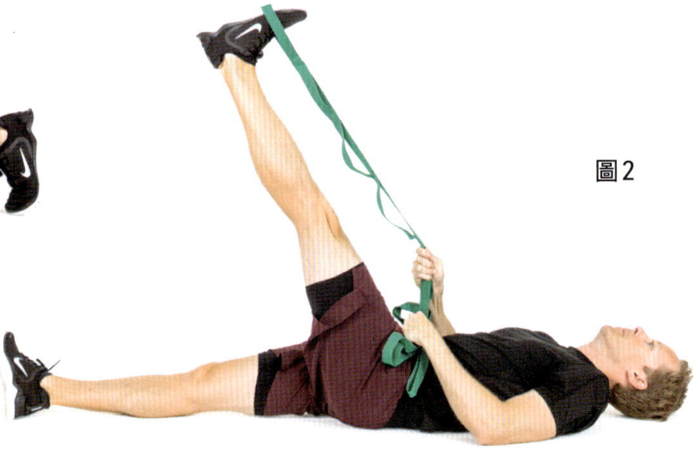

圖2

> 若你正在治療腰椎狹窄，或是腰椎伸展運動導致症狀加劇，進行此運動時請小心，或直接跳過。

神經疼痛 第三階段

適用於：
- 降低神經敏感度並預防疼痛復發
- 改善臀部與髖部力量

指引：
- 每週做3或4天
- 工具：彈力圈
- 一旦神經敏感度降低，便可加入下背痛方案裡的第三階段運動

活動度運動

▶ 做3組，每組10～15次
▶ 主動動作：在不引發疼痛的前提下，盡可能地移動到極限
▶ 在動作範圍終端停留2～3秒

駝背坐骨神經鬆動術

坐在凳子或桌上，讓雙腳懸空。弓背曲肩。
慢慢地伸直一邊膝蓋，
直到腿部後方產生緊繃或伸展的感覺。
交替進行以下動作：
將腳尖伸直（蹠屈）並低頭往下看，
然後將腳掌往身體方向抬高（背屈）
並伸長脖子往前看。

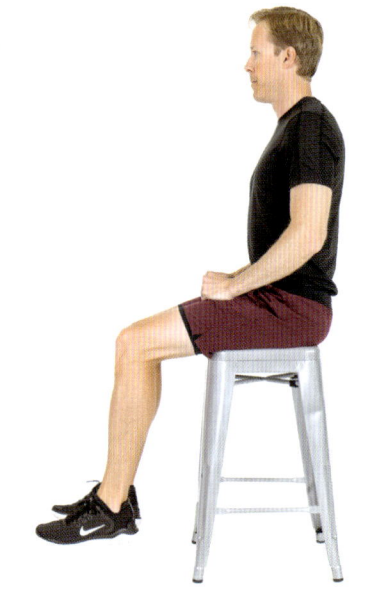

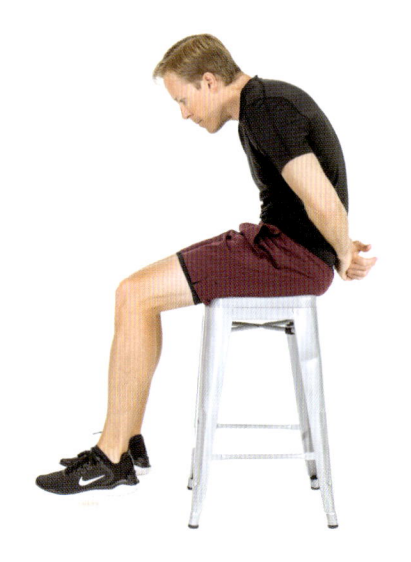

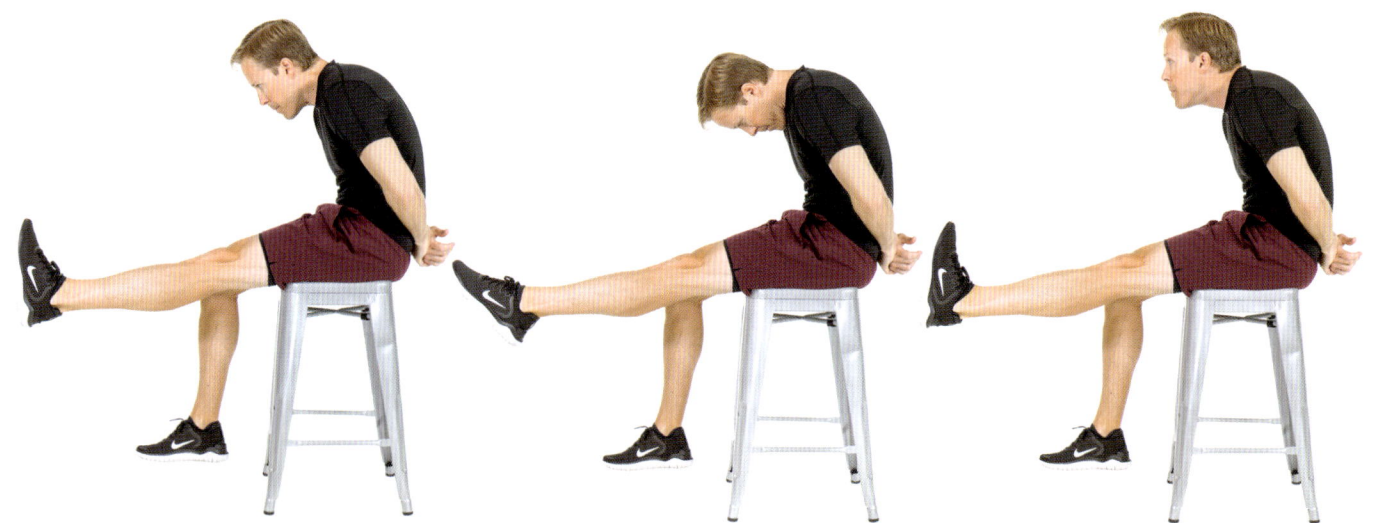

股神經鬆動術

採站姿，彎曲一邊膝蓋並用手抓住腳踝外側。交替進行以下動作：將膝蓋往前移動並低頭，然後將腿往後拉並抬頭。

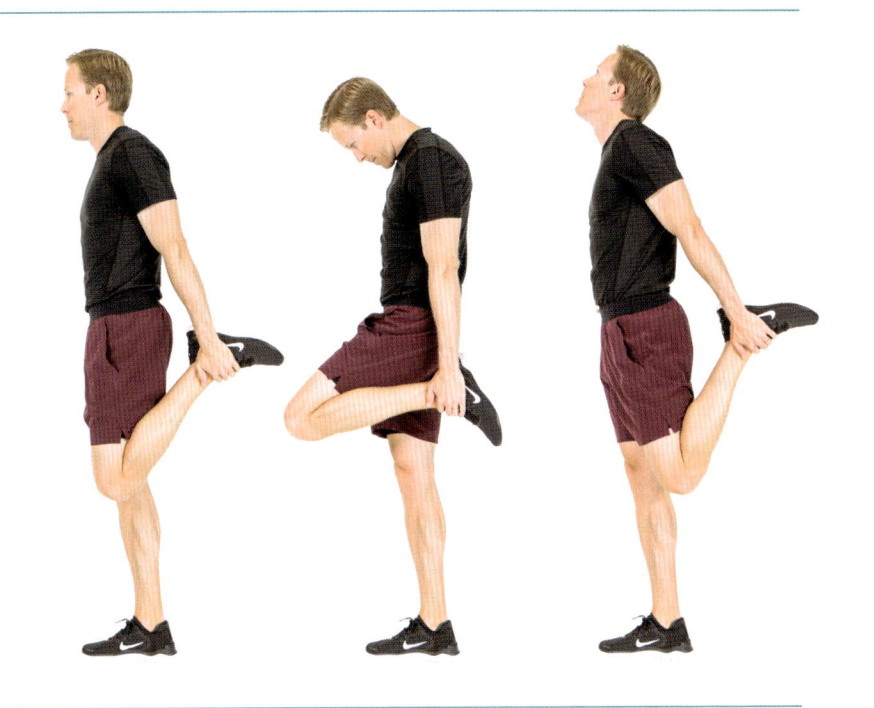

阻力運動

▶ 做3組，每組10～15次
▶ 每組動作做到力竭
▶ 增加負重或次數來提高難度

橋式

背部平躺於地面，膝蓋彎曲、雙腳平踩地面。腳跟往地面推並抬高臀部，讓髖部完全伸展，肩膀到膝蓋成一直線。當髖部完全伸展時收緊臀肌，並在最高點停留1～2秒。

側躺髖外展

採側躺姿勢，稍微將髖部往地面旋轉，同時將上方的腿內旋，讓大腳趾碰到下方腳的足弓。將上方的腿往後抬高。如果你開始過度拱背，就減少動作範圍。可以在膝蓋上方套上彈力圈，以提高動作難度。

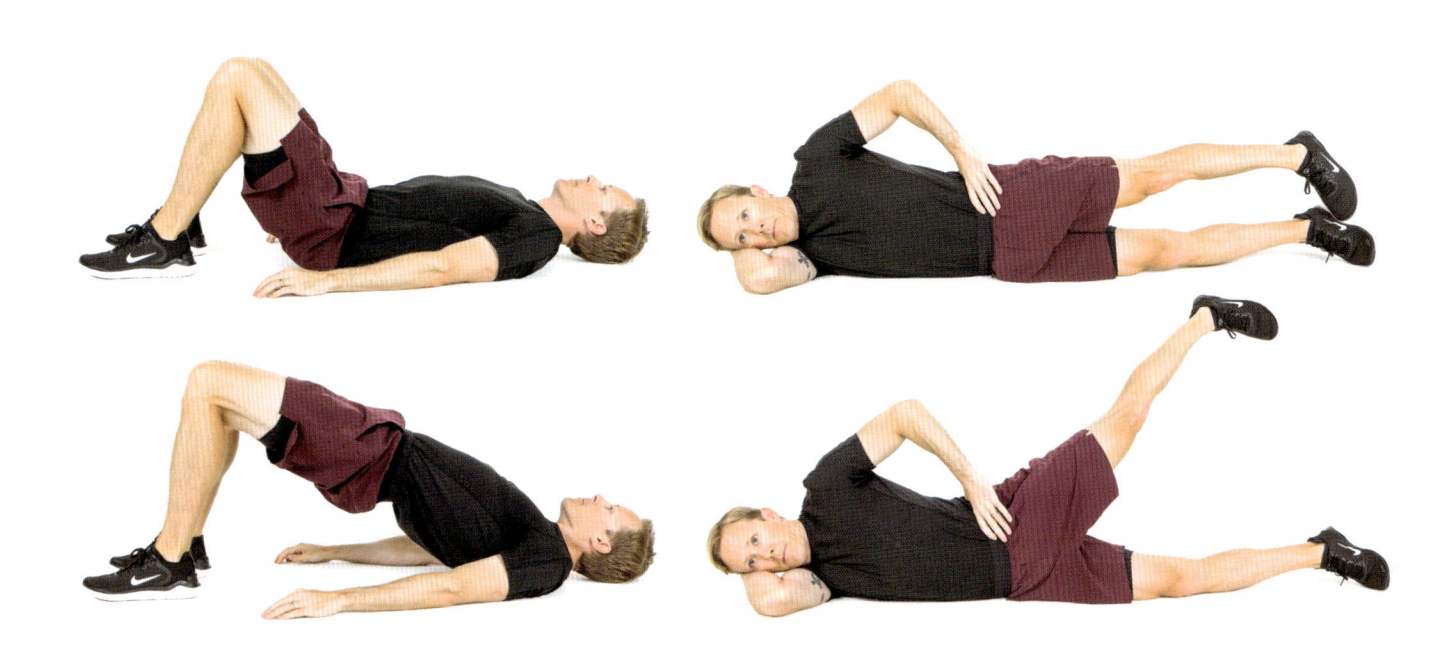

側蹲走路

在膝蓋上方套上彈力圈。雙腳與肩同寬，稍微彎曲髖部與膝蓋。往側邊跨一大步，
讓彈力圈完全伸展。你可以沿著一條線行走，完成一定步數後返回，或是待在原地輪流換腿。
距離或次數範圍須有挑戰性，讓臀肌上部有灼熱感，通常每個方向15～20步。
步伐中間不要停頓，動作全程都要維持彈力圈張力。

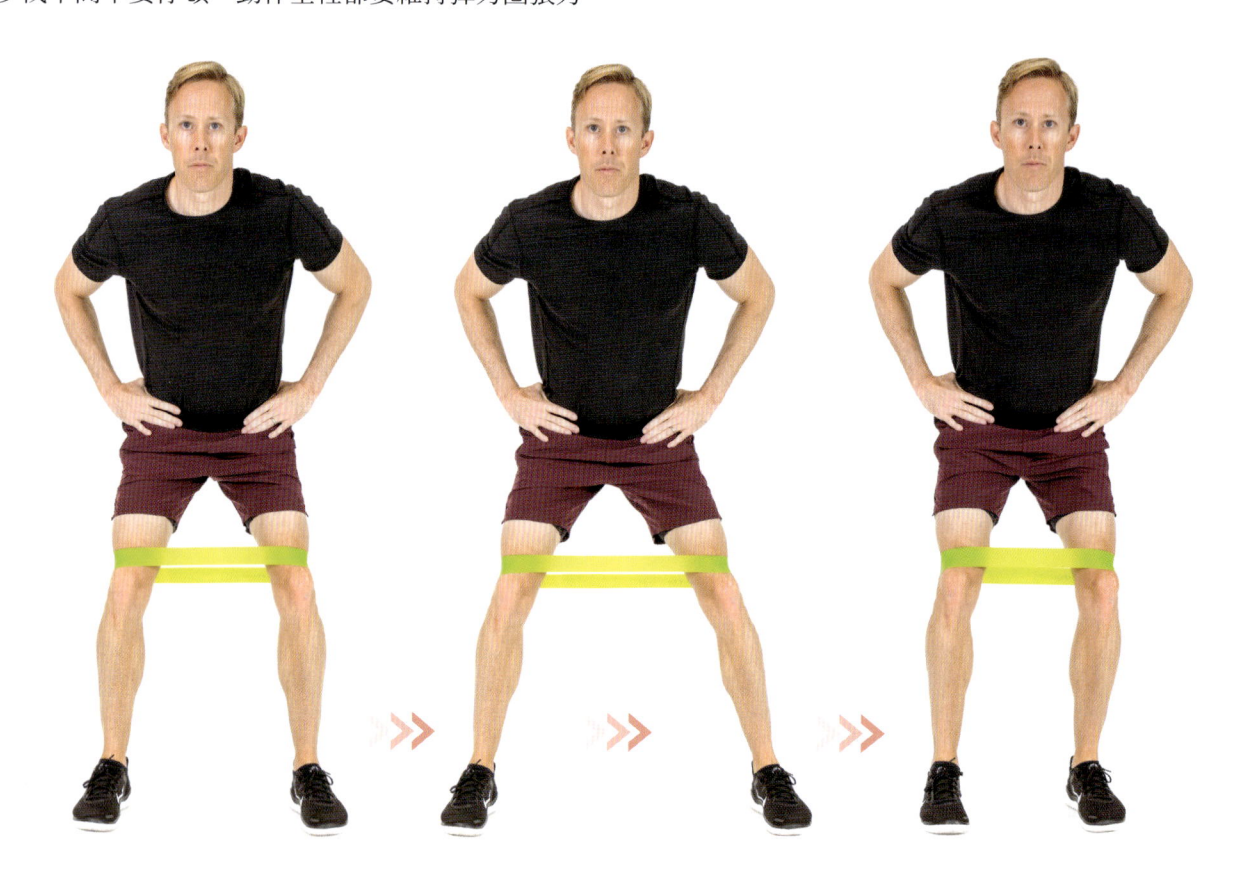

蚌殼式

在膝蓋上方套上彈力圈。採側躺姿勢，髖部彎曲約45度，膝蓋彎曲約90度，雙腳與雙腿重疊。
在不旋轉脊椎的前提下，盡可能抬高上方膝蓋。

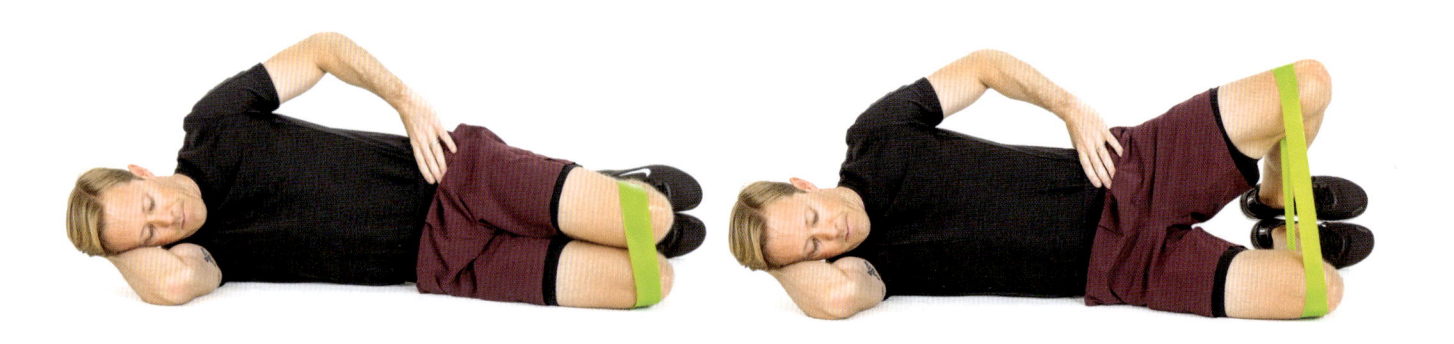

中背與胸廓疼痛

此方案用於治療：
- 上背或中背疼痛與僵緊
- 胸椎椎間盤膨出
- 肋骨疼痛與損傷，包括扭傷、骨折或半脫臼（脫臼）

胸椎椎間盤膨出

概述：胸椎由12塊椎骨組成（胸椎第1～12節，T1-T12），自然地呈現略微彎曲或後凸的曲線。胸椎也與肋骨相連，因此比起腰椎與頸椎區域更穩定，活動度也較小。天生穩定性較高意味著椎間盤膨出與突出等問題在胸椎區域較少見。此外，許多發生在胸椎椎間盤的退化性改變並不會產生疼痛，且經常不被察覺。[27] 比方說，許多人的磁振造影檢查顯示他們罹患退化性胸椎椎間盤膨出，但他們並沒有感覺到疼痛。這種情況並不罕見，罕見的是出現症狀的椎間盤膨出。

這個區域的椎間盤損傷如果產生疼痛，通常是像車禍創傷或胸椎突然承受衝擊所致。有可能是你彎腰時圓背（肩胛骨與肋骨之間形成圓弧狀）再提起重物，又或者，可能是你咳嗽或打噴嚏太大力導致胸廓承受壓力。肩膀負荷不對稱，例如消防員搬運沉重梯子，此時也可能產生損傷。

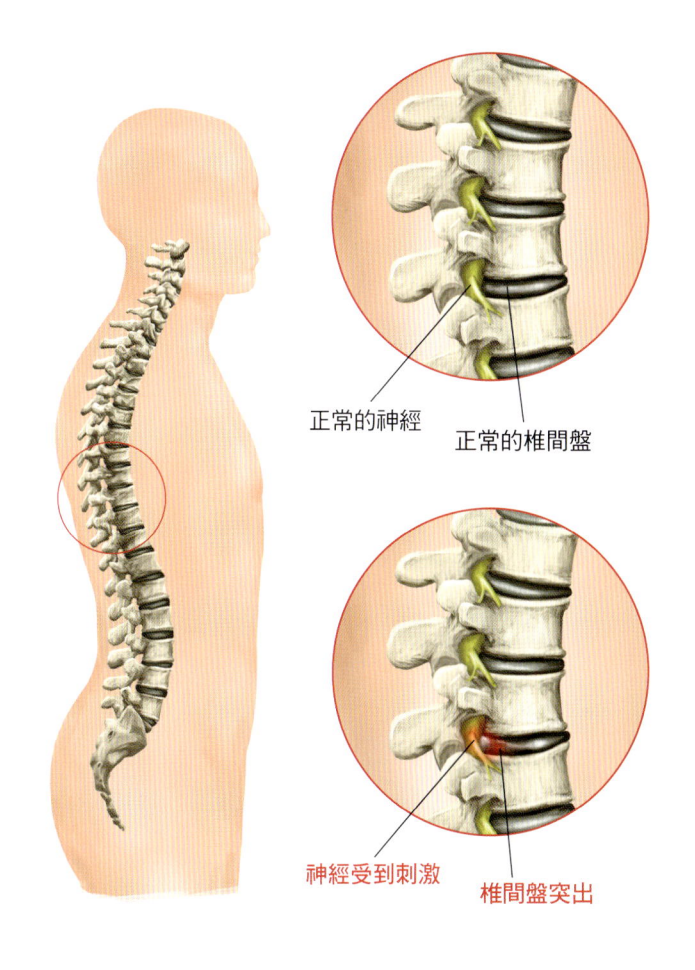

正常的神經　正常的椎間盤

神經受到刺激　椎間盤突出

徵象與症狀：最常見的症狀是上背或中背劇痛，具體位置取決於哪一節脊椎出問題。如果影響到附近的神經根，疼痛可能會沿著肋骨輻射到軀幹的一側。胸椎的特別之處是神經並未延伸到手臂或腿部，僅沿著肋骨分布，因此疼痛主要集中於中背區域。

加重因素：突然移動胸椎的活動（例如打噴嚏或咳嗽）可能會加劇疼痛。彎腰提起重物或轉身查看肩膀後方也可能引發疼痛。

預後： 透過休息、一般活動與保守治療（物理治療，旨在改善胸椎活動度）此狀況大多能恢復正常。但在極少數情況下，經過6～8週復健之後疼痛仍未消退，或是椎間盤損傷影響到脊髓，則可能需要進行減壓手術來緩解疼痛與恢復神經健康。

治療策略： 如果你因胸椎椎間盤受刺激而產生疼痛，請從第一與第二階段的鬆動術、伸展與活動度運動開始做起，通常能有效減輕疼痛。這些運動針對的是胸椎關節，或是連接胸椎、肋骨與肩膀複合區的周圍軟組織結構。菱形肌與胸肌鬆動術可以放鬆附著於胸椎區域的主要肌肉，而第一階段末尾的胸椎伸展鬆動術與活動度運動則能改善關節與軟組織活動度。

第二階段的胸椎旋轉伸展有助於改善胸椎的活動度並減輕中背疼痛。伸展胸肌有助於將肩胛骨往後拉，降低圓肩的程度，進而減輕中背肌肉承受的壓力。一旦疼痛減輕，第二階段末尾與第三階段的阻力訓練能夠強化胸廓前後側肌肉的力量與控制。這些運動包括各種推與拉動作的變化式，不僅能降低敏感度與減輕疼痛，也讓胸廓更不容易受傷。

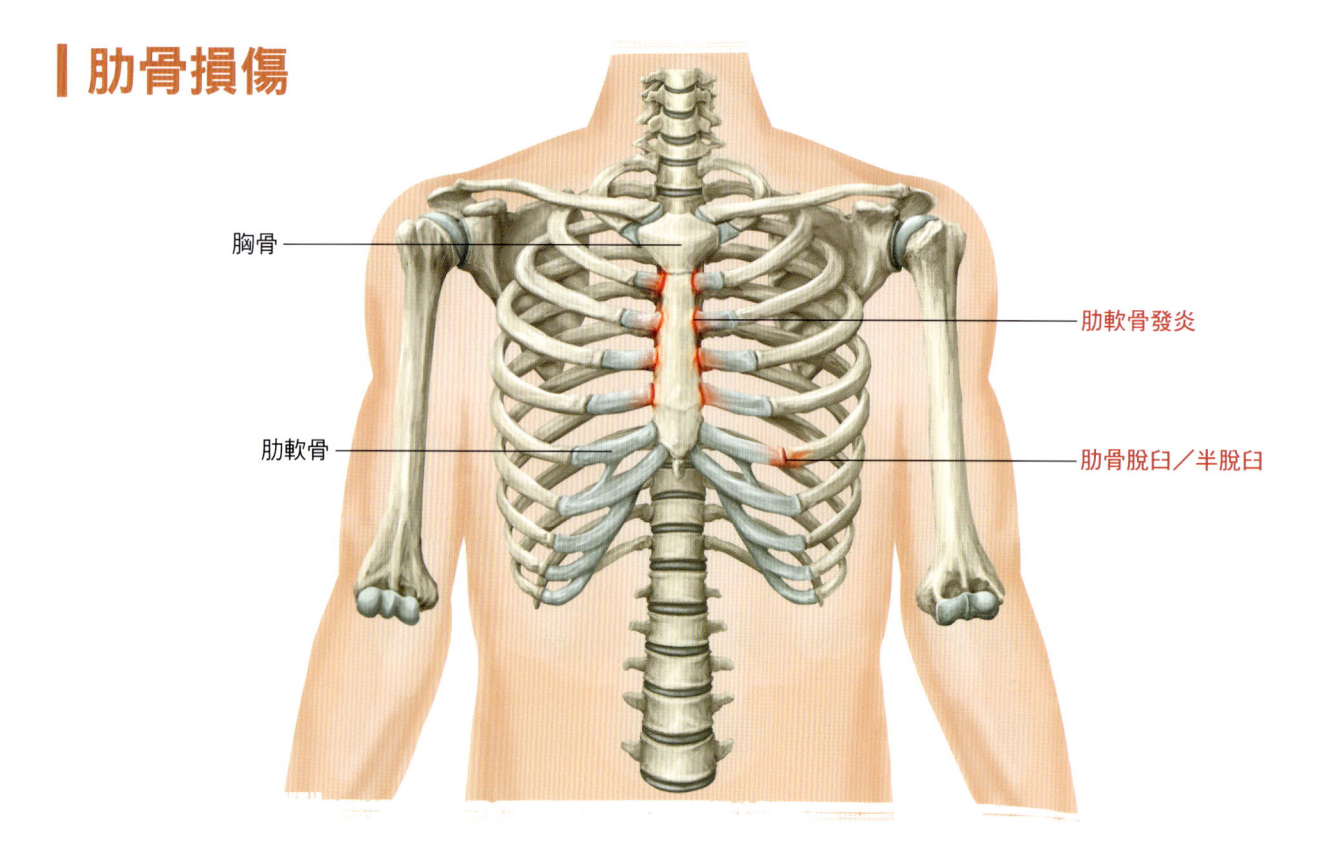

肋骨損傷

概述： 人體的肋骨共有12對，對應12節胸椎，依據依附的方式來命名。前7對肋骨稱為「真」肋，因為直接與胸骨相連。第8～10對肋骨稱為「假」肋，因為它們並不直接連接胸骨，而是透過軟骨連到第7根肋骨。第11與12對肋骨則是浮動肋骨（浮肋），它們不與胸骨連接。所有肋骨也透過肋橫突關節及肋椎關節與脊椎連接。

肋骨損傷的類型眾多，包括一般疼痛、輕微至嚴重扭傷（半脫臼與脫臼）、肋骨滑脫症候群、肋軟骨炎與骨折等。

一般肋骨疼痛通常與創傷無關，患者會陳述疼痛是在轉身拿取或撿起物品後出現。這類疼痛通常與周圍肌肉痙攣有關，而非肋骨關節損傷。

如果胸壁承受嚴重鈍力創傷（例如車禍胸部撞到方向盤）或激烈運動衝擊，肋骨關節可能會過度伸展（扭傷）、撕裂（半脫臼與脫臼）或骨折。[28]

肋骨滑脫症候群的特色是肋骨位移，常發生於巴西柔術等運動，因為這類運動經常需要旋轉身體以對抗對手。[29]患者會感覺肋骨像是從軟骨上撕裂開來。

肋骨疼痛的另一個常見原因是肋軟骨炎，這種診斷非常普遍，典型症狀是胸骨兩側出現疼痛。[30]大部分患者是因為胸廓創傷所致（與肋骨扭傷非常類似），導致發炎擴散並覆蓋整個胸骨區域。

雖然這些狀況在受傷機制與疼痛症狀方面有所不同，但治療策略與復健運動都與下述內容類似。

徵象與症狀： 在身體背面，肩胛間區（脊椎與肩胛骨之間的區域，也就是膏肓）的劇痛或持續疼痛通常是因為肋椎關節與肋橫突關節出現問題。在身體正面，患者呼吸、咳嗽與打噴嚏時，肋骨疼痛可能會變成劇痛，疼痛通常出現在胸骨邊緣，也就是肋骨附著的地方。胸骨兩側的肋骨（即肋軟骨）疼痛與刺激，通常稱為肋軟骨炎。

加重因素： 大部分的肋骨疼痛在胸廓活動時會加劇，例如轉頭看向後方。若對受傷的肋骨、胸部或背部施壓，或是用到附著於肋骨的肌肉時，通常也會感到疼痛。

預後： 大部分的肋骨損傷（特別是創傷性損傷）需要很長時間癒合。骨折約需6～12週。扭傷的恢復時間取決於受傷的嚴重程度，但通常需要3～6週。

治療策略： 大部分肋骨損傷的治療方法包括停止或調整可能延緩癒合的活動，並執行能夠減少肌肉痙攣與改善胸廓及胸椎活動度的鬆動術。

1 第一階段的軟組織鬆動術能夠減輕胸肌、菱形肌與斜方肌部分區域的疼痛與僵緊。放鬆這些肌肉有助於恢復活動度，對於之後執行胸椎伸展鬆動術非常有用。由於胸椎天生處於屈曲（後凸）位置，胸椎伸展鬆動術能把身體從屈曲狀態拉伸開來，且通常可以減輕肋骨與胸椎問題帶來的不適。本階段的活動度運動包括胸椎與肋骨的屈曲與伸展，以及肩膀與肩胛骨的活動，如天使動作、肩膀前伸與後縮活動度運動。這些運動適合在復健的早期進行，因為既能活動肋骨與胸椎關節，又不至於帶來太大壓力。

2 第二階段會執行更具挑戰性的胸椎與胸廓伸展運動，例如胸椎旋轉伸展與闊背肌／胸椎伸展。如果你的肋骨受傷嚴重，請不要用力過猛。根據受傷的嚴重程度，你可能會需要在第一階段多花一些時間，或是跳過第二階段難度較高的伸展運動，挪到**第三階段**，等到你做其他運動時疼痛不超過輕微程度時再來挑戰。第二階段末尾與第三階段的阻力運動旨在強化胸椎與胸廓，讓它們更不容易受傷。這些運動訓練的是胸廓前後側的肌肉，有助於強化整個區域的力量與穩定。

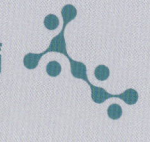

中背與胸廓疼痛
第一階段

適用於：
- 減輕上背疼痛
- 緩解肌肉緊繃
- 改善動作範圍
- 作為第二與第三階段運動的暖身

指引：
- 每天執行
- 工具：小按摩球、滾筒與花生球
- 休息時毫無疼痛，運動時疼痛不超過輕微程度（疼痛指數3／10），便能加入第二階段的運動

軟組織鬆動術
▶ 每個區域花費1～2分鐘
▶ 兩側皆須進行
▶ 在壓痛點停留10～20秒

菱形肌鬆動術

將小按摩球放在肩胛骨與脊椎之間。
針對肩胛骨附近整個區域（菱形肌）鬆動。
加入手臂動作並抬高頭部，以進一步鬆動肌肉。

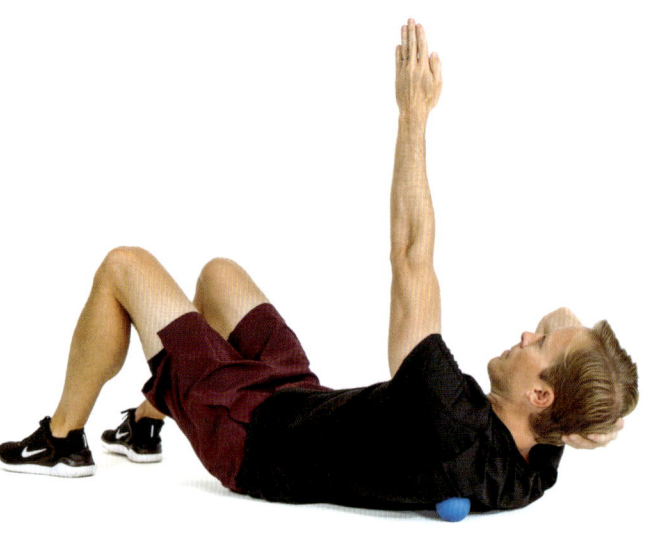

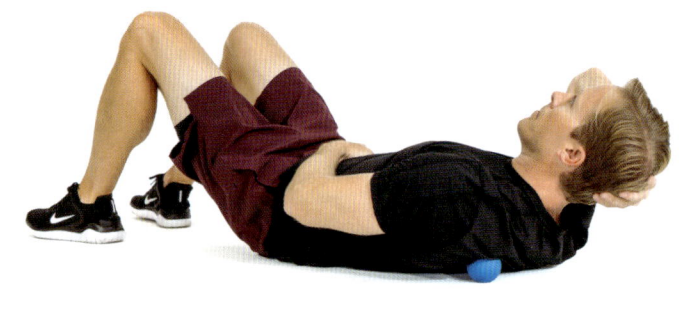

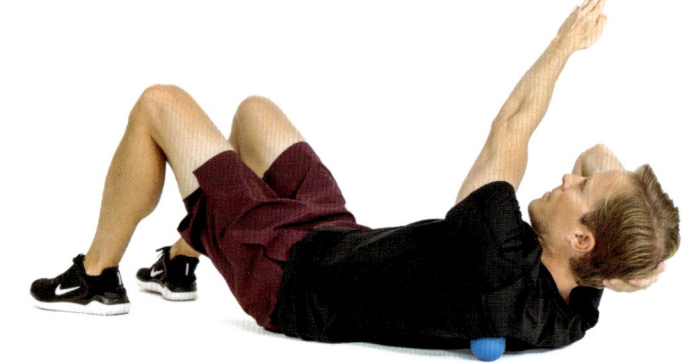

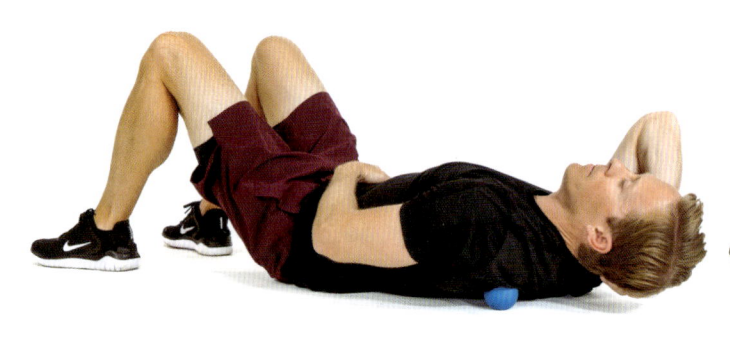

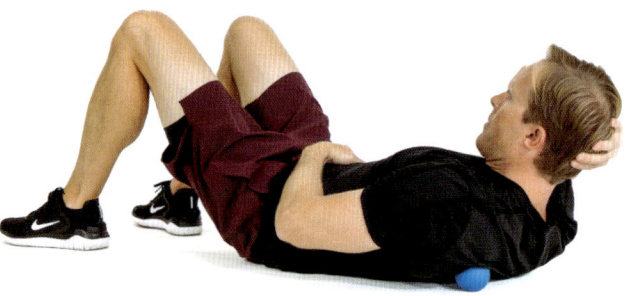

胸肌鬆動術

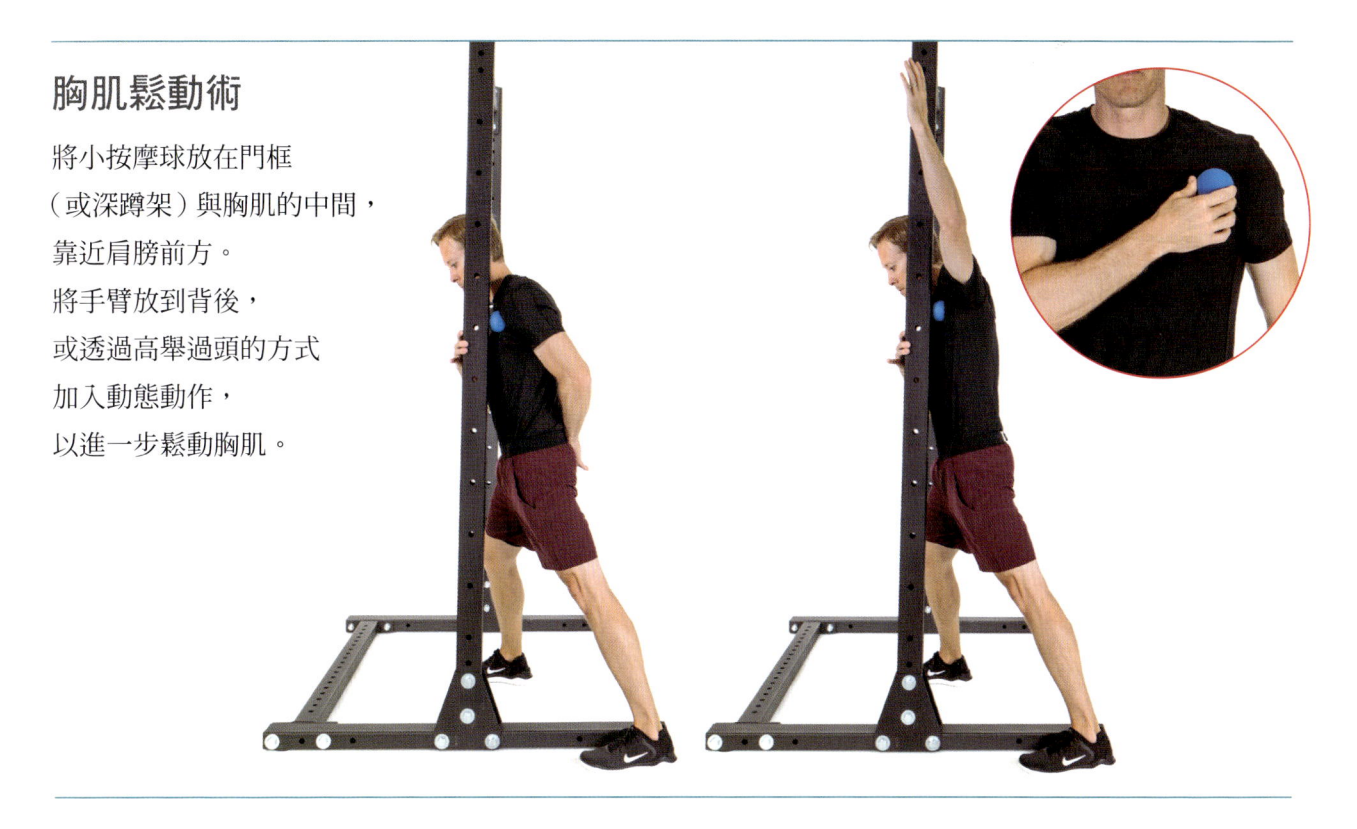

將小按摩球放在門框
（或深蹲架）與胸肌的中間，
靠近肩膀前方。
將手臂放到背後，
或透過高舉過頭的方式
加入動態動作，
以進一步鬆動胸肌。

胸椎伸展（擇一）

使用滾筒

將滾筒置於上背部的下方，與脊椎垂直。維持臀部觸地，慢慢地將頭下放至後方地板，身體往後延伸。
可以維持這個姿勢不動，或是在滾筒上進行屈曲與伸展（捲腹）。
也可以抬高臀部，滾動上背部區域（但不包括下背部或頸部）以達到按摩效果。

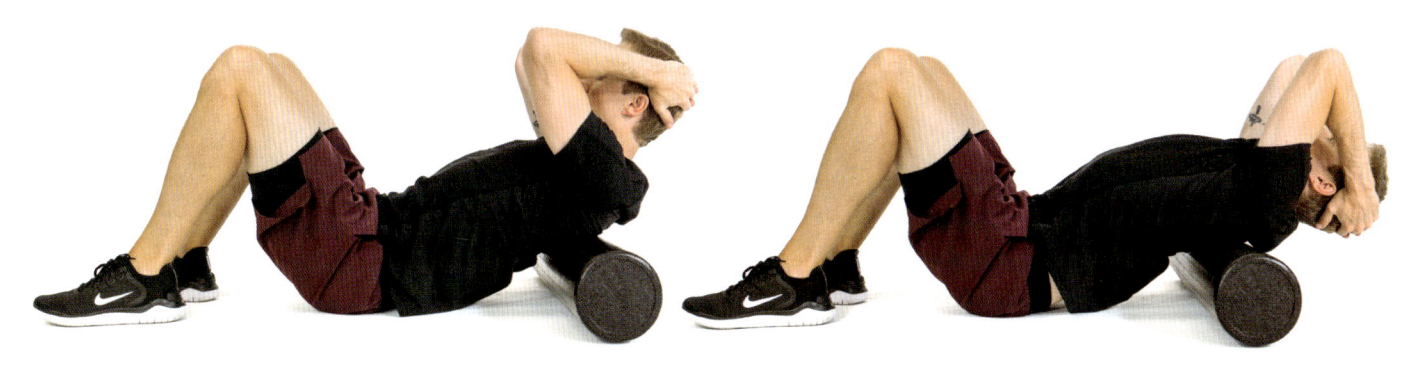

使用花生球

將花生球抵住上背部，接著可以從胸廓底部往頸部慢慢地滾動，
或者在每一節脊椎停留並進行屈曲與伸展。

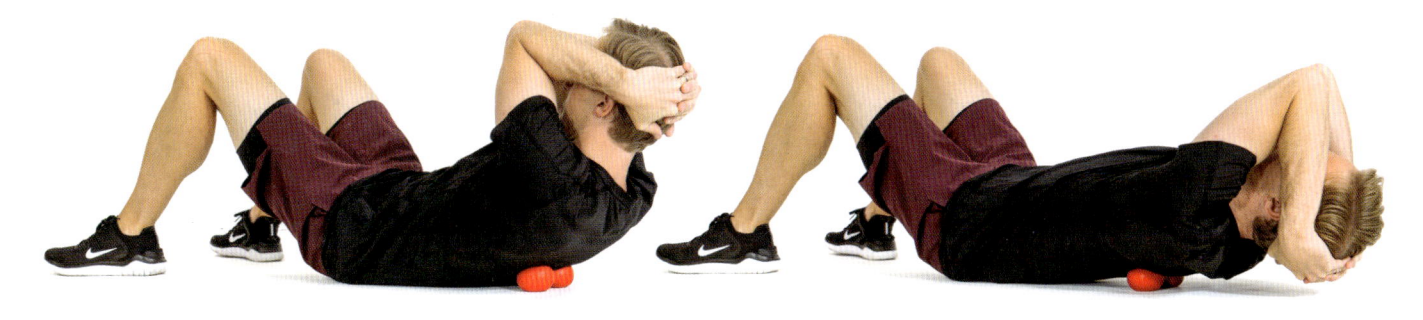

活動度運動
- 做3組,每組10～15次
- 主動動作:在不引發疼痛的前提下,盡可能地移動
- 在動作範圍終端停留2～3秒

胸椎屈曲與伸展

採取四足跪姿,膝蓋在髖部正下方,肩膀在手腕上方。彎曲中背部(圓背)與脖子,然後伸展。盡量只用到中背,不要動到下背。

天使動作

把脊椎靠在滾筒上,讓頭部與尾骨獲得支撐。手臂先放在身體兩側,掌心朝上。在不引發疼痛的前提下,盡量將手臂伸向頭頂上方。

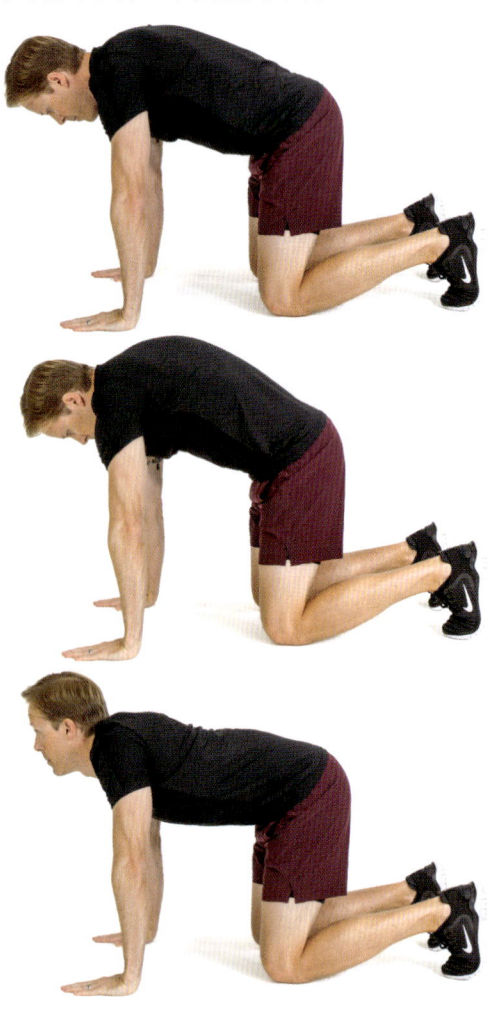

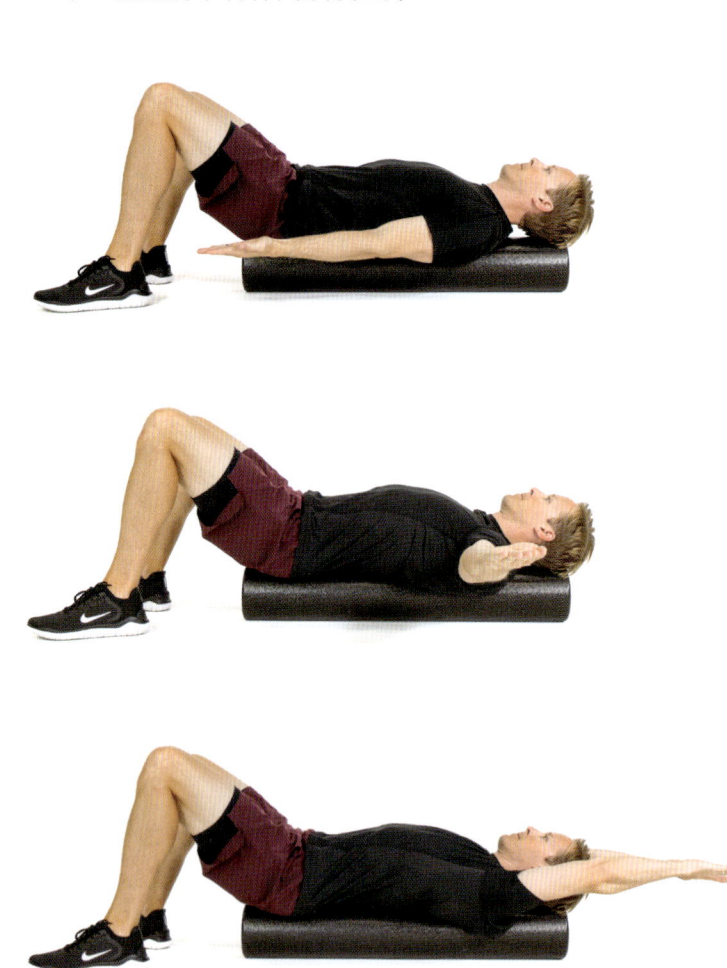

肩膀前伸與後縮

坐姿維持直立與脊椎中立,將肩膀往前推至前伸狀態,然後往後拉至後縮狀態(夾緊肩胛骨,並在動作終端稍微收下巴)。

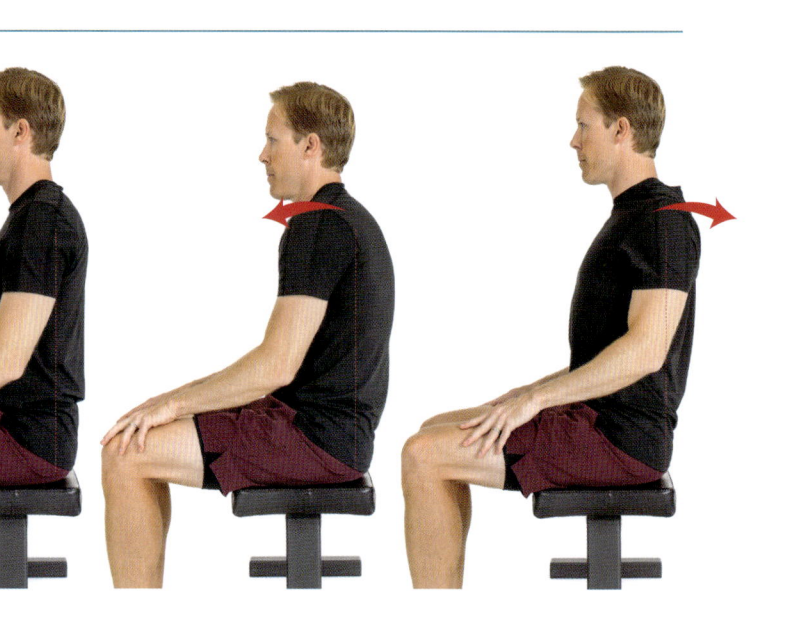

中背與胸廓疼痛
第二階段

適用於：
- 改善胸椎與肋骨的活動度
- 初步強化背部與胸肌
- 作為第三階段運動的暖身

指引：
- 每天執行
- 工具：木棍與彈力繩
- 運動時疼痛不超過輕微程度（疼痛指數3／10），便能加入第三階段的運動

伸展運動
▶ 做3次，每次維持30～60秒
▶ 兩側皆須進行
▶ 不要伸展到感覺疼痛的程度

胸椎旋轉伸展

側躺並將髖部彎曲約90度。用下方手臂抓住上方膝蓋外側。保持上方手臂伸直，盡量在不感到疼痛的前提下，朝著膝蓋相反方向旋轉，並將上方手臂降至地面。在動作進行的同時，將膝蓋往下壓，試著讓兩邊肩膀都貼地。

胸肌伸展

將一隻手的前臂靠在門框或深蹲架上，與肩膀呈90度。向前跨步，直到胸部區域有伸展到的感覺。將手稍微抬高以伸展上胸肌。

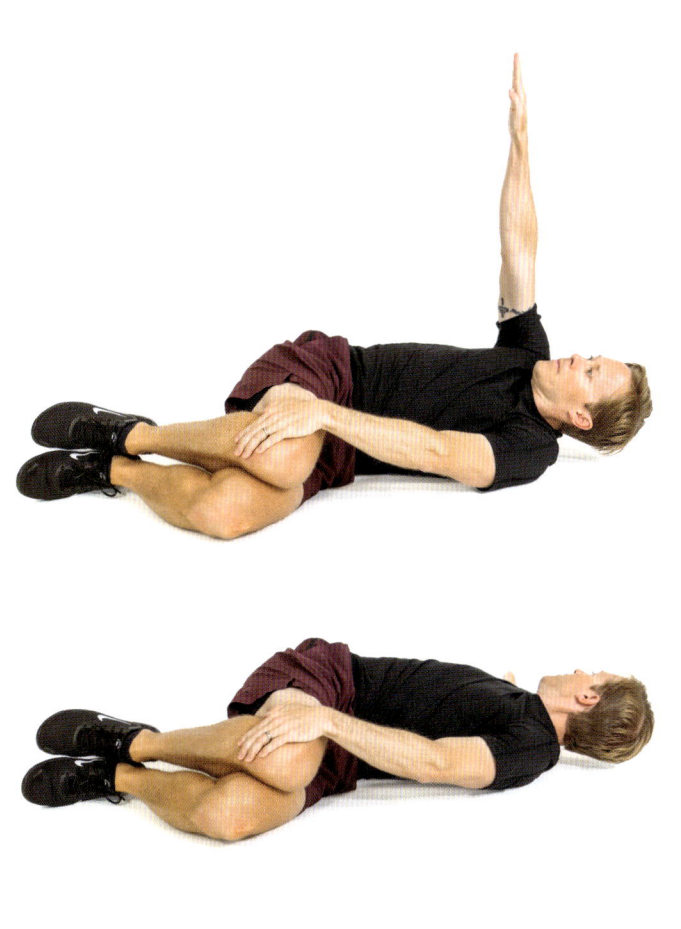

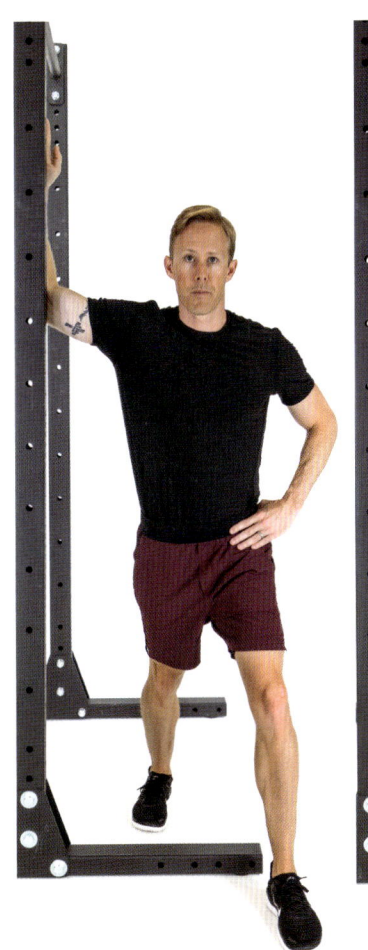

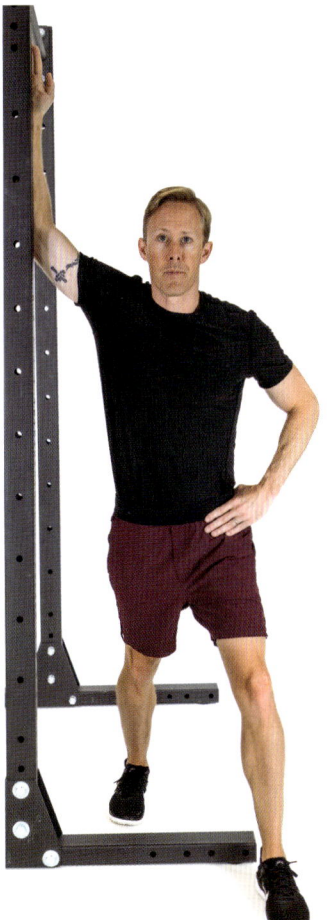

闊背肌／胸椎伸展（使用木棍）

採跪姿，手握木棍，掌心朝上，手肘放在長椅上。

髖部往後坐靠近腳跟，降低頭部穿過雙臂之間，以達到伸展闊背肌與肱三頭肌的效果。

每次維持20～30秒。此伸展動作也有助於改善胸椎伸展活動度。

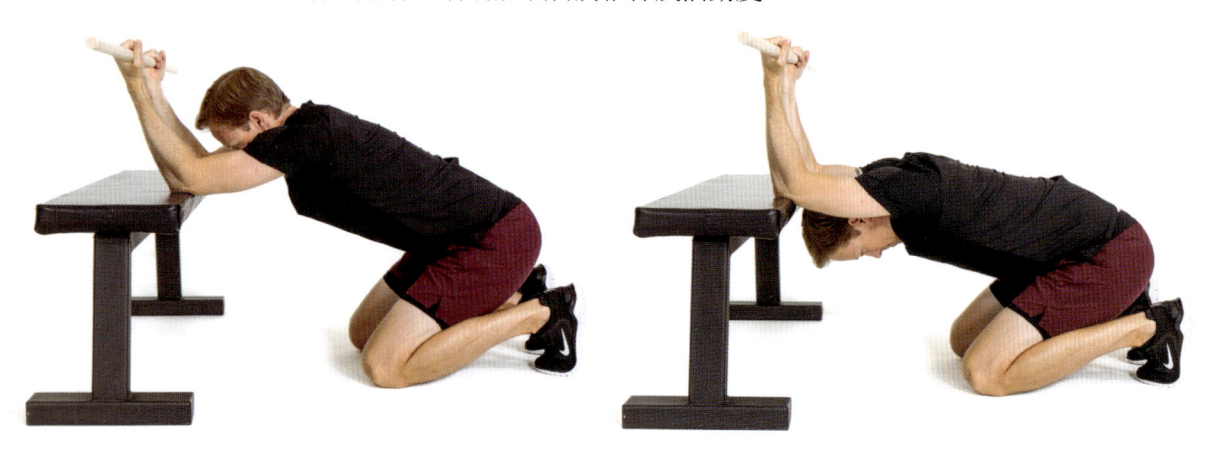

| 阻力運動 | ▶ 做3組，每組10～15次
▶ 每組動作做到力竭
▶ 增加負重或次數來提高難度 |

彈力帶划船

將彈力帶固定在胸部高度附近。拉緊彈力帶，身體蹲低至四分之一蹲，手臂在身體前方伸直。

將握把拉向腋下，拇指維持朝上。維持肩膀方正，拉動時身體不要前後傾斜。

可以換成啞鈴、反向划船或器械式划船變化式。

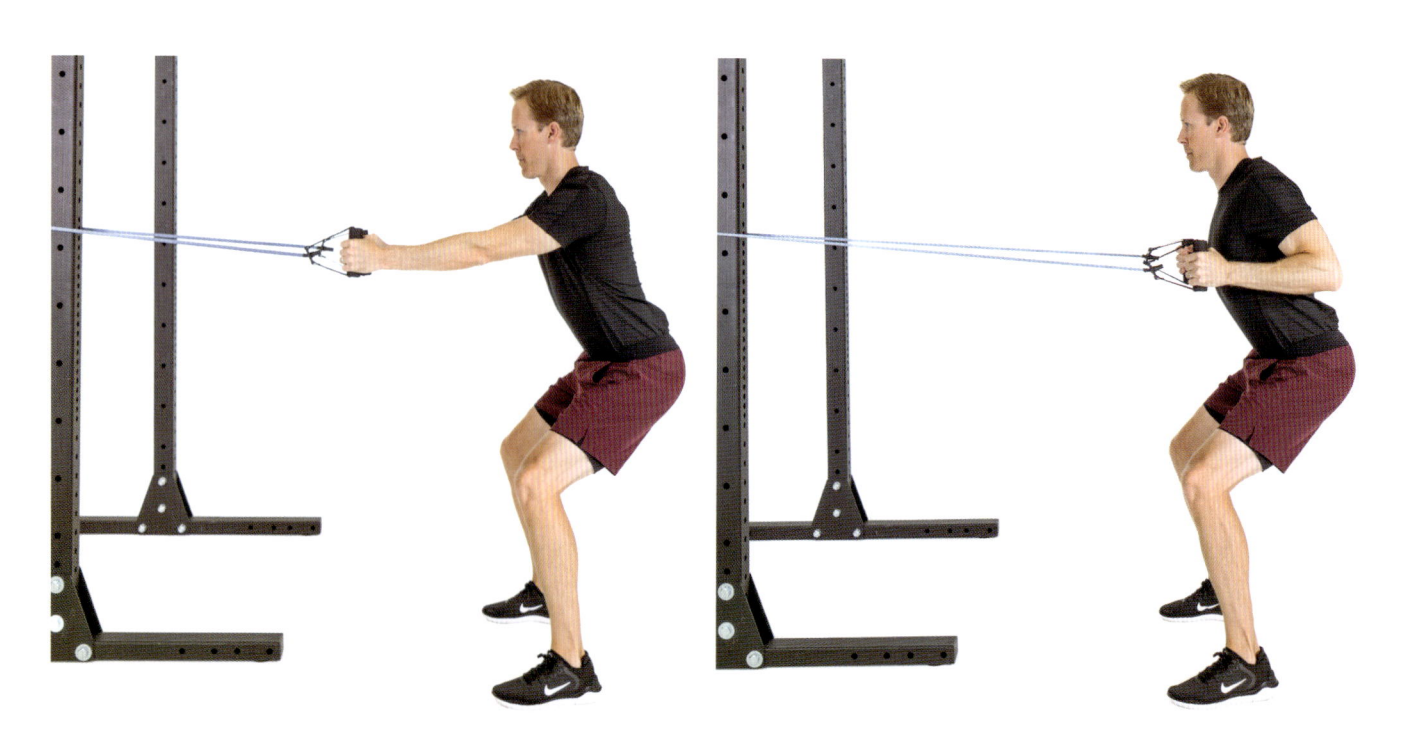

含前伸的推動作（擇一）

加強版伏地挺身

採平板支撐姿勢：
雙手與肩同寬，
肩膀對齊手腕，背部打平。
執行標準伏地挺身動作，
降低胸部接近地面。
盡量維持手肘內收
（與身體呈45度角），
前臂打直，降至最低點時
背部平直。反轉動作
並回到起始位置時，
手肘伸直，將肩膀
往地面推，令肩胛骨前伸。
這應該會讓身體抬升幾公分。

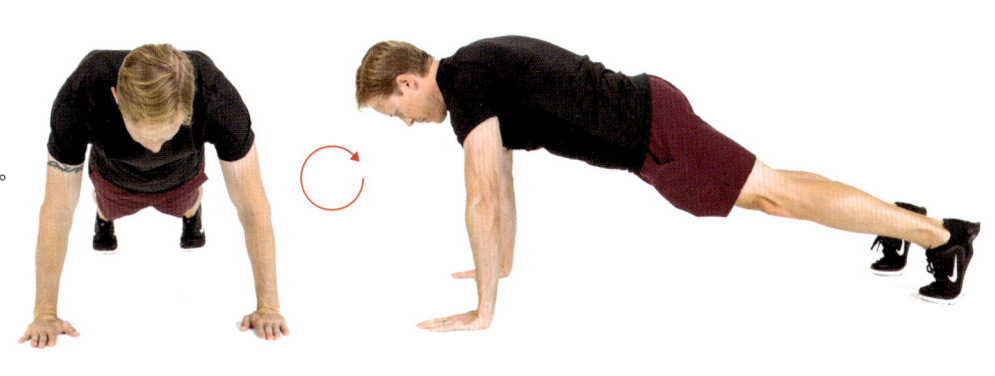

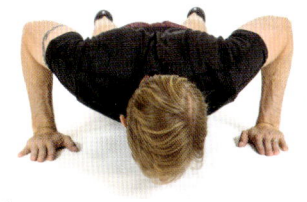

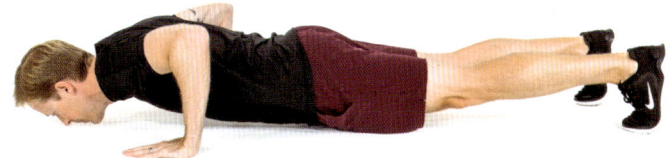

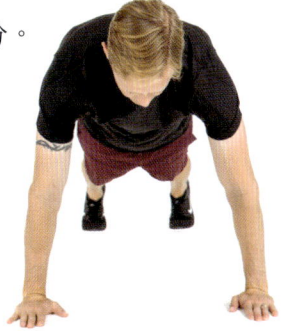

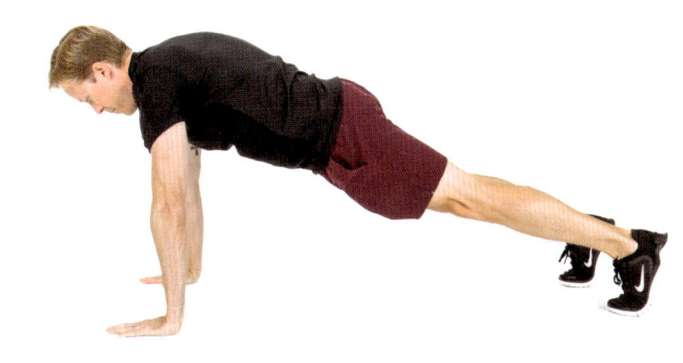

彈力帶前推（肩胛骨前伸）

將彈力帶固定在
胸部高度附近。
手臂往前推。
伸直手肘時，
旋轉掌心朝向地面，
並將肩胛骨往前推
（肩膀前伸）

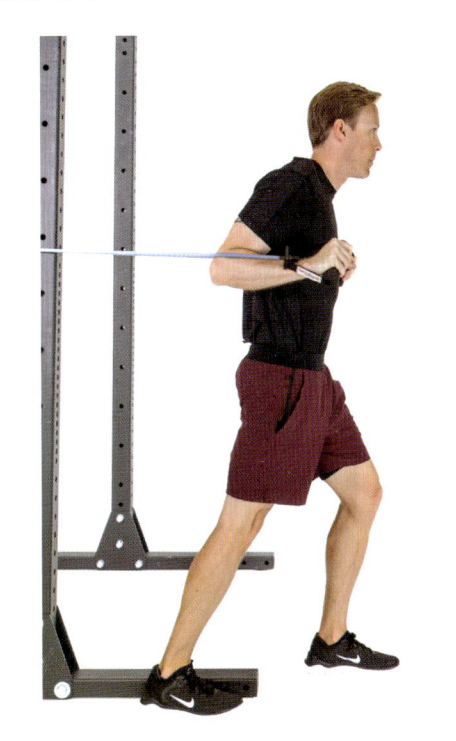

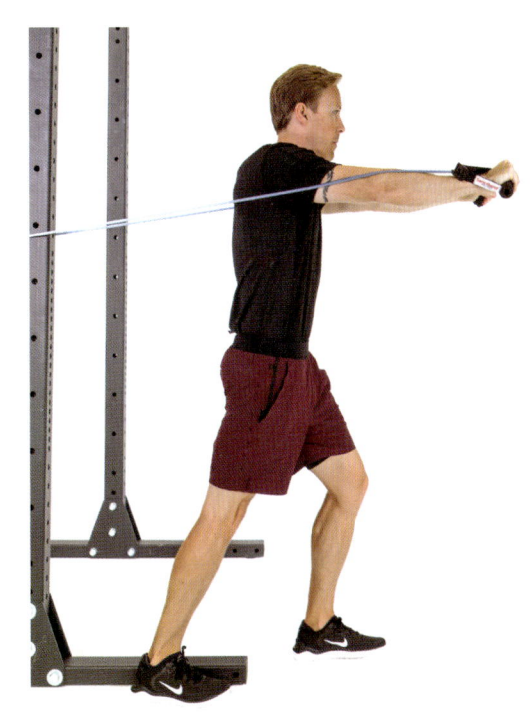

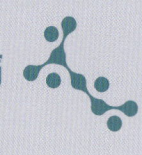

中背與胸廓疼痛
第三階段

適用於：
- 強化上背與腹肌
- 預防上背與肋骨受傷

指引：
- 每週做3或4天
- 做3組，每組10～15次
- 每組動作做到力竭
- 增加負重或次數來提高難度
- 工具：長椅與彈力繩

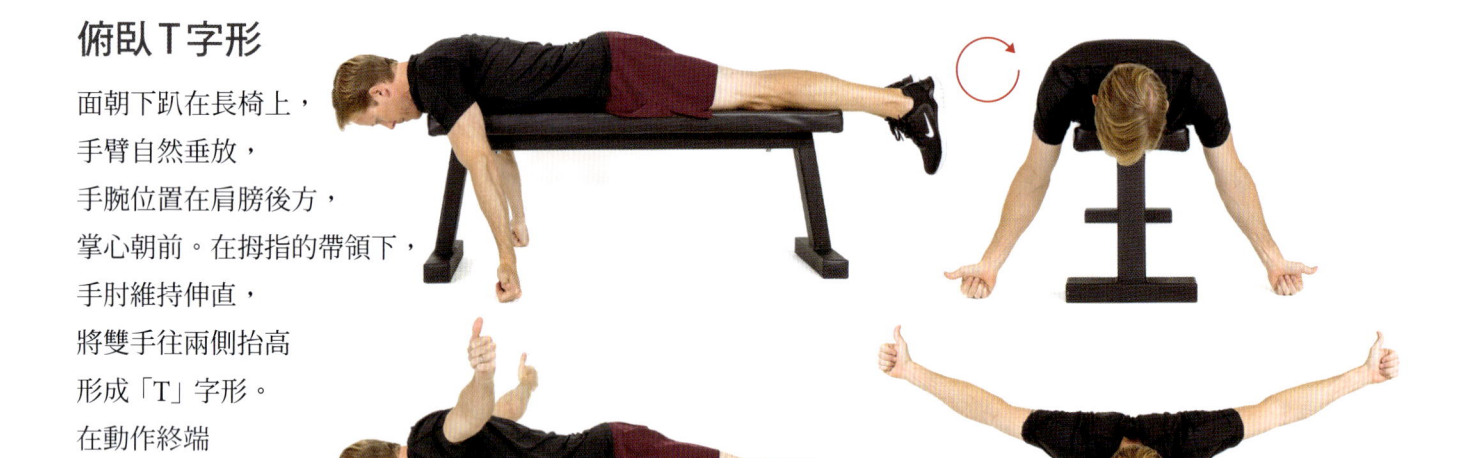

俯臥T字形

面朝下趴在長椅上，手臂自然垂放，手腕位置在肩膀後方，掌心朝前。在拇指的帶領下，手肘維持伸直，將雙手往兩側抬高形成「T」字形。在動作終端夾緊肩胛骨。

彈力帶推拉

將彈力帶固定在髖部高度，拉開距離以製造張力。單膝跪地，雙手握住握把，位置約在胸部中間。繃緊核心，將彈力帶直直地往前推。目標是透過腹肌與背肌收縮，防止彈力帶造成脊椎旋轉。

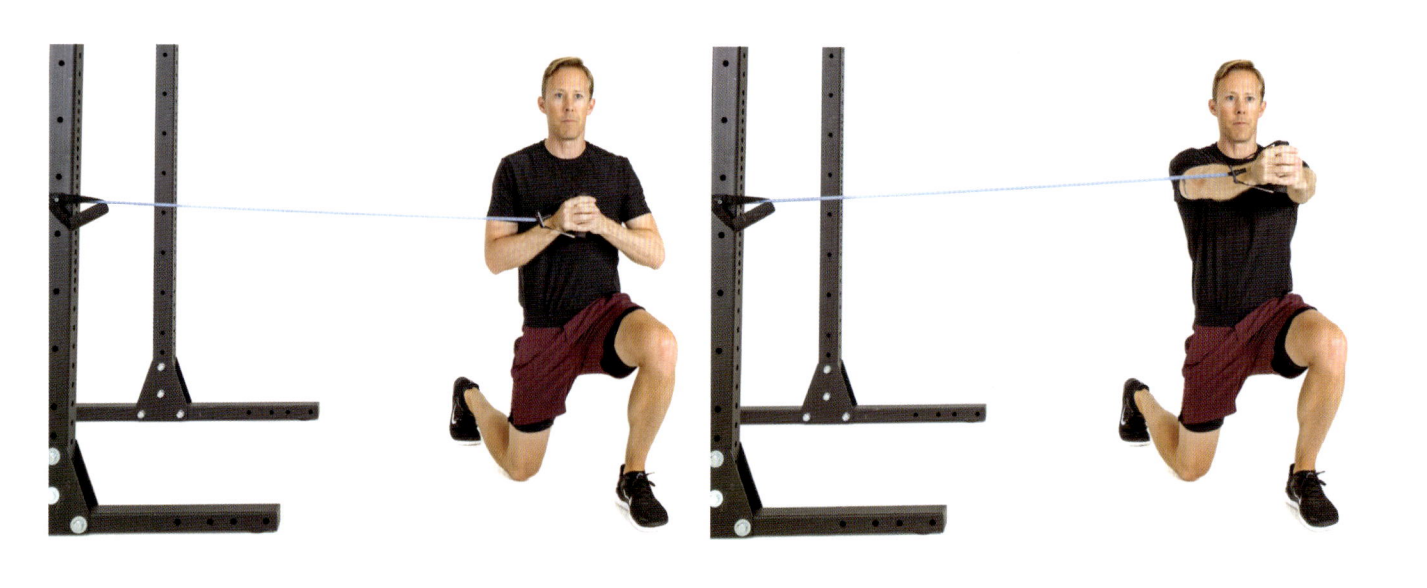

俯臥伸展

趴在地上，雙手放在頭的兩側，掌心朝下，
手肘緊貼身體。抬高雙手並夾緊肩胛骨，
保持前臂與地板平行。維持胸椎伸展，
伸直手肘，雙手往前伸超過頭部位置。
動作全程維持頸部中立（不要抬頭）。
反轉動作的順序是收回手肘，
夾緊肩胛骨並維持胸椎伸展，
然後將雙手放回地面。
這樣算是1次。

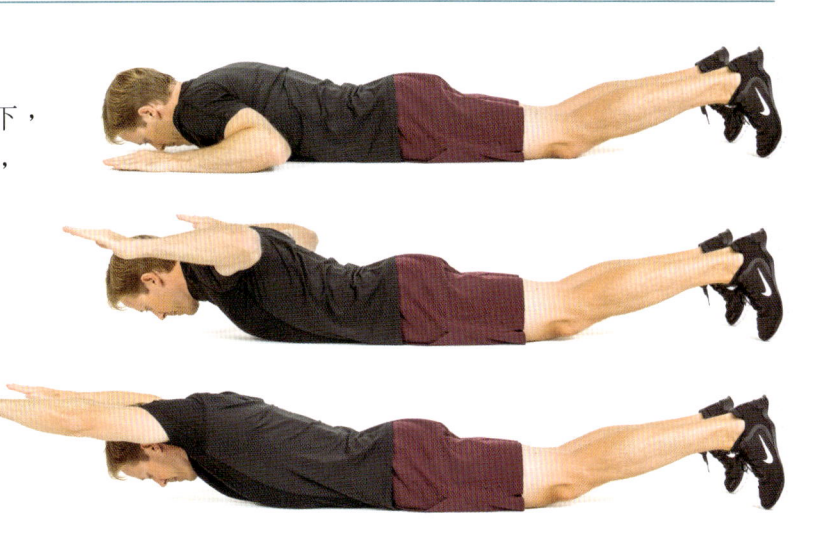

跳傘式

趴在地上，雙手放在身體兩側。
使用下背伸展肌將一部分的上半身
與下半身抬離地面。拱背時收緊臀肌
並將肩膀往後拉，同時維持頸部在中立位置。

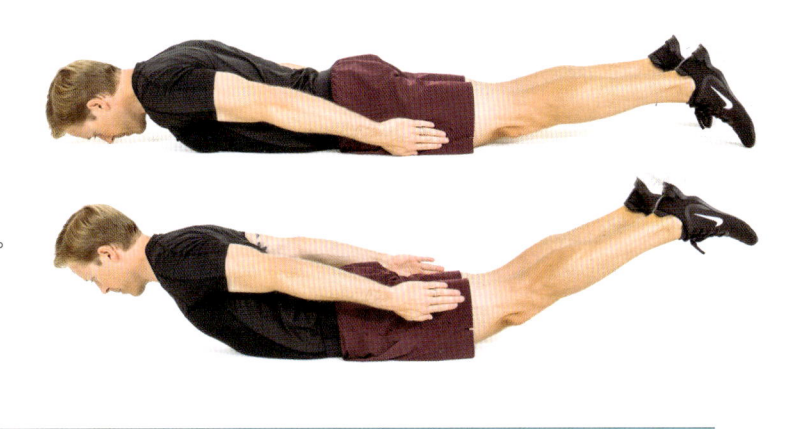

平板翻轉

採側躺姿勢，一邊手肘放在肩膀下方，
雙腳疊在一起，並使用軀幹肌肉抬高髖部。
維持核心繃緊，背部盡量保持平直，
翻身將手肘放在另一隻手的下方。
把重量轉移到下方的手，
翻身進入另一側的側平板起始姿勢。

CHAPTER 20
髖部復健方案
SHOULDER PROTOCOLS

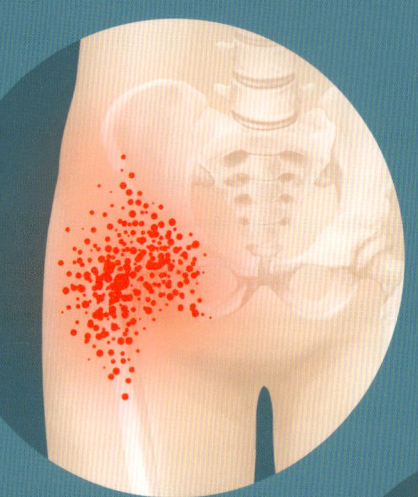

髖部疼痛
(p.325)

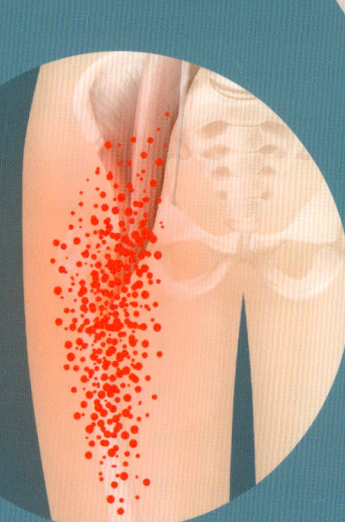

神經疼痛
(p.340)

髖屈肌疼痛
(p.350)

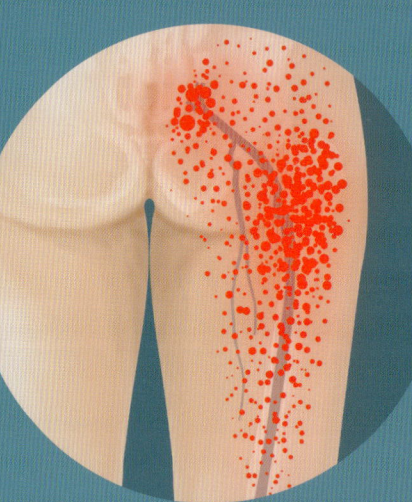

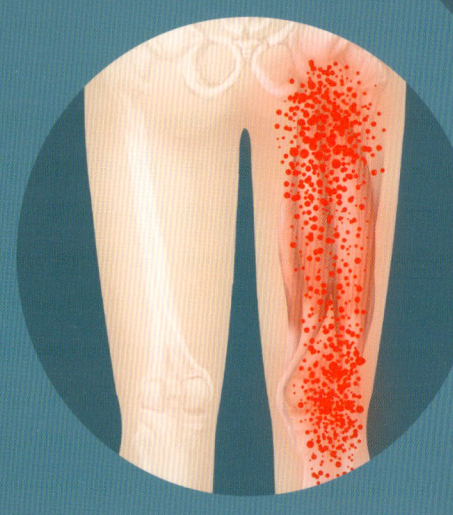

大腿後側肌群疼痛
(p.358)

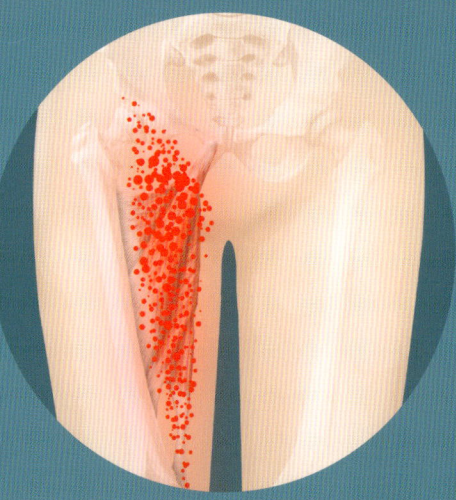

鼠蹊部拉傷
(p.369)

髖部疼痛

此方案用於治療：

- 一般髖關節疼痛
- 髖關節夾擠（蹲下或坐下時髖部內側與鼠蹊部疼痛）
- 髖關節唇撕裂（鼠蹊部或髖部前側劇痛）
- 骨性關節炎（髖關節炎）
- 臀肌肌腱病變（臀部區域或髖部外側疼痛）

髖關節夾擠

概述： 股骨髖臼夾擠症（即髖夾擠）指的是股骨頭與髖臼（髖關節窩）頂端過早接觸的情況[1]。根據骨頭受影響的方式，髖夾擠可分為兩種：

- 凸輪型夾擠：股骨頭與股骨頸交界處形狀異常所致。
- 鉗子型夾擠：髖臼邊緣骨質增生（即產生骨贅或骨刺），覆蓋部分股骨頭所致。

無論是哪一種情況，當髖關節處於屈曲範圍終端時，髖夾擠通常會在鼠蹊部或髖部的前側或內側產生疼痛，例如在深蹲最低點時會感到疼痛。有些患者也會陳述，他們聽到喀喀聲，或感覺鎖住、卡住、僵緊，甚至髖部不穩定的狀況。

若你真的患有髖夾擠，骨頭形狀會不一樣。股骨或髖臼可能會出現骨贅（也可能兩處都有增生），這些骨贅會互相碰撞。這類骨質增生是因為組織長期承受壓力而形成，組織（包括骨頭在內）承壓會產生適應與肥大。你的髖關節可能有前傾或後傾狀況，髖臼形狀異常，活動時骨頭彼此碰撞，導致它們肥大。也有人認為，這些情況早在患者出生時便已存在，但後來產生疼痛才被發現。這非常難判斷，因為大家通常是在症狀出現後才會開始研究問題。但多數專家的共識是：骨頭彼此接觸會造成肥大，使關節內產生摩擦，甚至磨損關節唇並導致關節唇撕裂。

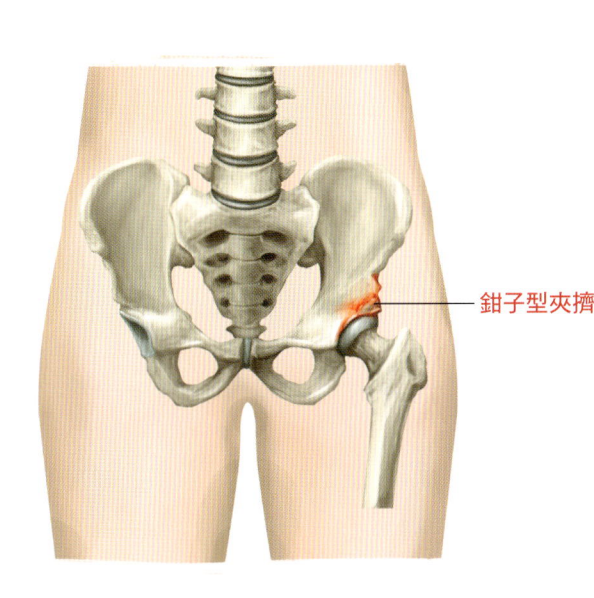

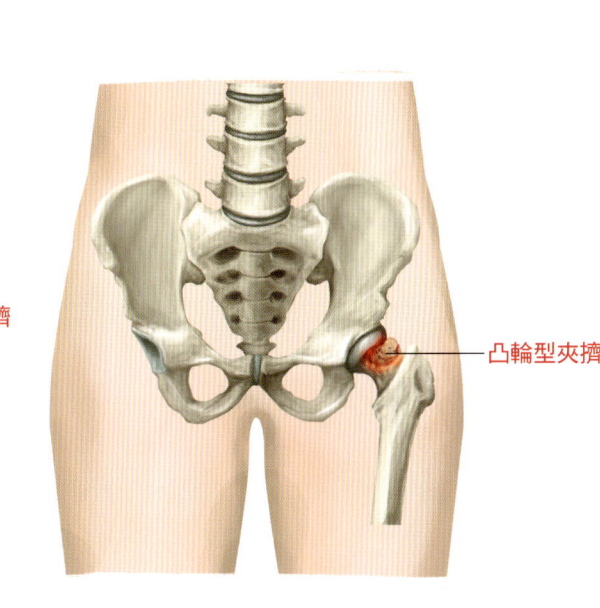

鉗子型夾擠

凸輪型夾擠

症狀與徵象：髖夾擠通常是鼠蹊部區域產生疼痛，但髖部外側也有可能出現症狀。患者也會陳述出現髖部僵緊與跛行的狀況。當髖部強行彎曲至深屈狀態（如深蹲），或達到內收或內旋動作的終端位置時，疼痛通常會非常劇烈。最明顯的症狀是：當你處於深蹲最低點時，會感覺髖部前側與鼠蹊部夾擠疼痛。

加重因素：任何讓髖關節達到屈曲與內旋動作範圍終端的活動，都可能引發髖關節夾擠，包括深蹲、跨步蹲與腿部內旋或內轉的動作。長時間坐在低矮椅子上或維持深屈髖姿勢，也常常會引發這種症狀。

預後：許多髖夾擠案例可以透過行為調整來管理，例如改變深蹲與硬舉的站距與深度、避免久坐，與不坐低矮的椅子，同時執行強化髖部肌肉各個動作平面的復健運動。

治療策略：髖夾擠一開始會以物理治療與服用抗發炎藥物的方式治療。[2,3] 若保守治療沒有效果，可以進行關節鏡手術來解決骨頭變形或關節唇撕裂的問題。[4] 髖夾擠起因於生理結構問題，而物理治療有助於調整行為，特別是重訓的動作形式（如腳的位置、站距與動作範圍）。長期疼痛患者往往會出現多方向的髖部無力，可能是因為他們避免做出某些姿勢或動作，因此物理治療也重點在於加強髖部的多方向肌肉力量。長期疼痛患者經常出現多個動作平面髖部無力狀況，這可能是因為他們避免從事某些姿勢或動作，因此物理治療也會著重從各個動作平面強化髖部。

無論你遭遇的是髖夾擠、骨質增生、關節唇撕裂或其他狀況，強迫自己把動作做到疼痛的程度只會加劇症狀，因此最好的方法是調整動作來配合你的身體結構差異。比方說，你在做深蹲或硬舉時，可以稍微旋轉一隻腳的方向或採取較寬站距。重點是多方嘗試，並根據髖部感受來調整站距。

執行本方案裡的伸展與活動度運動時（特別是膝蓋拉向對側肩膀與髖屈曲活動度運動時），請不要太過用力。強行進入髖夾擠位置通常會加劇疼痛。第二與第三階段著重於多動作平面的髖部與核心強化，這是髖夾擠復健最重要的部分。對於涉及髖屈曲的運動，例如彈力圈深蹲、分腿蹲、髖屈曲行軍與臀推，請盡力即可，不要做到疼痛的程度。如同其他活動度運動，如果過度劇烈引發疼痛，可能導致髖關節問題惡化。

如何判斷自己真的患有髖關節夾擠？

骨質增生不易察覺，特別是對於剛開始重訓的新手。如果你在深屈髖姿勢感到夾擠，這可能意味著髖部結構有些異常，但不一定代表你有骨質增生夾擠問題（無論是哪一端），因為關節唇撕裂或部分軟組織受到刺激也可能產生類似症狀。

此外，很多人的髖臼方向可能不一樣。如果即便你的髖部處於中立位置，屈髖時仍感到夾擠的話，問題可能是髖部結構異常。請不要強迫自己做這些動作，因為可能會引發疼痛並加劇症狀。相反地，你可能需要調整站距、嘗試不同動作範圍，或改做其他變化式，看看是否與機械性問題有關。如果你依然感覺疼痛，那可能是骨質增生，此時應該諮詢醫生。

準確診斷通常需要透過X光檢查，如此一來，醫生才能看到骨質變化，並在復健無效的情況下進行手術切除。請記住，如果是髖屈肌出問題，那主動收縮時通常會感到疼痛。若是關節唇損傷或髖夾擠，疼痛會發生在髖關節動作範圍終端位置，特別是在做那些結合屈曲、內收與內旋的動作時。

髖關節唇撕裂

正常的髖關節唇

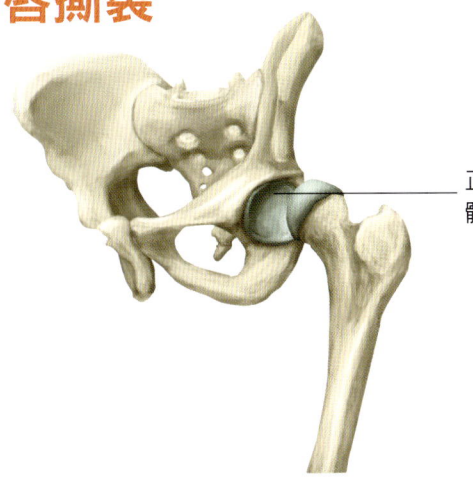

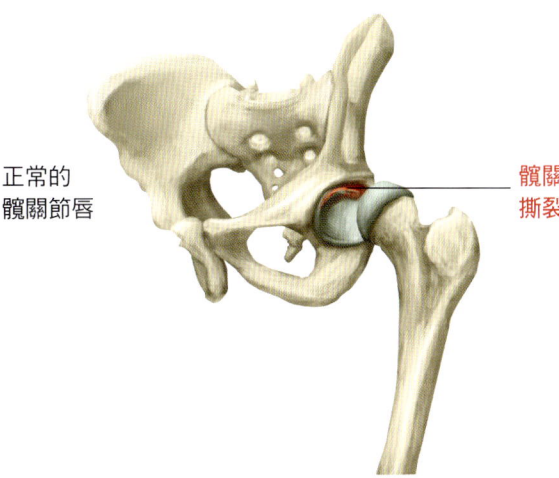

髖關節唇撕裂

概述：髖關節唇屬於纖維軟骨結構，沿著關節窩邊緣形成一圈，功能是改善關節密合度與穩定性。參與舞蹈、武術、曲棍球、高爾夫等項目的運動員更容易出現關節唇撕裂的問題，因為這些運動經常需要將髖部推至動作範圍終端。問題並不在於單一動作達到終端，而是髖部承受壓力得過於頻繁（比如過度使用或持續性壓力）或過於突然（例如跌倒創傷或鈍力撞擊）。

雖然關節唇撕裂可能會發生於肩膀或髖部，但由於髖臼較深的緣故，髖關節唇撕裂導致的不穩定程度較低，通常僅是鼠蹊部或髖部前側區域產生疼痛。判斷髖關節唇撕裂並不容易，因為髖部疼痛症狀都非常相似。如果醫生懷疑你有撕裂問題，最好的診斷方法通常是注射顯影劑的磁振造影檢查。

但你必須了解，影像檢查僅是疼痛診斷的一部分，不能僅靠磁振造影顯示關節唇撕裂，就斷定它是疼痛起源。研究顯示：高達54%的無症狀（無痛）患者有關節唇撕裂的狀況。[5]

徵象與症狀：關節唇損傷通常會在髖部前側與鼠蹊部區域產生劇痛。當患者從事髖部屈曲（抱膝）、內收（腿往身體中線移動）與內旋等動作時，就會觸發疼痛。

加重因素：久坐、深屈髖的伸展動作，以及髖部需達到屈曲動作範圍終端的運動（如深蹲與跨步蹲）。

預後：若能調整加劇疼痛的因素，並執行能夠從各動作平面強化髖部肌肉能力的復健運動，許多髖關節唇撕裂可以在6～8週內顯著改善。

治療策略：休息與調整深屈髖動作能夠緩解疼痛，例如深蹲與硬舉時採取較寬站距與外旋站姿。抗發炎藥物在急性疼痛期或許能幫上忙。髖關節唇撕裂的治療以復健運動為主，這些運動旨在改善髖部的力量與穩定性。若完成本運動方案後，疼痛依然持續存在（但排除偶發性疼痛），那你可能需要關節鏡手術來修復撕裂或移除部分關節唇。

髖夾擠與髖關節唇撕裂造成的症狀與功能損傷類似，因此你能以類似方法執行復健方案。做這些運動時，不要強行進入令髖痛復發的位置。這通常發生在深屈髖動作，因此在做第一階段的膝蓋拉向對側肩膀與髖屈曲活動度運動時要特別小心。這些運動旨在解決常見的動作限制（包括屈曲、內旋、外旋與外展），並伸展那些因關節活動度受限而經常僵緊的肌肉。第二與第三階段則著重在多動作平面的髖部與核心強化，這對於髖關節唇撕裂復健非常重要。至於那些涉及髖屈曲的運動，例如彈力圈深蹲、分腿蹲、髖屈曲行軍與臀推，請盡力即可、不要做到疼痛的程度。強行屈曲到更深的角度不僅沒有幫助，還經常會加劇疼痛。

骨性關節炎

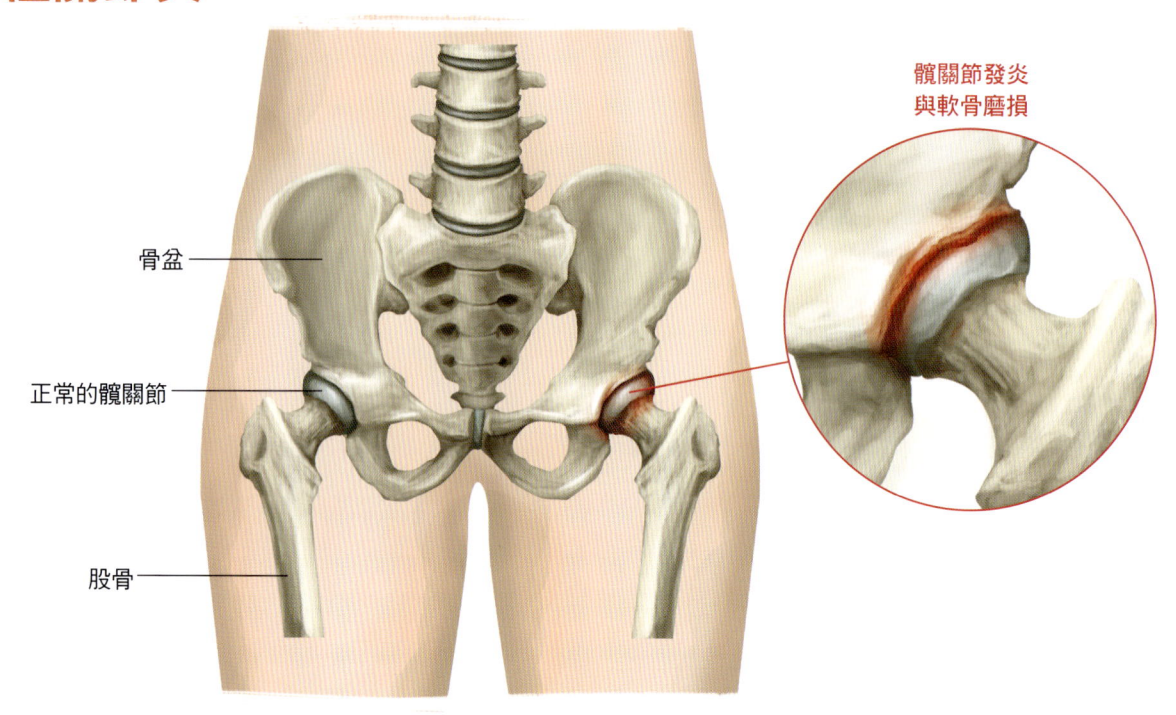

髖關節發炎與軟骨磨損

骨盆

正常的髖關節

股骨

概述：骨性關節炎是50歲以上成人髖部疼痛最常見的原因。[6,7] 這會影響髖關節的結構（軟骨磨損）與功能，通常會導致活動度縮減與力量減弱。軟骨一般會在髖關節球窩之間形成一小段間隙，作為骨頭之間的緩衝，而骨性關節炎常和軟骨流失有關，造成下方骨頭發生變化（重塑）與發炎。[8] 物理治療能夠減輕疼痛並增強髖部力量，但無法修復軟骨。如果疼痛嚴重到影響日常活動，醫生可能會建議你進行髖關節置換手術。

骨性關節炎通常是因為關節損傷或影響關節修復能力的因素所致。[6] 如果你久坐不動、體重過重，或反覆施加壓力超過組織所能承受，軟骨可能因此受傷或無法有效修復。

此外，關節炎就是一種炎症，而生活裡許多因素（如飲食、睡眠衛生與壓力水平）都會影響發炎。[6,7] 請複習第4章影響疼痛的因素，並管理你能控制的變數，以預防、減輕疼痛並促進身體健康。

徵象與症狀：如同大部分的髖部問題，骨性關節炎主要疼痛的區域在鼠蹊部，但髖部側面也可能產生疼痛。髖關節炎患者每天早晨起床時通常會感到關節僵緊，情況在一小時內會逐漸改善，且六個髖部動作裡（屈曲、伸展、外展、內收、內旋與外旋）至少有兩個的活動度會受限。

加重因素：執行負重任務的期間通常會產生疼痛，例如走路、爬樓梯、深蹲、扭轉與深屈髖。

預後：雖然物理治療無法治癒骨性關節炎，但執行復健運動能夠強化周圍肌肉，進而減緩病程發展。

治療策略：髖關節炎的主要治療方式是物理治療與運動。[9-11] 如果疼痛變嚴重且大幅影響日常功能（例如無法參與休閒活動或執行日常任務），醫生通常會建議進行全髖關節置換手術。

骨性關節炎通常會導致關節活動度受限，因此本方案第一階段的伸展專門針對那些因關節活動度受限而經常僵緊的肌肉。執行活動度運動時，不要

CHAPTER 20 | 髖部復健方案 ▶ 髖部疼痛

做到感覺痛的程度,這樣沒太大好處,反而可能加劇疼痛。第二與第三階段的重點是以阻力訓練改善髖部力量。根據研究建議,關節炎患者應進行阻力訓練,這有助於改善他們執行日常任務的能力。與活動度運動一樣,如果你在做阻力訓練時感到關節疼痛,請停止或調整動作。你可以僅執行部分動作範圍。比方說,當你做需要加大髖部動作範圍的運動(如彈力圈深蹲、分腿蹲、髖屈曲行軍與臀推)時,可能會達到某個令你感覺疼痛的角度或深度。強行加深動作不但沒有幫助,反而可能會加劇疼痛,迫使你必須休息幾天無法運動。

臀肌肌腱病變與大轉子滑囊炎

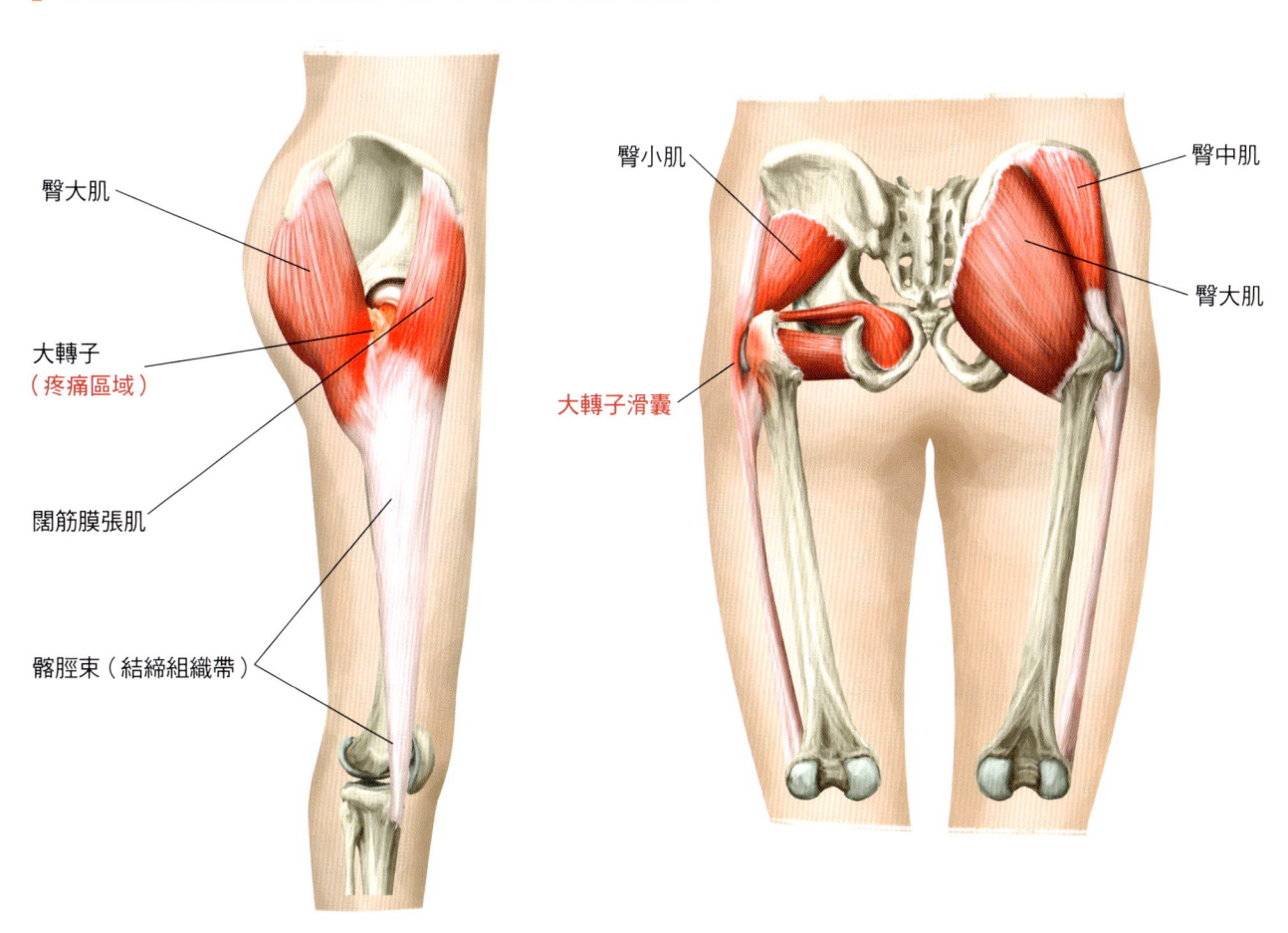

臀大肌
大轉子（疼痛區域）
闊筋膜張肌
髂脛束（結締組織帶）

臀小肌
大轉子滑囊

臀中肌
臀大肌

概述：滑囊是內裝滑液的囊袋,分布在關節附近與肌腱下方,功能是提供部分緩衝並減少組織表面摩擦。滑囊受刺激發炎就成為所謂的滑囊炎。滑囊炎可以發生在許多區域,例如肩膀、膝蓋或髖部。
髖部外側、骨頭上方的疼痛,過去總是被診斷為大轉子滑囊炎,因為此滑囊正好位於骨頭上方與股骨外側。但臀肌肌腱也經過了這個滑囊並附著於骨頭上,許多肌腱也是如此。經過進一步研究後,我們如今知道髖部外側疼痛大部分是臀肌肌腱病變所致。[12,13]

臀肌肌腱病變與臀中肌、臀小肌及其肌腱功能損傷有關,這些肌腱附著於髖部側面的大轉子,承

329

受壓力或功能不全時會導致髖部外側疼痛。起因可能是突然以新的方式施壓肌腱，或是活動量（通常是矢狀面活動）一下子增加太快，例如大量跑步、走路、爬樓梯或健行。

　　隨著年齡增長，這些肌腱撕裂的機率也會攀升。據估計，僅20%的病例是真正的滑囊炎。但無論如何，治療策略都一樣。

徵象與症狀：臀肌肌腱病變與大轉子滑囊炎都會在髖部外側的大轉子上產生疼痛，程度從休息時鈍痛到劇痛不等。只要觸碰大轉子周圍就會再次引發疼痛。

加重因素：受刺激的肌腱或滑囊承受壓力時（如側睡壓在疼痛那一側），或髖部移至內收狀態，疼痛就會產生。內收指的是一條腿往另一條腿的方向（身體中線）移動，這可能發生在跑步、走路，或側躺在非疼痛一側時疼痛的腿向內落往下方腿的情況。當腿往內側掉時，骨頭上的肌腱受到壓迫，這種壓迫會引發許多肌腱問題。因此，如果你右側患有大轉子滑囊炎或臀肌肌腱病變，向右側睡會因直接壓迫而感到疼痛，向左側睡卻也可能疼痛，因為當右腿放在上方時會落下超過身體中線，進而壓迫大轉子上的肌腱。深蹲或坐著時，膝蓋往內扭轉（外翻）也是一樣的道理。

　　深屈曲的動作與姿勢會加劇疼痛，例如深蹲或坐在低矮椅子上。請使用較高的座椅，讓大腿與股骨直直地從髖關節延伸出來。若你將雙腿併攏，這樣的姿勢也可能刺激該區域。

預後：若調整或停止會加劇疼痛的姿勢與活動，並執行針對臀肌肌腱的阻力訓練計畫，此狀況通常可以在4～12週內改善。

治療策略：臀肌肌腱病變與大轉子滑囊炎的治療相同，都需要調整或停止會加劇疼痛的活動與姿勢，並執行強化臀部肌肉與肌腱的復健運動。[13-15] 你可以熱敷髖部外側，或是睡在無痛的一側並在雙腿之間放置抱枕以限制髖內收，兩者都能緩解疼痛。執行深蹲與單腿動作時，不妨以腿部對齊方式來限制動態膝外翻（膝蓋向內移動），然後將此對齊方法用於健行、跑步與爬樓梯等活動。腿部對齊主要是透過強化臀中肌與臀小肌來達成，然後再將這種能力用於日常功能任務。

1　第一階段的重點是減輕疼痛與改善髖部活動度。多數臀肌肌腱病變患者的髖部活動度並未大幅受限，因此這些運動可透過進行輕柔動作的方式來減輕疼痛。僅完成你能做到的動作範圍即可，不要做到會痛的程度。此外，執行膝蓋拉向對側肩膀時要小心，因為這項針對臀肌的運動也會對臀肌肌腱帶來伸展的壓力，可能會導致疼痛。如果此運動加劇症狀，就建議跳過。

2 3　第二與第三階段會從各個動作平面強化髖部肌肉，特別是髖部外展肌群（臀中肌與臀小肌）。研究顯示：強化這些肌肉及其肌腱通常能夠緩解臀肌肌腱病變引發的疼痛。[13-15] 彈力圈髖外展、單腿橋式與側蹲走路運動針對的就是這兩塊肌肉。此外，不要跳過深蹲與髖鉸鏈運動，因為這些動作需要臀中肌與臀小肌來穩定髖關節與骨盆。

髖部疼痛
第一階段

適用於：
- 減輕髖部、臀部與鼠蹊部疼痛
- 改善髖部動作範圍
- 作為第二與第三階段運動的暖身

注意：此復健方案針對的問題大多與髖關節有關，由於該關節位於深處，軟組織鬆動術無法發揮太大功效，因此本方案將其刪除以提高復健效率。

指引：
- 每天執行
- 工具：伸展帶、平衡墊與木棍
- 休息時毫無疼痛，運動時疼痛不超過輕微程度（疼痛指數3／10），便能加入第二階段的運動

伸展運動
▶ 做3次，每次維持30～60秒
▶ 兩側皆須進行
▶ 不要伸展到引發疼痛的程度

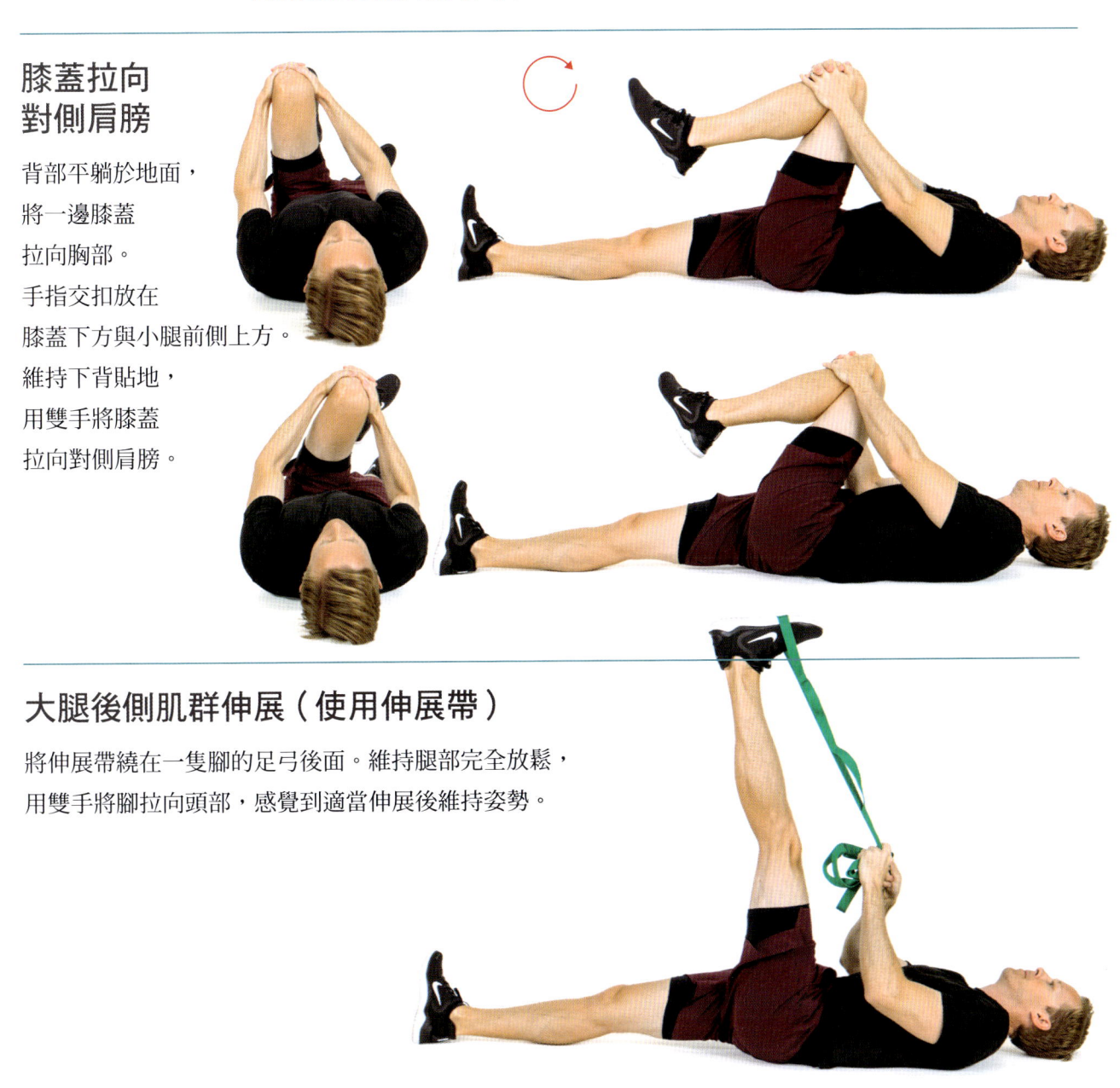

膝蓋拉向對側肩膀

背部平躺於地面，
將一邊膝蓋
拉向胸部。
手指交扣放在
膝蓋下方與小腿前側上方。
維持下背貼地，
用雙手將膝蓋
拉向對側肩膀。

大腿後側肌群伸展（使用伸展帶）

將伸展帶繞在一隻腳的足弓後面。維持腿部完全放鬆，
用雙手將腳拉向頭部，感覺到適當伸展後維持姿勢。

髖屈肌伸展

單膝跪地，繃緊腹肌與臀肌，令骨盆向後旋轉（後傾）。

背部維持在中立位置，身體稍微前傾，直到髖部前側與腿部有伸展到的感覺。

彎曲膝蓋並抓住腳踝，以增加伸展強度。你也可以將腳放在長椅或椅子上，或是將小腿前側緊貼牆壁。

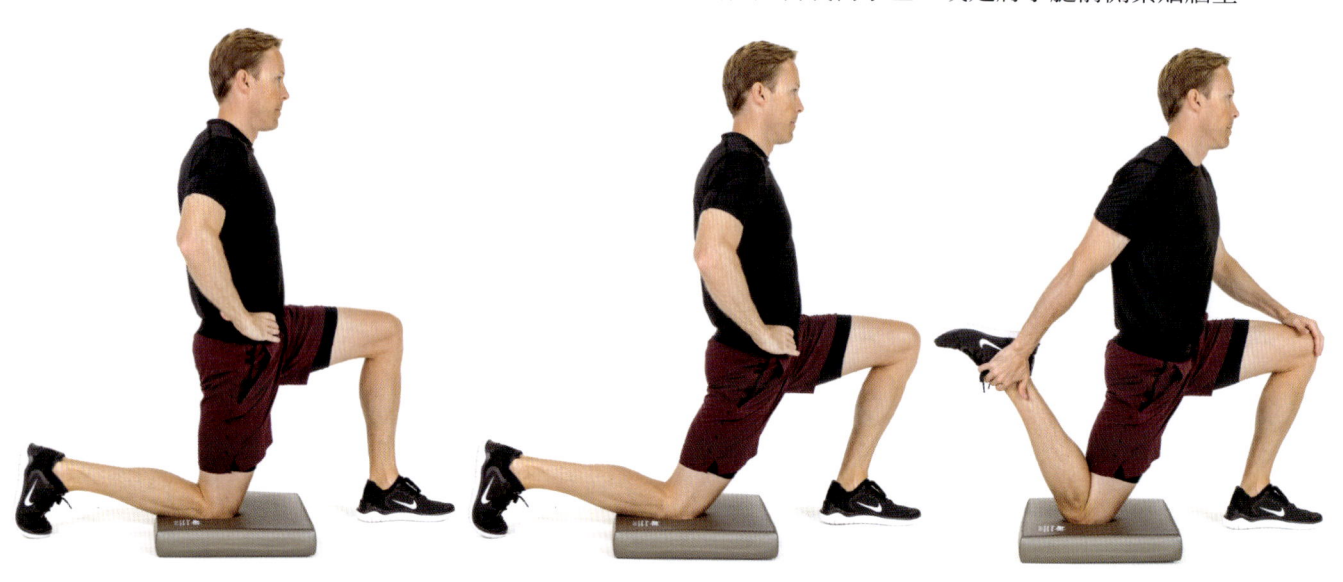

| 活動度運動 | ▶ 做3組，每組10～15次
▶ 主動動作：在不引發疼痛的前提下，盡可能地移動到極限
▶ 兩側皆須進行
▶ 在動作範圍終端停留2～3秒 |

髖外旋與內旋

採站姿，雙腳位於髖部正下方，腳掌朝前。

將身體重心移到一條腿，另一條腿抬高2～5公分，腿部維持伸直。

為了保持平衡，你可以單手扶牆或以木棍支撐。

將抬高的腳往外轉動以進行髖外旋，然後往內轉動以進行髖內旋。

髖外展

將重心轉移到一條腿，
然後運用髖部與臀肌將另一條腿
抬至身體外側（外展）。
盡量不要過度傾斜或旋轉足部，
維持身體直立、
抬高的腳掌朝前。

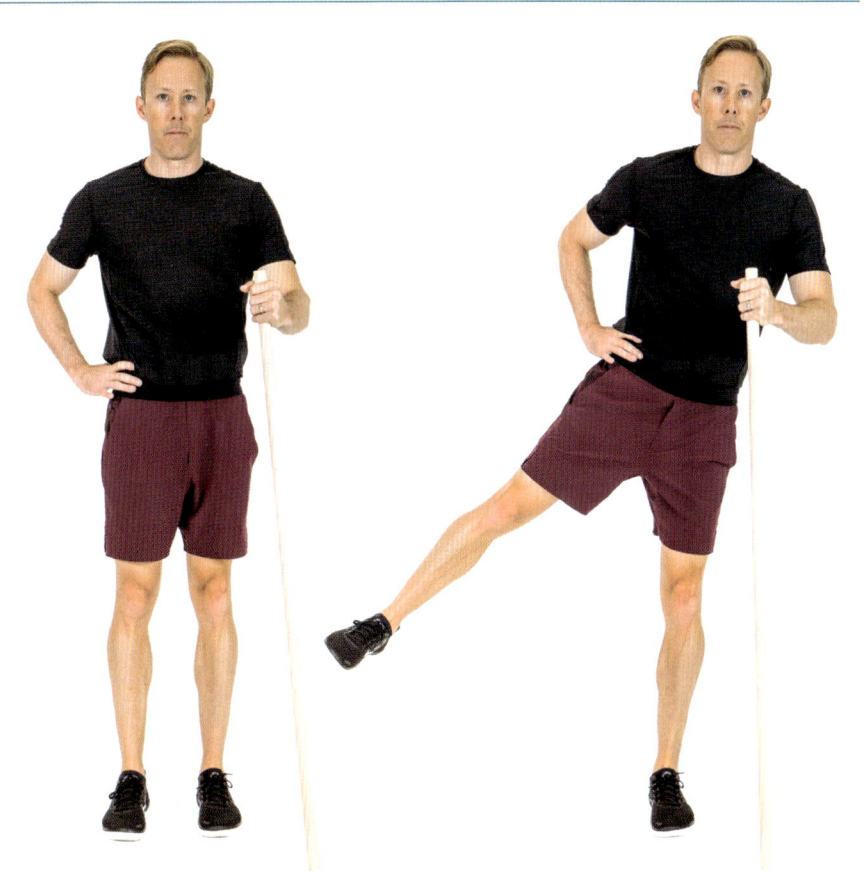

髖屈曲

在不靠外力協助支撐的情況下，
將一邊膝蓋盡量抬高。
達到活動範圍終端時，
雙手環抱膝蓋前方，
輕輕地拉向胸部。
若某個高度或角度
讓你感覺疼痛，請停在此處。

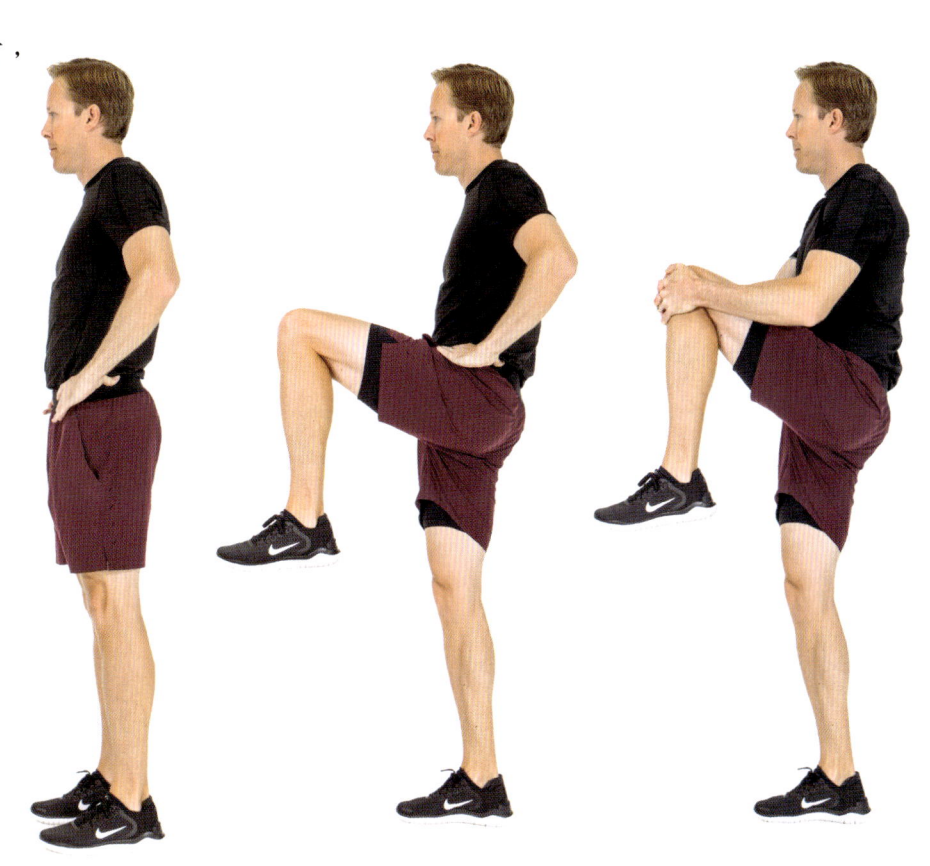

髖部疼痛
第二階段

適用於：
- 減輕髖部疼痛
- 改善髖部動作範圍
- 初步強化髖部與臀部
- 作為第三階段運動的暖身

指引：
- 每週做3或4天
- 做3組，每組10～15次（除非另有註明）
- 每組動作做到力竭
- 工具：彈力圈與啞鈴

橋式（擇一）

徒手版本

背部平躺於地面，膝蓋彎曲，雙腳平踩地面。
腳跟往地面推並抬高臀部，
讓髖部完全伸展，肩膀到膝蓋成一直線。
當髖部完全伸展時收緊臀肌，
並在最高點停留1～2秒。

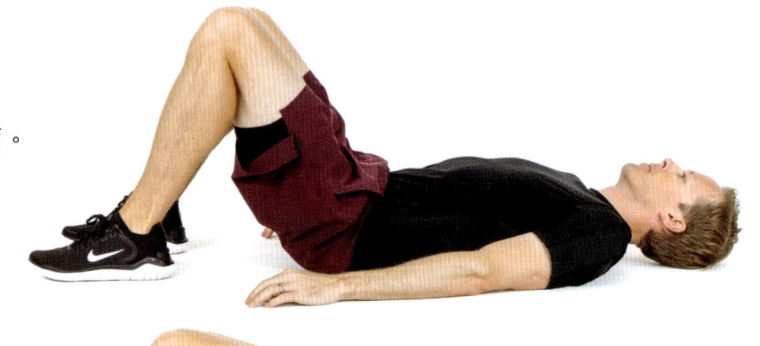

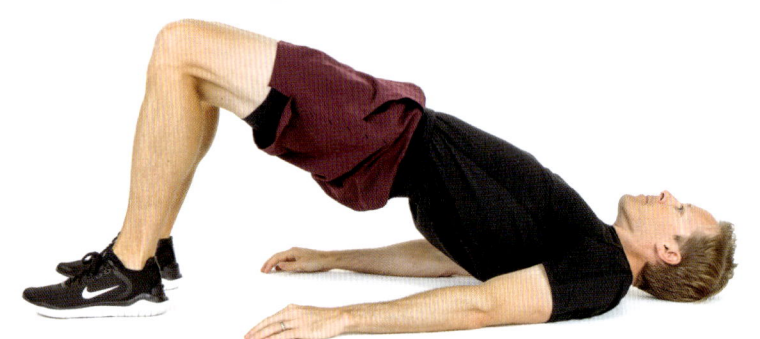

彈力圈版本

為了增加臀肌啟動度與動作難度，
可以將彈力圈套在膝蓋上方。
執行橋式運動（腳跟往地面推並伸展髖部）
的同時，膝蓋往外推並對抗阻力。
動作全程中膝蓋都要往外推，
維持外展張力。

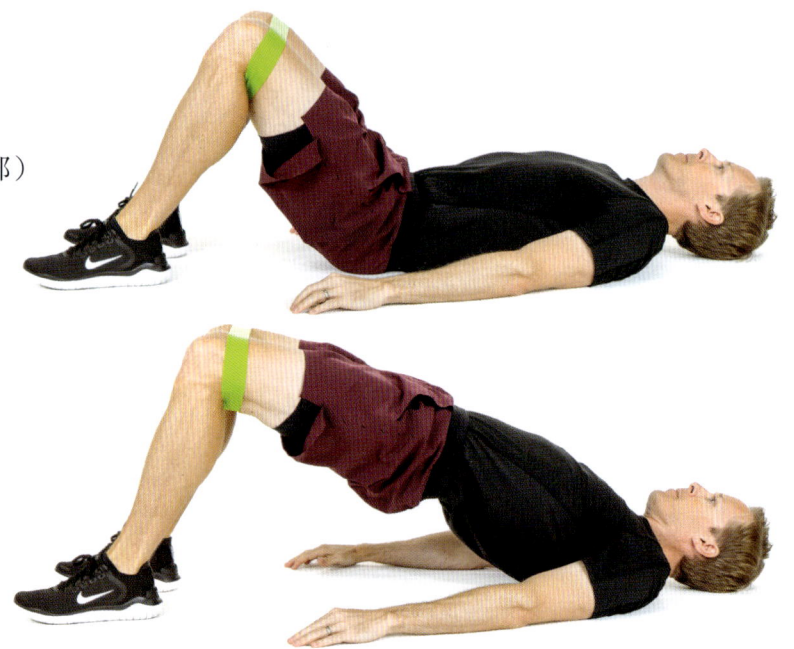

側平板

採側躺姿勢，一邊手肘放在肩膀下方以抬高上半身，並將上方腿與下方腿交疊。使用軀幹與核心肌群抬高髖部。
做3次，每次維持20～30秒。

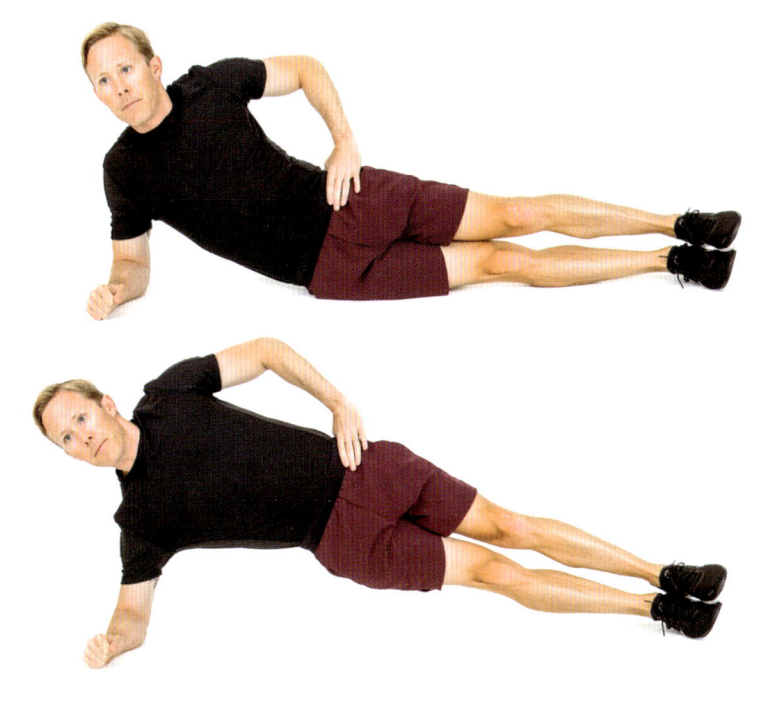

彈力圈髖外展

將彈力圈套在膝蓋上方。將重心移到一條腿，另一條腿（非承重腿）抬至身體外側（外展）。腳趾維持朝前，上半身不要過度傾斜。可單手扶牆或使用木棍幫助平衡。

彈力圈髖屈曲行軍

將彈力圈套在腳掌上。採站姿，雙腳位於髖部正下方，腳掌朝前。一隻腳維持屈曲（與地面平行）以對抗彈力圈，抬高膝蓋至髖部高度，或者是不會引發疼痛的最高位置。雙手可放在髖部或抓住牢固物體以維持平衡。

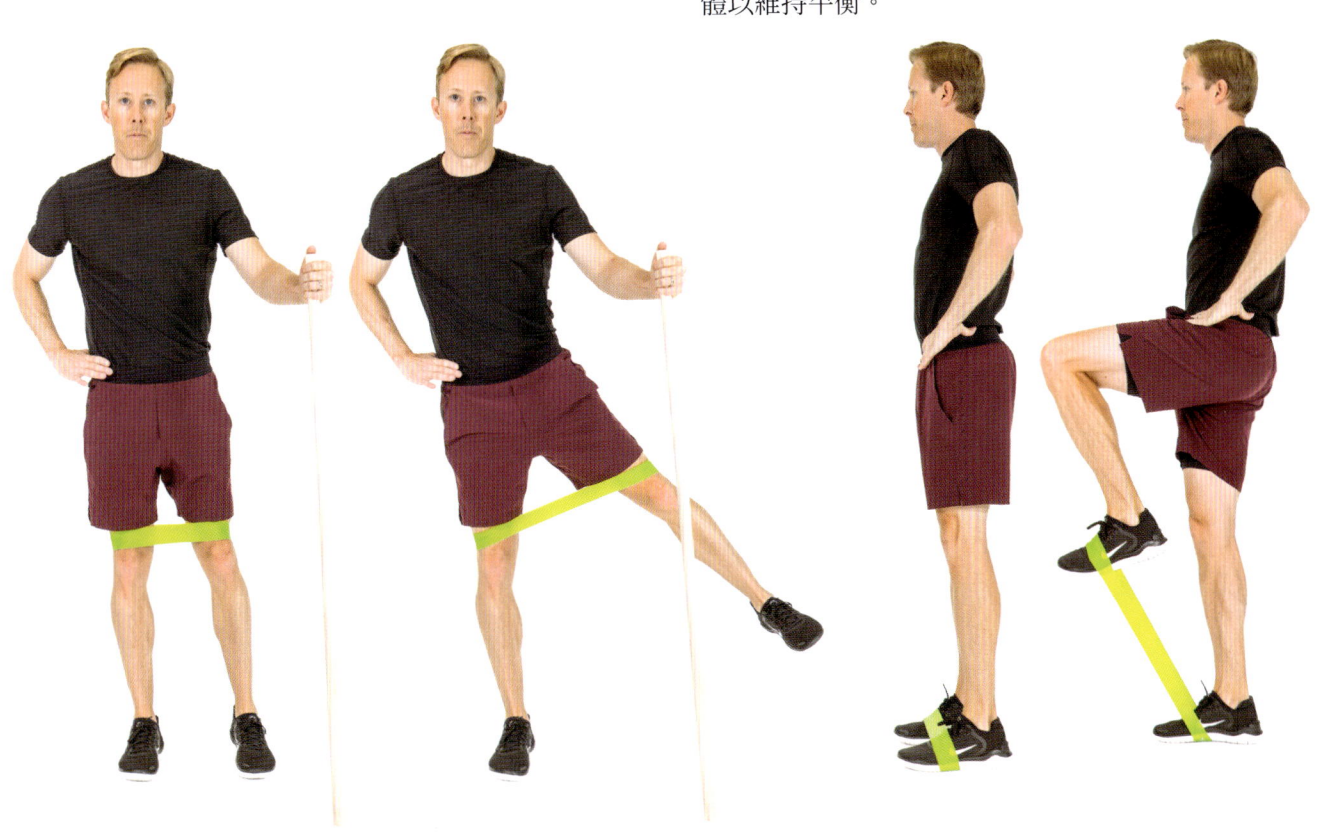

彈力圈深蹲

將彈力圈套在膝蓋上方，
雙腳站立，約與肩同寬。
至於腳尖向外的程度，
可以直直朝前或稍微往外，
只要你感覺舒服且能蹲到最低即可。
接著執行深蹲動作：
稍微將髖部往後推，直直地往下坐。
在往最低點蹲下的過程裡，
膝蓋往外推以對抗彈力圈，
保持脊椎中立（不要過度拱背或圓背）、
膝蓋對齊腳趾。盡可能蹲低，
同時維持良好動作形式。

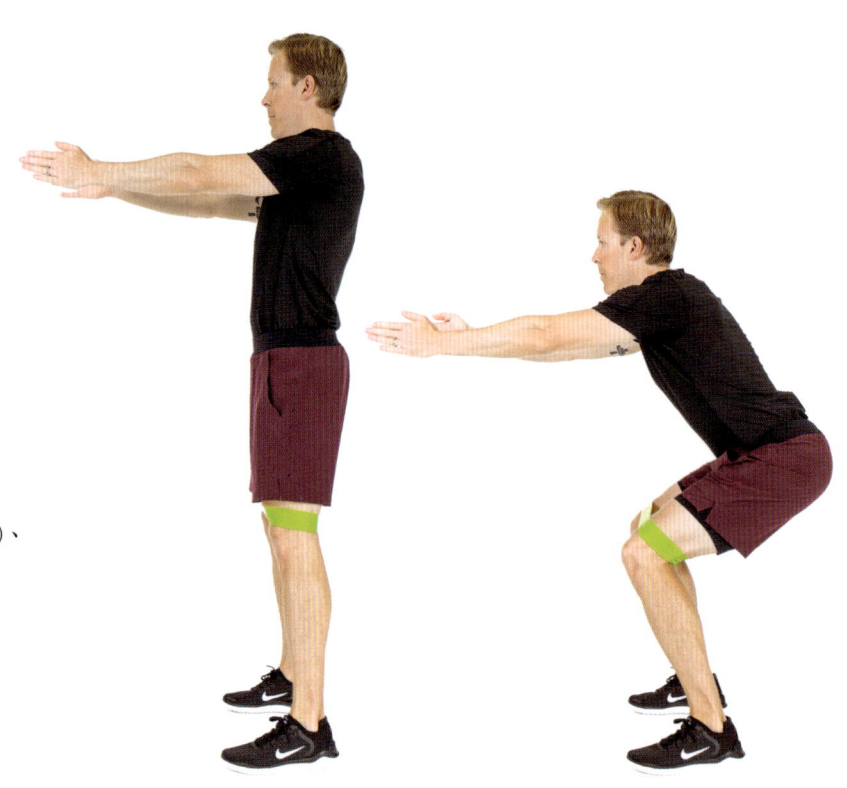

分腿蹲

進入分腿蹲姿勢的步驟為：軀幹挺直、前方腿微彎、小腿前側與地面垂直，後方腿伸直。
接著將髖部直直地往下降，後方膝蓋觸地。
用前腳的腳跟與後腳的蹠骨球推地，伸展膝蓋並將身體抬高至起始位置。
可以單手握啞鈴來挑戰軀幹穩定度，或者雙手各握一個啞鈴來增加負重。

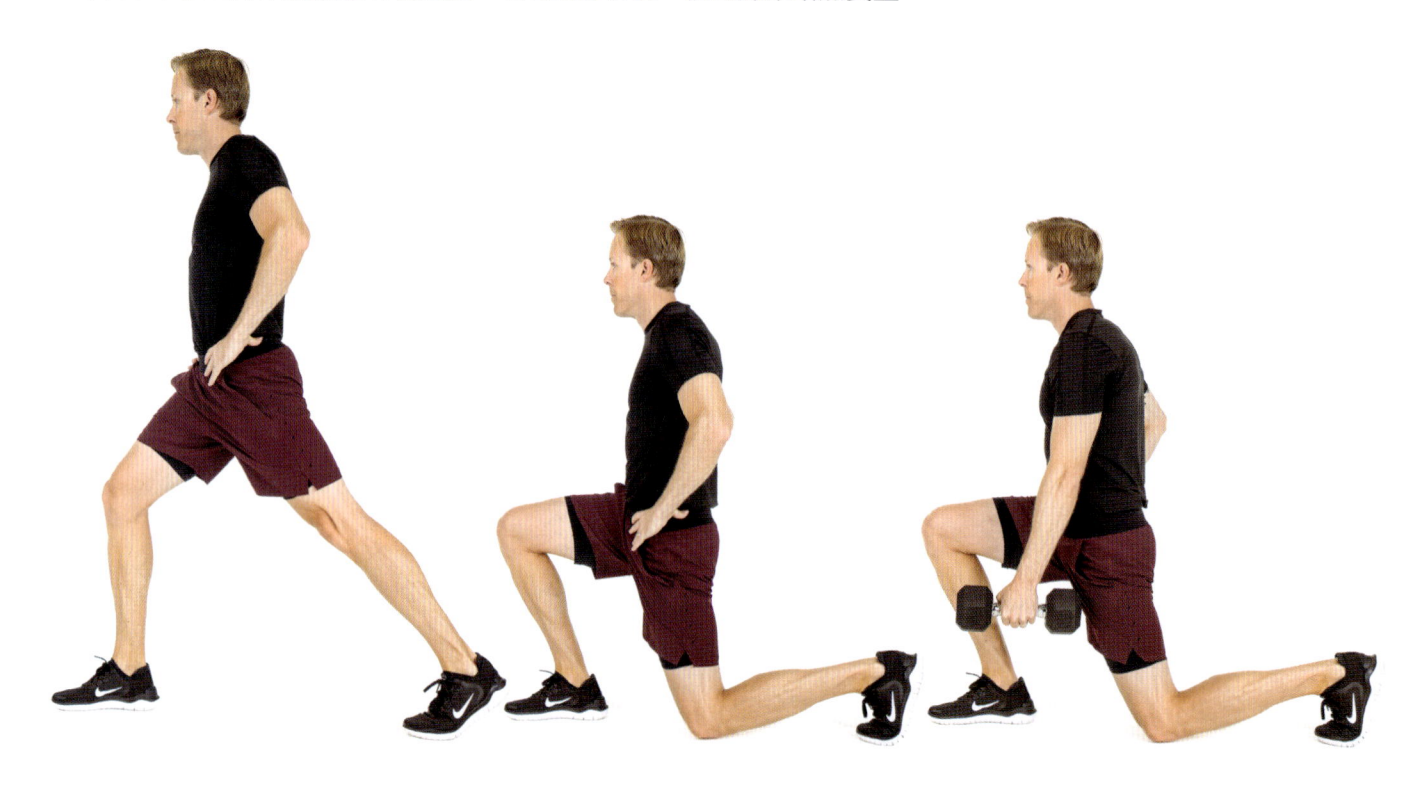

髖部疼痛
第三階段

適用於：
- 強化髖部、臀部與腿部
- 預防髖部疼痛與受傷

指引：
- 每週做3或4天
- 做3組，每組10～15次（除非另有註明）
- 每組動作做到力竭
- 增加負重或次數來提高難度
- 工具：長椅、彈力圈、啞鈴與跳箱

後踢

採取四足跪姿，肩膀與手腕對齊，髖部在膝蓋上方。維持膝蓋彎曲約90度，將一隻腳往天花板抬高，在最高點時收緊臀肌。盡量維持背部平直（繃緊核心）、大腿與地板平行，並讓髖部完全伸展。如果過度拱背就減少活動範圍。也可以將彈力圈套在膝蓋上方，以增加運動難度。

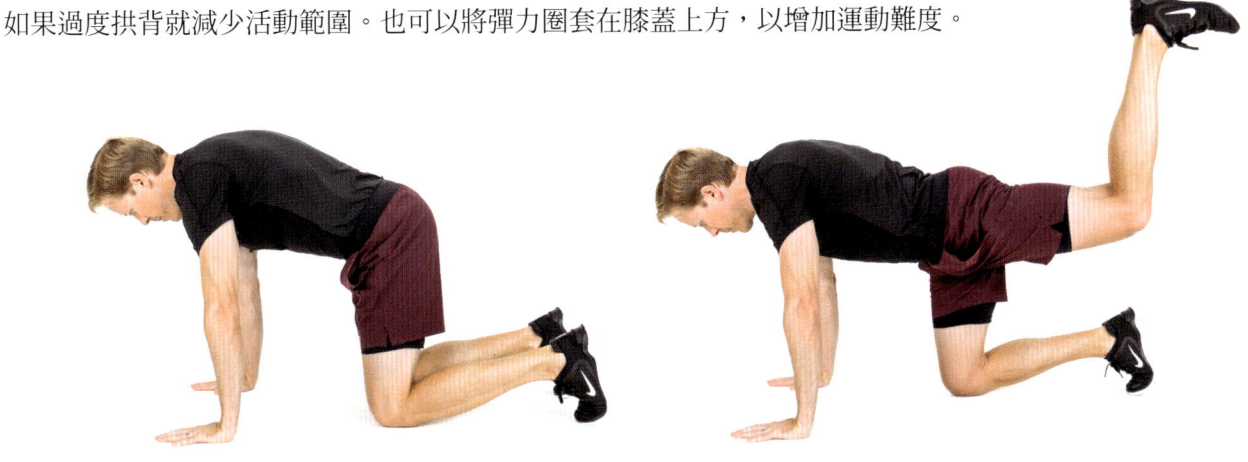

單腿髖伸展（擇一）

單腿橋式

進入橋式起始姿勢並抬高一條腿（可以將抬高的腿伸直，或維持彎曲約90度）。腳往地板推並伸展髖部。當髖部完全伸展時，專心收緊臀肌，並維持收縮1～2秒。可以將彈力圈套在膝蓋上方或是做單腿臀推，以增加運動難度。

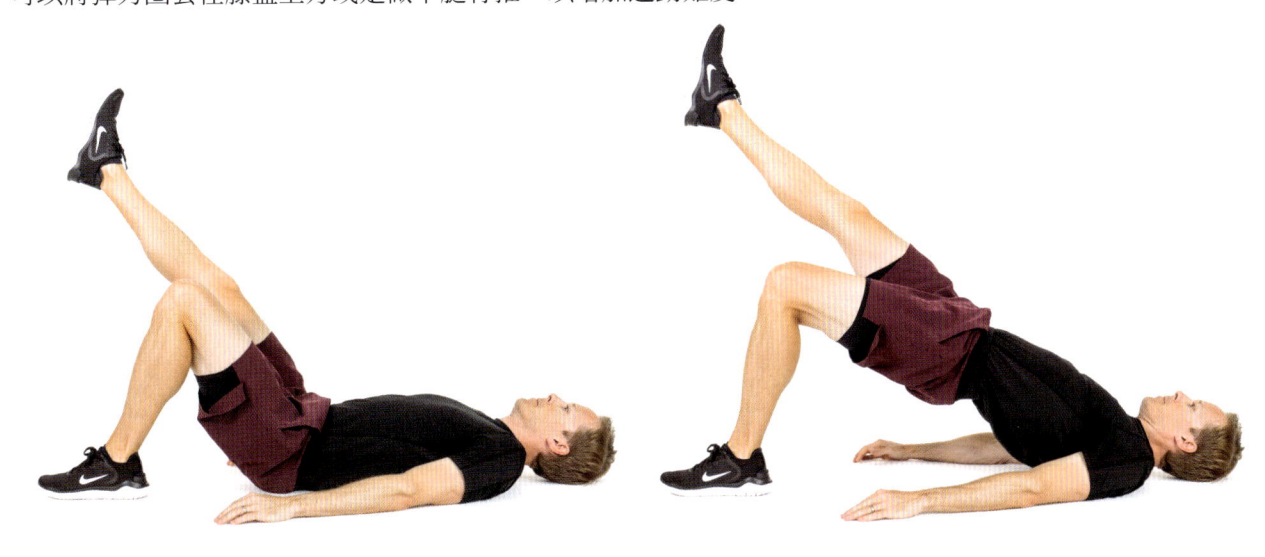

單腿臀推

中背靠在長椅邊緣並抬高一條腿（可以將腿伸直或維持彎曲約 90 度）。著地的腳往地板推並伸展髖部。當髖部完全伸展時，專心收緊臀肌，並維持收縮 1～2 秒。

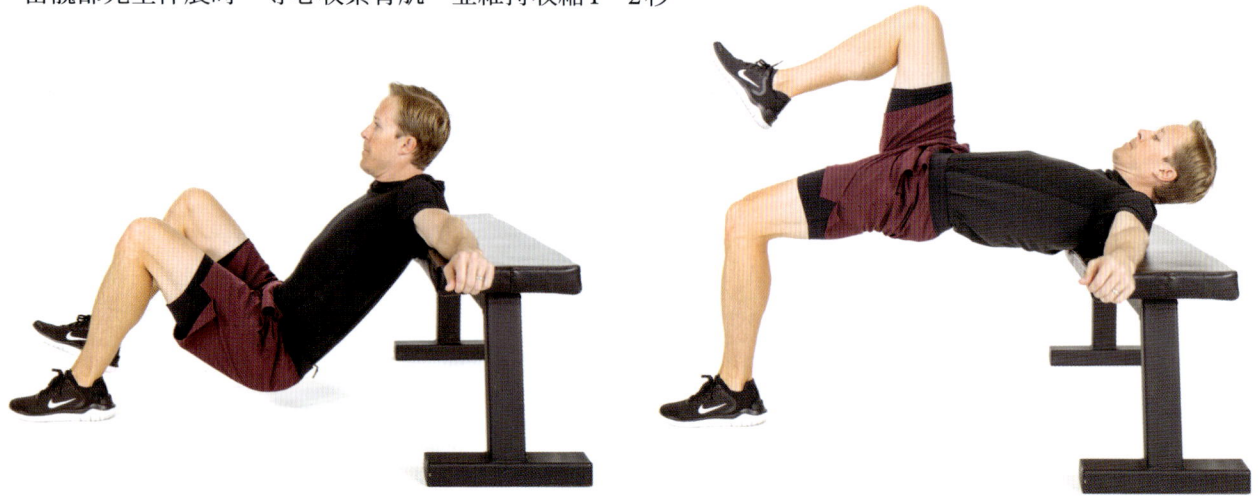

側蹲走路（擇一）

在膝蓋（較困難）或腳踝（較容易）
上方套上彈力圈。
雙腳與肩同寬，
稍微彎曲髖部與膝蓋。
往側邊跨一大步，
讓彈力圈完全伸展。
你可以沿著一條線行走，
完成一定步數後返回，
或是待在原地輪流換腿。
距離或次數範圍須有挑戰性，
通常每個方向 15～20 步。
步伐中間不要停頓，
動作全程都要維持彈力圈張力。

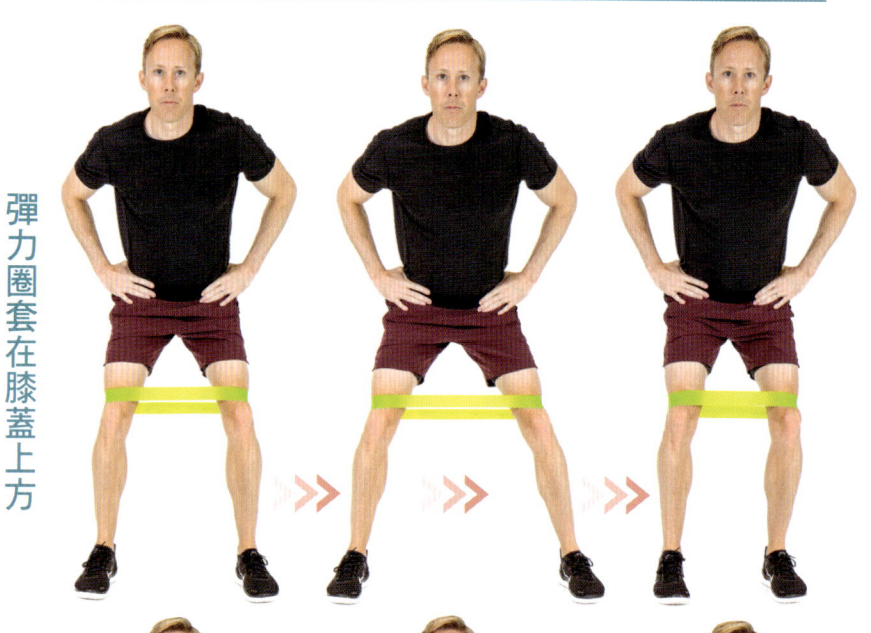

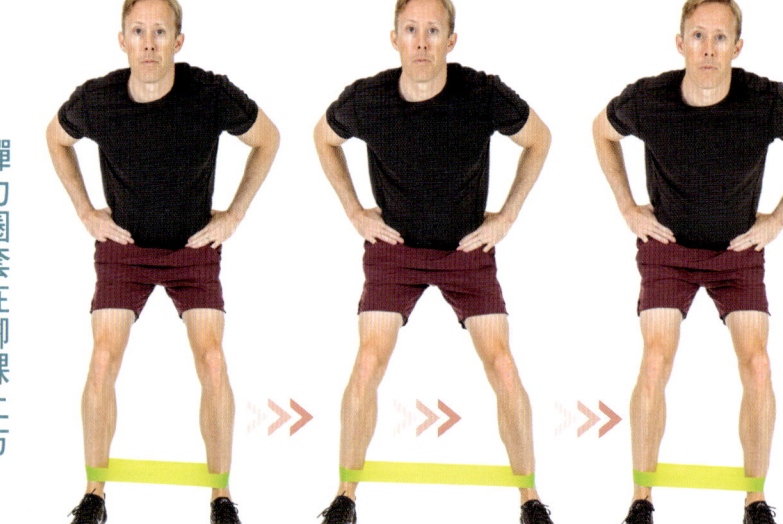

彈力圈套在膝蓋上方

彈力圈套在腳踝上方

相撲深蹲

雙手握住啞鈴的一端放在身體前方，
雙腳打開比肩寬，腳尖朝外約45度。
維持軀幹挺直、手臂放鬆，
髖部往後坐下，
將啞鈴往地板下降。
腳跟往地板推，同時伸展髖部
與膝蓋以回到最高點。

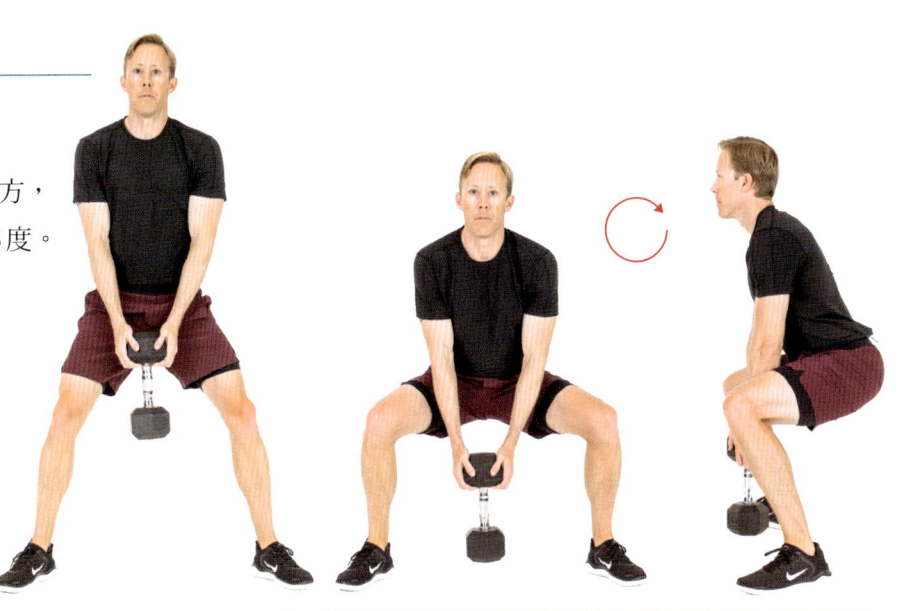

保加利亞分腿蹲

站在長椅前方約60公分處。
一條腿往後伸，
將蹠骨球放在長椅上。
身體大部分重量壓在前腿，
緩慢地降低身體
（髖部以一定角度往後坐下），
直到前方大腿與地板平行。
動作過程中後方腿保持放鬆，
不要用力推椅。

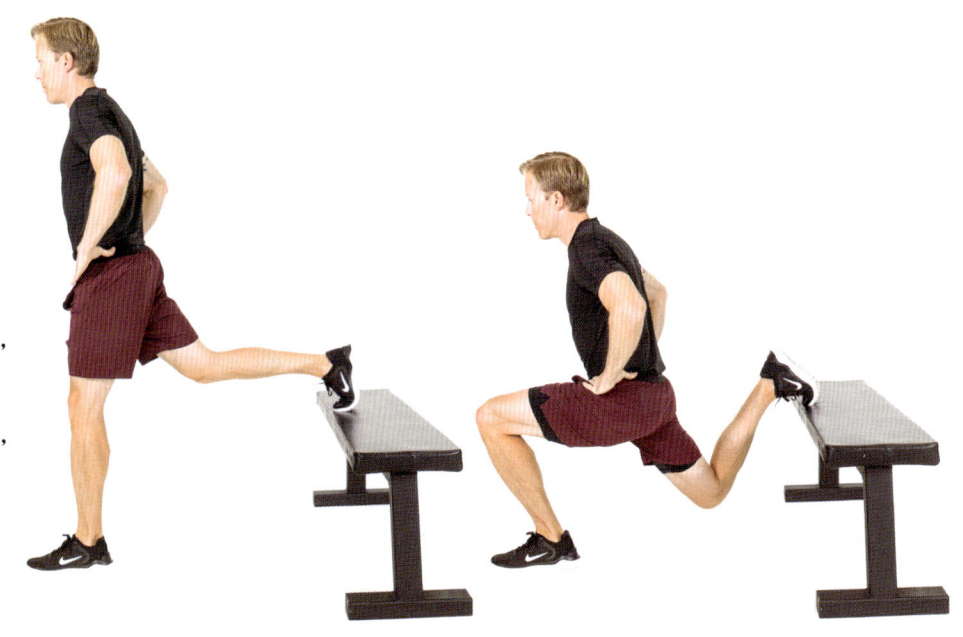

登階

一隻腳踩在跳箱上，膝蓋與腳尖對齊。
在腳不推地的情況下，將身體重心轉移到抬高的腿。
透過腳跟或中足發力，以連貫的動作抬高軀幹與髖部。
可以增加跳箱高度或手握啞鈴來提高動作難度。

從辨傷到解痛 ▶ 第三部 復健

神經疼痛

此方案用於治療：

- 輻射至臀部、大腿後側與小腿後側的神經疼痛
- 梨狀肌症候群（深臀症候群）
- 源自於骨盆的坐骨神經痛

梨狀肌症候群（深臀症候群）

概述：梨狀肌位於臀部深層，隸屬於 P-GO-GO-Q 肌群的一部分；該肌群包括：梨狀肌、閉孔內肌與外肌、兩條孖肌（上孖肌與下孖肌）與股方肌。這六條肌肉有時被稱為髖部的「旋轉肌群」，因為功能與肩膀的肩旋轉肌群相似，能穩定髖關節並提供旋轉力量。

梨狀肌症候群會造成臀部、髖部與腿部不舒服。此傷害可分為兩類：

- **原發性梨狀肌症候群**：一般認為是由坐骨神經或梨狀肌結構異常引起。但支持此類型的研究證據有限，且普遍程度遠低於過去預期。
- **次發性梨狀肌症候群**：源自於該區域直接受到傷害，包含創傷或導致血流變少的問題（缺血）。常見損傷包括：跌倒、髖關節相關手術、疼痛引發的肌肉保護性僵硬／痙攣，以及長時間的機械性壓迫（例如坐下時皮夾塞在後口袋）。過量的髖伸肌或髖旋轉肌運動（做太多負重深蹲與跨步蹲）與過度伸展神經（做太多瑜伽或伸展）也可能導致此情況發生。

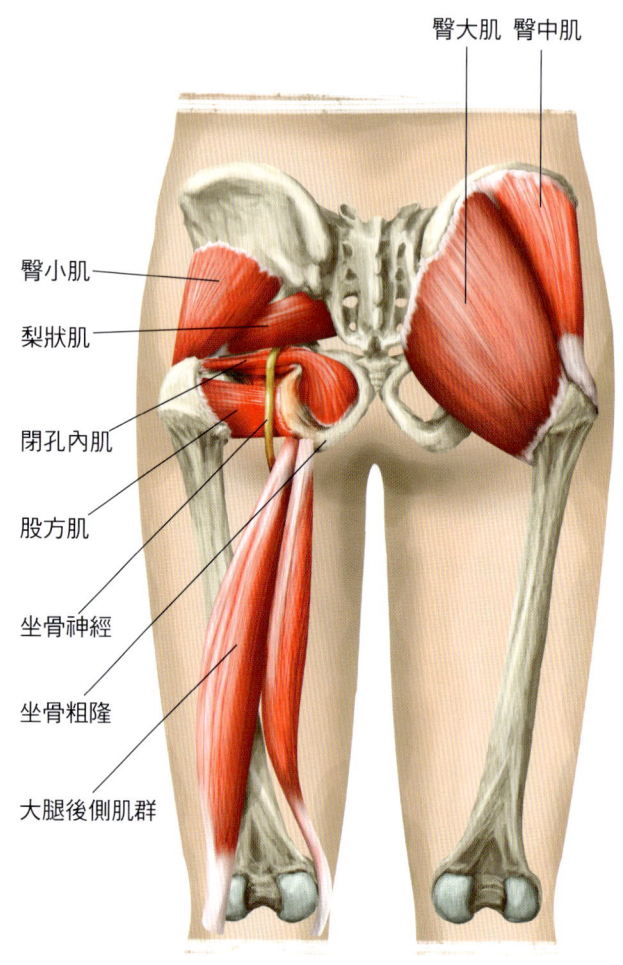

臀大肌 臀中肌

臀小肌

梨狀肌

閉孔內肌

股方肌

坐骨神經

坐骨粗隆

大腿後側肌群

「梨狀肌症候群」這個診斷名稱正逐漸遭到淘汰，因為與此狀況相關的疼痛涉及多個肌群，包括臀肌、P-GO-GO-Q 肌群與大腿後側肌群，而不僅僅是梨狀肌這個單一結構。醫療專業人員更常使用也更合適的稱呼是「深臀症候群」，因為這可以描述整個疼痛區域的問題，而不僅是單一肌肉的狀況。[16] 這種疼痛有時會被認為是源自於骨盆或臀部的坐骨神經痛（而非源自於下背），因為兩者症狀相似。[17,18] 無論名稱為何，只要你有髖部疼痛延伸至大腿的困擾，本方案就能派上用場。

340

徵象與症狀：梨狀肌症候群的症狀通常與坐骨神經痛相似，也就是臀部疼痛，可能會伴隨放射性神經痛，一路延伸至大腿後側、小腿後側與足部。你會感覺到髖關節窩深處或後口袋區域疼痛。有些人僅是臀部深層疼痛，但也有人的症狀會延伸至腿部並出現麻木與刺痛狀況。

加重因素：對梨狀肌與下方的坐骨神經施壓通常會導致症狀惡化，例如久坐或坐在堅硬表面上。症狀經常出現在劇烈運動或快跑後接續長途飛行（或開車）的情形，也就是無法頻繁起身與活動的久坐場合。這可能與延遲性肌肉痠痛與該區域發炎反應有關。與單純坐著相比，如果在激烈運動後立刻坐下，許多人似乎會感覺症狀變得更嚴重。另一個可能加劇症狀的情況是非對稱坐姿，例如坐下時壓在後口袋的皮夾或不平坦的堅硬表面上。

當梨狀肌症候群發作時，收縮臀肌可能會感到疼痛。這就是爬樓梯這類活動引發疼痛的原因：收縮臀肌與啟動那些深層的髖部旋轉肌會對神經帶來壓迫。

預後：如果調整或停止加劇疼痛的因素，大部分的梨狀肌症候群可以在4～6週內復元。旨在改善肌肉與坐骨神經健康的復健運動有助於加速恢復。

治療策略：梨狀肌症候群的主要治療方式包括熱敷臀部、伸展附近肌肉、服用肌肉鬆弛劑或抗發炎藥物，以及執行復健運動。[19] 若情況嚴重，可以注射皮質類固醇來減輕疼痛與發炎。

1 針對急性發作或損傷，第一階段包括筋膜放鬆與其他緩解疼痛的技巧。臀肌／梨狀肌鬆動術可以減輕肌肉緊繃與疼痛，但請不要用力過度，因為坐骨神經就在滾筒上方，力道過大可能加劇症狀。大腿後側肌群鬆動術有助於緩解腿部後側緊繃，而膝蓋拉向對側肩膀則是許多患者的最愛，因為它通常能夠大幅減輕臀部與髖部旋轉肌的緊繃與疼痛。腰椎旋轉運動針對的是髖部到下背的活動度，而下背是坐骨神經分支的起源。第一階段以坐骨神經鬆動術結束，此鬆動術有助於改善神經的活動度與氧氣及養分供應，進而減輕疼痛、麻木、刺痛與其他症狀。

2 第二階段提高第一階段許多動作的難度。第一階段是躺著執行坐骨神經鬆動術，進階到第二階段，則是以駝背坐姿進行駝背坐骨神經鬆動術。做這些伸展時不要強行用力，否則可能加劇症狀，感覺緊繃時就停下來。隨著疼痛減輕、動作範圍逐漸改善，就可以增加伸展動作與姿勢。腰椎旋轉伸展與臀部／髖部旋轉肌伸展也是第一階段的進階動作。你感受到的疼痛應該會逐漸好轉，便可以進一步挑戰活動度與柔軟度。第二階段以彈力圈橋式與蚌殼式結束，這些阻力運動會以低負荷的方式逐漸強化臀部與深層髖部旋轉肌。若這些動作引發疼痛，可以拿掉彈力圈。

3 第三階段的重點是更高難度的阻力運動，以強化臀肌、深層髖部旋轉肌與下背肌肉，這應該能夠降低梨狀肌症候群復發的機率。前三項運動針對臀部三塊主要肌肉（即臀大肌、臀中肌與臀小肌），有助於穩定髖部並保護下方的坐骨神經等結構。最後的跳傘式與側平板所強化的是下背與核心肌肉，這部分非常重要，因為坐骨神經源自於下背。

神經疼痛
第一階段

適用於：
- 減輕神經疼痛與深層臀部疼痛
- 緩解肌肉緊繃
- 改善動作範圍
- 作為第二與第三階段運動的暖身

指引：
- 每天執行
- 工具：滾筒、按摩球與伸展帶
- 休息時毫無疼痛，運動時疼痛不超過輕微程度（疼痛指數3／10），便能加入第二階段的運動

臀肌／梨狀肌鬆動術

坐在滾筒上，身體傾向側邊，將重量放在臀肌上。
在整個臀肌區域來回滾動，包括上下與左右方向。
可以將按壓側的腿跨在另一側膝蓋上，
以伸展肌肉並增加壓力。
花費1～2分鐘按摩該區域，
在壓痛點停留10～20秒。

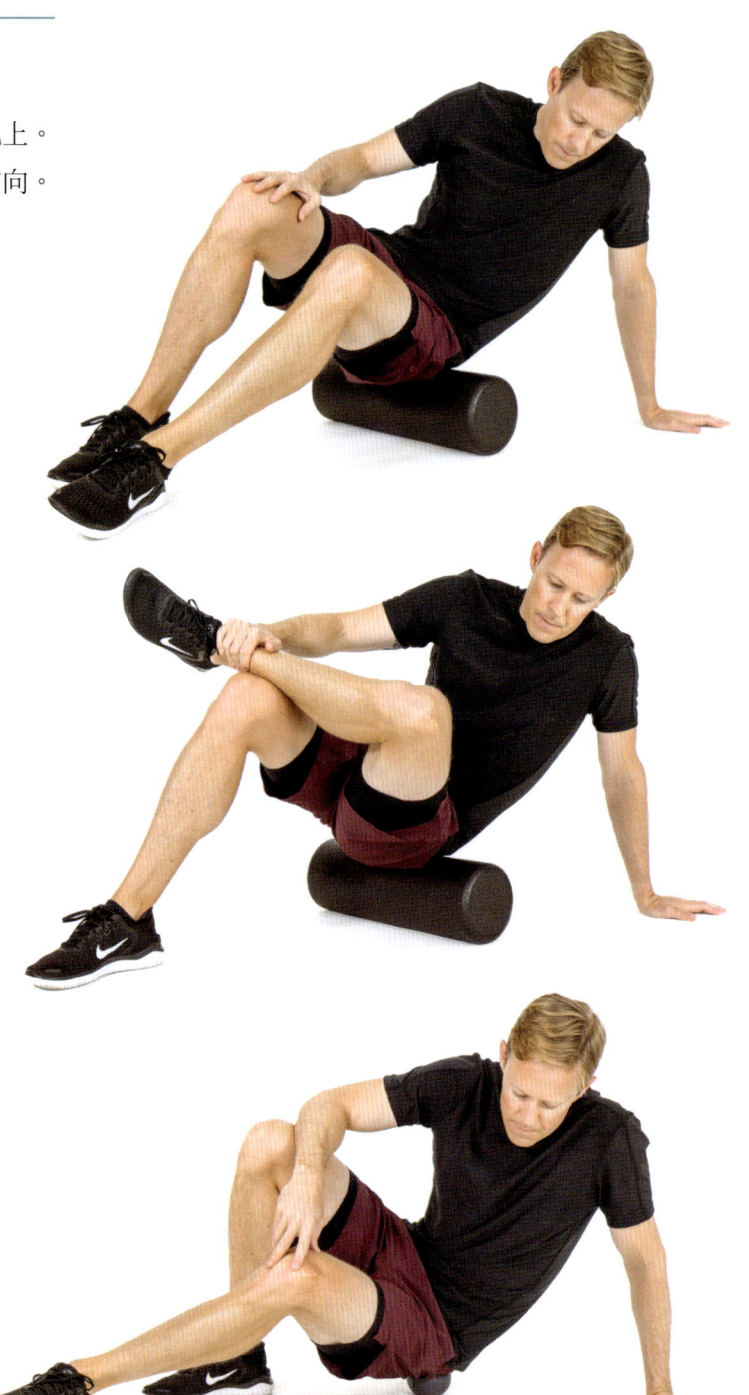

如果需要更精準施壓，
可以改用大或小按摩球。

> 若這項鬆動術引發的疼痛超過輕微程度，請跳過或挪到第二階段再做。

大腿後側肌群鬆動術

坐在長椅或椅子上，將按摩球放在腿後肌群下方。沿著整個腿後肌群上下滾動，全部肌肉都鬆動一遍。屈曲與伸展膝蓋，以動態鬆動這些肌肉。花費1～2分鐘按摩該區域，在壓痛點停留10～20秒。

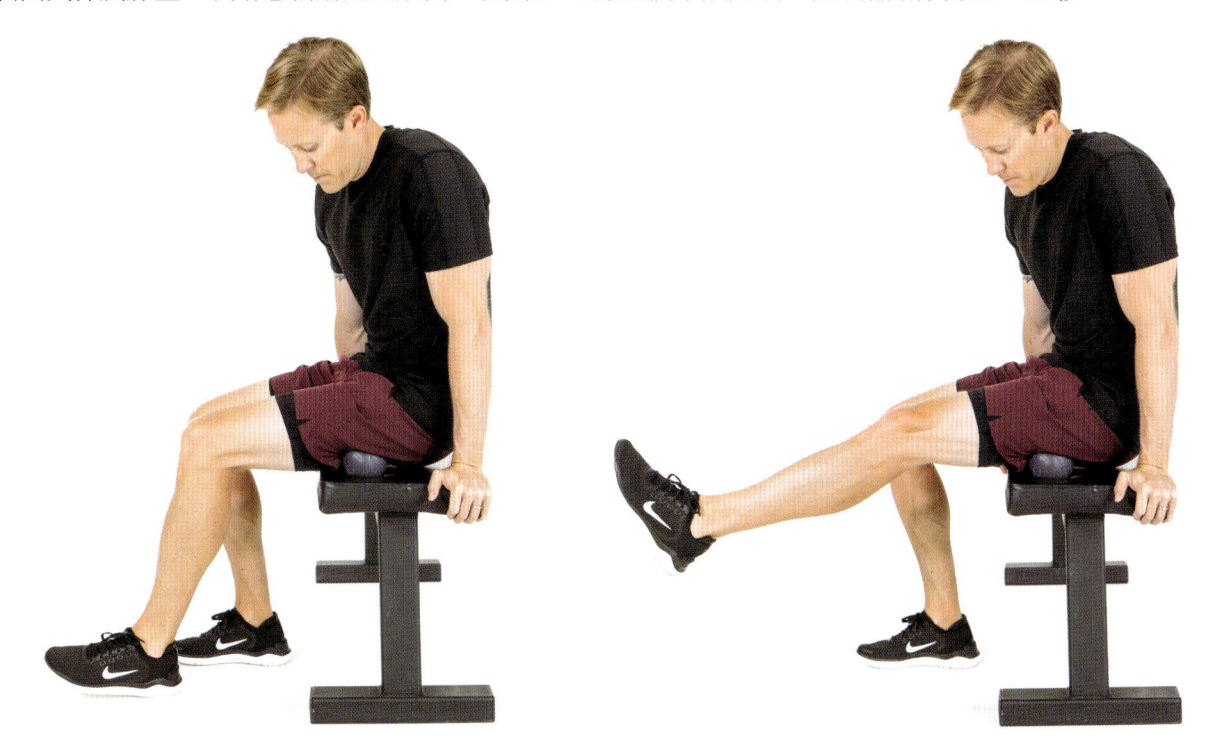

膝蓋拉向對側肩膀

背部平躺於地面，將一邊膝蓋拉向胸部。手指交扣放在膝蓋下方與小腿前側上方。
維持下背貼地，用雙手將膝蓋拉向對側肩膀。每邊做3次，每次維持30～60秒。不要伸展到感覺疼痛的程度。

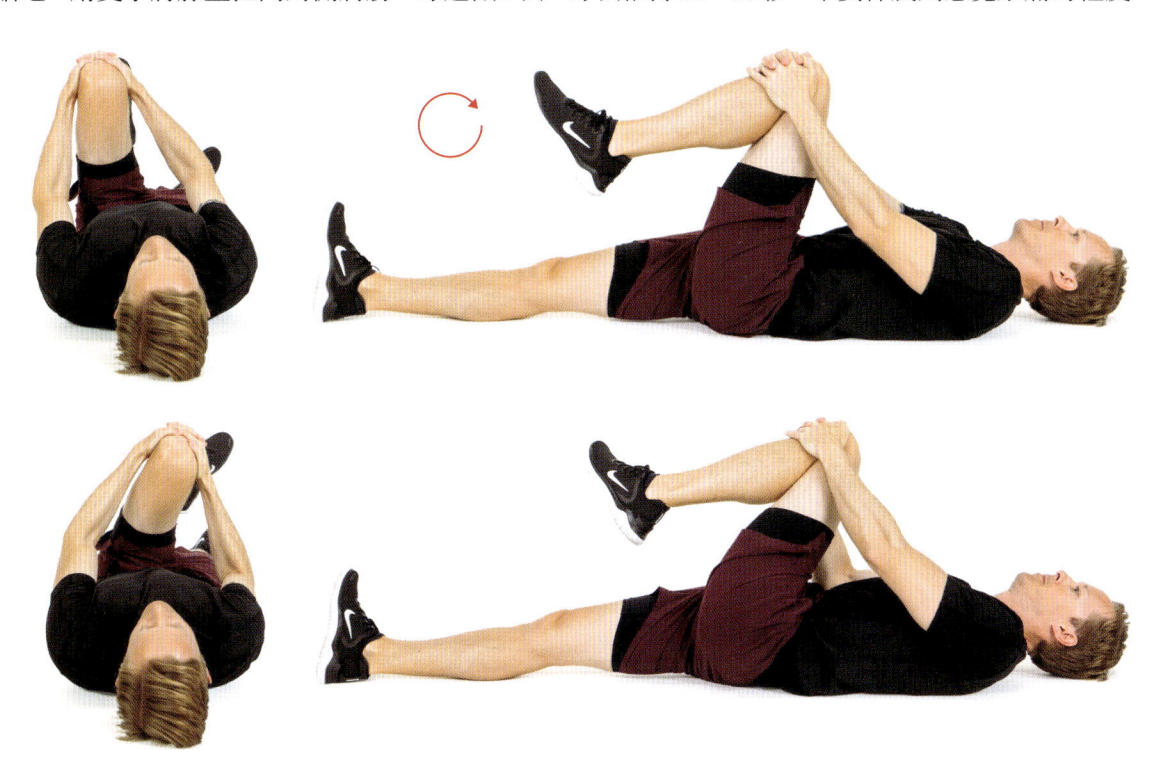

活動度運動

▶ 做3組，每組10～15次
▶ 主動動作：在不引發疼痛的前提下，盡可能地移動到極限
▶ 在動作範圍終端停留2～3秒

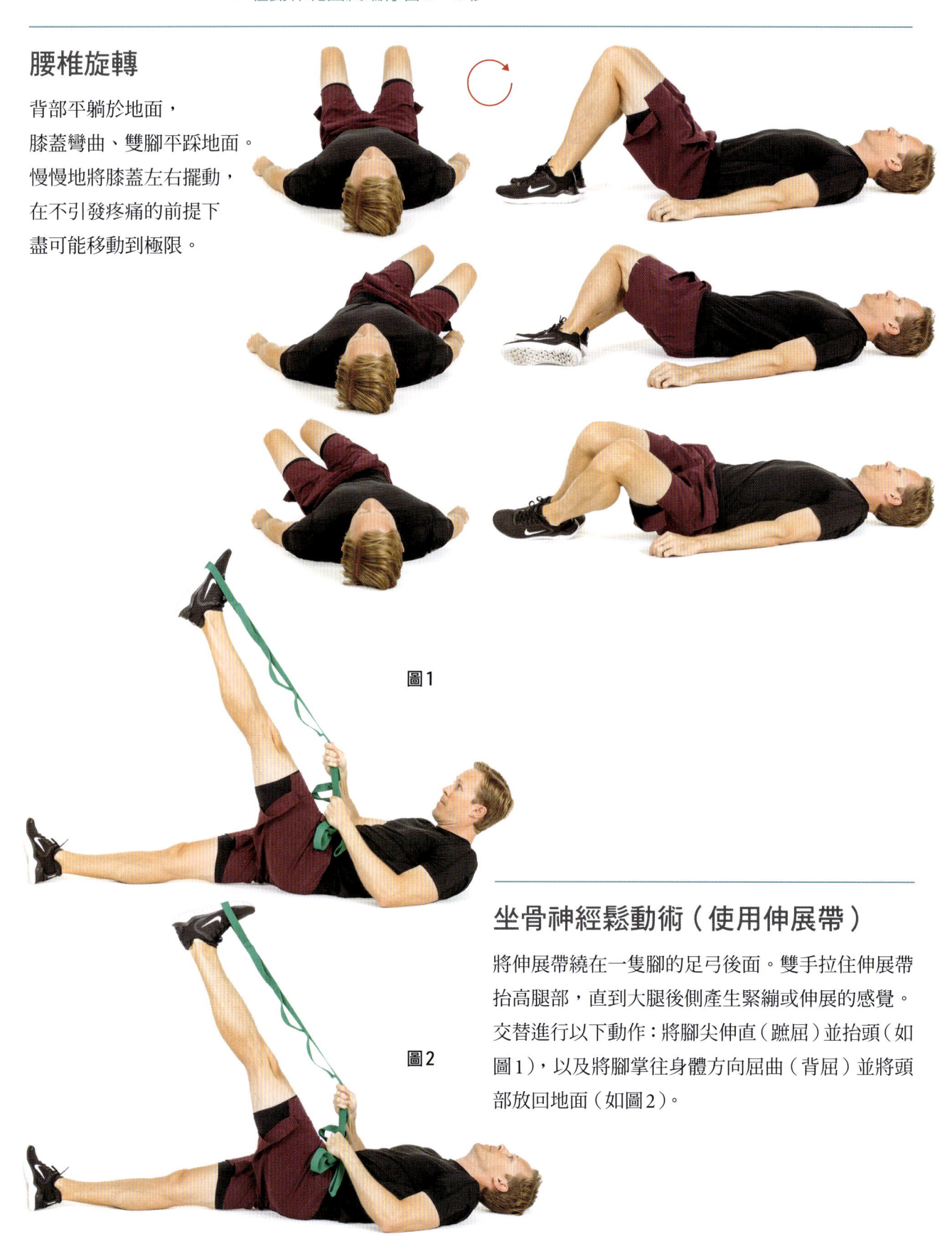

腰椎旋轉

背部平躺於地面，膝蓋彎曲、雙腳平踩地面。慢慢地將膝蓋左右擺動，在不引發疼痛的前提下盡可能移動到極限。

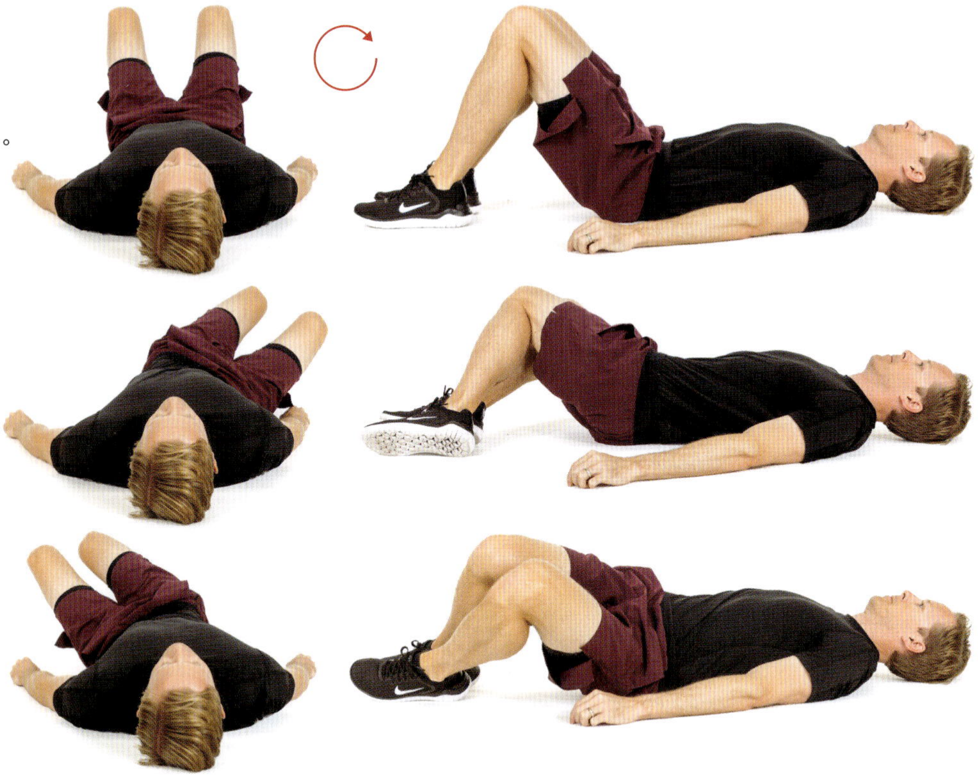

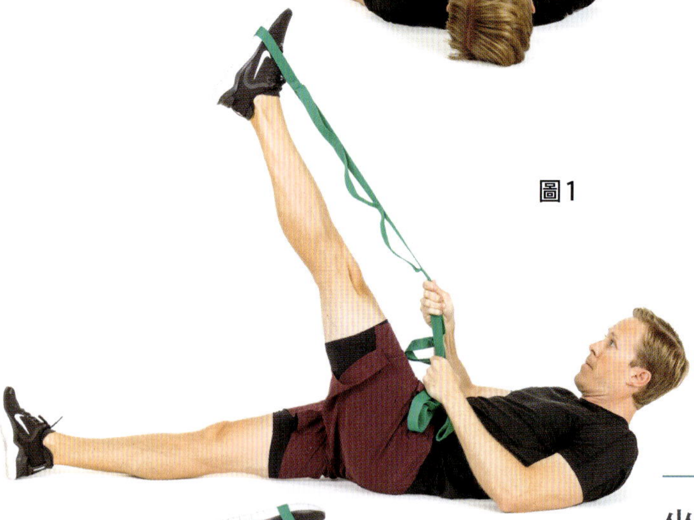

圖1

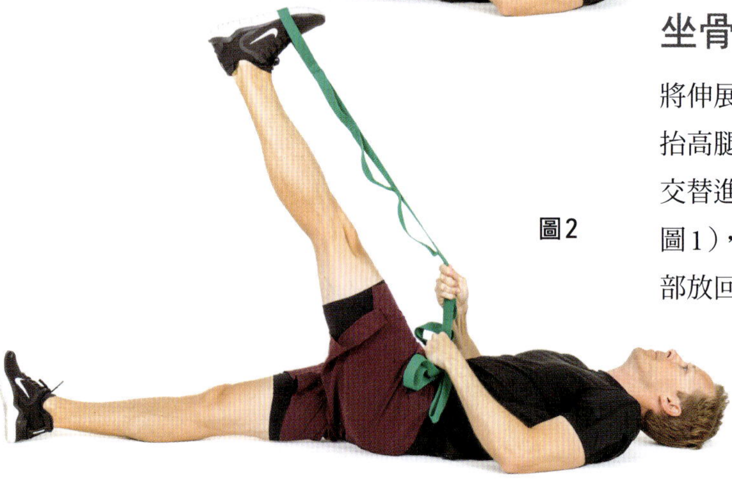

圖2

坐骨神經鬆動術（使用伸展帶）

將伸展帶繞在一隻腳的足弓後面。雙手拉住伸展帶抬高腿部，直到大腿後側產生緊繃或伸展的感覺。交替進行以下動作：將腳尖伸直（蹠屈）並抬頭（如圖1），以及將腳掌往身體方向屈曲（背屈）並將頭部放回地面（如圖2）。

神經疼痛 第二階段

適用於：
- 降低神經敏感度
- 改善髖部動作範圍
- 作為第三階段運動的暖身

指引：
- 每天執行
- 工具：彈力圈與長椅
- 運動時疼痛不超過輕微程度（疼痛指數3／10），便能加入第三階段的運動

活動度運動

▶ 做3組，每組10～15次
▶ 主動動作：在不引發疼痛的前提下，盡可能地移動到極限
▶ 在動作範圍終端停留2～3秒

駝背坐骨神經鬆動術

坐在凳子或桌上，讓雙腳懸空。弓背曲肩。
慢慢地伸直一邊膝蓋，
直到腿部後方產生緊繃或伸展的感覺。
交替進行以下動作：
將腳尖伸直（蹠屈）並低頭往下看，
然後將腳掌往身體方向抬高（背屈）
並伸長脖子往前看。

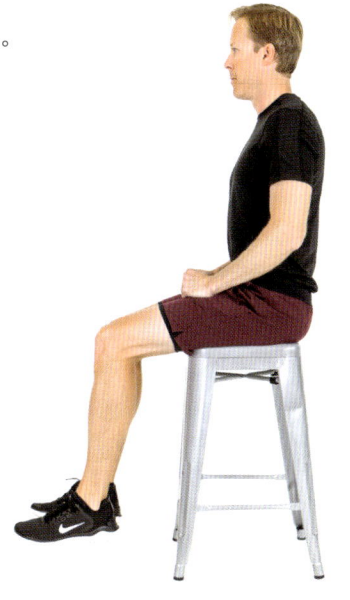

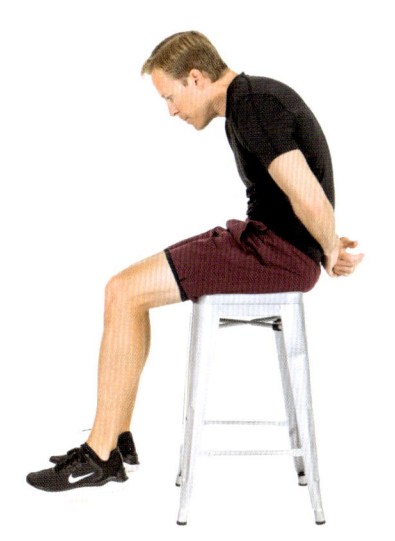

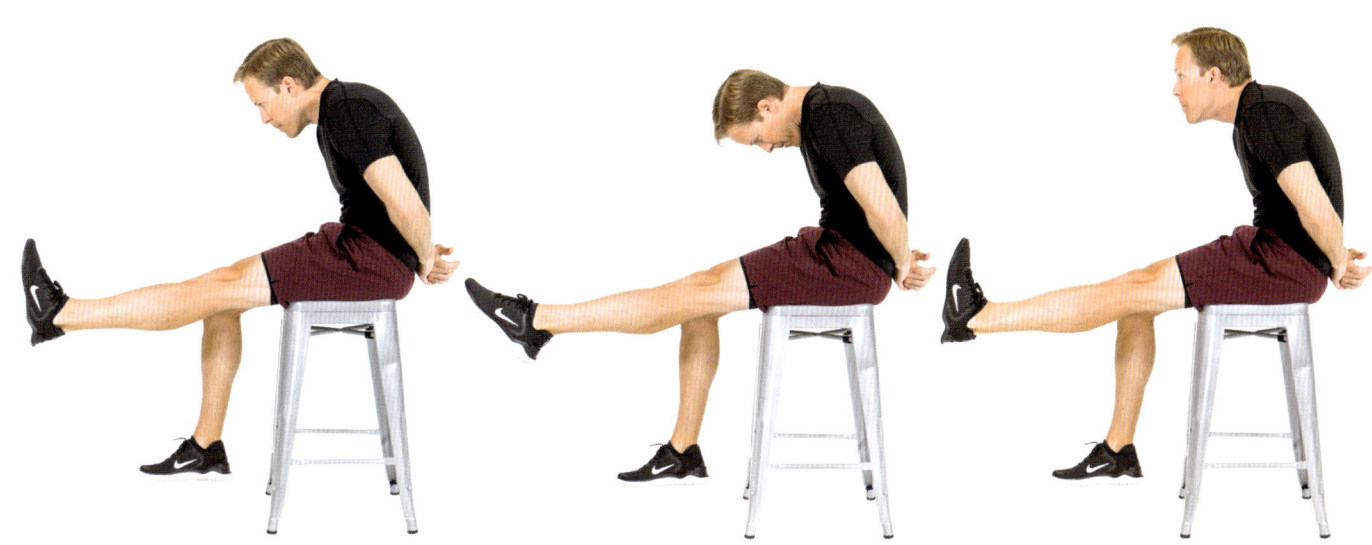

伸展運動
▶ 做3次，每次維持30～60秒
▶ 兩側皆須進行
▶ 不要伸展到感覺疼痛的程度

腰椎旋轉伸展

背部平躺於地面，彎曲單腳膝蓋與髖部至約90度。另一側的手橫過身體，手掌放在抬高膝蓋的外側。維持雙肩貼地，用手將膝蓋拉向身體另一側，往地板方向靠近。盡可能地旋轉，但不要導致脊椎不舒服。

臀部／髖部旋轉肌伸展（擇一）

坐姿跨腿伸展

坐在長椅或椅子上，一條腿跨在另一側膝蓋上頭（翹二郎腿），然後從髖部位置進行鉸鏈式身體前彎，直到感覺到臀肌區域獲得伸展。

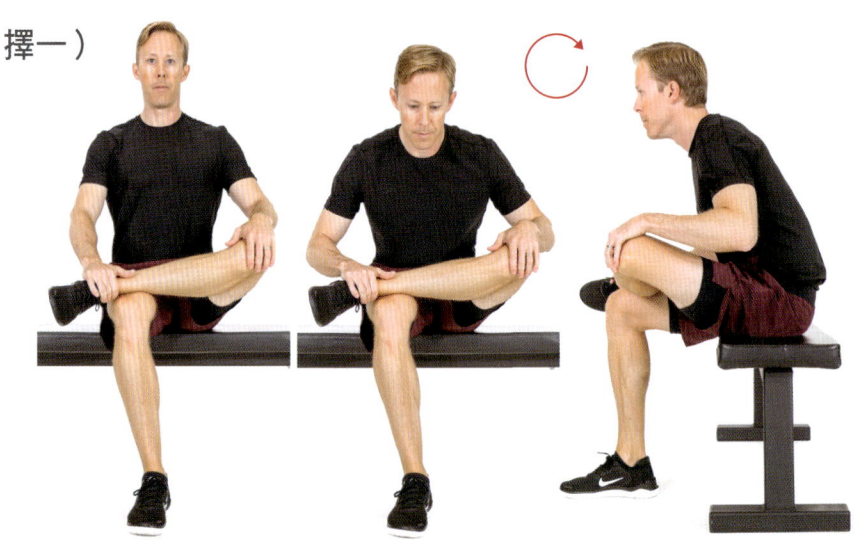

仰臥跨腿伸展

背部平躺於地面，雙腿彎曲，雙腳平踩地面。將一條腿跨在另一側膝蓋上。一隻手從雙腿中間伸入，另一隻手繞到腿的外側，然後手指交扣在膝蓋前面。雙手用力將膝蓋拉向胸部。

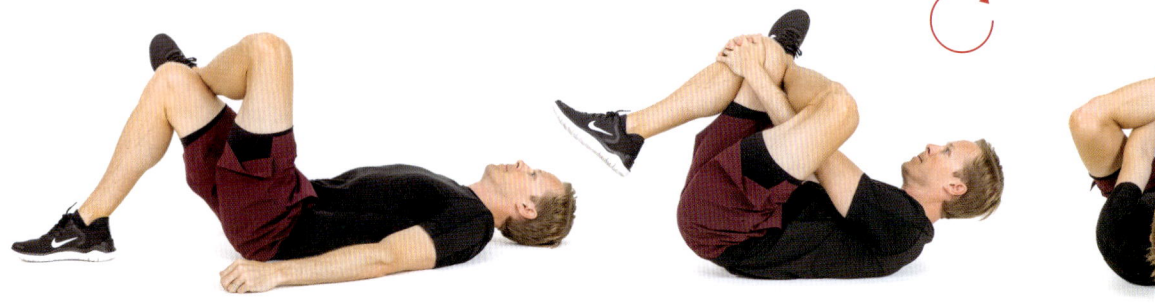

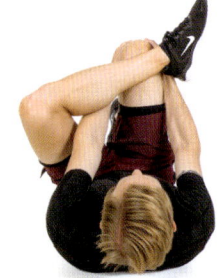

平台鴿式伸展

將前腳膝蓋平放在長椅上，前腳小腿與軀幹呈直角，接著後腳往後移動。從腰部位置做鉸鏈動作，直到臀肌區域有伸展到的感覺。如果膝蓋感到疼痛或無法舒服地進入起始位置，可在膝蓋下方放置枕頭，或抬起長椅的一側（與彎曲膝蓋同側）。

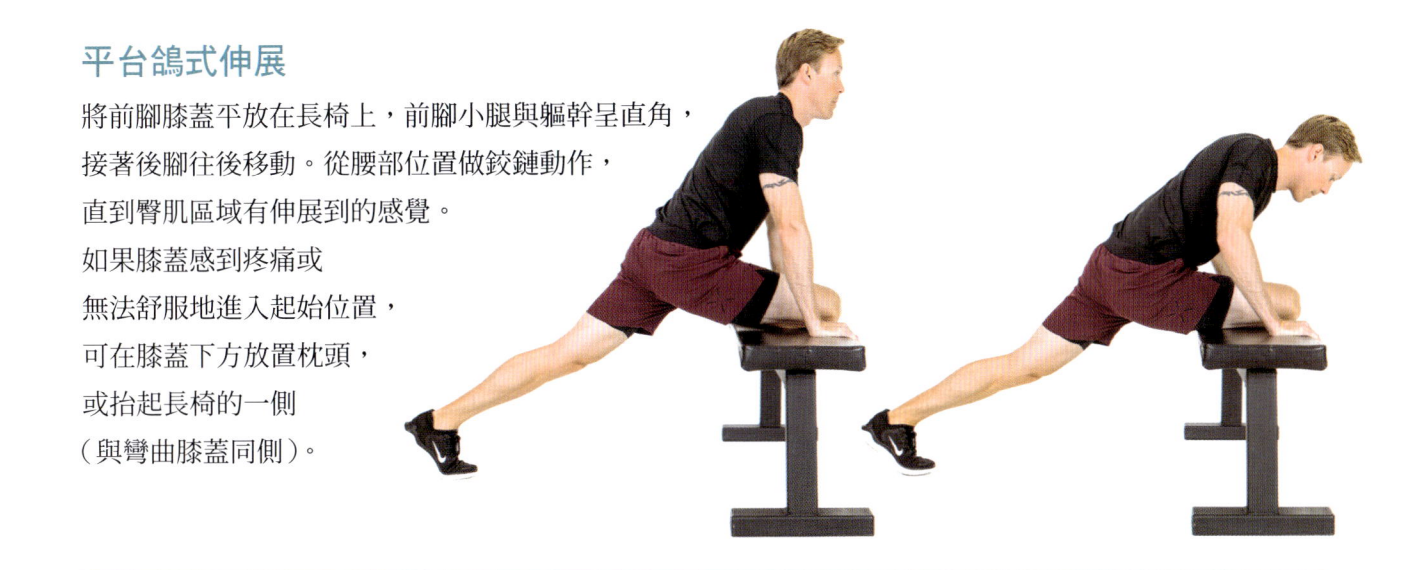

阻力運動

- 做3組，每組10～15次
- 每組動作做到力竭
- 增加次數來提高難度

橋式（擇一）

彈力圈青蛙腿橋式

將彈力圈套在膝蓋上方。彎曲膝蓋，雙腳內側靠在一起。透過腳跟外側用力，將膝蓋往外推以抵抗彈力圈，並伸展髖部，當髖部完全伸展時收緊臀肌。

彈力圈橋式

雙腳平踩地面，腳跟往地面推並伸展髖部。動作全程中膝蓋都要往外推，維持外展張力。

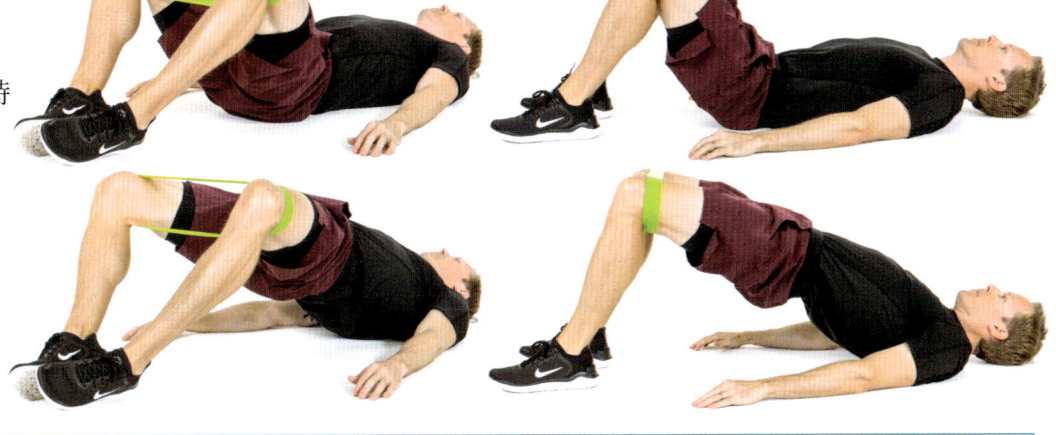

蚌殼式

採側躺姿勢，髖部彎曲約45度，膝蓋彎曲約90度，雙腳與雙腿重疊。在不旋轉脊椎的前提下，盡可能抬高上方膝蓋。

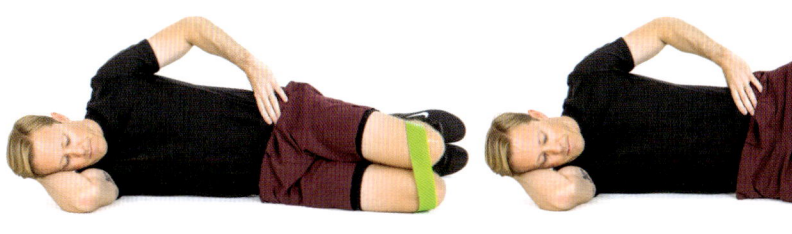

神經疼痛
第三階段

適用於：
- 降低神經敏感度並預防疼痛復發
- 改善臀部與髖部力量

指引：
- 每週進行3或4天
- 做3組，每組10～15次（除非另有註明）
- 每組動作做到力竭
- 工具：跳箱、彈力圈與木棍

單腿橋式

進入橋式起始姿勢並抬高一條腿（可以將抬高的腿伸直，或維持彎曲約90度）。腳往地板推並伸展髖部。當髖部完全伸展時，專心收緊臀肌，並維持收縮1～2秒。可以將彈力圈套在膝蓋上方，或是改做髖部疼痛方案第三階段的單腿臀推，以增加運動難度。

側向登階

站在跳箱的旁邊，一隻腳完全踩在箱子上面。雙腳約與肩同寬。將身體重心移到抬高的腿上，接著以連貫的動作伸展髖部與膝蓋。不要用另一條腿（支撐腿）推地。可增加箱子高度以提高運動難度。箱子越高，身體越需要前傾，並與抬高的腳維持一定角度。雙臂可以伸直在身體前方以幫助平衡。

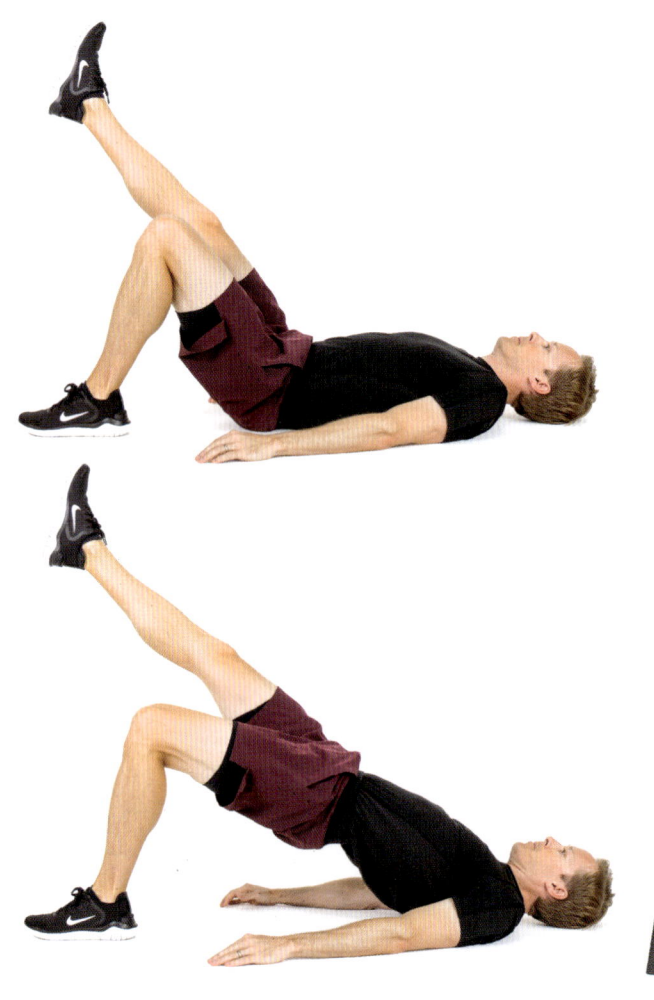

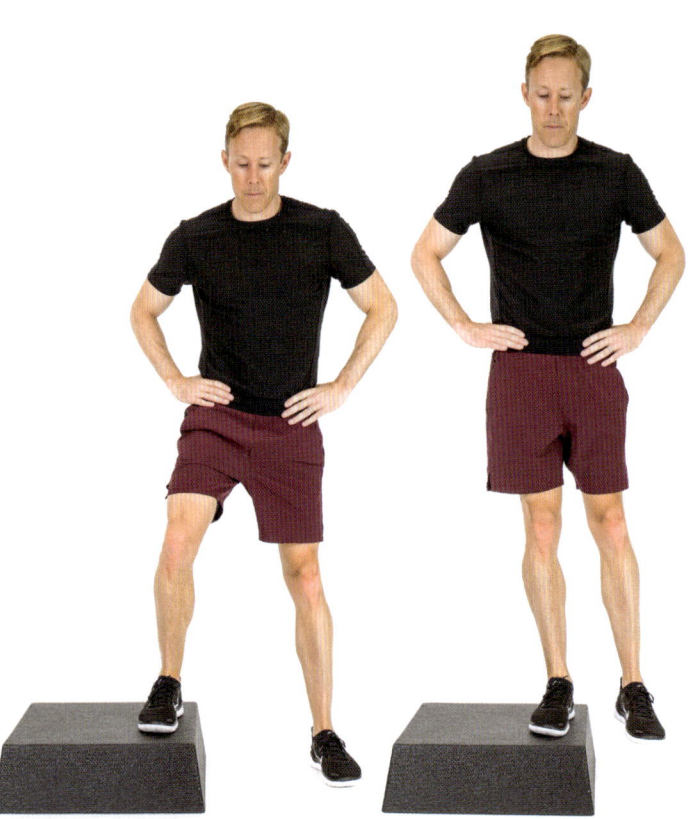

CHAPTER 20 | 髖部復健方案 ▶ 神經疼痛

彈力圈髖外展

將彈力圈套在膝蓋上方。
將重心移到一條腿，
非承重腿則抬至身體外側（外展）。
腳趾維持朝前，上半身不要過度傾斜。
可單手扶牆上或使用木棍幫助平衡。

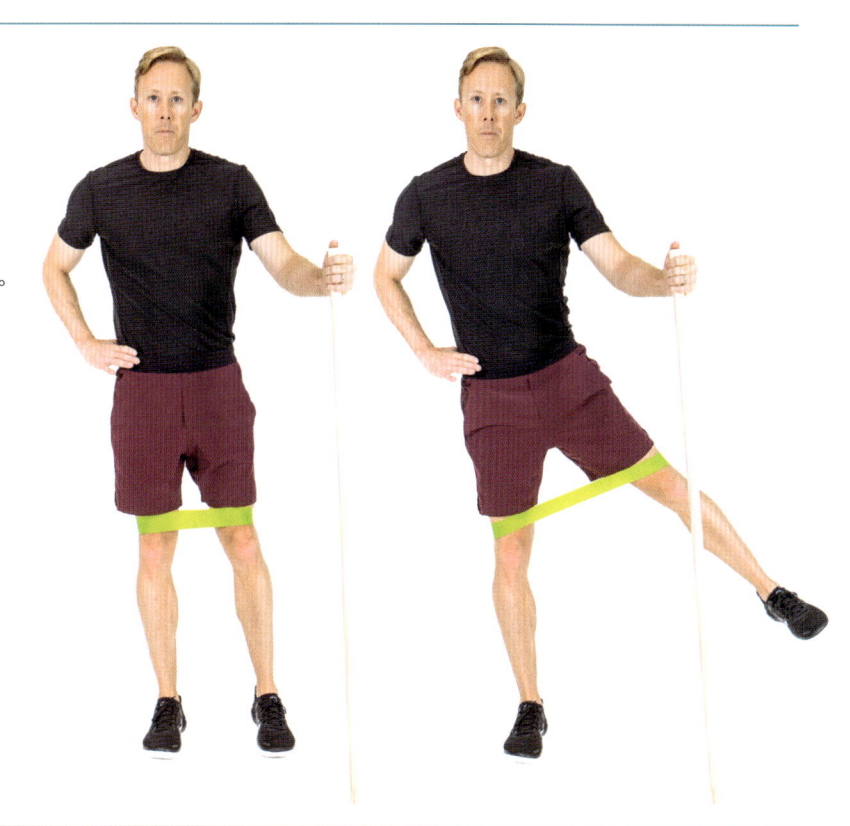

跳傘式

趴在地上，雙手放在身體兩側。
使用下背伸展肌將一部分的
上半身與下半身抬離地面。
拱背時收緊臀肌並將肩膀往後拉，
同時維持頸部在中立位置。

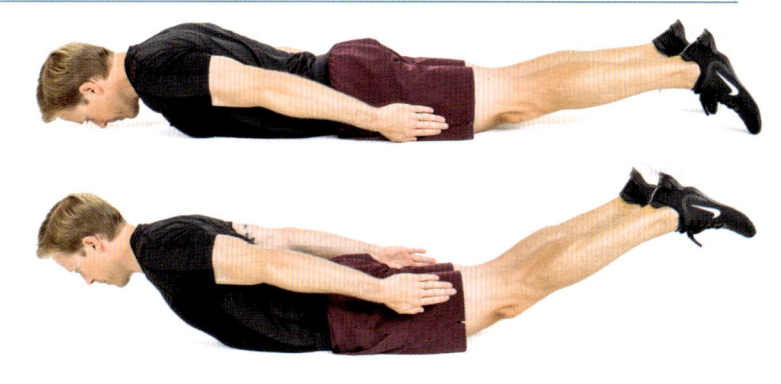

側平板

採側躺姿勢，一邊手肘放在肩膀下方
以抬高上半身，並將上方腿與下方腿交疊。
使用軀幹與核心肌群抬高髖部。
做3次，每次維持20～30秒。

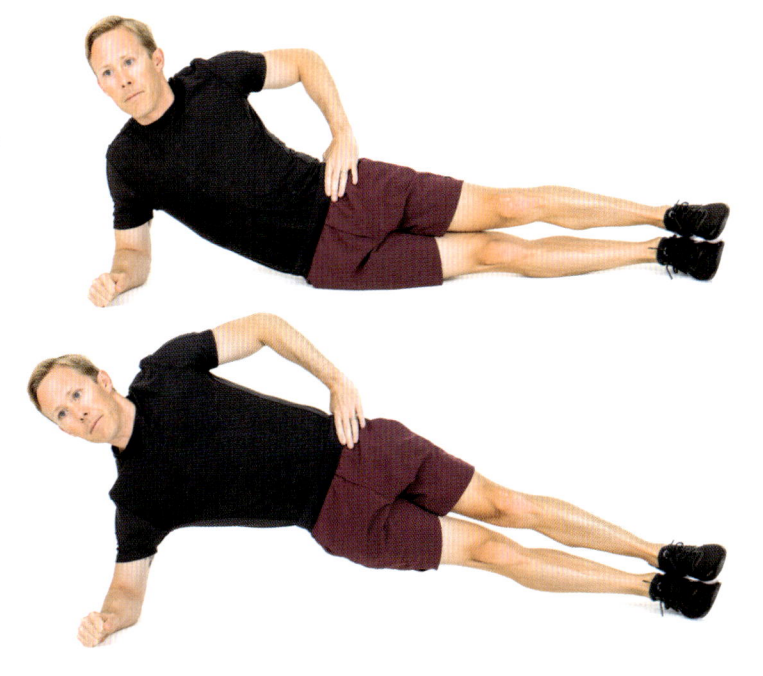

髖屈肌疼痛

此方案用於治療：
- 髖部前側疼痛
- 髖屈肌肌腱病變或拉傷
- 髂腰肌滑囊炎

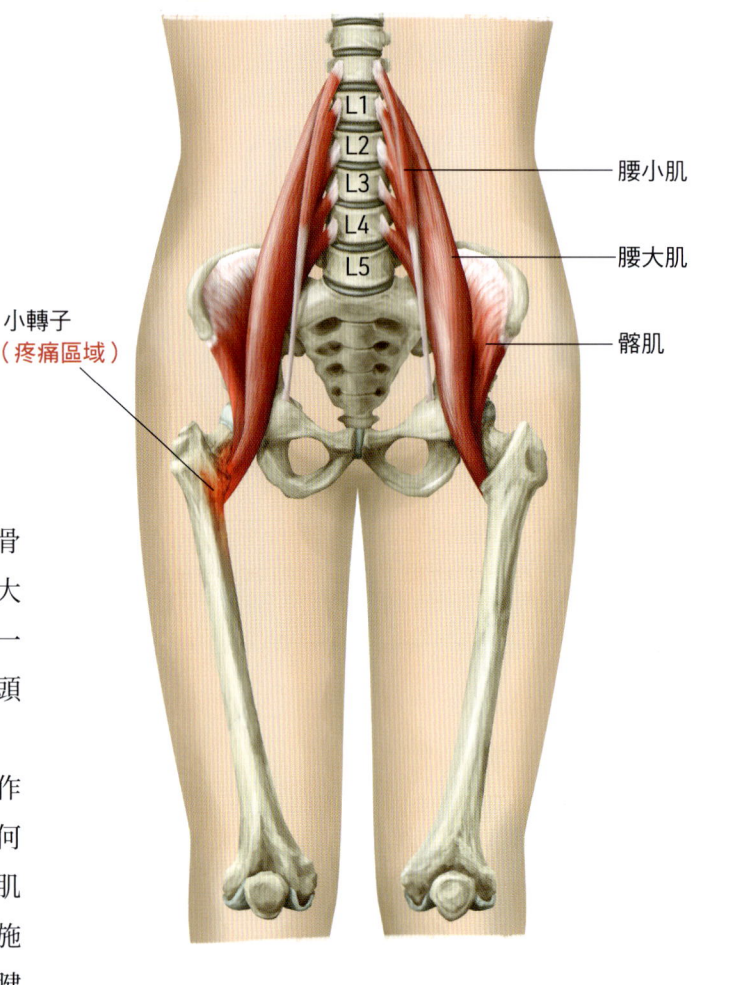

腰小肌
腰大肌
髂肌
小轉子（疼痛區域）

髖屈肌拉傷與肌腱病變

概述：髂腰肌是髖屈肌的主要部分，負責將大腿骨拉向胸部，它由三條較小的肌肉組成，分別是腰大肌、腰小肌與髂肌。這些肌肉在腹部深處匯集為一條肌腱，並附著在股骨內側稱為「小轉子」的骨頭突出處。

這個區域的疼痛通常是由髖關節屈曲的動作引發，例如大量行走、跑步、健行或爬樓梯。任何涉及重複抬腿的活動都可能影響髂腰肌或髖屈肌肌腱。[20] 髖屈肌拉傷也很常見，原因可能是重複施壓、過度伸展，或迅速的強力收縮導致肌肉或肌腱撕裂。

徵象與症狀：髖屈肌的肌腱問題通常會在髖部前側與鼠蹊部產生劇痛，從事收縮髖屈肌的活動或關節處於壓迫肌腱的位置時疼痛特別明顯。做完刺激該肌腱的活動後，你可能會感覺該區域隱隱作痛。

加重因素：任何導致髂腰肌肌腱承受壓力的活動，包括髖屈肌須頻繁收縮的動作，例如跑步與快走等。深蹲、跨步蹲或坐在低矮的椅子上，也可能壓迫肌腱而引發症狀。

如何區分髖屈肌肌腱病變與髖夾擠疼痛？

髖屈肌肌腱病變與髖夾擠可能產生類似症狀，但前者的疼痛通常發生在你主動收縮肌肉時。你可以在坐著時抬高一條腿並維持不動來自我評估。如果這個動作引發疼痛，很可能是髖屈肌肌腱出現問題，而非髖夾擠。

CHAPTER 20 | 髖部復健方案 ▶ 髖屈肌疼痛

預後：一旦調整或停止會加劇疼痛的活動，並執行強化髖屈肌的復健計畫，大部分案例可以在6～12週內復元。

治療策略：髖屈肌肌腱病變、拉傷與滑囊炎的主要治療方式是物理治療，先緩解患部組織症狀後，再強化髖屈肌與肌腱。[21] 也可能會使用抗發炎藥物與類固醇注射來減輕急性疼痛。[22]

復健方案的第一階段首先會鬆動股四頭肌，因為股四頭肌之一的股直肌屬於髖屈肌，這些肌肉協同髂腰肌一起運作。對腰肌與髖屈肌執行軟組織鬆動術（按摩）能夠減輕部分人的疼痛與僵緊，但我並未將這些鬆動術納入方案，因為多數遵循科學證據方法的專家如今認為，像髂腰肌這樣的深層結構根本無法被按摩到，因為力道必須穿過腹肌與腸道才能觸及它們。然而，如果你發現髖屈肌按摩（通常會使用大按摩球）有助於緩解症狀的話，那就加入你的復健計畫。

1 第一階段也包括髖屈肌伸展，這可以減輕一般疼痛與僵緊。然而，若你曾因跑步或短跑衝刺而造成嚴重拉傷，執行這項伸展運動時請小心，或直接跳過。強力伸展可能導致肌肉拉傷惡化，通常不建議這樣做。腰肌連接到下背部，腰椎旋轉伸展特別針對這個區域，能夠減輕髖屈肌引發的疼痛。第一階段最後兩項運動著重在髖部屈曲。首先是髖屈曲活動度運動，也就是強力收縮髖屈肌，以抬高腿部對抗重力。如果感到非常疼痛，也可以躺在地上進行，或是僅執行你站著可做到且不會引發疼痛的動作範圍。接著是髖屈肌等長運動，也就是以穩定控制的方式開始強化髖屈肌。手臂施力不能超過肌肉所能承受的範圍。隨著肌肉逐漸復元，你就可以施加更多阻力。

2 第二與第三階段的重點放在阻力訓練，主要目標是恢復力量。第二階段的所有運動都針對髖屈肌的主要動作，亦即髖屈曲。唯一例外是蚌殼式，加強的是髖外旋能力（髖屈肌會協助髖部外旋）。**3** 第三階段運動是第二階段的進階版，難度更高。受傷復元之後，請定期練習第二與第三階段運動，以維持髖屈肌的力量，並預防再次受傷。

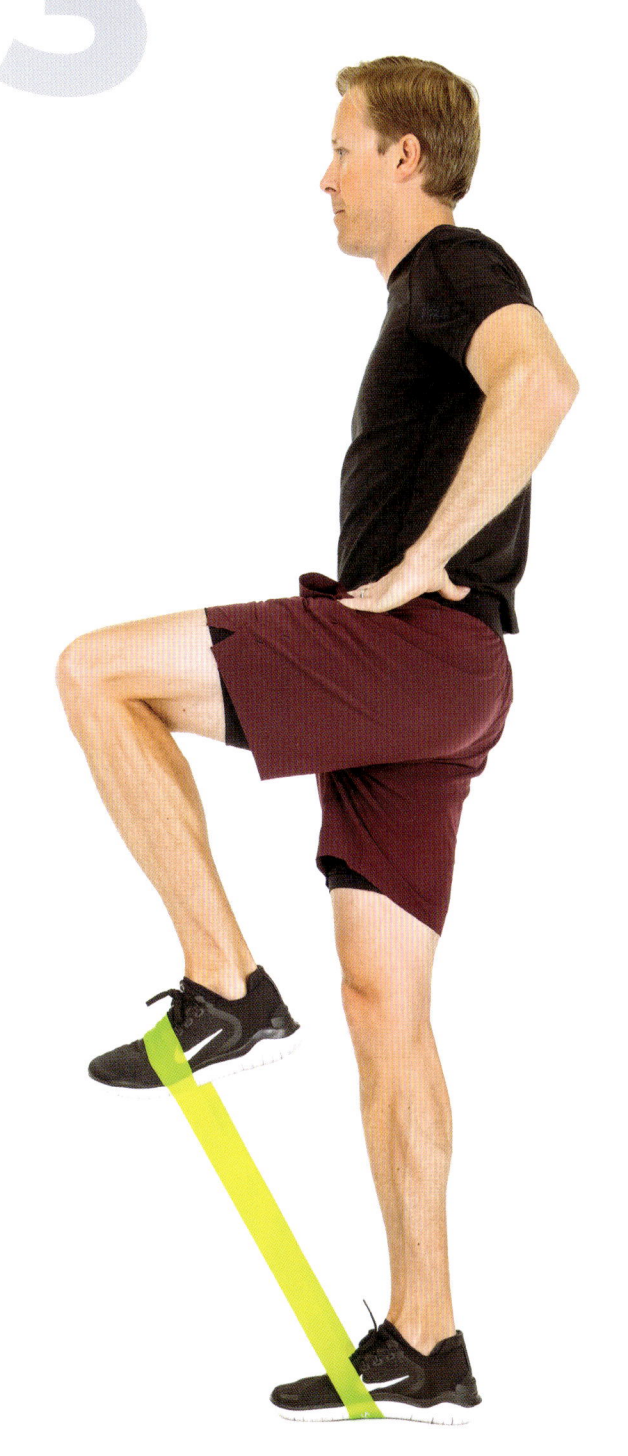

351

髖屈肌疼痛
第一階段

適用於：
- 減輕髖部前側疼痛（髖屈肌疼痛）
- 改善髖部動作範圍
- 作為第二與第三階段運動的暖身

指引：
- 每天執行
- 工具：滾筒與平衡墊
- 休息時毫無疼痛，運動時疼痛不超過輕微程度（疼痛指數3／10），便能加入第二階段的運動

股四頭肌鬆動術

趴在地板上，以前臂或雙手支撐身體重量，
一條腿放在滾筒上，腳趾朝著地板。
用貼地的腳與雙手支撐身體，
從髖部到膝蓋上下滾動滾筒，
以鬆動大腿前側的股四頭肌。
每條腿花費1～2分鐘。在壓痛點停留10～20秒，
可彎曲和伸直膝蓋以動態鬆動肌肉。

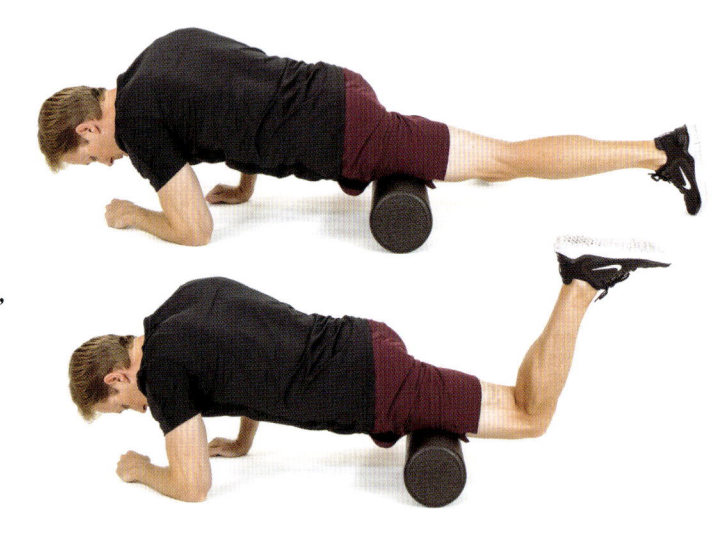

髖屈肌伸展

單膝跪地，繃緊腹肌與臀肌，令骨盆向後旋轉。
背部維持在中立位置，身體稍微前傾，直到髖部前側與腿部有伸展到的感覺。
彎曲膝蓋並抓住腳踝，以增加伸展強度。你也可以將腳放在長椅或椅子上，
或是將小腿前側緊貼牆壁。做3次，每次維持30～60秒。
請記住，不要伸展到感覺疼痛的程度。如果你有拉傷或肌腱病變，請跳過這項運動或小心執行。

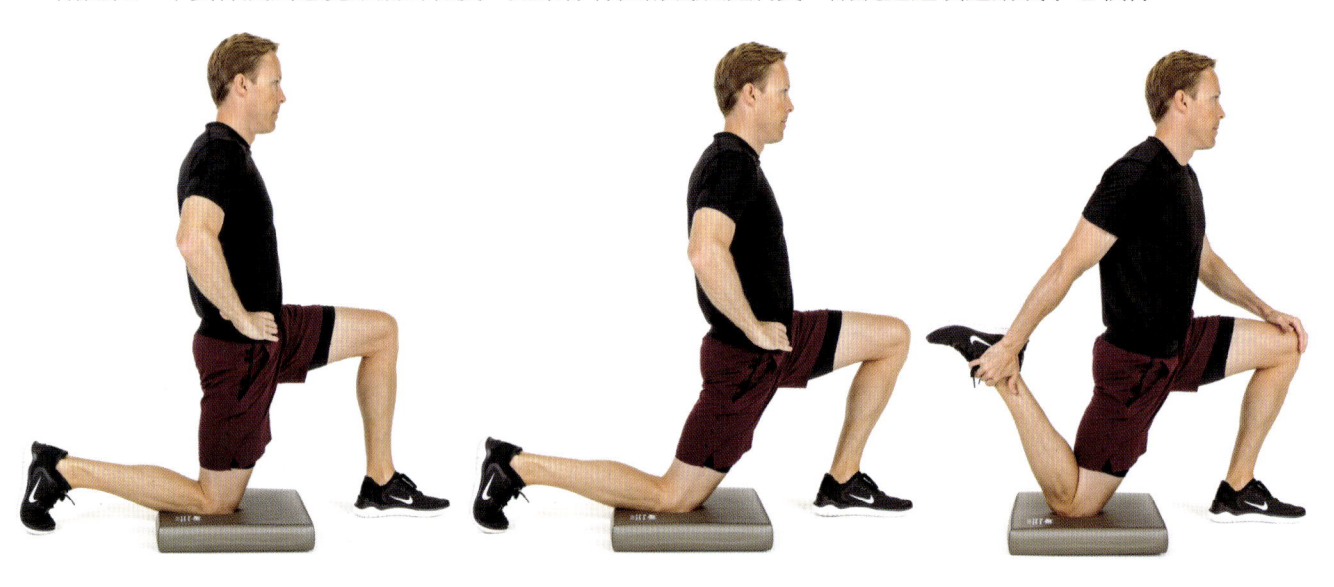

CHAPTER 20 | 髖部復健方案 ▶ 髖屈肌疼痛

腰椎旋轉伸展

背部平躺於地面，彎曲單腳膝蓋與髖部至約90度。
另一側的手橫過身體，手掌放在抬高膝蓋的外側。
維持雙肩貼地，用手將膝蓋拉向身體另一側，
往地板方向靠近。盡可能地旋轉，
但不要導致脊椎不舒服。
做3次，每次維持30～60秒。

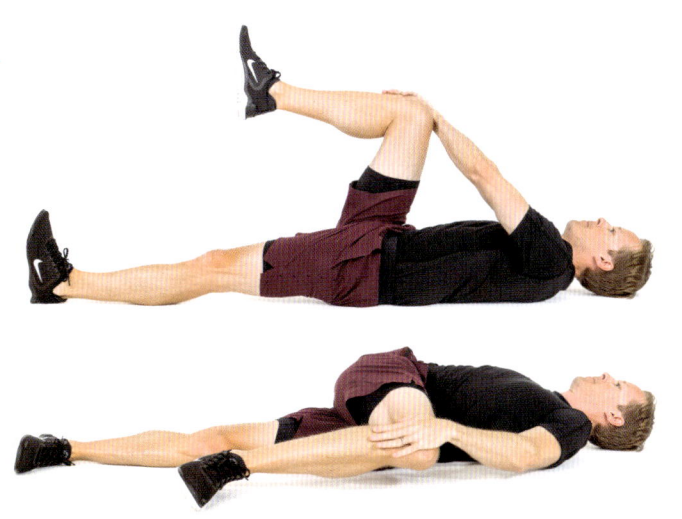

髖屈曲活動度運動

採站姿，雙腳位於髖部正下方，腳掌朝前。
在不靠外力協助支撐的情況下，
將一邊膝蓋盡量抬高。
達到活動範圍終端時，
雙手環抱膝蓋前側拉向胸部。
以主動動作的方式做3組，每組10～15次，
在無痛的前提下，盡可能地移動到極限。
在活動範圍終端停留2～3秒。

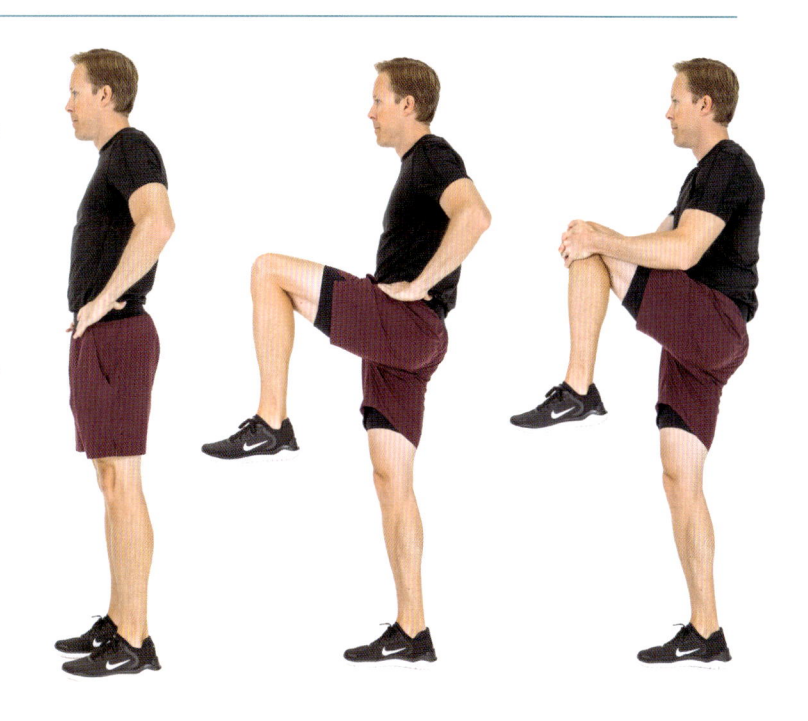

髖屈肌等長運動（擇一）

站姿或坐姿皆可。無論哪一種方式，
髖部都要彎曲至約90度（膝蓋抬至髖部高度）。
將手掌放在抬高的膝蓋上方並往下壓。
於此同時，將膝蓋往手掌推，
使用髖屈肌抵抗下壓的力量。
在疼痛不超過輕微程度的前提下，盡量施加壓力。
每條腿做4～5次，每次維持30～45秒的抵抗。

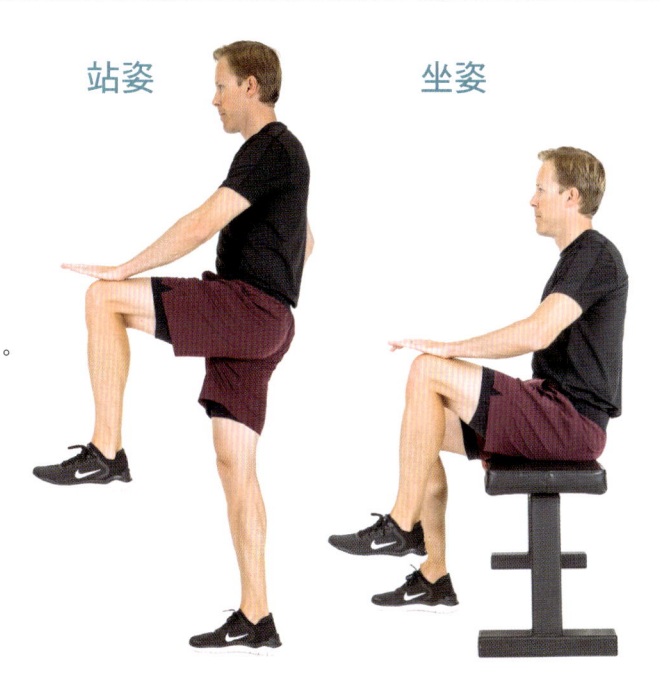

站姿　　　坐姿

353

髖屈肌疼痛
第二階段

適用於：
- 減輕髖部疼痛
- 初步強化髖屈肌、腹肌與臀部
- 作為第三階段運動的暖身

指引：
- 每週做3或4天
- 做3組，每組10～15次（除非另有註明）
- 增加次數或時間以提高難度
- 工具：瑜伽球（健身球）與彈力圈

前平板支撐

趴在地上，手肘放在肩膀下方，
前臂貼地，雙腿打開與髖部同寬，
以蹠骨球著地。
將髖部抬離地面，背部維持平直，
盡量將髖部與肩膀維持在同一水平面。
收縮腹肌並收緊臀肌來穩定姿勢。
做3次，每次維持20～45秒。

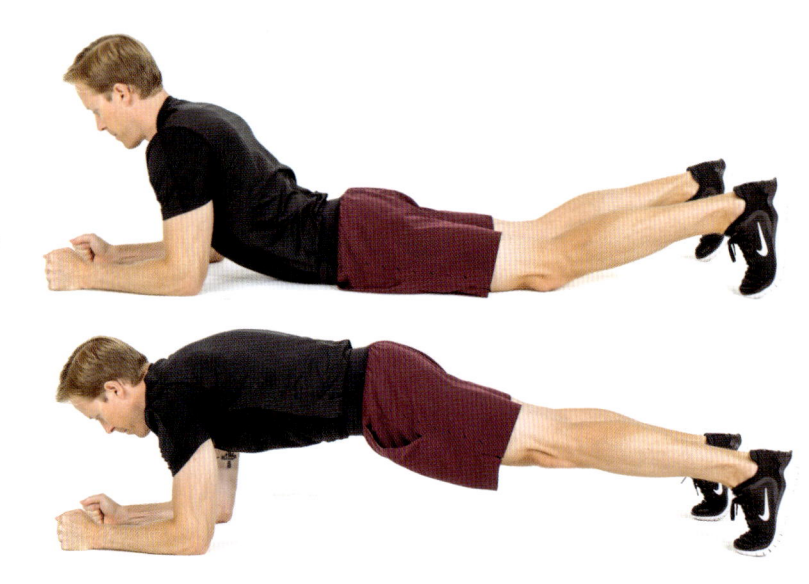

仰臥直腿抬高

背部平躺於地面，一條腿彎曲，
這樣可以防止下背拱起。
維持膝蓋鎖死，
慢慢地抬高伸直的腿，
直到高度超過另一邊膝蓋，
然後慢慢下降至地面。

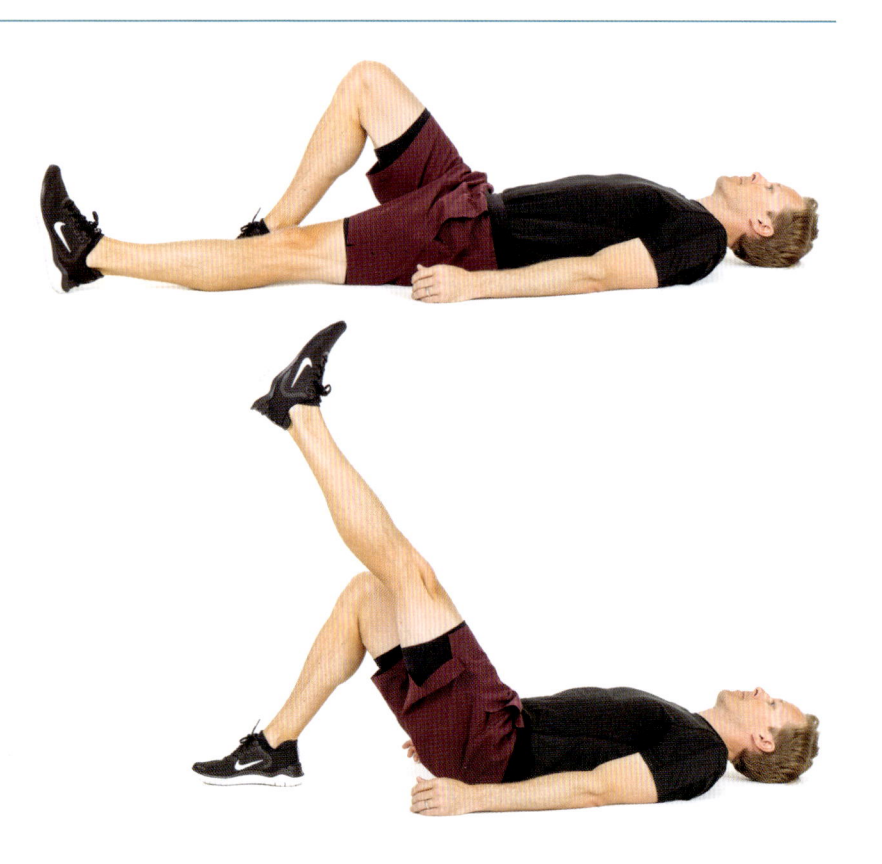

屈膝捲腹

背部平躺於地面，雙膝彎曲，雙手放在身體的兩側。
將雙手伸向腳的方向，彎曲腰部與髖部坐起身，讓胸部靠近膝蓋。
可以將腳固定在支撐物或重物突出邊緣的下方，
例如啞鈴把手或沙發，
也可以請朋友幫忙壓腳。

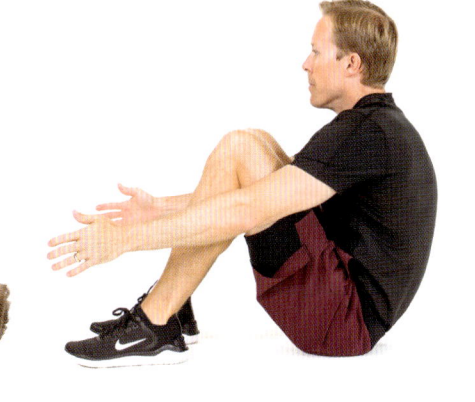

瑜伽球反式捲腹

進入伏地挺身姿勢
（肩膀與手腕對齊、背部打平，
臀部收緊且核心繃緊），
雙腳與小腿前側放在瑜伽球（健身球）上。
腿部重量維持在球上，
稍微抬高髖部並將膝蓋拉向胸部。
盡量不要讓肩膀超過手的位置。

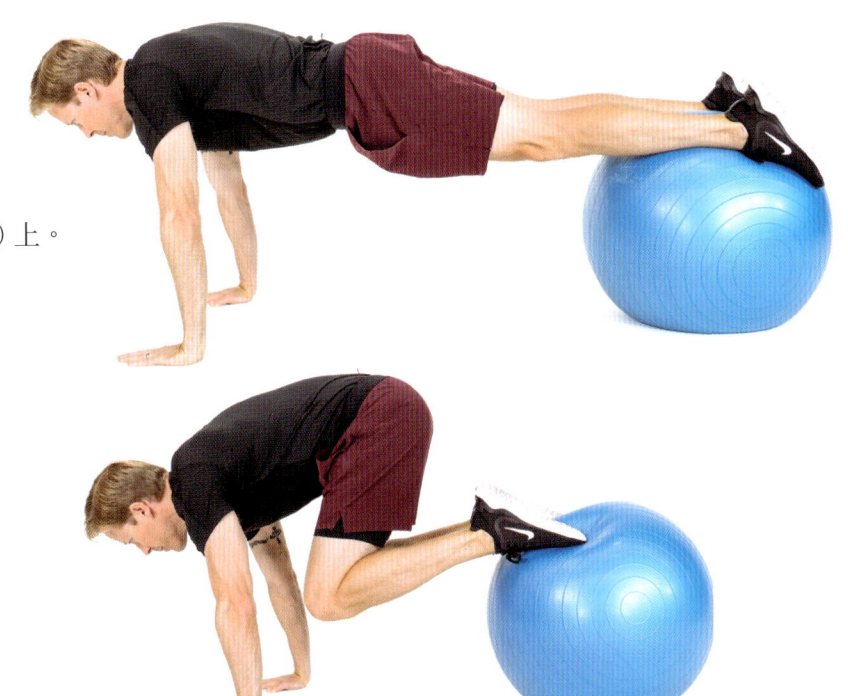

蚌殼式

在膝蓋上方套上彈力圈。採側躺姿勢，髖部彎曲約45度，膝蓋彎曲約90度，雙腳與雙腿重疊。
在不旋轉脊椎的前提下，盡可能抬高上方膝蓋。

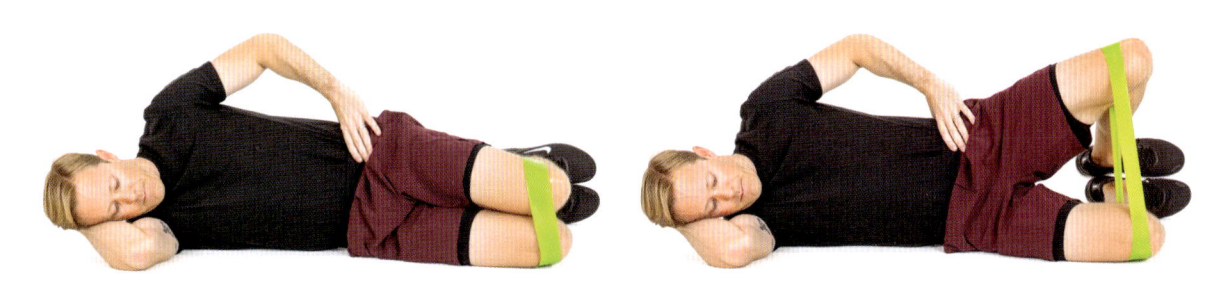

髖屈肌疼痛 第三階段

適用於：
- 改善髖屈肌與核心的力量
- 預防髖屈肌受傷

指引：
- 每週做3或4天
- 做3組，每組10～15次（除非另有註明）
- 每組動作做到力竭
- 增加次數或時間以提高難度
- 工具：彈力圈

平板支撐搭配抬腿與伸臂

進入平板支撐姿勢：
手肘放在肩膀下方，背部打平，
雙腿打開與髖部同寬，以蹠骨球著地。
收縮腹肌並收緊臀肌來維持姿勢。
然後，一次僅移動單肢，
其他三點不動：
先抬高一條腿，
然後換成伸展一隻手臂。
試著每組完成2～4個循環。

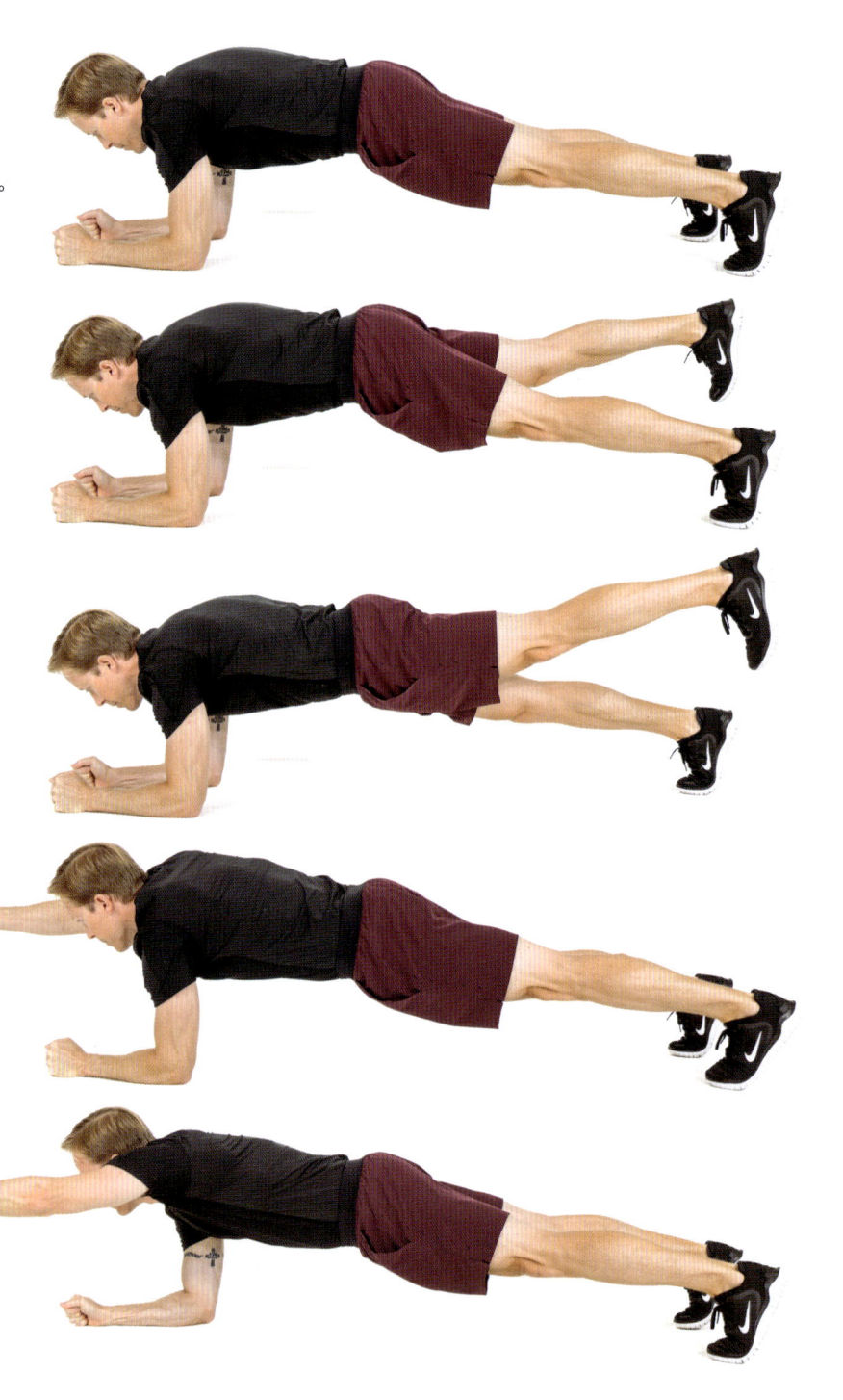

彈力圈髖屈曲行軍

將彈力圈套在腳上。採站姿，
雙腳位於髖部正下方，腳掌朝前。
一隻腳維持屈曲（與地面平行）以對抗彈力圈，
抬高膝蓋至髖部高度，
或者是不會引發疼痛的最高位置。
雙手可以放在髖部或抓住牢固物體以維持平衡。

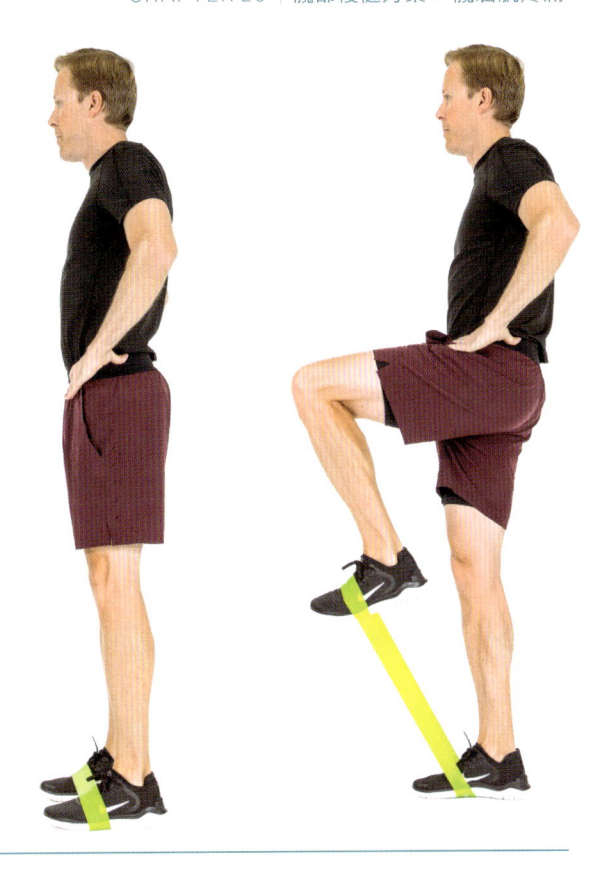

單膝彎曲捲腹

背部平躺於地面，單邊膝蓋彎曲，雙手放在身體的兩側。
將雙手伸向腳的方向，彎曲腰部與髖部坐起身，讓胸部靠近膝蓋。

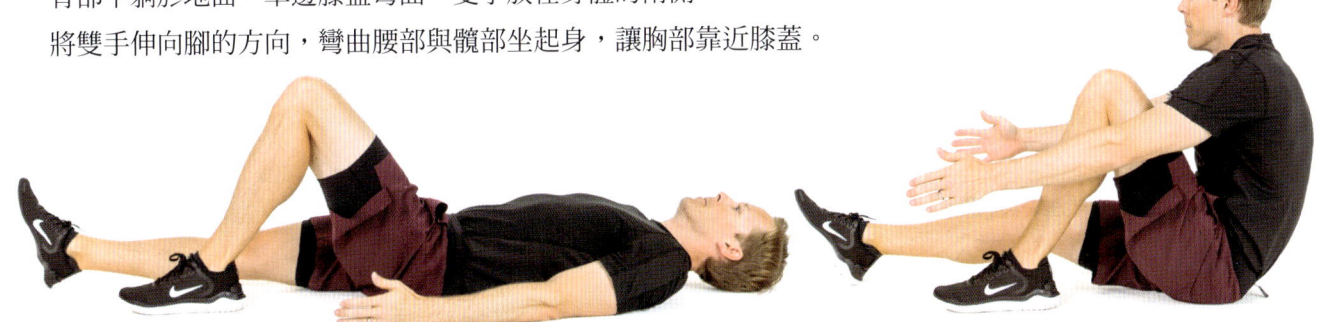

坐姿直腿抬高

採坐姿，一條腿伸直，另一條腿則彎曲並讓腳掌平踩地面。
維持膝蓋伸直，慢慢地抬高直腿，
直到高度超過另一邊膝蓋，
然後慢慢下降至地面。

大腿後側肌群疼痛

此方案用於治療：
- 大腿後側或坐骨疼痛
- 大腿後側肌群拉傷
- 大腿後側肌群肌腱病變（伸展與坐下時臀部或坐骨疼痛）

大腿後側肌群拉傷

概述：大腿後側肌群（股二頭肌、半腱肌與半膜肌）位於大腿後側，負責伸展（伸直）髖部與屈曲（彎曲）膝蓋。大腿後側肌群拉傷通常發生在肌肉強力收縮同時拉長（離心收縮）的情況下，例如短跑衝刺中擺動階段的後期。該肌群此時處於伸展到最長的狀態，並開始減緩髖部屈曲與膝蓋伸展速度，以準備讓足部觸地。當膝蓋擺動至完全伸直時，大腿後側肌群便會發揮煞車功能，在腳觸地前減緩膝蓋伸展的速度。[23,24]

大腿後側肌群的拉傷可能會發生於肌肉上端或下端。主要差別是：下端拉傷產生的症狀比較靠近膝蓋，上端拉傷較接近髖部。不論是哪一種情況，治療策略都很雷同。

徵象與症狀：疼痛通常發生於大腿後側，介於大腿後側肌群與坐骨連接處與膝蓋之間。收縮該肌群時會感到劇痛，休息時則可能變成鈍痛。你可能聽到或感覺到「啪」的一聲，此聲音代表肌纖維撕裂受傷。

加重因素：跑步與髖鉸鏈動作（如硬舉與大腿後側肌群伸展）可能會引發或加劇疼痛。在恢復初期階段，請調整所有在動作範圍終端會伸展大腿後側肌群或是造成該肌群緊繃的動作。

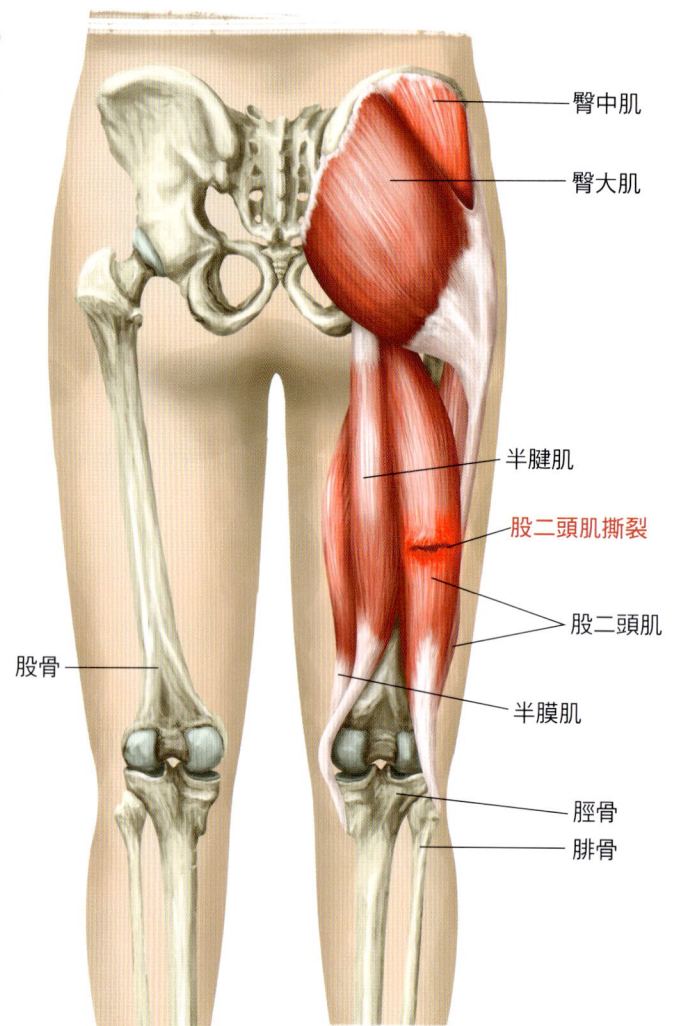

預後：癒合時間根據嚴重程度（第1～3級）與受傷位置而有所不同。肌肉本身拉傷約需3～6週的癒合時間。如果是肌肉與肌腱交界處（肌肉肌腱區域）受傷則需更長時間，平均約4～8週。大腿後側肌群肌腱受傷的癒合時間最久，可能要4個月才能完全恢復。

治療策略：拉傷大腿後側肌群的患者必須從事強化運動，逐漸對受傷肌肉或肌腱施加負荷。[24]如果受傷情況嚴重，像是肌肉完全撕裂或從骨骼分離（撕脫），醫生可能會建議開刀。

有三大徵兆可顯示出大腿後側肌群完全撕裂。首先是大腿後側整塊區域嚴重瘀青。第二是若肌肉脫離骨頭，會在肌腱撕脫處形成凹陷，你可以感覺到肌肉之間存在空隙。最後一點是，你會發現肌力明顯減弱。最後一個症狀可能令人感到困惑，因為非撕裂的疼痛傷害也可能導致肌肉無力。但關鍵在於三者是否同時出現。

若你注意到這些症狀，請諮詢醫生。根據個人需求、功能性能力、受傷嚴重程度等考量，你可以有不同的選擇。肌肉骨骼系統有許多部分可相互取代，你可能不需要手術仍可維持日常生活。對於本書裡絕大部分狀況（重大創傷除外），先嘗試復健方案沒有任何壞處。如果狀況沒有好轉，你可以再去諮詢醫療專業人士以做出明智決定。

本復健方案會循序漸進地挑戰大腿後側肌群。第一階段以腳跟滑動開始，使用伸展帶或彈力帶協助執行。隨著疼痛減輕與傷害癒合，就可以僅靠大腿後側肌群動作，不需再依賴手臂協助。與傳統臀橋相比，腳趾抬高橋式更著重於腿後肌群（參與程度更高），但要是此變化式會造成疼痛，可以改做正常橋式，雙腳平踩地面。如果你能輕鬆完成雙腿腳趾抬高橋式，建議你進階至離心變化式，也就是抬高髖部時運用雙腿，但下降時只運用傷側的腿（離心收縮）。這樣可以開始強化肌肉，因為與向心收縮相比，肌肉在離心收縮時能提供更大力量。第一階段以站姿腿後彎舉結束，這是另一項初步強化與神經肌肉控制運動。

第二與第三階段會逐漸提高對於大腿後側肌群的挑戰，因此請你僅執行那些疼痛只有輕微程度或毫無疼痛的運動。過度用力可能會傷害組織，並拖累恢復速度。大腿後側肌群屬於髖伸肌與膝屈肌，因此這些運動都包含兩種動作的至少一種。拉傷癒合後，應該將第二與第三階段運動整合至腿部訓練，以減少再次拉傷的機率。比方說，北歐腿後彎舉不僅對復健非常有效，還能降低再次拉傷的風險。[25,26]

近端大腿後側肌群肌腱病變

概述：近端大腿後側肌群肌腱病變（PHT）是一個較新的診斷，指的是大腿後側肌群肌腱附著於骨盆後方坐骨粗隆的地方產生疼痛。當肌腱無法承受外力時（例如你在髖部屈曲、膝蓋伸直的情況下伸展大腿後側肌群），這種情況就會發生，通常是反覆壓迫坐骨粗隆所致，例如坐在堅硬表面上或進行大腿後側肌群伸展。[27]

徵象與症狀：PHT會在坐骨處（臀部底部，也就是大腿後側肌群附著處）產生疼痛，且疼痛可能延伸至鼠蹊部內側。當髖部處於屈曲狀態，同時大腿後側肌群收縮或伸展，疼痛也會發作。當大腿後側肌群的肌腱承受壓力時（例如迅速動作或伸展），疼痛通常會非常劇烈，休息時該區域則呈現痠痛。

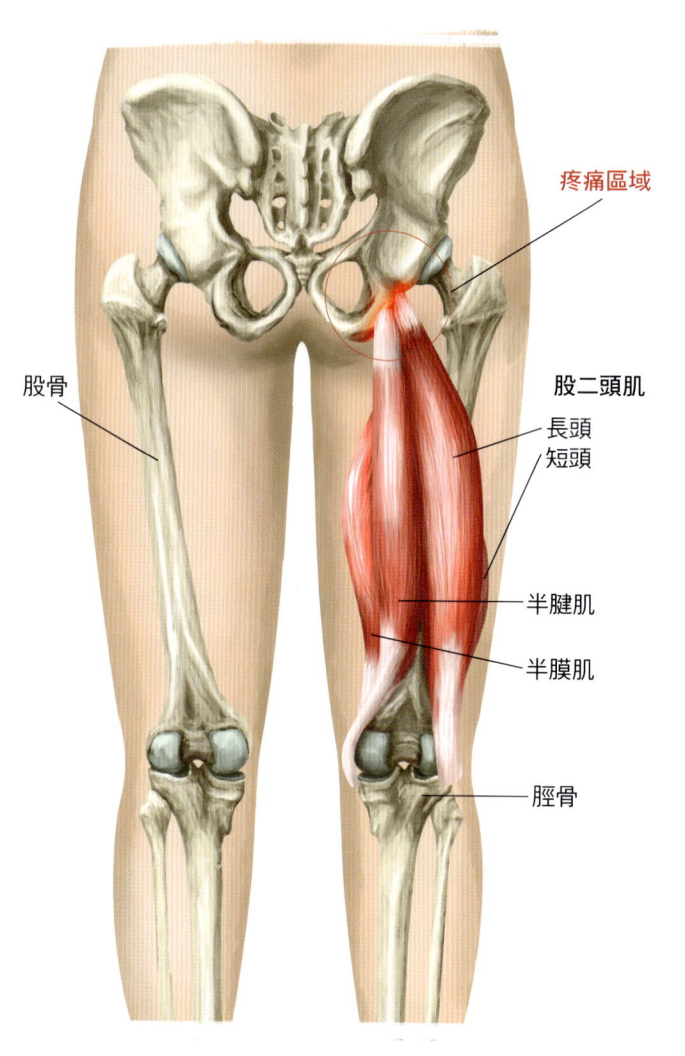

疼痛區域

股骨　　　　　　　　　　　　　股二頭肌
　　　　　　　　　　　　　　　長頭
　　　　　　　　　　　　　　　短頭

　　　　　　　　　　　　　　　半腱肌

　　　　　　　　　　　　　　　半膜肌

　　　　　　　　　　　　　　　脛骨

如何區分近端大腿後側肌群的肌腱病變與拉傷（撕裂）？

大部分的人不知道大腿後側肌群近端也會出現肌腱病變，因此他們經常誤以為是撕裂傷。雖然這兩種情況的疼痛症狀非常類似，但疼痛位置通常不一樣。此部位的肌腱病變通常由上坡長跑或短跑衝刺等活動引起（與拉傷類似），且在該肌群伸展與坐下時疼痛加劇，因為這兩項動作都會導致肌腱受到坐骨壓迫。結果就是，你通常會在該肌腱與骨頭連接的地方（骨盆後方、靠近坐骨的位置）感到疼痛。另一方面，此部位的肌群拉傷則是肌肉強力收縮（如短跑衝刺或直腿硬舉）造成組織撕裂傷，通常是肌腱下方2～5公分處或大腿中間。因此你可能會感覺或聽到「啪」的一聲，這就是肌纖維撕裂的聲音。

由於肌腱病變與肌肉部分撕裂（拉傷）的症狀類似，因此僅能透過核磁共振結果區分彼此。但在大多數情況下，影像檢查並非必要程序（除非你懷疑完全斷裂或撕脫），因為復健過程幾乎一樣。

加重因素：伸展大腿後側肌群、髖鉸鏈動作（例如硬舉）、上坡跑步、短跑衝刺與類似活動經常會引發疼痛。你可能需要暫停伸展並減少久坐時間，以降低肌腱敏感度，讓它有時間復元。

預後：這類傷害可能需要很長時間才會癒合，因為多數人坐著的時間非常長，很容易對該區域帶來壓力。但若你能調整加劇疼痛的活動並強化肌腱，大部分的PHT可以在6～12週內復元。如果症狀經常發作，肌腱問題可能需4個月時間才能改善或完全痊癒。

治療策略：PHT主要的治療方式是物理治療輔以阻力訓練，阻力訓練能夠逐漸強化大腿後側肌群肌腱的力量與韌性[27,28]。與許多肌腱問題一樣，伸展可能會導致PHT惡化。預防傷害的方案中可能會包含伸展，但它在急性階段會壓迫受傷肌腱並加劇症狀，因此本復健方案並不包括伸展運動，而把重點放在逐漸施加負荷並強化肌腱與肌肉。

復健初期包括一些低負荷運動，例如腳趾抬高橋式、站姿腿後彎舉、瑜伽球腿後彎舉與登階，這些運動不會讓髖部屈曲過多。後期階段會加入分腿蹲、腳墊高的腿後肌群橋式、滑冰者深蹲、硬舉與北歐腿後彎舉，這些運動逐漸增加對於大腿後側肌群的要求與髖屈曲角度。本復健方案在初期會限制髖屈曲，是因為此姿勢（可想成硬舉或跨步蹲最低點）會導致近端大腿後側肌群肌腱遭骨盆坐骨壓迫。復健過程太早採取此姿勢，通常會加劇症狀並影響復元速度。重點在於每個運動都嘗試看看，如果毫無疼痛或程度輕微，那加入訓練計畫通常不會有太大問題。即便PHT復元後，還是要定期從事第二與第三階段運動，以維持大腿後側肌群與肌腱的力量。

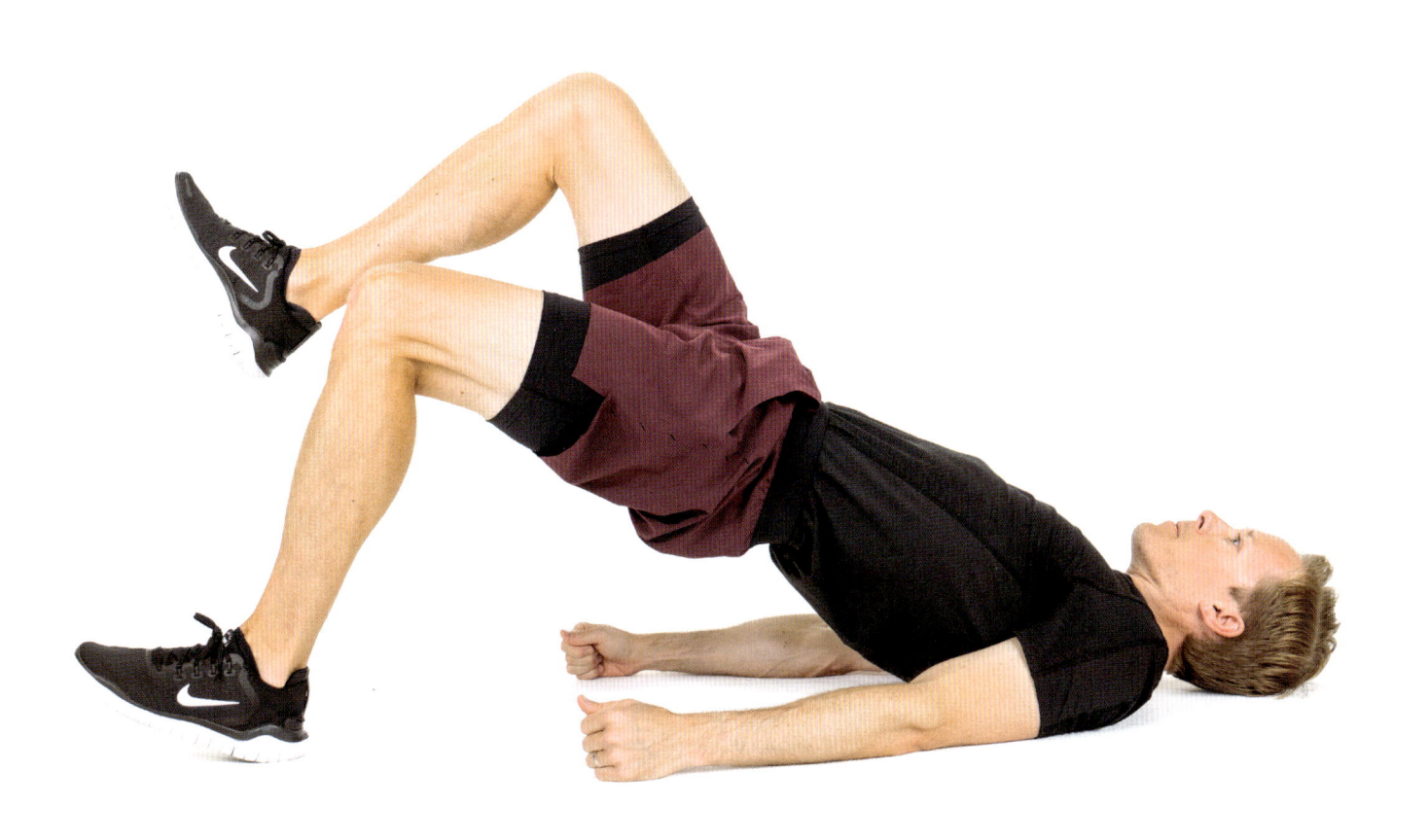

大腿後側肌群拉傷
第一階段

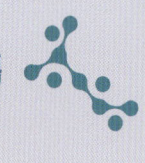

適用於：
- 減輕大腿後側肌群疼痛
- 改善神經肌肉控制
- 作為第二與第三階段運動的暖身

指引：
- 每天進行腳跟滑動與腿後彎舉，每週做3或4次腳趾抬高橋式
- 工具：伸展帶
- 休息時毫無疼痛，運動時疼痛不超過輕微程度（疼痛指數3／10），便能加入第二階段的運動

腳跟滑動（擇一）

將伸展帶繞在一隻腳的足弓後面。彎曲膝蓋，並將腳跟往臀部方向滑動，拉動伸展帶以協助完成動作。如果不會感覺疼痛，可以不用伸展帶，在疼痛不超過輕微程度的前提下盡量滑動腳跟到極限。做3組，每組10次。

使用伸展帶

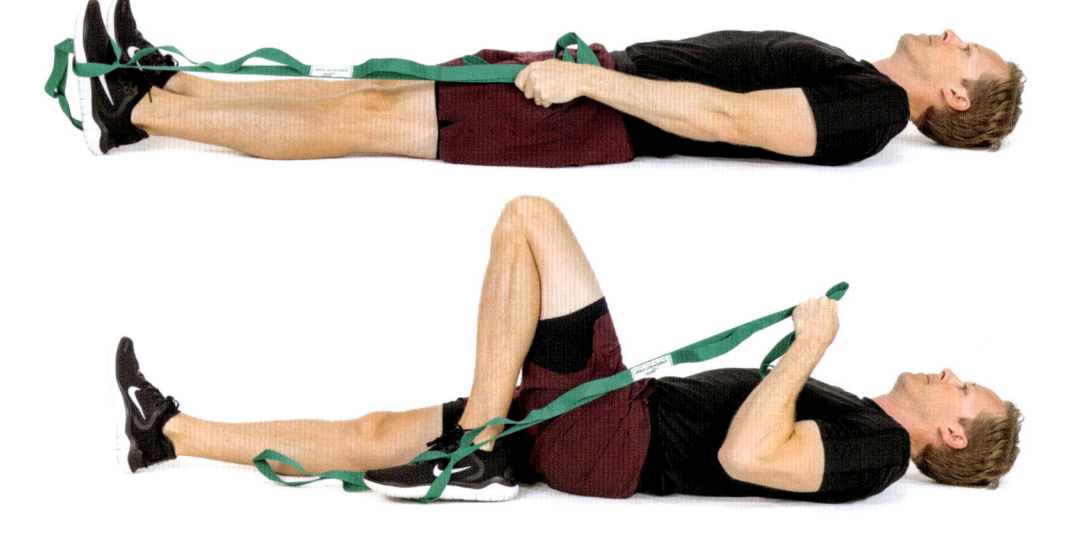

不用伸展帶

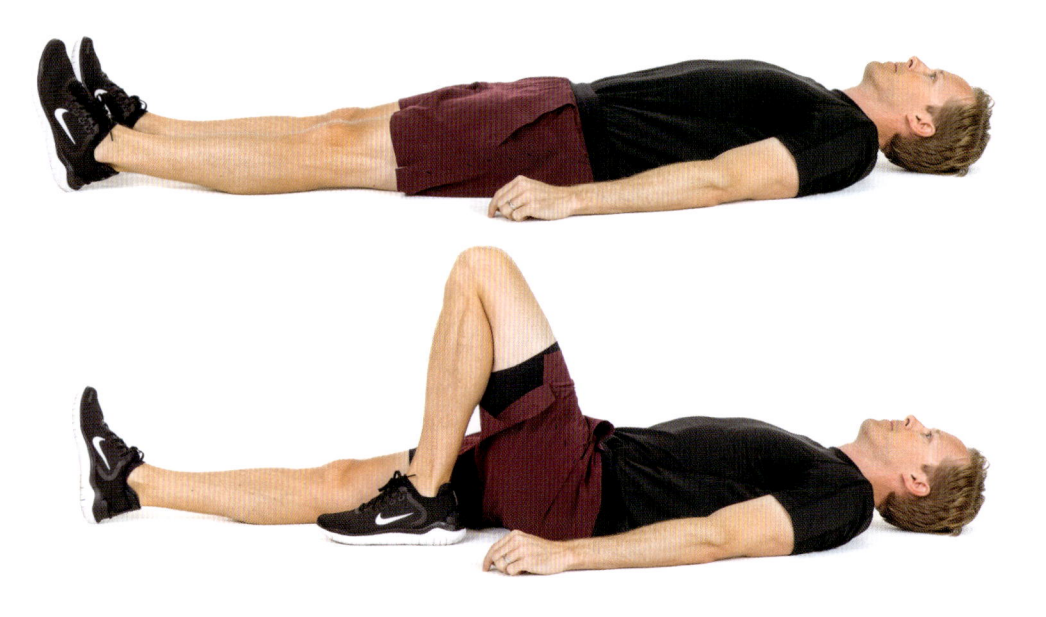

腳趾抬高橋式（擇一）

雙腿

彎曲膝蓋並抬高腳趾。腳跟推地並抬高臀部，完全伸展髖部。當髖部完全伸展時收緊臀肌，並在最高點停留1～2秒。做3組，每組 10 次。若能完成此動作而不感覺疼痛，可試試看單腿離心變化式。

單腿離心

先做雙腿腳趾抬高橋式動作。在最高點時將一條腿抬離地面，然後慢慢地降低髖部，以執行動作的離心（下降）階段。回到雙腿版本的起始姿勢並重複雙腿往上單腿往下的動作。

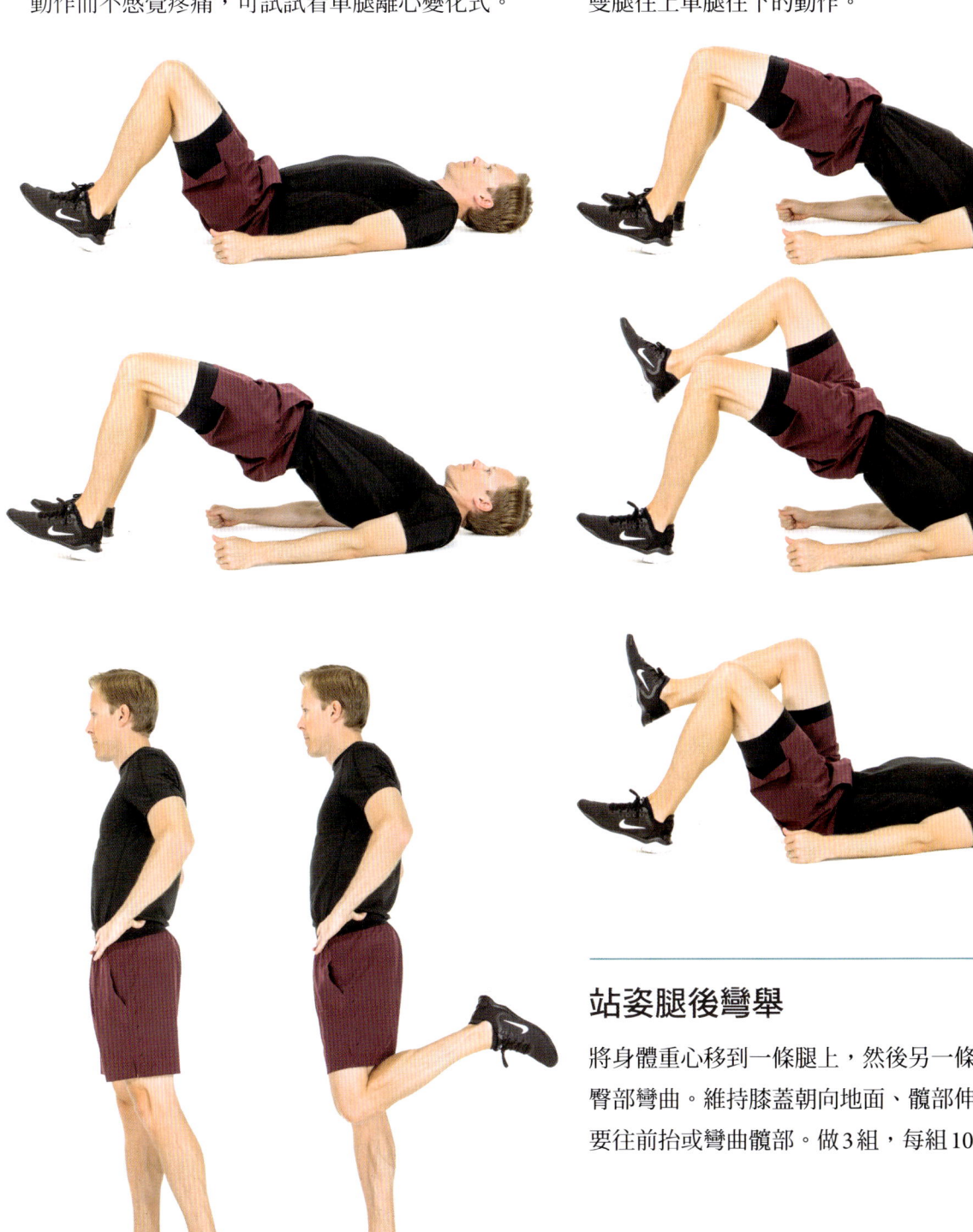

站姿腿後彎舉

將身體重心移到一條腿上，然後另一條腿的腳跟往臀部彎曲。維持膝蓋朝向地面、髖部伸展，膝蓋不要往前抬或彎曲髖部。做3組，每組10～15次。

大腿後側肌群拉傷
第二階段

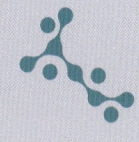

適用於：
- 減輕大腿後側肌群疼痛
- 初步強化大腿後側肌群
- 作為第三階段運動的暖身

指引：
- 每週做3或4天
- 做3組，每組10～15次
- 工具：瑜伽球（健身球）與跳箱
- 運動時疼痛不超過輕微程度（疼痛指數3／10），便能加入第三階段的運動

後踢

採取四足跪姿，肩膀與手腕對齊，髖部在膝蓋上方。
維持膝蓋彎曲約90度，將一隻腳往天花板抬高，
在最高點時收緊臀肌。盡量維持背部平直（繃緊核心）、
大腿與地板平行，並讓髖部完全伸展。
如果過度拱背就減少活動範圍。
也可以將彈力圈套在膝蓋上方，以增加運動難度。

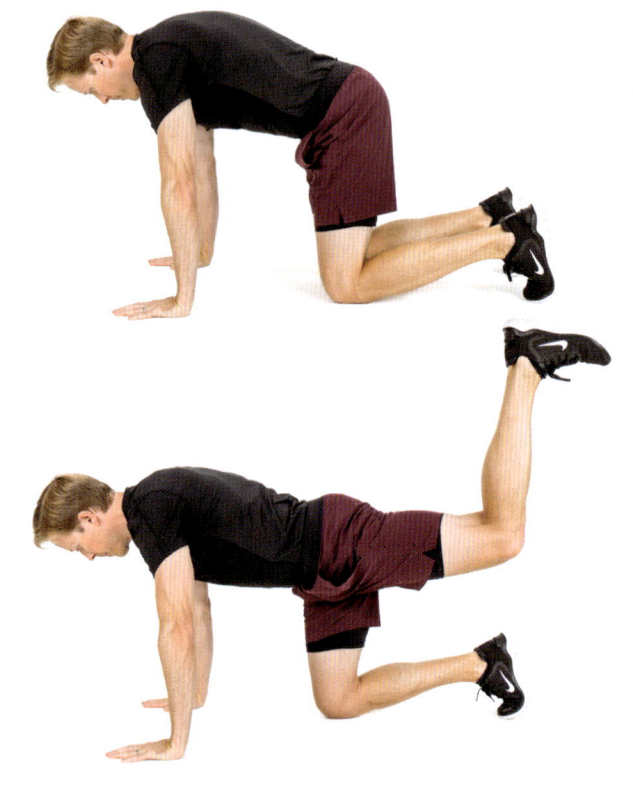

腳趾抬高腿後肌群橋式

起始姿勢如同腳趾抬高橋式，但雙腳位置
距離身體更遠，膝蓋彎曲約45度。
將一條腿抬離地面。伸展髖部並抬高臀部，
為了做出這個動作，可以想像成將腳跟拉向臀部。
由於腿舉起的角度，你的腳不會移動，
但大腿後側肌群的啟動度會增加。
如果這個版本對你來說太困難或會引發疼痛，
可以改做雙腿抬高、單腿下降的變化式：
兩腳腳跟維持貼地，髖部抬至最高點後，
再抬起一條腿，然後執行單腿離心動作至最低點。

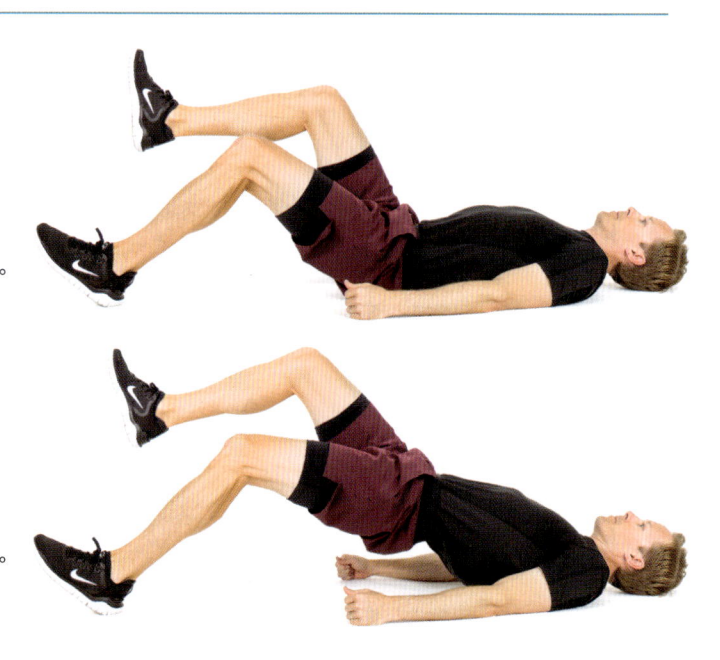

瑜伽球腿後彎舉

背部平躺於地面,雙腳放在瑜伽球(健身球)的中間。雙臂稍微張開並維持貼地。將腳跟壓進球裡並伸展髖部。當髖部完全伸展時,腳跟慢慢地往臀部彎曲。

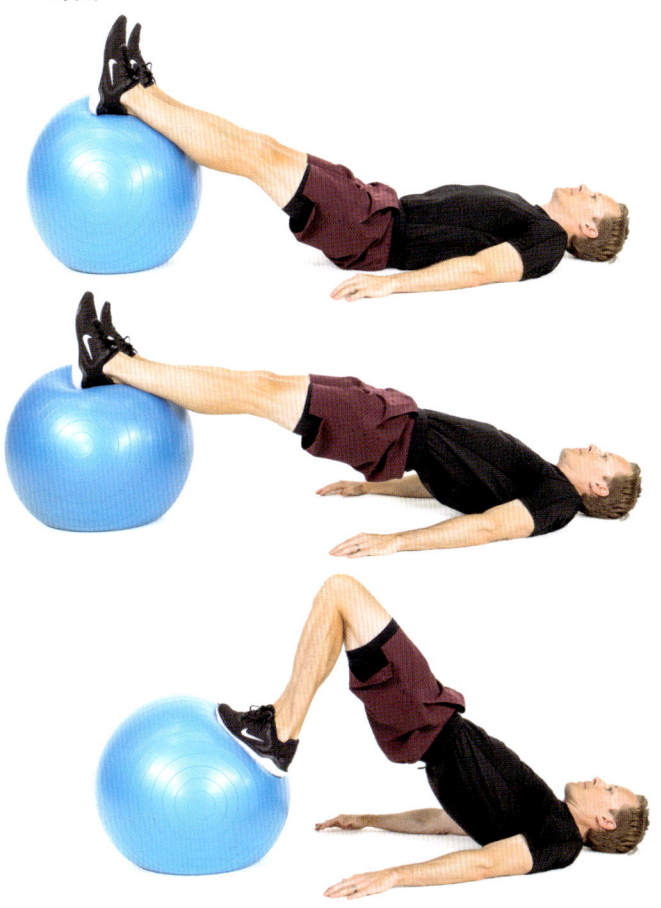

登階

一隻腳踩在跳箱上,膝蓋與腳尖對齊。在腳不推地的情況下,將身體重心轉移到抬高的腿。透過腳跟或中足發力,以連貫的動作抬高軀幹與髖部。可以增加跳箱高度或手握啞鈴來提高動作難度。

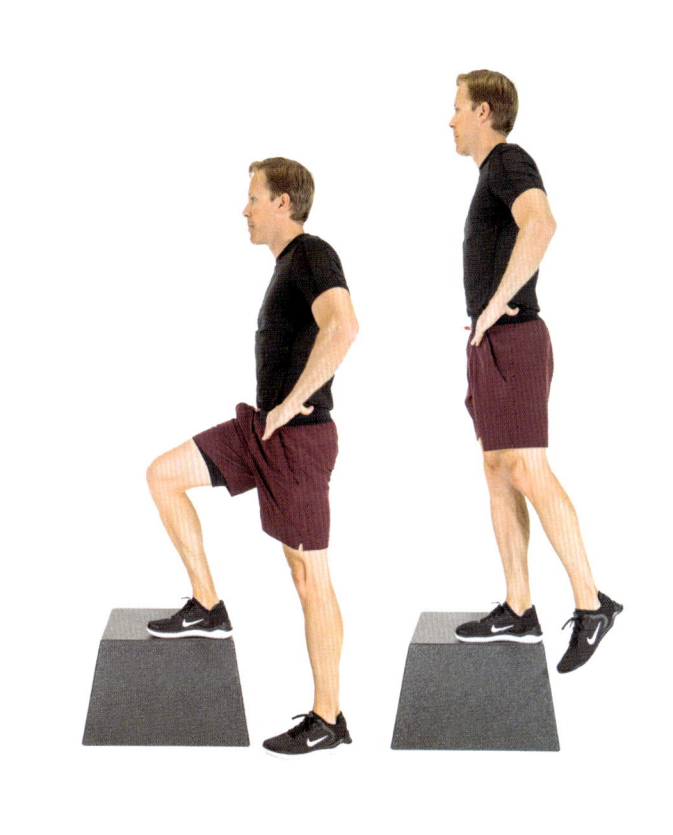

分腿蹲

進入分腿蹲姿勢的步驟為:軀幹挺直、
前方腿微彎、小腿前側與地面垂直,後方腿伸直。
接著將髖部直直地往下降,後方膝蓋觸地。
用前腳的腳跟與後腳蹠骨球推地,
伸展膝蓋並將身體抬高至起始位置。
可以單手握啞鈴來挑戰軀幹穩定度,
或者雙手各握一個啞鈴來增加負重。

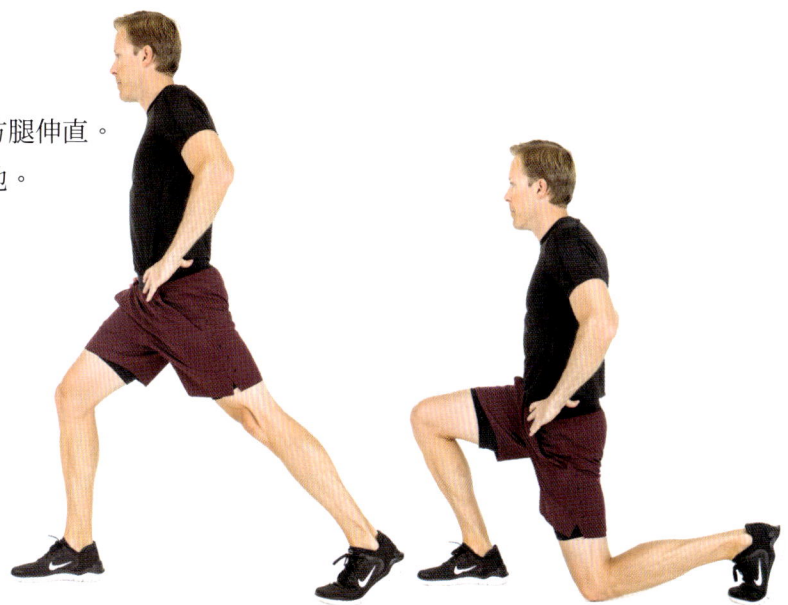

大腿後側肌群拉傷
第三階段

適用於：
- 強化大腿後側肌群力量
- 預防大腿後側肌群疼痛與受傷

指引：
- 每週做3或4天
- 做3組，每組10～15次（除非另有註明）
- 每組動作做到力竭
- 工具：長椅、瑜伽球（健身球）、啞鈴與平衡墊

腳墊高的腿後肌群橋式

背部平躺於地面，雙臂打開放在身體兩側。將一隻腳的腳跟放在長椅中間，膝蓋彎曲、角度略大於90度。另一條腿不要碰到長椅、膝蓋彎曲約90度。

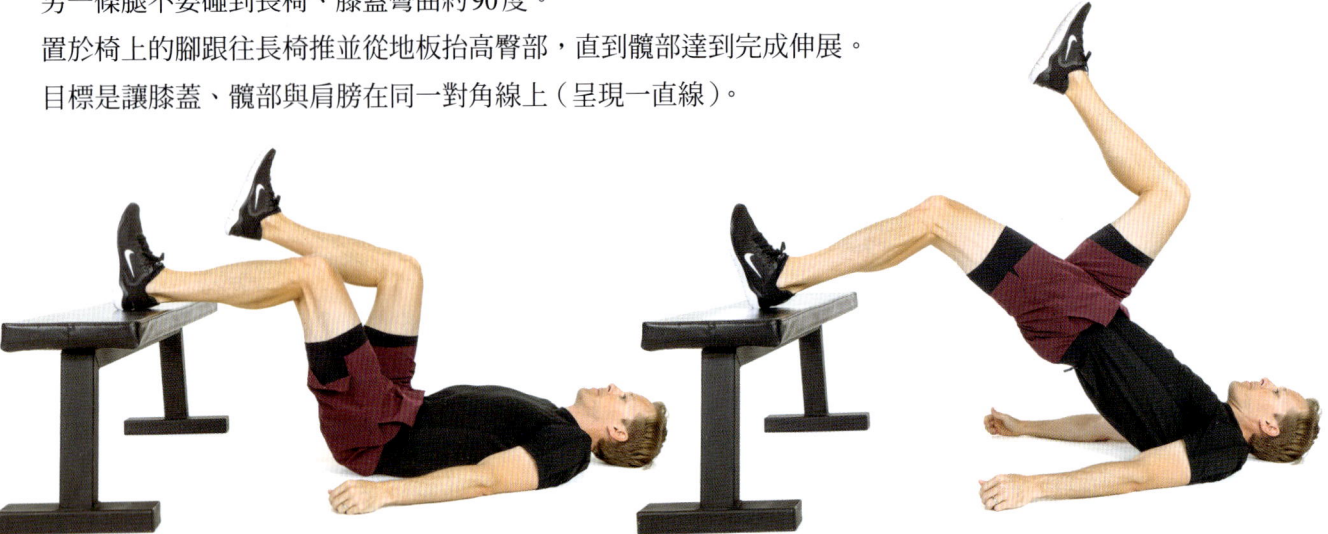

置於椅上的腳跟往長椅推並從地板抬高臀部，直到髖部達到完成伸展。

目標是讓膝蓋、髖部與肩膀在同一對角線上（呈現一直線）。

滑冰者深蹲

單腿站立，另一條腿（非承重腿）的膝蓋彎曲，腳的位置在身體後面。軀幹與髖部維持方正，從髖部位置進行鉸鏈式身體前彎，軀幹前傾，並將非承重膝蓋往地面降低。

降低膝蓋觸碰墊子以方便測量距離。

也可在身體前方手持輕重量的槓片或啞鈴，以維持平衡。

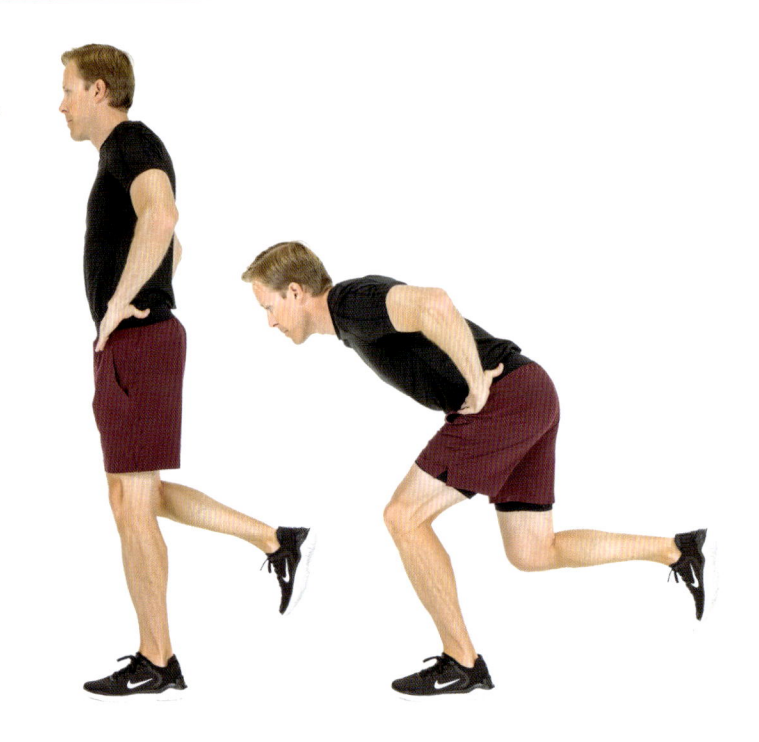

CHAPTER 20 | 髖部復健方案 ▶ 大腿後側肌群疼痛

單腿臀推

中背靠在長椅邊緣並抬高一條腿（可以將腿伸直或維持彎曲約90度）。著地的腳往地板推並伸展髖部。當髖部完全伸展時，專心收緊臀肌，並維持收縮1～2秒。

單腿腿後彎舉

背部平躺於地面，將一隻腳放在瑜伽球（健身球）的中間，另一條腿維持彎曲，不要碰到球。雙臂稍微張開並維持貼地。將腳跟壓進球裡並伸展髖部。當髖部達到完全伸展時，慢慢地將腳跟往臀部彎曲。

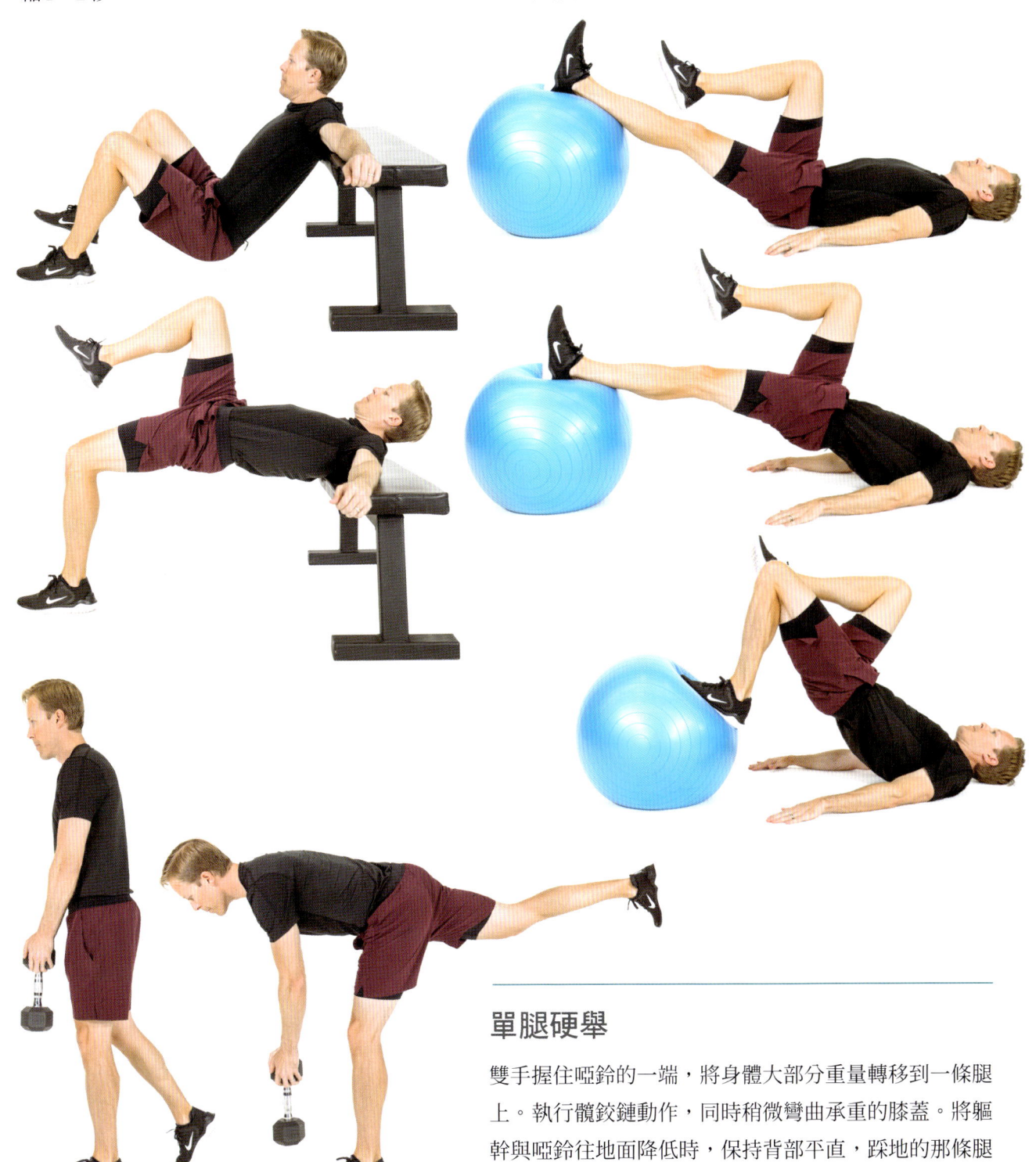

單腿硬舉

雙手握住啞鈴的一端，將身體大部分重量轉移到一條腿上。執行髖鉸鏈動作，同時稍微彎曲承重的膝蓋。將軀幹與啞鈴往地面降低時，保持背部平直，踩地的那條腿小腿前側與地面垂直、雙手放鬆，肩膀與髖部維持方正（避免扭轉或旋轉）。每條腿做3組，每組5～10次。

北歐腿後彎舉

跪在墊子上，請人幫你壓住腳跟，
或使用屈腿機來固定雙腳。
如果你做的是有夥伴協助的版本，
試著讓蹠骨球緊貼地面。起始位置是直立姿勢，
髖部完全伸展、膝蓋彎曲90度。
伸展膝蓋，慢慢地將軀幹往地面下降。
在這個過程中，將腳跟往夥伴的手壓來控制下降速度。
你應該只會看到膝蓋在動，其他部位不動。
降至地面時，使用手臂來緩衝上半身重量，
同時維持大腿後側肌群張力。
當你快撐不住，不要直接倒下，而是用手臂
適當支撐，在穩定控制的情況下持續下降。
你應該會感覺到大腿後側肌群
在整個離心階段持續緊繃。
觸地後，將雙手往地板推的同時，
繼續將腳跟壓向夥伴的手。利用這股推力
與大腿後側肌群的力量將自己拉回到起始姿勢。
做3組，每組3～6次。

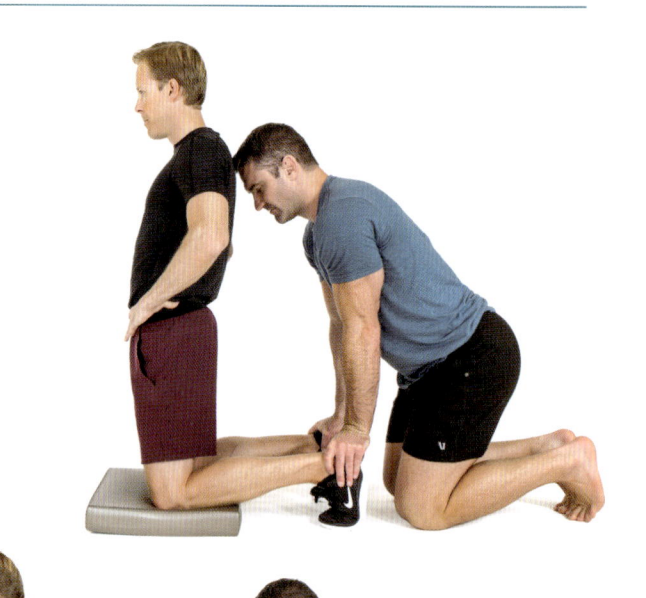

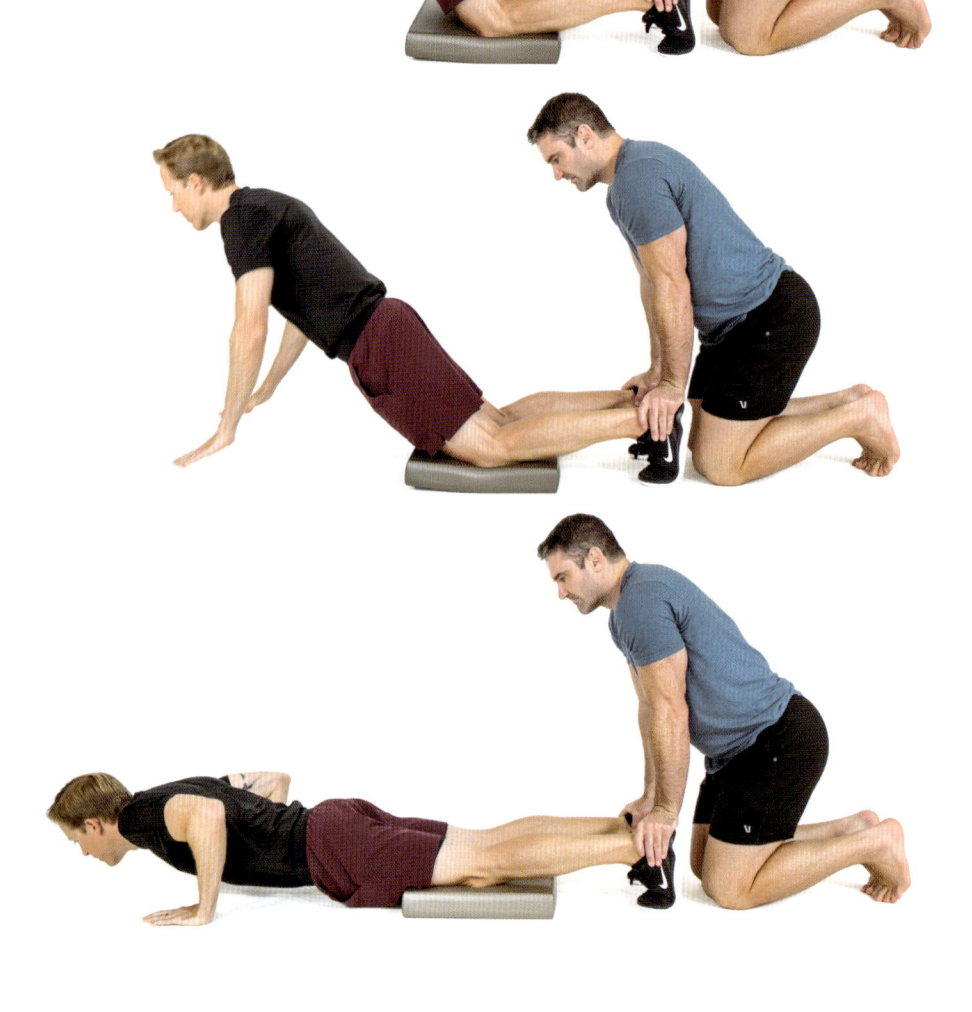

鼠蹊部拉傷

此方案用於治療：
- 髖部與大腿內側疼痛
- 內收肌群拉傷（鼠蹊部拉到）

概述：髖部內收肌群（鼠蹊部肌肉）位於大腿內側，負責將髖關節從外展位置移回靠近身體中線（內收），並在站立、跳躍與單腳蹬地側向移動等活動期間穩定下肢。在鼠蹊部的主要肌肉裡，內收長肌被認為是最容易拉傷的部位，但其實任何內收肌都有可能出問題。

最常見的受傷部位是肌肉與肌腱的交界處（肌肉轉變為肌腱的地方），因為這個區域的組織彈性通常較差。內收肌群損傷通常是踢腿、轉身、滑冰與衝刺等動作所致，且常見於曲棍球、體操、足球、武術、美式足球與田徑等運動項目。[29,30]

徵象與症狀：鼠蹊部拉傷會造成大腿內側疼痛，患者通常感覺疼痛位置比較靠近鼠蹊部，而不是往下到大腿。肌肉收縮時，疼痛會非常劇烈，而未使用肌肉時則感覺鈍痛。

加重因素：鼠蹊部肌肉會協助髖部伸展與穩定腿部，因此患者從事需髖部高度穩定的活動時（如衝浪、滑冰、跑步與跳躍等）經常會感到疼痛。爬樓梯、從座位起身與上下車（特別是車身較低的車輛）等動作也可能引發疼痛。

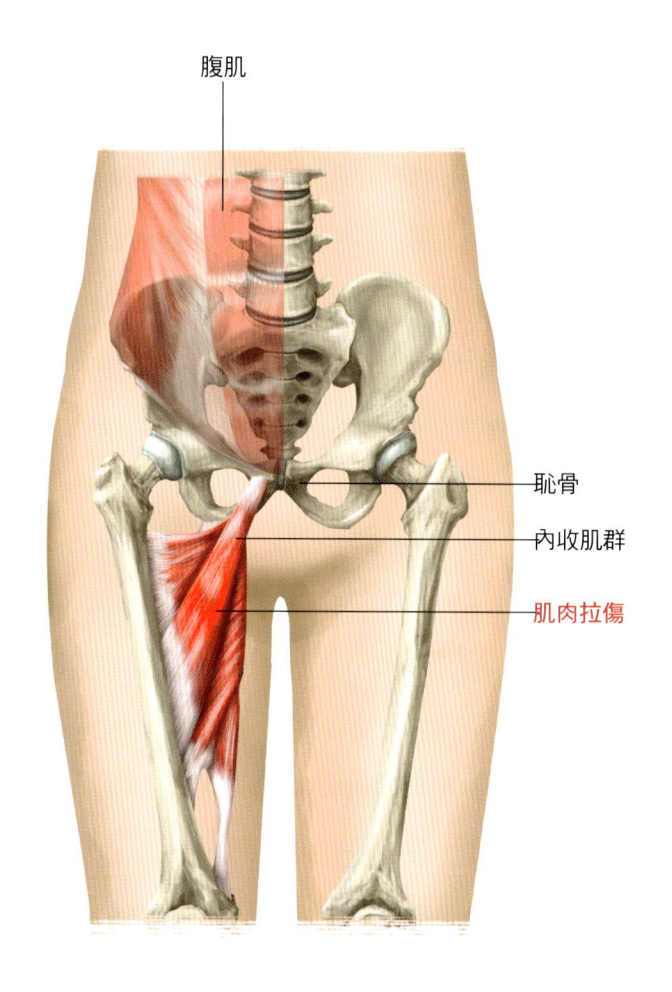

腹肌
恥骨
內收肌群
肌肉拉傷

如何區別鼠蹊部與大腿後側肌群拉傷？

想判斷你拉傷的部位是內收肌群或大腿後側肌群近端有點困難，因為兩者產生的症狀有可能類似。你可以使用觸診、受傷機制與加重因素來協助研判。如果疼痛位置靠近鼠蹊部與髖部內側，那鼠蹊部拉傷的復健方案可能更有效果。若疼痛比較接近大腿後側，那你可以試試大腿後側肌群疼痛的復健方案。但這兩個方案裡的運動都能產生效用。

預後：癒合時間根據嚴重程度（第1～3級）與受傷位置而有所不同。肌肉拉傷約需3～6週時間恢復。如果是肌肉與肌腱交界處（肌肉肌腱區域）受傷則平均需要約4～8週。肌腱受傷最不容易好，可能要4個月才能完全恢復。

治療策略：收肌群拉傷的主要治療方式是強化運動，也就是逐漸提高對受傷肌肉或肌腱施加的負荷。儘管伸展有時能協助減輕疼痛，但研究發現阻力訓練最能夠恢復組織完整性、減少拉傷頻率，並防止再度受傷。[31,32]

如果情況嚴重，像是肌肉完全撕裂或從骨骼分離（撕脫），醫生可能會建議開刀。內收肌群與恥骨連接，一旦撕裂就會使結構完整性受損，導致鼠蹊部出血與瘀青，並產生劇痛與肌肉無力的狀況。如果出現這些徵兆，請立刻諮詢醫療專業人士。

1 第一階段的重點在於減輕急性疼痛，其中包含基礎的髖部活動度運動（屈曲、外展與內收），以及加入內收肌群等長收縮的橋式動作。等長運動會開始強化受傷肌肉，同時以穩定控制的方式增加力量。盡量收縮肌肉即可，不要讓不適感超過輕微程度。過度用力收縮肌肉可能會加劇傷害並影響恢復速度。

2 第二階段的阻力訓練會逐漸增加對於內收肌群的挑戰。側躺內收針對內收肌群，但你僅需要抬起腿部重量。如果太痛，可以先做第二階段的其他運動，過一、兩週後再次嘗試。如果側躺抬腿太簡單，則可以加上腳踝重量。側平板支撐偏移則是在腿部處於最高點時訓練受傷的內收肌群。由於上方腿處於偏移位置，內收肌群必須往地面推以協助抬高骨盆。單腿橋式與椅子深蹲則著重於髖伸展，此功能非常重要，因為有部分內收肌群會協助臀肌伸展髖部。

3 第三階段的運動對於內收肌群的要求更高，這類運動會協助你把該肌群的力量與完整性提升到最佳。相撲深蹲的站距比一般深蹲更寬，因此可協助徵召鼠蹊部的肌肉。分腿蹲加強的是髖伸展，但由於雙腿分開，因此難度比起椅子深蹲高。側向跨步蹲與側向登階也會練到髖伸展，但當髖部遠離身體中線（外展）時，內收肌群就必須收縮以穩定髖關節，並將身體拉向站立的腿。哥本哈根平板支撐（內收肌群抬腿）是最困難的鼠蹊部運動，卻是強化這些肌肉並降低再次拉傷機率的極佳運動。[33,34]你可以先做短槓桿版本，如果能輕鬆完成且不會疼痛，就可進階至長槓桿變化式。

與其他類型的拉傷相同，在復元後請將第二與第三階段運動加入常規訓練計畫裡，以維持肌肉與肌腱健康。

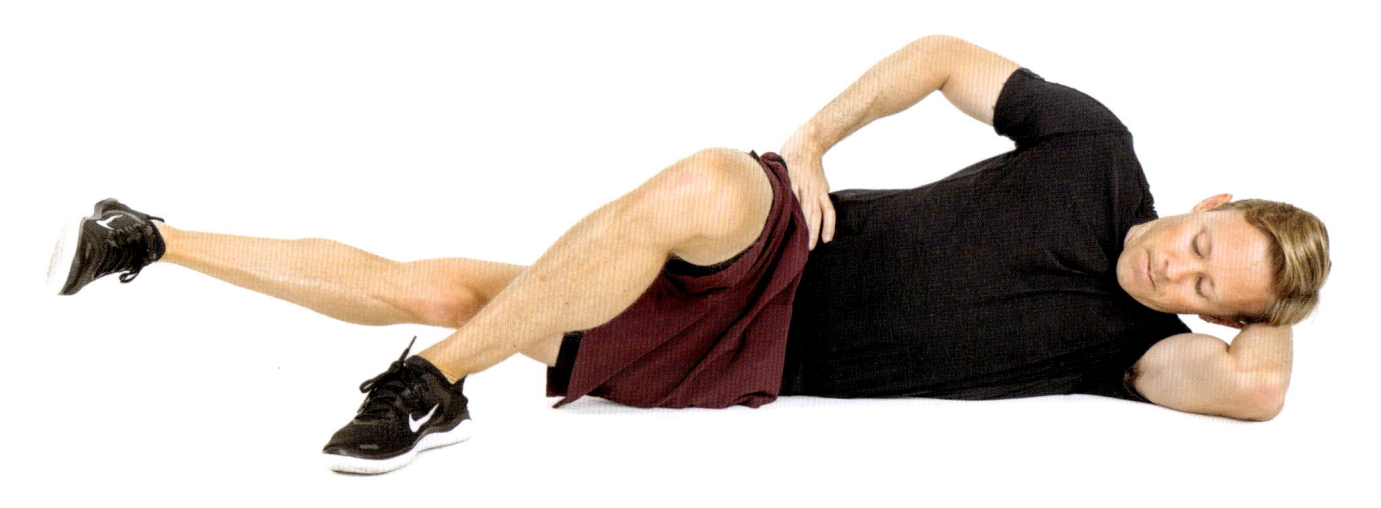

鼠蹊部拉傷
第一階段

適用於：
- 減輕鼠蹊部疼痛
- 改善神經肌肉控制
- 作為第二與第三階段運動的暖身

指引：
- 每天執行
- 做3組，每組10～15次
- 工具：木棍與運動球
- 休息時毫無疼痛，運動時疼痛不超過輕微程度（疼痛指數3／10），便能加入第二階段的運動

髖屈曲

採站姿，雙腳位於髖部正下方，腳掌朝前。在不靠外力協助支撐的情況下，將一邊膝蓋盡量抬高。達到活動範圍終端時，雙手環抱膝蓋前側並拉向胸部。在活動範圍終端停留2～3秒。

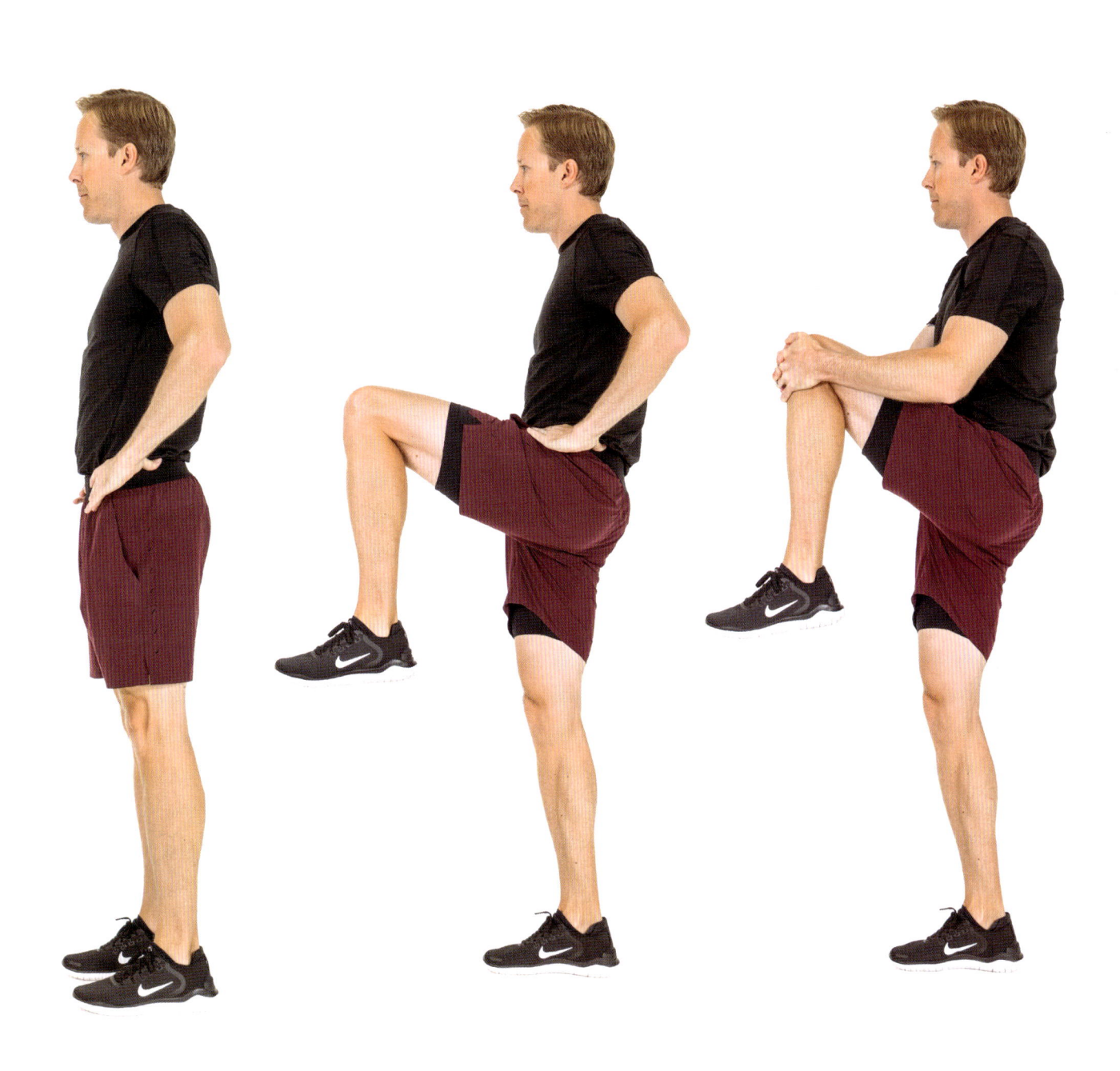

髖外展

使用木棍維持平衡,將身體重心移到一條腿,然後用髖部與臀肌將另一條腿抬至身體外側(外展)。盡量不要過度傾斜或旋轉足部。換言之,維持身體直立、抬高的腳掌朝前。

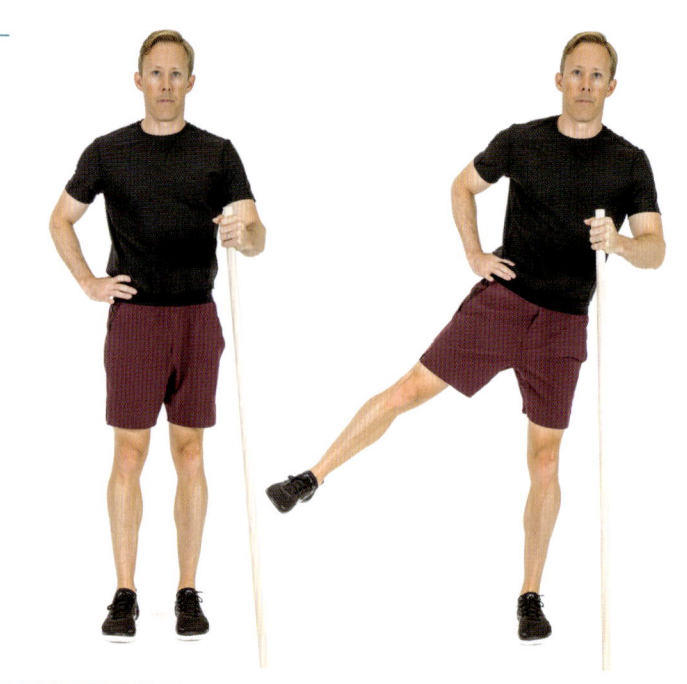

髖內收

將身體重心移到一條腿,然後用內收肌群移動非承重腿橫過身體到另一側(內收)。

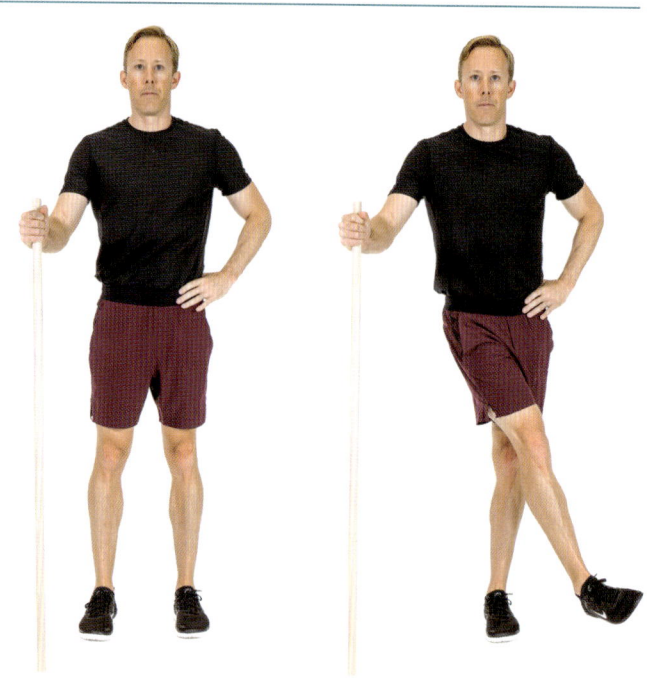

橋式加入內收

在雙膝中間放置一顆排球、足球或籃球。執行橋式運動(腳跟往地面推並伸展髖部)的同時,膝蓋緊緊夾住球並收縮臀肌。動作全程都要維持對球施壓。

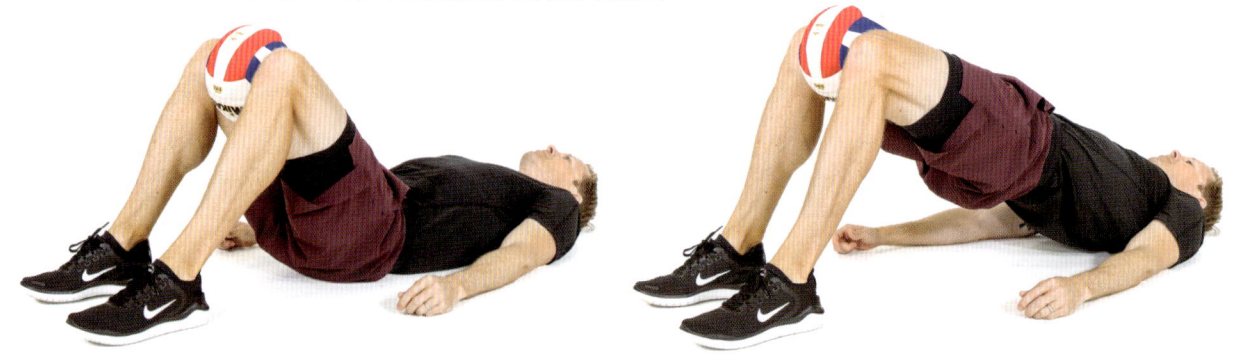

鼠蹊部拉傷
第二階段

適用於：
- 減輕鼠蹊部疼痛
- 初步強化內收肌群／鼠蹊部
- 作為第三階段運動的暖身

指引：
- 每週做3或4天
- 做3組，每組10～15次（除非另有註明）
- 做這些運動時疼痛不超過輕微程度（疼痛指數3／10），便能加入第三階段的運動

側躺內收

採側躺姿勢，上方腿與下方腿交叉。
下方腳的膝蓋維持伸直，將腳直直抬高。
在最高點維持1～2秒。

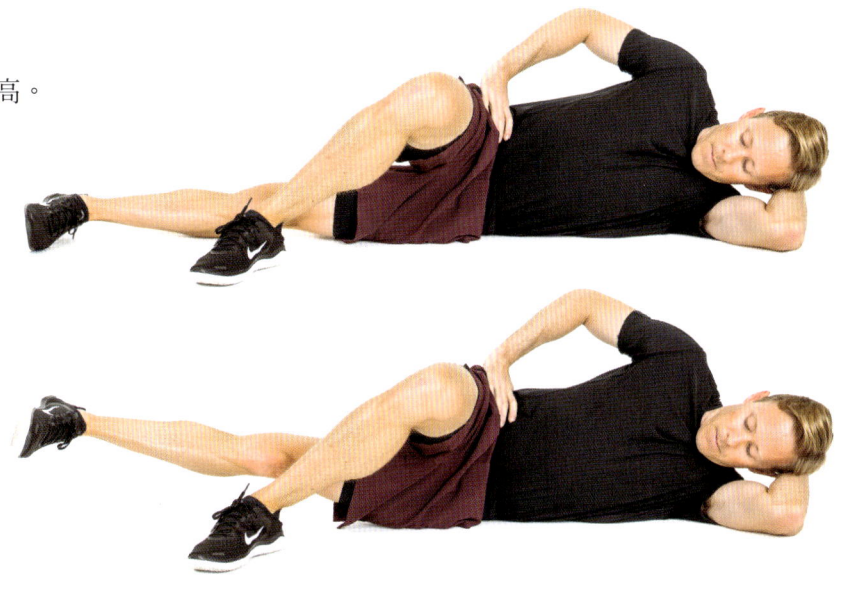

側平板支撐偏移

一邊手肘放在肩膀下方以抬高上半身，
並將上方腿與下方腿交疊。
將上方腿往地面推，
利用軀幹與內收肌群抬高髖部。
做3次，每次維持20～30秒。

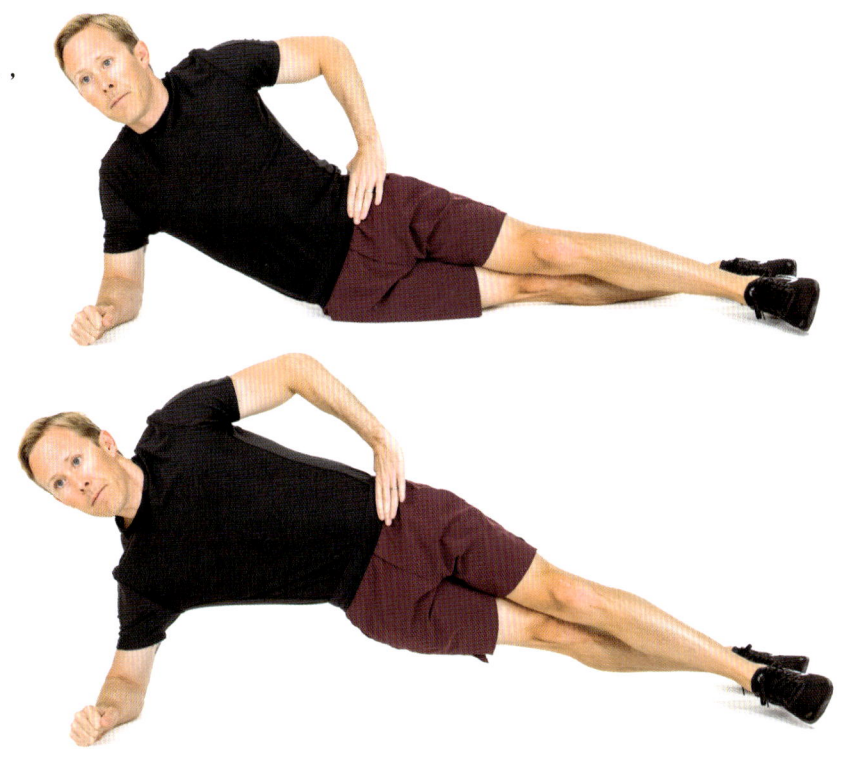

單腿橋式

進入橋式起始姿勢並抬高一條腿（可以將抬高的腿伸直，或維持彎曲約90度）。腳往地板推並伸展髖部。當髖部完全伸展時，專心收緊臀肌，並維持收縮1～2秒。可以將彈力圈套在膝蓋上方或是做單腿臀推（詳見大腿後側肌群拉傷復健方案），以增加運動難度。

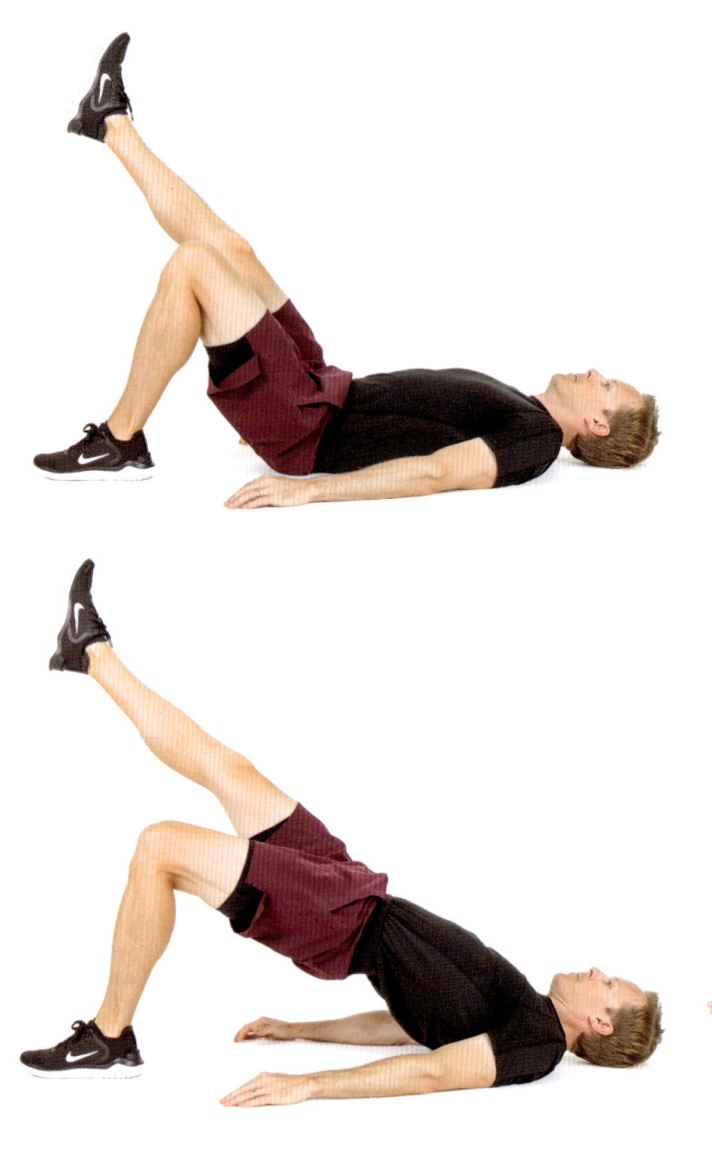

椅子深蹲

站在椅子或箱子前面，雙腳約與肩同寬。至於腳尖向外的程度，可以伸直或稍微往外，只要自己感覺舒服即可。接著執行深蹲動作：雙臂在身體前方伸直以幫助平衡，稍微將髖部往後推，直直地往下坐。蹲到最低點時，維持脊椎中立，不要過度拱背或圓背，膝蓋對齊腳趾。

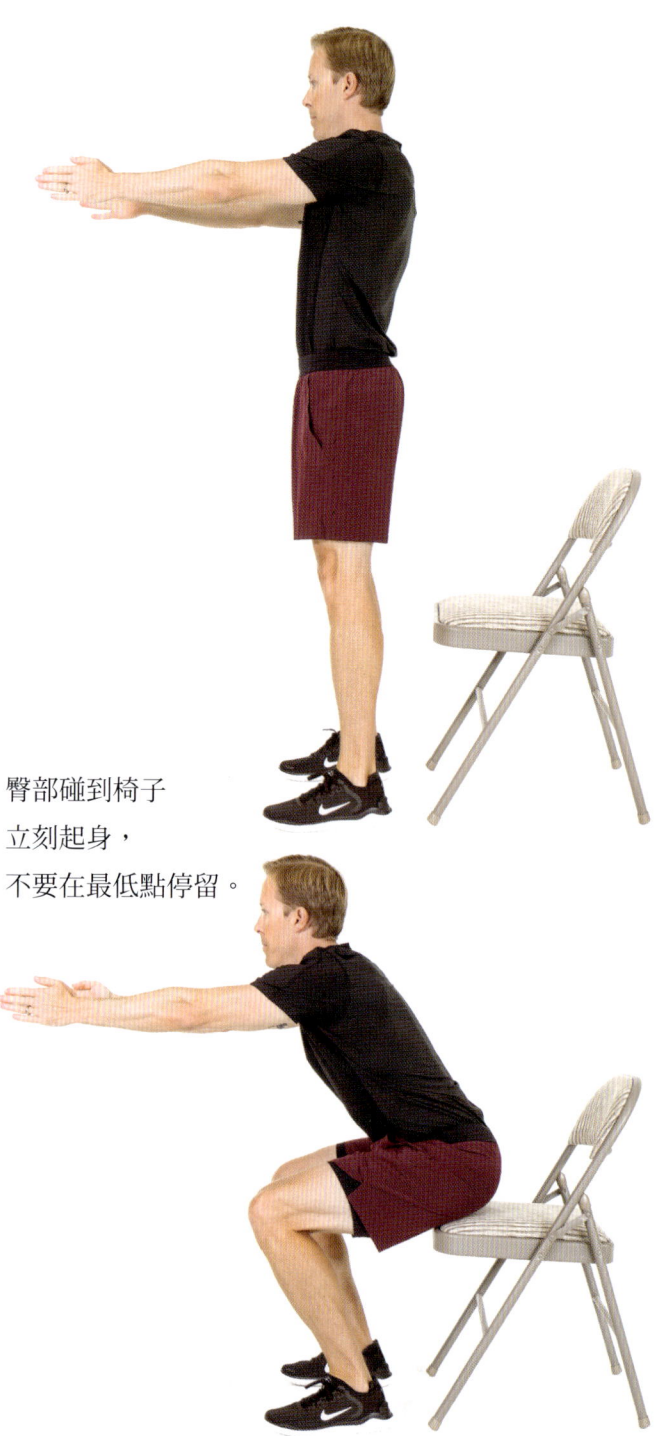

臀部碰到椅子立刻起身，不要在最低點停留。

鼠蹊部拉傷 第三階段

適用於：
- 增強鼠蹊部與下半身力量
- 預防鼠蹊部疼痛與受傷

指引：
- 每週做3或4天
- 做3組，每組10～15次
- 每組動作做到力竭
- 工具：啞鈴、跳箱、平衡墊與長椅

相撲深蹲

雙手握住啞鈴的一端放在身體前方，雙腳打開比肩寬，腳尖朝外約45度。

維持軀幹挺直、手臂放鬆，髖部往後坐下，將啞鈴往地板下降。

腳跟往地板推，同時伸展髖部與膝蓋以回到最高點。

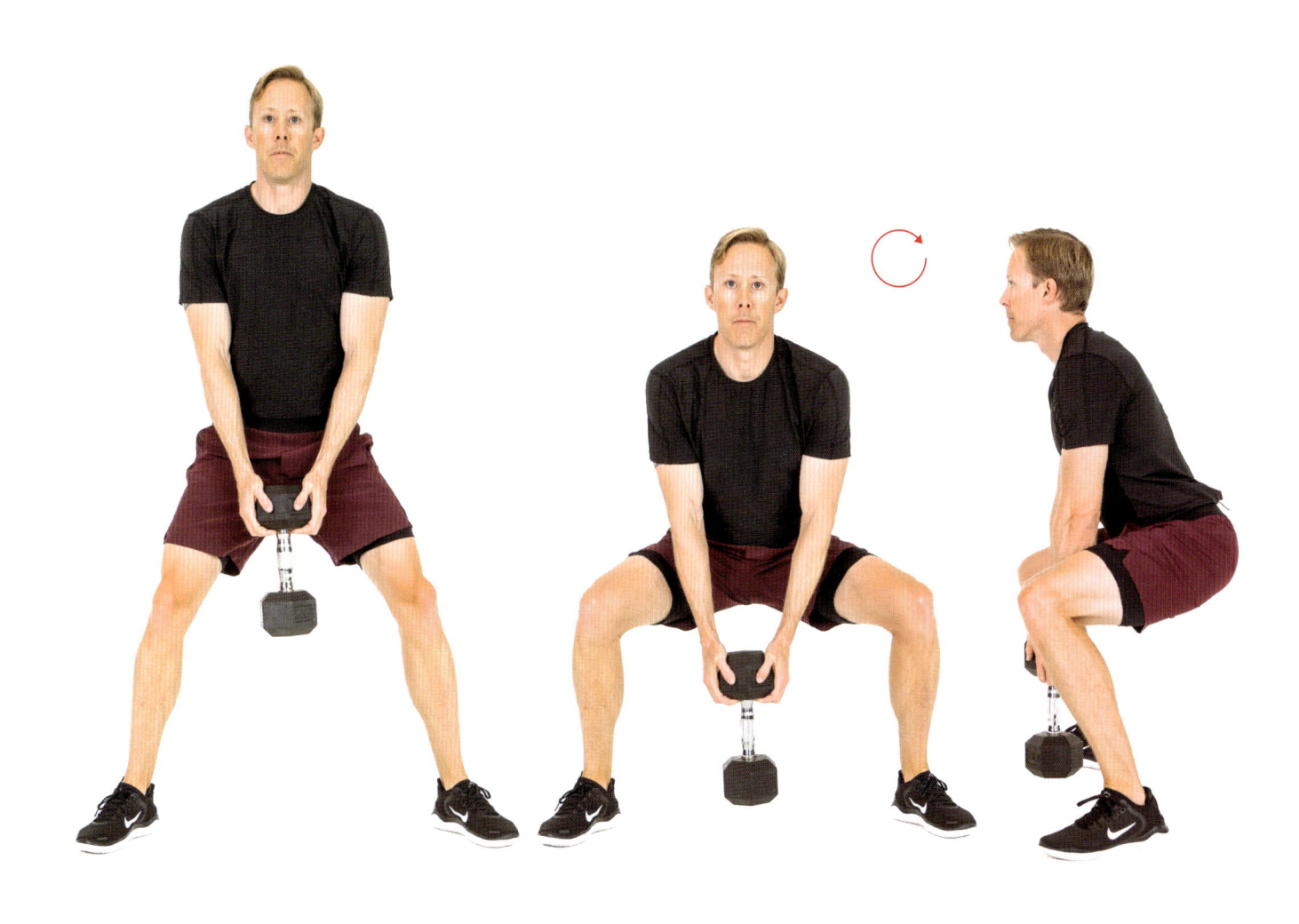

分腿蹲

進入分腿蹲姿勢的步驟為：軀幹挺直、前方腿微彎、小腿前側與地面垂直，後方腿伸直。
接著將髖部直直地往下降，後方膝蓋觸地。用前腳的腳跟與後腳的蹠骨球推地，伸展膝蓋
並將身體抬高至起始位置。可以單手握啞鈴來挑戰軀幹穩定度，或者雙手各握一個啞鈴來增加負重。

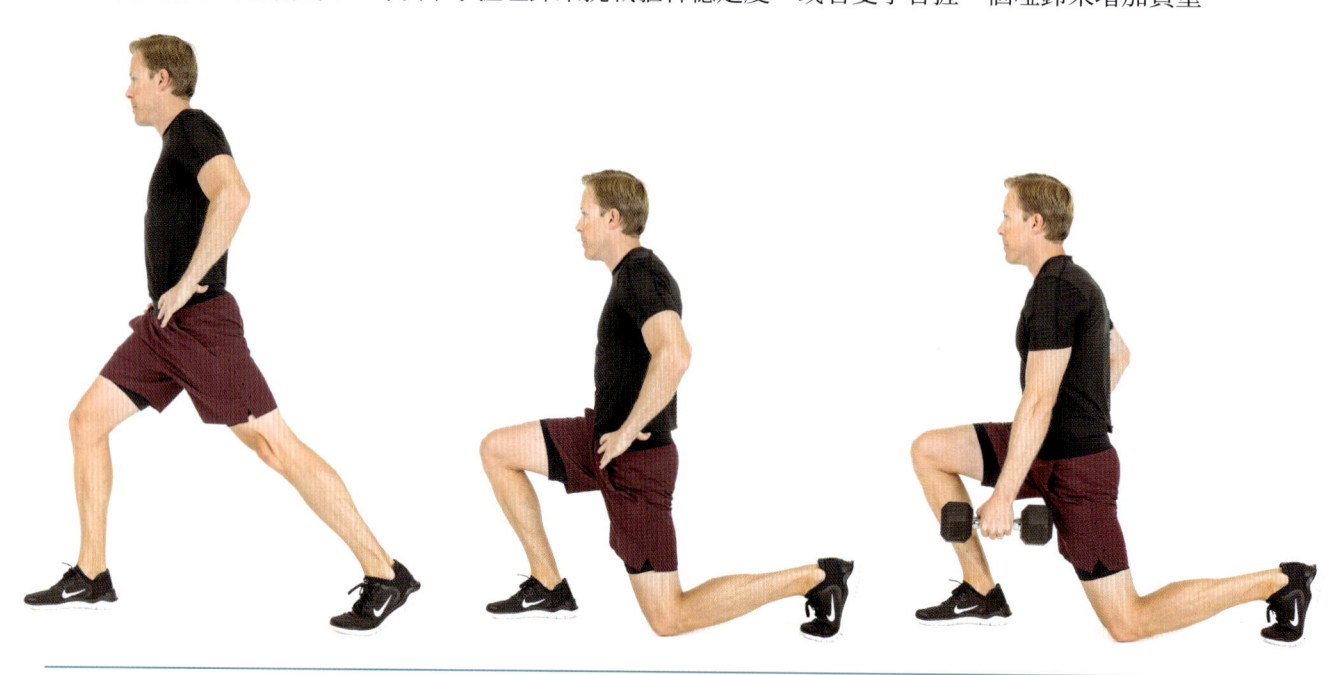

側向跨步蹲

採站姿，雙腳在髖部正下方。往側邊跨出一大步，讓雙腳距離超過肩膀。
腳落地時，將重心移至那隻腳，從髖部位置進行鉸鏈式身體前彎，軀幹略微前傾。另一條腿保持伸直，
髖部與肩膀維持方正，彎曲膝蓋並降低髖部。彎曲的膝蓋就在腳掌上方或外側，膝蓋不要內夾。
雙臂可以伸直在身體前方以幫助平衡。使用中足推地，同時伸展髖部與膝蓋，以回到起始位置。

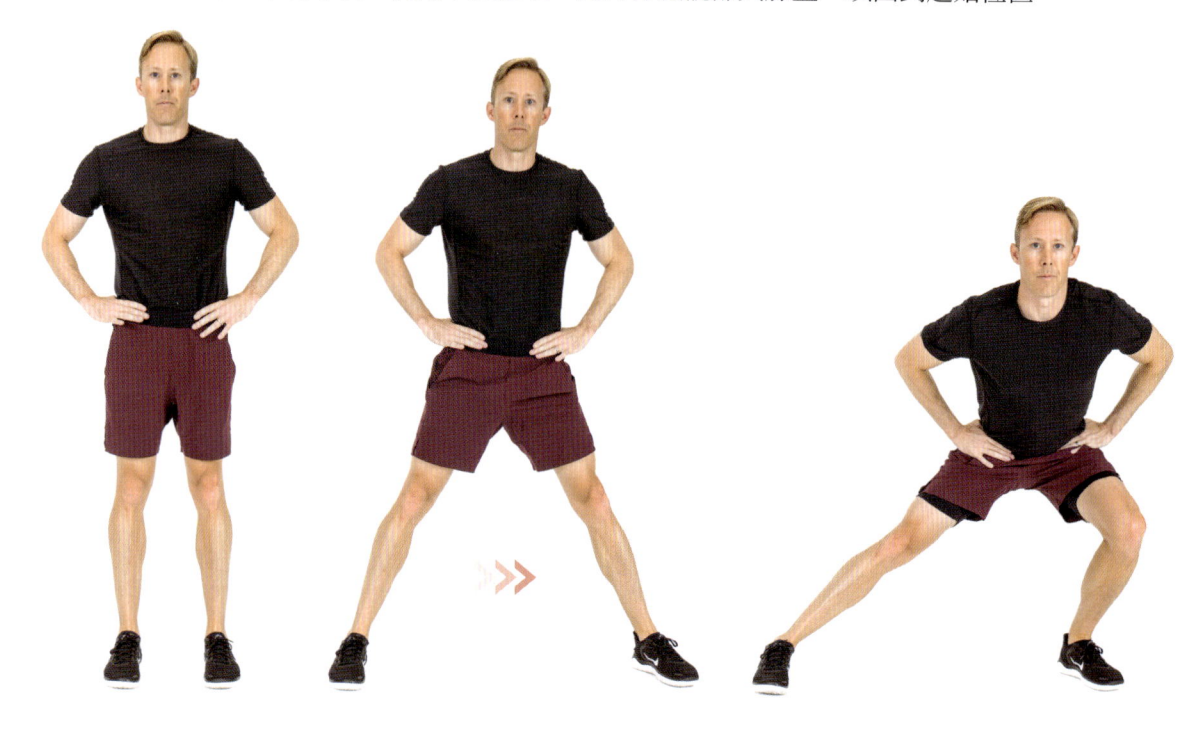

CHAPTER 20 | 髖部復健方案 ▶ 鼠蹊部拉傷

側向登階

站在跳箱的旁邊，一隻腳完全踩在箱子上面。
雙腳約與肩同寬。將身體重心移到抬高的腿上，
接著以連貫的動作伸展髖部與膝蓋。
不要用另一條腿（支撐腿）推地。
可增加箱子高度以提高運動難度。
箱子越高，身體越需要前傾，
並與抬高的腳維持一定角度。
雙臂可以伸直在身體前方以幫助平衡。

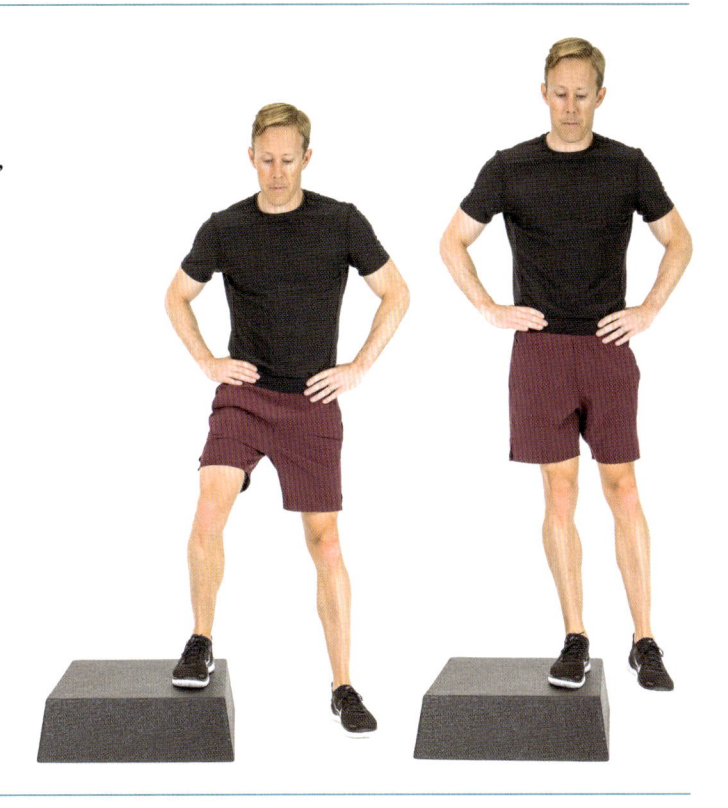

內收肌群抬腿（擇一）

可以選擇短槓桿或長槓桿變化式。可先嘗試短槓桿版本，如果覺得太簡單就改成長槓桿。
短槓桿內收肌群抬腿的準備動作包括：在長椅上放置一個平衡墊，人側躺在地板，
上方腿勾在墊子上面。稍微彎曲膝蓋，讓小腿內側緊貼墊子。
將下方腿抬離地面，然後下方膝蓋往上方膝蓋靠，使用內收肌群抬高髖部。
長槓桿變化式使用的肌肉相同，差別是上方腿維持伸直，且雙腿靠攏時將腳踝與腳掌內側會往長椅推。

短槓桿　　　　　　　　　　　　　　　長槓桿

377

CHAPTER 21
膝蓋復健方案
KNEE PROTOCOLS

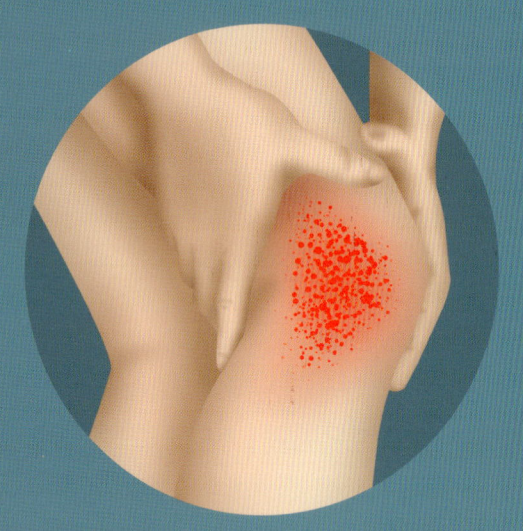

膝蓋疼痛
(p.379)

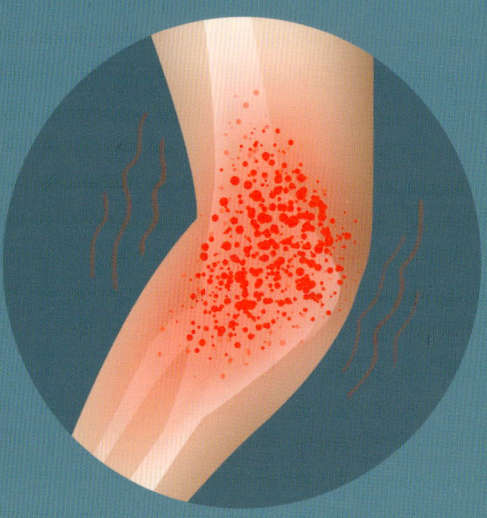

膝蓋不穩定
(p.389)

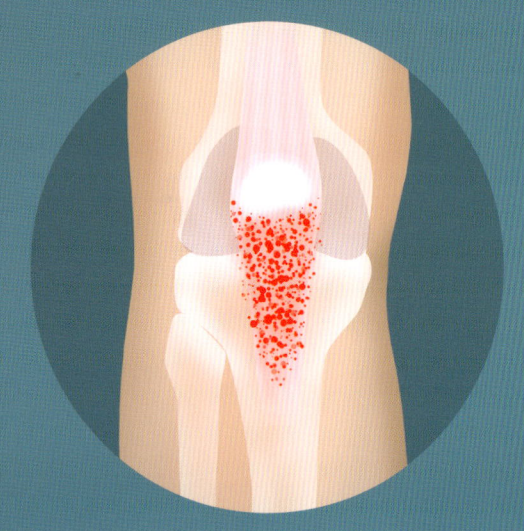

髕骨肌腱病變
(p.404)

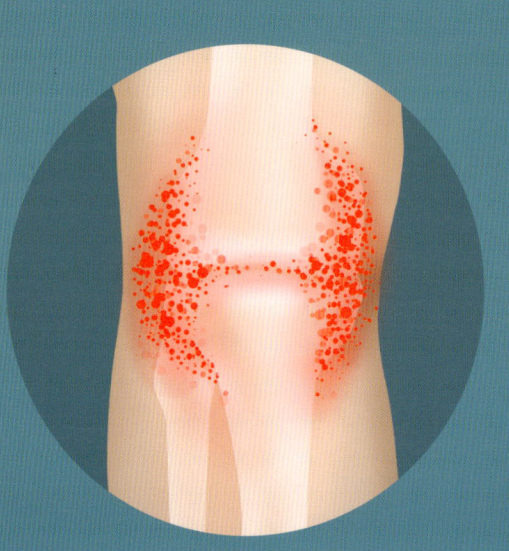

骨性關節炎
(p.414)

膝蓋疼痛

此方案用於治療：
- 一般膝蓋疼痛
- 髕股關節疼痛（膝蓋前側附近或膝蓋骨後方疼痛）
- 髂脛束症候群（膝蓋上方的大腿外側疼痛）

髕股關節疼痛

概述：髕股關節屬於滑液關節，涉及膝蓋骨（髕骨）與股骨滑車溝槽之間的相互作用。換言之，當膝蓋屈曲與伸展時，髕骨會在此股骨溝滑動，因此我們過去認為膝蓋骨疼痛與滑動軌跡問題有關（髕骨在這個溝槽滑動不順暢）。儘管在某些情況下髕骨滑動軌跡不佳等機械性問題確實可能引發疼痛，但我們現在知道髕股關節疼痛問題十分複雜，也可能受到心理與情緒等非機械性因素影響。[1]

髕股關節疼痛症候群（PFPS）是一種常見病症，會在膝蓋骨後方產生疼痛。

與髕骨肌腱病變類似（詳見本章後續），PFPS疼痛通常由大量跑步（特別是腳跟著地的跑者，因為這個動作會使得股四頭肌與膝蓋承受更大負荷）、跳躍與深蹲等活動引起。此外，膝蓋需往前移動超過腳趾的動作（如跨步蹲、前蹲、高背槓蹲舉、下坡健行、下樓梯等）雖然本身無害，卻可能加劇髕股關節疼痛，因為這些動作會壓迫關節並對於該區域帶來更大壓力。

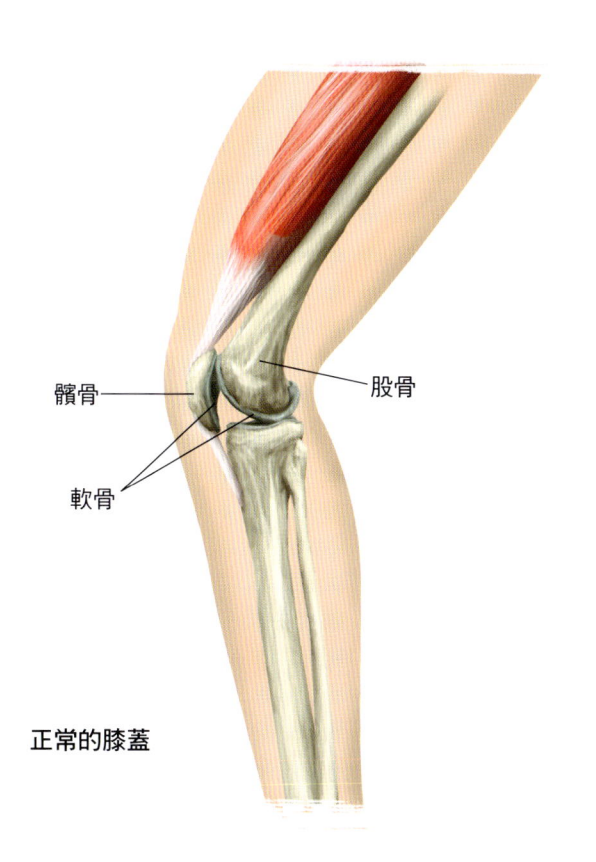

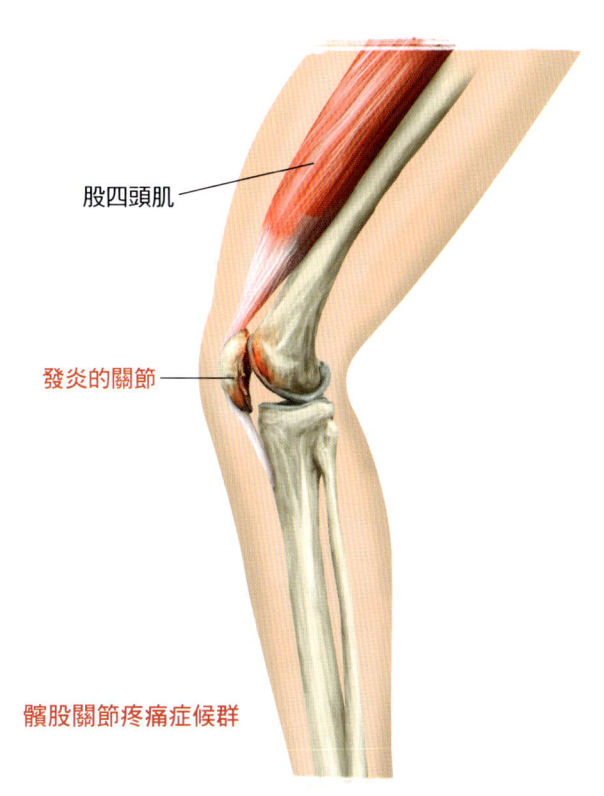

正常的膝蓋 — 髕骨、股骨、軟骨

髕股關節疼痛症候群 — 股四頭肌、發炎的關節

對大多數人來說，PFPS是過度使用與發炎造成的暫時性刺激，但也可能是膝蓋骨後方軟骨逐漸退化（也就是髕骨軟骨軟化症）所致，這種病症被認為是一種關節炎。髕骨軟骨軟化症的診斷聽起來有點可怕，但你可以遵循本方案運動來進行治療。

預防關節炎與PFPS相關疼痛的最佳方式是調整加劇疼痛的活動、增強髖部與膝蓋力量，以及避免從事超過關節承受能力（負荷過大或次數過多）的活動。

徵象與症狀：疼痛的位置在膝蓋骨後方，通常是劇痛。由於疼痛來自於膝蓋骨後方的關節，觸碰該區域軟組織通常不會引發症狀。

加重因素：從事壓迫髕股關節或對關節造成更大壓力的活動，會導致PFPS症狀加劇，例如深蹲、上下樓梯、久坐、跑步（特別是腳跟著地）與騎自行車。

預後：如果調整加劇疼痛的行為，並執行強化髖部與膝蓋的復健運動，大部分的PFPS可以在4～6週內改善。

治療策略：PFPS通常僅靠物理治療來治療，重點是強化動力鏈（協助膝蓋活動的關節與組織），以及改善對於跑步與深蹲等可能加劇疼痛的動作的神經肌肉控制能力。對於足部過度旋前的人，暫時使用矯正鞋墊與貼紮髕股關節在某些情況下可以緩解症狀。[2] 冰敷、服用抗發炎藥物與避免從事加劇疼痛的行為，通常都有助於減輕疼痛。

第一階段會使用軟組織鬆動術與伸展來減輕膝蓋前側疼痛。一般認為，鬆動與伸展膝蓋周圍肌肉（特別是股四頭肌）能夠暫時改變施加於關節的壓力，並讓敏感的結構獲得短暫休息，進而緩解疼痛。

第一階段策略通常僅能暫時減輕症狀，因此在第二與第三階段必須接著進行感覺運動控制與強化運動。想要克服髕股關節疼痛，第一步是加強臀肌，特別是外展肌與外旋肌。強化這些肌肉並學會控制髖關節與股骨便能夠減輕膝蓋疼痛，因為股骨占據髖關節與膝關節的一半組成。髖關節屬於球窩關節，控制不佳會導致膝蓋結構（例如髕股關節）承受更大壓力。因此，本方案許多運動特別針對這些肌肉加強，包括側躺髖外展、單腿橋式、消防栓式與側蹲走路。

強化髖關節後，接下來的重點是加強膝蓋肌肉，特別是股四頭肌。但大量、高強度的股四頭肌訓練可能會引發髕股關節疼痛，因此一開始做的運動必須限制施加在關節上的壓力。比方說，側向登階、反向跨步蹲、分腿蹲與滑冰者深蹲皆能強化股四頭肌與臀肌，卻不會對髕股關節帶來太大壓力。雖然「膝蓋超過腳尖」的訓練概念最近開始流行起來，但這類運動可能會加劇髕股關節疼痛。當膝蓋移動超過腳趾時，髕股關節的接觸力量增加（即承受壓力變大），若膝蓋尚未準備好，可能會產生更多疼痛。這類運動並不是永遠都不能做，但請你從本方案列出的運動開始，等到症狀緩解，就可以考慮加入對股四頭肌與髕股關節施加更多壓力的運動，例如前跨步蹲、槍式深蹲與前蹲舉。

我應該擔心膝蓋後方發出喀喀聲與爆裂聲（摩擦聲響）嗎？

在大多數情況下無須擔心。正常的關節經常會發出聲音，且目前沒有任何研究顯示這些聲音是未來出現病變的徵兆。[3] 如果深蹲時膝蓋發出聲響，那通常是來自於膝蓋骨。如果喀喀聲與爆裂聲（摩擦聲響）伴隨疼痛，建議你進一步檢查，看看哪裡出現問題。本方案裡的復健運動能幫助你建立神經肌肉控制能力，亦即神經系統與肌肉的連結，並強化髖部與膝蓋，進而降低關節摩擦聲響與相關疼痛發生的機率。

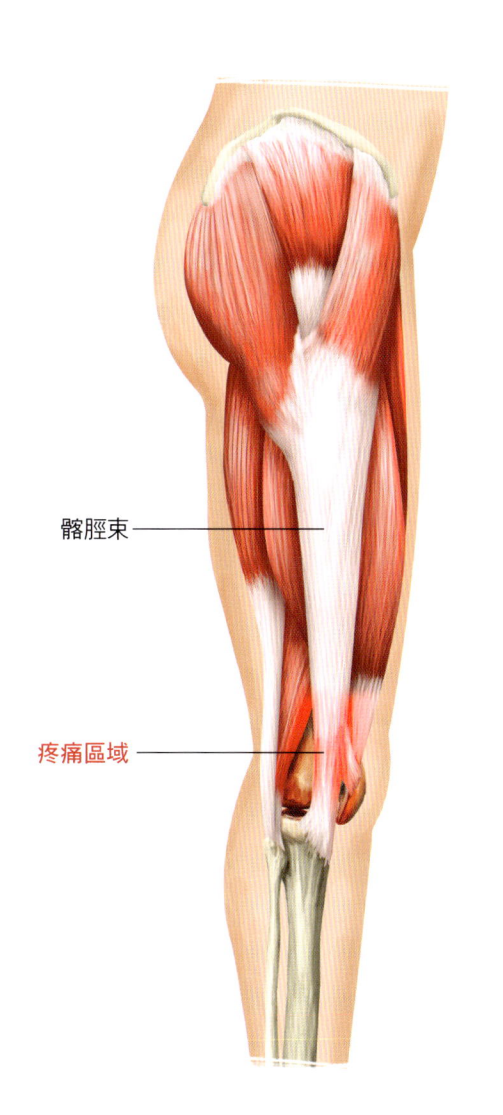

髂脛束症候群

概述：髂脛束是大腿外側的緻密結締組織，這條纖維束從髖部延伸到膝蓋。它是造成跑者膝蓋外側疼痛的主因之一。[4]

雖然有許多因素可能會導致髂脛束症候群，例如身體結構、運動量與生物力學等，但普遍認為是髂脛束下方的脂肪墊或滑囊遭重複壓迫而導致發炎與疼痛。[5,6] 雖然脂肪墊與滑囊天生具備緩衝壓迫性力量的能力，但負荷量太高（例如高跑量）或不熟悉的負荷（開始新運動或活動）可能會引發發炎反應。若跑者足部著地時偏離中立位置，有往內（外翻）或往外（內翻）的情況，可能導致此狀況加劇。

為了預防與治療髂脛束症候群，你必須考量三個可能因素：生物力學（神經肌肉控制）、髖部與膝部力量，以及訓練量。

在大多數情況下，你可以透過本復健方案的運動來強化髖部與膝蓋，也可嘗試改善動作形式的新鞋，同時更注意技巧細節，進而解決機械性問題。比方說，深蹲時要確保膝蓋對齊雙腳，或是著地時膝蓋維持在中立位置。

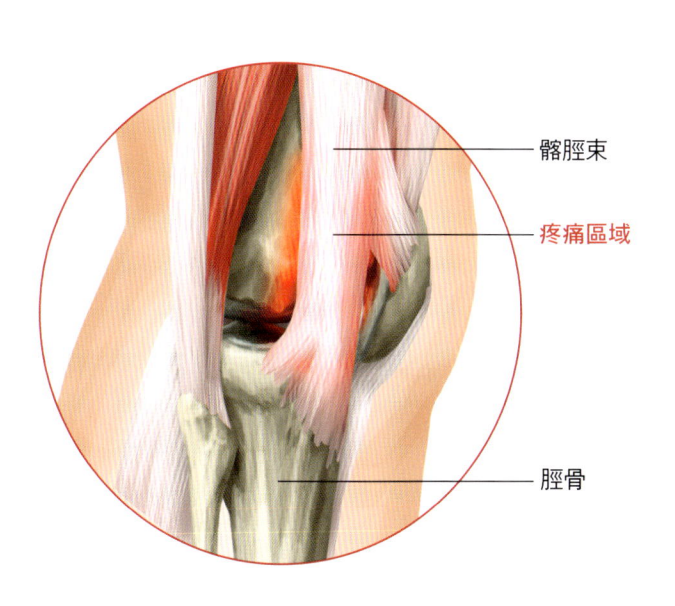

髂脛束

疼痛區域

髂脛束

疼痛區域

脛骨

但有些人的膝蓋明明移動時會往內或往外、偏離中立位置，卻沒有出現任何膝蓋問題，這意味著他們的組織可能已發展出承受一定壓力的能力，因此不需要改變動作模式。如果你感到疼痛，並注意到膝蓋偏離中立位置，不妨嘗試改變這種習慣。再次強調，在疼痛管理與預防方面，你活動的方法僅占部分因素。

想預防與治療大多數結締組織的問題，最佳策略是肌力訓練與計畫安排（管理訓練量）。即便是無法矯正的機械性問題（這不該被視為負面因素或功能損傷），依然可以透過運動來強化髖部與膝蓋力量，因為運動能夠改善組織承受負荷的能力。

此外，髂脛束症候群如同髕骨或阿基里斯肌腱病變，是一種結締組織疾病，這意味著疼痛經常是過度使用而讓負荷超出組織承受能力所致。由於此狀況主要發生在跑者身上，因此調整身體承受的跑步里程非常重要。記住要逐步增加訓練量，讓組織有足夠時間適應。合理的計畫安排，搭配針對髂脛束及其連接肌肉的復健運動，就是一個減輕疼痛、改善動作模式並提升運動表現的絕佳範本。

徵象與症狀：髂脛束症候群患者在從事跑步等活動期間，膝蓋外側通常會產生劇烈疼痛，有些人還會聽到爆破或彈響聲音。髂脛束症候群的疼痛位置有時會在較高的髖部，但最常見的部位是膝蓋。

加重因素：經常引發這類疼痛的活動或因素包括：高跑量、下坡跑步、在不平坦地面跑步、開始新的跑步計畫與深蹲等。

預後：如果調整加劇疼痛的活動，並執行強化髖部與膝蓋的復健運動，大部分的髂脛束症候群可以在4～6週內改善。

治療策略：治療髂脛束症候群的方法是管理組織承受的壓力，這意味著減少跑步量、暫時在平坦路面跑步，以及嘗試能限制足部旋前與促進膝蓋中立對齊的跑鞋或矯正鞋墊。同時也要增強臀中肌、臀小肌與膝蓋肌肉力量，並在從事日常事務期間維持膝蓋中立對齊。

1 髂脛束症候群的處置方式與髕股關節疼痛類似。第一階段的重點是鬆動與伸展股四頭肌與小腿後側肌群，也就是暫時調整施加於膝蓋外側的壓力來減輕疼痛。

2 3 一旦疼痛得到控制，就可以使用第二與第三階段運動來改善髖關節與膝關節的力量與運動控制。髖部強化運動（包括側躺髖外展、側蹲走路與消防栓式）針對的是外展肌（臀中肌與臀小肌）與外旋肌。這些肌肉協助你控制髖關節與股骨，因此改善這條動力鏈便能增強膝蓋控制能力。其他強化運動（包括側向登階、分腿蹲、滑冰者深蹲與反向跨步蹲等）結合股四頭肌與臀部加強動作，再次增強組織承受負荷的能力與運動控制。請把注意力放在自己的動作，膝蓋不要往外或往內移動，這可能提高罹患髂脛束症候群的風險。

膝蓋疼痛
第一階段

適用於：
- 減輕膝蓋疼痛
- 緩解膝蓋上下方肌肉緊繃
- 作為第二與第三階段運動的暖身

指引：
- 每天執行
- 工具：滾筒與斜板
- 休息時毫無疼痛，運動時疼痛不超過輕微程度（疼痛指數3／10），便能加入第二階段的運動

軟組織鬆動術
▶ 每個區域花費1～2分鐘
▶ 兩側皆須進行
▶ 在壓痛點停留10～20秒

股四頭肌鬆動術

趴在地板上，以前臂或雙手支撐身體重量，一條腿放在滾筒上，腳趾朝著地板。用貼地的腳與雙手支撐身體，從髖部到膝蓋上下滾動滾筒，以鬆動大腿前側的股四頭肌。可彎曲和伸直膝蓋，以動態鬆動這些肌肉與股神經。

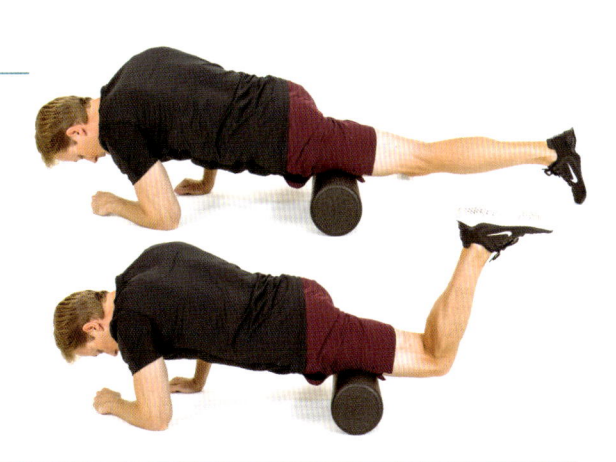

股外側肌鬆動術

起始姿勢及執行方式與股四頭肌鬆動術相同：用雙手與貼地的腳來控制壓力，從髖部到膝蓋沿著整條大腿上下滾動，在疼痛或僵緊的地方停留並彎曲與伸直腿部。但這次的重點不是鬆動大腿前側，而是大腿外側的股外側肌。

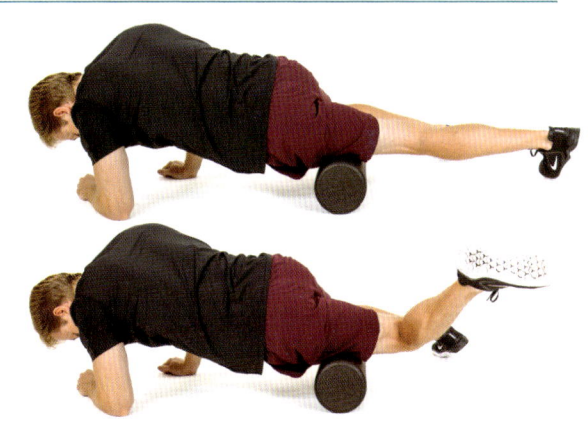

小腿後側肌群鬆動術

坐在地板上，小腿放在滾筒上。雙手與貼地腳往地板推，將髖部抬離地面，滾筒沿著整條小腿從腳踝到膝蓋上下滾動。

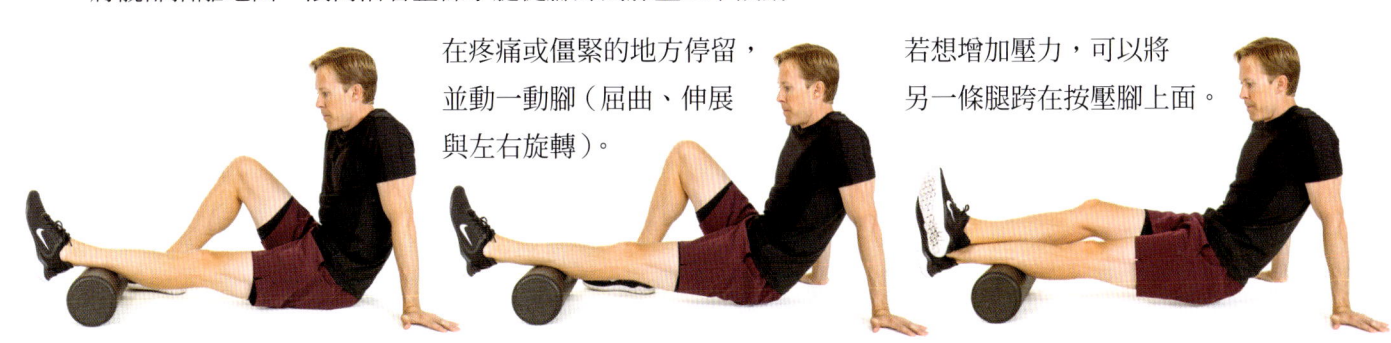

在疼痛或僵緊的地方停留，並動一動腳（屈曲、伸展與左右旋轉）。

若想增加壓力，可以將另一條腿跨在按壓腳上面。

383

伸展運動
▶ 做3次，每次維持30～60秒
▶ 兩側皆須進行
▶ 不要伸展到感覺疼痛的程度

股四頭肌伸展（擇一）

站姿
一隻手抓住腳踝並彎曲膝蓋，直到大腿前側有伸展到的感覺。維持站姿直立，膝蓋與地面垂直，以達到最大伸展效果。

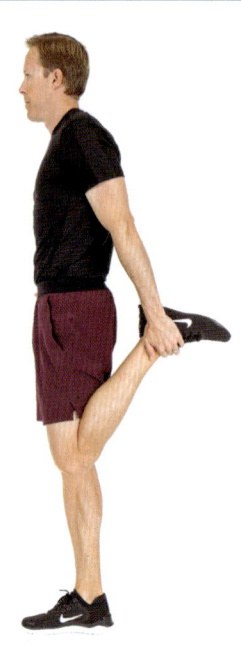

側躺
側躺後做出與站姿伸展相同的伸展動作。請確認腿與身體維持在同一直線（而非身體前方），或是稍微往後拉進入髖伸展，以達到最大伸展效果。

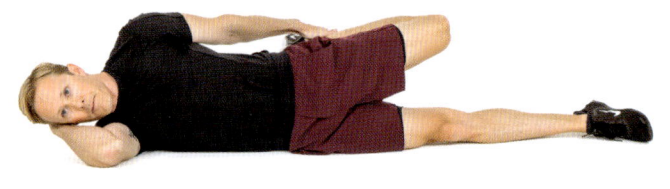

側彎伸展／側向屈曲伸展
一條腿交叉放在另一條腿前方，同一側的手臂抬高。脊椎不要往前或往後彎曲，身體往交叉腿反方向傾斜，直到身體側面有伸展到的感覺。

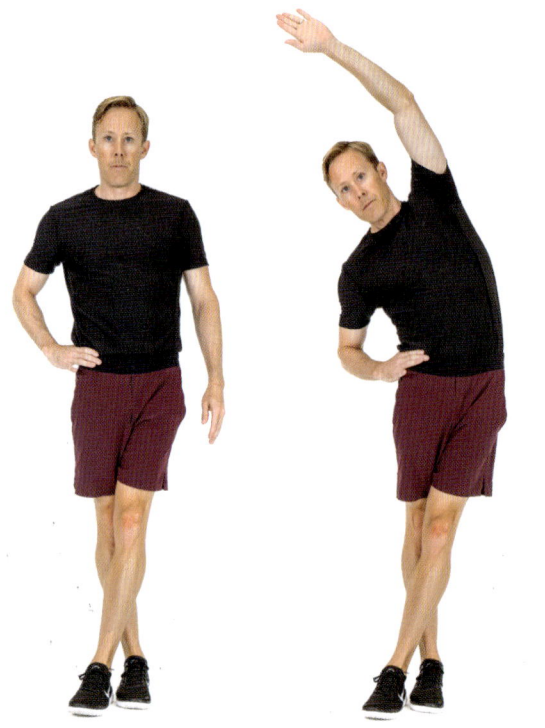

站姿小腿後側肌群伸展
採站姿，將蹠骨球踩在斜板或者傾斜或升高的平台上。另一隻腳跨到正在伸展的腿前方。小腿與腳踝後側應該有伸展到的感覺。若要針對比目魚肌加強，請將髖部往後坐，軀幹前傾並彎曲膝蓋。

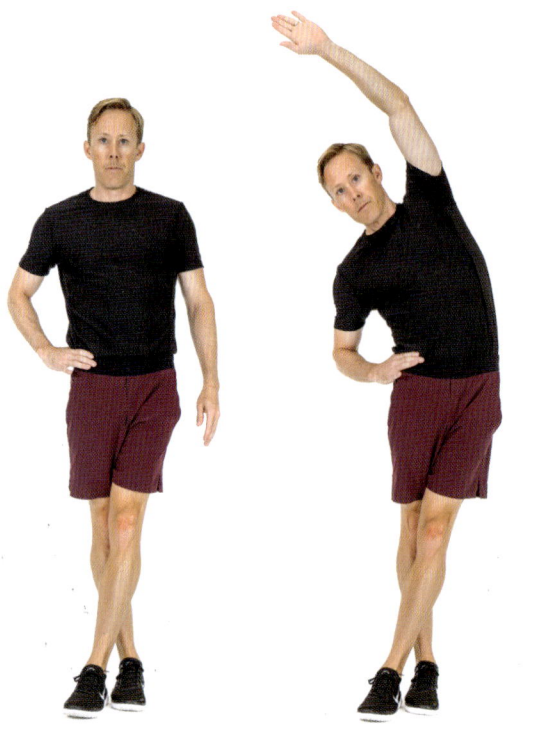

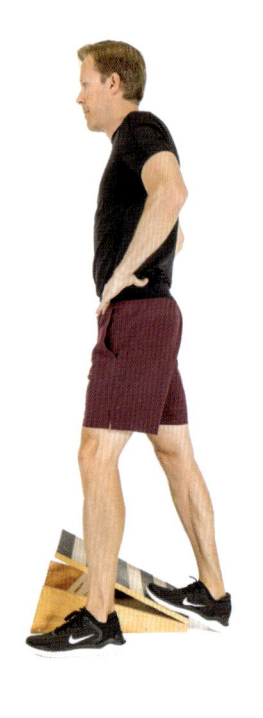

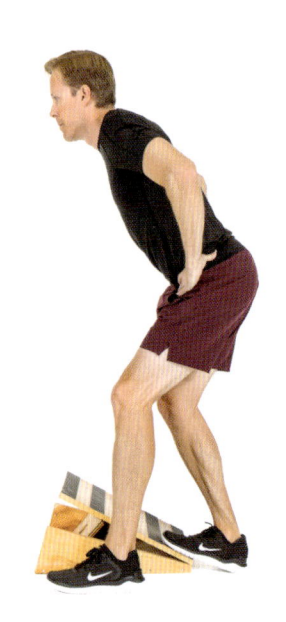

膝蓋疼痛 第二階段

適用於：
- 減輕膝蓋疼痛
- 初步強化膝蓋與髖部
- 作為第三階段運動的暖身

指引：
- 每週做3或4天
- 做3組，每組10～15次（除非另有註明）
- 工具：彈力圈與跳箱
- 運動時疼痛不超過輕微程度（疼痛指數3／10），便能加入第三階段的運動

側躺髖外展

採側躺姿勢，稍微將髖部往地面旋轉，同時將上方的腿內旋，讓大腳趾碰到下方腳的足弓。將上方的腿往後抬高。維持脊椎中立，並在最高點停留1～2秒。如果你開始過度拱背，就減少動作範圍。可以在膝蓋上方套上彈力圈，以增加臀肌啟動度與提高動作難度。

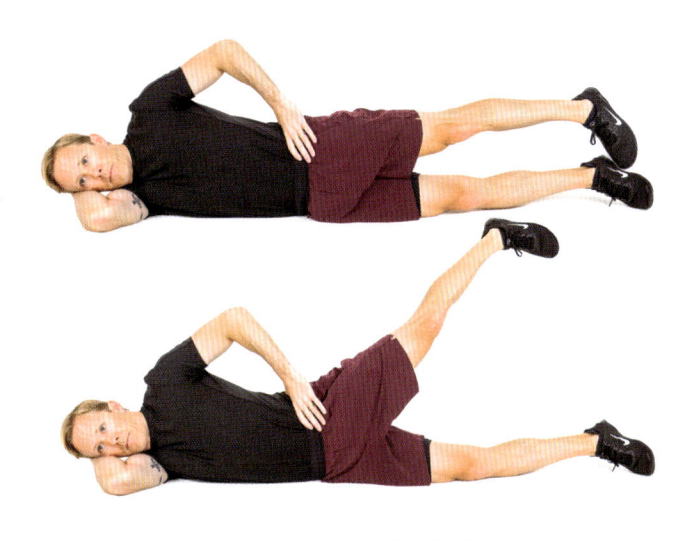

單腿橋式

背部平躺於地面，膝蓋彎曲，雙腳平踩地面。抬高一條腿（可以伸直或維持彎曲約90度）。腳往地板推並伸展髖部。

當髖部完全伸展時，專心收緊臀肌，並維持收縮1～2秒。

側蹲走路

在腳踝上方套上彈力圈。雙腳與肩同寬，稍微彎曲髖部與膝蓋。往側邊跨一大步，讓彈力圈完全伸展。你可以沿著一條線行走，完成一定步數後返回，或是待在原地輪流換腿。距離或次數範圍須有挑戰性，通常每個方向15～20步。步伐中間不要停頓，動作全程都要維持彈力圈張力。

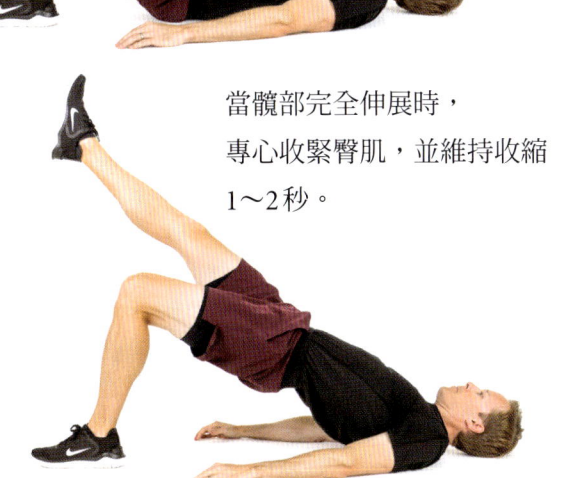

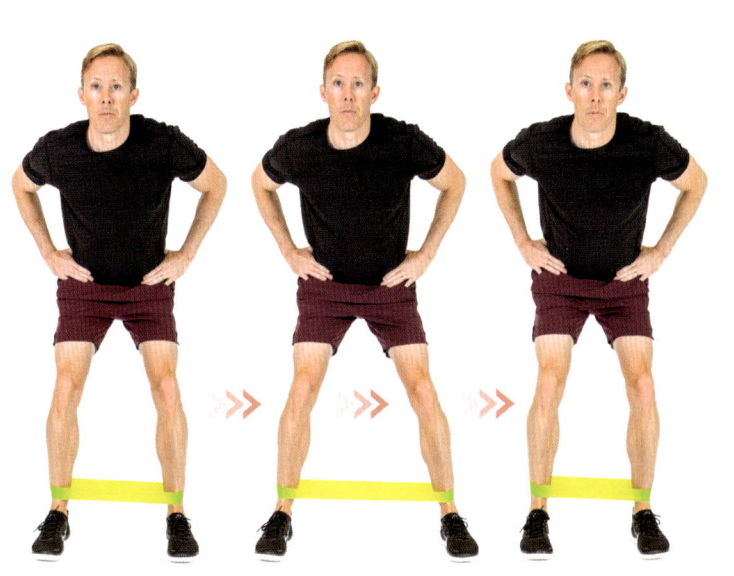

彈力圈深蹲

將彈力圈套在膝蓋上方，雙腳站立，約與肩同寬。至於腳尖向外的程度，可以直直朝前或稍微往外，只要你感覺舒服且能蹲到最低即可。
接著執行深蹲動作：稍微將髖部往後推，直直地往下坐。在往最低點蹲下的過程裡，膝蓋往外推以對抗彈力圈，保持脊椎中立（不要過度拱背或圓背）、膝蓋對齊腳趾。盡可能蹲低，同時維持良好動作形式。

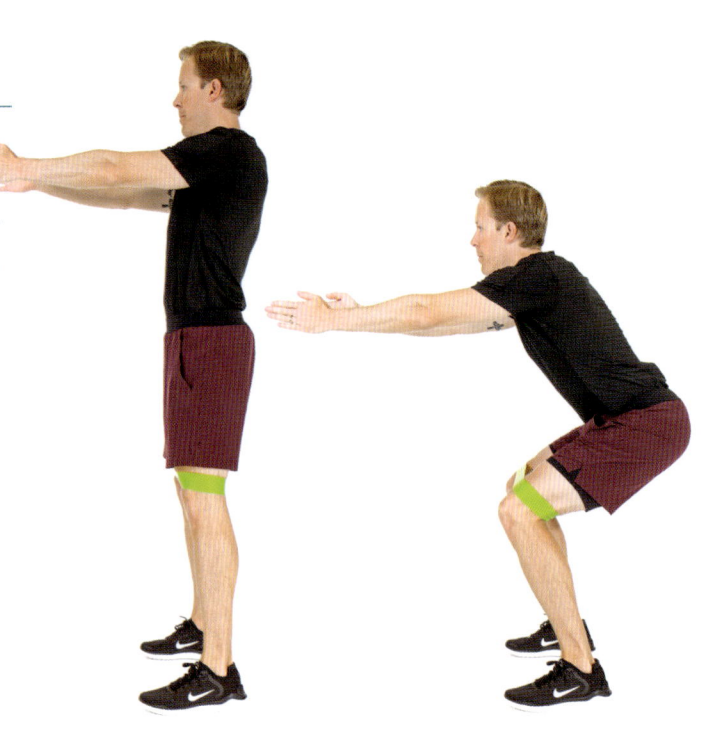

側向登階

站在跳箱的旁邊，一隻腳完全踩在箱子上面。雙腳約與肩同寬。將身體重心移到抬高的腿上，接著以連貫的動作伸展髖部與膝蓋。
不要用另一條腿（支撐腿）推地。
可增加箱子高度以提高運動難度。箱子越高，身體越需要前傾，並與抬高的腳維持一定角度。雙臂可以伸直在身體前方以幫助平衡。

單腿提踵

採站姿，將一隻腳的蹠骨球踩在高起的平台或台階上。慢慢地執行提踵動作，須達到完整活動範圍。在放下腳跟的階段，腳跟應該降至比腳趾略低的位置。

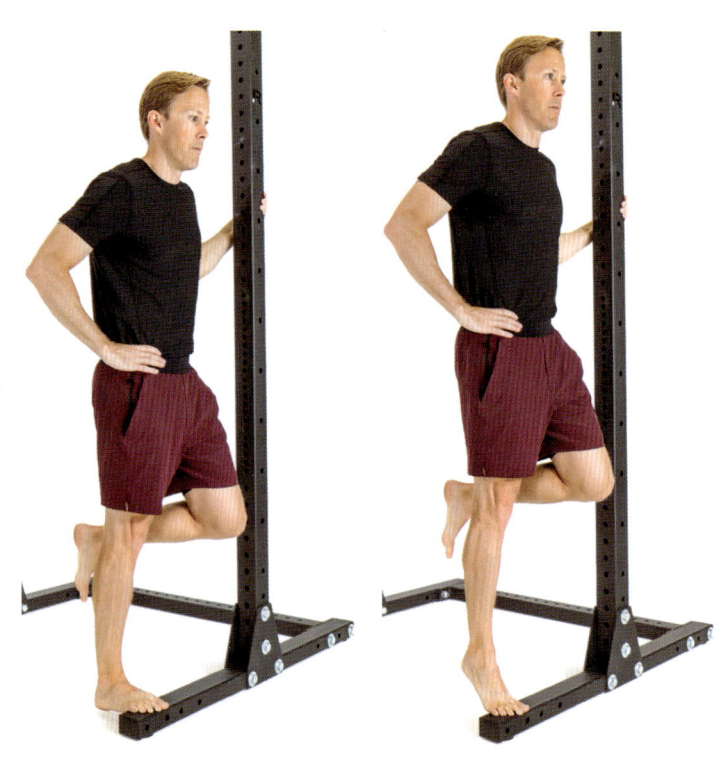

膝蓋疼痛
第三階段

適用於：
- 強化膝蓋、腿部與髖部
- 預防膝蓋疼痛與受傷

指引：
- 每週做3或4天
- 做3組，每組10～15次
- 每組動作做到力竭
- 工具：彈力圈、瑜伽球（健身球）、啞鈴與跳箱

站姿彈力圈消防栓式

將彈力圈套在膝蓋上方。從髖部位置進行鉸鏈式身體前彎，膝蓋微彎，小腿前側與地面維持垂直。以一個連貫動作將一條腿往外側抬起（外展）並向後方延伸（伸展），同時將腳往外旋轉（外旋）。專心維持貼地腳的膝蓋伸直或在腳掌外側，膝蓋不要內夾。

反向跨步蹲

雙腿併攏站立。一條腿往後跨步，慢慢地將膝蓋降至地面，維持軀幹挺直或略微前傾。跨步距離要夠大，讓前腿的小腿前側與地面大致維持垂直。身體大部分重量放在前腿，降至最低點時，注意不要讓膝蓋骨猛烈撞擊地面。

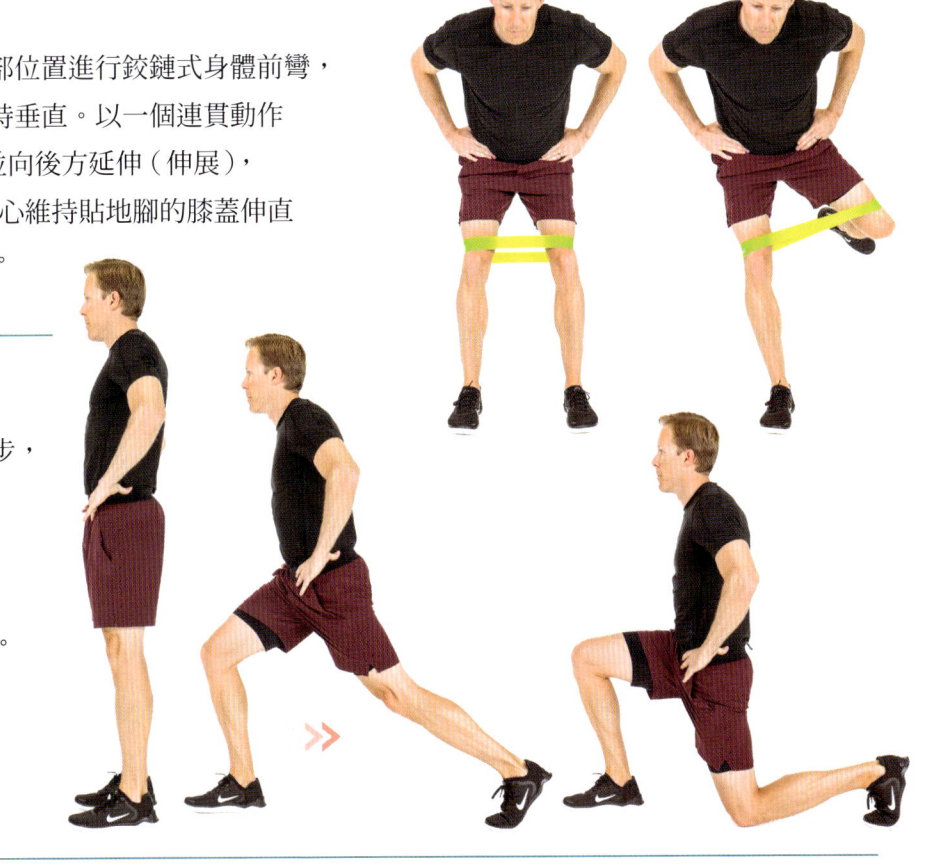

瑜伽球腿後彎舉

背部平躺於地面，雙腳放在瑜伽球（健身球）的中間。雙臂稍微張開並維持貼地。將腳跟壓進球裡並伸展髖部。當髖部完全伸展時，腳跟慢慢地往臀部彎曲。

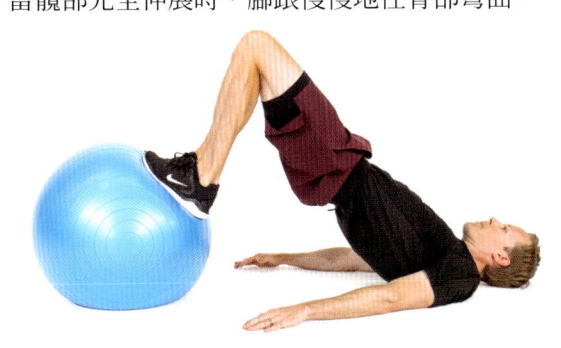

分腿蹲

進入分腿蹲姿勢的步驟為：
軀幹挺直、前方腿微彎、
小腿前側與地面垂直，
後方腿伸直。接著將髖部
直直地往下降，後方膝蓋觸地。
用前腳的腳跟與後腳蹠骨球
（足弓與腳趾的中間）推地，
伸展膝蓋並將
身體抬高至起始位置。

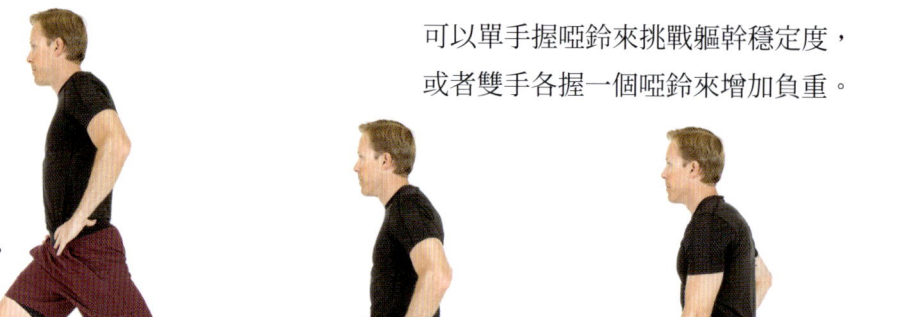

可以單手握啞鈴來挑戰軀幹穩定度，
或者雙手各握一個啞鈴來增加負重。

滑冰者深蹲

單腿站立，另一條腿（非承重腿）的膝蓋彎曲，
腳的位置在身體後面。軀幹與髖部維持方正，
從髖部位置進行鉸鏈式身體前彎，
軀幹前傾，並將非承重膝蓋往地面降低。
降低膝蓋觸碰墊子以方便測量距離。
也可在身體前方手持輕重量的槓片或啞鈴，
以維持平衡。

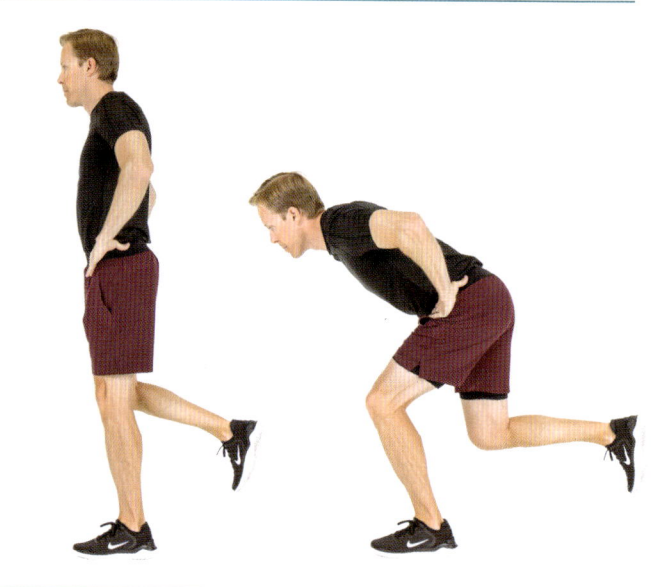

側向下階

站在跳箱或踏板旁邊。
整隻腳踩在箱子邊緣，
進行側向登階，然後站直身體。
將另一條腿（懸空的腿）
稍微往前移動並維持伸直，
身體慢慢地往後坐並
彎曲支撐腿的膝蓋，
以便懸空腳的腳跟往地面降低。
當腳跟觸地時，伸直膝蓋、
伸展髖部，回到起始姿勢。
維持膝蓋與腳尖對齊，
避免內翻或外翻。

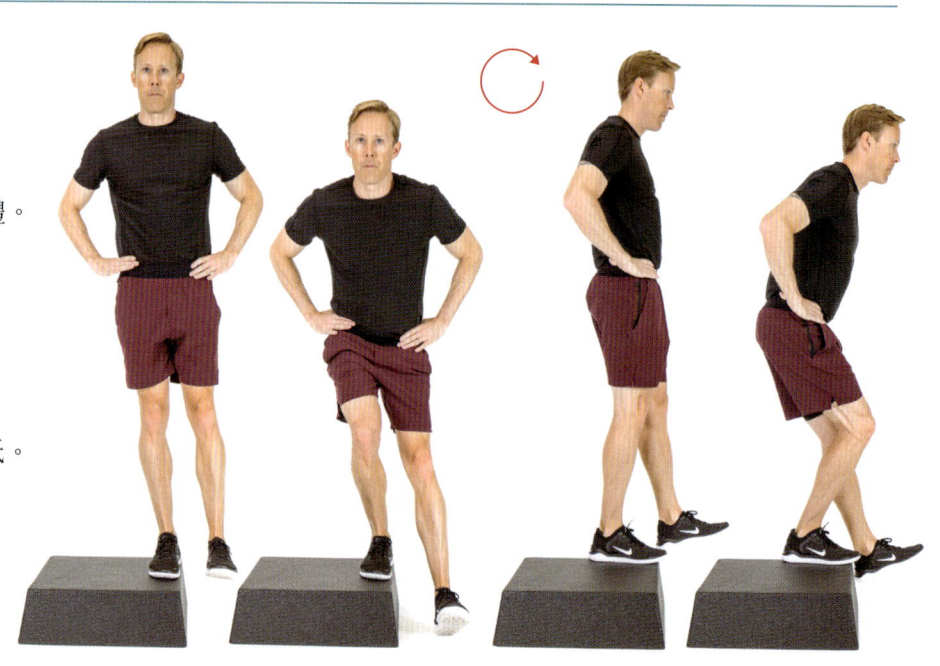

膝蓋不穩定

此方案用於治療：

- 膝蓋感覺快要撐不住或突然彎曲
- 半月板撕裂（膝關節動作範圍受限，伴隨鎖死或卡死的感覺、膝蓋不穩定與受傷腿站立與扭轉時產生疼痛）
- 韌帶撕裂（前十字韌帶、後十字韌帶、內側副韌帶、外側副韌帶）
- 髕骨脫臼

半月板撕裂

概述： 半月板是外觀呈 C 型的纖維軟骨結構，位於股骨（大腿骨）與脛骨（小腿骨）之間，就像是膝蓋的主要避震器。除了更有效地傳遞力量外，半月板也能協助穩定膝關節，例如內側半月板就是前十字韌帶的輔助穩定器。半月板撕裂可分為退化性與創傷性兩種，創傷性通常發生於腳踩在地面並快速轉向時，例如足球員在球場衝刺時突然改變方向。退化性撕裂則是好發於中年人，可能發生於人們從事簡單活動時，這類動作對組織施加的力量不大，例如下車時以奇怪姿勢扭轉身體，或是從事網球等休閒運動。

許多退化性半月板撕裂患者並未感到疼痛或功能性能力受限。[7,8] 也有人的症狀時好時壞（就像關節炎），以致於大家經常認為將它誤認為膝關節炎。如果你經常疼痛發作，進行日常事務的功能因此受限，醫生可能會建議手術治療。

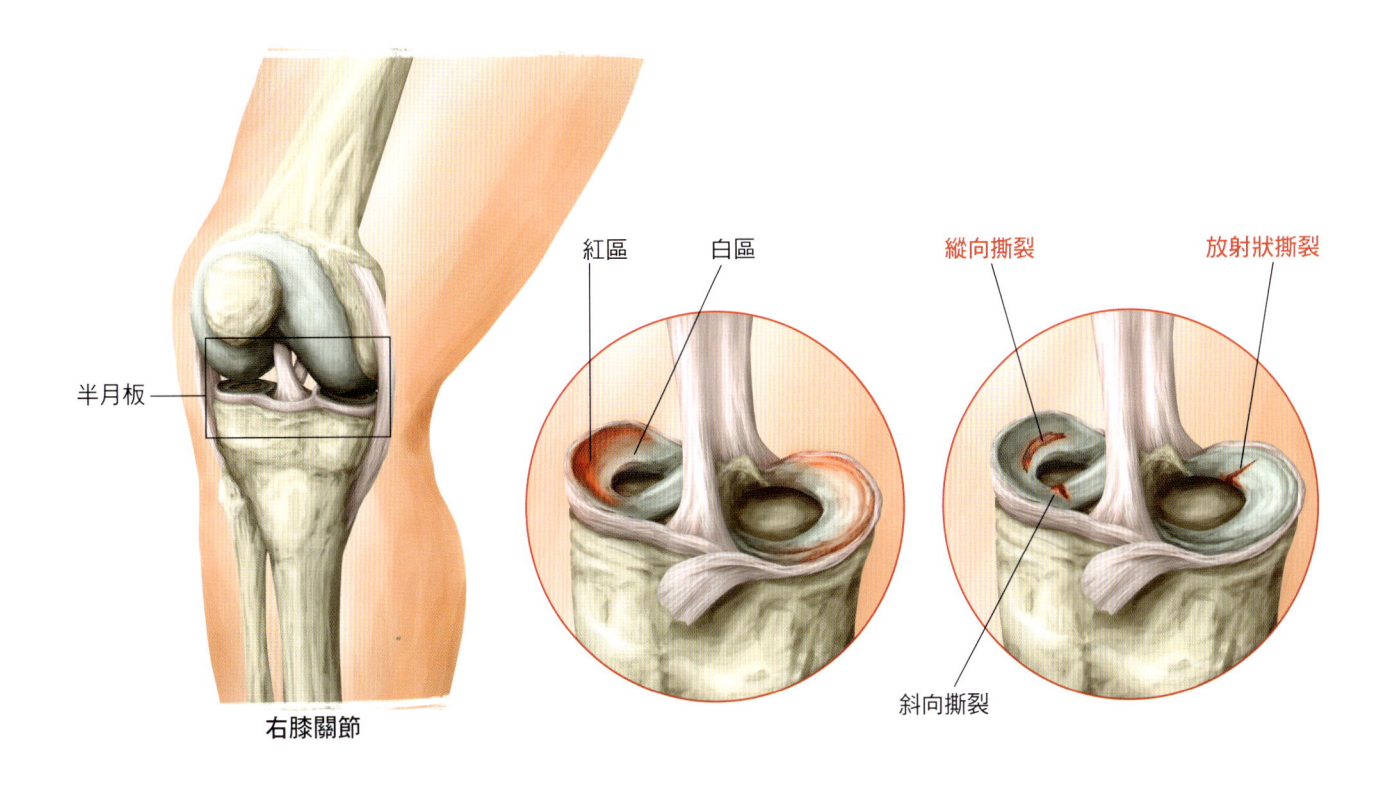

半月板

右膝關節

紅區　白區

縱向撕裂　放射狀撕裂

斜向撕裂

何時該考慮動手術？

你是否需要接受手術，主要取決於年紀、生活型態、功能性能力、疼痛症狀、受傷程度，與撕裂位置。舉例來說，如果你每次蹲下時都感到疼痛並出現卡住等機械性損傷（彎曲膝蓋會覺得僵硬或不順暢），醫生通常會建議開刀。此外，對於年輕運動員來說，如果撕裂位置在半月板中間，妨礙了膝蓋活動，連帶影響到運動表現，這種情況也可以考慮動手術，因為半月板這個區域很難自行癒合。然而，如果是退化性或不太嚴重的創傷性撕裂，膝蓋依然穩定且擁有完整動作範圍，那最好採取保守治療，例如服用抗發炎藥物、接受物理治療、注射皮質類固醇或玻尿酸。[9,10] 只有在這些方法都無效，使得疼痛持續復發且功能受限超過三個月，你才應該考慮手術介入。

徵象與症狀： 半月板撕裂通常會導致關節腫脹（積液），以及在彎曲、伸直或扭轉膝蓋時出現劇痛或痠痛。情況嚴重的話，患者的膝蓋動作範圍可能受限，有種卡住或鎖住的感覺，或是膝蓋不穩定，似乎快要支撐不住或突然彎曲。許多人也表示，他們在半月板撕裂時曾聽到或感覺到「啪」的一聲。

加重因素： 用受傷的腿站立並扭轉，或試圖讓膝蓋達到完整動作範圍（如深蹲的過程）通常會引發疼痛。久坐或久站也可能會加劇關節疼痛與腫脹。

預後： 半月板的癒合與恢復速度，某種程度上取決於症狀、受傷嚴重程度與撕裂位置。半月板的外圍（外側三分之一）血液供應較充足（即紅區），因此癒合機率較高。靠內側的三分之二（即紅白區與白區）血液循環不如前者，可能不容易癒合。總之，不是所有半月板撕裂的情況都相同。如果是半月板外圍撕裂，且沒有出現關節不穩定或鎖住的狀況，那麼症狀通常會在2～3個月內大幅改善。若撕裂發生在半月板內側三分之二區域，復健雖然可以緩解疼痛與改善功能，但患者可能得靠手術才能讓膝蓋恢復完整功能。

治療策略： 研究顯示，大部分的半月板撕裂（特別是退化性與輕微創傷性撕裂）應該以復健作為優先的治療方式。[11] 手術應留給年輕人與運動員，特別是那些劇烈疼痛或撕裂影響關節活動與功能的人。如果調整或停止加劇疼痛的活動，半月板撕裂的症狀大多能在6～12週內獲得改善。

然而，許多人經常跳過復健這一關，直接去看醫生。醫生會安排磁振造影檢查，從中發現半月板撕裂，然後立刻建議患者進行手術。但在大多數情況下，手術並不是必要的。你應該自問以下問題：你平常是否活躍好動？這次受傷是否已影響你執行日常事務的能力？你遇到的狀況是不是創傷性撕裂限制了身體功能？你是否嘗試過12週的療程但依然無法解決疼痛與功能受限問題？如果以上有任何一個問題的答案是「沒錯」，那手術或許是不錯的選項。

本復健方案並不包括軟組織鬆動術或伸展。這些並不是不能做，但重點應該放在恢復關節的動作範圍（如腳跟滑動運動），然後強化膝蓋的力量與穩定。大腿前側的股四頭肌（膝伸肌）對於膝關節穩定至關重要，因此許多運動都針對此肌群強化，包括股四頭肌等長、短弧股四頭肌、深蹲、膝關節

半月板損傷的手術方式有哪些？

最常見的手術是半月板切除，這是一種關節鏡手術，會去除撕裂的部分。撕裂可能發生在脛骨與股骨中間並導致活動受阻或疼痛，外科醫生會清除這部分，而不需要切開皮膚組織或縫合。在關節鏡手術後，膝蓋可以立即承受重量，並在幾週內恢復正常活動。很多人進行半月板切除術後效果良好，但因為這是微創手術，你可能不會被轉介給物理治療師。若是如此，本方案可用作術後復健的運動計畫。半月板切除的主要缺點是，這項手術已被證實可能會加快膝關節炎的發展。[10-13] 原因是外科醫生切除部分半月板（膝蓋的主要避震器），就代表會有更多力量直接施加在下方軟骨上，進而導致該組織退化。

第二種手術是半月板修復，這是重建手術，適合較嚴重的創傷性撕裂。此類手術通常會縫合半月板紅區（血液供應較佳的區域），患者手術後需拄拐杖六週。在這種情況下，請與醫院指派給你的物理治療師合作，並遵循專為你設計的復健計畫。完成後你可以繼續遵循原本的計畫，或是改用本方案第三階段運動，以維持最佳力量與功能。

伸展與登階運動。股骨占髖與膝關節的一半組成，而對於控制股骨，臀肌相當重要，側躺髖外展、單腿橋式、彈力圈消防栓式與滑冰者深蹲能夠訓練這些肌肉。此外，我還加入瑜伽球腿後彎舉與單腿硬舉等運動，因為大腿後側肌群（膝屈肌的主要組成部分）也會協助穩定膝關節。

執行站姿運動時，請把注意力放在神經肌肉控制，緩慢地移動並注意腿部對齊狀況，以確保膝蓋不會左右移動或出現不穩定情況。比方說，做側向下階與時鐘運動時動作放慢，盡量以精確的方式移動。此類訓練能把神經肌肉功能提升到最佳，並有助於恢復。

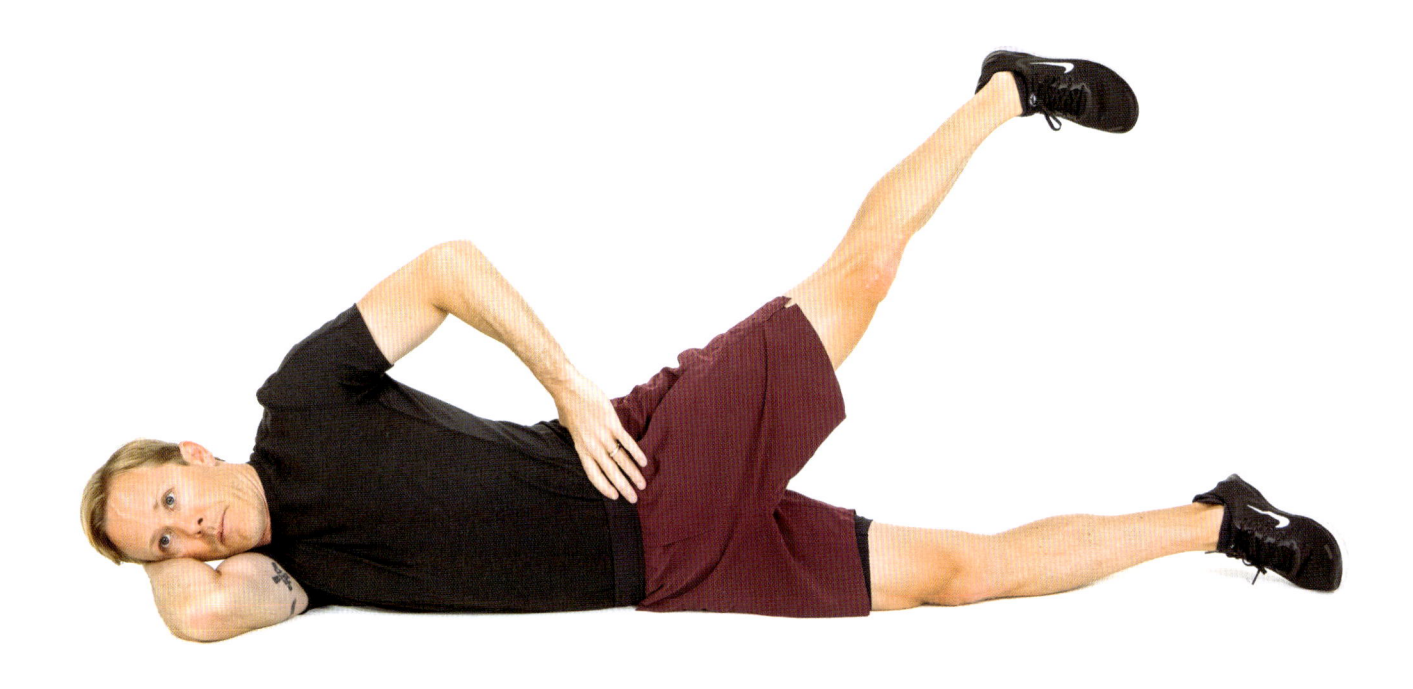

韌帶撕裂（前十字韌帶、後十字韌帶、內側副韌帶與外側副韌帶）

概述：韌帶是將骨頭連接在一起並維持關節穩定的結締組織。膝關節中央有兩條十字韌帶，即前與後十字韌帶，內側與外側各有一條副韌帶。這些韌帶共同將股骨（大腿骨）與脛骨及腓骨（小腿骨）連接起來，並在維持關節穩定方面扮演關鍵角色。前十字韌帶的功能是限制脛骨旋轉與往前滑動，後十字韌帶則限制脛骨往後滑動。內側副韌帶透過抵抗膝關節過度往內（外翻）的方式來提供穩定性。相反地，外側副韌帶抵抗膝關節過度往外（內翻）的方式來提供穩定性。

當膝關節被迫以不自然方式移動時（通常是極端側向、斜向或旋轉運動），這些韌帶就可能遭到拉扯或撕裂。

前十字韌帶與內側副韌帶撕裂經常是動態膝外翻動作所致。試著想像一下：你的腳原本穩穩踩地，膝關節卻因撞擊或扭轉動作而內夾（外翻）。當膝蓋內夾時，膝關節內側組織遭到拉扯，可能會導致內側副韌帶撕裂或斷裂。再加上旋轉動作，就是前十字韌帶經常受傷的方式。[14-16]

外側副韌帶撕裂通常是內翻壓力造成，也就是腳原本穩穩踩地，然後膝蓋往外彎曲，這會拉扯甚至撕裂膝關節外側韌帶。這種情況比較少見，通常發生於美式足球擒抱或關節承受創傷性衝擊時。

後十字韌帶撕裂最常見的受傷方式是跌倒時膝蓋處於彎曲狀態。這種情況經常出現在運動員（如足球、橄欖球與籃球的球員）摔倒並跪地時，或是車禍事故導致膝蓋撞到儀表板。

徵象與症狀：膝關節韌帶損傷通常會導致關節腫脹（積液）與疼痛，且許多人腿部承重時會感覺不穩定，膝蓋似乎快要無法支撐或產生滑動。韌帶撕裂的患者經常表示受傷時聽到「啪」的一聲，且膝關節無法達到完整動作範圍。

如果單純只有內側副韌帶與外側副韌帶撕裂，傷害會比較明確易辨，因為它們位於膝蓋的內外側，觸碰這些區域就會引發疼痛。相較之下，前十字韌帶與後十字韌帶的撕裂位置在膝蓋內部，疼痛通常發生於膝蓋後方，但可能擴散且非常深層，導致判別受傷部位困難。

韌帶撕裂的典型徵兆是感覺失去控制，也就是腿部承重時感覺不穩定、快要無法支撐。而且不需要是太複雜或費力的動作，光是單腿站立、下樓梯或跨步穩住身體，你就可能感覺不穩定。

關節不穩定的可接受範圍？

某些程度的不穩定是可以接受的，但有些絕對不行。關鍵在於你是否經歷創傷並聽到「啪」的一聲，感覺膝蓋快要支撐不住，而且你現在做某些姿勢或動作時，除了感覺疼痛外，膝蓋好像會滑動或分開。這種情況在三級撕裂比較常見，通常需要開刀。若是一級或二級撕裂，組織依然具備一定的穩定度，這意味著膝蓋感覺還是「連在一起」的，而且你通常可以在完整動作範圍內控制動作（雖然有點痛）。這些較輕微的撕裂通常不需要開刀，且實施適當的治療策略與調整活動之後就能夠癒合。

加重因素：單腿站立（特別是扭轉或旋轉時）、蹲下、跨步蹲、爬樓梯、跑步與跳躍等活動經常會引發疼痛和感覺關節不穩定。

預後：有些韌帶斷裂可透過復健去著重增強肌肉力量與改善神經肌肉控制進而成功治癒。在實施這些干預措施後，你應該能在3～4個月內看到顯著改善。如果疼痛與不穩定的狀況仍持續，可能需要進行手術重建。

治療策略：如果僅是內側副韌帶或外側副韌帶損傷，而不涉及其他韌帶的話，治療方式以復健運動為主。前十字或後十字韌帶損傷的治療方式，則取決於功能受影響的程度。[17] 有些韌帶撕裂患者不需要開刀，透過加強肌肉力量與改善神經肌肉控制的運動便能維持關節穩定。[18] 但也有些人的膝蓋持續不穩定，必須進行韌帶重建手術以防止進一步損傷。

何時該尋求醫療協助？

如果膝蓋出現不穩定的狀況，例如站立時膝蓋似乎快要脫位或突然軟腳，請找醫生檢查評估，以確定受傷程度與是否需要手術。

醫生如何判斷受傷位置與等級？

磁振造影等影像檢查是判斷受傷位置與等級的最佳方式，但臨床醫生、骨科醫生或物理治療師也會使用其他常見的方法測試。比方說，醫療人員經常會用壓力測試來判別內翻或外翻撕裂。為了檢測究竟是內側副韌帶或外側副韌帶撕裂，他們會握住患者的小腿，然後將腳往內或往外推。如果真的撕裂，股骨與脛骨在內側或外側可以被分開，骨頭會分離，然後彈回原位。

對於前十字韌帶，他們會使用前拉測試。前十字韌帶的功能是防止脛骨往前滑動，因此當醫療人員拉動時，韌帶撕裂的患者的脛骨就會往前移動。

韌帶與半月板撕裂都會造成膝關節疼痛與不穩定，並影響到被動子系統（韌帶與軟骨），因此兩者的復健有著許多相同目標。復健初期應該著重於減輕腫脹與恢復膝關節的動作範圍。[19] 你可以透過抬高腿部和使用壓縮腿套、冰敷與抗發炎藥物來緩解疼痛與腫脹。在疼痛與腫脹獲得控制，且關節活動度恢復正常後，復健重點便應該轉為透過神經肌肉控制運動盡量提高肌肉力量與關節穩定度。這些運動包括深蹲、腿部伸展、登階、側向下階、瑜伽球腿後彎舉與滑冰者深蹲。當韌帶等被動子系統受傷時，你必須透過特定動作與運動來強化主動子

系統（肌肉與神經），以彌補穩定度的不足。

執行站姿運動時，請把注意力放在神經肌肉控制，緩慢地移動並注意腿部對齊狀況，以確保膝蓋不會左右移動或出現不穩定情況。比方說，做側向下階與時鐘運動時動作放慢，盡量以精確的方式移動。此類訓練能把神經肌肉功能提升到最佳，並有助於恢復，同時降低未來受傷的機率。

請注意：本復健方案不適合已接受韌帶重建手術的患者。若已接受手術，最重要的是尋求物理治療師協助，他們能夠評估患者的膝蓋狀況並指導如何進行復健。這類復健高度客製化、因人而異，根據受傷嚴重程度與手術介入而有所不同。

我應該接受手術嗎？

無論是什麼手術，決定動刀前都得考慮許多因素。比方說，受傷的程度如何（撕裂的韌帶不只一條嗎）？是完全斷裂、毫無穩定度，或是部分撕裂但還算穩定？這次損傷對生活的影響有多大？你有多少時間可以復元？雖然復健能夠讓關節恢復穩定，但能否達到你要的功能水平？你必須捫心自問許多事，這些僅是其中一部分。

部分三級撕裂患者並不需要動手術，其中有些人甚至是菁英運動員。因此，你的決定應該基於自己需完成的任務類型、從事這些任務時關節需要多穩定，以及你能花多少時間讓傷勢復元。每個人的情況都不一樣，而且即便接受了手術，這類損傷的復健仍需要一段時間。

如果你的狀況是內側副韌帶或外側副韌帶撕裂，或許可透過強化運動因應。若你撕裂的是後十字韌帶或前十字韌帶，也可以先執行強化訓練，但要是幾個月後未見改善，就可以考慮進行重建手術。又或者，如果你完全失去穩定度且希望盡快恢復活動，那你或許會考慮立即開刀。

通常會執行什麼樣的手術？恢復時間多長？

答案如前述，取決於受傷的程度。如果是韌帶斷裂，醫生通常會建議進行重建手術。在這種情況下，外科醫生會取出部分組織，例如一段髕骨或半腱肌（大腿後側肌群）的肌腱，然後固定在骨頭上，以重新連接受損的韌帶。

醫生通常會建議大多數運動員在接受重建手術與復健後應在9～12個月之後再恢復運動。[20] 如果太早回歸賽場，再次受傷的風險會大幅增加——但這依然取決於撕裂等級與他們的身體功能而定。如果你不進行手術，恢復時間可能會短一些，因為手術可能會伴隨功能退化與其他副作用。但不動手術也有可能會讓你在復健結束後依然感覺關節不穩定，然後最終仍決定動手術。對於年輕運動員來說，這是艱難的決定，因為他們無法確定是否光靠復健就能恢復穩定。

髕骨脫臼

股四頭肌肌腱
內側副韌帶
外側副韌帶
髕骨肌腱

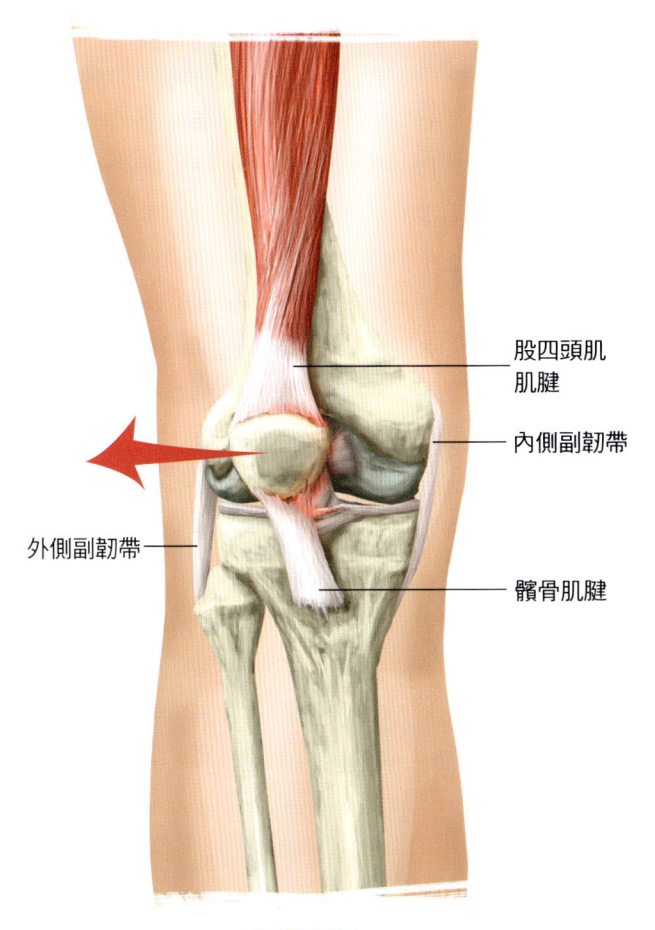

髕骨脫臼

概述：髕骨（膝蓋骨）在動作期間會沿著股骨（大腿骨）的凹槽滑動，但某些損傷可能會將髕骨強行推出槽外。髕骨脫臼相當罕見，患者僅占總人口的2～3％。[21] 此狀況常見於青春期女性運動員，通常是創傷所致，或是腳穩穩踩地時突然改變了方向（例如轉身或單腳重重著地）。這經常導致內側髕股韌帶受傷，使得髕骨從股骨髁之間的正常位置往外位移。

徵象與症狀：髕骨脫臼通常會發出清楚的爆裂聲，接著感覺到尖銳劇痛。膝蓋會腫脹、難以承重。關節回到原本位置後，通常會產生鈍痛或痠痛。

加重因素：所有會對髕股關節帶來壓力的動作，包括轉身、跳躍、蹲下與跑步等。

預後：如果髕骨是第一次脫臼，預後通常會不錯（若有特別強化臀部與股四頭肌，預後更佳）。[22] 在6～8週復健後，應該會感覺明顯改善。但如果你已經多次脫臼（長期髕骨不穩定），預後就會變差，通常需要開刀以防止再次脫臼。

治療策略：首次脫臼的患者應該以物理治療進行傷痛管理，但經過保守治療後，再次脫臼的機率介於15～44％。[21] 當軟骨或下方骨頭受傷，或是脫臼反覆發生時，通常需要手術干預來重新穩定關節。在復健期間，膝蓋會因打上石膏或配戴護具而無法活動6週。在這段固定期後，便會開始從事旨在恢復動作範圍、改善運動控制與強化股四頭肌、腿後肌群與髖部力量的運動。

髕骨脫臼會導致關節不穩定，因此我將它與半月板及韌帶撕裂歸為同一類。本方案第一階段會教導你如何恢復膝蓋活動度與運動控制。接著在第二與第三階段提供更具挑戰性的運動，以協助你增強力量與神經肌肉控制，最終達到改善膝關節穩定度的效果。

膝蓋不穩定
第一階段

適用於：
- 減輕膝蓋疼痛
- 改善膝蓋穩定度與神經肌肉控制
- 作為第二與第三階段運動的暖身

指引：
- 每天執行
- 做3組，每組10～15次（除非另有註明）
- 工具：伸展帶與滾筒
- 動作範圍超過90度便可加入第二階段的運動（可參考腳跟滑動運動的結束姿勢）

腳跟滑動（擇一）

將伸展帶繞在一隻腳的足弓後面。彎曲膝蓋，並將腳跟往臀部方向滑動，拉動伸展帶以協助完成動作。
如果不會感覺疼痛，可以不用伸展帶，在疼痛不超過輕微程度的前提下盡量滑動腳跟到極限。

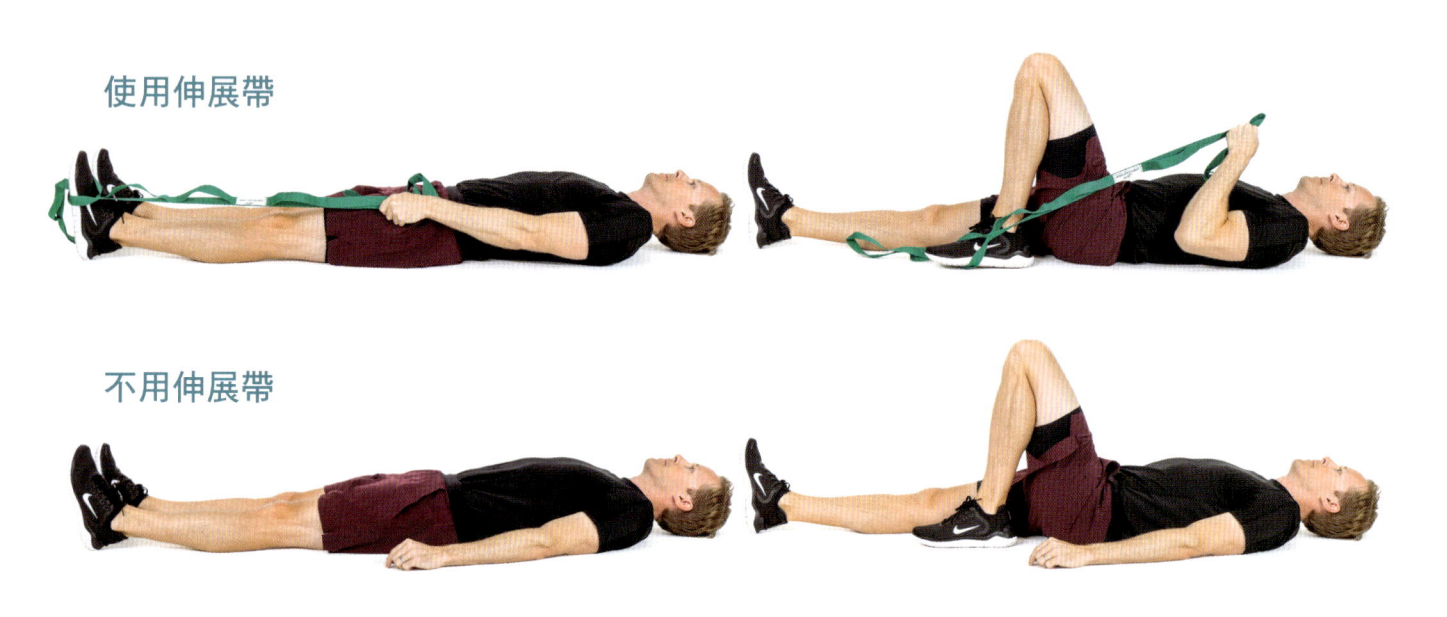

使用伸展帶

不用伸展帶

股四頭肌等長運動

採坐姿，一條腿伸直。收緊股四頭肌（徵召股四頭肌時想像你正把膝蓋打直）。
收緊肌肉時，應該會看到膝蓋骨稍微往上提。維持收縮10秒鐘，重複10次。

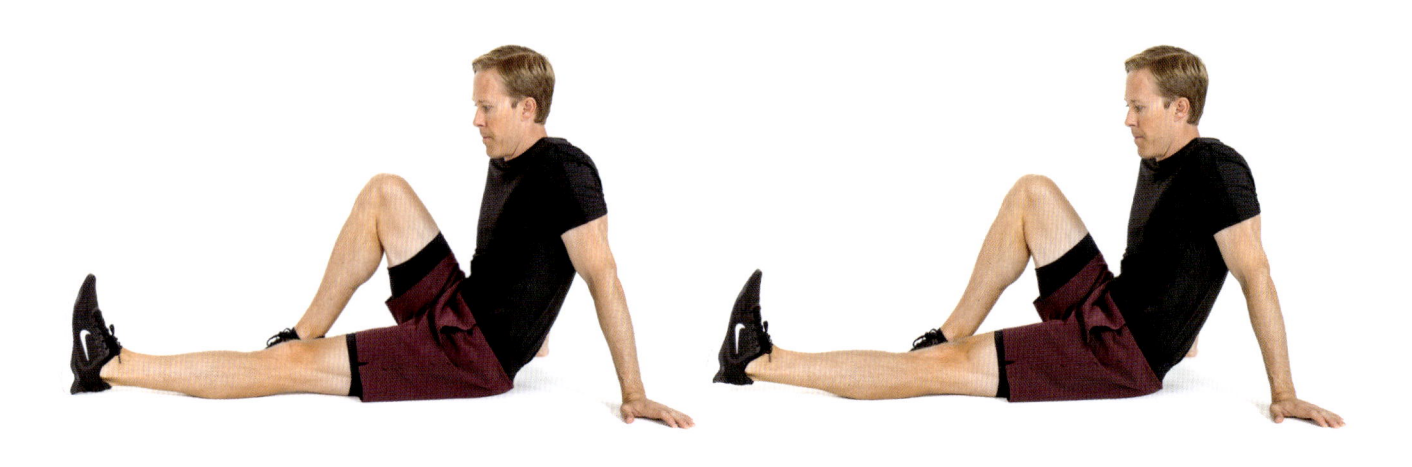

短弧股四頭肌

將滾筒放在膝蓋下方。收緊股四頭肌,並將腿伸直。注意力集中於正在運作的肌肉。
動作放慢,保持穩定控制。維持收縮1～2秒鐘。

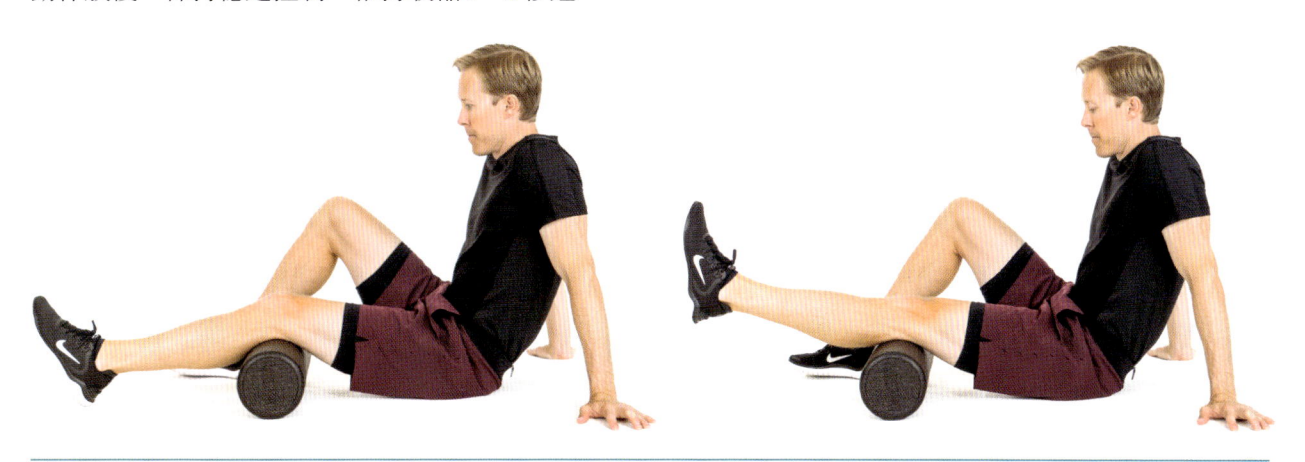

仰臥直腿抬高

背部平躺於地面,一條腿彎曲,這樣可以防止下背拱起。
維持膝蓋鎖死,慢慢地抬高伸直的腿,
直到高度超過另一邊膝蓋,然後慢慢下降至地面。

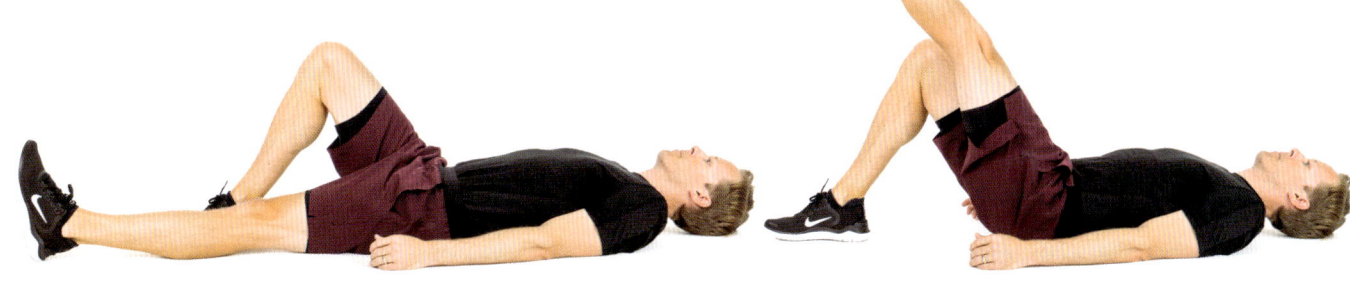

側躺髖外展

採側躺姿勢,稍微將髖部往地面旋轉,
同時將上方的腿內旋,
讓大腳趾碰到下方腳的足弓。
將上方的腿往後抬高。
維持脊椎中立,並在最高點停留1～2秒。
如果你開始過度拱背,就減少動作範圍。
可以在膝蓋上方套上彈力圈,
以增加臀肌啟動度與提高動作難度。

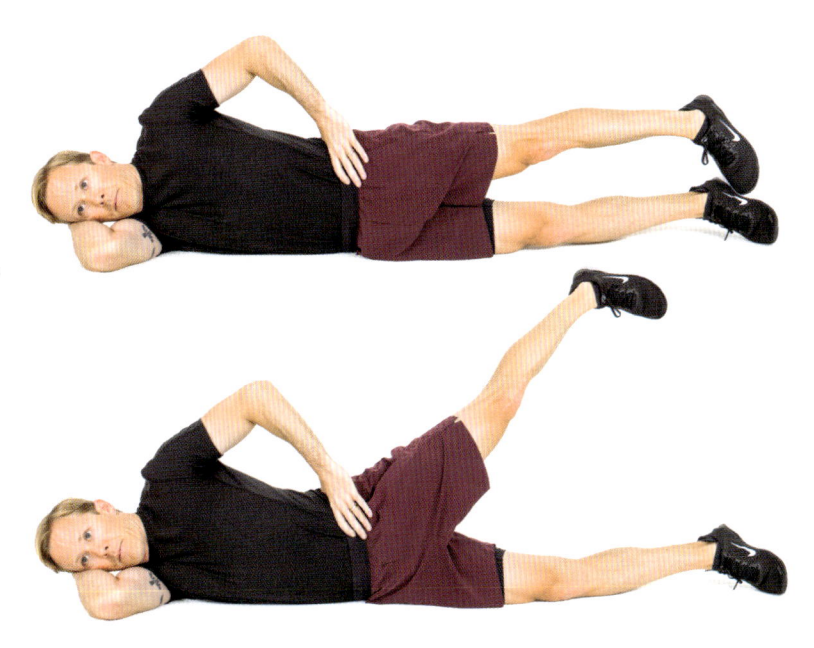

膝蓋不穩定
第二階段

適用於：
- 減輕膝蓋疼痛
- 改善膝蓋穩定度與神經肌肉控制
- 初步強化膝蓋與髖部
- 作為第三階段運動的暖身

指引：
- 每週做3或4天
- 做3組，每組10～15次（除非另有註明）
- 工具：彈力圈、瑜伽球（健身球）、跳箱與啞鈴
- 一旦膝蓋達到完整動作範圍，且運動時沒有疼痛或不穩定的狀況，便能加入第三階段的運動

彈力圈深蹲

將彈力圈套在膝蓋上方，雙腳站立，約與肩同寬。至於腳尖向外的程度，可以直直朝前或稍微往外，只要你感覺舒服且能蹲到最低即可。
接著執行深蹲動作：稍微將髖部往後推，直直地往下坐。在往最低點蹲下的過程裡，膝蓋往外推以對抗彈力圈，保持脊椎中立（不要過度拱背或圓背）、膝蓋對齊腳趾。盡可能蹲低，同時維持良好動作形式。

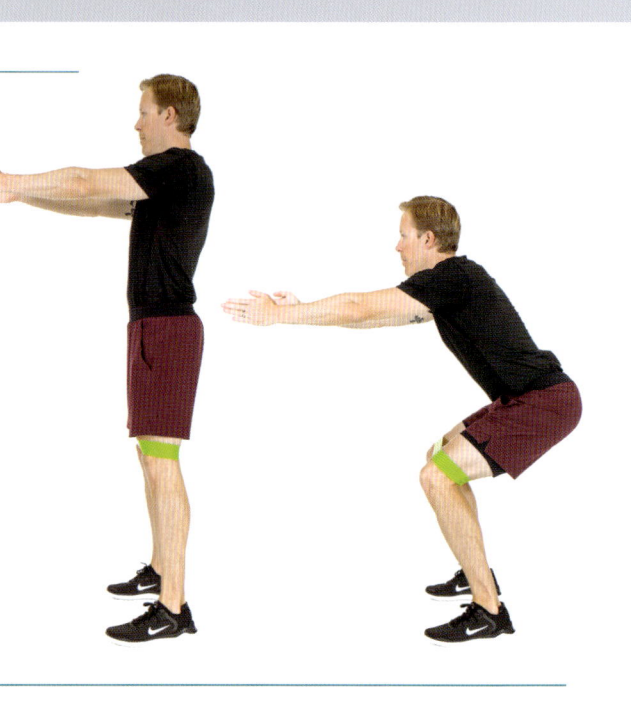

膝關節伸展

坐在長凳或椅子上，髖部與膝蓋彎曲約90度。慢慢地收緊股四頭肌，伸展一邊的膝蓋。穩定控制動作，努力將腿伸直，以達到膝關節完全伸展。維持收縮1～2秒鐘。

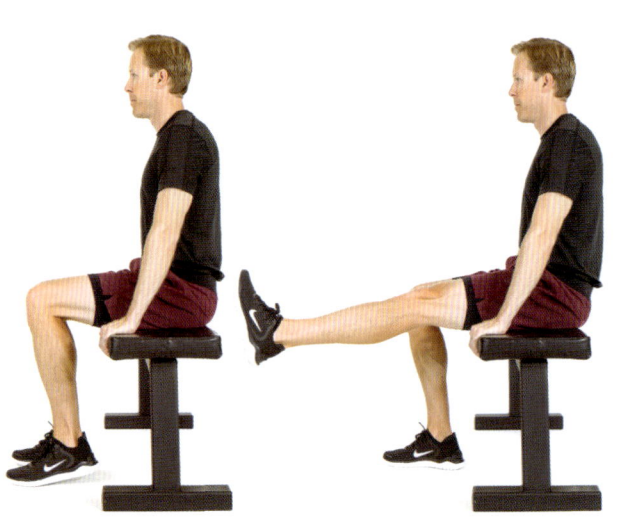

單腿橋式

背部平躺於地面，膝蓋彎曲、雙腳平踩地面。

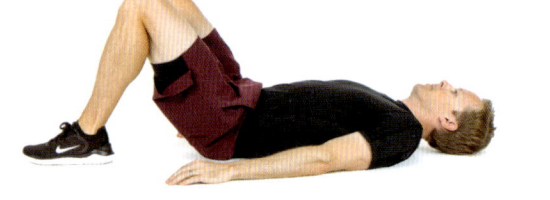

抬高一條腿（可以將抬高的腿伸直，或維持彎曲約90度）。腳往地板推並伸展髖部。當髖部完全伸展時，專心收緊臀肌，並維持收縮1～2秒。

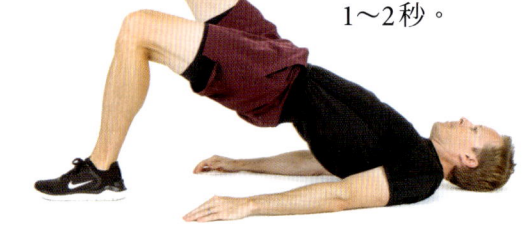

瑜伽球腿後彎舉

背部平躺於地面，雙腳放在瑜伽球（健身球）的中間。雙臂稍微張開並維持貼地。將腳跟壓進球裡並伸展髖部。當髖部完全伸展時，腳跟慢慢地往臀部彎曲。

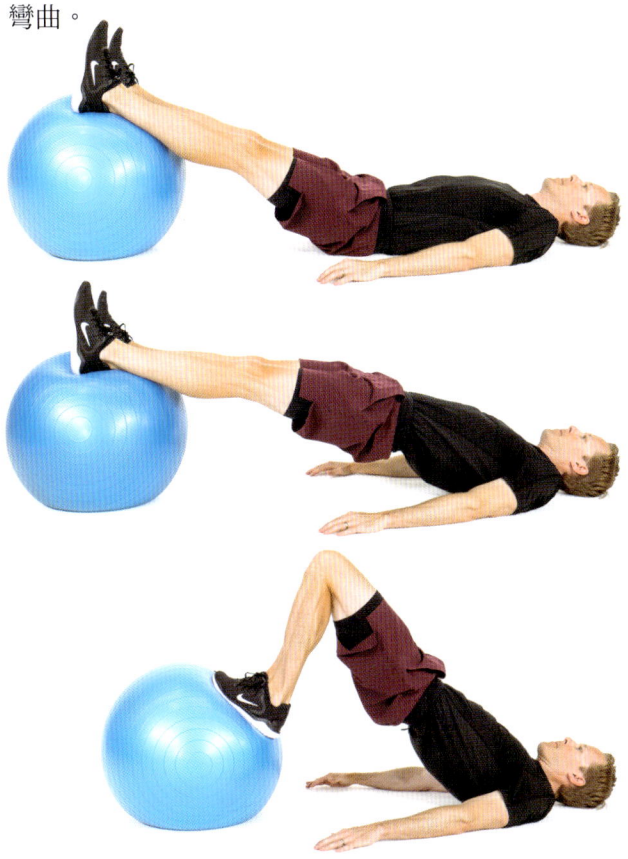

分腿蹲

進入分腿蹲姿勢的步驟為：軀幹挺直、前方腿微彎、小腿前側與地面垂直，後方腿伸直。接著將髖部直直地往下降，後方膝蓋觸地。用前腳的腳跟與後腳蹠骨球推地，伸展膝蓋並將身體抬高至起始位置。可以單手握啞鈴來挑戰軀幹穩定度，或者雙手各握一個啞鈴來增加負重。

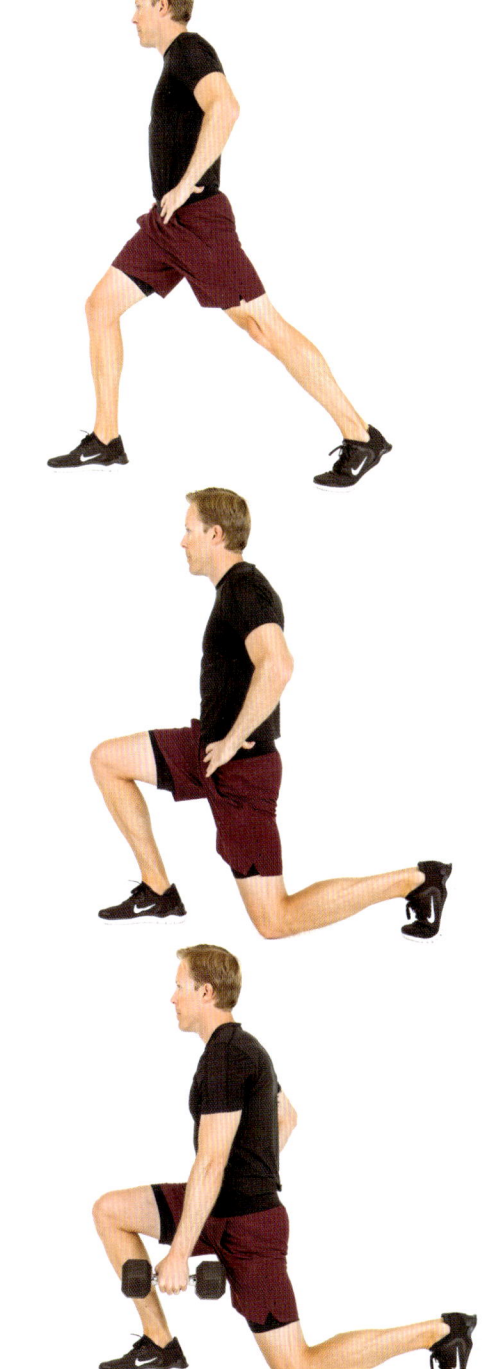

登階

一隻腳踩在跳箱上，膝蓋與腳尖對齊。在不推地的情況下，將身體重心轉移到抬高的腿。透過腳跟或中足發力，以連貫的動作抬高軀幹與髖部。可以增加跳箱高度或手握啞鈴來提高動作難度。

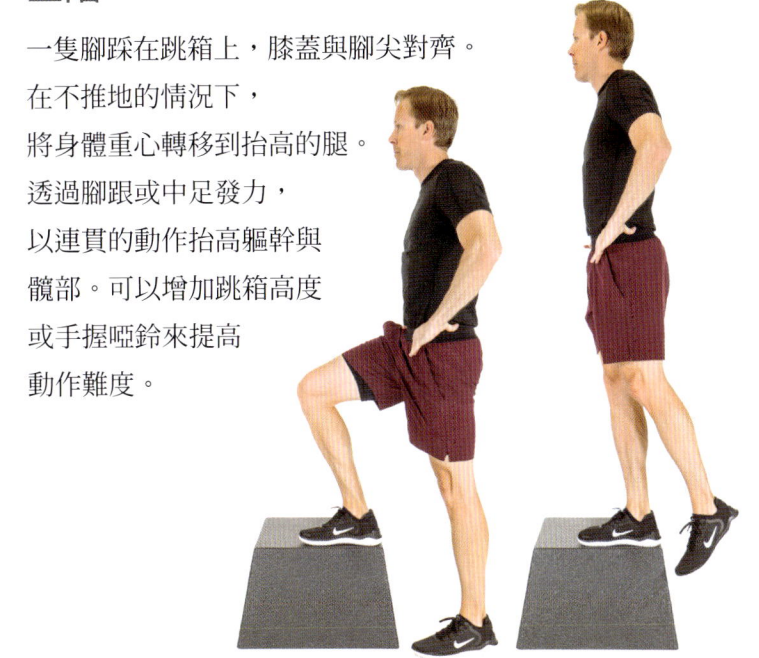

膝蓋不穩定
第三階段

適用於：
- 強化膝蓋與腿部力量
- 預防膝蓋疼痛與受傷

指引：
- 每週做3或4天、持續8～12週，或直到膝蓋恢復穩定
- 做3組，每組10～15次（除非另有註明）
- 每組動作做到力竭
- 工具：彈力圈、長椅、啞鈴與跳箱

站姿彈力圈消防栓式

將彈力圈套在膝蓋上方。膝蓋微彎，從髖部位置進行鉸鏈式身體前彎，小腿前側與地面維持垂直。以一個連貫動作將一條腿往外側抬起（外展）並向後方延伸（伸展），同時將腳往外旋轉（外旋）。專心維持貼地腳的膝蓋伸直或在腳掌外側，膝蓋不要內夾。

保加利亞分腿蹲

站在長椅前方約60公分處。一條腿往後伸，將蹠骨球放在長椅上。身體大部分重量壓在前腿，緩慢地降低身體（髖部以一定角度往後坐下），直到前方大腿與地板平行。動作過程中後方腿大致維持放鬆，不要用力推椅。

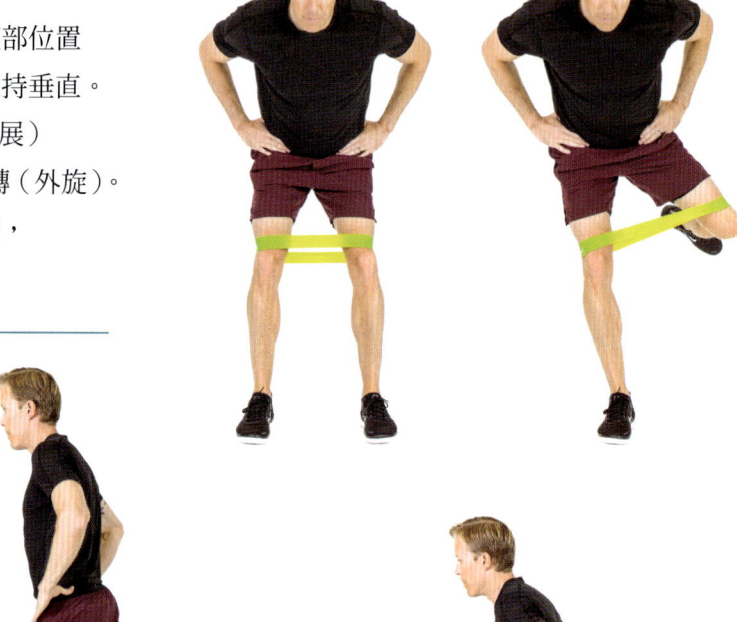

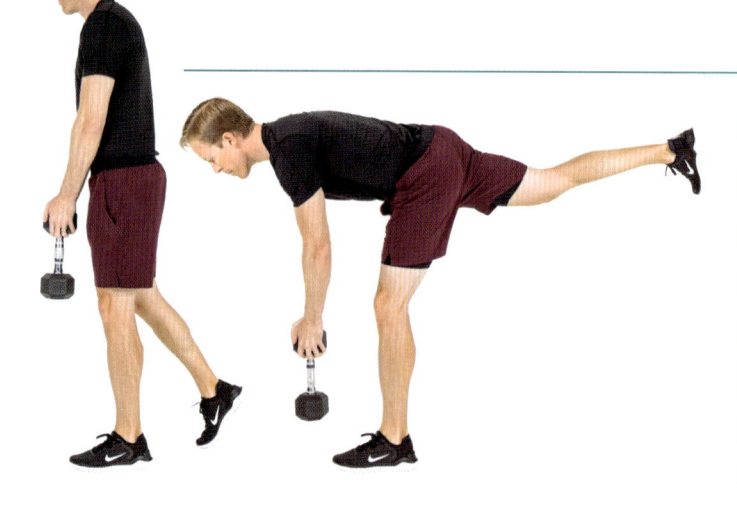

單腿硬舉

雙手握住啞鈴的一端，將身體大部分重量轉移到一條腿上。執行髖鉸鏈動作，同時稍微彎曲承重的膝蓋。將軀幹與啞鈴往地面降低時，保持背部平直，踩地那條腿的小腿前側與地面垂直、雙手放鬆，肩膀與髖部維持方正（避免扭轉或旋轉）。每條腿做3組，每組5～10次。

側向下階

站在跳箱或踏板旁邊。整隻腳踩在箱子邊緣，進行側向登階，然後站直身體。

將另一條腿（懸空的腿）稍微往前移動並維持伸直，身體慢慢地往後坐並彎曲支撐腿的膝蓋，

以便懸空腿的腳跟往地面降低。當腳跟觸地時，伸直膝蓋、伸展髖部，回到起始姿勢。

維持膝蓋與腳尖對齊，不要往內或往外移動。

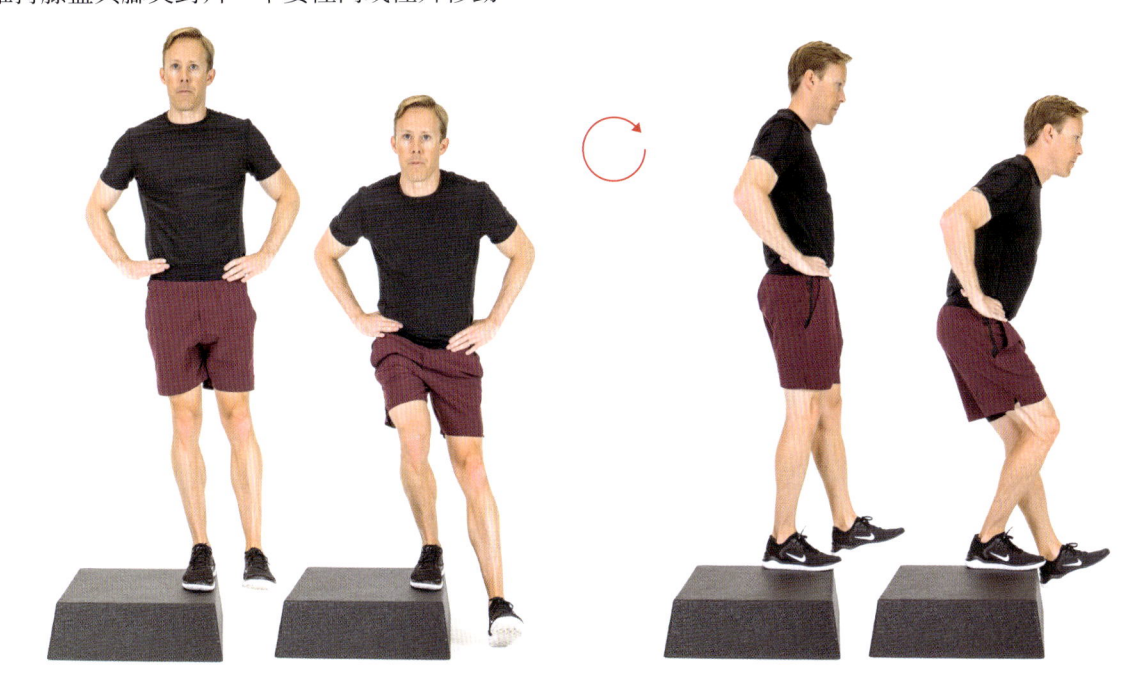

時鐘運動

採站姿，雙腳位於髖部正下方。將身體重心轉移到一條腿上，

髖部往後降低並彎曲支撐腿的膝蓋，然後伸展另一條腿至時鐘的每個鐘點。

從12點開始，依次向每個鐘點位置伸展，每一步後都先回到起始姿勢再邁向下一個鐘點，直到抵達6點。

每條腿各會完成時鐘的半邊，這樣算是1次。

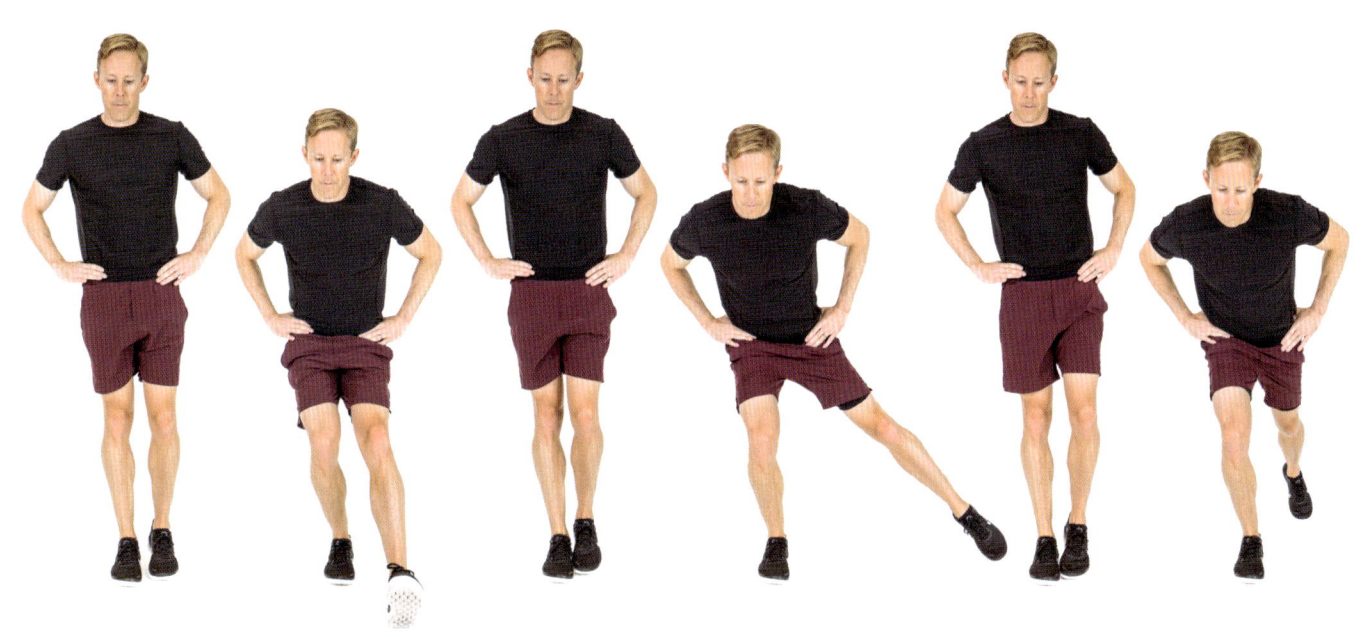

滑冰者深蹲

單腿站立，另一條腿（非承重腿）的膝蓋彎曲，
腳的位置在身體後面。軀幹與髖部維持方正，
從髖部位置進行鉸鏈式身體前彎，
軀幹前傾，並將非承重膝蓋往地面降低。
降低膝蓋碰觸墊子以方便測量距離。
也可在身體前方手持輕重量的槓片或啞鈴，
以維持平衡。

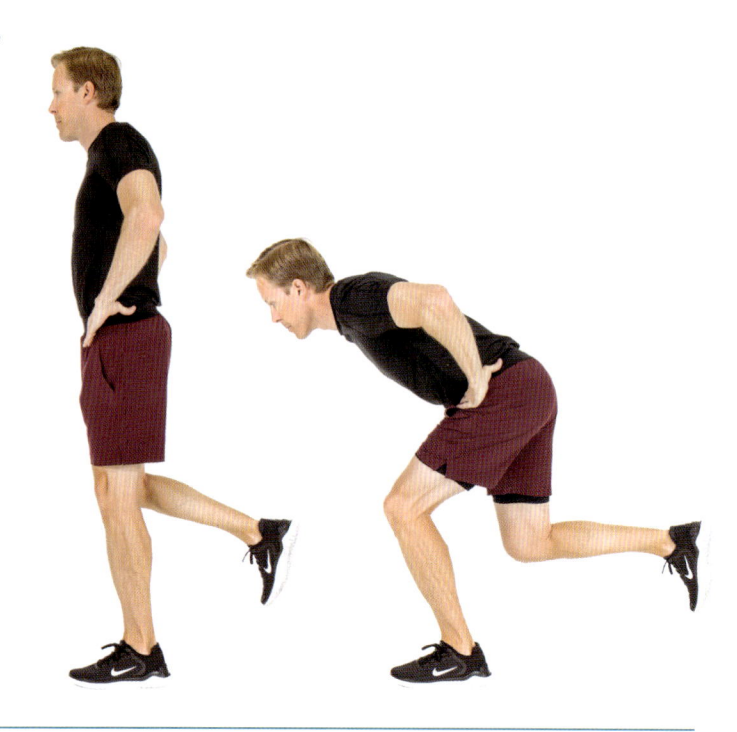

單腿腿後彎舉

背部平躺於地面，
將一隻腳放在瑜伽球（健身球）的中間，
另一條腿維持彎曲，不要碰到球。
雙臂稍微張開並維持貼地。
將腳跟壓進球裡並伸展髖部。
當髖部達到完全伸展時，
慢慢地將腳跟往臀部彎曲。

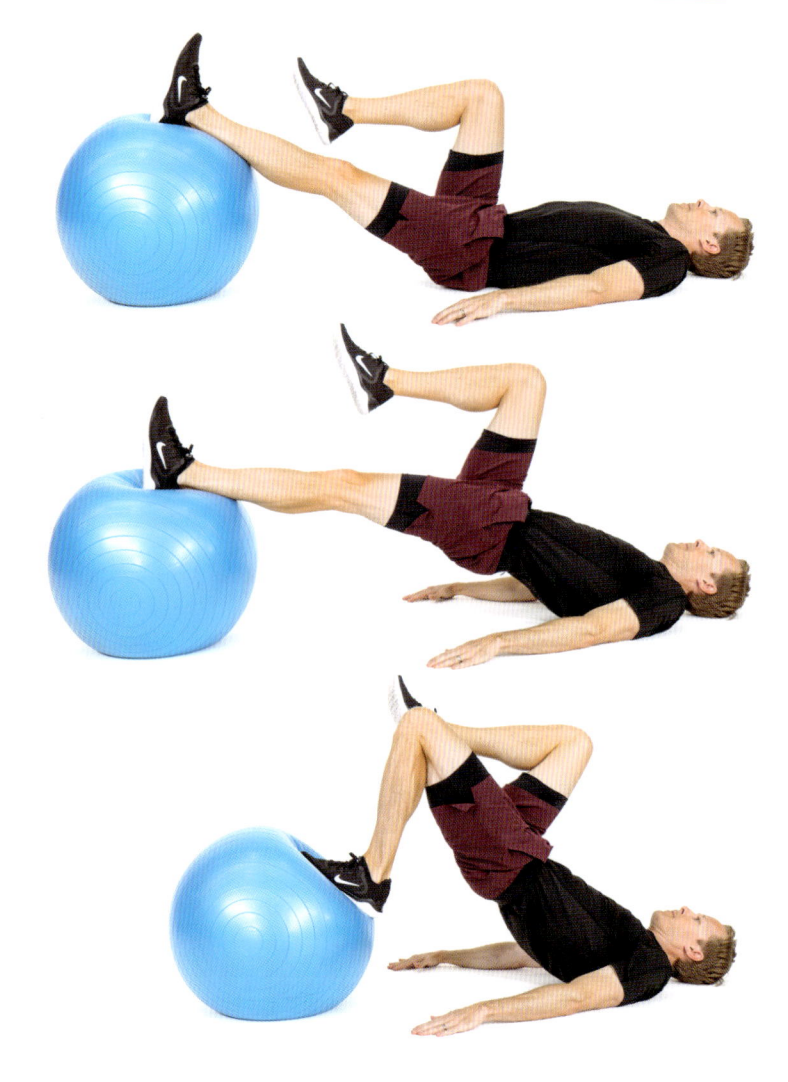

踮腳尖走路

做這項運動時，你可以決定要不要手持啞鈴。請先嘗試徒手版本，如果覺得太簡單再持啞鈴。

一開始採取半蹲姿勢：從髖部位置進行鉸鏈式身體前彎，軀幹前傾並彎曲膝蓋。

以蹠骨球著地，然後小步伐行走。膝蓋維持在腳趾上方，腳跟懸空。

行走的距離或次數範圍須有挑戰性，通常是15～20步。

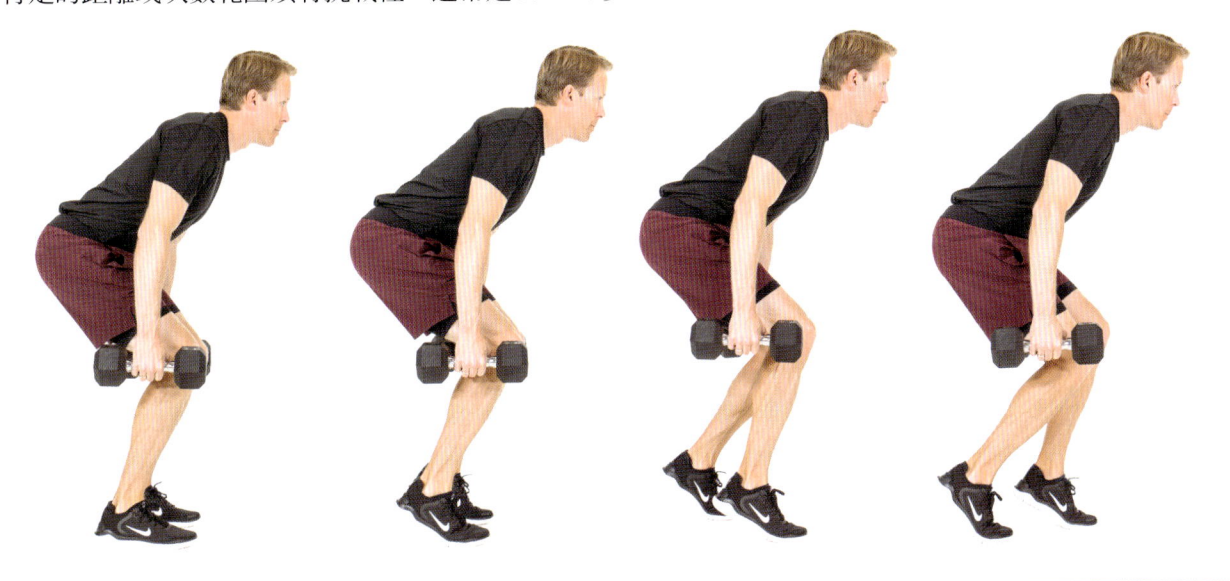

雙腳起跳並單腳著地

採站姿，雙腳距離略比肩窄。半蹲，手肘往後拉。以一個連貫動作伸展髖部與膝蓋，同時雙臂往前擺動並垂直跳起。在跳躍的過程中，將一條腿往後拉，準備以單腳著地。彎曲膝蓋與進行鉸鏈式身體前彎來緩衝落地的衝擊。著地時，嘗試讓膝蓋維持在腳趾上方，膝蓋或腳踝不要內夾。展開雙臂以維持平衡。做3組，每組跳躍6～12次。

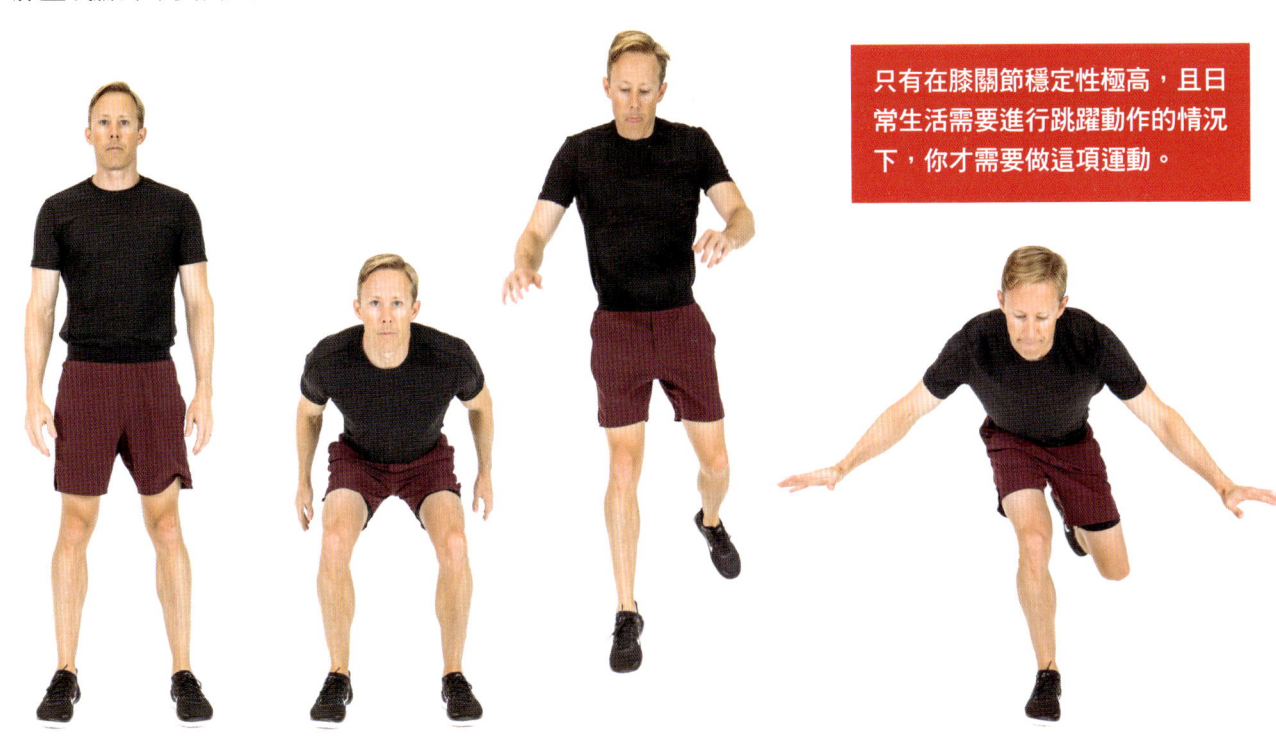

> 只有在膝關節穩定性極高，且日常生活需要進行跳躍動作的情況下，你才需要做這項運動。

髕骨肌腱病變

此方案用於治療：
- 跳躍膝
- 股四頭肌肌腱病變
- 髕骨上方或下方疼痛

概述：髕骨肌腱病變又稱「跳躍膝」，指的是連接股四頭肌到小腿前側的肌腱受到刺激，起因通常是大量的跳躍動作。

跳躍時股四頭肌會強力收縮，對於髕骨肌腱帶來壓力。與大多數肌腱病變的道理相同，組織無法因應負荷或運動量時就會產生疼痛。這可能是源自每天重複某些動作導致壓力累積，或是短時間內做太多運動，超過平常的運動量。

雖然跳躍是髕骨肌腱病變的常見原因，但任何導致股四頭肌反覆收縮的活動（例如蹲下、下坡健行或下樓梯）都可能刺激該肌腱，導致過度使用或反覆壓力損傷。

徵象與症狀：通常是劇痛，且在從事可能會加劇症狀的活動後，休息時膝蓋可能會痠痛或抽痛。髕骨肌腱疼痛通常發生於髕骨底部（下緣）與脛骨粗隆（肌腱連接到脛骨前側的地方）之間，但也可能出現在髕骨上方。

膝蓋超過腳尖會造成髕骨肌腱病變嗎？

跳躍、深蹲與跨步蹲時，膝蓋超過腳尖是常見的動作模式。雖然這可能導致膝蓋疼痛，但不一定是問題所在。再次強調，一切取決於你對組織施加多少壓力，以及該組織承受負荷的能力。當膝蓋超過腳尖時，離心負荷會持續對髕骨肌腱施加壓力，因為股四頭肌必須收縮以減緩與控制動作。但這個動作本身並不是錯誤或有害的。事實上，當軀幹維持直立並同時屈曲髖部，例如下坡、下樓梯、垂直跳或直立深蹲（如高背槓蹲舉與前蹲舉），膝蓋超過腳尖是維持平衡的必要條件。但如果過度，肌腱可能會受到刺激。如果你已經處於疼痛狀態，請記住：膝蓋超過腳尖的動作模式可能是復健初期必須調整的加重因素。

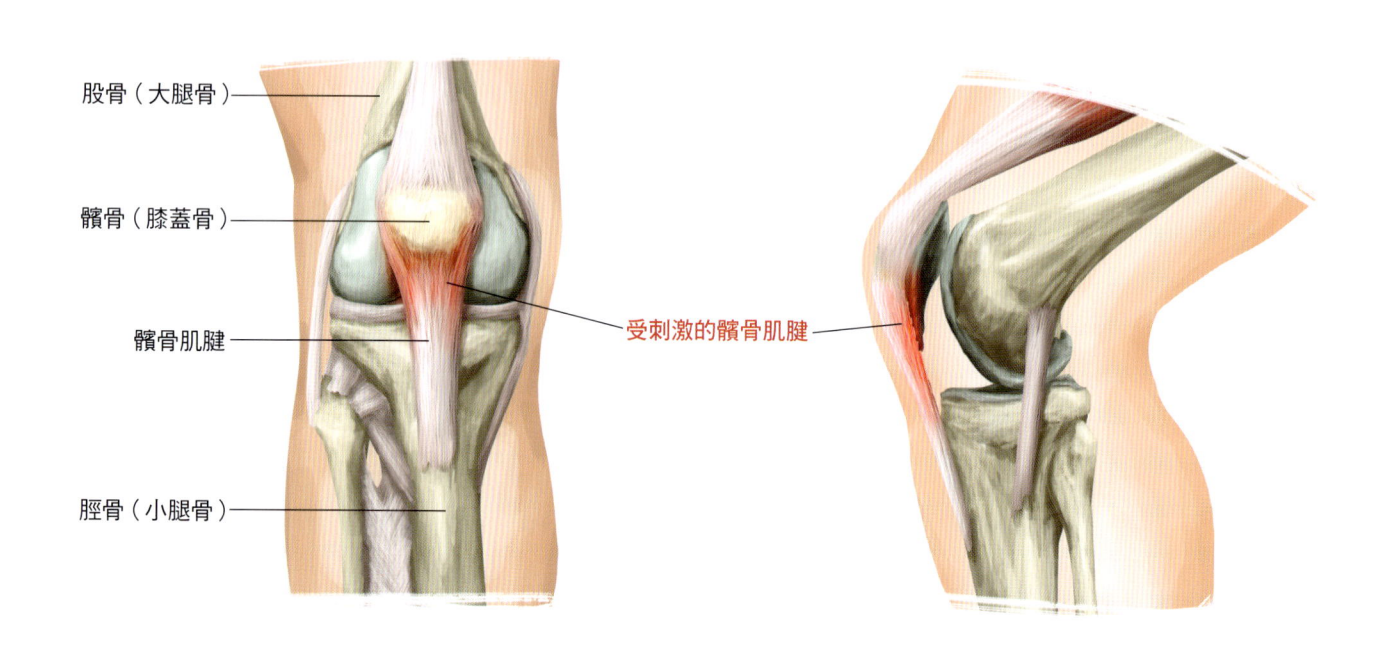

股骨（大腿骨）
髕骨（膝蓋骨）
髕骨肌腱
脛骨（小腿骨）

受刺激的髕骨肌腱

加重因素：股四頭肌需強力收縮的活動，例如跳躍、蹲下、跨步蹲、上下樓梯、下坡健行與跑步。

預後：如果遵循復健方案並調整或暫停加劇疼痛的活動，大部分的髕骨肌腱病變可以在 8～12 週內復元。

治療策略：可以透過改善肌腱力量與能力的運動來治療髕骨肌腱病變。[23,24] 你可能需要降低會加劇疼痛的活動量與強度，好讓肌腱有機會恢復。在急性階段，休息幾天與執行簡單的活動度運動有助於減輕疼痛。你可以使用髕骨帶，但僅能作為暫時措施，因為長期使用可能導致肌腱退化。若情況嚴重，注射皮質類固醇注射可能有助於減輕疼痛，但這些藥物會導致肌腱變脆弱，應該盡量避免使用。

本方案第一階段的重點是控制急性疼痛。針對股四頭肌執行軟組織鬆動術有助於減輕疼痛，原因是髕骨肌腱就附著在這些肌肉上。多數患者沒有動作範圍受限問題，因此可使用腳跟滑動運動來緩解一般疼痛。膝關節伸展等長運動能夠減輕肌腱疼痛（若能維持 30～45 秒），並開始重建肌腱力量與能力。第一階段以數項髖部與臀肌運動結束，目的是改善髖部力量並促進膝蓋健康。

第二與第三階段著重於強化髖部，並循序漸進地對附著於股四頭肌及髕骨的肌腱施加更多負荷。第二階段涵蓋較低負荷的股四頭肌運動，像是等長靠牆深蹲、前平板支撐伸展、踮腳尖走路與離心椅子深蹲。一旦等長收縮運動減輕了肌腱疼痛，就可以開始進行離心收縮運動（讓肌肉同時收縮與拉長）。在椅子深蹲裡，離心收縮就是蹲下的動作，在此階段你會僅用單腿完成動作，向心收縮（起身）則用雙腿。當你變得更強壯、肌腱能承受更大負荷時，便可以嘗試僅靠單腿完成全部動作範圍，包含蹲下與起身。第三階段則涵蓋針對髖部、腿後肌群與股四頭肌的單腿運動。在訓練股四頭肌與髕骨肌腱方面，下斜深蹲是非常有效的動作。第三階段以跳躍動作結束，這些運動有助於提高肌腱儲存與釋放能量的能力。非運動員可跳過這些跳躍項目，集中精力於第二與第三階段的其他運動即可。

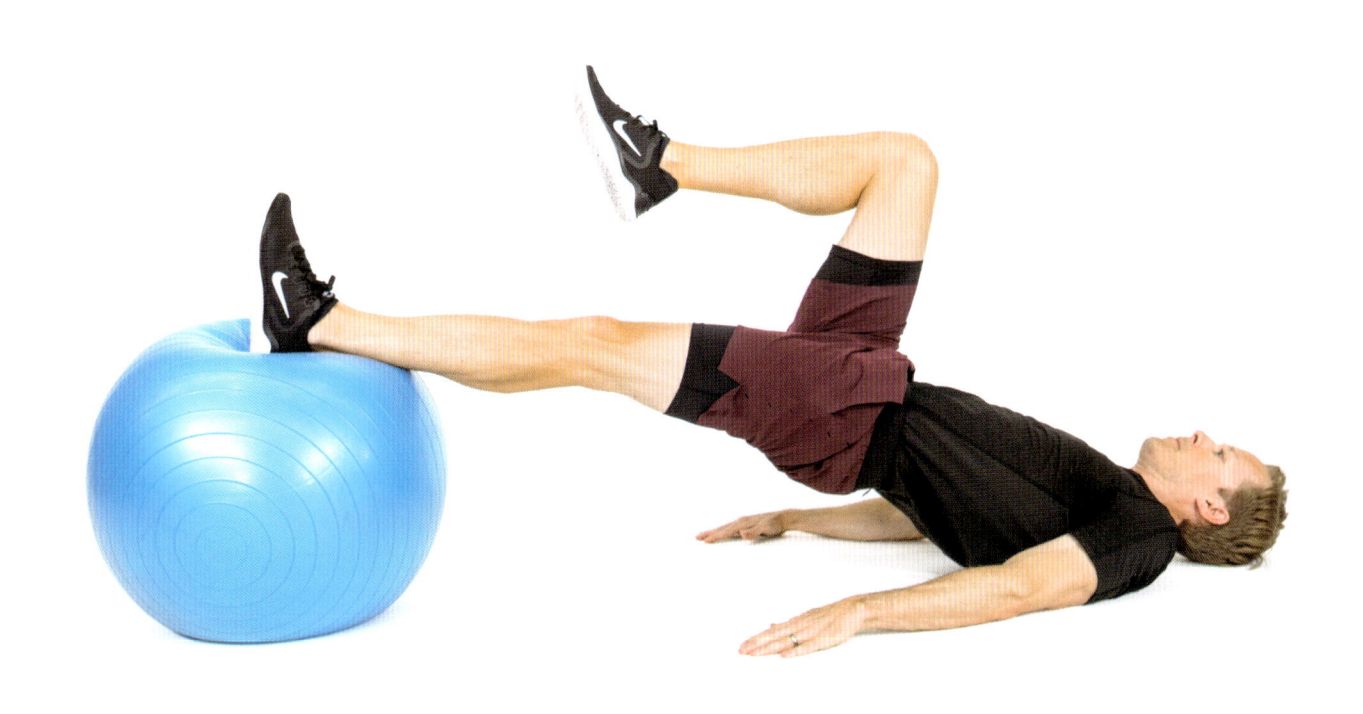

髕骨肌腱病變
第一階段

適用於：
- 減輕膝蓋疼痛
- 緩解膝蓋上方與下方的肌肉緊繃
- 作為第二與第三階段運動的暖身

指引：
- 每天執行。若肌腱疼痛加劇，則兩天執行1次。
- 工具：滾筒與伸展帶
- 休息時毫無疼痛，運動時疼痛不超過輕微程度（疼痛指數3／10），便能加入第二階段的運動

股四頭肌鬆動術

趴在地板上，以前臂或雙手支撐身體重量，一條腿放在滾筒上。用貼地的腳與雙手支撐身體，從髖部到膝蓋上下滾動，以鬆動大腿前側的股四頭肌。可彎曲並伸直膝蓋，以動態鬆動這些肌肉與股神經。每條腿花費1～2分鐘。

股外側肌鬆動術

起始姿勢及執行方式與股四頭肌鬆動術相同：用雙手與貼地的腳來控制壓力，從髖部到膝蓋沿著整條大腿上下滾動，在疼痛或僵緊的地方停留並彎曲與伸直腿部。但這次的重點不是鬆動大腿前側，而是大腿外側的股外側肌。每條腿花費1～2分鐘。

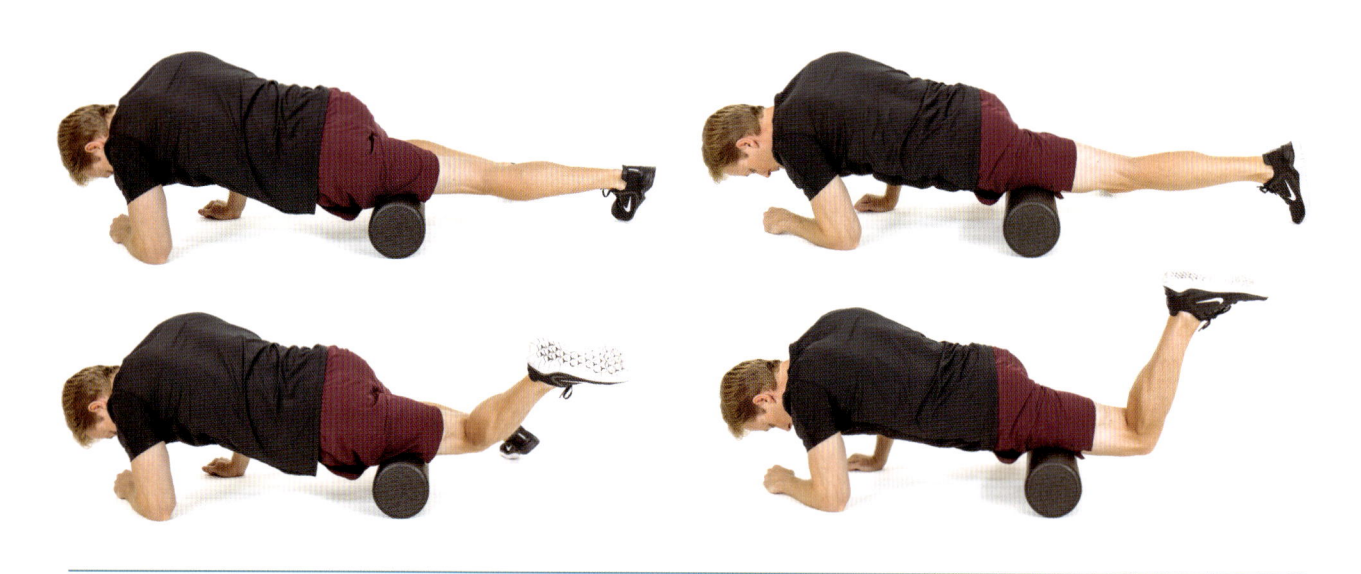

腳跟滑動（擇一）

將伸展帶繞在一隻腳的足弓後面。彎曲膝蓋，並將腳跟往臀部方向滑動，拉動伸展帶以協助完成動作。如果不會感覺疼痛，可以不用伸展帶，在疼痛不超過輕微程度的前提下盡量滑動腳跟到極限。
做3組，每組10次。

使用伸展帶

不用伸展帶

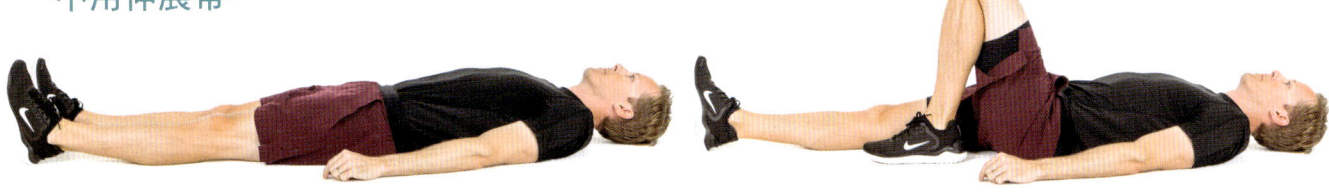

膝關節伸展等長運動

坐在長凳或椅子上，髖部與膝蓋彎曲約90度。收緊股四頭肌，慢慢地伸展一邊膝蓋。穩定控制動作，努力將腿伸直，以達到膝關節完全伸展。做4或5次，每次在最高點維持收縮30～45秒鐘。

側躺髖外展

採側躺姿勢，稍微將髖部往地面旋轉，同時將上方的腿內旋，讓大腳趾碰到下方腳的足弓。將上方的腿往後抬高。維持脊椎中立，並在最高點停留1～2秒。如果你開始過度拱背，就減少動作範圍。可以在膝蓋上方套上彈力圈，以增加臀肌啟動度與提高動作難度。

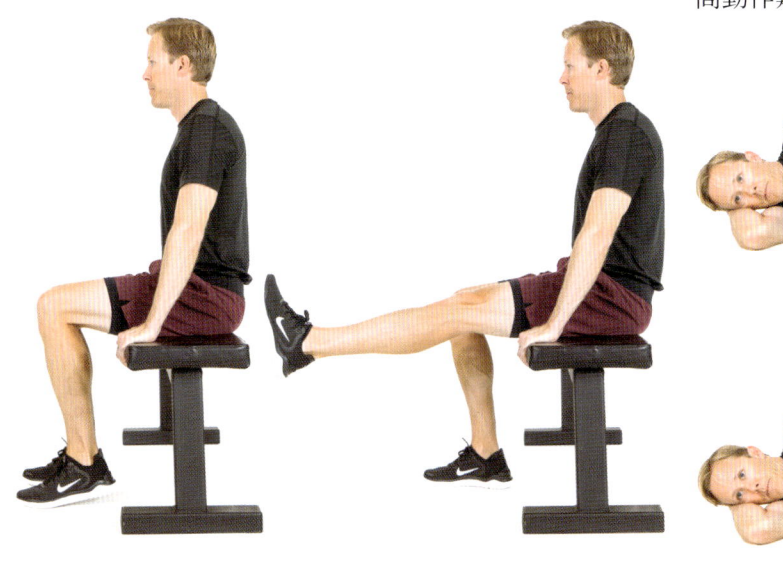

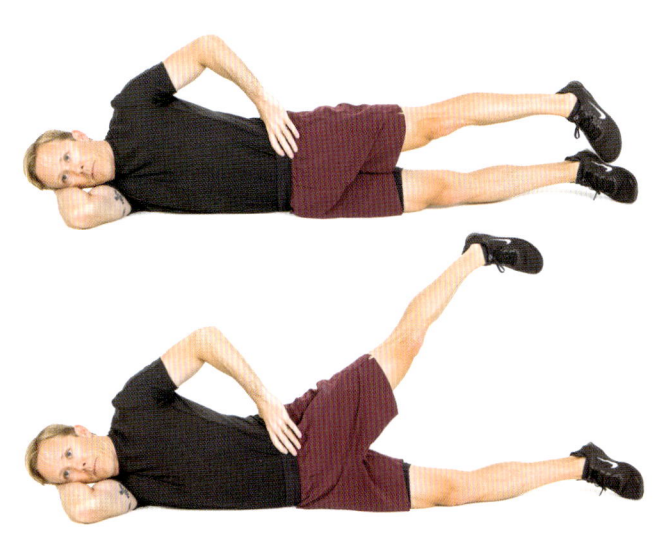

單腿橋式

背部平躺於地面，膝蓋彎曲、雙腳平踩地面。抬高一條腿（可以將抬高的腿伸直，或維持彎曲約90度）。腳往地板推並伸展髖部。當髖部完全伸展時，專心收緊臀肌，並維持收縮1～2秒。

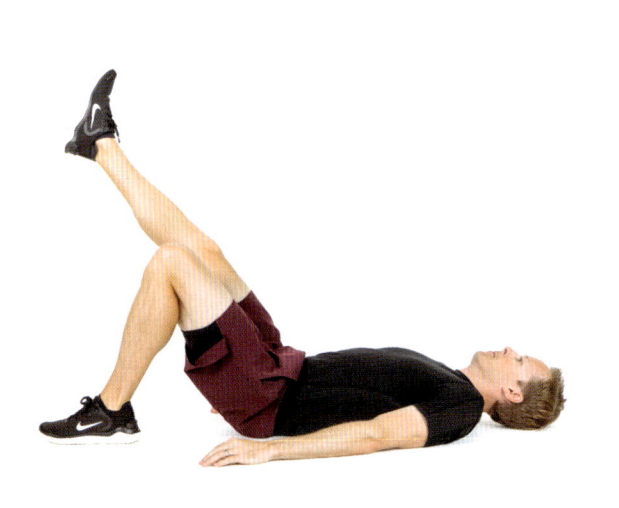

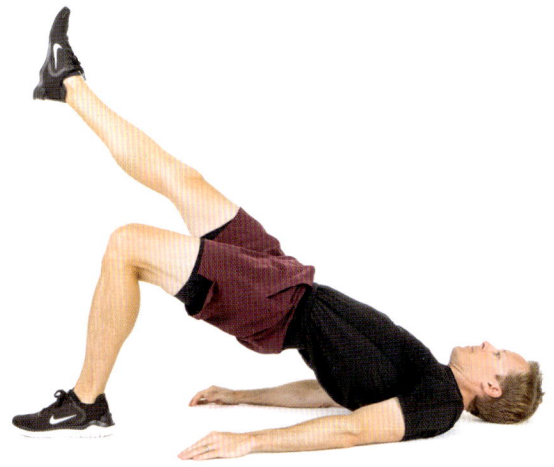

髕骨肌腱病變
第二階段

適用於：
- 減輕膝蓋疼痛
- 初步強化膝蓋與髖部
- 作為第三階段運動的暖身

指引：
- 每週做3或4天
- 每項運動的組數、次數與持續時間詳見說明
- 工具：彈力圈、木棍、啞鈴與瑜伽球（健身球）
- 請跳過任何會引發疼痛的運動，挪到第三階段再做
- 做這些運動時疼痛不超過輕微程度（疼痛指數3／10），便能加入第三階段的運動

彈力圈髖外展

將彈力圈套在膝蓋上方。將身體重心移到一條腿，另一條腿（非承重腿）抬至身體外側（外展）。腳趾維持朝前，上半身不要過度傾斜。可單手扶牆或使用木棍幫助平衡。做3組，每組10〜15次。

靠牆深蹲

背部靠著牆壁或深蹲架，雙腳站立與肩同寬，距離牆壁約30〜60公分。身體沿著牆壁下滑至深蹲姿勢。膝蓋對齊腳趾，往前或往後調整腳的位置，好讓小腿前側與地面大致垂直。深蹲的深度必須對你有點難度（通常是大腿與地面平行），但產生的疼痛不可超過輕微程度。做4或5次，每次維持30〜45秒。

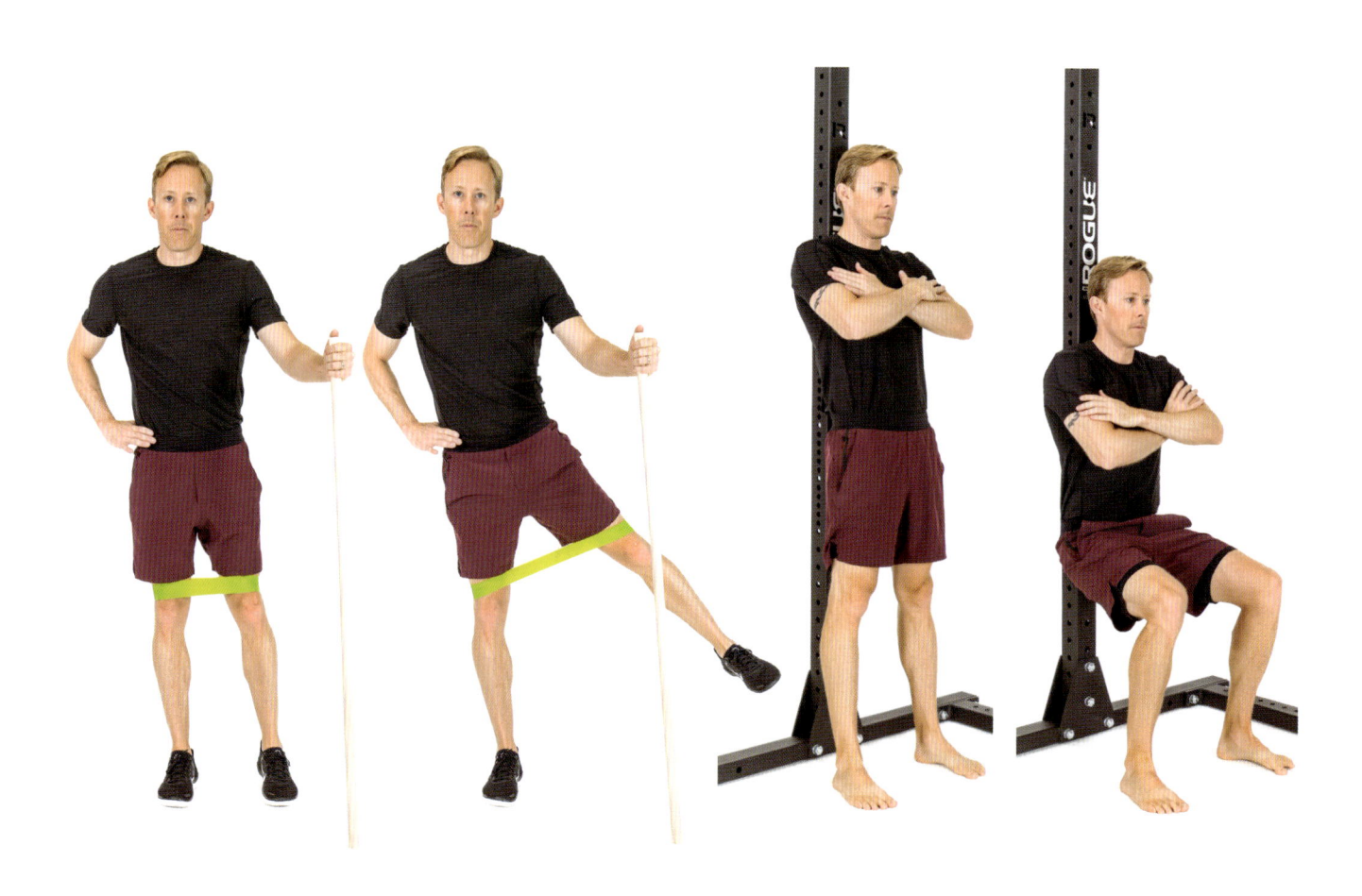

CHAPTER 21 ｜膝蓋復健方案 ▶ 髕骨肌腱病變

平板支撐搭配抬腿與伸臂

進入平板支撐姿勢：手肘放在肩膀下方，
背部打平，雙腿打開與髖部同寬，以蹠骨球著地。
收縮腹肌並收緊臀肌來維持姿勢。
然後，一次僅移動單肢，其他三點不動：
先抬高一條腿，然後換成伸展一隻手臂。
做3組，每組完成2～4個循環。

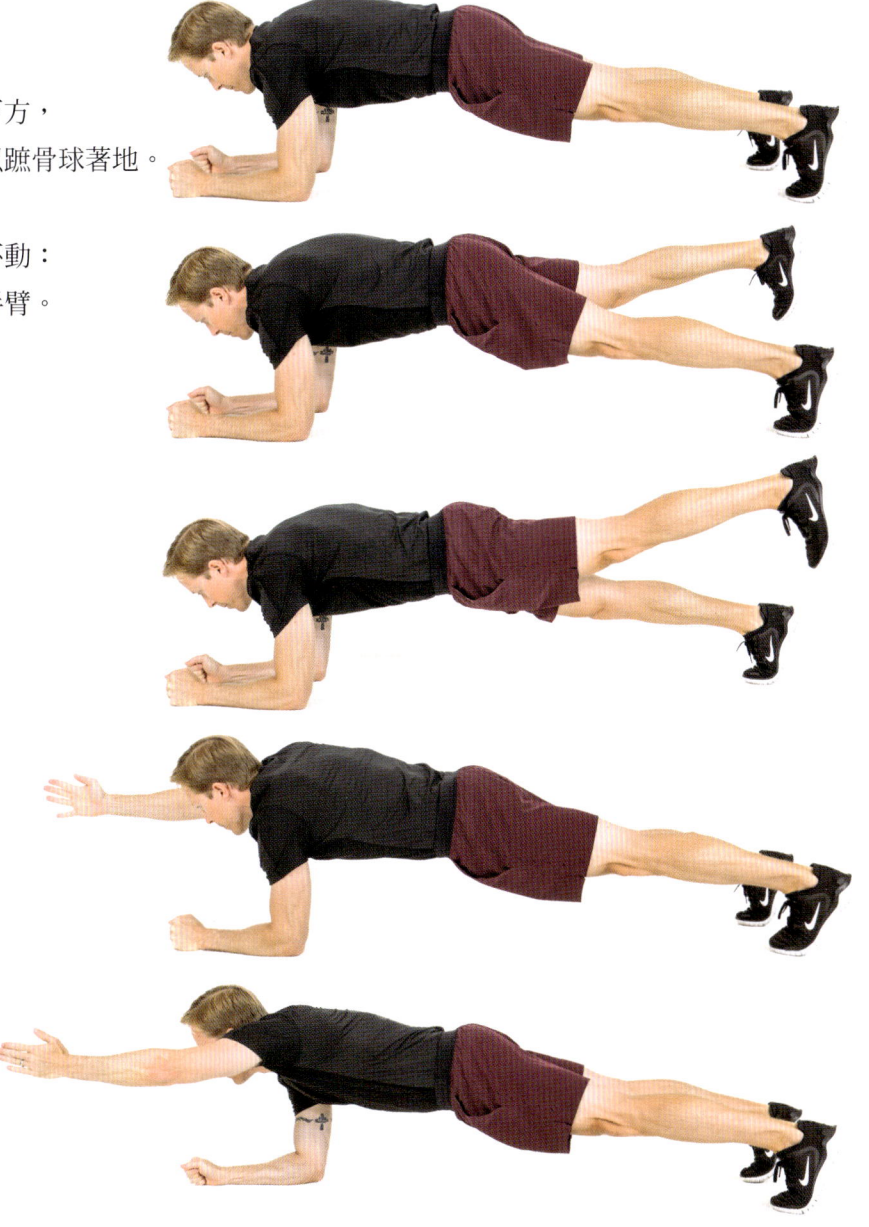

踮腳尖走路

做這項運動時，你可以決定要不要
手持啞鈴。請先嘗試徒手版本，
如果覺得太簡單再持啞鈴。
一開始採取半蹲姿勢：
從髖部位置進行鉸鏈式
身體前彎，軀幹前傾
並彎曲膝蓋。以蹠骨球著地，
然後小步伐行走。膝蓋維持在
腳趾上方，腳跟懸空。
行走的距離或次數範圍
須有挑戰性，通常是15～20步。

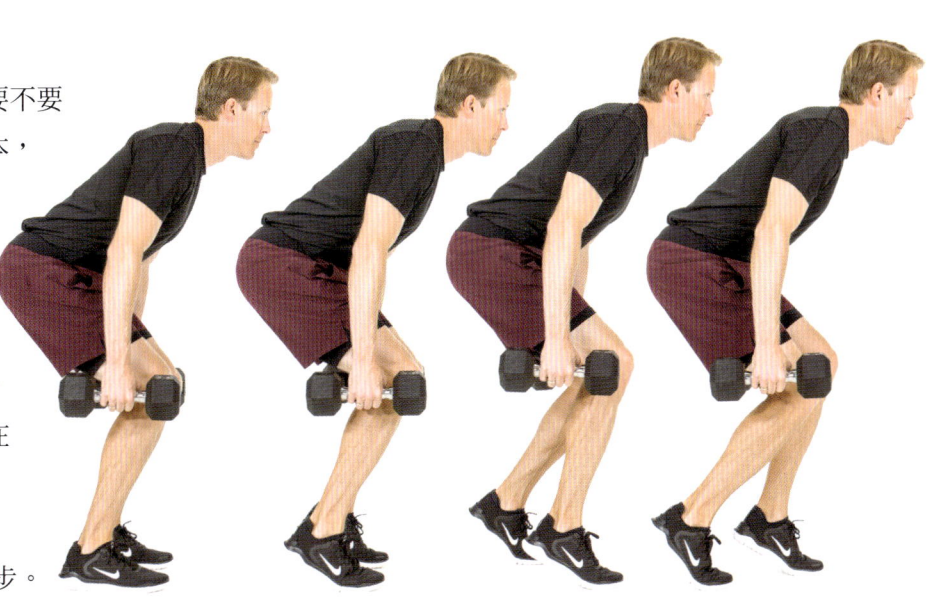

409

單腿離心椅子深蹲

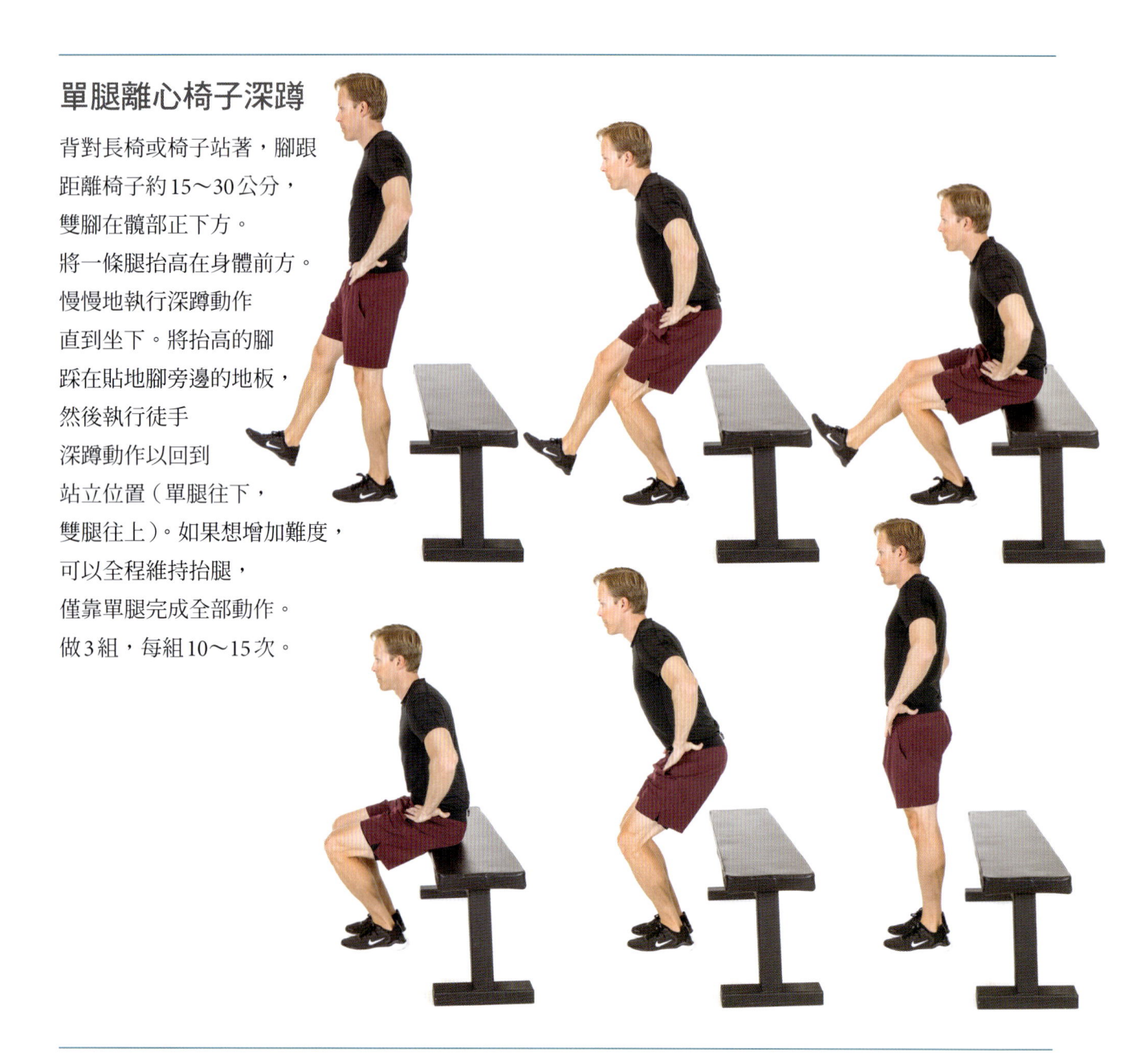

背對長椅或椅子站著，腳跟距離椅子約15～30公分，雙腳在髖部正下方。將一條腿抬高在身體前方。慢慢地執行深蹲動作直到坐下。將抬高的腳踩在貼地腳旁邊的地板，然後執行徒手深蹲動作以回到站立位置（單腿往下，雙腿往上）。如果想增加難度，可以全程維持抬腿，僅靠單腿完成全部動作。做3組，每組10～15次。

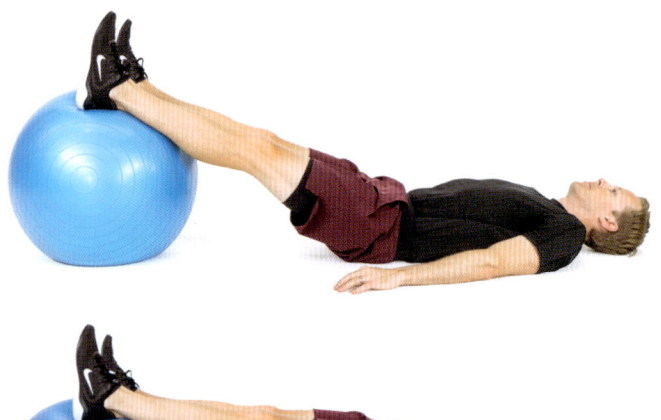

瑜伽球腿後彎舉

背部平躺於地面，雙腳放在瑜伽球（健身球）的中間。雙臂稍微張開並維持貼地。將腳跟壓進球裡並伸展髖部。當髖部完全伸展時，腳跟慢慢地往臀部彎曲。做3組，每組10～15次。

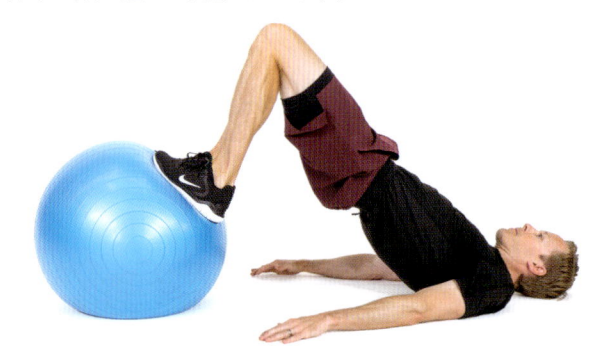

髕骨肌腱病變
第三階段

適用於：
- 強化膝蓋與腿部力量
- 預防膝蓋疼痛與受傷

指引：
- 每週做3或4天
- 做3組，每組10～15次（除非另有註明）
- 每組動作做到力竭
- 工具：彈力圈、跳箱、瑜伽球（健身球）與斜板

站姿彈力圈消防栓式

將彈力圈套在膝蓋上方。從髖部位置
進行鉸鏈式身體前彎，膝蓋微彎，
小腿前側與地面維持垂直。
以一個連貫動作將一條腿往外側抬起（外展）
並向後方延伸（伸展），同時將腳往外旋轉（外旋）。
專心維持貼地腳的膝蓋伸直或在腳掌外側，
膝蓋不要內夾。

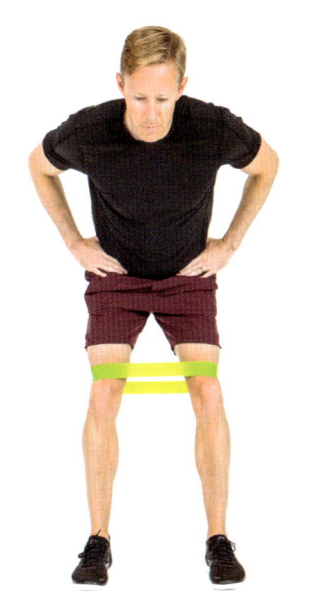

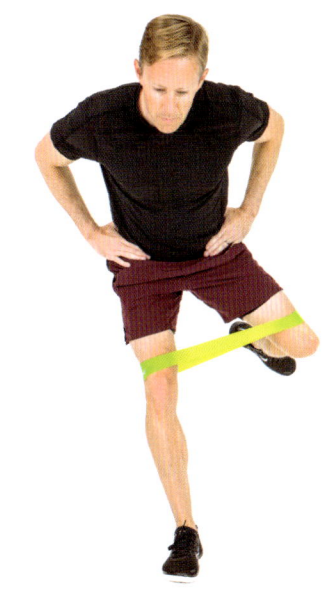

登階

一隻腳踩在跳箱上，膝蓋與腳尖對齊。在腳不推地的情況下，
將身體重心轉移到抬高的腿。
透過腳跟或中足發力，以連貫的動作抬高軀幹與髖部。
可以增加跳箱高度來提高動作難度，
或是單手持啞鈴放在身側來挑戰軀幹穩定度，
或者雙手各握一個啞鈴來增加負重。

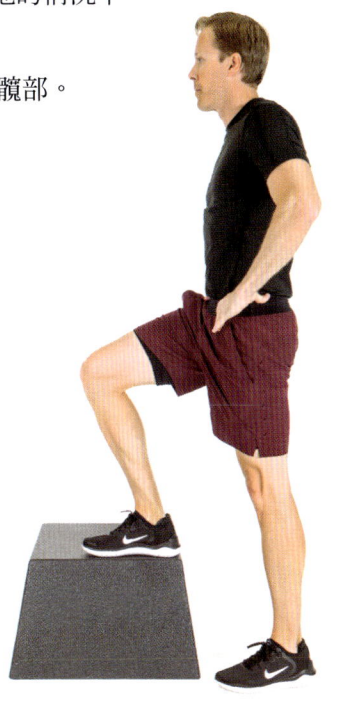

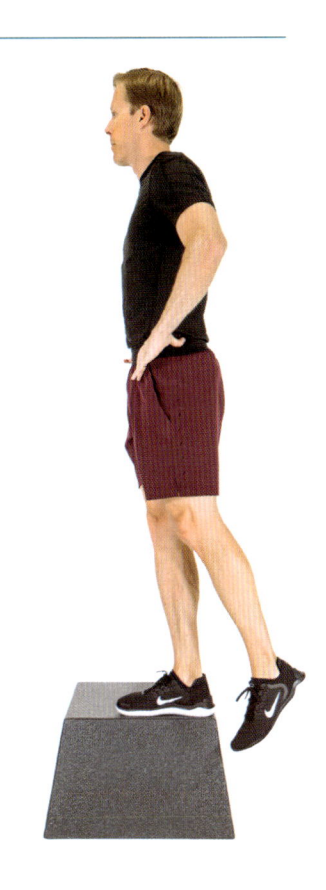

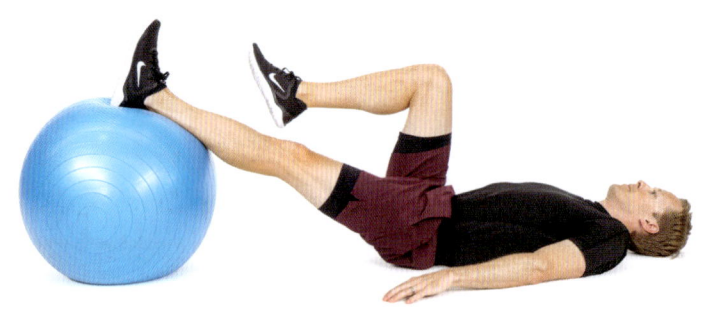

單腿腿後彎舉

背部平躺於地面,將一隻腳放在瑜伽球(健身球)的中間,另一條腿維持彎曲,不要碰到球。雙臂稍微張開並維持貼地。將腳跟壓進球裡並伸展髖部。當髖部達到完全伸展時,慢慢地將腳跟往臀部彎曲。

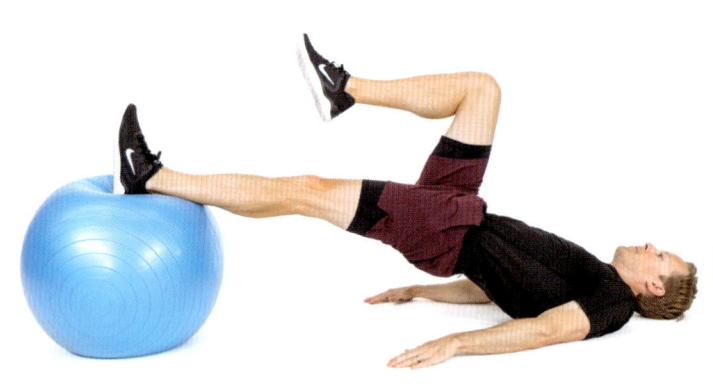

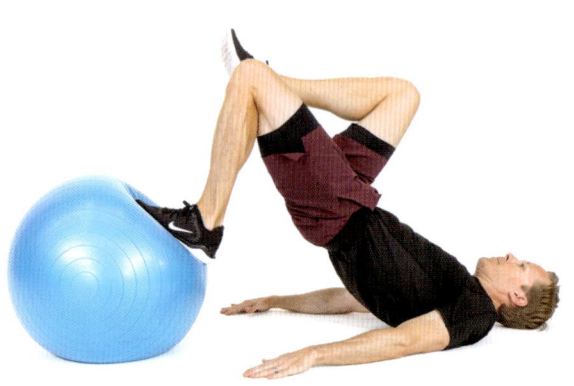

下斜單腿離心深蹲

站在斜板或深蹲輔助踏板上,腳跟高度超過腳趾,雙腳在髖部正下方。

將一隻腳抬高在身體前方,然後慢慢地執行深蹲動作(軀幹前傾並維持背部平直,髖部往下坐)。

維持膝蓋對齊腳趾。盡量蹲到最低,同時維持良好動作形式與平衡。

將抬高的腳踩在斜板上貼地腳的旁邊,然後執行徒手深蹲動作以回到站立位置(單腿往下,雙腿往上)。

如果想增加難度,可以增加動作範圍或全程維持抬腿,僅靠單腿完成全部動作。

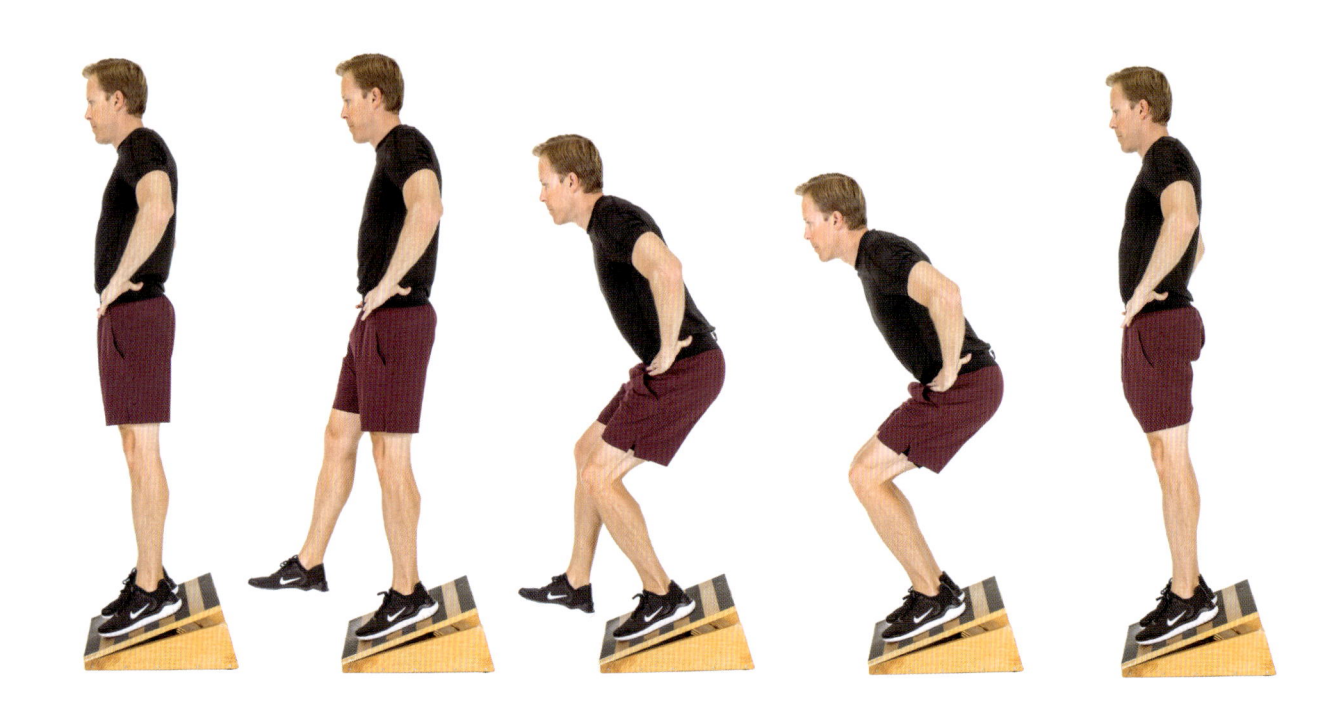

雙腳起跳並單腳著地

採站姿，雙腳距離略比肩窄。半蹲，手肘往後拉。以一個連貫動作伸展髖部與膝蓋，同時雙臂往前擺動並垂直跳起。在跳躍的過程中，將一條腿往後拉，準備以單腳著地。彎曲膝蓋與進行鉸鏈式身體前彎來緩衝落地的衝擊。著地時，嘗試讓膝蓋維持在腳趾上方，膝蓋或腳踝不要內夾。展開雙臂以維持平衡。做3組，每組跳躍6～12次。

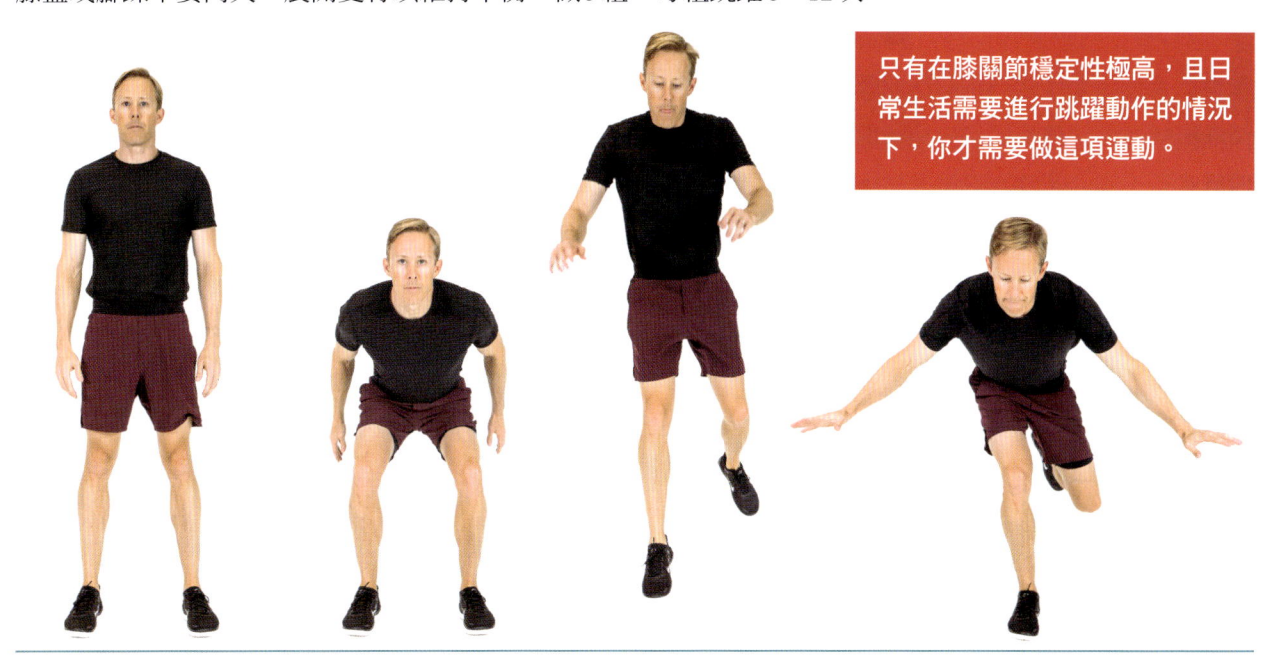

> 只有在膝關節穩定性極高，且日常生活需要進行跳躍動作的情況下，你才需要做這項運動。

滑冰者跳躍

雙腳站立與肩同寬。為了產生側向跳躍的動能，從髖部位置進行鉸鏈式身體前彎，並將一條腿往後踢，並同時將肩膀轉向支撐腿那一側。想像自己在做溜冰的動作，這就是此運動的起始與結束姿勢。用腳的外側推地，並將抬高的腿往跳躍方向側向伸展。當腳離地時，肩膀隨之展開並彎曲膝蓋。在另一側回到起始位置以緩衝著地的衝擊力——進行鉸鏈式身體前彎，降低身體進入滑冰者深蹲的單腿姿勢，肩膀轉向支撐腿那一側。立刻重複整個動作流程，有節奏地左右跳躍。做3組，每組跳躍6～12次。

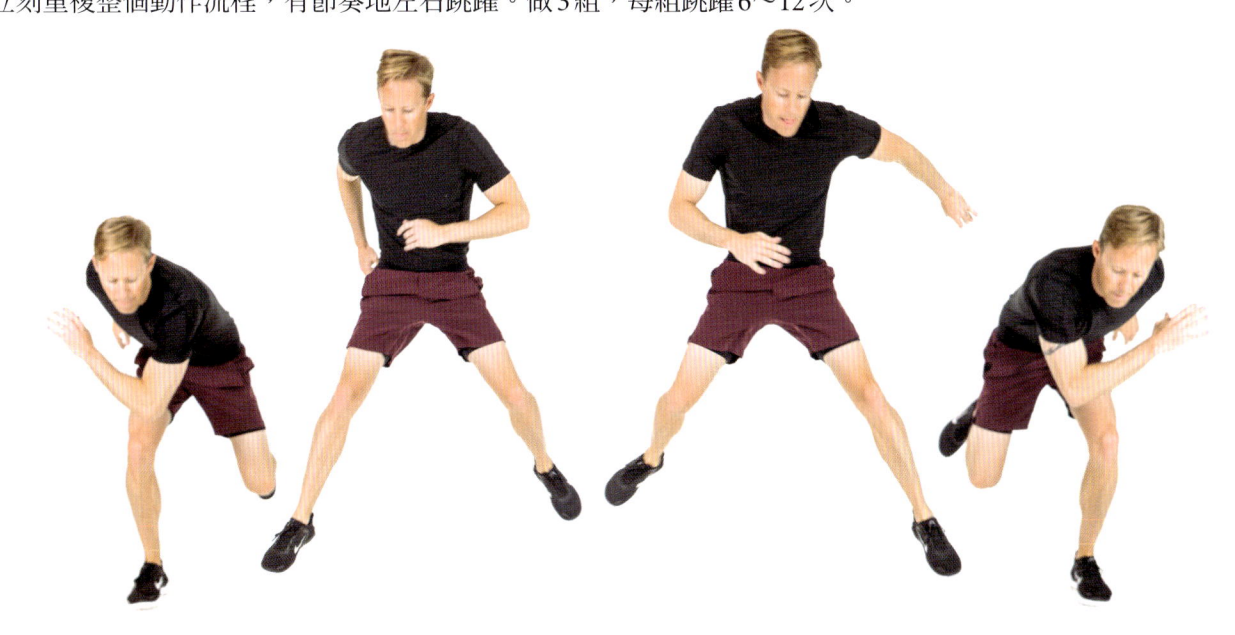

骨性關節炎

此方案用於治療：
- 膝關節炎
- 膝關節內部疼痛

概述：骨性關節炎是一種透明軟骨的退化性疾病，通常影響膝關節與髖關節。以膝關節來說，脛骨與股骨末端的軟骨會逐漸磨損。隨著時間拉長，情況逐漸惡化，導致骨頭與骨頭之間直接接觸。在這個階段，骨性關節炎的狀況已十分嚴重，導致完成日常任務的能力受限，醫生可能會建議進行膝關節置換手術。

為了避免這種情況發生，你必須傾聽自己身體的聲音，並著手解決可能導致問題產生的因素，例如生活型態等。[25,26] 如果膝蓋疼痛越來越頻繁與嚴重，這可能是關節炎的初期徵兆。如果你有膝蓋受傷的病史，可能更容易罹患關節炎，因此應特別注意強化周圍組織力量與調整行為。[27]

請記住，過度靜態或活躍的人身上的軟骨會磨損得更快，而適度活動有助於保護它。[28] 此外，關節炎是會加速軟骨磨損的炎症，因此請參考第4章內容，以了解調整哪些行為能降低發炎與減緩退化，例如增加睡眠時間、吃得健康一點與減輕壓力等。

徵象與症狀：骨性關節炎通常會導致關節疼痛與腫脹（積液）、關節僵緊、動作範圍（屈曲與伸展）受限，以及執行功能性任務（站立、蹲下、走路與跑步等）時出現問題。

加重因素：需加大動作範圍的活動就可能加劇症狀，例如蹲下、坐下與起身。當關節承受負荷時，例如久站或長距離走路，疼痛也可能加劇。

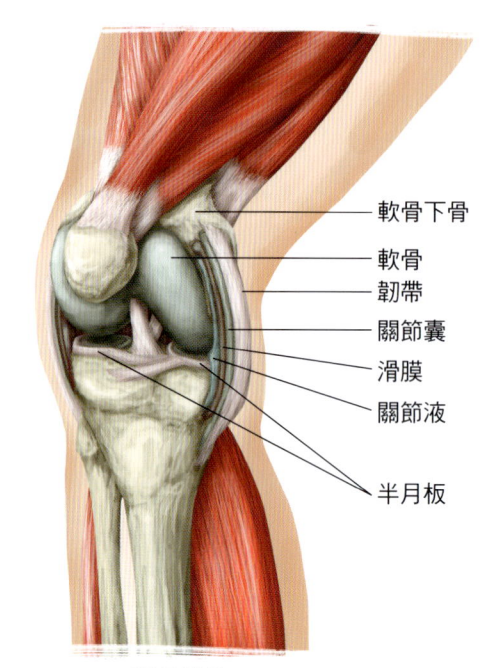

正常的膝蓋

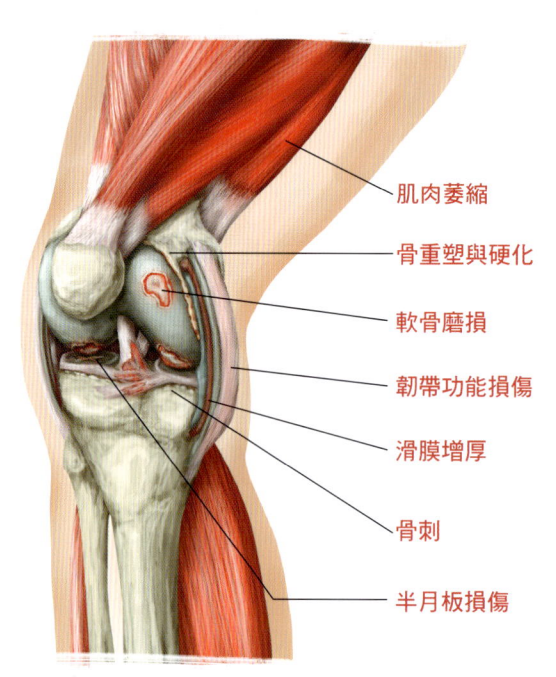

- 軟骨下骨
- 軟骨
- 韌帶
- 關節囊
- 滑膜
- 關節液
- 半月板

膝關節炎

- 肌肉萎縮
- 骨重塑與硬化
- 軟骨磨損
- 韌帶功能損傷
- 滑膜增厚
- 骨刺
- 半月板損傷

預後：雖然復健運動無法逆轉關節炎帶來的傷害，但增加動作範圍與強化膝關節周圍肌肉能夠改善軟骨健康並減緩病程。在某些情況下，僅透過運動便能有效管理疼痛與功能限制問題。

治療策略：物理治療的重點是強化膝蓋與髖部力量，並從事活動度運動以維持日常活動所需的關節動作範圍。休息、服用抗發炎藥物、冰敷與熱敷都能夠暫時減輕疼痛。

第一階段的重點是緩解疼痛。你將執行軟組織鬆動術並針對主要肌群進行伸展。這些肌群直接影響膝關節，包括小腿後側肌群、股四頭肌與大腿後側肌群。

許多膝關節炎患者有膝蓋屈曲或伸展受限問題（或兩者都有問題），因此第二階段一開始將執行被動與主動活動度運動。執行腳跟滑動時，要將腿部往內拉，然後盡可能地伸直，引發的疼痛不可超過輕微程度。這樣做的目的是挑戰關節，但不能加劇疼痛。主動活動度運動（如站姿腿後彎舉與膝關節伸展）能幫助神經肌肉系統學習使用你從腳跟滑動重獲的動作範圍。第二階段最後三項運動強化的是臀部與小腿肌肉，這些肌肉負責緩衝並支撐膝關節。

第三階段的肌力運動更具挑戰性。若有哪個單腿運動引發疼痛，你可以繼續練習雙腿版本或第二階段的任一變化式。第二與第三階段的強化運動能夠減輕膝關節壓力，且經常能緩解疼痛。隨著肌肉變強壯，就能承受更多負荷，而這意味著傳遞至敏感的關節結構的力量會減少。

何時該考慮接受膝關節置換手術？

當 X 光顯示骨頭之間有直接接觸、疼痛變得無法控制，且功能嚴重受限時，醫生通常會建議患者進行全膝關節置換手術。

如果我打算開刀，可遵循復健運動方案嗎？

研究顯示，在手術前增強力量能夠加速術後恢復。[29] 如果你計畫要進行膝關節置換，本方案的運動能夠幫上忙。術後復健也非常重要，全膝關節置換手術是重大手術，你必須與物理治療師合作，他會設計專屬於你的復健計畫。請遵循該計畫並完成所有內容。物理治療結束後，你可以遵循物理治療師量身打造的計畫，或執行本方案裡的復健運動。即使物理治療告一段落，但你的工作還沒結束。為了維持功能與預防疼痛，你必須維持適度的活動量。

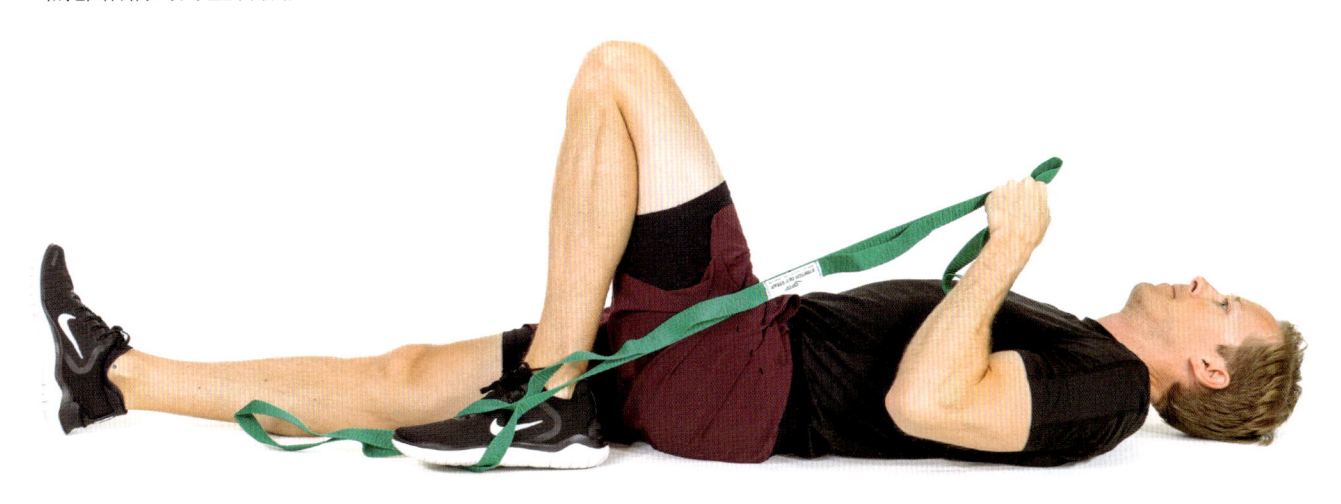

骨性關節炎
第一階段

適用於：
- 減輕膝蓋疼痛
- 緩解膝蓋上下方的肌肉緊繃
- 作為第二與第三階段運動的暖身

指引：
- 每天執行
- 工具：滾筒、按摩球、伸展帶與斜板
- 兩週後加入第二階段的運動

軟組織鬆動術
▶ 每個區域花費 1～2 分鐘
▶ 兩側皆須進行
▶ 在壓痛點停留 10～20 秒

股四頭肌鬆動術

趴在地板上，以前臂或雙手支撐身體重量，一條腿放在滾筒上、腳趾朝著地板。
用貼地的腳與雙手支撐身體，從髖部到膝蓋上下滾動，以鬆動大腿前側的股四頭肌。
可彎曲並伸直膝蓋，以動態鬆動這些肌肉與股神經。

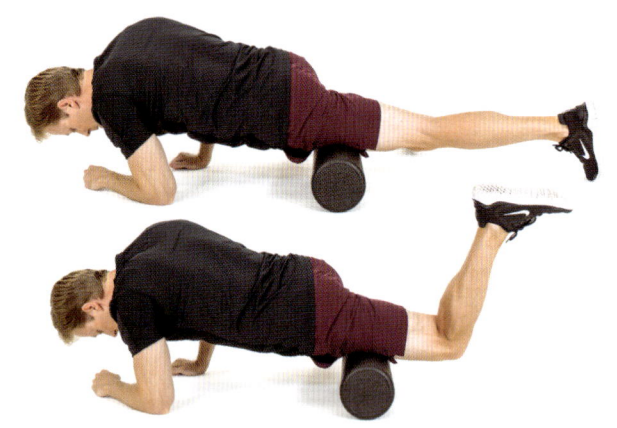

大腿後側肌群鬆動術

坐在長椅或椅子上，將大或小按摩球放在腿後肌群下方。
沿著整個腿後肌群上下滾動。
屈曲與伸展膝蓋以動態鬆動這些肌肉。

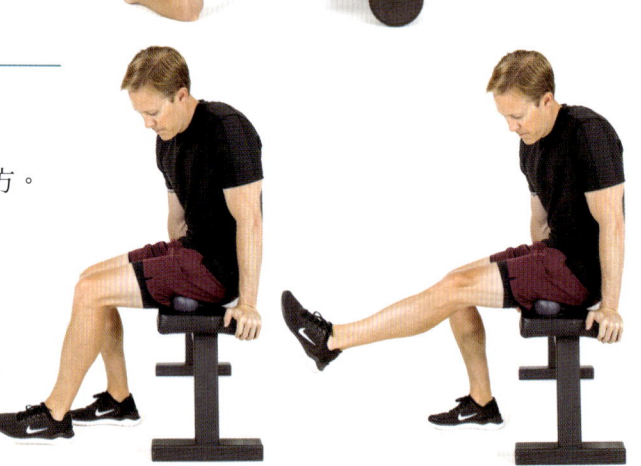

小腿後側肌群鬆動術

坐在地板上，小腿放在滾筒上。雙手與貼地腳往地板推，將髖部抬離地面，滾筒沿著整條小腿從腳踝到膝蓋上下滾動。

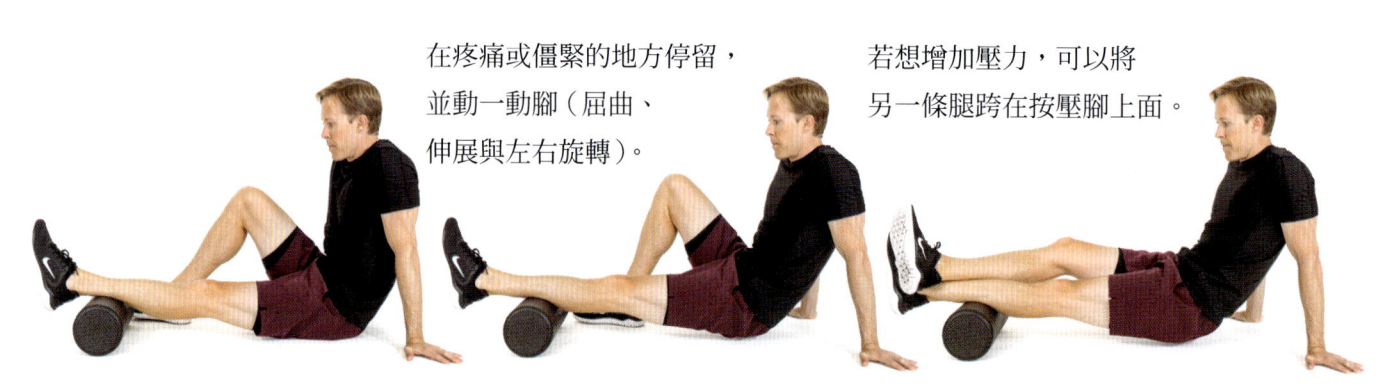

在疼痛或僵緊的地方停留，並動一動腳（屈曲、伸展與左右旋轉）。

若想增加壓力，可以將另一條腿跨在按壓腳上面。

伸展運動
▶ 做3次,每次維持30~60秒
▶ 兩側皆須進行
▶ 不要伸展到引發疼痛的程度

股四頭肌伸展(擇一)

站姿
一隻手抓住腳踝並彎曲膝蓋,
直到大腿前側有伸展到的感覺。
維持站姿直立,
膝蓋與地面垂直,
以達到最大伸展效果。

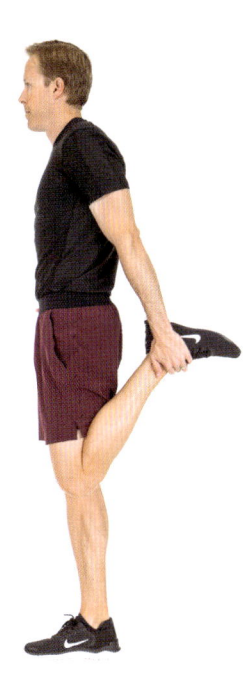

側躺
側躺後做出與站姿伸展相同的伸展動作。
請確認腿與身體維持在同一直線(而非身體前方),
或是稍微往後拉進入髖伸展,
以達到最大伸展效果。

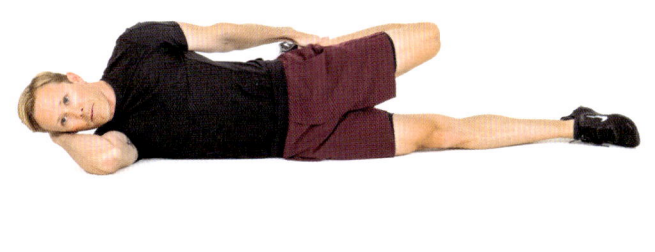

大腿後側肌群伸展(使用伸展帶)
背部平躺於地面,將伸展帶繞在一隻腳的足弓後面。維持腿部完全放鬆,用雙手將腳拉向頭部,感覺到適當伸展後維持姿勢。

站姿小腿後側肌群伸展
採站姿,將蹠骨球踩在斜板或者傾斜或升高的平台上。另一隻腳跨到正在伸展的腿前方。小腿與腳踝後側應該有伸展到感覺。若要針對比目魚肌加強,請將髖部往後坐,軀幹前傾並彎曲膝蓋。

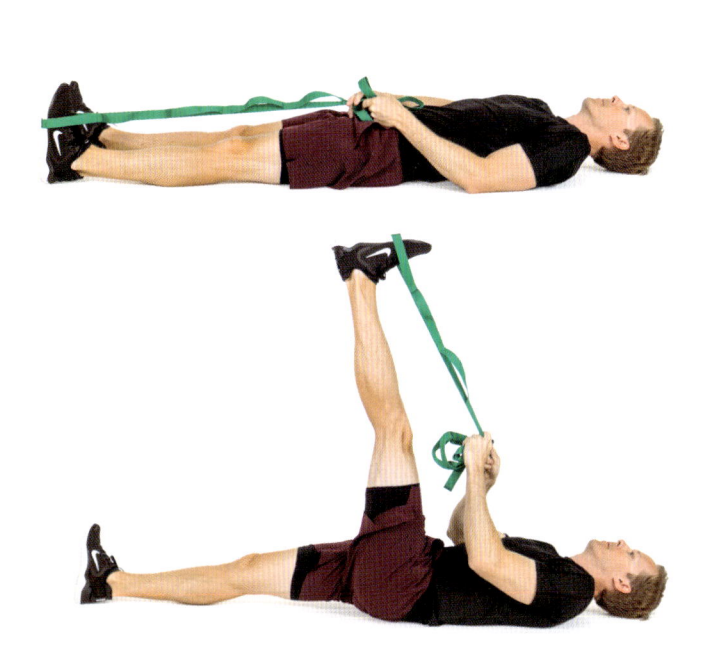

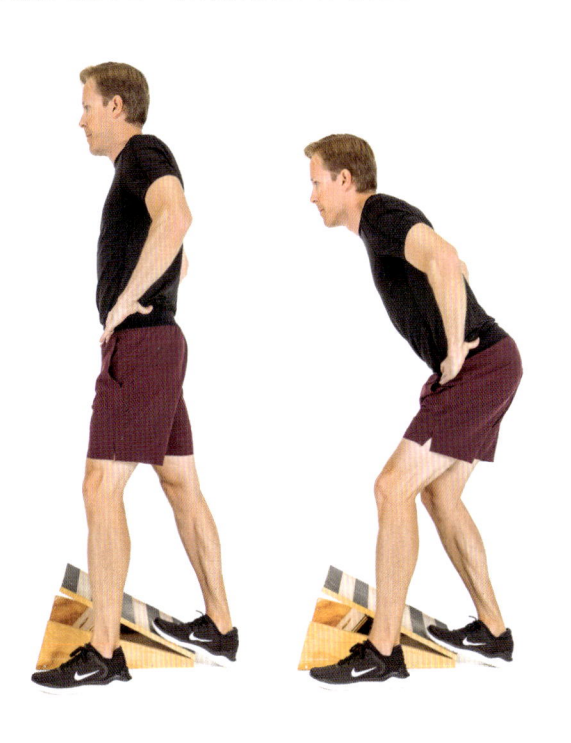

骨性關節炎
第二階段

適用於：
- 減輕膝蓋疼痛
- 初步強化膝蓋與髖部
- 作為第三階段運動的暖身

指引：
- 每週做3或4天
- 做3組，每組10～15次
- 工具：伸展帶與彈力圈
- 運動時疼痛不超過輕微程度（疼痛指數3／10），便能加入第三階段的運動

腳跟滑動（擇一）

將伸展帶繞在一隻腳的足弓後面。彎曲膝蓋，並將腳跟往臀部方向滑動，拉動伸展帶以協助完成動作。如果不會感覺疼痛，可以不用伸展帶，在疼痛不超過輕微程度的前提下盡量滑動腳跟到極限。

使用伸展帶

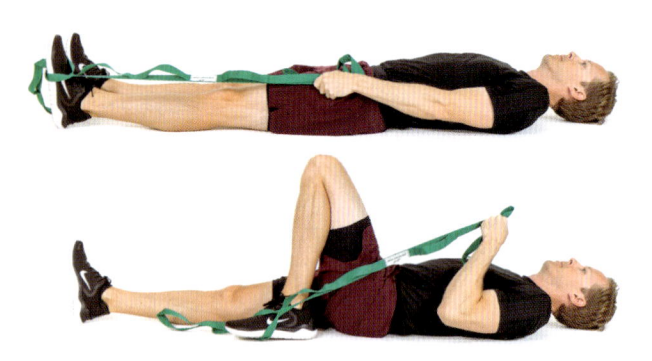

不用伸展帶

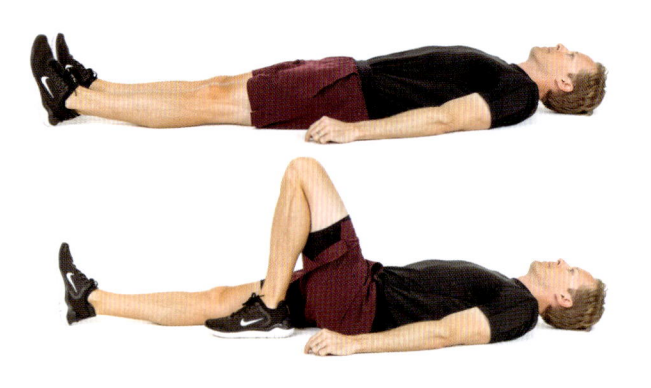

站姿腿後彎舉

將身體重心移到一條腿上，然後另一條腿的腳跟往臀部彎曲。維持膝蓋朝向地面、髖部伸展，膝蓋不要往前抬或彎曲髖部。

膝關節伸展

坐在長凳或椅子上，髖部與膝蓋彎曲約90度。慢慢地收緊股四頭肌，伸展一邊的膝蓋。穩定控制動作，努力將腿伸直，以達到膝關節完全伸展。在最高點維持收縮1～2秒鐘。

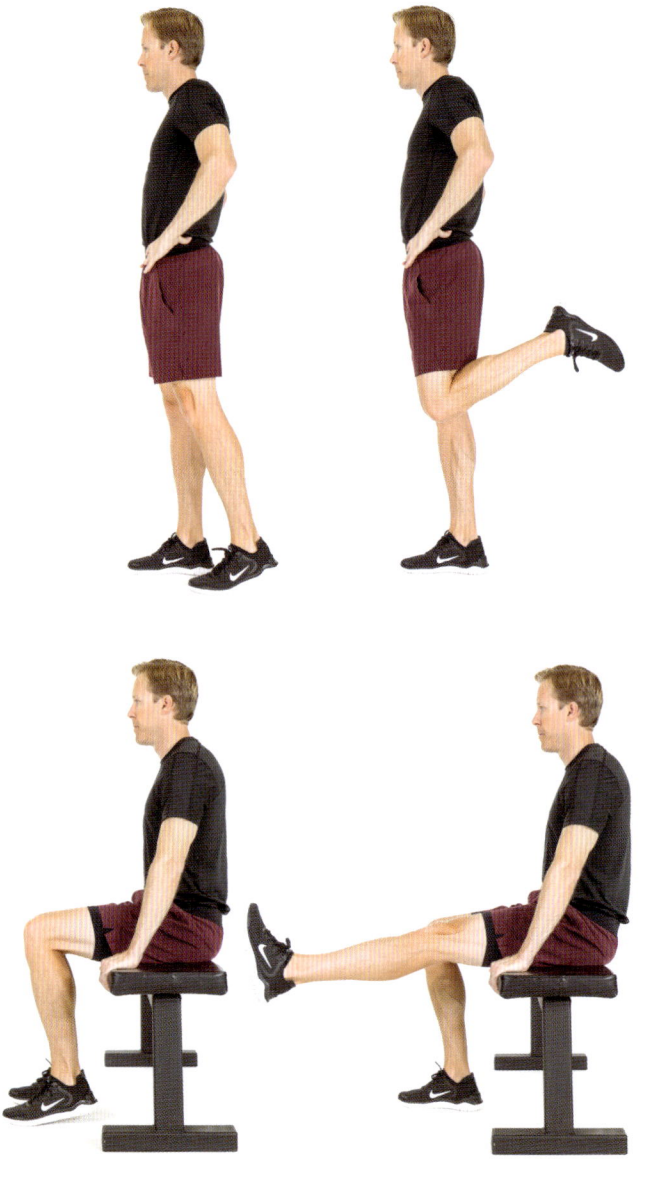

側蹲走路

在膝蓋上方套上彈力圈。雙腳與肩同寬，
稍微彎曲髖部與膝蓋。往側邊跨一大步，
讓彈力圈完全伸展。你可以沿著一條線行走，
完成一定步數後返回，或是待在原地輪流換腿。
距離或次數範圍須有挑戰性，
要感覺到臀肌上部有灼熱感，
通常每個方向15～20步。步伐中間不要停頓，
動作全程都要維持彈力圈張力。

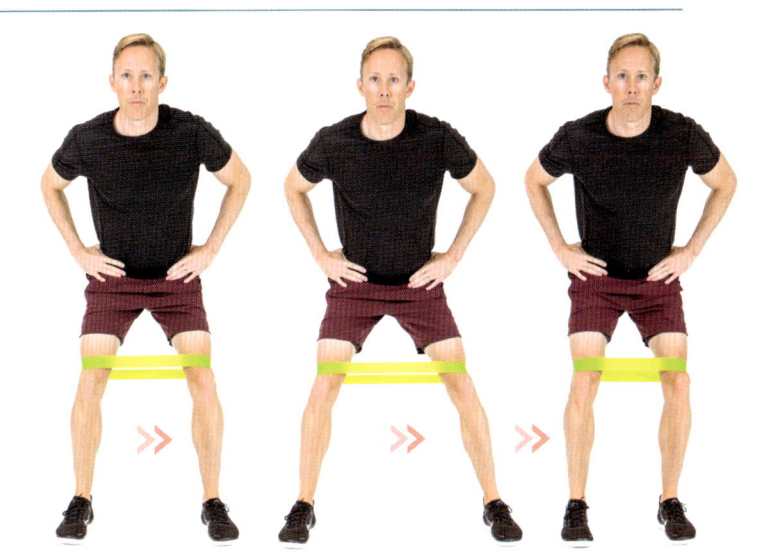

椅子深蹲

站在椅子或長椅前面，
雙腳約與肩同寬。
至於腳尖向外的程度，可以伸直或稍微往外，
只要自己感覺舒服即可。接著執行深蹲動作：
雙臂在身體前方伸直以幫助平衡，
稍微將髖部往後推，直直地往下坐。
蹲到最低點時，維持脊椎中立，
不要過度拱背或圓背，膝蓋對齊腳趾。
臀部碰到椅子立刻起身，不要在最低點停留。

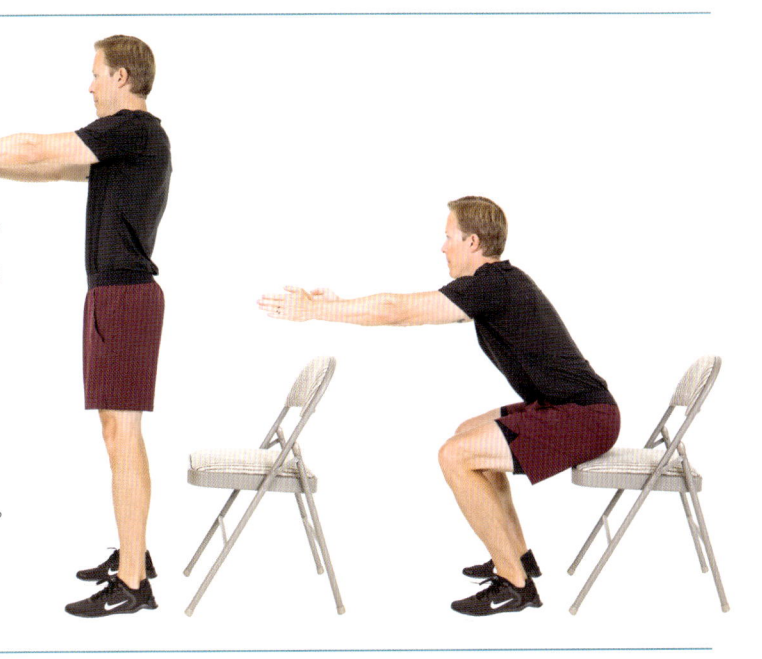

雙腿提踵

採站姿，將雙腳的蹠骨球踩在高起的平台或台階上。
腳跟往地面降低，再慢慢地執行提踵動作，
須達到完整活動範圍。在放下腳跟的階段，
腳跟應該降至比腳趾略低的位置。

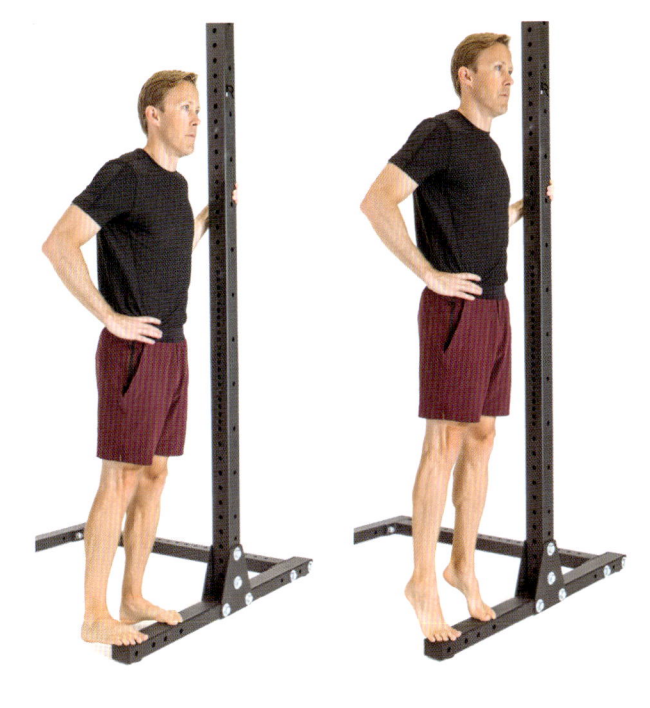

骨性關節炎
第三階段

適用於：
- 強化膝蓋與腿部力量
- 改善功能性活動度
- 預防膝蓋疼痛與受傷

指引：
- 每週做3或4天
- 做3組，每組10～15次
- 每組動作做到力竭
- 工具：瑜伽球（健身球）、啞鈴與跳箱

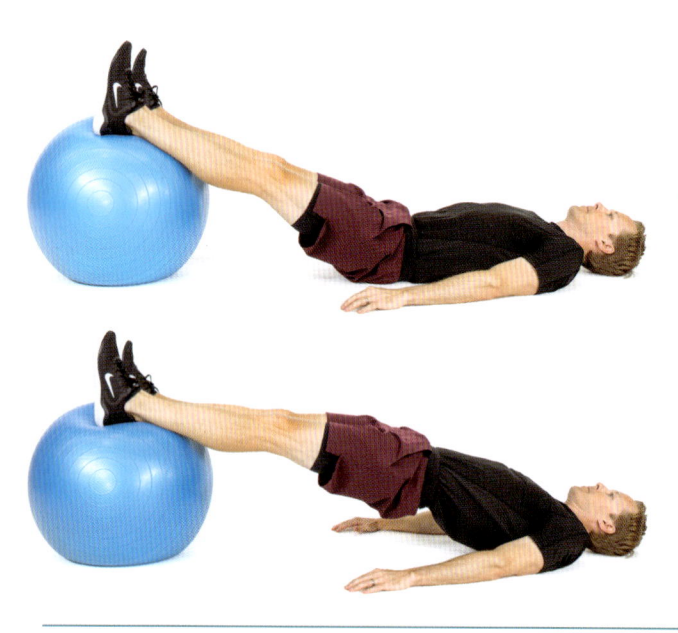

瑜伽球腿後彎舉

背部平躺於地面，雙腳放在瑜伽球（健身球）的中間。
雙臂稍微張開並維持貼地。
將腳跟壓進球裡並伸展髖部。
當髖部完全伸展時，腳跟慢慢地往臀部彎曲。

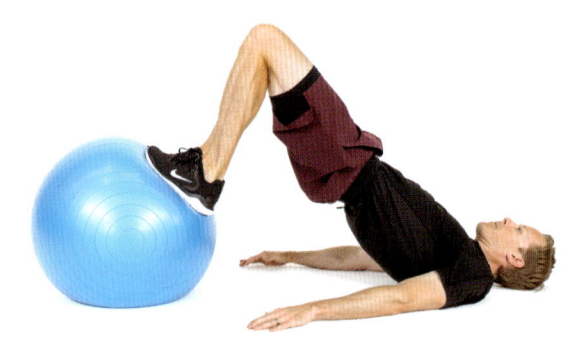

橋式（擇一）

雙腿版本

背部平躺於地面，膝蓋彎曲，雙腳平踩地面。腳跟往地面推並抬高臀部，髖部完全伸展，肩膀到膝蓋成一直線。當髖部完全伸展時收緊臀肌，並在最高點停留1～2秒。

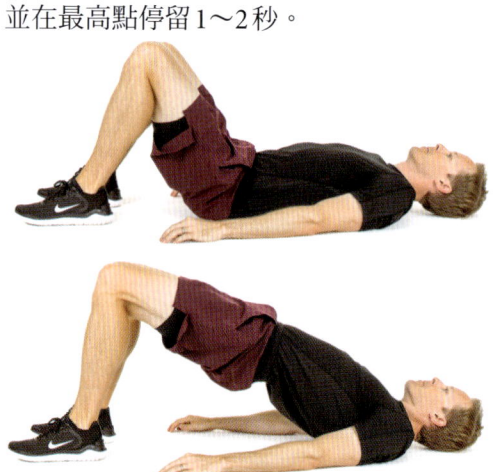

單腿版本

進入橋式起始姿勢
（膝蓋彎曲、
雙腳平踩地面）
並抬高一條腿，
可以將抬高的腿
伸直或維持彎曲約90度。
腳跟往地板推
並伸展髖部。
當髖部完全伸展時，
專心收緊臀肌，
並維持收縮1～2秒。

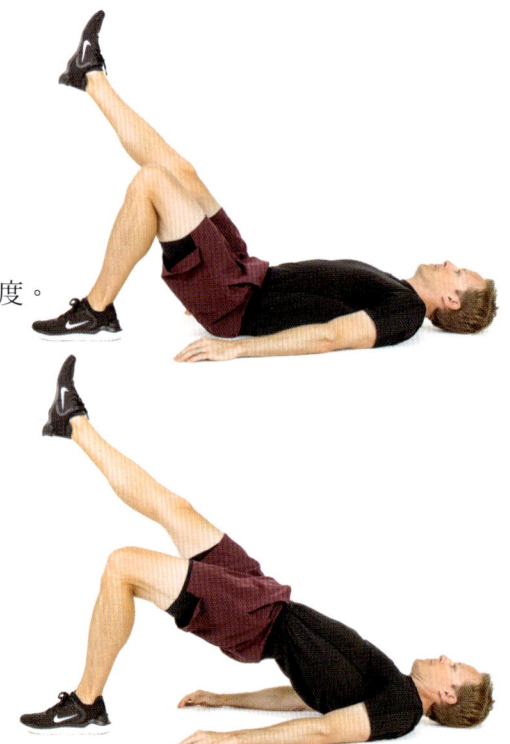

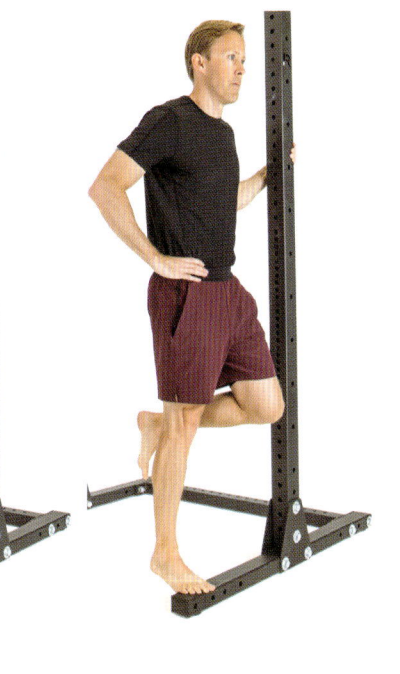

CHAPTER 21 | 膝蓋復健方案 ▶ 骨性關節炎

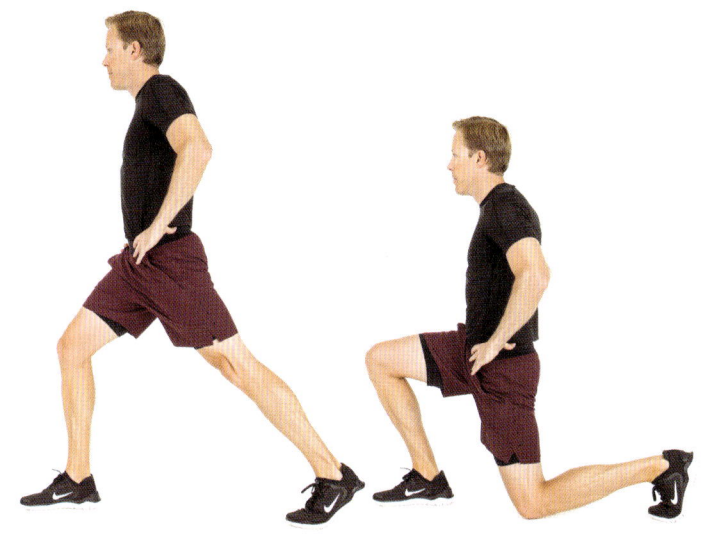

分腿蹲

進入分腿蹲姿勢的步驟是：軀幹挺直、前方腿微彎、小腿前側與地面垂直，後方腿伸直。將髖部直直地往下降，後方膝蓋觸地。用前腳的腳跟與後腳蹠骨球推地，伸展膝蓋並將身體抬高至起始位置。可以單手握啞鈴來挑戰軀幹穩定度，或者雙手各握一個啞鈴來增加負重。

高腳杯深蹲

一開始採站姿，雙腳約與肩同寬。至於腳尖向外的程度，可以伸直或稍微往外，只要自己感覺舒服且能蹲到最低即可。雙手握住啞鈴的一端，位置約在胸部中間。接著執行深蹲動作：稍微將髖部往後推，直直地往下坐。蹲到最低點時，保持脊椎中立（不要過度拱背或圓背）、膝蓋對齊腳趾，啞鈴緊靠身體。重點是保持上半身直立，盡可能蹲低，同時維持良好動作形式。

登階

一隻腳踩在跳箱上，膝蓋與腳尖對齊。在腳不推地的情況下，將身體重心轉移到抬高的腿。透過腳跟或中足發力，以連貫的動作抬高軀幹與髖部。可以增加跳箱高度或手握啞鈴來提高動作難度。

單腿提踵

採站姿，將一隻腳的蹠骨球踩在高起的平台或台階上。慢慢地執行提踵動作，須達到完整活動範圍。在放下腳跟的階段，腳跟應該降至比腳趾略低的位置。

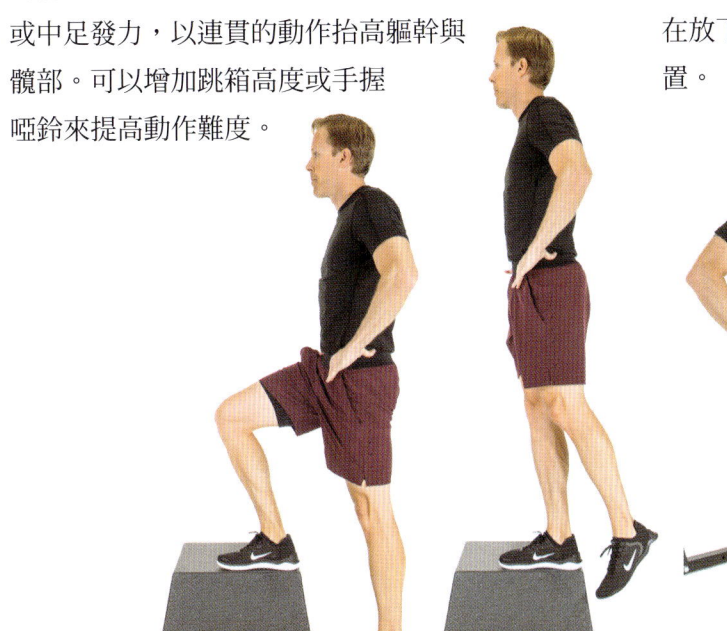

421

CHAPTER 22
腳踝與足部復健方案
ANKLE & FOOT PROTOCOLS

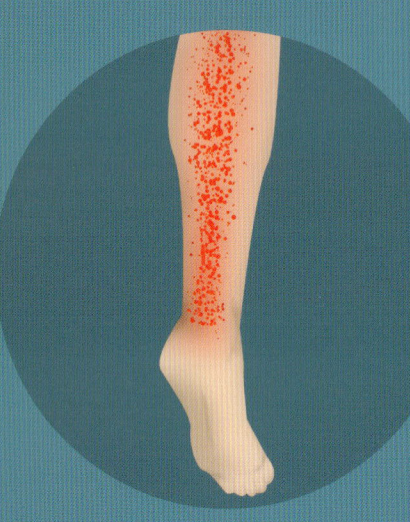

小腿後側肌群與
阿基里斯腱疼痛
(p.423)

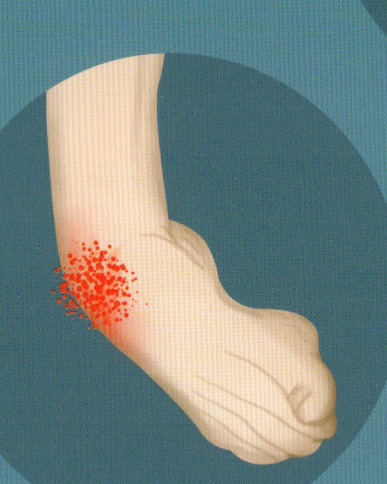

足底筋膜病變
（筋膜炎）
(p.432)

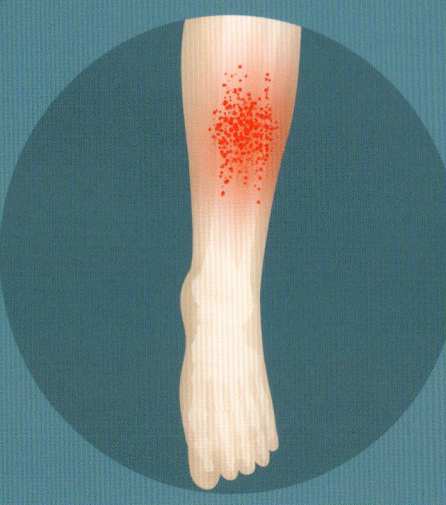

腳踝扭傷
(p.441)

脛痛症候群
(p.450)

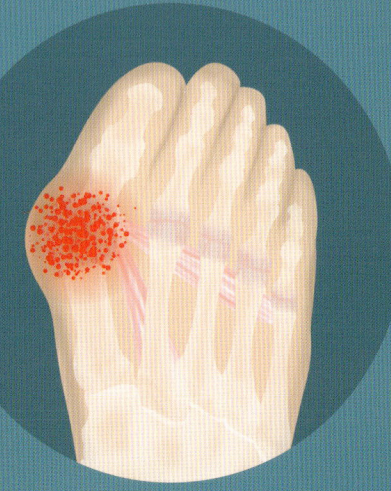

腳踇趾滑囊炎
(p.459)

小腿後側肌群與阿基里斯腱疼痛

此方案用於治療：
- 阿基里斯腱病變
- 阿基里斯腱撕裂
- 小腿後側肌群拉傷

阿基里斯腱病變／撕裂

概述： 阿基里斯腱（跟腱）病變指的是：連接小腿後側肌群（腓腸肌與比目魚肌）與跟骨（踵骨）的肌腱受刺激，因此產生疼痛、腳踝僵緊與難以蹠屈（腳尖伸直）的情況。

你可以把阿基里斯腱想像成彈簧，它能夠儲存與釋放能量。無論是衝刺、慢跑或走路，當你抬起腳跟跳躍、著地或邁開步伐時，阿基里斯腱與小腿肌肉會協助推動動作，並吸收腳部與地面接觸的力量。更精確地說，它們減緩離心時的動作，緩衝腳跟著地的力量（有如彈簧儲存能量），這股力量隨後便被導引至下個步伐或跳躍動作（如同彈簧釋放能量）。

阿基里斯腱病變通常源自於過度使用傷害，但如果你沒有充分熱身，或是未讓組織逐步適應大量跳躍、衝刺或上坡健行，它也可能迅速發作。如同其他疼痛症狀，傾聽身體警訊非常重要，因為這代表更嚴重的損傷可能會出現，對於阿基里斯腱病變來說更是如此。

阿基里斯腱處於脆弱狀態時，更有可能發生斷裂情況，而完全或部分撕裂通常需要手術介入治療。矛盾的是，阿基里斯腱是人體最強壯厚實的肌腱，發生斷裂的機率卻是最高。[1,2] 因此，如果你感到小腿疼痛，應該減少那些加劇疼痛的活動，並開始遵循復健計畫來強化組織。這樣做不僅能緩解疼痛、改善功能，還有助於防範更嚴重的傷害發生。

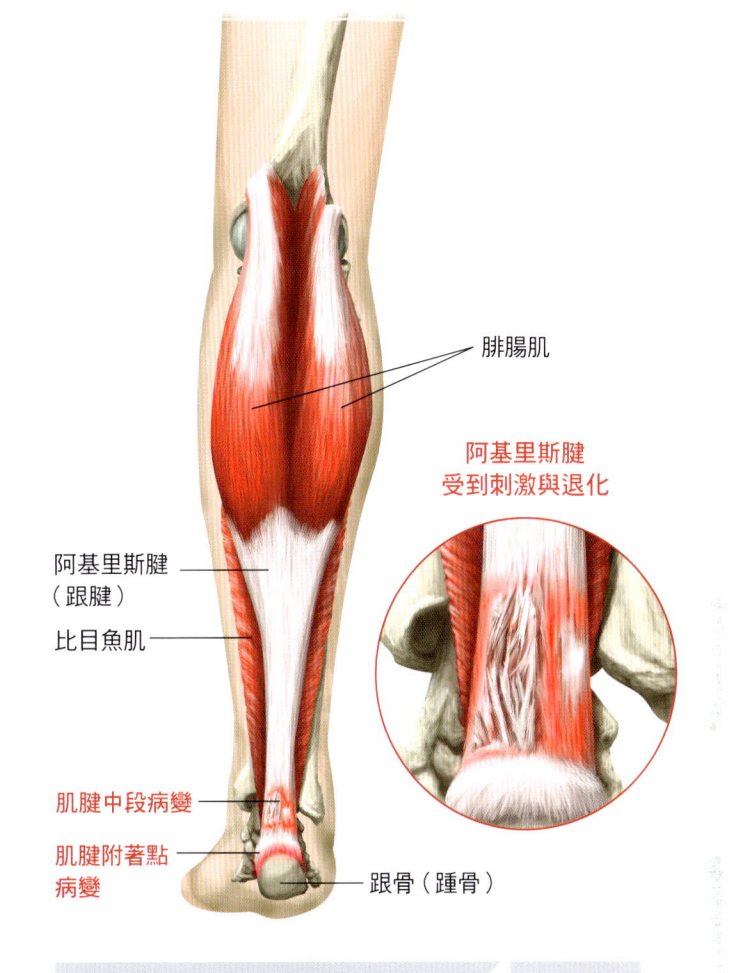

標示： 腓腸肌、阿基里斯腱受到刺激與退化、阿基里斯腱（跟腱）、比目魚肌、肌腱中段病變、肌腱附著點病變、跟骨（踵骨）

如何區別肌腱病變與斷裂？

當肌腱斷裂，你通常會聽到或感覺到「啪」的一聲。也可以請朋友協助，使用名為「湯普森測試」（Thompson's test）的簡單測試來判斷：你趴在沙發或桌上，腳踝超出邊緣，然後請朋友擠壓你的小腿肚。如果阿基里斯腱連接正常，擠壓小腿時腳踝會有踮腳尖的動作出現，就好像是小腿肌肉收縮一樣。如果足部沒動，就代表阿基里斯腱已斷裂。在後者情況下，手術可能是唯一的解決方案。醫療專業人員可以使用影像檢查來判斷肌腱是部分或完全撕裂，並決定是否需要開刀。

徵象與症狀：根據症狀的位置，阿基里斯腱病變可分為兩類：
- 肌腱中段病變：在跟骨上方幾公分的地方產生疼痛。
- 肌腱附著點病變：在跟腱附著於跟骨後方的位置產生疼痛。

從事會讓跟腱承受壓力的活動時，疼痛可能會十分劇烈，而休息時或活動後該部位通常變成隱隱作痛。

加重因素：任何涉及抬高或放下腳跟的活動，例如走路、跑步、衝刺、跳躍與爬樓梯等。

預後：如果暫時調整或停止加劇疼痛的活動，並遵循復健計畫對肌腱施加漸進式超負荷，大部分的阿基里斯腱病變可以在2～12週內復元。具體時間取決於問題的嚴重程度，以及是否演變為慢性狀況。

治療策略：阿基里斯腱病變的治療策略包括調整行為讓肌腱有機會恢復，以及透過阻力訓練逐漸提高對於肌腱與小腿肌肉施加的負荷。[3,4]

如果你患有阿基里斯腱病變，可使用本方案展開復健。如果你的阿基里斯腱斷裂，請立即尋求醫療協助，可能會需要動重建手術，外科醫生會將你自己或捐贈者的組織與跟腱縫合在一起，並重新接到跟骨上。你也可能需要穿上復健鞋，將腳踝固定在90度，以幫助肌腱恢復，此療法通常持續6週。本方案並不包括伸展，因為不應該伸展發生病變的跟腱。諸如小腿後側肌群伸展等活動，可能會加劇疼痛。

1 第一階段的重點是減輕疼痛。小腿後側肌群與足底鬆動術能夠緩解肌肉緊繃與僵硬。小腿等長運動通常能減輕跟腱疼痛。膝蓋伸直的提踵動作針對的是較淺層的小腿後肌（腓腸肌），膝蓋彎曲版本則鎖定較深層的小腿後肌（比目魚肌），而研究顯示：強化比目魚肌對於跟腱復健至關重要。[5]如果你處於疼痛急性期，無法完成雙腿提踵，可以繼續執行軟組織鬆動術與小腿等長運動，等到疼痛緩解再加入提踵運動。

2 第二階段會持續透過小腿離心運動來強化小腿肌肉與跟腱力量。對於跟腱病變患者來說，提踵的上升階段通常會引發較強烈的疼痛，因此可以採取雙腿抬高的方式來減輕壓力。接著須將身體重心轉移至疼痛的那條腿，並慢慢下放腳跟以執行離心收縮（肌纖維收縮同時拉長）。同樣的，這項運動也分成膝蓋伸直與彎曲兩種版本，分別針對兩條小腿肌肉。接下來的彈力帶內翻運動，訓練的是協助小腿後肌的肌群，特別是脛後肌。第二階段以分腿蹲與瑜伽球腿後彎舉結束，這兩項運動針對的是動力鏈上游、輔助小腿後肌與跟腱的肌肉。

3 第三階段提供難度更高的阻力訓練。此階段必須以單腿完成提踵運動，因為想恢復完整功能（特別是從事與運動相關的活動），至少要能做到20～25次的單腿提踵，這是力量完全恢復的指標。[6]滑冰者深蹲與前跨步蹲訓練的是動力鏈上游輔助小腿肌群的肌肉。最後則是踮腳尖走路，主要針對小腿後肌與穩定腳踝的肌肉，特別是比目魚肌。

小腿後側肌群拉傷

概述：腓腸肌與比目魚肌沿小腿後側往下延伸，並透過阿基里斯腱連接到跟骨（踵骨）。在這兩條小腿後肌的共同合作下，腳踝得以蹠屈（腳尖伸直）、吸收衝擊，並在走路、跑步（特別是前腳掌著地者）與跳躍等活動期間推動身體往前。當小腿後肌突然承受強力負荷，例如上坡衝刺時突然感覺小腿抽筋，肌纖維就有可能出現輕微損傷，拉傷了小腿後肌。

徵象與症狀：拉傷的小腿後肌在使用時會產生劇痛，疼痛位置在該區域而非跟腱，休息時則變成鈍痛，在受傷初期階段特別明顯。對於大多數患者而言，疼痛位置是在小腿下方，也就是肌肉變成肌腱的地方。

加重因素：走路、跑步、跳躍，或踮腳尖站立。

預後：癒合時間取決於拉傷的嚴重程度。但只要遵循復健計畫，大多數拉傷可以在3～6週內癒合。

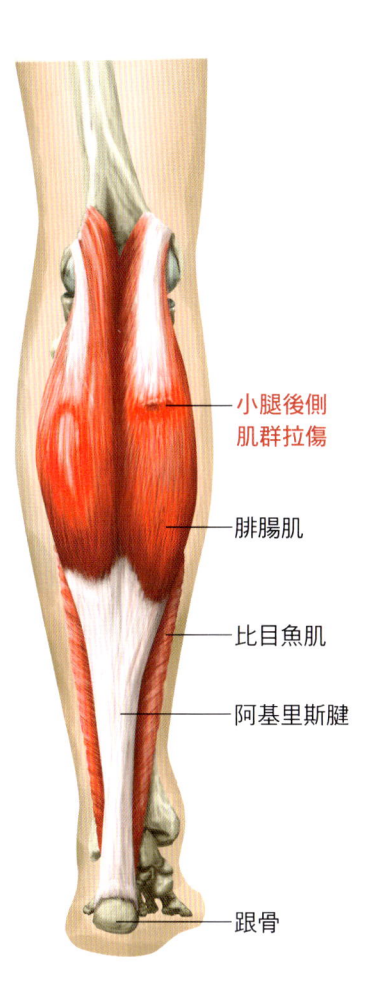

（圖示標註：小腿後側肌群拉傷、腓腸肌、比目魚肌、阿基里斯腱、跟骨）

危險徵兆：血栓的跡象

如果你的小腿肌肉上方感到疼痛，請仔細評估症狀與受傷機制，因為拉傷疼痛與血栓徵兆十分類似。

有位病患來到我的診所，她以為自己拉傷了小腿後肌，但我評估後發現了幾個危險徵兆。首先，她無法具體指出自己是如何受傷的，她並不是在跑步或跳躍時傷到小腿肌肉，而是醒來後發現小腿腫脹與壓痛。其次，她的小腿摸起來有股暖意。這些都是血栓的明顯徵兆，因此我將她轉診，醫生進行都卜勒超音波檢查後確認是血栓。經查後發現，這是她服用避孕藥引發的副作用。

正如我反覆強調的，你必須密切關注身體發出的信號。如果有任何疑慮，特別是關於小腿疼痛的問題，千萬不要對尋求醫療協助感到遲疑。如果你的小腿腫脹、壓痛或觸感溫暖，而且沒有受傷機制——這些都是危險徵兆，請立即就醫。

治療策略：小腿後肌拉傷的治療方式幾乎完全依賴治療性運動，也就是逐漸強化肌肉力量與功能完整性的運動。

無論你是小腿後肌拉傷或阿基里斯腱病變，復健方案的實施方式幾乎一樣。第一階段以減輕疼痛為最大目標。如果是拉傷，可以跳過小腿後側肌群鬆動術，因為這可能會增加不適感與妨礙復元。換言之，如果你的疼痛位置在小腿肌肉，可以小心地嘗試這項運動，但如果疼痛超過輕微程度，可以直接跳過不做。足底鬆動術應能緩解肌肉緊張與僵硬。小腿等長運動則可以開始強化力量並減少受傷肌肉承受的壓力，因為你是在沒有動作的情況下收縮肌肉。接下來，膝蓋伸直的提踵動作針對的是較淺層的小腿後肌（腓腸肌），膝蓋彎曲版本則鎖定較深層的小腿後肌（比目魚肌）。如果你處於疼痛的急性期，無法完成雙腿提踵，可以僅做一部分動作範圍，或是先集中心力做等長運動，等到傷勢好轉再加入提踵運動。

第二與第三階段的實施重點，與阿基里斯腱病變的方案類似。

425

小腿後側肌群與阿基里斯腱疼痛
第一階段

適用於：
- 減輕小腿後側肌群與阿基里斯腱的疼痛
- 緩解腳踝與足部僵緊
- 作為第二與第三階段運動的暖身

指引：
- 每天執行
- 工具：滾筒與小按摩球
- 休息時毫無疼痛，運動時疼痛不超過輕微程度（疼痛指數3／10），便能加入第二階段的運動

> 如果你的小腿拉傷或疼痛超過輕微程度，可以跳過此運動，挪到下個階段再做。

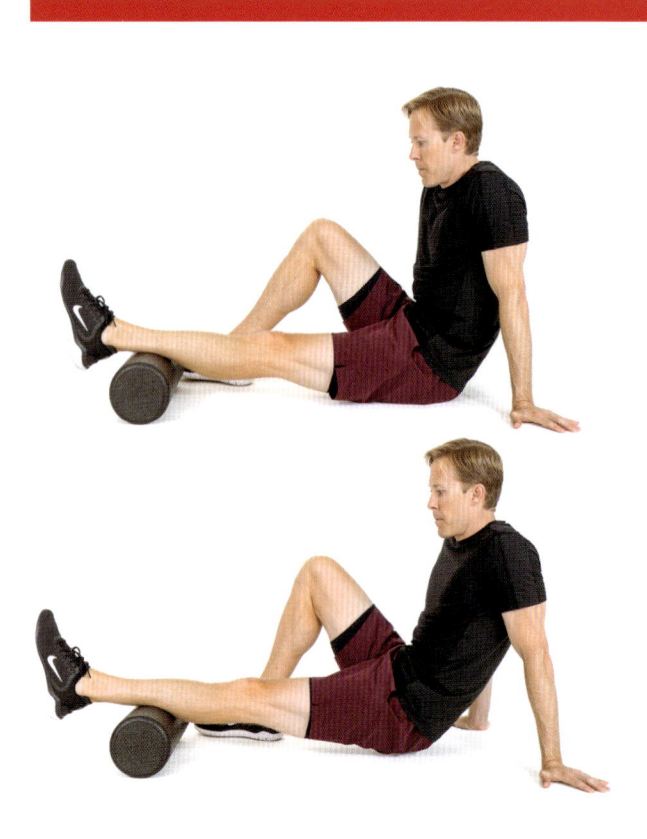

小腿後側肌群鬆動術

坐在地板上，小腿放在滾筒上。雙手與貼地腳往地板推，將髖部抬離地面，滾筒沿著整條小腿從腳踝到膝蓋上下滾動。在疼痛或僵緊的地方停留，並動一動腳（屈曲、伸展與左右旋轉）。左右小腿各花費1～2分鐘。

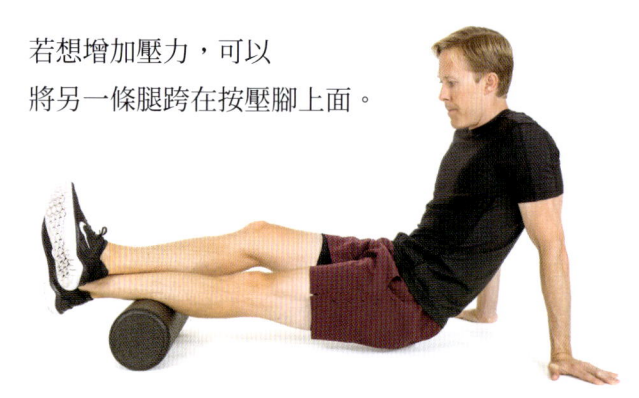

若想增加壓力，可以將另一條腿跨在按壓腳上面。

足底鬆動術

單腳踩在小按摩球上，位置就在足弓下方。往前後左右滾動球以按摩足底筋膜，範圍從蹠骨球到腳跟前方。彎曲並伸展腳趾，以動態鬆動足底筋膜及其下方肌肉。每隻腳花費1～2分鐘。

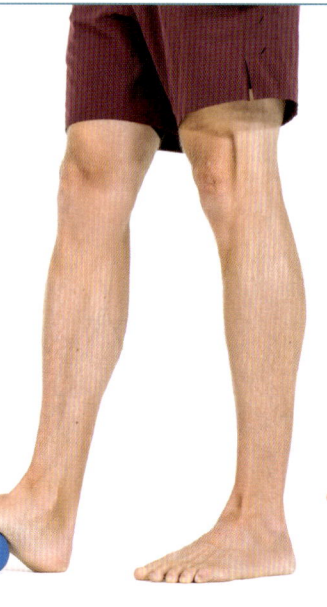

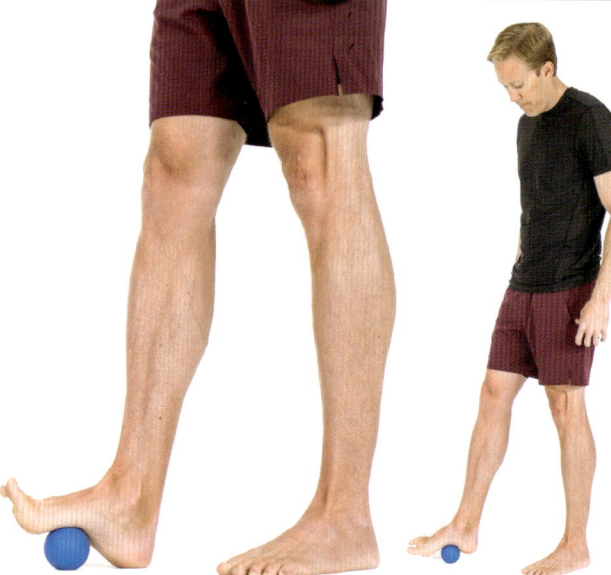

雙腿提踵（膝蓋伸直）

採站姿，將雙腳的蹠骨球
踩在高起的平台或台階上。
腳跟往地面降低，
再慢慢地執行提踵動作，
須達到完整活動範圍。
在放下腳跟的階段，
腳跟應該降至比腳趾略低的位置。
做2組，每組10～15次。

> 如果你患有阿基里斯腱附著點病變，請在平地執行這項運動。腳跟低於腳趾可能會導致附著點肌腱病變惡化。

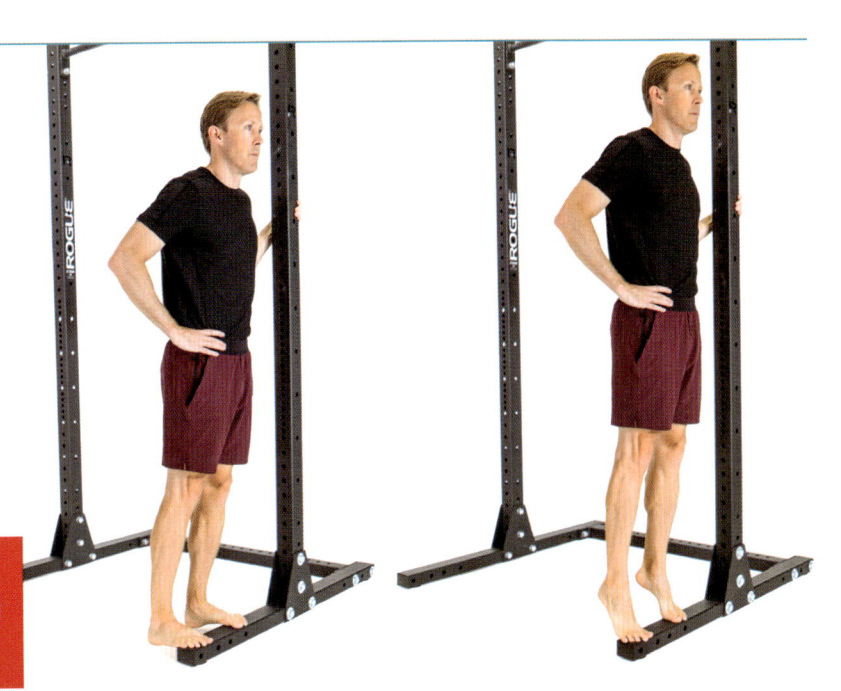

雙腿提踵（膝蓋彎曲）

抓住門框或深蹲架。髖部往後坐，
膝蓋彎曲至半蹲姿勢。
維持膝蓋角度不變並執行提踵動作，
以針對比目魚肌加強。
做3組，每組10～15次。

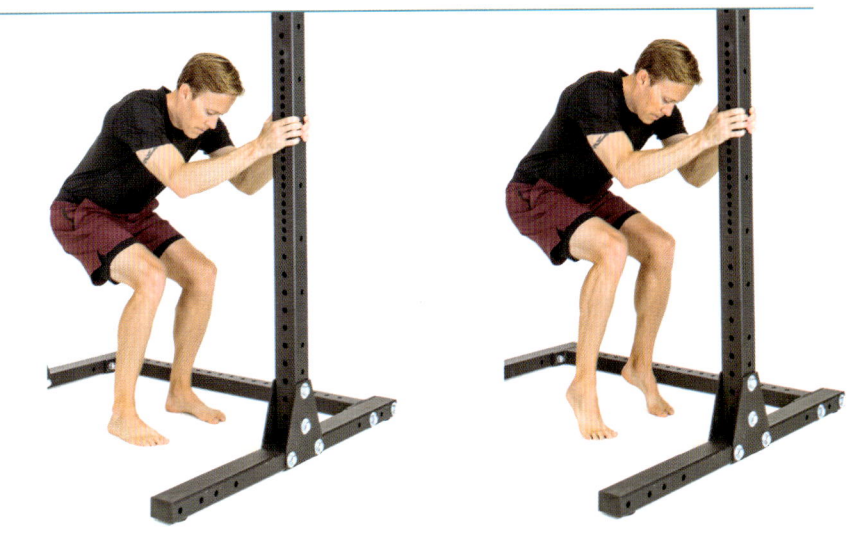

單腿小腿等長運動

採站姿，將雙腳的蹠骨球
踩在高起的平台或台階上，
然後執行提踵動作。
在最高點時，將身體重心
轉移到一條腿上，維持單腿提踵。
可以抓住牢固物體以維持平衡。
做4～5次，每次維持30～45秒。
將另一隻腳放下，
放下腳跟回到起始姿勢。

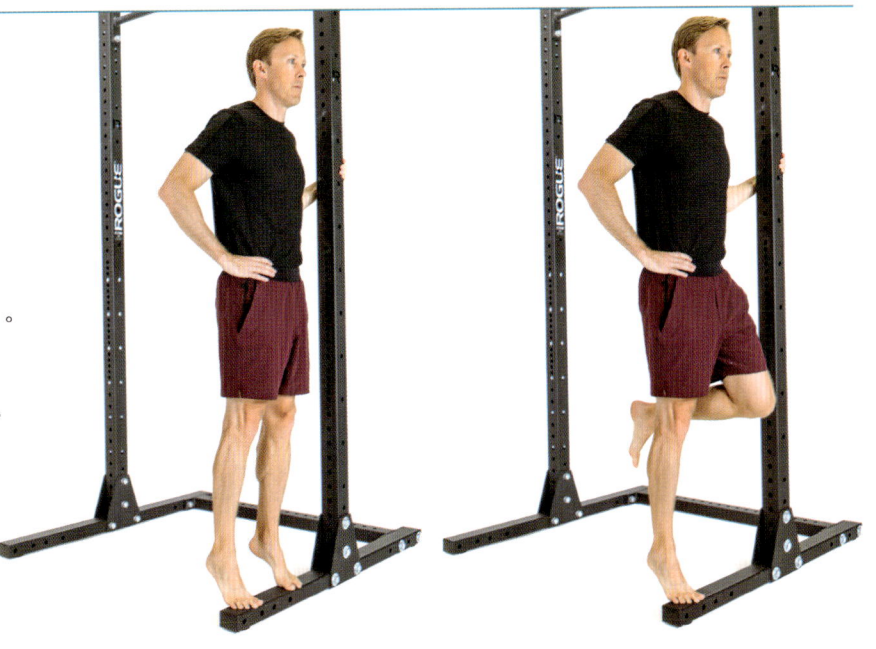

小腿後側肌群與阿基里斯腱疼痛
第二階段

適用於：
- 減輕小腿後側肌群與阿基里斯腱的疼痛
- 初步強化肌肉與肌腱力量
- 作為第三階段運動的暖身

指引：
- 每週做3或4天
- 做3組，每組10～15次（除非另有註明）
- 工具：彈力帶、啞鈴與瑜伽球（健身球）
- 運動時疼痛不超過輕微程度（疼痛指數3／10），便能加入第三階段的運動

單腿小腿離心運動（膝蓋伸直）

採站姿，將雙腳的蹠骨球踩在高起的平台或台階上，然後執行雙腿提踵動作。在最高點時，將身體重心轉移到一條腿上，進行單腿離心動作回到起始位置。然後再次用雙腿抬高並重複動作，雙腿抬高，單腿下降。做2組，每組15次。

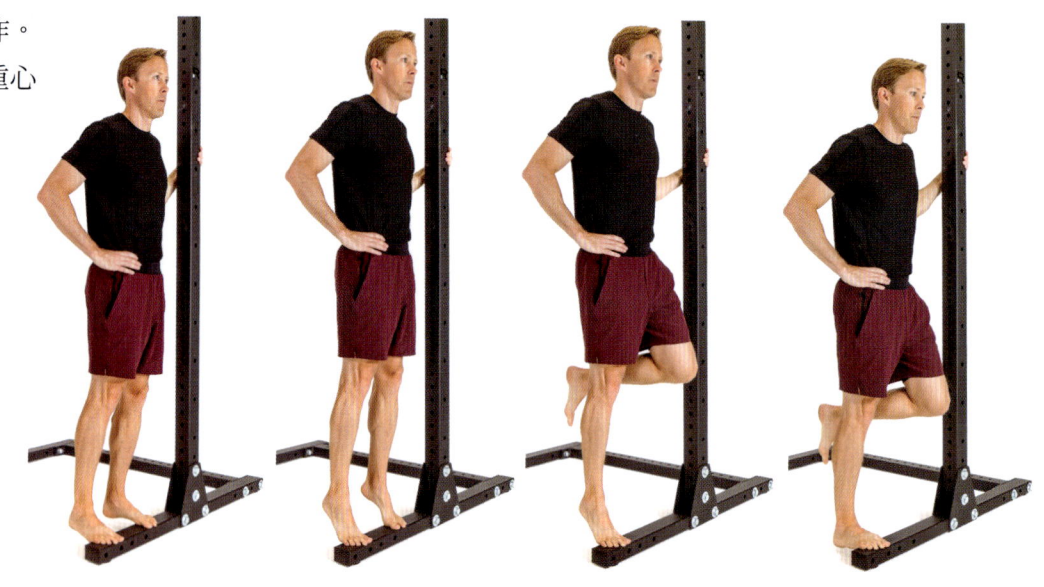

> **如果你患有阿基里斯腱附著點病變，請在平地執行這項運動。**

單腿小腿離心運動（膝蓋彎曲）

抓住門框或深蹲架。髖部往後坐，膝蓋彎曲至半蹲姿勢。維持膝蓋角度不變並執行雙腿提踵動作。在最高點時，將身體重心轉移到一條腿上，進行單腿離心運動回到起始位置。然後再次用雙腿抬高並重複動作，雙腿抬高，單腿下降。做2組，每組15次。

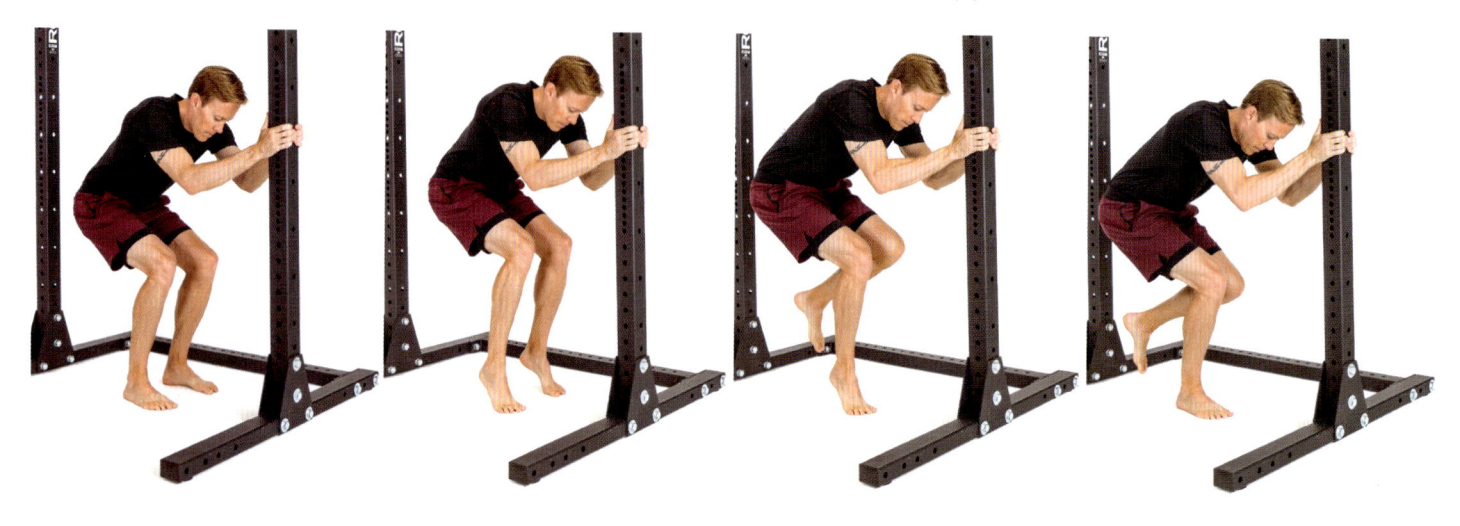

CHAPTER 22 | 腳踝與足部復健方案 ▶ 小腿後側肌群與阿基里斯腱疼痛

彈力帶內翻

將彈力帶打結成一個圈，並套在腳的上半部。
將彈力帶往身體外側拉緊。
將腳踝往內轉動（內翻），
腿部其他部位不動，膝蓋骨始終朝上。
把腳慢慢地轉回起始位置，
不要被彈力帶猛然拉回去。

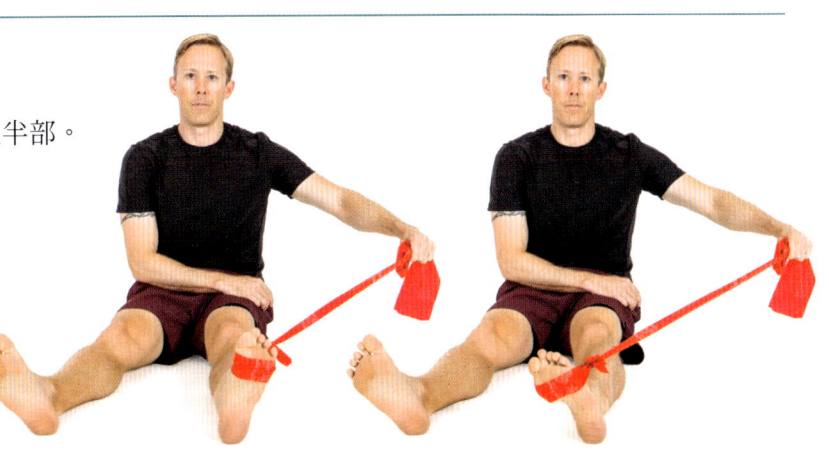

分腿蹲

進入分腿蹲姿勢的步驟是：
軀幹挺直、前方腿微彎、
小腿前側與地面垂直，
後方腿伸直。
將髖部直直地往下降，
後方膝蓋觸地。
用前腳的腳跟與
後腳蹠骨球推地，
伸展膝蓋並將身體
抬高至起始位置。

可以單手握啞鈴
來挑戰軀幹穩定度，
或者雙手各握一個啞鈴
來增加負重。

瑜伽球腿後彎舉

背部平躺於地面，雙腳放在瑜伽球（健身球）的中間。雙臂稍微張開並維持貼地。將腳跟壓進球裡並伸展髖部。當髖部完全伸展時，腳跟慢慢地往臀部彎曲。

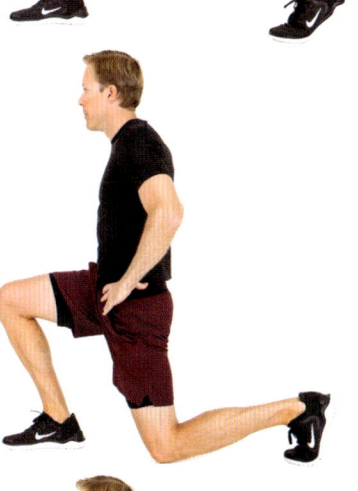

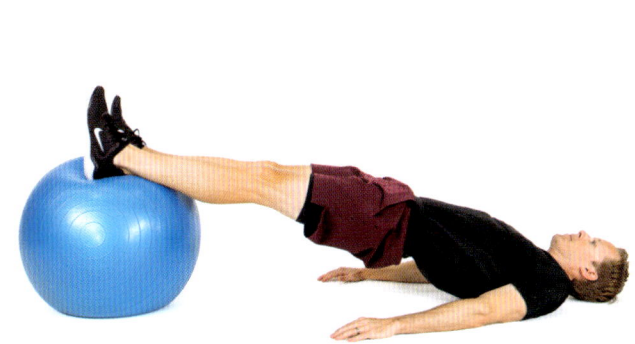

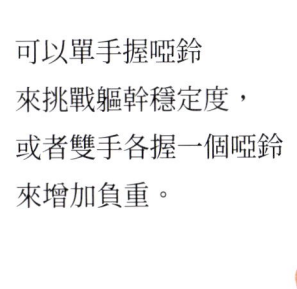

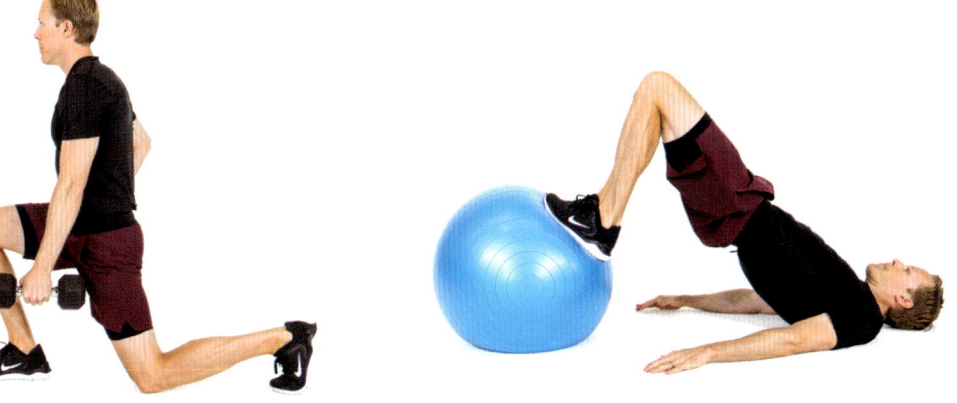

小腿後側肌群與阿基里斯腱疼痛
第三階段

適用於：
- 增強阿基里斯腱、腳踝與小腿肌肉的力量
- 預防腳踝疼痛與受傷

指引：
- 每週做3或4天
- 做3組，每組10～15次（除非另有註明）
- 每組動作做到力竭
- 工具：啞鈴

單腿提踵（膝蓋伸直）

採站姿，一隻腳的蹠骨球
踩在高起的平台或台階上。
慢慢地執行提踵動作，
須達到完整活動範圍。
在放下腳跟的階段，
腳跟應該降至
比腳趾略低的位置。

> 如果你患有阿基里斯腱附著點病變，一開始請在平地做這項運動，隨著症狀改善再進階到高起的平台。

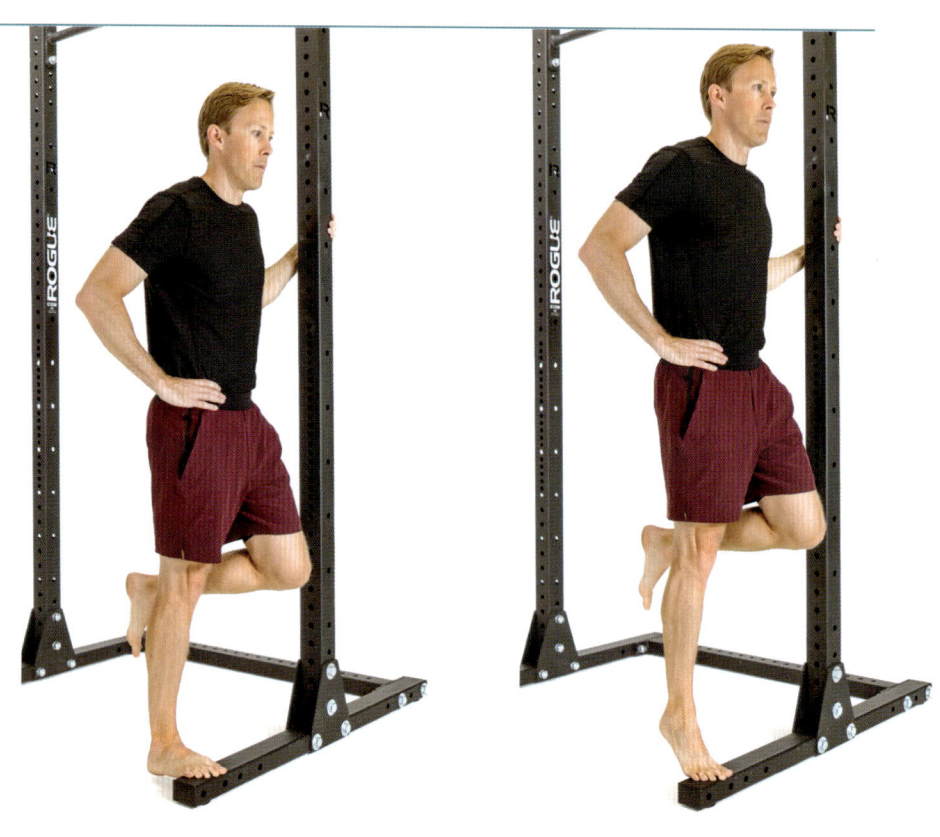

單腿提踵（膝蓋彎曲）

抓住門框或深蹲架。
髖部往後坐，
膝蓋彎曲至半蹲姿勢。
將身體重心轉移到一條腿上，
然後進行單腿提踵動作。
動作全程維持
膝蓋與髖部的角度不變。

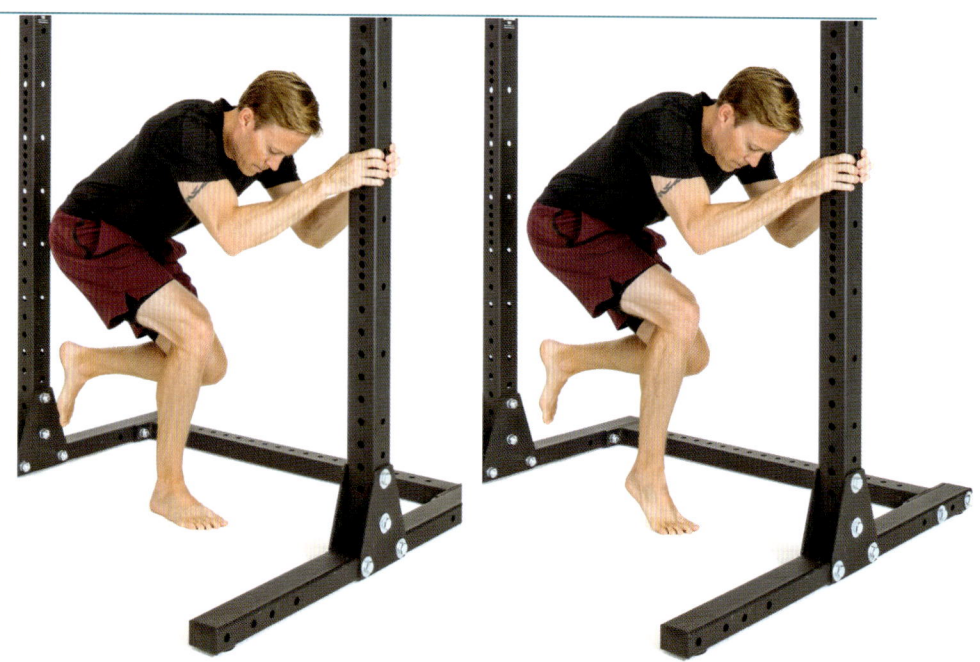

滑冰者深蹲

單腿站立，另一條腿（非承重腿）
的膝蓋彎曲，腳的位置在身體後面。
軀幹與髖部維持方正，
從髖部位置進行鉸鏈式身體前彎，
軀幹前傾，並將非承重膝蓋往地面降低。
降低膝蓋觸碰墊子以方便測量距離。
也可在身體前方手持
輕重量的槓片或啞鈴，以維持平衡。

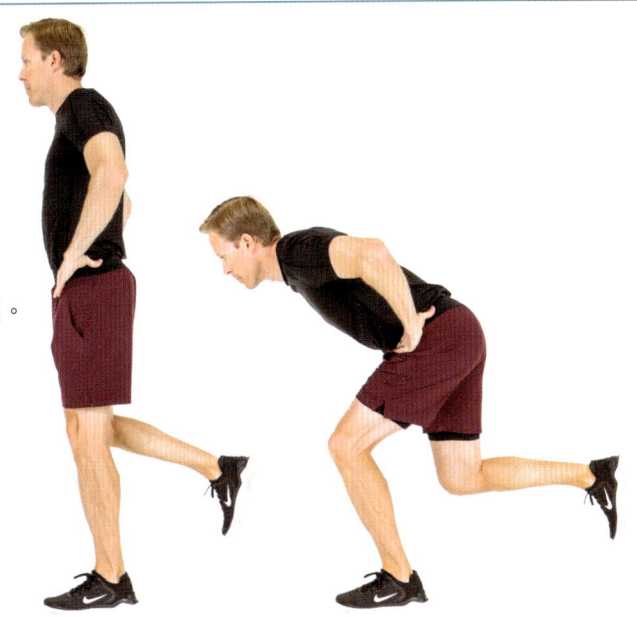

前跨步蹲

雙腳站立與肩同寬。向前
跨一大步，後腳以蹠骨球著地。
當前腳碰地時，在穩定控制下
慢慢地將後方膝蓋往地面降低。
軀幹可以維持直立或稍微前傾。
將身體重心轉移到前方腿，
透過中足發力站起來。
你可以回到起始位置，
或換另一條腿往前跨步。
每條腿跨10～15步。

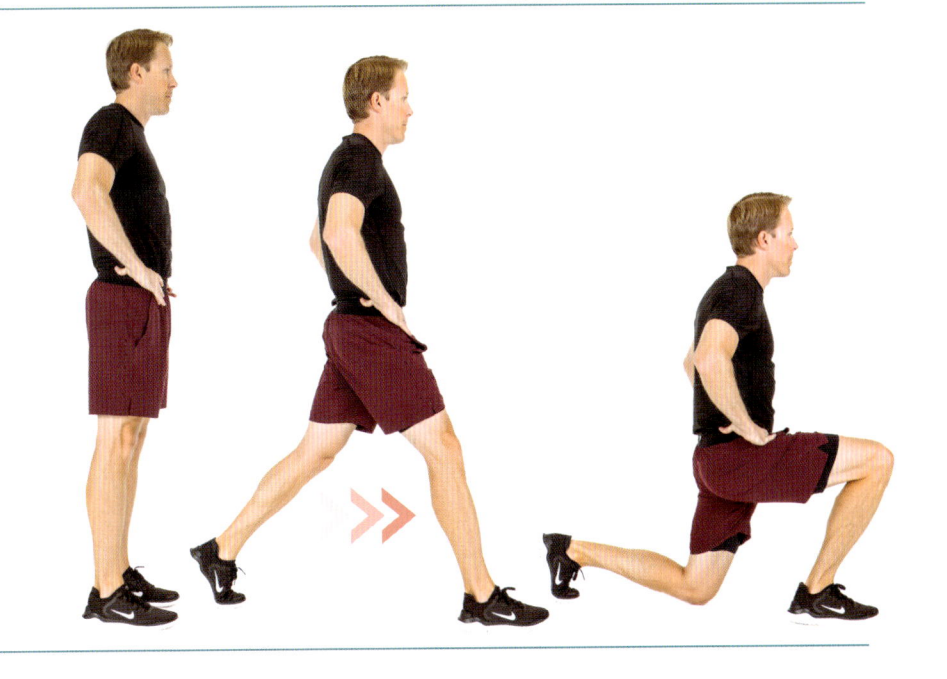

踮腳尖走路

做這項運動時，你可以決定要不要
手持啞鈴。請先嘗試徒手版本，
如果覺得太簡單再持啞鈴。
一開始採取半蹲姿勢：
從髖部位置進行鉸鏈式身體前彎，
軀幹前傾並彎曲膝蓋。
以蹠骨球著地，然後小步伐行走。
膝蓋維持在腳趾上方，腳跟懸空。
行走的距離或次數範圍須有挑戰性，
通常是15～20步。

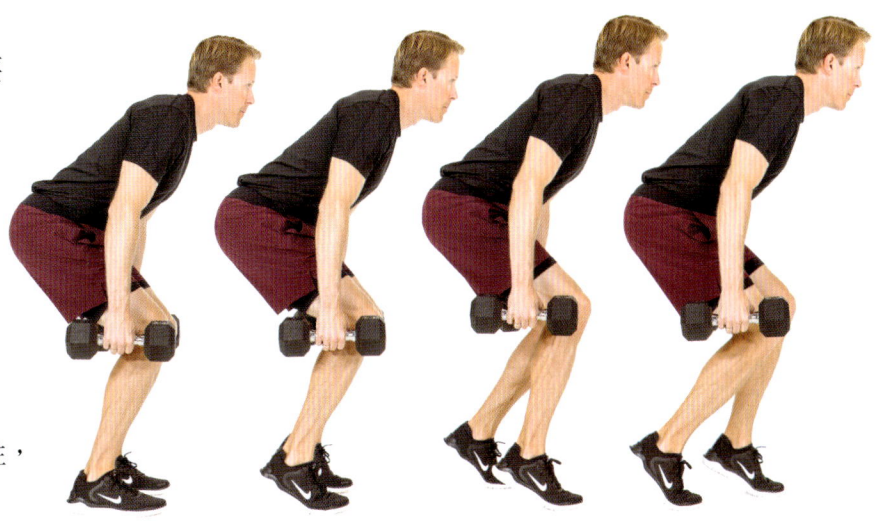

足底筋膜病變（筋膜炎）

此方案用於治療：

- 靠近腳跟前側的足底疼痛
- 足底疼痛

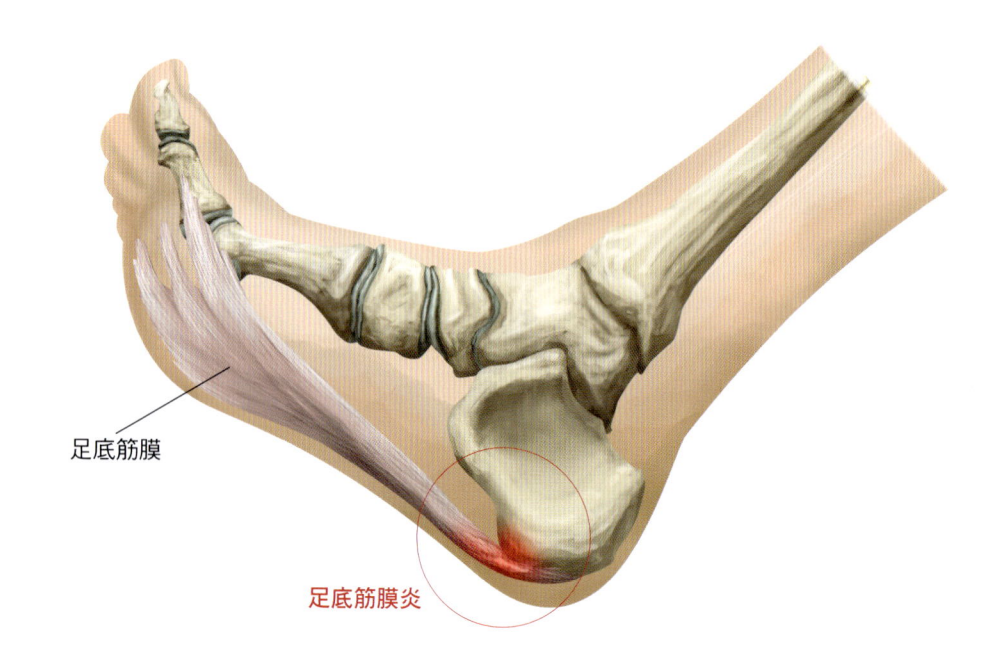

足底筋膜

足底筋膜炎

概述：足底筋膜炎（最近研究稱為「足底筋膜病變」）是一種影響足底筋膜的疾病。足底筋膜是一條從跟骨（踵骨）延伸至腳趾底部的厚實筋膜組織，筋膜病變是腳跟疼痛最常見的原因，無論是活動量大或小的人都可能發生。[7,8] 疼痛通常位於腳底靠近腳跟前側的地方，也就是足底筋膜附著於跟骨的位置。足底筋膜病變在跑者與體重過重者身上更為常見，其他可能的致病原因包括高足弓、下肢力量不足，以及腳踝與足部活動度不佳。

足底筋膜是一種結締組織，與韌帶非常相似。它除了連接兩塊骨頭外，也與肌肉及其他韌帶一起維持足弓穩定。每個人的足弓高度都不同，足底筋膜能協助維持足弓位置，並隨著足部內旋（往內側夾）或外旋（往外側轉）而伸長或縮短。

因長時間站立、行走或跑步等原因反覆拉傷足底筋膜就會導致發炎，這屬於反覆壓力或過度使用損傷。

徵象與症狀：通常是劇痛，特別是早晨下床的第一步、久坐後起身，或是長時間站立不動時。它也可能以鈍痛形式出現，通常位於腳跟前側或內側，或是感覺像腳底壓痛瘀傷。

加重因素：長時間站立或行走（特別是赤腳或走在堅硬表面上）、跑步、跳躍與適應新鞋，都可能導致問題惡化。

預後：如果停止或調整加劇疼痛的活動並遵循適當復健計畫（須包括針對足底筋膜施加負荷的肌力訓練與伸展），大部分的足底筋膜炎可以在2～12週內復元。但有些嚴重病例可能需要12～18個月才能恢復。[9]

治療策略：主要治療方式包括物理治療運動、足部與小腿按摩、服用抗發炎藥物、穿戴夜間夾板與矯正鞋墊。換鞋或矯正鞋墊通常能夠發揮效果，並不是因為改變了足弓位置，而是調整組織承受的負荷，分散了區域壓力的緣故。對於反覆復發或慢性案例，可考慮使用類固醇注射與體外震波（能刺激癒合的聲波）療法。

你可能聽過一些技巧，可以透過改變走路與跑步的方式以預防與緩解疼痛，例如跑步時腳尖朝前，或是腳踝不要內翻。雖然這些機械性策略在某些情況可能會減輕疼痛，但並不是萬靈丹。比方說，若你天生就是低足弓，在休息一段時間後恢復長跑，結果感到腳底疼痛，疼痛的起因可能不是低足弓，因為你的身體早已適應它。在這種情況下，訓練變數（如訓練量與強度）才是問題的根源。

如果疼痛反覆發作，那你必須調整跑步計畫的速度、距離或持續時間，並給予身體足夠的時間恢復。

1 復健方案的第一階段旨在透過小腿後側肌群與足底軟組織的鬆動術來減輕疼痛。接著會執行膝蓋伸直與彎曲的足底筋膜小腿伸展運動，以消除疼痛並提高伸展耐受度。[10]調整膝蓋姿勢會影響小腿肌肉與足底筋膜的承重方式，因此你可以兩種版本都試看看。第一階段也包含大腿後側肌群伸展，因為改善腿部近端後側鏈的柔軟度與伸展耐受度有助於減輕小腿肌肉與足底的疼痛。原因可能是足底神經是小腿脛神經的分支，而脛神經是坐骨神經的其中一部分，伸展大腿後側肌群也會拉伸到坐骨神經，或許正因如此這個運動經常能緩解足底筋膜相關疼痛。第一階段以捲毛巾結束，此運動能夠啟動並強化足弓的四層內在肌，這些深層肌肉負責支撐與穩定足部的眾多關節。

2 第二階段以膝蓋伸直與彎曲兩種版本的提踵運動開始，主要針對腓腸肌與比目魚肌。這些運動能夠減輕足底筋膜疼痛，因為小腿後肌與腳踝關節會對足部及足底筋膜帶來直接的生物力學影響。[11]彈力帶內翻運動要加強的是脛後肌，此肌肉協助維持足弓位置與控制。改善脛後肌的能力便能夠減輕足底筋膜與足底內在肌群的壓力。足弓拱起訓練與第一階段的捲毛巾類似，兩者都能強化足底內在肌群的力量與控制。建立徵召這些小肌肉所需的神經肌肉迴路需要花點時間，因此請保持耐心並持續練習。第二階段以壺鈴硬舉結束，此運動能夠強化腿後肌群、臀肌與下背肌肉，並協助改善後側鏈（包括坐骨神經）的柔軟度，效果如同第一階段的大腿後側肌群伸展。

3 第三階段的重點是透過膝蓋伸直或彎曲的提踵運動，來提高足底筋膜承受負荷的能力。這些運動與傳統提踵類似，差別是大腳趾處於背屈狀態，對於足底筋膜帶來更多挑戰。圖片裡的工具名為「筋膜炎鬥士」，專為此病症設計。如果你沒有這個工具，也可以用捲起的毛巾替代。但如果足底筋膜病變經常發作，不妨考慮添購這項利器。

最後三項運動針對的是臀肌、腿後肌群與股四頭肌，也就是上半身動力鏈的主要穩定肌群。改善髖部與膝蓋的力量與控制，能夠減輕腳踝與足部承受的壓力。

足底筋膜病變
第一階段

適用於：
- 減輕腳底疼痛
- 緩解腳踝與足部的僵緊
- 作為第二與第三階段運動的暖身

指引：
- 每天執行
- 工具：滾筒、小按摩球、筋膜炎鬥士、伸展帶與毛巾
- 休息時毫無疼痛，運動時疼痛不超過輕微程度（疼痛指數3／10），便能加入第二階段的運動

軟組織鬆動術

▶ 每個區域花費1～2分鐘
▶ 兩側皆須進行
▶ 在壓痛點停留10～20秒

小腿後側肌群鬆動術

坐在地板上，小腿放在滾筒上。
雙手與貼地腳往地板推，
將髖部抬離地面，
滾筒沿著整條小腿
從腳踝到膝蓋上下滾動。
在疼痛或僵緊的地方停留，
並動一動腳（屈曲、伸展與左右旋轉）。

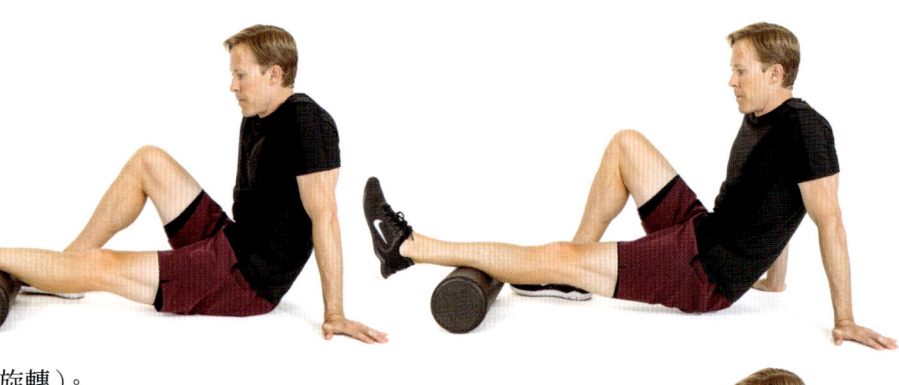

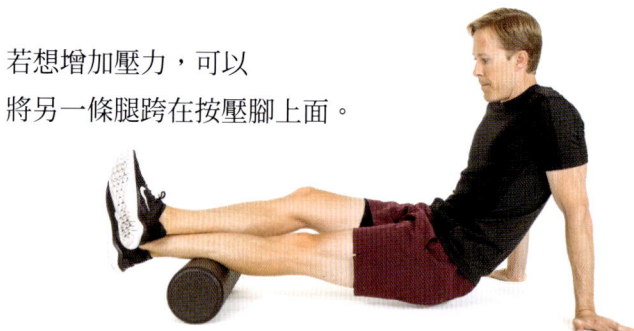

若想增加壓力，可以
將另一條腿跨在按壓腳上面。

足底鬆動術

單腳踩在小按摩球上，
位置就在足弓下方。
往前後左右滾動球
以按摩足底筋膜，
範圍從蹠骨球到腳跟前方。
彎曲並伸展腳趾，
以動態鬆動足底筋膜
及其下方肌肉。

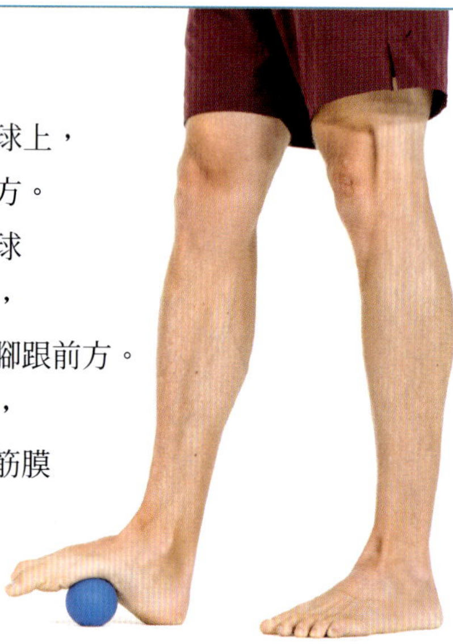

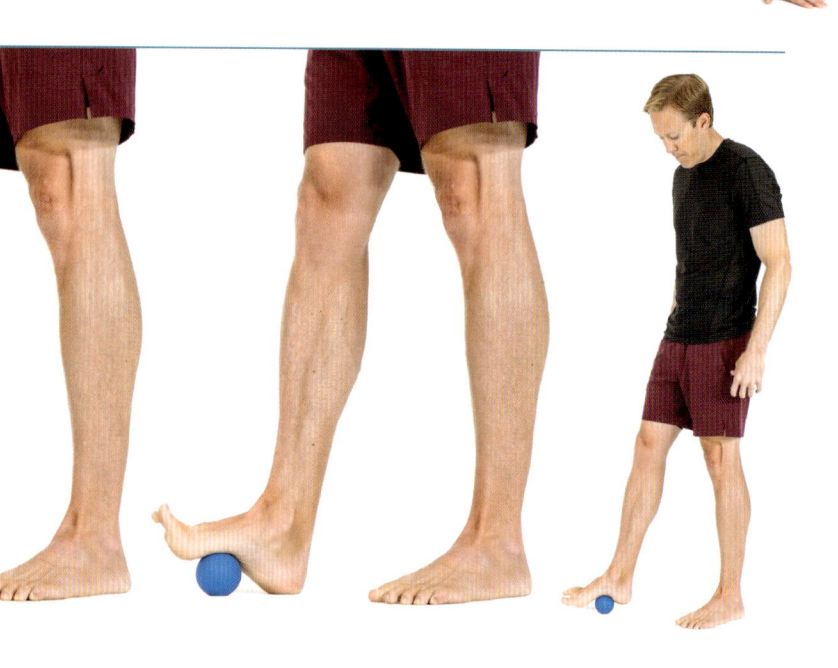

伸展運動
- 做3次,每次維持30~60秒
- 兩側皆須進行
- 不要伸展到引發疼痛的程度

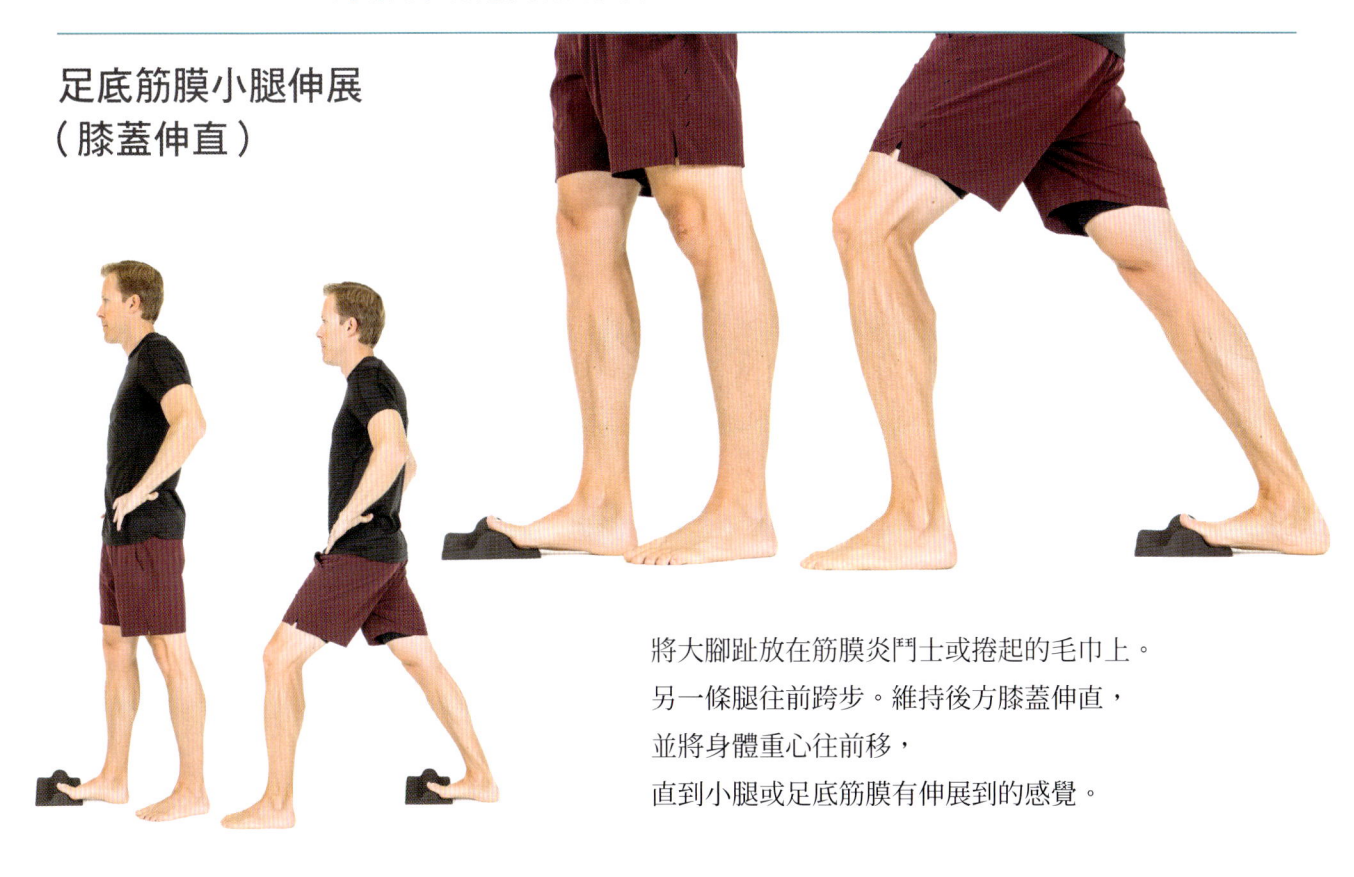

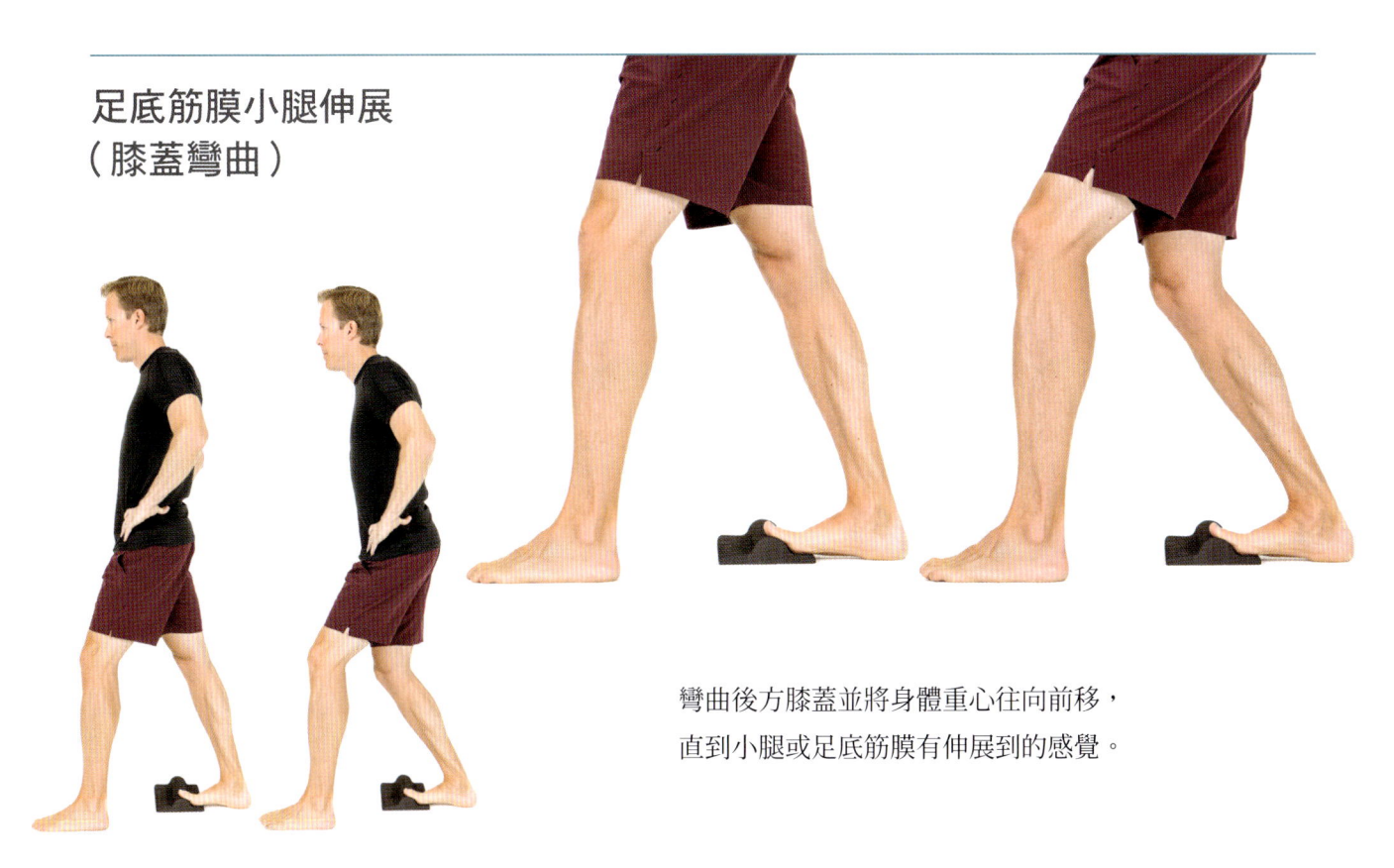

足底筋膜小腿伸展（膝蓋伸直）

將大腳趾放在筋膜炎鬥士或捲起的毛巾上。
另一條腿往前跨步。維持後方膝蓋伸直,
並將身體重心往前移,
直到小腿或足底筋膜有伸展到的感覺。

足底筋膜小腿伸展（膝蓋彎曲）

彎曲後方膝蓋並將身體重心往向前移,
直到小腿或足底筋膜有伸展到的感覺。

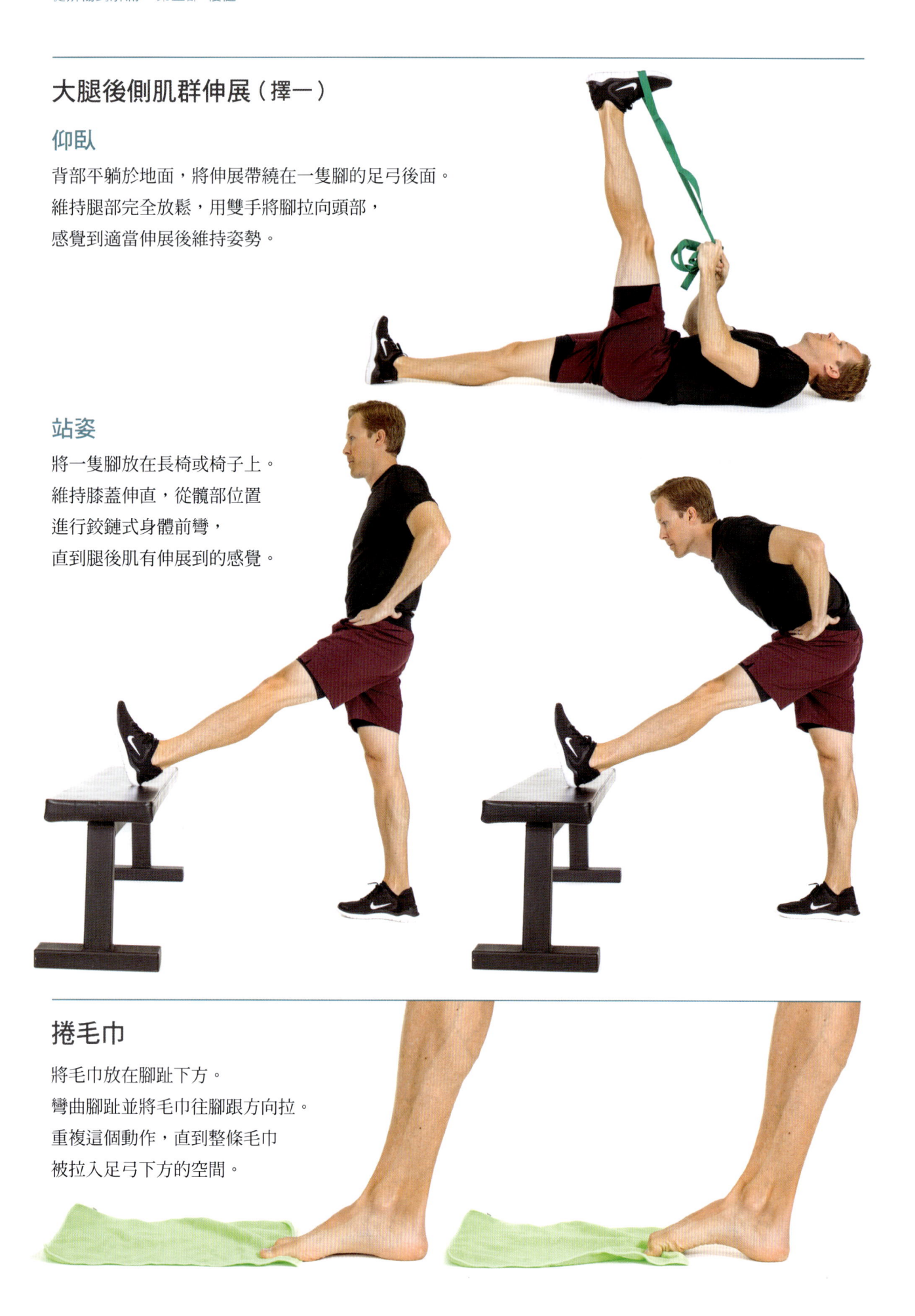

大腿後側肌群伸展（擇一）

仰臥

背部平躺於地面，將伸展帶繞在一隻腳的足弓後面。
維持腿部完全放鬆，用雙手將腳拉向頭部，
感覺到適當伸展後維持姿勢。

站姿

將一隻腳放在長椅或椅子上。
維持膝蓋伸直，從髖部位置
進行鉸鏈式身體前彎，
直到腿後肌有伸展到的感覺。

捲毛巾

將毛巾放在腳趾下方。
彎曲腳趾並將毛巾往腳跟方向拉。
重複這個動作，直到整條毛巾
被拉入足弓下方的空間。

足底筋膜病變
第二階段

適用於：
- 減輕腳踝與足部的疼痛
- 改善足部的活動度與神經肌肉控制
- 初步強化腳踝與足部
- 作為第三階段運動的熱身

指引：
- 每週做3或4天
- 做3組，每組10～15次（除非另有註明）
- 工具：彈力帶、壺鈴或啞鈴
- 運動時疼痛不超過輕微程度（疼痛指數3／10），便能加入第三階段的運動

雙腿提踵（膝蓋伸直）

採站姿，將雙腳的蹠骨球
踩在高起的平台或台階上。
腳跟往地面降低，再慢慢地執行提踵動作，
須達到完整活動範圍。
在放下腳跟的階段，
腳跟應該降至比腳趾略低的位置。
做2組，每組10～15次。

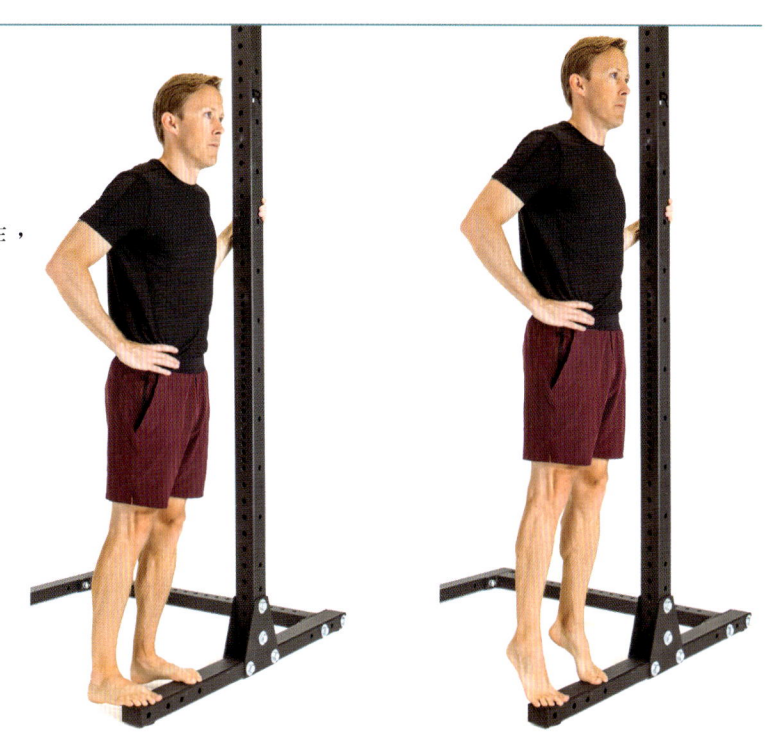

雙腿提踵（膝蓋彎曲）

抓住門框或深蹲架。
髖部往後坐，膝蓋彎曲至半蹲姿勢。
維持膝蓋角度不變並執行提踵動作，
以針對比目魚肌加強。
做2組，每組10～15次。

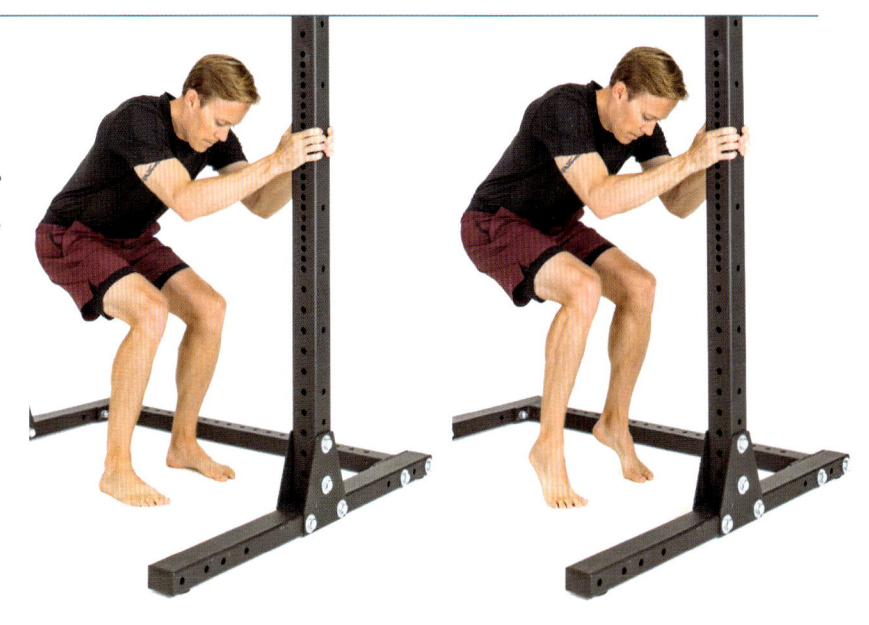

彈力帶內翻

將彈力帶打結成一個圈,
並套在腳的上半部。
將彈力帶往身體外側拉緊。
將腳踝往內轉動(內翻),
腿部其他部位不動,膝蓋骨始終朝上。
把腳慢慢地轉回起始位置,
不要被彈力帶猛然拉回去。

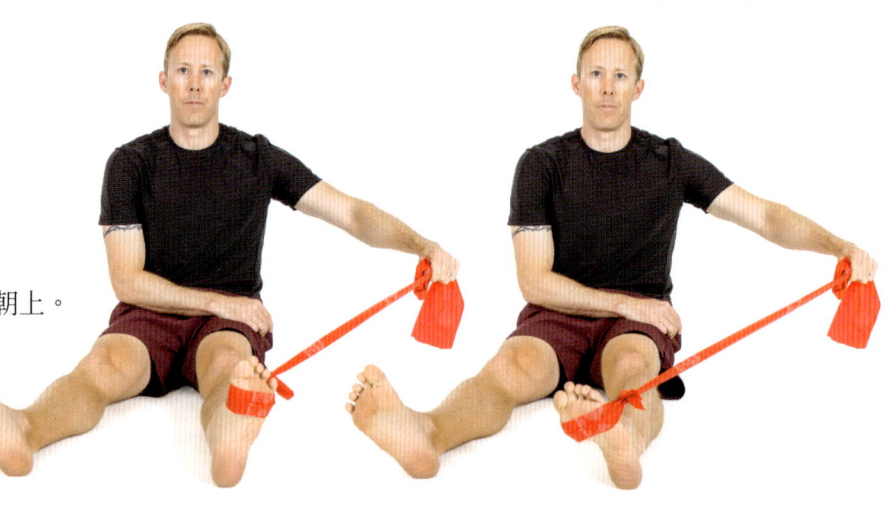

足弓拱起訓練

採取前後腳站姿,繃緊前腳肌肉,讓足弓從地面抬高。
想像將大腳趾的蹠骨球往腳跟方向拉,讓腳變得更短。
大腳趾的蹠骨球須維持貼地。
若要降低運動難度,可坐著執行以減少足部承重。

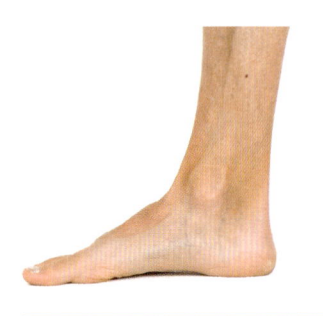

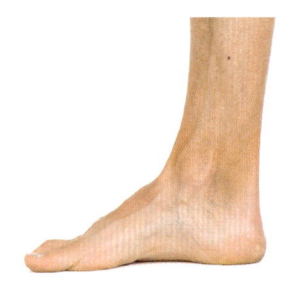

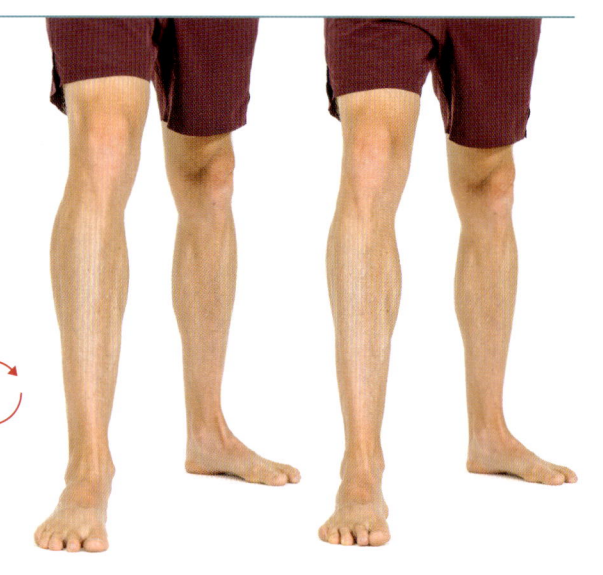

壺鈴硬舉

雙手握住壺鈴,提在雙腿中間,掌心朝著身體。
雙腳在髖部正下方或略窄於肩寬。
維持背部平直,雙手放鬆,
髖部往後坐,膝蓋彎曲,讓軀幹前傾,
此時應該會感覺到髖部、大腿後側肌群
與背部的張力。壺鈴緊靠身體,
維持小腿前側與地面垂直,盡量蹲低
但不要圓背。起身時透過腳跟推地的方式
伸展髖部與膝蓋。如果你沒有壺鈴,
可以改成握住啞鈴上端,
或參考下背痛復健方案第三階段的硬舉變化式。

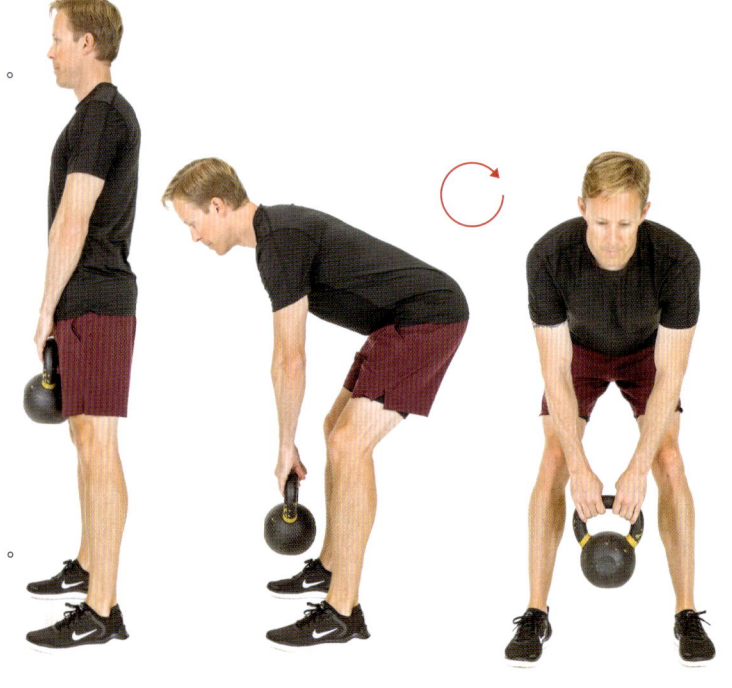

足底筋膜病變
第三階段

適用於：
- 增強足部與腳踝力量
- 預防腳踝與足部疼痛及受傷

指引：
- 每週做3或4天
- 做3組，每組10〜15次
- 每組動作做到力竭
- 工具：筋膜炎鬥士、木棍、彈力圈與啞鈴

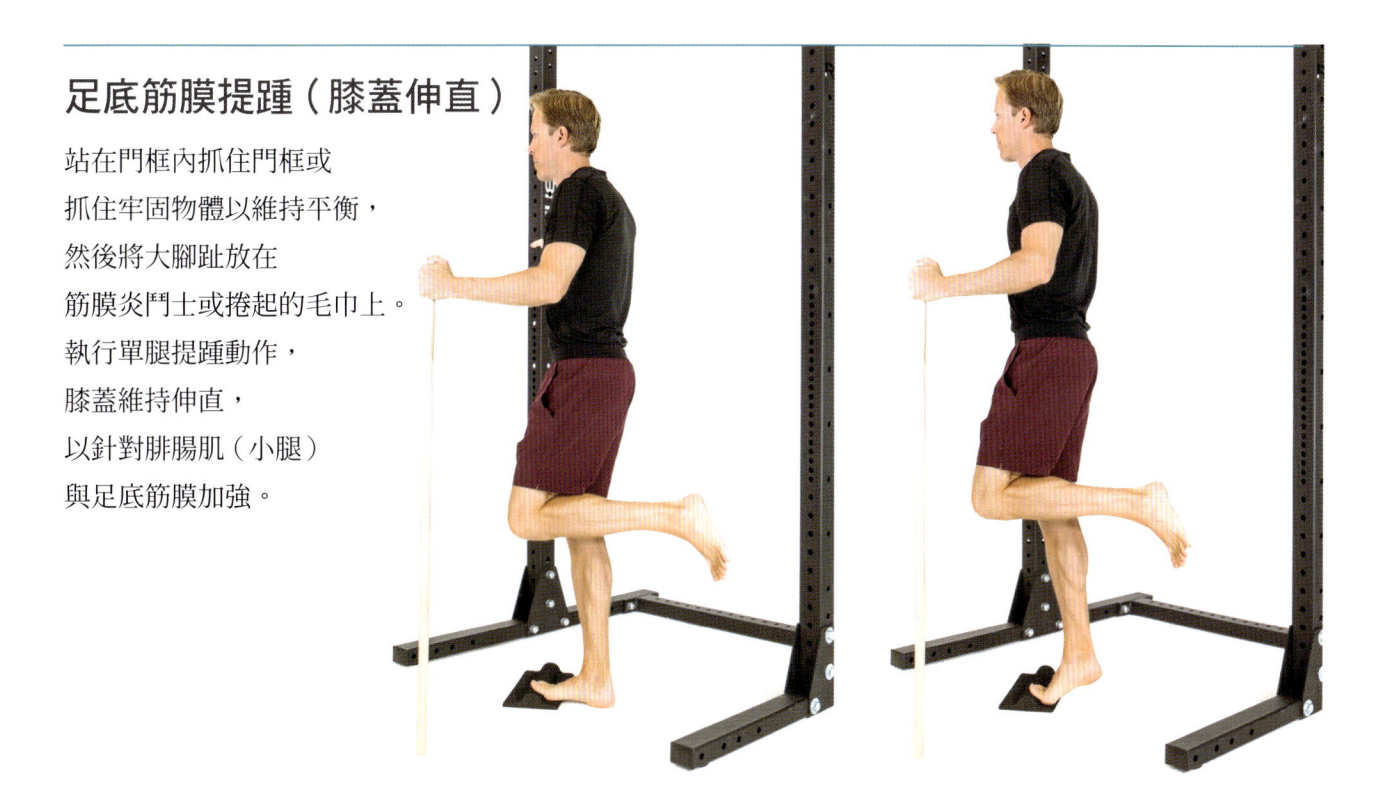

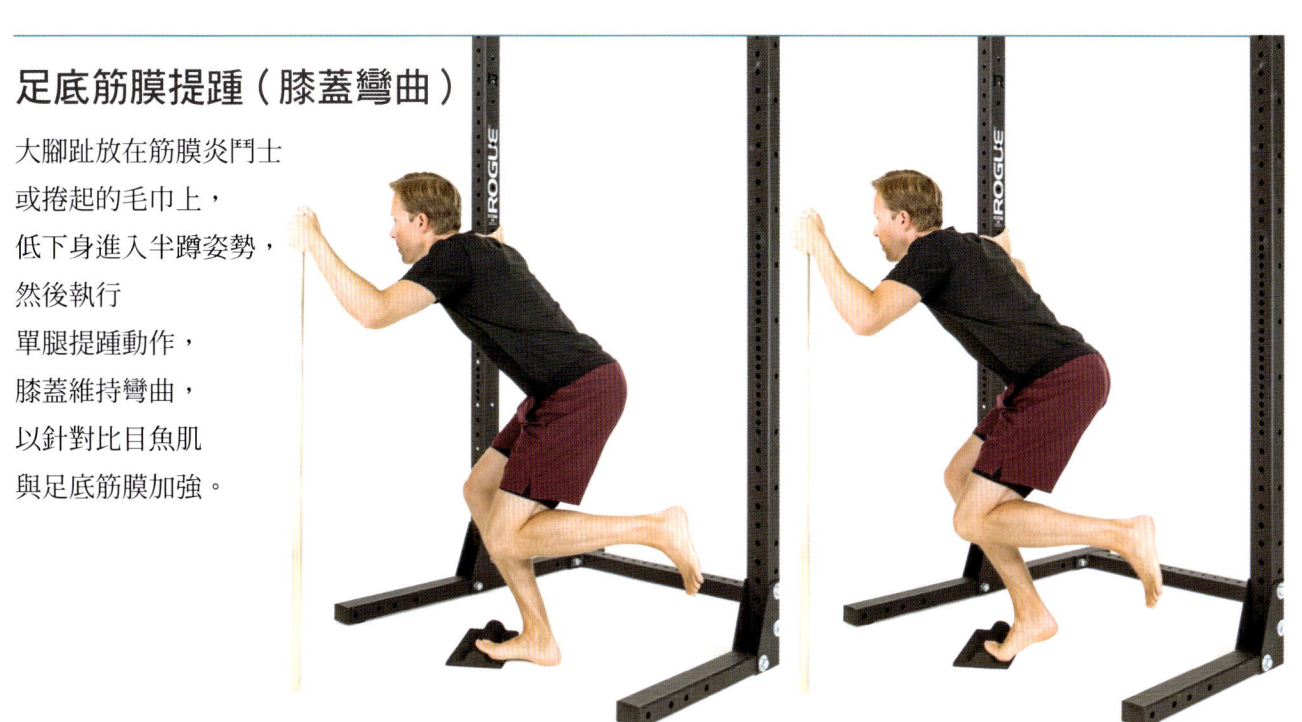

足底筋膜提踵（膝蓋伸直）

站在門框內抓住門框或抓住牢固物體以維持平衡，然後將大腳趾放在筋膜炎鬥士或捲起的毛巾上。執行單腿提踵動作，膝蓋維持伸直，以針對腓腸肌（小腿）與足底筋膜加強。

足底筋膜提踵（膝蓋彎曲）

大腳趾放在筋膜炎鬥士或捲起的毛巾上，低下身進入半蹲姿勢，然後執行單腿提踵動作，膝蓋維持彎曲，以針對比目魚肌與足底筋膜加強。

彈力圈髖外展

將彈力圈套在膝蓋上方。將重心移到一條腿，另一條腿（非承重腿）抬至身體外側（外展）。腳趾維持朝前，上半身不要過度傾斜。可單手扶牆或使用木棍幫助平衡。

滑冰者深蹲

單腿站立，另一條腿（非承重腿）的膝蓋彎曲，腳的位置在身體後面。軀幹與髖部維持方正，從髖部位置進行鉸鏈式身體前彎，軀幹前傾，並將非承重膝蓋往地面降低。降低膝蓋碰觸墊子以方便測量距離。也可在身體前方手持輕重量的槓片或啞鈴，以維持平衡。

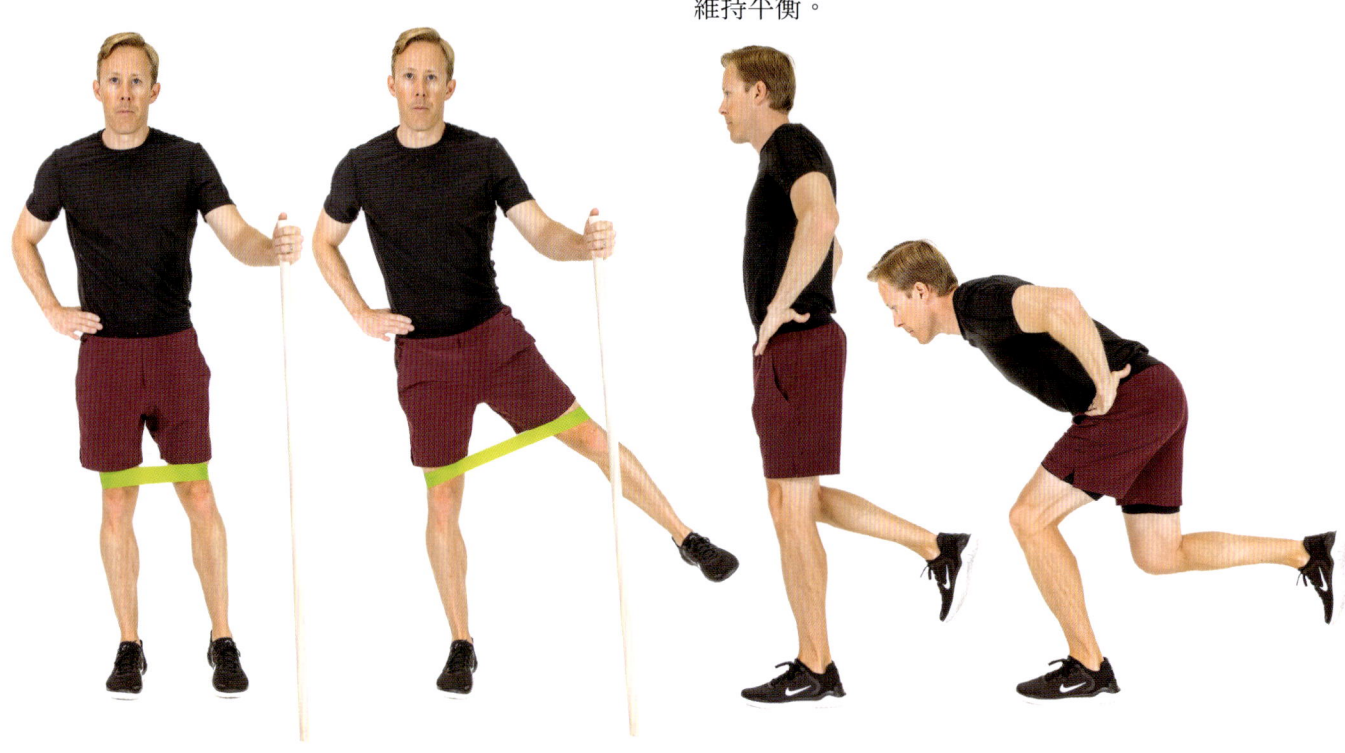

單腿硬舉

雙手握住啞鈴的一端，
將身體大部分重量轉移到一條腿上。
執行髖鉸鏈動作，
同時稍微彎曲承重的膝蓋。
將軀幹與啞鈴往地面降低時，
保持背部平直，踩地那條腿的
小腿前側與地面垂直、雙手放鬆，
肩膀與髖部維持方正
（避免扭轉或旋轉）。

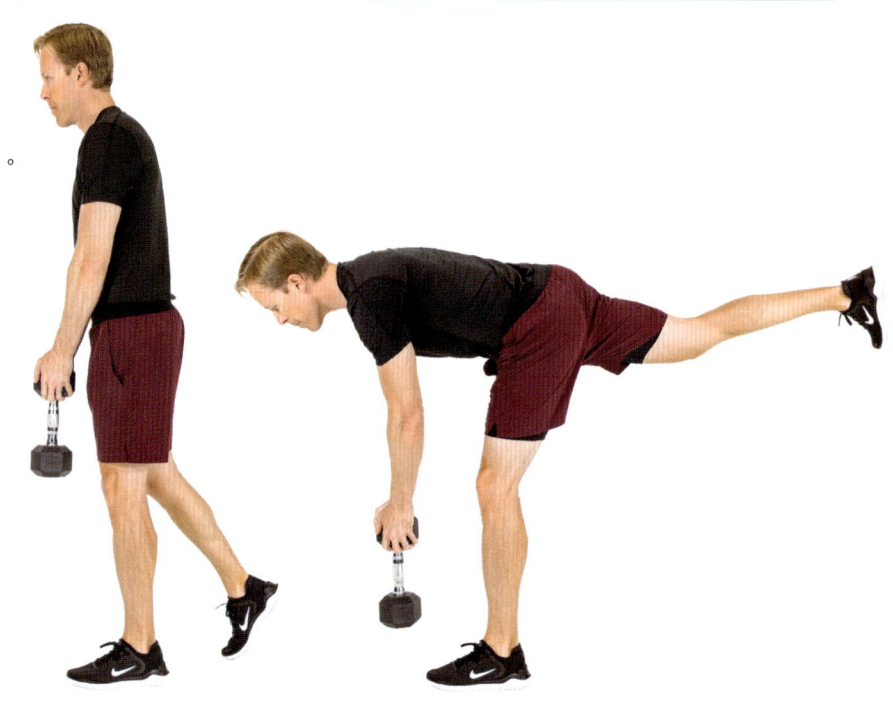

腳踝扭傷

此方案用於治療：

- 腳踝疼痛與不穩定

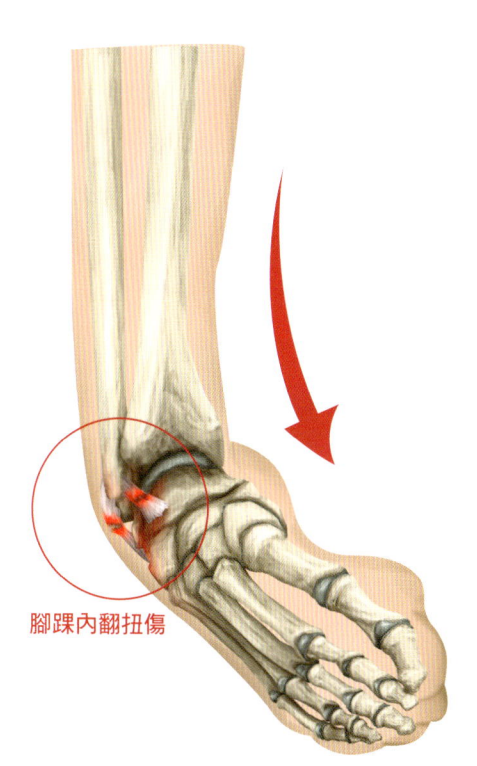

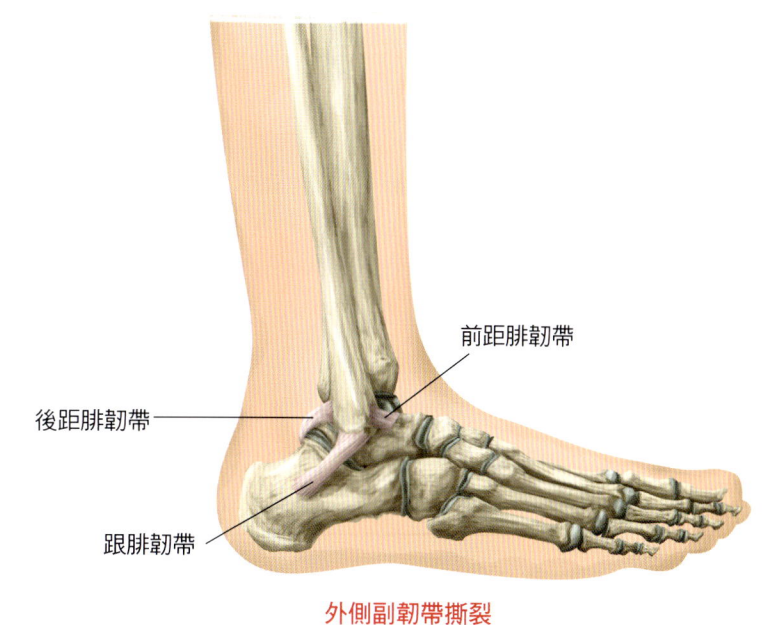

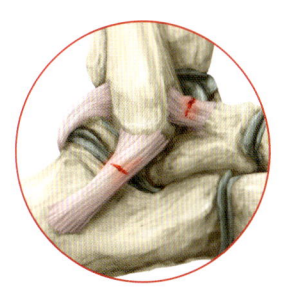

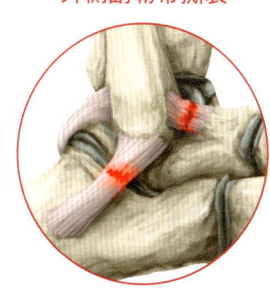

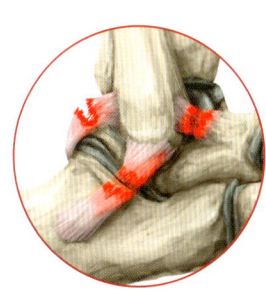

腳踝內翻扭傷

前距腓韌帶
後距腓韌帶
跟腓韌帶

外側副韌帶撕裂

一級撕裂　　二級撕裂　　三級撕裂

概述：腳踝扭傷是常見的骨科損傷，可能導致疼痛、僵緊與步態異常等長期問題，影響約72％的患者。此外，近八成的腳踝扭傷患者可能會再度受傷。[12,13] 腳踝扭傷可分為兩種：內翻（足部往內翻轉）與外翻（足部往外翻轉），其中內翻扭傷占比超過四分之三。[14,15]

內翻扭傷會傷害腳踝外側韌帶，可能會撕裂該位置的其中一條或全部四條韌帶。試著想像一下：你搶完籃板球後落地扭傷腳踝，此時腳尖伸直並往內翻轉（蹠屈加上內翻）。腳通常是往內轉，因為內側韌帶非常強壯，不太容易往外轉，因此外翻扭傷較為少見。

當你扭傷腳踝時，通常會感覺到「啪」的一聲斷裂，劇烈的刺痛隨之而來。儘管感覺疼痛，但受傷的腳應該還是可以承受部分重量，受傷後至少能走四步。如果你完全無法施加重量，那可能有骨折問題，建議去照X光以確定受傷的具體情況。

徵象與症狀：對扭傷的腳踝施加負荷或移動腳踝時，腳踝外側或內側通常會產生劇痛，休息時則會感到抽痛或痠痛。嚴重扭傷可能伴隨周圍組織腫脹與變色。

加重因素：腳往內或往外轉動、在不平坦的平面上行走或跑步，以及其他對受傷韌帶施壓的動作。

預後：腳踝扭傷通常可以在4～16週內恢復，具體時間取決於扭傷嚴重程度，以及執行適當復健計畫的速度。

治療策略：大部分扭傷所需要的復健計畫，重點應放在恢復關節穩定、力量與神經肌肉控制。[14] 休息、抬高腿部以及穿著壓縮服飾都能夠減輕腫脹與疼痛。若韌帶受傷嚴重且腳踝感覺不穩定，可能需要進行手術重建以恢復功能與穩定。

治療策略因扭傷等級而有所不同。若是腫脹與瘀青延伸至腿部的嚴重扭傷，請休息3～7天時間以保護受傷區域，並抬高肢體與加壓。幾天後，你或許可以做一些腳踝幫浦運動，如蹠屈與背屈活動度運動，這些運動有助於改善恢復初期的血液循環與活動能力。重點是讓受傷部位的症狀獲得緩解，然後再開始進行第一階段其他運動。

1 本方案第一階段的重點是，透過小腿後側肌群鬆動術與腳踝活動度（蹠屈與背屈）運動來減輕疼痛並改善主動活動度。腳踝扭傷後很常出現背屈受限的問題，因此接下來安排的是站姿背屈伸展。做這個動作時，推到開始感覺不舒服的程度就該停止。接著是兩項彈力帶運動，旨在加強矢狀面（屈曲與伸展）的動作平面力量。初期不應從事額狀面（內翻與外翻）運動，因為這些動作可能會對受傷韌帶來壓力並影響恢復速度。

2 第二階段的運動難度會提高。現在可開始做彈力帶內翻與外翻運動。腳踝內翻肌與外翻肌位於小腿內側與外側，負責支撐腳踝，因此在你恢復從事腳踝須有穩定性的日常任務之前，必須確保這些肌肉足夠強壯。跪姿背屈伸展是第一階段站姿版本的進階。同樣的，在做這項運動時，不要推到產生疼痛的程度。由於腿後肌群協助控制與穩定關節，接下來的雙腿提踵運動既能強化小腿肌肉的力量，又不至於對於受傷的踝關節帶來太大壓力。第二階段最後兩項運動是站姿彈力圈消防栓式與側向下階，這些運動需要以單腳取得平衡，能夠強化動力鏈上游的股四頭肌與臀肌，進而協助穩定髖與膝關節。學習控制這些關節能降低腿部出現不良姿勢從而危害腳踝的機率。

3 第三階段進階至單腿提踵運動，目標是單邊腳踝即能支撐身體全部重量，讓你能在無痛情況下完成所有提踵組數。膝蓋伸直版本針對的是較淺層的腓腸肌，彎曲版本則鎖定較深層的比目魚肌。時鐘運動能夠改善動態平衡與本體感覺，進而提升關節控制與意識，並降低再次扭傷腳踝的機率。踮腳尖走路主要針對小腿後肌（特別是比目魚肌），但正確執行此動作須仰賴腳踝穩定性。你的腳踝可能會不自覺地扭轉，因此務必放緩動作，並專心控制關節。最後兩項運動主要提供給希望能繼續跳躍與著地的運動員使用。但即便你不是運動員，練習單腳跳躍也能幫助你學會以更具挑戰性的方式著地與控制腳踝。盡量平穩著地，不要失去平衡。

腳踝扭傷
第一階段

適用於：
- 減輕腳踝疼痛
- 降低發炎
- 改善活動度
- 作為第二與第三階段運動的暖身

指引：
- 每天執行
- 工具：滾筒與彈力帶
- 休息時毫無疼痛，運動時疼痛不超過輕微程度（疼痛指數3／10），便能加入第二階段的運動

小腿後側肌群鬆動術

坐在地板上，小腿放在滾筒上。雙手與貼地腳往地板推，將髖部抬離地面，滾筒沿著整條小腿從腳踝到膝蓋上下滾動。每條腿花費1～2分鐘。若想增加壓力，可以將另一條腿跨在按壓腳上面。

腳踝活動度
蹠屈－背屈

坐在地板或椅子上，只要是能自由活動腳踝的地方即可。膝蓋可以維持伸直或彎曲。將腳趾往小腿前側方向移動（背屈），然後再伸直腳趾（蹠屈）。完成以上動作算是1次。以主動動作的方式做3組，每組15～20次，在疼痛不超過輕微程度的前提下，盡可能移動到極限。

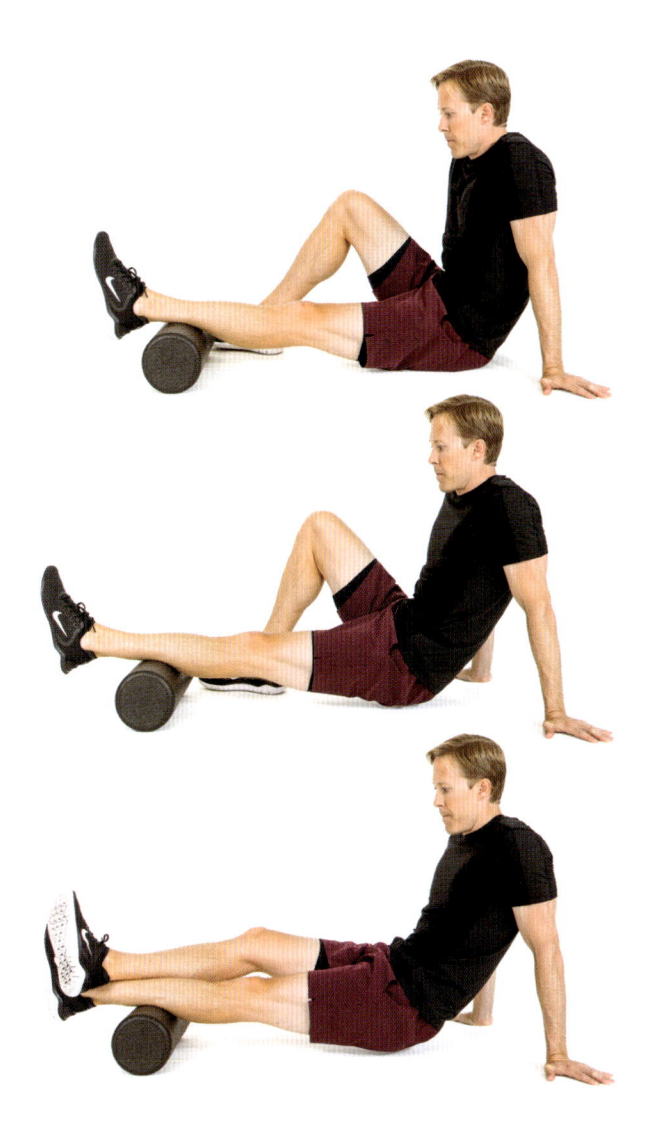

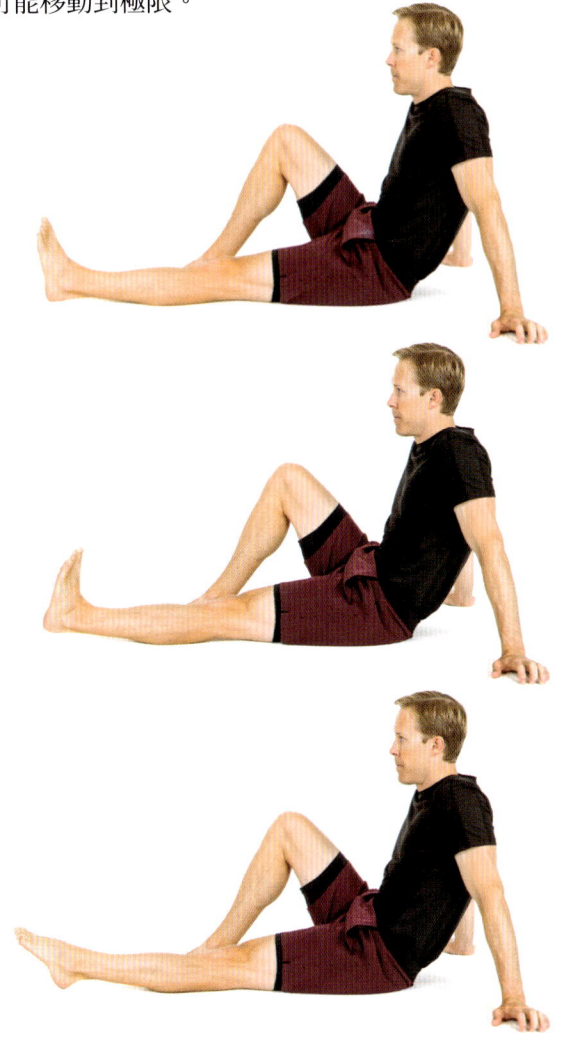

443

站姿背屈伸展

採取前後腳站姿。後方膝蓋維持伸直，雙腳平踩地面。
將身體重心往前移，並彎曲膝蓋以降低身體，
將後方膝蓋往前推至超過腳趾，
直到小腿或跟腱有伸展到的感覺。
此伸展運動針對的是踝關節，
因此腳踝前側可能也會有伸展的感覺。
每一邊做3次，每次維持30～60秒。

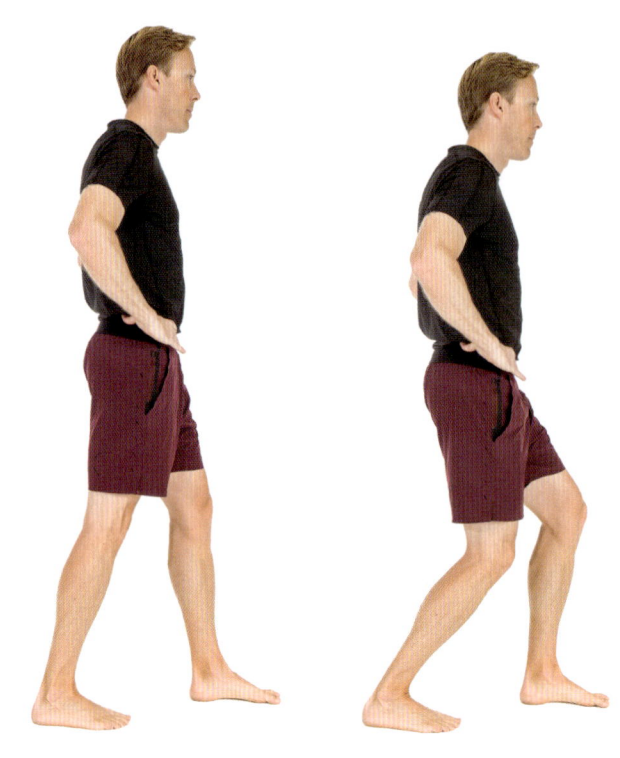

彈力帶蹠屈

將彈力帶打結成一個圈，套在腳的上半部，接著手臂施力拉緊彈力帶。伸展腳踝，蹠屈到極限，但疼痛不要超過輕微程度。慢慢回到起始姿勢。做3組，每組10～15次。

彈力帶背屈

彈力帶繼續套在腳上，將另一端綁在穩固的物品上，或是請朋友握住以製造張力。將腳踝背屈到極限，但疼痛不要超過輕微程度。腳慢慢回到起始位置，不要被彈力帶猛然拉回去。做3組，每組20次。

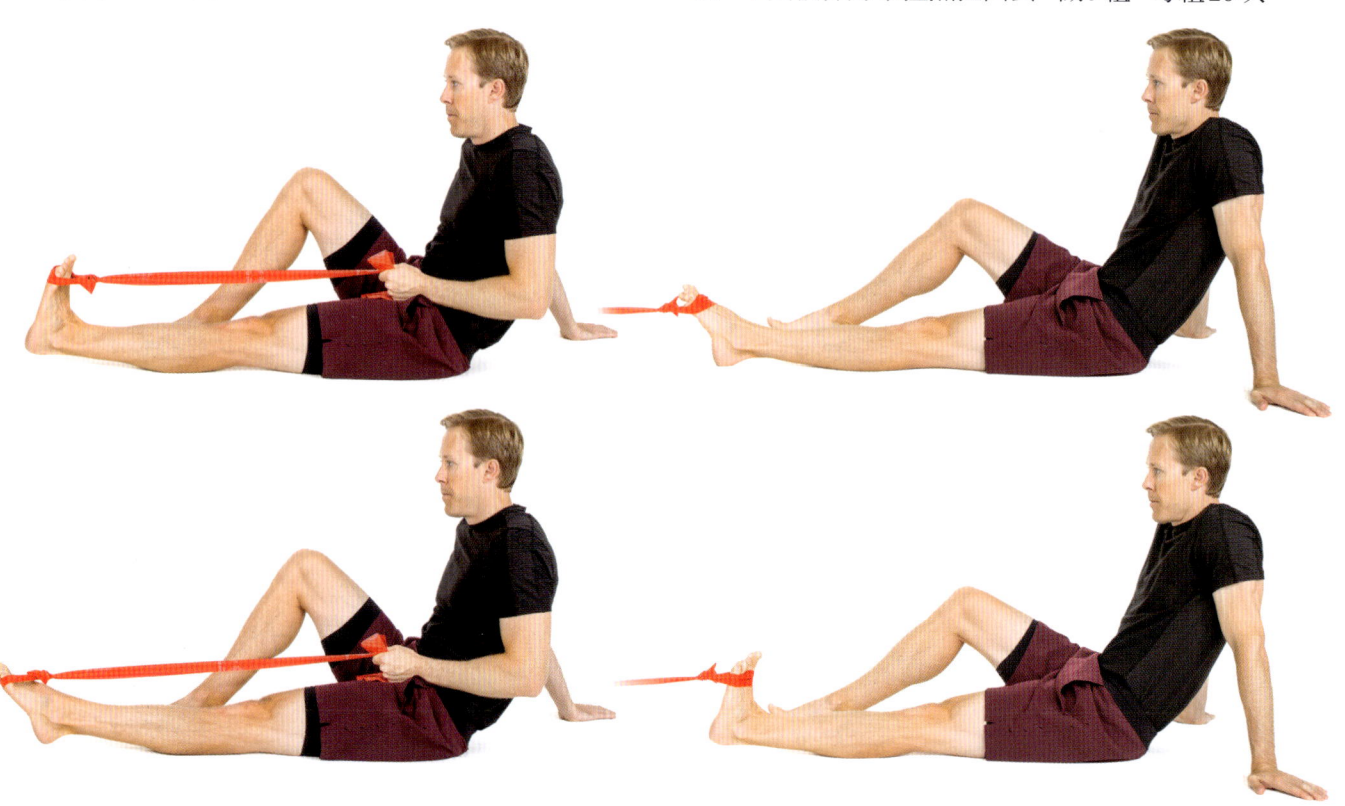

腳踝扭傷
第二階段

適用於：
- 減輕腳踝與足部疼痛
- 初步強化腳踝與足部
- 作為第三階段運動的暖身

指引：
- 每週做3或4天
- 工具：彈力帶、彈力圈與跳箱
- 運動時疼痛不超過輕微程度（疼痛指數3／10），便能加入第三階段的運動

彈力帶內翻

將彈力帶打結成一個圈，並套在腳的上半部。
將彈力帶往身體外側拉緊。
將腳踝往內轉動（內翻），
腿部其他部位不動，膝蓋骨始終朝上。
把腳慢慢地轉回起始位置，
不要被彈力帶猛然拉回去。
做3組，每組15次。

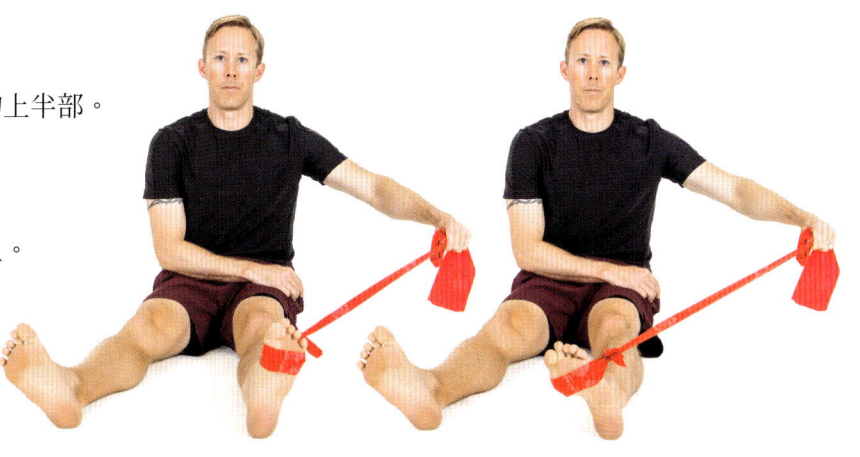

彈力帶外翻

用對側手拉住彈力帶繞過未套住的腳板，
並拉緊彈力帶以製造張力。
從腳內轉（內翻）的姿勢開始，
將腳踝往外轉動（外翻），
腿部其他部位不動，膝蓋骨始終朝上。
做3組，每組15次。

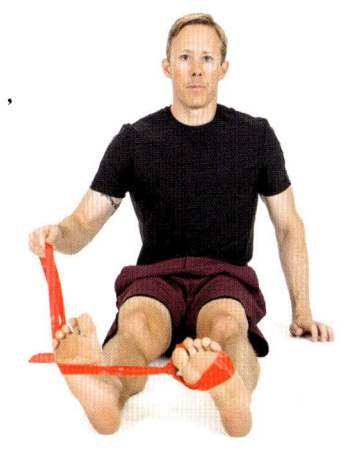

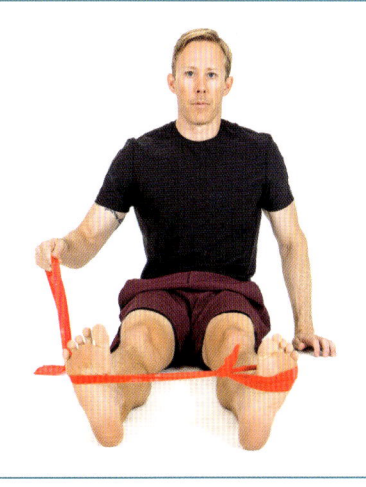

跪姿背屈伸展

單腳跪地，進入分腿蹲的最低點。
維持後方的大腳趾貼地，身體重心往前移，
讓前腳踝進入背屈狀態。盡可能移動到極限，
但不要引發疼痛。腳踝前方或跟腱的
後方附近應該會有伸展到的感覺。
做3次，每次維持30～60秒。
不要伸展到引發疼痛的程度。

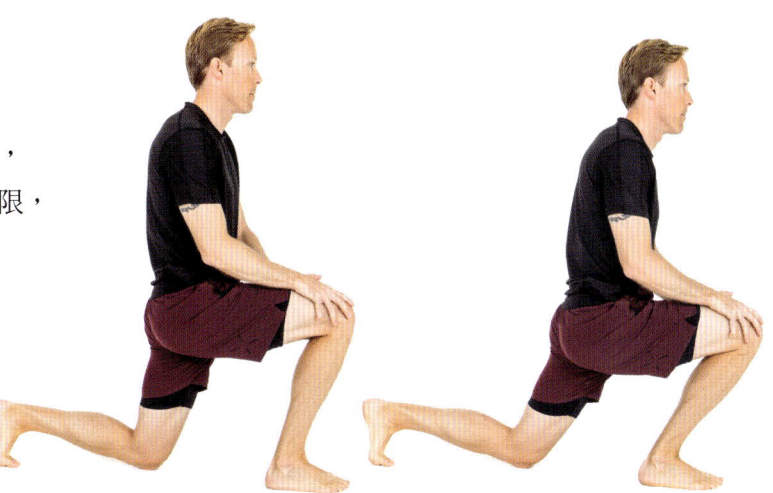

雙腿提踵

採站姿，將雙腳的蹠骨球踩在高起的平台或台階上。腳跟往地面降低，再慢慢地執行提踵動作，須達到完整活動範圍。在放下腳跟的階段，腳跟應該降至比腳趾略低的位置。做3組，每組10～15次。

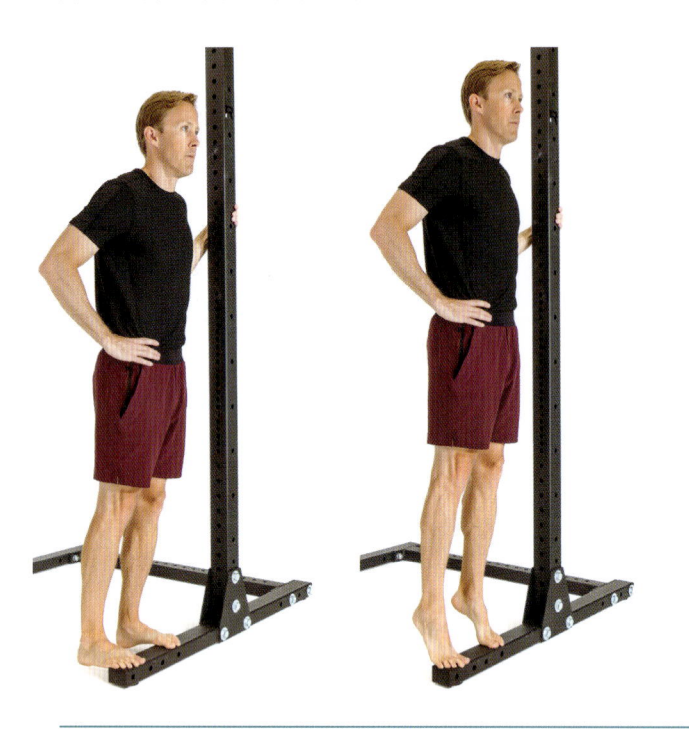

站姿彈力圈消防栓式

將彈力圈套在膝蓋上方。從髖部位置進行鉸鏈式身體前彎，膝蓋微彎，小腿前側與地面維持垂直。以一個連貫動作將一條腿往外側抬起（外展）並向後方延伸（伸展），同時將腳往外旋轉（外旋）。專心維持貼地腳的膝蓋伸直，膝蓋不要內夾。做3組，每組10～20次。

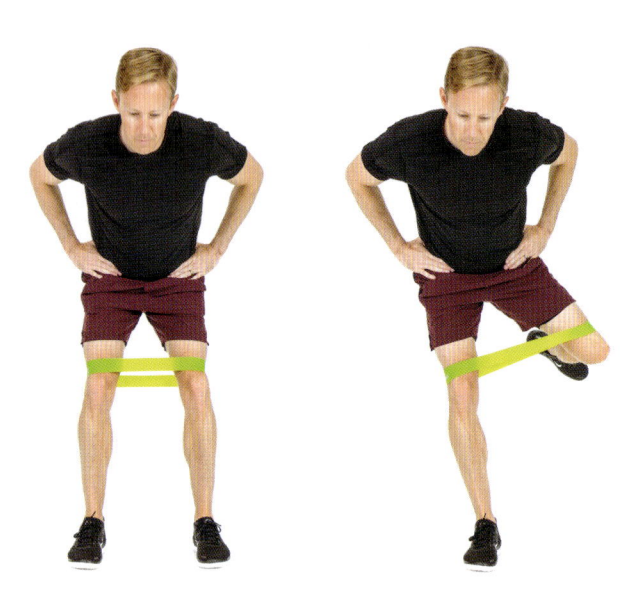

側向下階

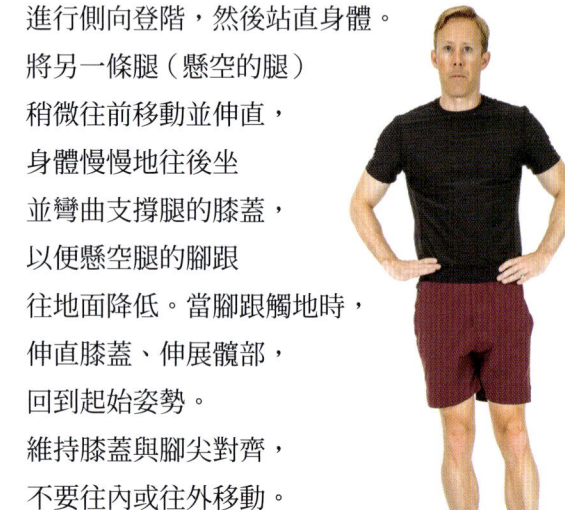

站在跳箱或踏板旁邊。整隻腳踩在箱子邊緣，進行側向登階，然後站直身體。將另一條腿（懸空的腿）稍微往前移動並伸直，身體慢慢地往後坐並彎曲支撐腿的膝蓋，以便懸空腿的腳跟往地面降低。當腳跟觸地時，伸直膝蓋、伸展髖部，回到起始姿勢。維持膝蓋與腳尖對齊，不要往內或往外移動。做3組，每組10～15次。

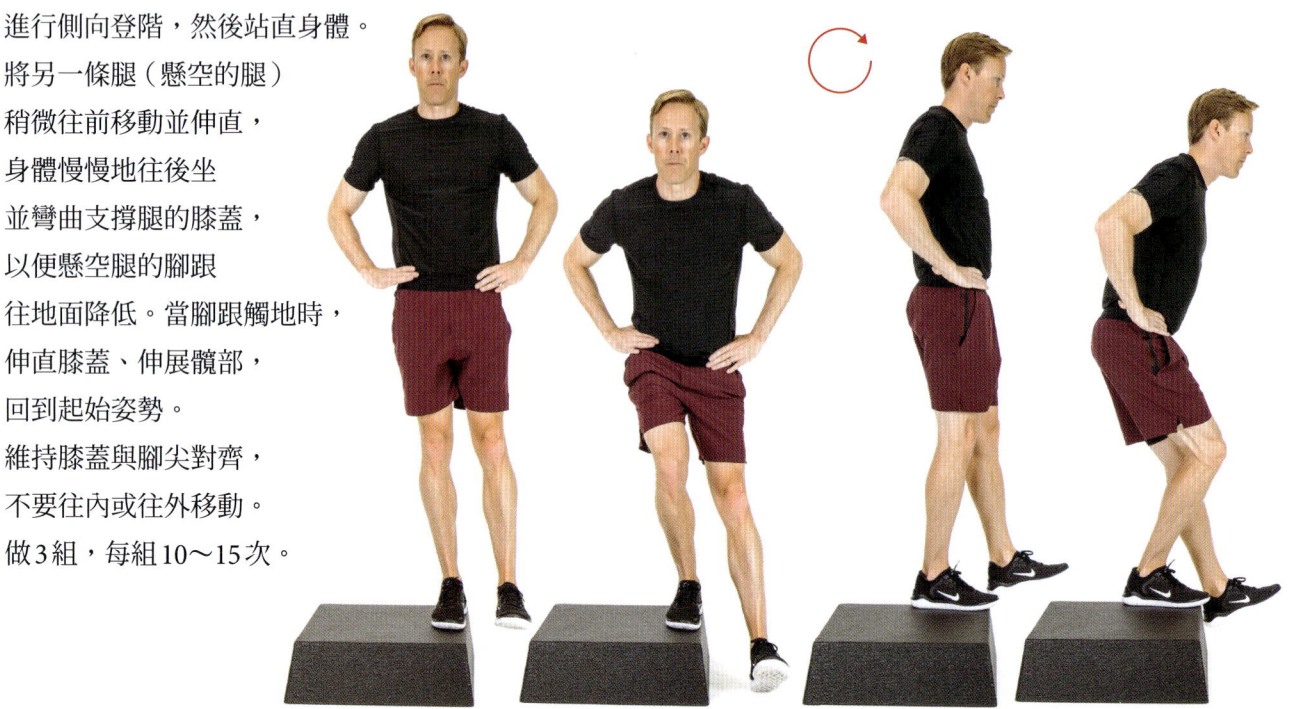

腳踝扭傷
第三階段

適用於：
- 增強腳踝力量
- 改善穩定與平衡
- 預防腳踝疼痛與受傷

指引：
- 每週做3或4天
- 做3組，每組10～15次（除非另有註明）
- 每組動作做到力竭
- 工具：啞鈴

單腿提踵（膝蓋伸直）

採站姿，一隻腳的蹠骨球踩在高起的平台或台階上。慢慢地執行提踵動作，須達到完整活動範圍。在放下腳跟的階段，腳跟應該降至比腳趾略低的位置。

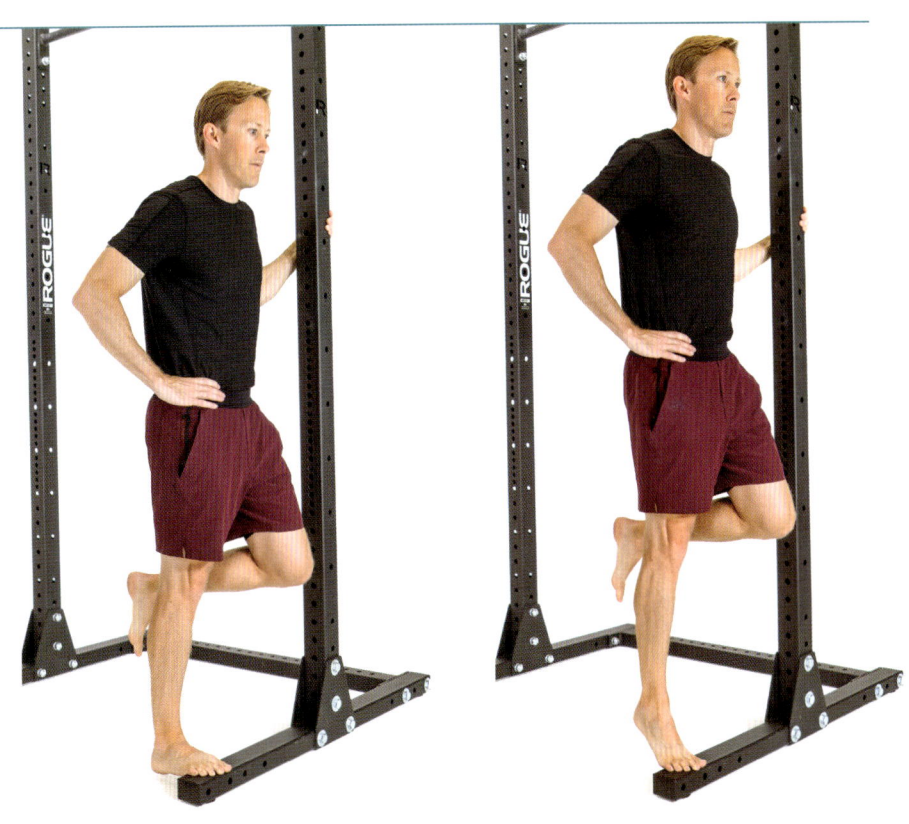

單腿提踵（膝蓋彎曲）

抓住門框或深蹲架。髖部往後坐，膝蓋彎曲至半蹲姿勢。將身體重心轉移到一條腿上，然後進行單腿提踵動作。動作全程維持膝蓋與髖部角度不變。

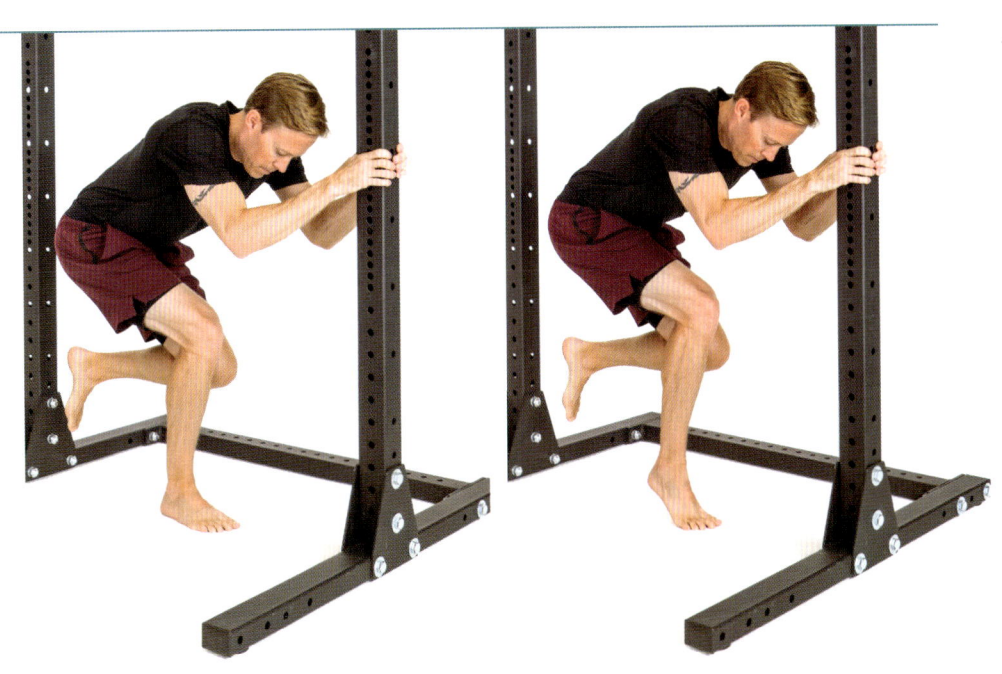

時鐘運動

採站姿，雙腳位於髖部正下方。將身體重心轉移到一條腿上，髖部往後降低並彎曲支撐腿的膝蓋，然後伸展另一條腿至時鐘的每個鐘點。從12點開始，依次向每個鐘點位置伸展，每一步後都先回到起始姿勢再邁向下一個鐘點，直到抵達6點。每條腿各會完成時鐘的半邊。

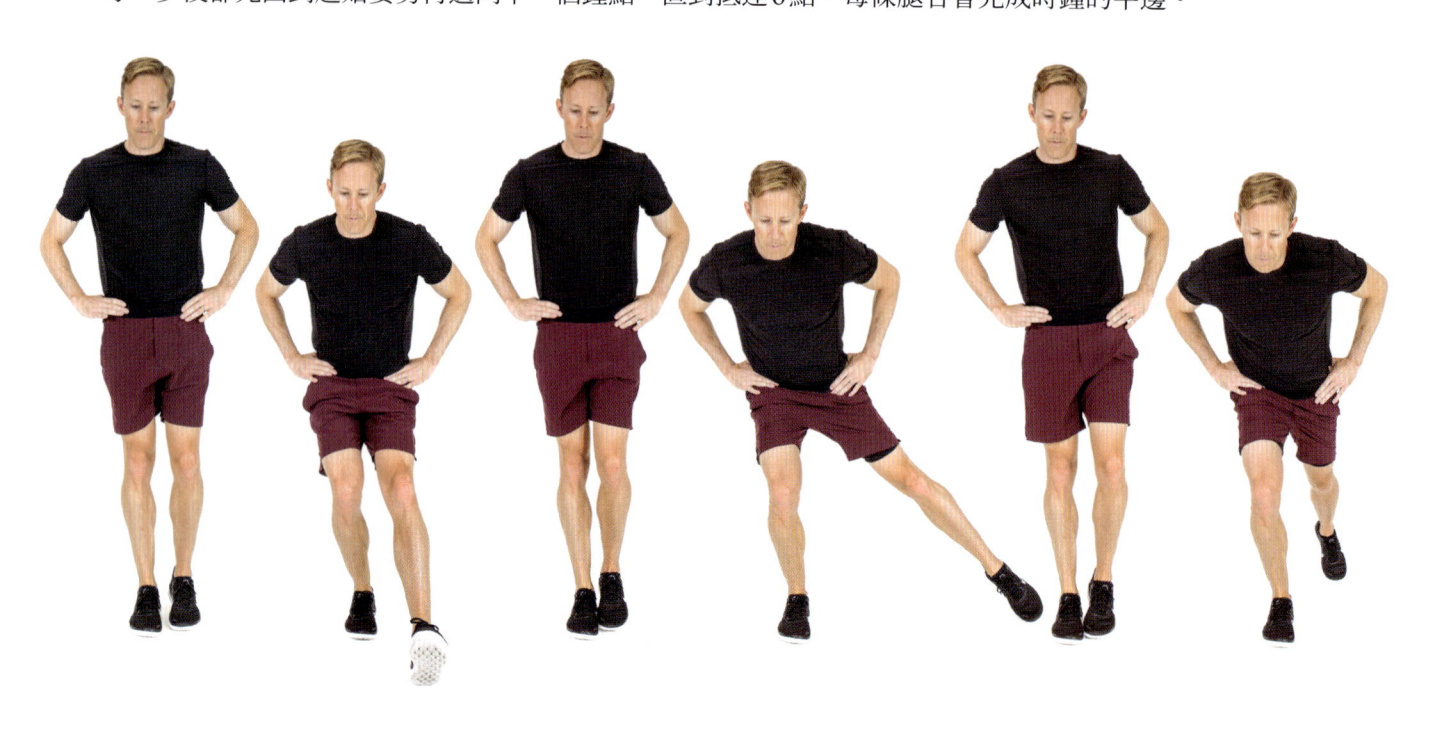

踮腳尖走路

做這項運動時，你可以決定要不要手持啞鈴。請先嘗試徒手版本，如果覺得太簡單再持啞鈴。
一開始採取半蹲姿勢：從髖部位置進行鉸鏈式身體前彎，軀幹前傾並彎曲膝蓋。
以蹠骨球著地，然後小步伐行走。膝蓋維持在腳趾上方，腳跟懸空。
行走的距離或次數範圍須有挑戰性，通常是15～20步。

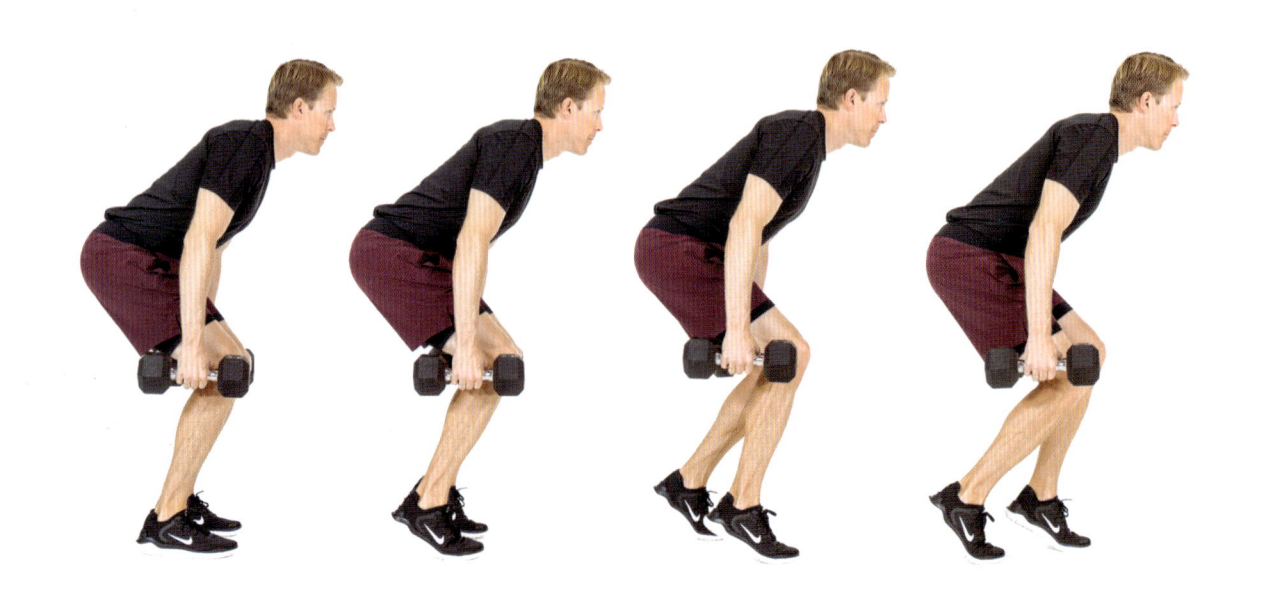

單腳跳躍

單腳站立,直直地往上跳。以蹠骨球輕輕著地,並在穩定控制下慢慢地放下腳跟。
請根據自己感覺舒服與安全的範圍調整跳起的高度。若跳得太高,動作缺乏適當控制,可能會增加
再次扭傷的風險。做3組,每組跳躍6～12次。

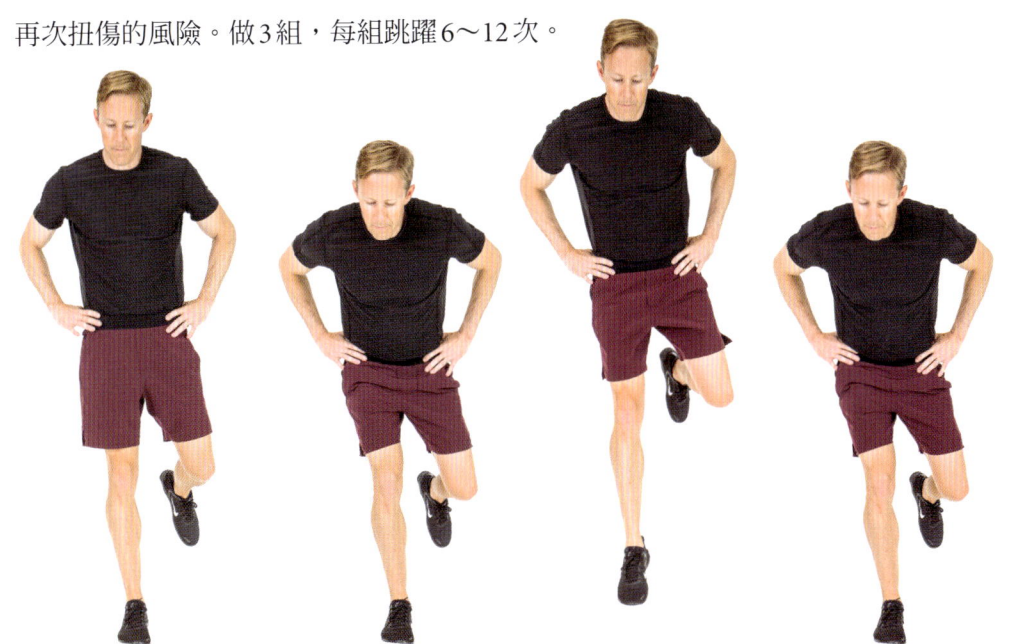

> 只有在膝關節穩定性極高,且日常生活需要進行跳躍動作的情況下,你才需要做這項運動。

滑冰者跳躍

雙腳站立與肩同寬。為了產生側向跳躍的動能,從髖部位置進行鉸鏈式身體前彎,並將一條腿往後踢,
並同時將肩膀轉向支撐腿那一側。想像自己在做滑冰的動作,這就是此運動的起始與結束姿勢。
用腳的外側推地,並將抬高的腿往跳躍方向側向伸展。當腳離地時,肩膀隨之展開並彎曲膝蓋。
在另一側回到起始位置以緩衝著地的衝擊力——進行鉸鏈式身體前彎,
降低身體進入滑冰者深蹲的單腿姿勢,肩膀轉向支撐腿那一側。
立刻重複整個動作流程,有節奏地左右跳躍。
做3組,每組跳躍6～12次。

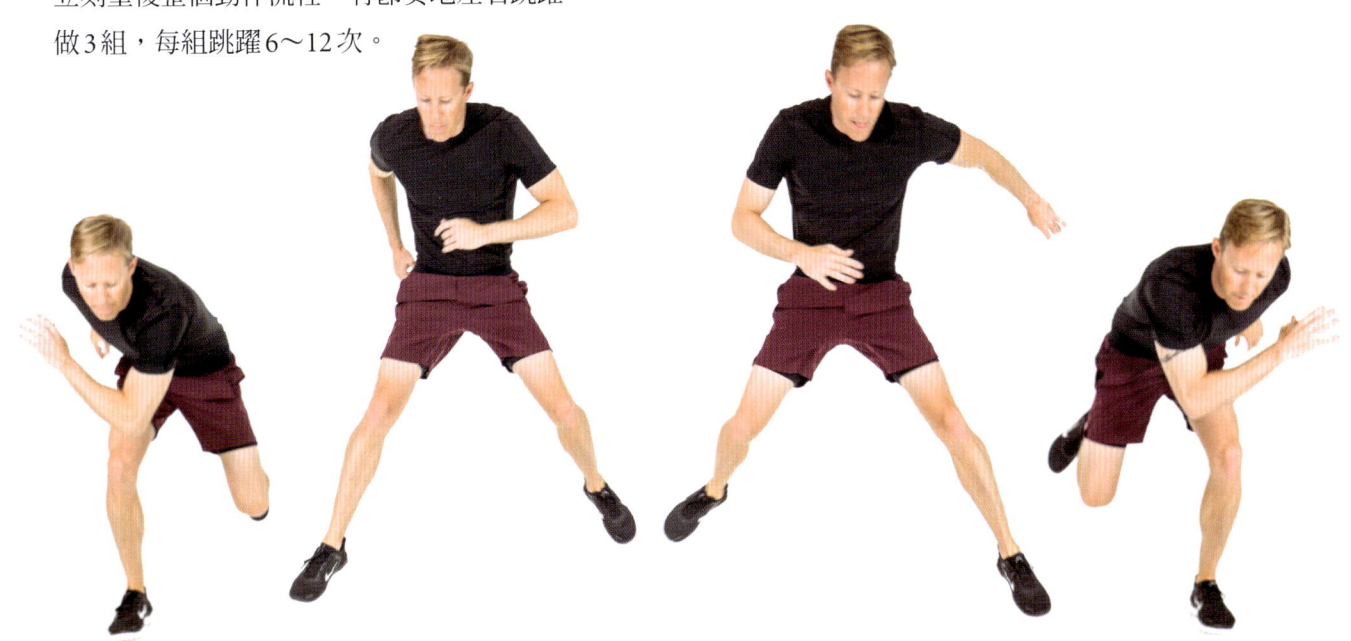

脛痛症候群（內側脛骨壓力症候群）

此方案用於治療：
- 小腿前側的內側或外側疼痛
- 內側脛骨壓力症候群

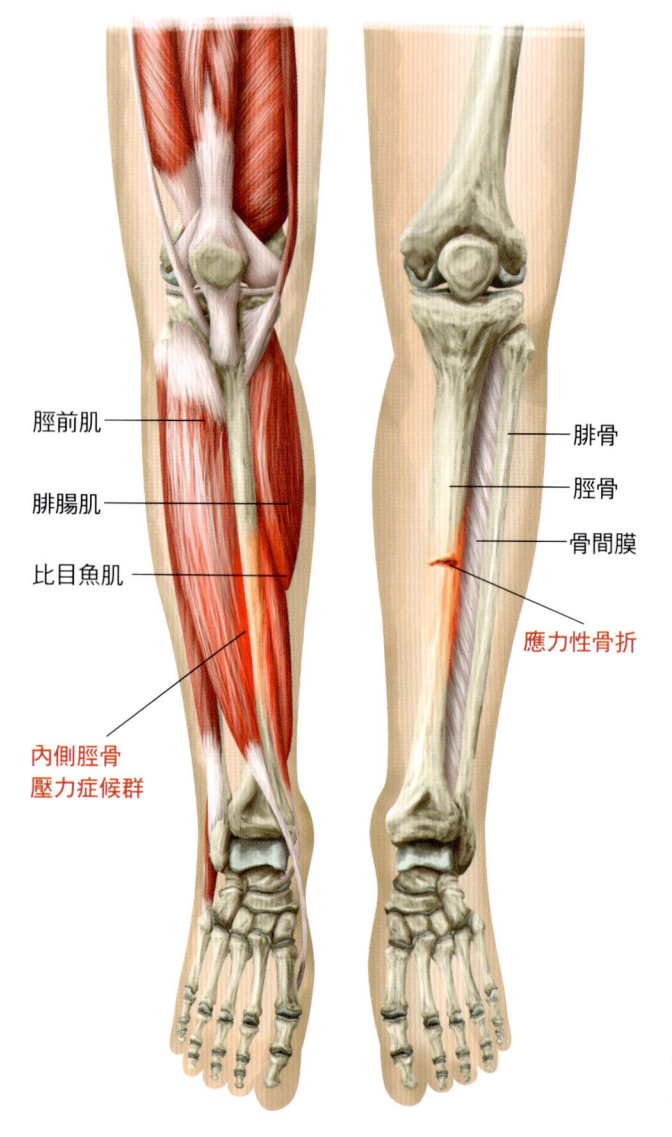

脛前肌
腓腸肌
比目魚肌

內側脛骨壓力症候群

腓骨
脛骨
骨間膜

應力性骨折

概述：內側脛骨壓力症候群（或稱「脛痛症候群」）指的是小腿前側的內側區域發生反覆壓力損傷。這是跑者最常出現的肌肉骨骼損傷，原因是組織承受過大負荷，身體來不及修復。[16] 在大多數情況下，脛痛症候群是訓練強度、距離或持續時間增加所致，但也可能受到其他因素影響，例如在堅硬地面上跑步、穿著緩衝功能不佳的鞋子，或是從事過去不熟悉的活動，例如在沙灘上長距離行走。

許多骨骼或肌腱問題會在類似區域產生症狀，因此它們全部通稱為內側脛骨壓力症候群。疼痛可能會出現在脛骨內側、後側或前側。你也可能罹患脛前或脛後疼痛，這兩者影響的肌肉區域不同。

脛前疼痛主要與腳踝背屈肌有關，特別是負責抬高腳尖的脛前肌。脛前疼痛在腳跟著地的跑者身上更常見，原因是脛前肌在腳跟著地後必須扮演剎車角色以降低腳尖。經常下坡健行的人也常脛前疼痛，因為脛前肌必須不斷工作，降低足部以踏出下一步。

脛後疼痛通常發生於脛骨後側，也就是小腿後肌與脛後肌所在的後方區域。脛後肌與小腿肌肉共同合作，一起伸直腳尖與使足部內翻。因此，脛後疼痛更常出現在前腳掌著地的跑者身上。從緩衝型鞋款換穿極簡鞋（或稱赤足鞋），或是在堅硬或沙灘等不平坦的路面跑步的人，經常會產生脛後疼痛，因為他們以蹠骨球著地，且脛後肌與小腿後肌必須更努力工作來吸收衝擊。

徵象與症狀：疼痛通常出現在小腿前側與內側，當該區域承受壓力時（例如跑步或下坡行走期間）便會引發疼痛。你可能會注意到，只要觸碰脛骨就會痛。活動期間症狀可能會加劇，活動結束後可能變成隱隱作痛或抽痛。

加重因素：行走、跑步與跳躍可能會加劇疼痛，因為這些活動對小腿前側區域與周圍的肌肉及結締組織會帶來壓力。

預後：脛痛症候群通常可透過休息與復健恢復，但具體復元時間取決於損傷的嚴重程度與活動量。在脛骨區域的敏感度降低，並將訓練調整至符合組織承受能力後，多數患者可以在6～8週內恢復。

治療策略：管理脛痛症候群的方式是物理治療與調整訓練計畫。復健運動的重點是減輕疼痛、增強脛前肌肉力量，並逐步增加跑步量或跳躍量，以給予敏感組織足夠的時間適應。假設你已調整加劇疼痛的因素，並確認不是症狀復發，要是經過6～8週後症狀依然沒有改善，那你可能需要諮詢醫生以排除應力性骨折的可能性。

1
本方案第一階段的重點是減輕疼痛與緩解小腿前側與後側肌肉區域緊繃。小腿後側肌群與脛後肌鬆動術針對的是脛後疼痛，脛前肌鬆動術則專門因應脛前疼痛。即使你的小腿前側僅有一處位置出現疼痛，訓練所有肌群仍有益無害。第一階段也包括小腿後側肌群伸展，因為伸展小腿肌肉有助於減輕脛後相關疼痛。膝蓋伸直與彎曲的版本分別針對腓腸肌與比目魚肌。脛前伸展也有兩種版本，請選擇較能有效伸展脛前肌群的選項。

2
第二階段會開始使用彈力帶運動來強化與脛痛症候群相關的肌肉及肌腱。彈力帶內翻主要針對的是脛後肌，而彈力帶背屈則專門加強脛前肌及其肌腱。由於脛後肌與小腿後肌都位於後側，因此我在這個階段加入兩種提踵變化式：膝蓋伸直版本主要針對腓腸肌施加負荷，膝蓋彎曲版本則偏向訓練比目魚肌。第二階段以滑冰者深蹲結束，此運動能強化動力鏈上游的臀肌與股四頭肌，這些肌肉能夠協助吸收衝擊並減輕小腿肌肉壓力。

3
第三階段會持續強化動力鏈近端（靠近身體中線）的肌肉。唯一例外是踮腳尖走路，此運動針對小腿後肌（特別是比目魚肌）加強訓練，能夠改善小腿力量，且此運動也會練到股四頭肌。最後的單腿跳躍對組織患部帶來的壓力是所有運動之最，因此請在你能無痛（或僅輕微疼痛）跳躍與著地時才做這項運動。

脛痛症候群
第一階段

適用於：
- 減輕脛痛症候群
- 緩解肌肉緊繃
- 改善柔軟度
- 作為第二與第三階段運動的暖身

指引：
- 每天執行
- 工具：滾筒、小按摩球與斜板
- 休息時毫無疼痛，運動時疼痛不超過輕微程度（疼痛指數3／10），便能加入第二階段的運動

軟組織鬆動術

▶ 每個區域花費1〜2分鐘
▶ 兩側皆須進行
▶ 在壓痛點停留10〜20秒

小腿後側肌群鬆動術

坐在地板上，小腿放在滾筒上。
雙手與貼地腳往地板推，將髖部抬離地面，
滾筒沿著整條小腿從腳踝到膝蓋上下滾動。
在疼痛或僵緊的地方停留，
並動一動腳（屈曲、伸展與左右旋轉）。
若想增加壓力，可以將另一條腿跨在按壓腳上面。

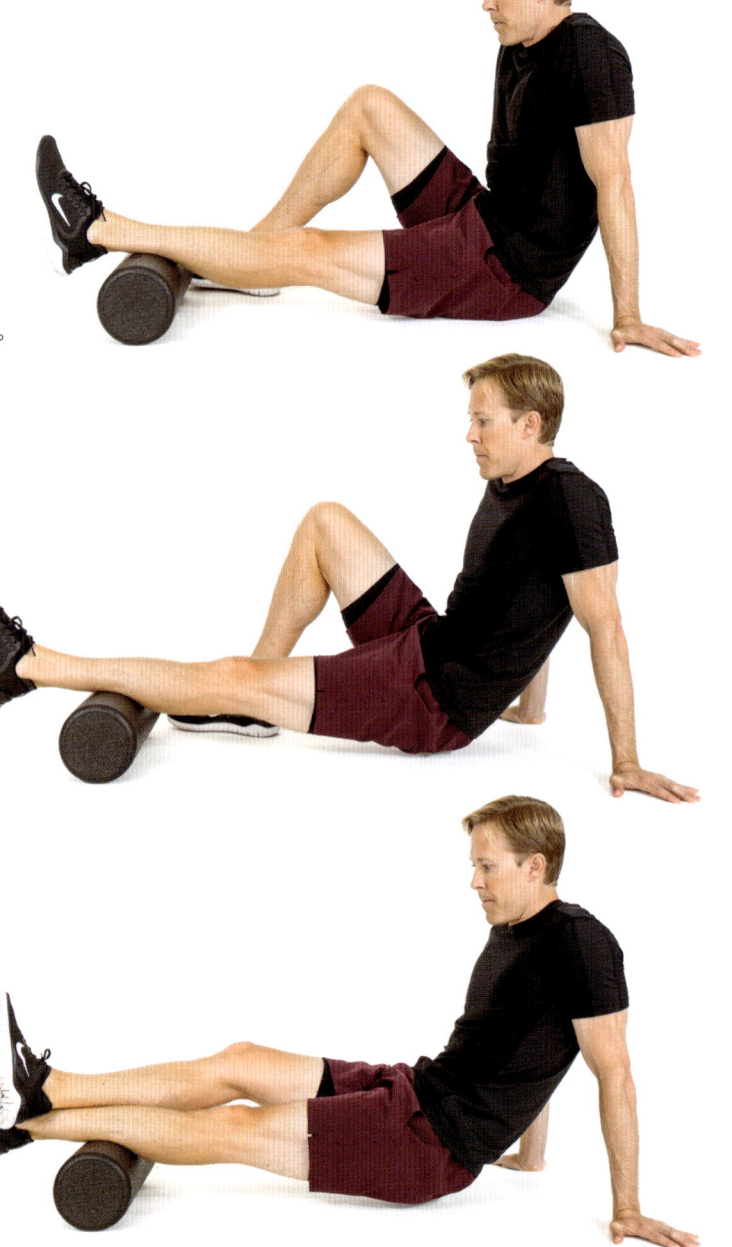

452

脛前肌鬆動術（擇一）

使用滾筒

進入伏地挺身姿勢，
將脛前肌肉較多的區域（非骨頭）
放在滾筒上。沿著整條小腿
從膝蓋到腳踝上下滾動。
降低髖部並將身體重量壓在腿上來施加壓力。

徒手變化式

坐著並彎曲一條腿（把膝蓋拉向胸部），
以食指與中指對小腿前側靠外側的肌肉施壓，
從膝蓋往下按壓到腳踝。
在壓痛點停留並屈伸腳踝以進一步鬆動肌肉。

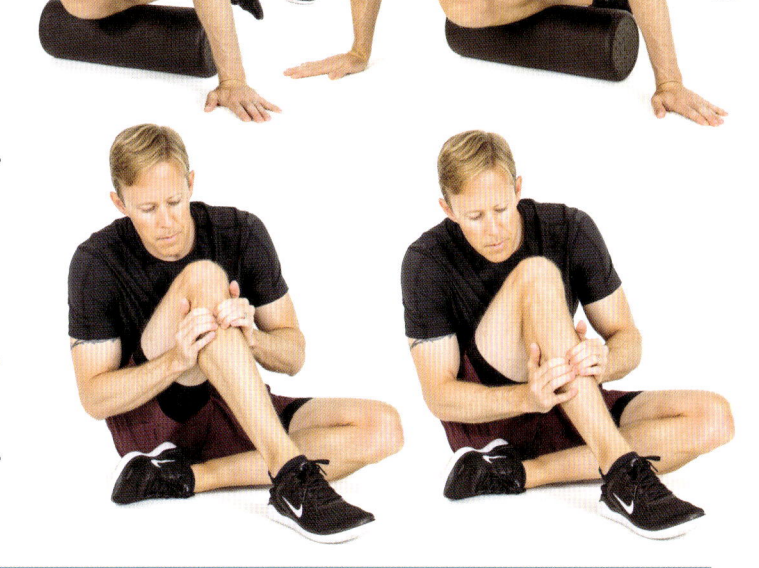

脛後肌鬆動術（擇一）

可以使用小按摩球或拇指執行這項鬆動術。坐著並彎曲一條腿（把膝蓋拉向胸部），
對小腿前側靠內側的肌肉施壓，從膝蓋往下按壓到腳踝。在壓痛點停留並屈伸腳踝以進一步鬆動肌肉。

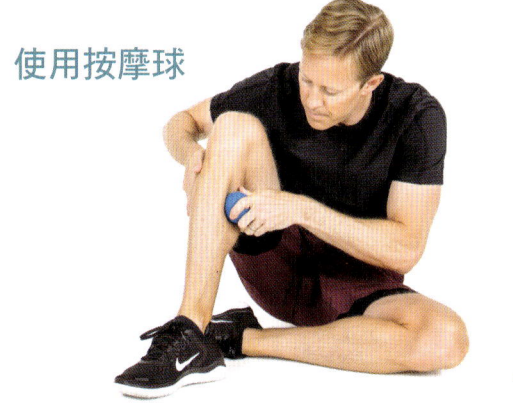

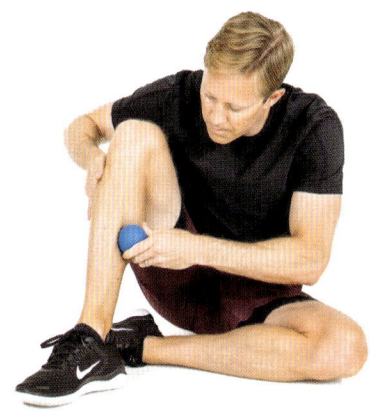

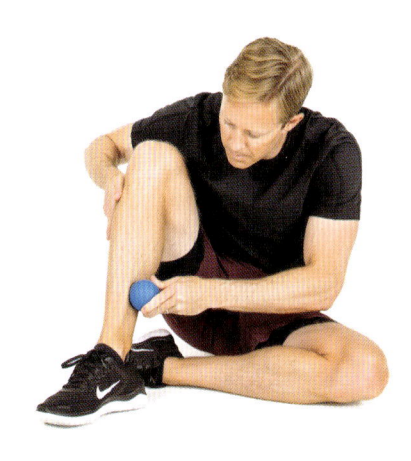

使用按摩球

徒手變化式

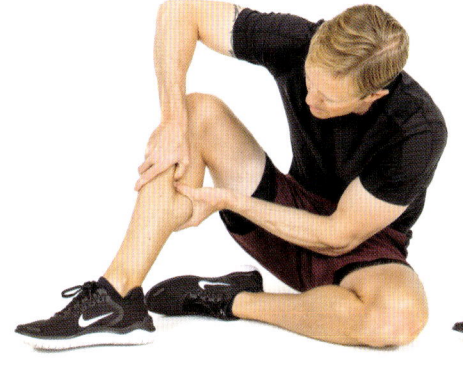

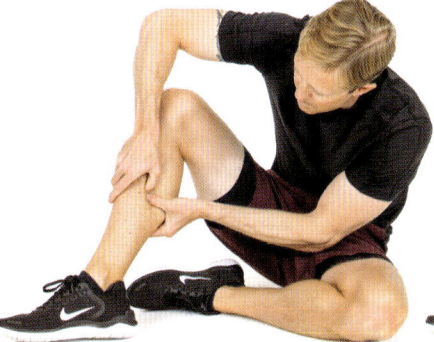

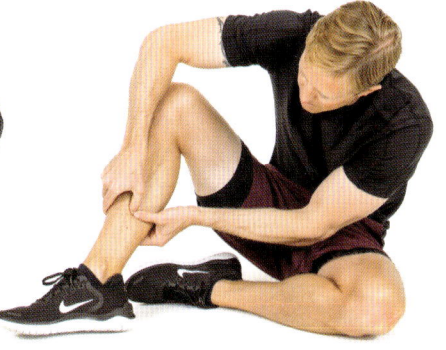

伸展運動
▶ 做3次，每次維持30～60秒
▶ 兩側皆須進行
▶ 不要伸展到引發疼痛的程度

脛前伸展（擇一）

雙腿
先將雙腳上端與小腿前側緊貼地面。
維持膝蓋貼地，髖部往腳跟方向坐。
如果腳踝感覺疼痛，可以跳過這項運動。
也可改做單腿變化式，
伸展效果更強烈。

單腿
採坐姿，一隻腳踩地，另一條腿彎曲
並放在身體下方，腳的位置在髖部下方。
先把腳與小腿前側緊貼地面，
接著將身體重量移至彎曲的腿，
並用一隻手撐著。在手臂與腿的支撐下，
另一隻手將膝蓋拉向胸部。

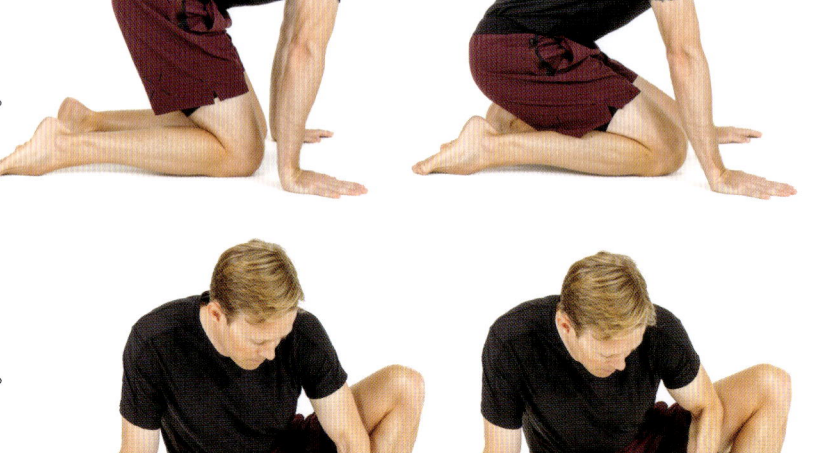

站姿小腿後側肌群伸展

採站姿，將蹠骨球踩在斜板或者傾斜或升高的平台上。
另一隻腳跨到正在伸展的腿前方。
小腿與腳踝後側應該有伸展到的感覺。
若要針對比目魚肌加強，
請將髖部往後坐，軀幹前傾並彎曲膝蓋。

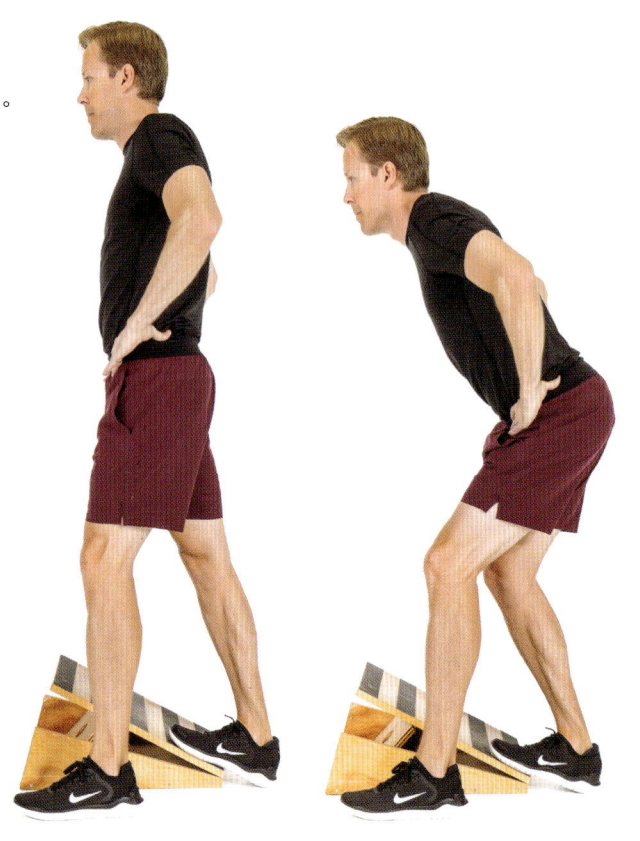

脛痛症候群
第二階段

適用於：
- 減輕脛痛症候群
- 初步強化腳踝與脛前
- 作為第三階段運動的暖身

指引：
- 每週做3或4天
- 做3組，每組10〜15次
- 工具：彈力帶
- 運動時疼痛不超過輕微程度（疼痛指數3／10），便能加入第三階段的運動

彈力帶內翻

將彈力帶打結成一個圈，
並套在腳的上半部。
將彈力帶往身體外側拉緊。
將腳踝往內轉動（內翻），
腿部其他部位不動，
膝蓋骨始終朝上。
把腳慢慢地轉回起始位置，
不要被彈力帶
猛然拉回去。

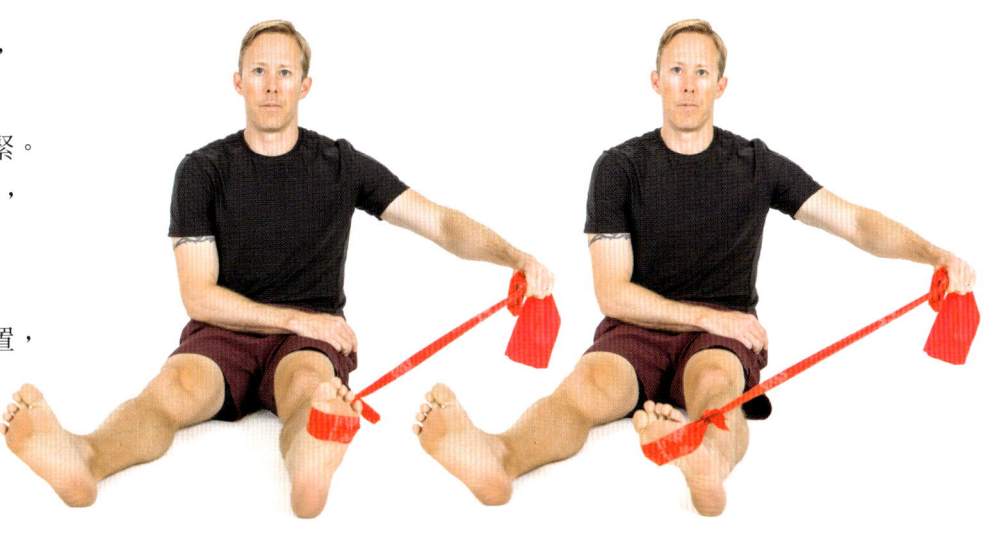

彈力帶背屈

彈力帶繼續套在腳上，將另一端綁在穩固的物品上，
或是請朋友握住以製造張力。
將腳踝背屈到極限，但疼痛不要超過輕微程度。
腳慢慢回到起始位置，
不要被彈力帶猛然拉回去。

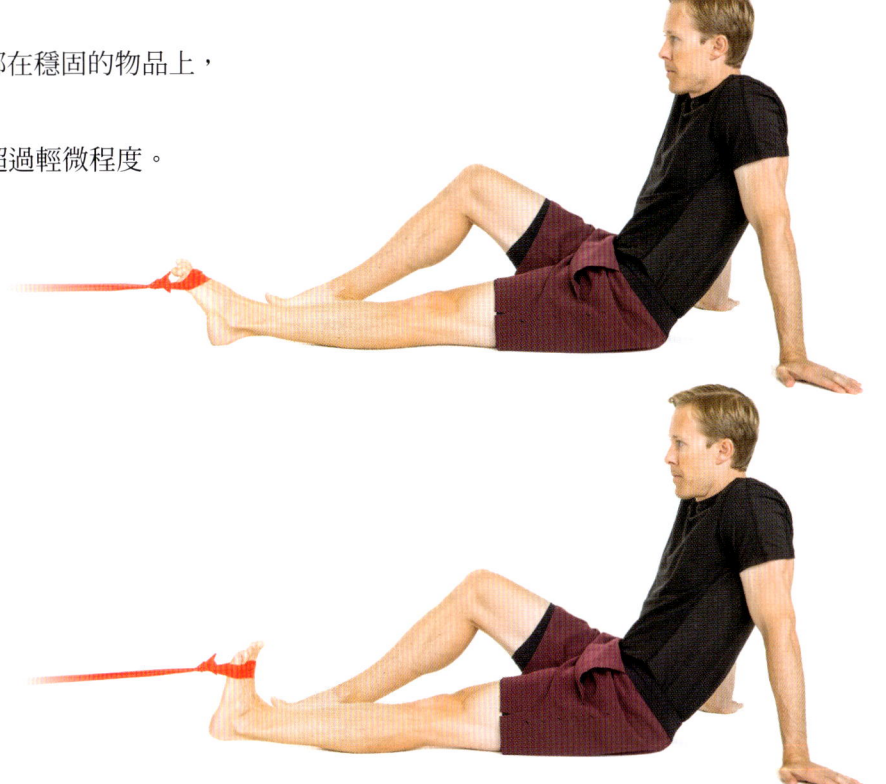

單腿提踵（膝蓋伸直）

採站姿，一隻腳的蹠骨球
踩在高起的平台或台階上。
慢慢地執行提踵動作，
須達到完整活動範圍。
在放下腳跟的階段，
腳跟應該降至比腳趾略低的位置。

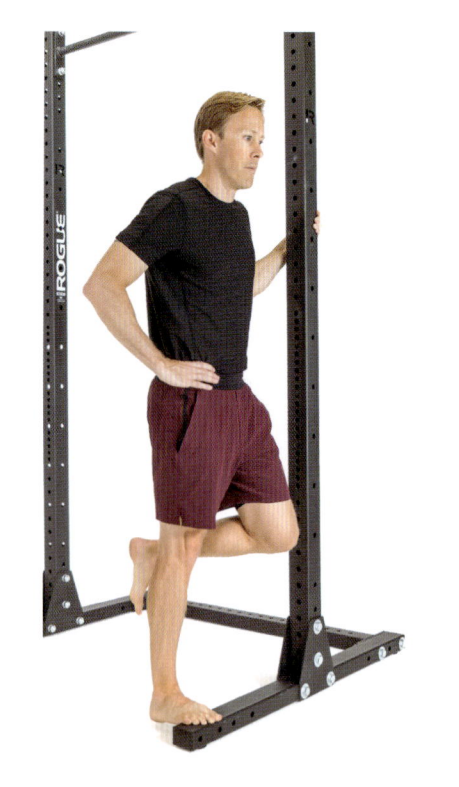

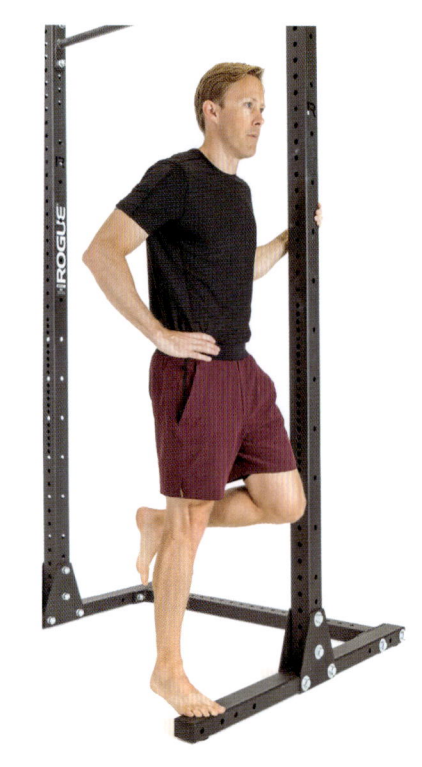

單腿提踵（膝蓋彎曲）

抓住門框或深蹲架。髖部往後坐，
膝蓋彎曲至半蹲姿勢。
將身體重心轉移到一條腿上，
然後執行單腿提踵動作。
動作全程維持
膝蓋與髖部角度不變。

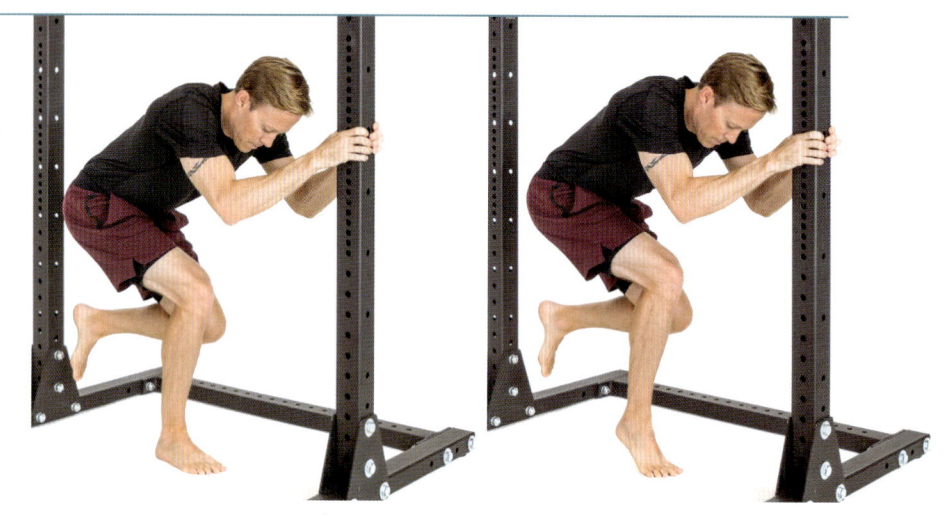

滑冰者深蹲

單腿站立，另一條腿（非承重腿）的膝蓋彎曲，
腳的位置在身體後面。軀幹與髖部維持方正，
從髖部位置進行鉸鏈式身體前彎，
軀幹前傾，並將非承重膝蓋往地面降低。
降低膝蓋觸碰墊子以方便測量距離。
也可在身體前方手持輕重量的槓片或啞鈴，
以維持平衡。

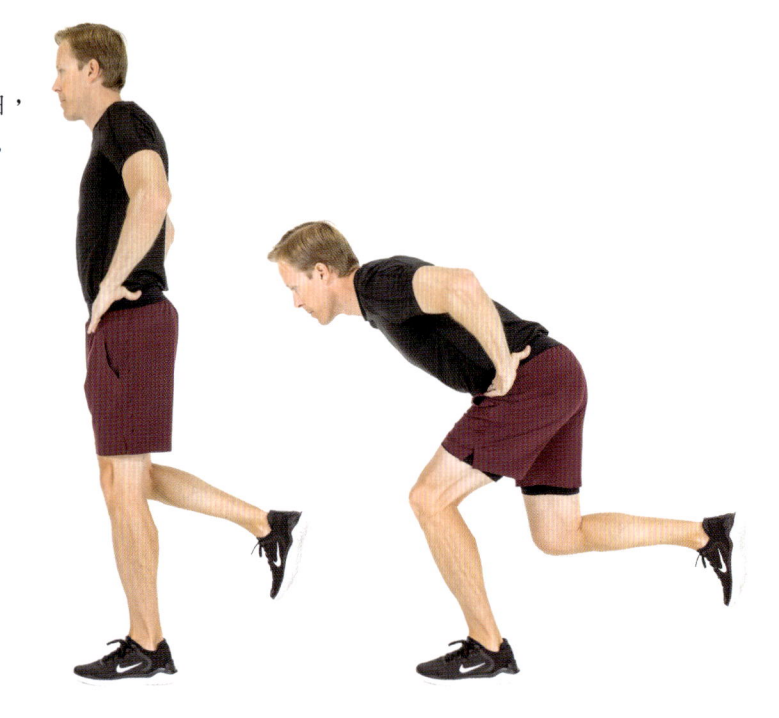

脛痛症候群
第三階段

適用於：
- 增強小腿力量
- 預防脛痛症候群與受傷

指引：
- 每週做3或4天
- 做3組，每組10～15次（除非另有註明）
- 每組動作做到力竭
- 工具：啞鈴與跳箱

踮腳尖走路

做這項運動時，你可以決定要不要手持啞鈴。
請先嘗試徒手版本，
如果覺得太簡單再持啞鈴。
一開始採取半蹲姿勢：
從髖部位置進行
鉸鏈式身體前彎，
軀幹前傾並彎曲膝蓋。
以蹠骨球著地，
然後小步伐行走。
膝蓋維持在腳趾上方，腳跟懸空。
行走的距離或次數範圍
須有挑戰性，通常是15～20步。

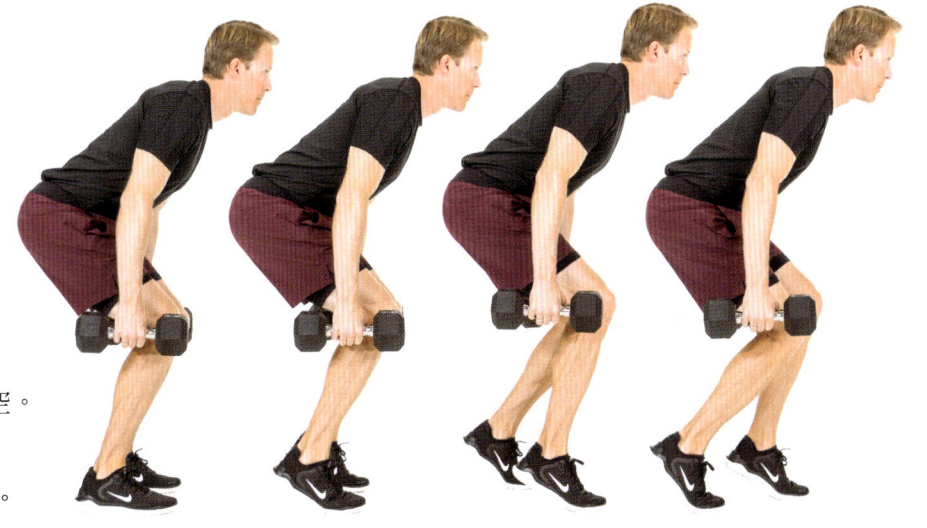

高腳杯深蹲

採站姿，雙腳約與肩同寬。至於腳尖向外的程度，
可以伸直或稍微往外，只要自己感覺舒服且能蹲到最低即可。
雙手握住啞鈴的一端，位置約在胸部中間。
接著執行深蹲動作：稍微將髖部往後推，直直地往下坐。
蹲到最低點時，保持脊椎中立（不要過度拱背或圓背）、
膝蓋對齊腳趾，啞鈴緊靠身體。
重點是保持上半身直立，
盡可能蹲低，同時維持良好動作形式。

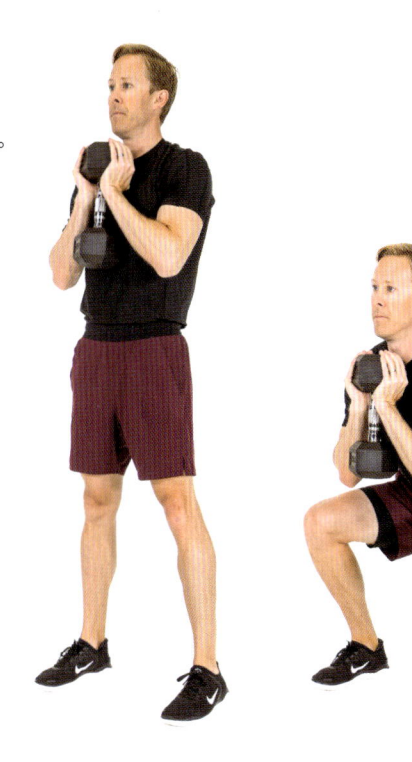

登階

一隻腳踩在跳箱上,膝蓋與腳尖對齊。
在腳不推地的情況下,將身體重心轉移到抬高的腿。
透過腳跟或中足發力,以連貫的動作抬高軀幹與髖部。
可以增加跳箱高度或手握啞鈴來提高動作難度。

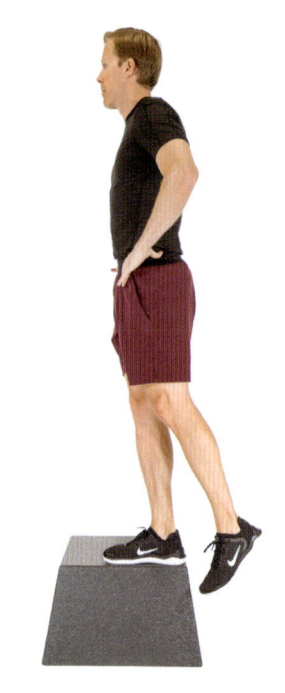

前跨步蹲

雙腳站立與肩同寬。向前跨一大步,
後腳以蹠骨球著地。當前腳碰地時,
在穩定控制下慢慢地
將後方膝蓋往地面降低。
軀幹可以維持直立或稍微前傾。
將身體重心轉移到前方腿,
透過中足發力站起來。
你可以回到起始位置,
或換另一條腿往前跨步。
每條腿跨10～15步。

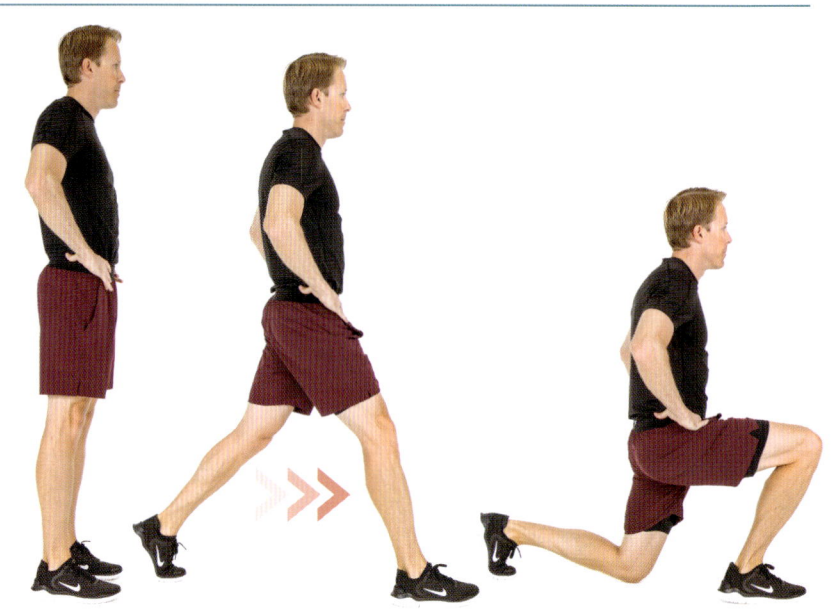

單腳跳躍

單腳站立,直直地往上跳。
以蹠骨球輕輕著地,
並在穩定控制下
慢慢地放下腳跟。
請根據自己感覺舒服
與安全的範圍
調整跳起的高度,
不必跳太高。

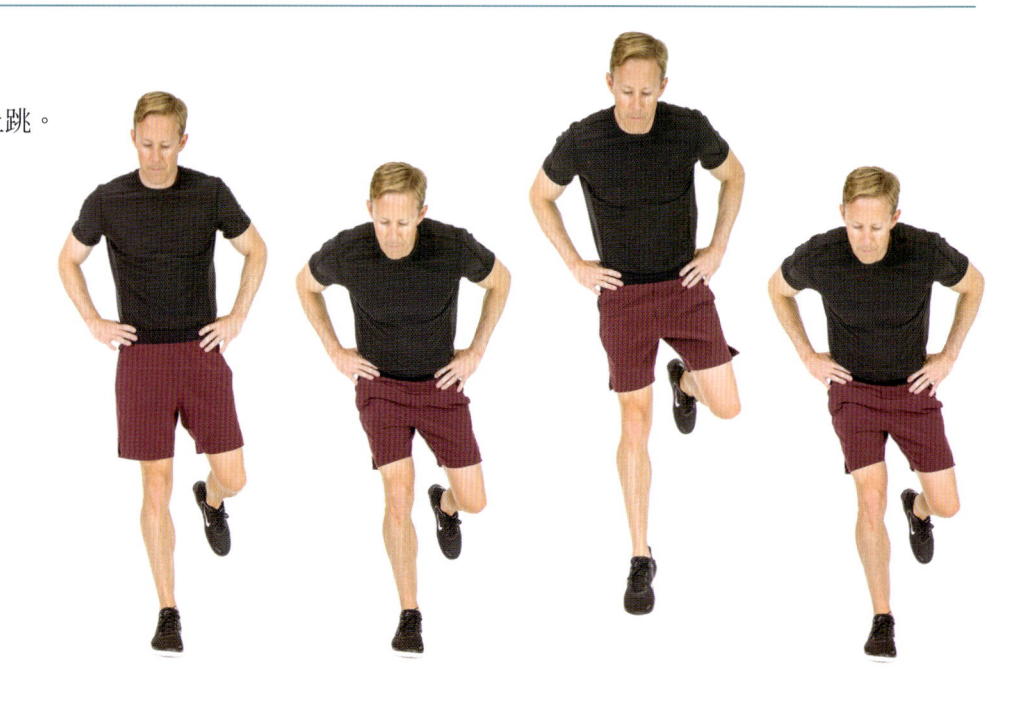

腳踇趾滑囊炎

此方案用於治療：
- 大腳趾底部的疼痛腫塊
- 大腳趾僵緊、腫脹與發紅

概述：踇趾外翻又稱腳踇趾滑囊炎，是一種足部變形問題，第一蹠骨或大腳趾往內側（其他腳趾的方向）偏移，導致底部形成腫塊。女性發生此問題的機率高於男性，女性罹患此病的比例是男性的2～4倍。[17] 約七成踇趾外翻患者有家族病史，顯示該情況可能與遺傳因素有關。[18-20] 一般認為可能導致踇趾外翻的原因，也包括某些腳踝與足部的生物力學特徵（如大腳趾與腳踝背屈受限），與穿高跟鞋或楦頭狹窄的鞋子。當腳踝或大腳趾背屈受限與活動度降低時，通常會導致走路時足部過度內旋，這會對於大腳趾帶來剪力並將其推向其他腳趾，進一步加劇問題。

徵象與症狀：踇趾外翻通常會在大腳趾底部的關節（第一蹠趾關節）與周圍產生疼痛、僵緊、發紅與腫脹的狀況。

加重因素：對於大腳趾帶來壓力的活動（如行走、跑步與踮腳尖），會令第一蹠趾關節承受負荷，進而加劇踇趾外翻疼痛。

預後：物理治療與調整鞋子等保守治療通常能在4～6週內顯著減輕踇趾外翻疼痛，但這些介入措施無法矯正腳趾的對齊問題。如果疼痛持續發作且功能嚴重受限，建議你向專精治療足部的醫生諮詢。

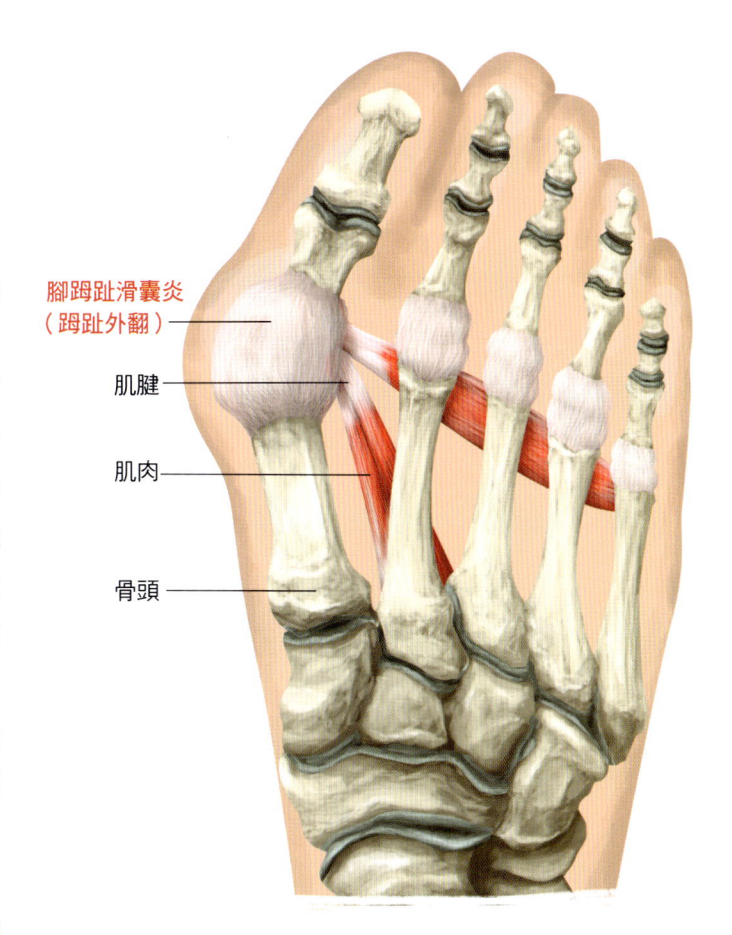

腳踇趾滑囊炎（踇趾外翻）
肌腱
肌肉
骨頭

對於其他腳趾疾病，例如錘狀趾、裁縫趾、蹠骨痛與莫頓氏神經瘤等等，這個復健方案有效嗎？

復健運動與建議事項可能對其他腳趾疾病有所幫助，但根據我的經驗，最好求診於專精治療足部的醫師與徒手治療專家，因為這些疾病光靠運動很難治好——嚴重踇趾外翻也是如此。此外，你可能需要特殊的矯正鞋墊或調整鞋子，這應該由專家根據個別需求量身定做。

治療策略：非手術的療法通常包括改穿楦頭較寬的鞋子並執行鬆動術與伸展運動，以減輕疼痛並改善大腳趾與腳踝的活動度。手術治療則涉及矯正變形的大腳趾，但不要急著開刀，許多接受手術的患者最終腳趾出現了明顯僵緊與功能受限的問題。

1 第一階段會執行一些鬆動術來放鬆對腳踝、足部與大腳趾會直接造成生物力學影響的肌肉。小腿後側肌群與足底鬆動術能幫助腳踝與大腳趾更輕鬆地背屈活動，這是許多功能性任務（如走路）的必要條件。接下來是站姿小腿後側肌群與足底筋膜伸展，這些運動同樣能改善背屈活動度。第一階段以大腳趾鬆動術結束：你必須使用雙手將大腳趾調整至中立對齊位置，然後將它往下拉至蹠屈狀態，再往上拉至背屈狀態。隨著大腳趾的關節活動度改善，你將發現從事功能性任務時的疼痛程度降低了。想要正常走路，大腳趾關節的背屈角度至少要達到60度。

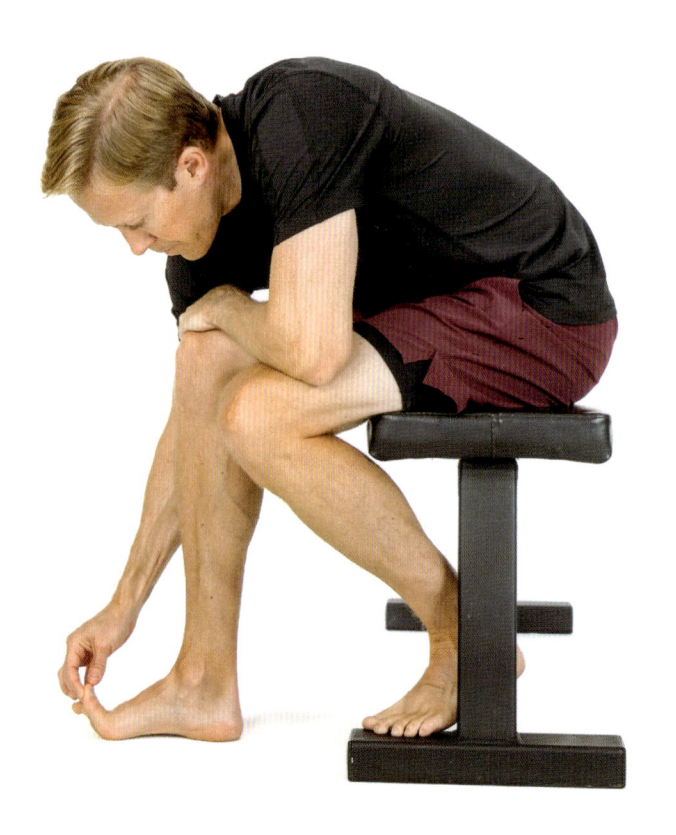

2 第二階段會執行更高強度的伸展運動，繼續移動大腳趾與腳踝至背屈狀態。請不要伸展到引發疼痛的程度，特別是大腳趾背屈伸展。大腿後側肌群伸展能夠改善後側鏈的柔軟度，進而對於足底與大腳趾帶來正面助益。接下來是三項活動度運動，能讓你學會如何更精準地控制大腳趾與足弓。首先是大腳趾外展運動，運用外展蹈指肌將大腳趾拉到外側、遠離其他腳趾，以達到更中立的對齊位置。如果你不曾做過這項運動，會覺得難度不低，請保持耐心堅持下去，神經系統會逐漸適應的。隨後的大腳趾背屈運動則是要靠自己的力量盡量抬高大腳趾，然後用一隻手將它拉至更高的伸展位置。最後的足弓拱起訓練則需要在大腳趾蹠骨球維持貼地的情況下，將足弓從地面抬高。此運動彷彿足弓肌肉在做捲腹運動，能夠增強足弓肌肉的力量與控制。

3 第三階段的重點是強化動力鏈上游的肌肉，這些肌肉協助支撐並保護大腳趾。捲毛巾類似於足弓拱起訓練，但更著重於屈趾肌。彈力帶背屈與提踵運動針對的是腳踝肌肉，側向下階則是加強股四頭肌與臀肌。改善髖部、膝蓋與腳踝的力量與控制，能夠為此時較敏感的腳趾結構減輕壓力，因此這些運動能夠大幅提升整條腿和大腳趾的健康。

腳踇趾滑囊炎
第一階段

適用於：
- 減輕大腳趾與足部疼痛
- 降低發炎
- 改善活動度
- 作為第二與第三階段運動的暖身

指引：
- 每天執行
- 工具：滾筒、小按摩球與斜板
- 休息時毫無疼痛，運動時疼痛不超過輕微程度（疼痛指數3／10），便能加入第二階段的運動

軟組織鬆動術
▶ 每個區域花費1～2分鐘
▶ 兩側皆須進行
▶ 在壓痛點停留10～20秒

小腿後側肌群鬆動術

坐在地板上，小腿放在滾筒上。
雙手與貼地腳往地板推，
將髖部抬離地面，
滾筒沿著整條小腿從
腳踝到膝蓋上下滾動。
在疼痛或僵緊的地方停留，
並動一動腳（屈曲、伸展與左右旋轉）。

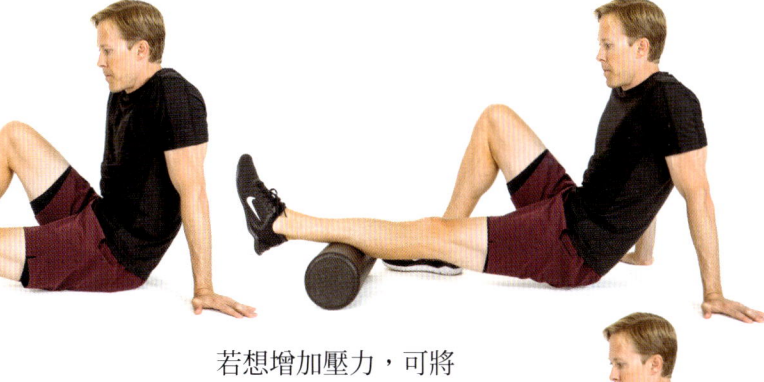

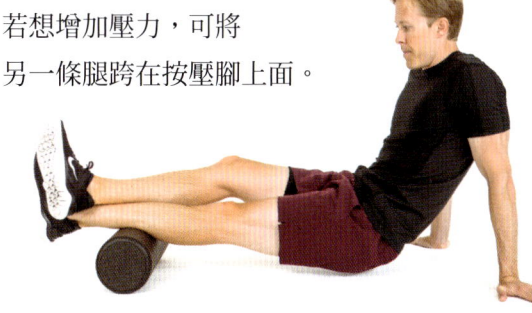

若想增加壓力，可將
另一條腿跨在按壓腳上面。

足底鬆動術

單腳踩在小按摩球上，
位置就在足弓下方。
往前後左右滾動球
以按摩足底筋膜，
範圍從蹠骨球到腳跟前方。
彎曲並伸展腳趾，
以動態鬆動
足底筋膜及其下方肌肉。

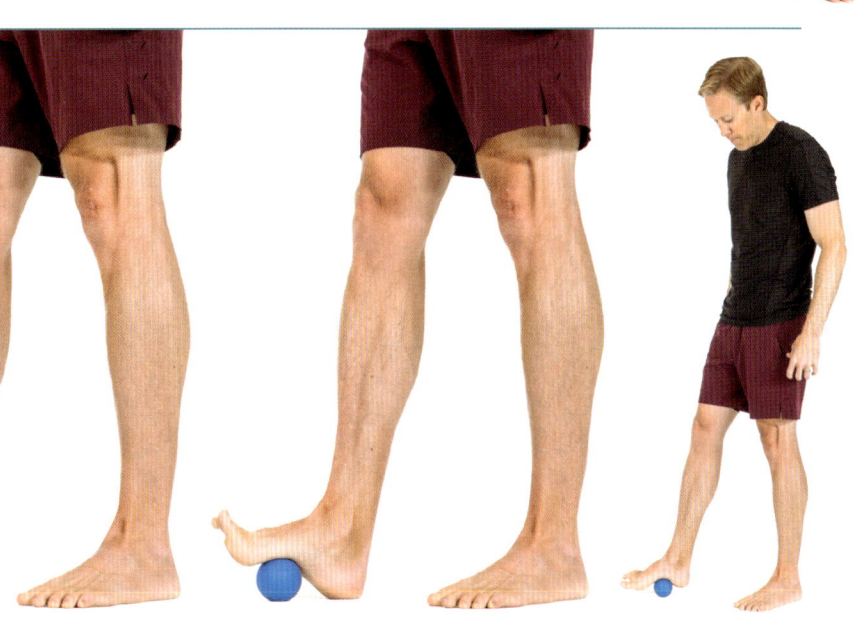

站姿小腿後側肌群伸展

採站姿，將蹠骨球踩在斜板或者傾斜或升高的平台上。
另一隻腳跨到正在伸展的腿前方。小腿與腳踝後側
應該有伸展到的感覺。若要針對比目魚肌加強，
請將髖部往後坐，軀幹前傾並彎曲膝蓋。
做3次，每次維持30～60秒。不要伸展到引發疼痛的程度。

足底筋膜伸展

採坐姿，腳踝彎曲至背屈狀態（腳趾往脛前彎曲）。
腳跟後方下壓以維持此姿勢。抓住大腳趾根部
並往脛前方向拉，以伸展足底筋膜與大腳趾關節。
做3次，每次維持30～60秒。
不要伸展到引發疼痛的程度。

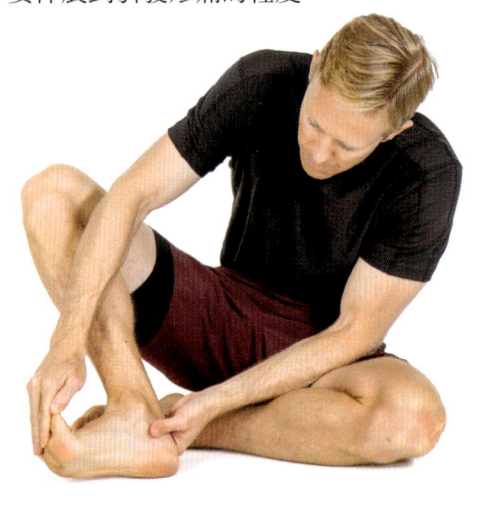

大腳趾鬆動術

拇指與食指握住大腳趾的根部，
手掌抓住大腳趾的長骨以穩定關節。
另一隻手以捏握的方式抓住大腳趾，
並將它拉至中立或直線對齊位置。維持手指抓握姿勢，
將大腳趾往上屈曲至背屈狀態，再往下伸展至蹠屈狀態。
做3組，每組10～15次，盡量移動腳趾但不要引發疼痛，
並在動作範圍終端停留2～3秒。

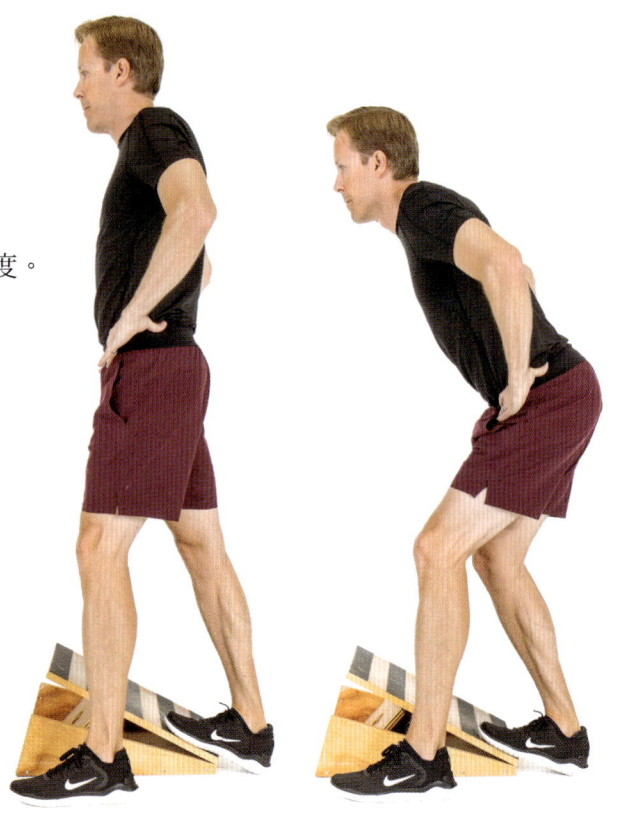

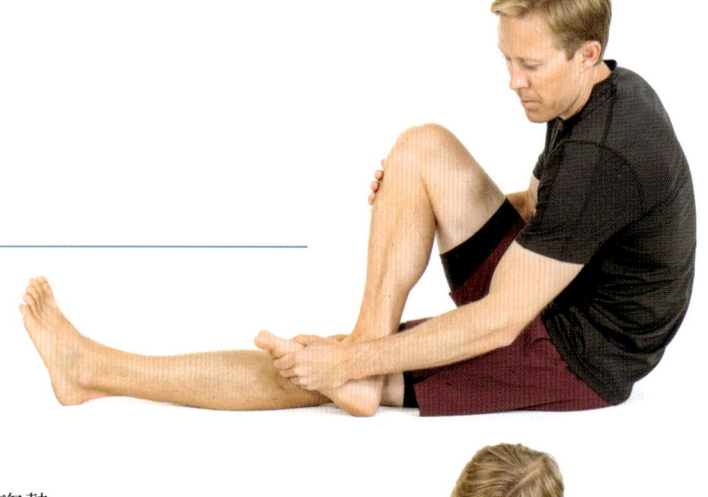

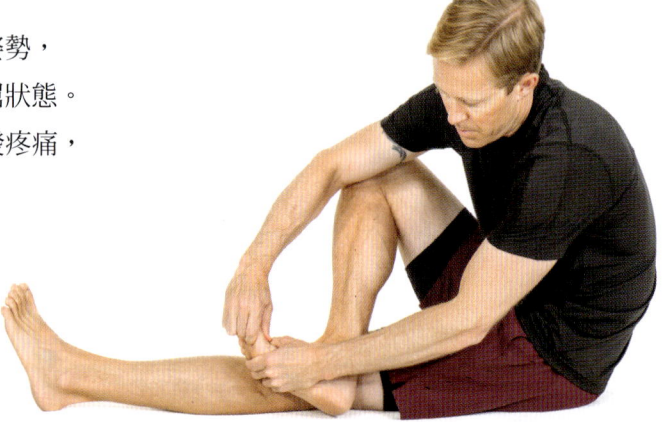

腳踇趾滑囊炎
第二階段

適用於：
- 減輕大腳趾與足部的疼痛
- 改善活動度
- 作為第三階段運動的暖身

指引：
- 每週做3或4天
- 工具：伸展帶
- 運動時疼痛不超過輕微程度（疼痛指數3／10），便能加入第三階段的運動

伸展運動
▶ 做3次，每次維持30～60秒
▶ 兩側皆須進行
▶ 不要伸展到引發疼痛的程度

大腳趾背屈伸展

採前後腳站姿，將身體重量移到前方腿。
維持後方大腳趾
緊貼地面，
彎曲膝蓋並抬起腳跟，
直到有適度伸展的感覺。
若想增加伸展強度，
可將更多重量
移到後腿並伸直膝蓋。
不要伸展到引發疼痛的程度

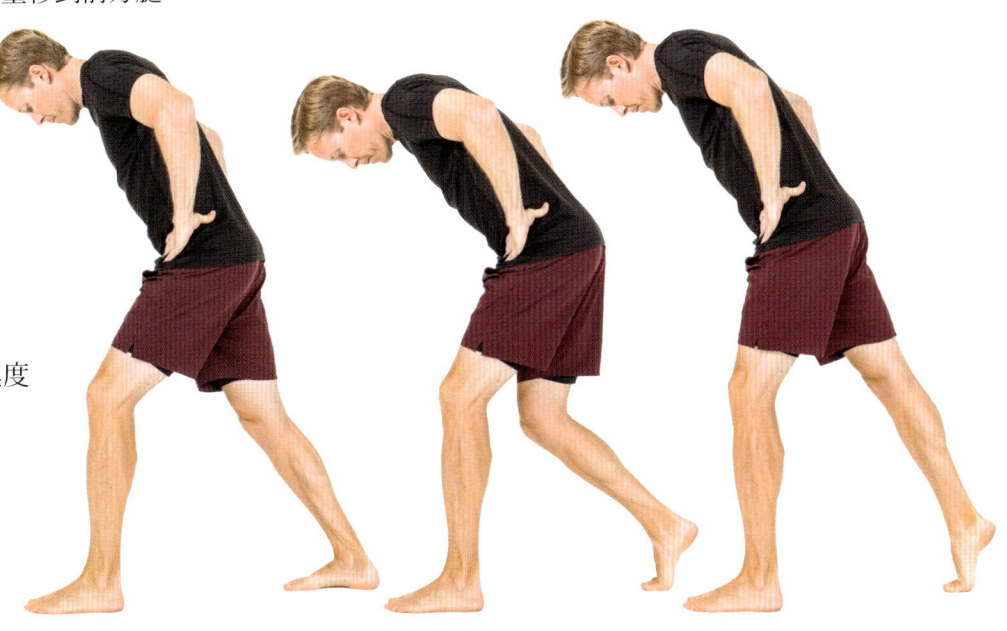

跪姿背屈伸展

單腳跪地，進入分腿蹲的最低點。
維持後方的大腳趾貼地，身體重心往前移，
讓前腳踝進入背屈狀態。
盡可能移動到極限，但不要引發疼痛。
腳底、腳踝前方或跟腱的後方附近
應該會有伸展到的感覺。

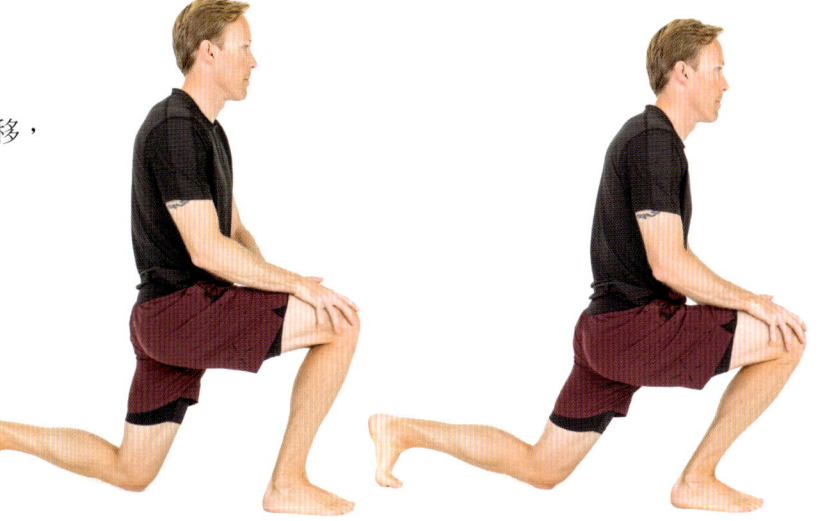

大腿後側肌群伸展（使用伸展帶）

背部平躺於地面，將伸展帶
繞在一隻腳的足弓後面。
維持腿部完全放鬆，
用雙手將腳拉向頭部，
感覺到適當伸展後維持姿勢。

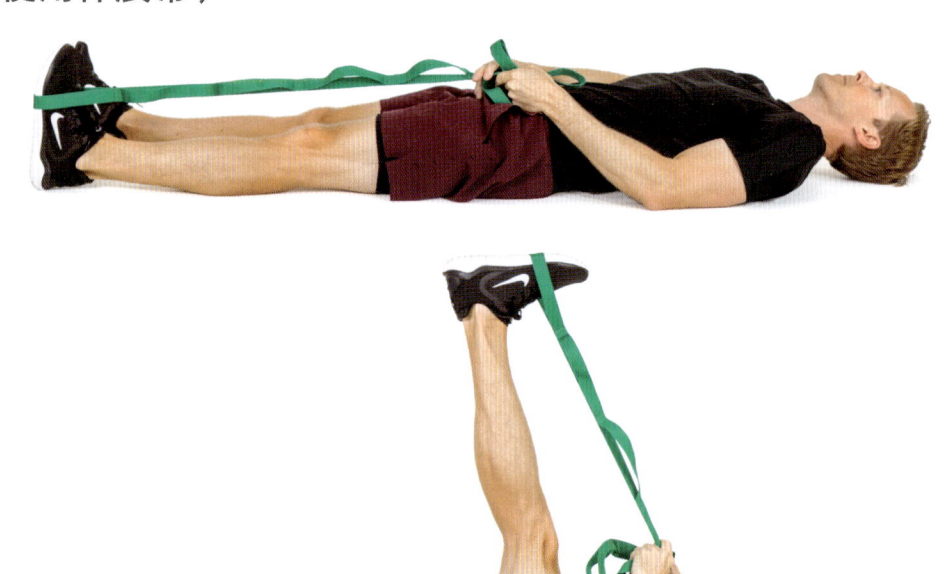

| 活動度運動 | ▶ 做3組，每組10～15次
▶ 主動動作：在不引發疼痛的前提下，盡可能地移動到極限
▶ 在動作範圍終端停留2～3秒 |

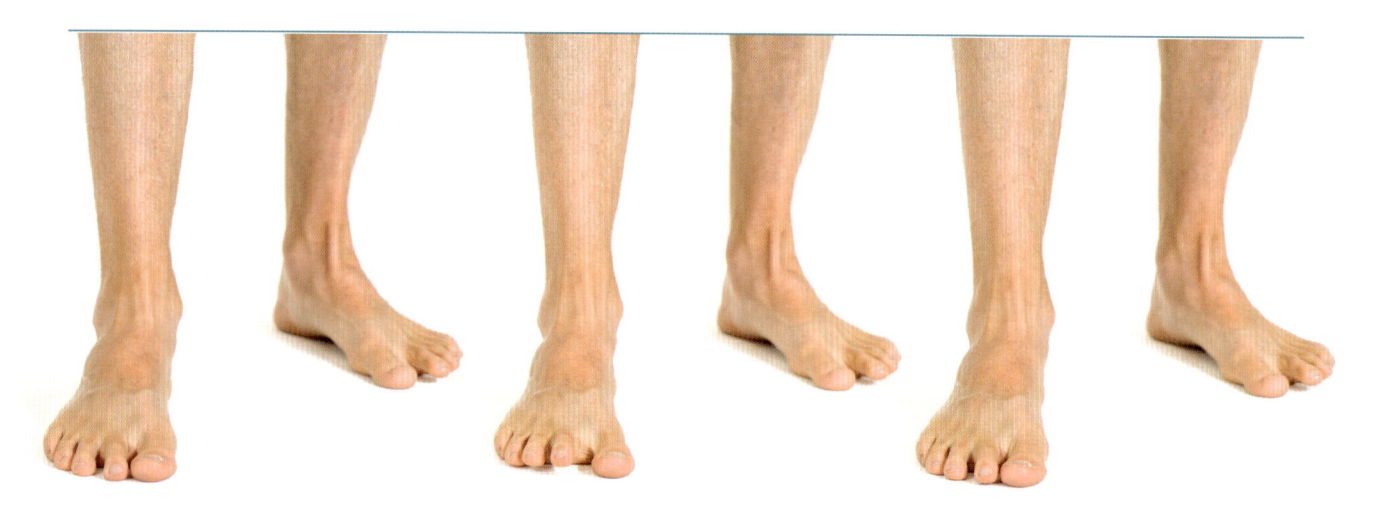

大腳趾外展

採坐姿或站姿皆可，將大腳趾抬高並往側邊移動，遠離其他腳趾。
這可以讓外展拇指肌學會如何將腳趾拉回至直線對齊位置。
此運動極具挑戰性，可能需要一點時間練習，請不要輕易放棄。

大腳趾背屈

在不引發疼痛的前提下，盡量將大腳趾往脛前方向抬高。達到動作終端時，
用一隻手抓捏大腳趾的末端，並將它拉向更高的伸展位置。維持1～2秒時間，然後放手並回到起始姿勢。

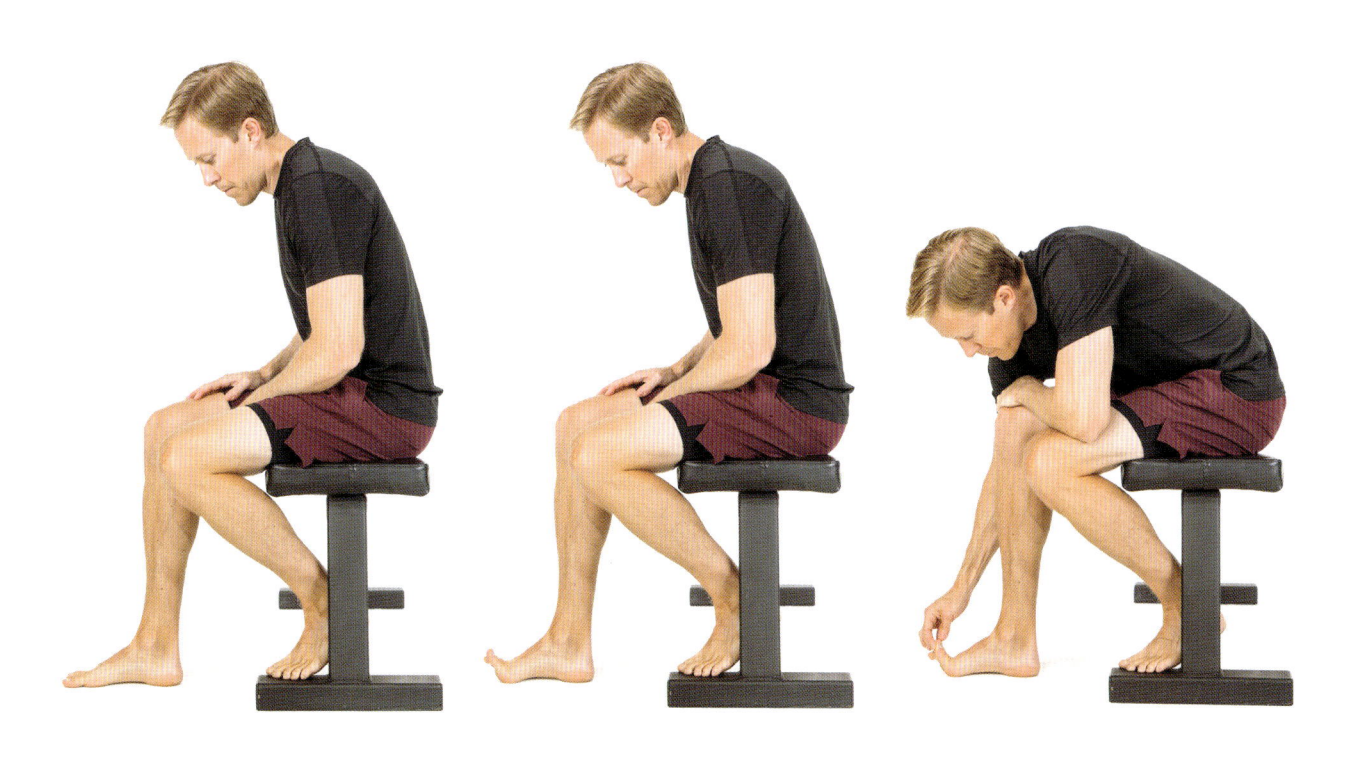

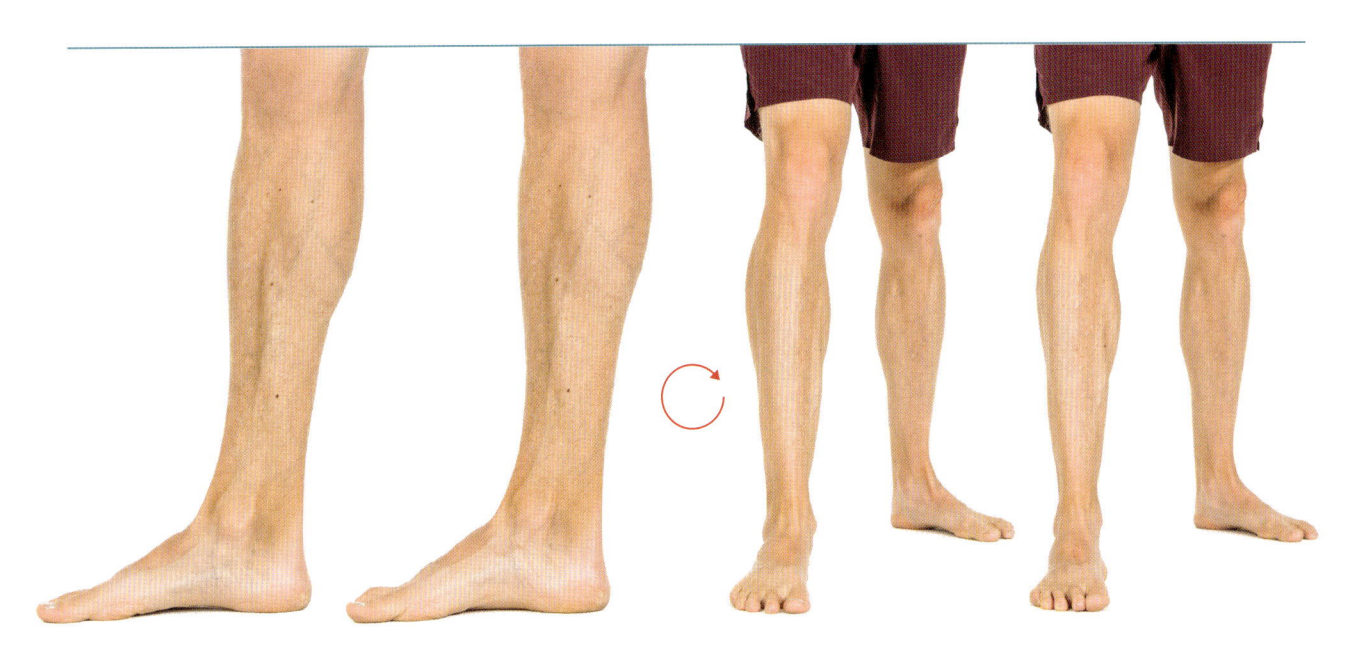

足弓拱起訓練

採前後腳站姿，繃緊前腳肌肉，讓足弓從地面抬高。
想像將大腳趾的蹠骨球往腳跟方向拉，讓腳變得更短。
大腳趾的蹠骨球須維持貼地。若要降低運動難度，可坐著執行以減少足部承重。

腳拇趾滑囊炎
第三階段

適用於：
- 強化腳踝、足部與腳趾的力量
- 預防腳拇趾滑囊炎疼痛與大腳趾受傷

指引：
- 每週做3或4天
- 做3組，每組10～15次（除非另有註明）
- 每組動作做到力竭
- 工具：毛巾、彈力帶與跳箱

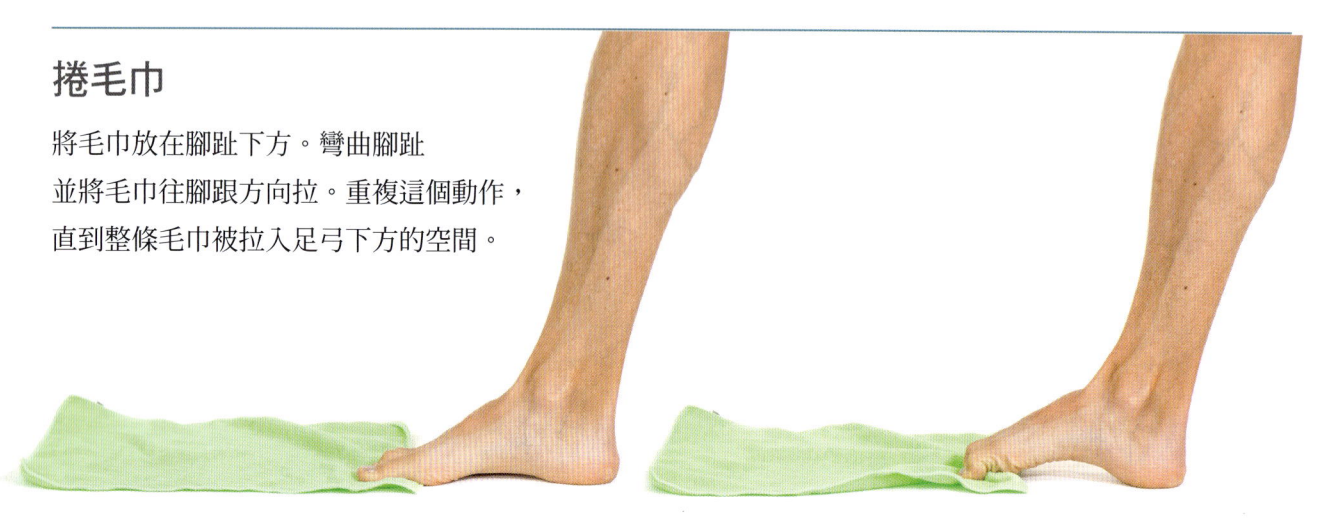

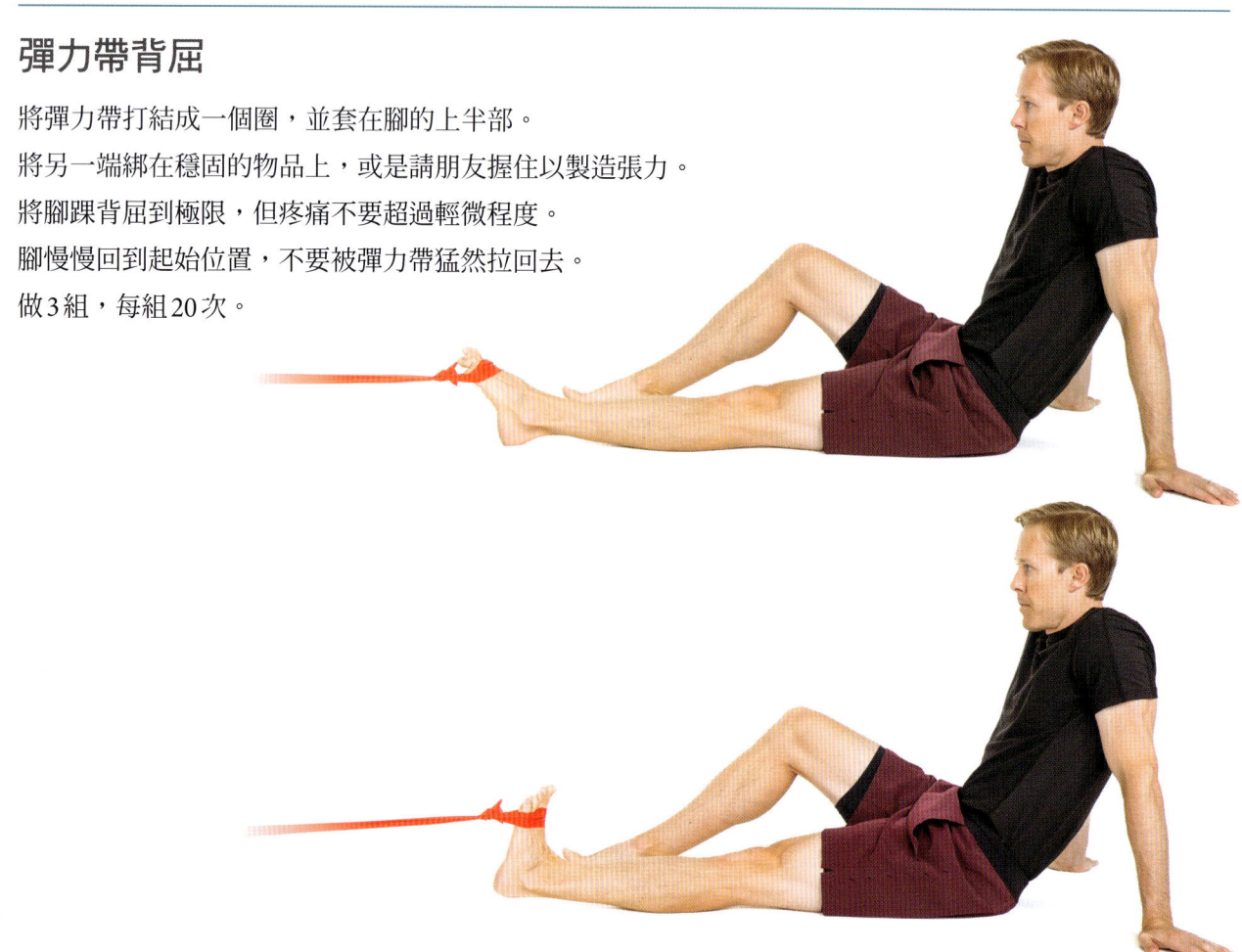

捲毛巾

將毛巾放在腳趾下方。彎曲腳趾並將毛巾往腳跟方向拉。重複這個動作，直到整條毛巾被拉入足弓下方的空間。

彈力帶背屈

將彈力帶打結成一個圈，並套在腳的上半部。將另一端綁在穩固的物品上，或是請朋友握住以製造張力。將腳踝背屈到極限，但疼痛不要超過輕微程度。腳慢慢回到起始位置，不要被彈力帶猛然拉回去。做3組，每組20次。

雙腿提踵（膝蓋伸直）

採站姿，將雙腳的蹠骨球踩在
高起的平台或台階上。
腳跟往地面降低，再慢慢地執行提踵動作，
須達到完整活動範圍。
在放下腳跟的階段，腳跟應該
降至比腳趾略低的位置。

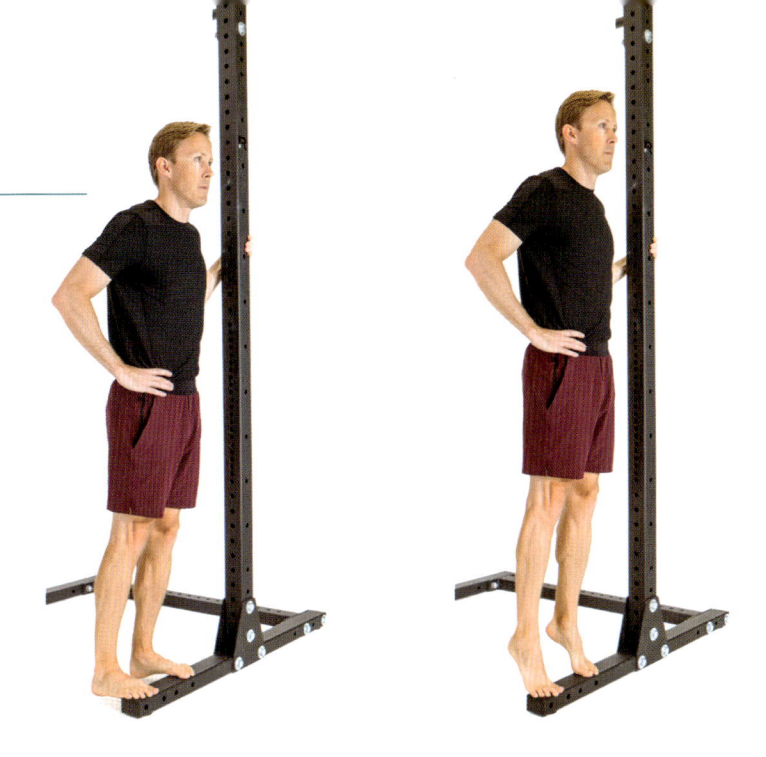

雙腿提踵（膝蓋彎曲）

抓住門框或深蹲架。髖部往後坐，
膝蓋彎曲至半蹲姿勢。
維持膝蓋角度不變並執行提踵動作，
以針對比目魚肌加強。

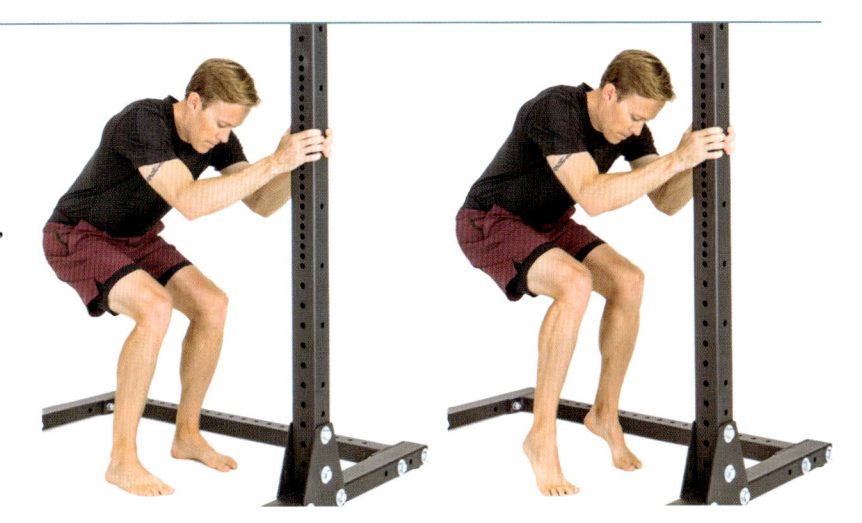

側向下階

站在跳箱或踏板旁邊。
整隻腳踩在箱子邊緣，
進行側向登階，然後
站直身體。將另一條腿
（懸空的腿）稍微往前移動
並維持伸直，身體慢慢地
往後坐並彎曲支撐腿的膝蓋，
以便懸空腿的腳跟往地面降低。
當腳跟觸地時，伸直膝蓋、
伸展髖部，回到起始姿勢。
維持膝蓋與腳尖對齊，
不要往內或往外移動。

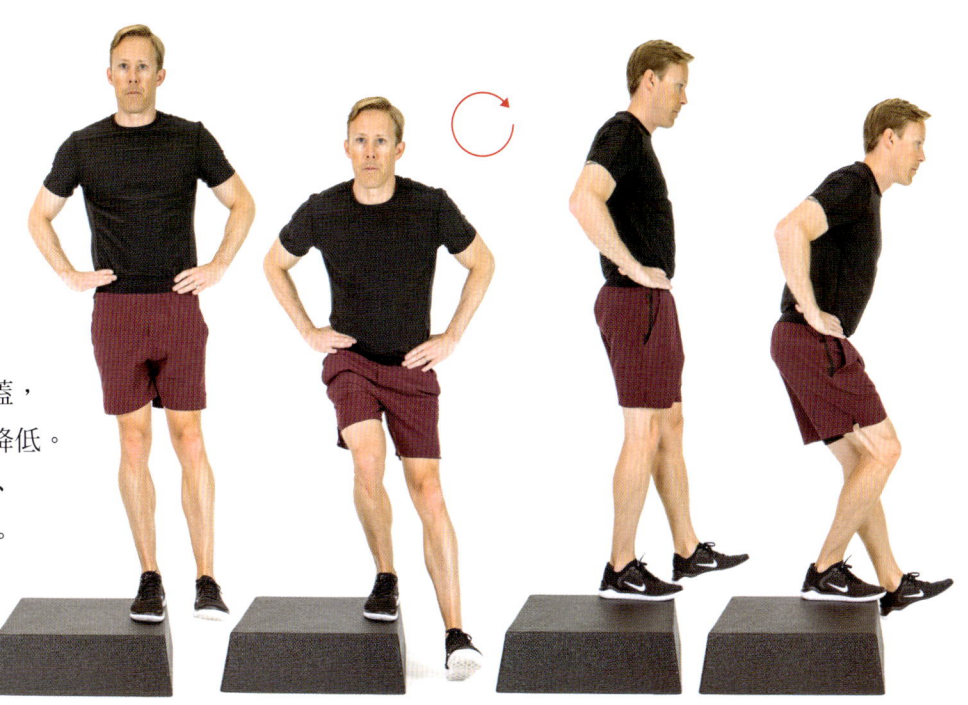

467

參考書目

Chapter 1 | 什麼是疼痛？

1. Malik NA. Revised definition of pain by International Association for the Study of Pain: concepts, challenges and compromises. *Anaesthesia, Pain & Intensive Care*. 2020;24(5).
2. Descartes, R. (1644). *L'Homme*.
3. Kuffler DP. Coping with phantom limb pain. *Mol Neurobiol*. 2018;55(1):70-84.
4. Stankevicius A, Wallwork SB, Summers SJ, Hordacre B, Stanton TR. Prevalence and incidence of phantom limb pain, phantom limb sensations and telescoping in amputees: a systematic rapid review. *Eur J Pain*. 2021;25(1):23-38.
5. Davis RW. Phantom sensation, phantom pain, and stump pain. *Arch Phys Med Rehabil*. 1993;74(1):79-91.
6. Jensen TS, Krebs B, Nielsen J, Rasmussen P. Immediate and long-term phantom limb pain in amputees: incidence, clinical characteristics and relationship to pre-amputation limb pain. *Pain*. 1985;21(3):267-278.
7. Moseley GL, Arntz A. The context of a noxious stimulus affects the pain it evokes. *Pain*. 2007;133(1-3):64-71.
8. Brinjikji W, Luetmer PH, Comstock B, et al. Systematic literature review of imaging features of spinal degeneration in asymptomatic populations. *AJNR Am J Neuroradiol*. 2015;36(4):811-816.
9. Sher JS, Uribe JW, Posada A, Murphy BJ, Zlatkin MB. Abnormal findings on magnetic resonance images of asymptomatic shoulders. *J Bone Joint Surg Am*. 1995;77(1):10-15.
10. Moosmayer S, Smith HJ, Tariq R, Larmo A. Prevalence and characteristics of asymptomatic tears of the rotator cuff: an ultrasonographic and clinical study. *J Bone Joint Surg Br*. 2009;91(2):196-200.
11. Milgrom C, Schaffler M, Gilbert S, van Holsbeeck M. Rotator-cuff changes in asymptomatic adults. The effect of age, hand dominance and gender. *J Bone Joint Surg Br*. 1995;77(2):296-298.
12. Horga LM, Hirschmann AC, Henckel J, et al. Prevalence of abnormal findings in 230 knees of asymptomatic adults using 3.0 T MRI. *Skeletal Radiol*. 2020;49(7):1099-1107.
13. Zanetti M, Pfirrmann CW, Schmid MR, Romero J, Seifert B, Hodler J. Patients with suspected meniscal tears: prevalence of abnormalities seen on MRI of 100 symptomatic and 100 contralateral asymptomatic knees. *AJR Am J Roentgenol*. 2003;181(3):635-641.
14. *The Times*, 17 Feb 2003, p. 5, London.
15. Melzack R. Pain and the neuromatrix in the brain. *J Dent Educ*. 2001;65(12):1378-1382.
16. Moseley GL. A pain neuromatrix approach to patients with chronic pain. *Man Ther*. 2003;8(3):130-140.
17. Lederman E. The fall of the postural-structural-biomechanical model in manual and physical therapies: exemplified by lower back pain. *J Bodyw Mov Ther*. 2011;15(2):131-138.
18. Engel GL. The need for a new medical model: a challenge for biomedicine. *Science*. 1977;196(4286):129-136.

Chapter 2 | 疼痛的運作原理

1. Melzack R. Pain and the neuromatrix in the brain. *J Dent Educ*. 2001;65(12):1378-1382.
2. Moseley GL. A pain neuromatrix approach to patients with chronic pain. *Man Ther*. 2003;8(3):130-140.
3. Watson JA, Ryan CG, Cooper L, et al. Pain neuroscience education for adults with chronic musculoskeletal pain: a mixed-methods systematic review and meta-analysis. *J Pain*. 2019;20(10):1140.e1-1140.e22.
4. Louw A, Zimney K, Puentedura EJ, Diener I. The efficacy of pain neuroscience education on musculoskeletal pain: a systematic review of the literature. *Physiother Theory Pract*. 2016;32(5):332-355.
5. Moseley GL, Nicholas MK, Hodges PW. A randomized controlled trial of intensive neurophysiology education in chronic low back pain. *Clin J Pain*. 2004;20(5):324-330.
6. Meeus M, Nijs J, Van Oosterwijck J, Van Alsenoy V, Truijen S. Pain physiology education improves pain beliefs in patients with chronic fatigue syndrome compared with pacing and self-management education: a double-blind randomized controlled trial. *Arch Phys Med Rehabil*. 2010;91(8):1153-1159.
7. Clarke CL, Ryan CG, Martin DJ. Pain neurophysiology education for the management of individuals with chronic low back pain: systematic review and meta-analysis. *Man Ther*. 2011;16(6):544-549.
8. Louw A, Diener I, Butler DS, Puentedura EJ. The effect of neuroscience education on pain, disability, anxiety, and stress in chronic musculoskeletal pain. *Arch Phys Med Rehabil*. 2011;92(12):2041-2056.
9. Devor M. Sodium channels and mechanisms of neuropathic pain. *J Pain*. 2006;7(1 Suppl 1):S3-S12.
10. Devor M, Govrin-Lippmann R, Angelides K. Na+ channel immunolocalization in peripheral mammalian axons and changes following nerve injury and neuroma formation. *J Neurosci*. 1993;13(5):1976-1992.
11. Devor M. Response of nerves to injury in relation to neuropathic pain. In: McMahon S, Koltzenburg M. *Wall and Melzack's Textbook of Pain*. Philadelphia: Elsevier; 2013.
12. Flor H. The functional organization of the brain in chronic pain. *Prog Brain Res*. 2000;129:313-322.
13. Apkarian AV, Bushnell MC, Treede RD, Zubieta JK. Human brain mechanisms of pain perception and regulation in health and disease. *Eur J Pain*. 2005;9(4):463-484.
14. Tracey I, Mantyh PW. The cerebral signature for pain perception and its modulation. *Neuron*. 2007;55(3):377-391.
15. Doidge N. *The Brain That Changes Itself*. New York: Penguin Books; 2007.

Chapter 3 | 疼痛的類型

1. Treede RD, Rief W, Barke A, et al. A classification of chronic pain for ICD-11. *Pain*. 2015;156(6):1003-1007.
2. Bonica JJ. *The Management of Pain*. Philadelphia: Lea & Febiger; 1953.
3. Merskey H, Bogduk N. *Classification of Chronic Pain*. 2nd ed. Seattle: IASP Press; 1994. p. 1.

Chapter 4 | 影響疼痛的因素

1. Paller CJ, Campbell CM, Edwards RR, Dobs AS. Sex-based differences in pain perception and treatment. *Pain Med*. 2009;10(2):289-299.
2. Riley JL 3rd, Robinson ME, Wise EA, Myers CD, Fillingim RB. Sex differences in the perception of noxious experimental stimuli: a meta-analysis. *Pain*. 1998;74(2-3):181-187.
3. Assa T, Geva N, Zarkh Y, Defrin R. The type of sport matters: pain perception of endurance athletes versus strength athletes. *Eur J Pain*. 2019;23(4):686-696.
4. Peterson JA, Schubert DJ, Campbell J, Bemben MG, Black CD. Endogenous pain inhibitory function: endurance-trained athletes vs. active controls. *Pain Med*. 2019;20(9):1822-1830.
5. Tesarz J, Schuster AK, Hartmann M, Gerhardt A, Eich W. Pain perception in athletes compared to normally active controls: a systematic review with meta-analysis. *Pain*. 2012;153(6):1253-1262.
6. Geva N, Defrin R. Enhanced pain modulation among triathletes: a possible explanation for their exceptional capabilities. *Pain*. 2013;154(11):2317-2323.
7. Ohel I, Walfisch A, Shitenberg D, Sheiner E, Hallak M. A rise in pain threshold during labor: a prospective clinical trial. *Pain*. 2007;132 Suppl 1:S104-S108.
8. Berlit S, Lis S, Häfner K, et al. Changes in birth-related pain perception impact of neurobiological and psycho-social factors. *Arch Gynecol Obstet*. 2018;297(3):591-599.
9. Sluka KA, Frey-Law L, Hoeger Bement M. Exercise-induced pain and analgesia? Underlying mechanisms and clinical translation. *Pain*. 2018;159 Suppl 1(Suppl 1):S91-S97.
10. Landmark T, Romundstad P, Borchgrevink PC, Kaasa S, Dale O. Associations between recreational exercise and chronic pain in the general population: evidence from the HUNT 3 study. *Pain*. 2011;152(10):2241-2247.
11. Landmark T, Romundstad PR, Borchgrevink PC, Kaasa S,

Dale O. Longitudinal associations between exercise and pain in the general population—the HUNT pain study. *PLoS One*. 2013;8(6):e65279. Published 2013 Jun 12.
12. Bobinski F, Ferreira TAA, Córdova MM, et al. Role of brainstem serotonin in analgesia produced by low-intensity exercise on neuropathic pain after sciatic nerve injury in mice. *Pain*. 2015;156(12):2595-2606.
13. Brito RG, Rasmussen LA, Sluka KA. Regular physical activity prevents development of chronic muscle pain through modulation of supraspinal opioid and serotonergic mechanisms. *Pain Rep*. 2017;2(5):e618. Published 2017 Aug 21.
14. Lima LV, DeSantana JM, Rasmussen LA, Sluka KA. Short-duration physical activity prevents the development of activity-induced hyperalgesia through opioid and serotoninergic mechanisms. *Pain*. 2017;158(9):1697-1710.
15. Naugle KM, Riley JL III. Self-reported physical activity predicts pain inhibitory and facilitatory function. *Med Sci Sports Exerc*. 2014;46(3):622-629.
16. Gong WY, Abdelhamid RE, Carvalho CS, Sluka KA. Resident macrophages in muscle contribute to development of hyperalgesia in a mouse model of noninflammatory muscle pain. *J Pain*. 2016;17(10):1081-1094.
17. Leung A, Gregory NS, Allen LH, Sluka KA. Regular physical activity prevents chronic pain by altering resident muscle macrophage phenotype and increasing interleukin-10 in mice. *Pain*. 2016;157(1):70-79.
18. Bobinski F, Teixeira JM, Sluka KA, Santos ARS. Interleukin-4 mediates the analgesia produced by low-intensity exercise in mice with neuropathic pain. *Pain*. 2018;159(3):437-450.
19. Grace PM, Fabisiak TJ, Green-Fulgham SM, et al. Prior voluntary wheel running attenuates neuropathic pain. *Pain*. 2016;157(9):2012-2023.
20. Belavy DL, Van Oosterwijck J, Clarkson M, et al. Pain sensitivity is reduced by exercise training: evidence from a systematic review and meta-analysis. *Neurosci Biobehav Rev*. 2021;120:100-108.
21. Grooten WJA, Boström C, Dedering Å, et al. Summarizing the effects of different exercise types in chronic low back pain—a systematic review of systematic reviews. *BMC Musculoskelet Disord*. 2022;23(1):801.
22. Bair MJ, Robinson RL, Katon W, Kroenke K. Depression and pain comorbidity: a literature review. *Arch Intern Med*. 2003;163(20):2433-2445.
23. IsHak WW, Wen RY, Naghdechi L, et al. Pain and depression: a systematic review. *Harv Rev Psychiatry*. 2018;26(6):352-363.
24. Lewis GN, Rice DA, McNair PJ, Kluger M. Predictors of persistent pain after total knee arthroplasty: a systematic review and meta-analysis. *Br J Anaesth*. 2015;114(4):551-561.
25. Doan L, Manders T, Wang J. Neuroplasticity underlying the comorbidity of pain and depression. *Neural Plast*. 2015;2015:504691.
26. Kroslak M, Murrell GAC. Surgical treatment of lateral epicondylitis: a prospective, randomized, double-blinded, placebo-controlled clinical trial. *Am J Sports Med*. 2018;46(5):1106-1113.
27. Moseley JB, O'Malley K, Petersen NJ, et al. A controlled trial of arthroscopic surgery for osteoarthritis of the knee. *N Engl J Med*. 2002;347(2):81-88.
28. Buchbinder R, Osborne RH, Ebeling PR, et al. A randomized trial of vertebroplasty for painful osteoporotic vertebral fractures. *N Engl J Med*. 2009;361(6):557-568.
29. Blasini M, Corsi N, Klinger R, Colloca L. Nocebo and pain: an overview of the psychoneurobiological mechanisms. *Pain Rep*. 2017;2(2):e585.
30. Manaï M, van Middendorp H, Veldhuijzen DS, Huizinga TWJ, Evers AWM. How to prevent, minimize, or extinguish nocebo effects in pain: a narrative review on mechanisms, predictors, and interventions. *Pain Rep*. 2019;4(3):e699. Published 2019 Jun 7.
31. Petersen GL, Finnerup NB, Colloca L, et al. The magnitude of nocebo effects in pain: a meta-analysis. *Pain*. 2014;155(8):1426-1434.
32. Hohenschurz-Schmidt D, Thomson OP, Rossettini G, et al. Avoiding nocebo and other undesirable effects in chiropractic, osteopathy and physiotherapy: an invitation to reflect. *Musculoskelet Sci Pract*. 2022;62:102677.
33. Hasenbring MI, Chehadi O, Titze C, Kreddig N. Fear and anxiety in the transition from acute to chronic pain: there is evidence for endurance besides avoidance. *Pain Manag*. 2014;4(5):363-374.
34. Leeuw M, Goossens ME, Linton SJ, Crombez G, Boersma K, Vlaeyen JW. The fear-avoidance model of musculoskeletal pain: current state of scientific evidence. *J Behav Med*. 2007;30(1):77-94.
35. Miller GE, Cohen S, Ritchey AK. Chronic psychological stress and the regulation of pro-inflammatory cytokines: a glucocorticoid-resistance model. *Health Psychol*. 2002;21(6):531-541.
36. Thacker MA, Clark AK, Marchand F, McMahon SB. Pathophysiology of peripheral neuropathic pain: immune cells and molecules. *Anesth Analg*. 2007;105(3):838-847.
37. Togo F, Natelson BH, Adler GK, et al. Plasma cytokine fluctuations over time in healthy controls and patients with fibromyalgia. *Exp Biol Med* (Maywood). 2009;234(2):232-240.
38. Van Looveren E, Bilterys T, Munneke W, et al. The association between sleep and chronic spinal pain: a systematic review from the last decade. *J Clin Med*. 2021;10(17):3836.
39. Hirshkowitz M, Whiton K, Albert SM, et al. National Sleep Foundation's updated sleep duration recommendations: final report. *Sleep Health*. 2015;1(4):233-243.
40. Short sleep duration among US adults. National Center for Chronic Disease Prevention and Health Promotion, Division of Population Health. Centers for Disease Control and Prevention. Updated September 12, 2022. Accessed December 31, 2022. https://www.cdc.gov/sleep/data_statistics.html.
41. Dragan S, Șerban MC, Damian G, Buleu F, Valcovici M, Christodorescu R. Dietary patterns and interventions to alleviate chronic pain. *Nutrients*. 2020;12(9):2510.
42. Bjørklund G, Aaseth J, Doşa MD, et al. Does diet play a role in reducing nociception related to inflammation and chronic pain? *Nutrition*. 2019;66:153-165.
43. Correa-Rodríguez M, Casas-Barragán A, González-Jiménez E, Schmidt-RioValle J, Molina F, Aguilar-Ferrándiz ME. Dietary inflammatory index scores are associated with pressure pain hypersensitivity in women with fibromyalgia. *Pain Med*. 2020;21(3):586-594.
44. Comee L, Taylor CA, Nahikian-Nelms M, Ganesan LP, Krok-Schoen JL. Dietary patterns and nutrient intake of individuals with rheumatoid arthritis and osteoarthritis in the United States. *Nutrition*. 2019;67-68:110533.
45. Atherton K, Wiles NJ, Lecky FE, et al. Predictors of persistent neck pain after whiplash injury. *Emerg Med J*. 2006;23(3):195-201.
46. Ritchie C, Ehrlich C, Sterling M. Living with ongoing whiplash associated disorders: a qualitative study of individual perceptions and experiences. *BMC Musculoskelet Disord*. 2017;18(1):531.
47. Buskila D. Genetics of chronic pain states. *Best Pract Res Clin Rheumatol*. 2007;21(3):535-547.
48. Clementi MA, Faraji P, Poppert Cordts K, et al. Parent factors are associated with pain and activity limitations in youth with acute musculoskeletal pain: a cohort study. *Clin J Pain*. 2019;35(3):222-228.
49. Walker SM. Long-term effects of neonatal pain. *Semin Fetal Neonatal Med*. 2019;24(4):101005.
50. Bates MS, Edwards TW, Anderson KO. Ethnocultural influences on variation in chronic pain perception. *Pain*. 1993;52(1):101-112.
51. Xygalatas D, Mitkidis P, Fischer R, et al. Extreme rituals promote prosociality. *Psychol Sci*. 2013;24(8):1602-1605.
52. Fischer R, Xygalatas D, Mitkidis P, et al. The fire-walker's high: affect and physiological responses in an extreme collective ritual. *PLoS One*. 2014;9(2):e88355. Published 2014 Feb 20.
53. Rabin BS. *Stress, Immune Function and Health: The Connection*. New York: Wiley Liss; 1999.
54. Lewis JS, Green A, Wright C. Subacromial impingement syndrome: the role of posture and muscle imbalance. *J Shoulder Elbow Surg*. 2005;14(4):385-392.
55. Lewis JS, Wright C, Green A. Subacromial impingement syndrome: the effect of changing posture on shoulder range of movement. *J Orthop Sports Phys Ther*. 2005;35(2):72-87.
56. Edmondston SJ, Chan HY, Ngai GC, et al. Postural neck pain:

an investigation of habitual sitting posture, perception of "good" posture and cervicothoracic kinaesthesia. *Man Ther.* 2007;12(4):363-371.
57. Uvnas-Moberg K, Petersson M. Oxytocin, a mediator of antistress, well-being, social interaction, growth and healing. *Z Psychosom Med Psychother.* 2005;51(1):57-80.

Chapter 5 | 如何克服疼痛

1. Belavy DL, Van Oosterwijck J, Clarkson M, et al. Pain sensitivity is reduced by exercise training: Evidence from a systematic review and meta-analysis. *Neurosci Biobehav Rev.* 2021;120:100-108.
2. Vaegter HB, Jones MD. Exercise-induced hypoalgesia after acute and regular exercise: experimental and clinical manifestations and possible mechanisms in individuals with and without pain. *Pain Rep.* 2020;5(5):e823. Published 2020 Sep 23.
3. Sluka KA, Frey-Law L, Hoeger Bement M. Exercise-induced pain and analgesia? Underlying mechanisms and clinical translation. *Pain.* 2018;159 Suppl 1(Suppl 1):S91-S97.
4. Bishop MD, Torres-Cueco R, Gay CW, Lluch-Girbés E, Beneciuk JM, Bialosky JE. What effect can manual therapy have on a patient's pain experience? *Pain Manag.* 2015;5(6):455-464.
5. Bialosky JE, Bishop MD, Price DD, Robinson ME, George SZ. The mechanisms of manual therapy in the treatment of musculoskeletal pain: a comprehensive model. *Man Ther.* 2009;14(5):531-538.
6. Quintner JL, Bove GM, Cohen ML. A critical evaluation of the trigger point phenomenon. *Rheumatology* (Oxford). 2015;54(3):392-399.
7. Shah JP, Thaker N, Heimur J, Aredo JV, Sikdar S, Gerber L. Myofascial trigger points then and now: a historical and scientific perspective. *PM R.* 2015;7(7):746-761.
8. Tan L, Cicuttini FM, Fairley J, et al. Does aerobic exercise effect pain sensitisation in individuals with musculoskeletal pain? A systematic review. *BMC Musculoskelet Disord.* 2022;23(1):113. Published 2022 Feb 3.
9. Tharmaratnam T, Civitarese RA, Tabobondung T, Tabobondung TA. Exercise becomes brain: sustained aerobic exercise enhances hippocampal neurogenesis. *J Physiol.* 2017;595(1):7-8.
10. Lima LV, Abner TSS, Sluka KA. Does exercise increase or decrease pain? Central mechanisms underlying these two phenomena. *J Physiol.* 2017;595(13):4141-4150.
11. Grooten WJA, Boström C, Dedering Å, et al. Summarizing the effects of different exercise types in chronic low back pain—a systematic review of systematic reviews. *BMC Musculoskelet Disord.* 2022;23(1):801.
12. Sluka KA, Frey-Law L, Hoeger Bement M. Exercise-induced pain and analgesia? Underlying mechanisms and clinical translation. *Pain.* 2018;159 Suppl 1(Suppl 1):S91-S97.
13. Støve MP, Hirata RP, Palsson TS. Muscle stretching—the potential role of endogenous pain inhibitory modulation on stretch tolerance. *Scand J Pain.* 2019;19(2):415-422.
14. Marshall PW, Cashman A, Cheema BS. A randomized controlled trial for the effect of passive stretching on measures of hamstring extensibility, passive stiffness, strength, and stretch tolerance. *J Sci Med Sport.* 2011;14(6):535-540.
15. Halbertsma JP, Göeken LN. Stretching exercises: effect on passive extensibility and stiffness in short hamstrings of healthy subjects. *Arch Phys Med Rehabil.* 1994;75(9):976-981.
16. Busch V, Magerl W, Kern U, Haas J, Hajak G, Eichhammer P. The effect of deep and slow breathing on pain perception, autonomic activity, and mood processing—an experimental study. *Pain Med.* 2012;13(2):215-228.
17. Jafari H, Gholamrezaei A, Franssen M, et al. Can slow deep breathing reduce pain? An experimental study exploring mechanisms. *J Pain.* 2020;21(9-10):1018-1030.
18. Hilton L, Hempel S, Ewing BA, et al. Mindfulness meditation for chronic pain: systematic review and meta-analysis. *Ann Behav Med.* 2017;51(2):199-213.
19. Cherkin DC, Sherman KJ, Balderson BH, et al. Effect of mindfulness-based stress reduction vs. cognitive behavioral therapy or usual care on back pain and functional limitations in adults with chronic low back pain: a randomized clinical trial. *JAMA.* 2016;315(12):1240-1249.
20. Usuba M, Akai M, Shirasaki Y, Miyakawa S. Experimental joint contracture correction with low torque—long duration repeated stretching. *Clin Orthop Relat Res.* 2007;456:70-78.
21. Flowers KR, LaStayo P. Effect of total end range time on improving passive range of motion. *J Hand Ther.* 1994;7(3):150-157.
22. Light KE, Nuzik S, Personius W, Barstrom A. Low-load prolonged stretch vs. high-load brief stretch in treating knee contractures. *Phys Ther.* 1984;64(3):330-333.
23. Slaven EJ, Goode AP, Coronado RA, Poole C, Hegedus EJ. The relative effectiveness of segment specific level and non-specific level spinal joint mobilization on pain and range of motion: results of a systematic review and meta-analysis. *J Man Manip Ther.* 2013;21(1):7-17.
24. Beattie PF, Arnot CF, Donley JW, Noda H, Bailey L. The immediate reduction in low back pain intensity following lumbar joint mobilization and prone press-ups is associated with increased diffusion of water in the L5-S1 intervertebral disc. *J Orthop Sports Phys Ther.* 2010;40(5):256-264.
25. Moss P, Sluka K, Wright A. The initial effects of knee joint mobilization on osteoarthritic hyperalgesia. *Man Ther.* 2007;12(2):109-118.
26. Conroy DE, Hayes KW. The effect of joint mobilization as a component of comprehensive treatment for primary shoulder impingement syndrome. *J Orthop Sports Phys Ther.* 1998;28(1):3-14.
27. Rio E, Kidgell D, Purdam C, et al. Isometric exercise induces analgesia and reduces inhibition in patellar tendinopathy. *Br J Sports Med.* 2015;49(19):1277-1283.
28. Malliaras P, Barton CJ, Reeves ND, Langberg H. Achilles and patellar tendinopathy loading programmes: a systematic review comparing clinical outcomes and identifying potential mechanisms for effectiveness. *Sports Med.* 2013;43(4):267-286.
29. Cardoso TB, Pizzari T, Kinsella R, Hope D, Cook JL. Current trends in tendinopathy management. *Best Pract Res Clin Rheumatol.* 2019;33(1):122-140.
30. Rio E, Kidgell D, Moseley GL, et al. Tendon neuroplastic training: changing the way we think about tendon rehabilitation: a narrative review. *Br J Sports Med.* 2016;50(4):209-215.
31. Turner MN, Hernandez DO, Cade W, Emerson CP, Reynolds JM, Best TM. The role of resistance training dosing on pain and physical function in individuals with knee osteoarthritis: a systematic review. *Sports Health.* 2020;12(2):200-206.
32. Ferreira RM, Torres RT, Duarte JA, Gonçalves RS. Non-pharmacological and non-surgical interventions for knee osteoarthritis: a systematic review and meta-analysis. *Acta Reumatol Port.* 2019;44(3):173-217.

Chapter 6 | 什麼是傷害？

1. Lauersen JB, Bertelsen DM, Andersen LB. The effectiveness of exercise interventions to prevent sports injuries: a systematic review and meta-analysis of randomised controlled trials. *Br J Sports Med.* 2014;48(11):871-877.
2. Raja SN, Carr DB, Cohen M, et al. The revised International Association for the Study of Pain definition of pain: concepts, challenges, and compromises. *Pain.* 2020;161(9):1976-1982.
3. Culvenor AG, Øiestad BE, Hart HF, Stefanik JJ, Guermazi A, Crossley KM. Prevalence of knee osteoarthritis features on magnetic resonance imaging in asymptomatic uninjured adults: a systematic review and meta-analysis. *Br J Sports Med.* 2019;53(20):1268-1278.
4. Frank JM, Harris JD, Erickson BJ, et al. Prevalence of femoroacetabular impingement imaging findings in asymptomatic volunteers: a systematic review. *Arthroscopy.* 2015;31(6):1199-1204.
5. Brinjikji W, Luetmer PH, Comstock B, et al. Systematic literature review of imaging features of spinal degeneration in asymptomatic populations. *AJNR Am J Neuroradiol.* 2015;36(4):811-816.
6. Wood KB, Garvey TA, Gundry C, Heithoff KB. Magnetic resonance imaging of the thoracic spine. Evaluation of asymptomatic individuals. *J Bone Joint Surg Am.* 1995;77(11):1631-1638.
7. Jerosch J, Castro WH, Assheuer J. Age-related magnetic

resonance imaging morphology of the menisci in asymptomatic individuals. *Arch Orthop Trauma Surg*. 1996;115(3-4):199-202.
8. Schibany N, Zehetgruber H, Kainberger F, et al. Rotator cuff tears in asymptomatic individuals: a clinical and ultrasonographic screening study. *Eur J Radiol*. 2004;51(3):263-268.
9. Hall AM, Aubrey-Bassler K, Thorne B, Maher CG. Do not routinely offer imaging for uncomplicated low back pain. *BMJ*. 2021;372:n291.
10. Jacobs JC, Jarvik JG, Chou R, et al. Observational study of the downstream consequences of inappropriate MRI of the lumbar spine. *J Gen Intern Med*. 2020;35(12):3605-3612.
11. Webster BS, Bauer AZ, Choi Y, Cifuentes M, Pransky GS. Iatrogenic consequences of early magnetic resonance imaging in acute, work-related, disabling low back pain. *Spine (Phila Pa 1976)*. 2013;38(22):1939-1946.

Chapter 7 | 傷害的類型

1. McCormick A, Charlton J, Fleming D. Assessing health needs in primary care. Morbidity study from general practice provides another source of information. *BMJ*. 1995;310(6993):1534.
2. Andarawis-Puri N, Flatow EL, Soslowsky LJ. Tendon basic science: development, repair, regeneration, and healing. *J Orthop Res*. 2015;33(6):780-784.
3. Alentorn-Geli E, Samuelsson K, Musahl V, Green CL, Bhandari M, Karlsson J. The association of recreational and competitive running with hip and knee osteoarthritis: a systematic review and meta-analysis. *J Orthop Sports Phys Ther*. 2017;47(6):373-390.
4. Lee DY, Park YJ, Kim HJ, et al. Arthroscopic meniscal surgery versus conservative management in patients aged 40 years and older: a meta-analysis. *Arch Orthop Trauma Surg*. 2018;138(12):1731-1739.
5. Giuffrida A, Di Bari A, Falzone E, et al. Conservative vs. surgical approach for degenerative meniscal injuries: a systematic review of clinical evidence. *Eur Rev Med Pharmacol Sci*. 2020;24(6):2874-2885.

Chapter 8 | 受傷多久才能復元

1. Sørensen LT. Wound healing and infection in surgery: the pathophysiological impact of smoking, smoking cessation, and nicotine replacement therapy: a systematic review. *Ann Surg*. 2012;255(6):1069-1079.
2. Santiago-Torres J, Flanigan DC, Butler RB, Bishop JY. The effect of smoking on rotator cuff and glenoid labrum surgery: a systematic review. *Am J Sports Med*. 2015;43(3):745-751.
3. Kanneganti P, Harris JD, Brophy RH, Carey JL, Lattermann C, Flanigan DC. The effect of smoking on ligament and cartilage surgery in the knee: a systematic review. *Am J Sports Med*. 2012;40(12):2872-2878.
4. Novikov DA, Swensen SJ, Buza JA 3rd, Gidumal RH, Strauss EJ. The effect of smoking on ACL reconstruction: a systematic review. *Phys Sportsmed*. 2016;44(4):335-341.
5. Scolaro JA, Schenker ML, Yannascoli S, Baldwin K, Mehta S, Ahn J. Cigarette smoking increases complications following fracture: a systematic review. *J Bone Joint Surg Am*. 2014;96(8):674-681.
6. Steiner JL, Lang CH. Dysregulation of skeletal muscle protein metabolism by alcohol. *Am J Physiol Endocrinol Metab*. 2015;308(9):E699-E712.
7. Lang CH, Kimball SR, Frost RA, Vary TC. Alcohol myopathy: impairment of protein synthesis and translation initiation. *Int J Biochem Cell Biol*. 2001;33(5):457-473.
8. Alfredson H, Pietilä T, Jonsson P, Lorentzon R. Heavy-load eccentric calf muscle training for the treatment of chronic Achilles tendinosis. *Am J Sports Med*. 1998;26(3):360-366.
9. Ohberg L, Alfredson H. Effects on neovascularisation behind the good results with eccentric training in chronic mid-portion Achilles tendinosis? *Knee Surg Sports Traumatol Arthrosc*. 2004;12(5):465-470.
10. Shalabi A, Kristoffersen-Wilberg M, Svensson L, Aspelin P, Movin T. Eccentric training of the gastrocnemius-soleus complex in chronic Achilles tendinopathy results in decreased tendon volume and intratendinous signal as evaluated by MRI. *Am J Sports Med*. 2004;32(5):1286-1296.
11. Bahr R, Fossan B, Løken S, Engebretsen L. Surgical treatment compared with eccentric training for patellar tendinopathy (jumper's knee). A randomized, controlled trial. *J Bone Joint Surg Am*. 2006;88(8):1689-1698.
12. Cook JL, Purdam CR. Is tendon pathology a continuum? A pathology model to explain the clinical presentation of load-induced tendinopathy. *Br J Sports Med*. 2009;43(6):409-416.
13. Grafstein B. Role of slow axonal transport in nerve regeneration. *Acta Neuropathol*. 1971;5:144-152.
14. Hoffman PN, Lasek RJ. Axonal transport of the cytoskeleton in regenerating motor neurons: constancy and change. *Brain Res*. 1980;202(2):317-333.

Chapter 9 | 影響受傷的因素

1. McCrary JM, Ackermann BJ, Halaki M. A systematic review of the effects of upper body warm-up on performance and injury. *Br J Sports Med*. 2015;49(14):935-942.
2. Fradkin AJ, Zazryn TR, Smoliga JM. Effects of warming-up on physical performance: a systematic review with meta-analysis. *J Strength Cond Res*. 2010;24(1):140-148.
3. Herman K, Barton C, Malliaras P, Morrissey D. The effectiveness of neuromuscular warm-up strategies, that require no additional equipment, for preventing lower limb injuries during sports participation: a systematic review. *BMC Med*. 2012;10:75.
4. Gray SR, De Vito G, Nimmo MA, Farina D, Ferguson RA. Skeletal muscle ATP turnover and muscle fiber conduction velocity are elevated at higher muscle temperatures during maximal power output development in humans. *Am J Physiol Regul Integr Comp Physiol*. 2006;290(2):R376-R382.
5. Racinais S, Oksa J. Temperature and neuromuscular function. *Scand J Med Sci Sports*. 2010;20 Suppl 3:1-18.
6. Close R, Hoh JF. Influence of temperature on isometric contractions of rat skeletal muscles. *Nature*. 1968;217(5134):1179-1180.
7. Stewart D, Macaluso A, De Vito G. The effect of an active warm-up on surface EMG and muscle performance in healthy humans. *Eur J Appl Physiol*. 2003;89(6):509-513.
8. Pearce AJ, Rowe GS, Whyte DG. Neural conduction and excitability following a simple warm up. *J Sci Med Sport*. 2012;15(2):164-168.
9. Simic L, Sarabon N, Markovic G. Does pre-exercise static stretching inhibit maximal muscular performance? A meta-analytical review. *Scand J Med Sci Sports*. 2013;23(2):131-148.
10. Behm DG, Chaouachi A. A review of the acute effects of static and dynamic stretching on performance. *Eur J Appl Physiol*. 2011;111(11):2633-2651.
11. Fulton J, Wright K, Kelly M, et al. Injury risk is altered by previous injury: a systematic review of the literature and presentation of causative neuromuscular factors. *Int J Sports Phys Ther*. 2014;9(5):583-595.
12. Murphy DF, Connolly DA, Beynnon BD. Risk factors for lower extremity injury: a review of the literature. *Br J Sports Med*. 2003;37(1):13-29.
13. Hägglund M, Waldén M, Ekstrand J. Previous injury as a risk factor for injury in elite football: a prospective study over two consecutive seasons. *Br J Sports Med*. 2006;40(9):767-772.
14. Gaal BT, Knapik DM, Karns MR, Salata MJ, Voos JE. Contralateral anterior cruciate ligament injuries following index reconstruction in the pediatric athlete. *Curr Rev Musculoskelet Med*. 2020;13(4):409-415.
15. Swärd P, Kostogiannis I, Roos H. Risk factors for a contralateral anterior cruciate ligament injury. *Knee Surg Sports Traumatol Arthrosc*. 2010;18(3):277-291.
16. Arøen A, Helgø D, Granlund OG, Bahr R. Contralateral tendon rupture risk is increased in individuals with a previous Achilles tendon rupture. *Scand J Med Sci Sports*. 2004;14(1):30-33.
17. Milewski MD, Skaggs DL, Bishop GA, et al. Chronic lack of sleep is associated with increased sports injuries in adolescent athletes. *J Pediatr Orthop*. 2014;34(2):129-133.
18. Viegas F, Ocarino JM, Freitas LS, et al. The sleep as a predictor of musculoskeletal injuries in adolescent athletes. *Sleep Sci*. 2022;15(3):305-311.
19. Azboy O, Kaygisiz Z. Effects of sleep deprivation on cardiorespiratory functions of the runners and volleyball

20. McLean SG, Samorezov JE. Fatigue-induced ACL injury risk stems from a degradation in central control. *Med Sci Sports Exerc*. 2009;41(8):1661-1672.
21. Small K, McNaughton L, Greig M, Lovell R. The effects of multidirectional soccer-specific fatigue on markers of hamstring injury risk. *J Sci Med Sport*. 2010;13(1):120-125.
22. Kekelekis A, Nikolaidis PT, Moore IS, Rosemann T, Knechtle B. Risk factors for upper limb injury in tennis players: a systematic review. *Int J Environ Res Public Health*. 2020;17(8):2744.
23. Steele J, Bruce-Low S, Smith D, Osborne N, Thorkeldsen A. Can specific loading through exercise impart healing or regeneration of the intervertebral disc? *Spine J*. 2015;15(10):2117-2121.
24. Bohm S, Mersmann F, Arampatzis A. Human tendon adaptation in response to mechanical loading: a systematic review and meta-analysis of exercise intervention studies on healthy adults. *Sports Med Open*. 2015;1(1):7.
25. Grzelak P, Podgorski M, Stefanczyk L, Krochmalski M, Domzalski M. Hypertrophied cruciate ligament in high performance weightlifters observed in magnetic resonance imaging. *Int Orthop*. 2012;36(8):1715-1719.
26. O'Bryan SJ, Giuliano C, Woessner MN, et al. Progressive resistance training for concomitant increases in muscle strength and bone mineral density in older adults: a systematic review and meta-analysis. *Sports Med*. 2022;52(8):1939-1960.
27. Lauersen JB, Bertelsen DM, Andersen LB. The effectiveness of exercise interventions to prevent sports injuries: a systematic review and meta-analysis of randomised controlled trials. *Br J Sports Med*. 2014;48(11):871-877.
28. Papalia GF, Papalia R, Diaz Balzani LA, et al. The effects of physical exercise on balance and prevention of falls in older people: a systematic review and meta-analysis. *J Clin Med*. 2020;9(8):2595.
29. Wall BT, Morton JP, van Loon LJ. Strategies to maintain skeletal muscle mass in the injured athlete: nutritional considerations and exercise mimetics. *Eur J Sport Sci*. 2015;15(1):53-62.
30. Smith-Ryan AE, Hirsch KR, Saylor HE, Gould LM, Blue MNM. Nutritional considerations and strategies to facilitate injury recovery and rehabilitation. *J Athl Train*. 2020;55(9):918-930.
31. Tipton KD. Nutritional support for exercise-induced injuries. *Sports Med*. 2015;45 Suppl 1:S93-S104.
32. Kvist J, Silbernagel KG. Fear of movement and reinjury in sports medicine: relevance for rehabilitation and return to sport. *Phys Ther*. 2022;102(2):pzab272.
33. Mir B, Vivekanantha P, Dhillon S, et al. Fear of reinjury following primary anterior cruciate ligament reconstruction: a systematic review [published online ahead of print, 2022 Dec 23]. *Knee Surg Sports Traumatol Arthrosc*. 2022;10.1007/s00167-022-07296-6.
34. Hsu CJ, Meierbachtol A, George SZ, Chmielewski TL. Fear of reinjury in athletes. *Sports Health*. 2017;9(2):162-167.
35. Tagesson S, Kvist J. Greater fear of re-injury and increased tibial translation in patients who later sustain an ACL graft rupture or a contralateral ACL rupture: a pilot study. *J Sports Sci*. 2016;34(2):125-132.
36. Hartigan EH, Lynch AD, Logerstedt DS, Chmielewski TL, Snyder-Mackler L. Kinesiophobia after anterior cruciate ligament rupture and reconstruction: noncopers versus potential copers. *J Orthop Sports Phys Ther*. 2013;43(11):821-832.
37. Nuccio RP, Barnes KA, Carter JM, Baker LB. Fluid balance in team sport athletes and the effect of hypohydration on cognitive, technical, and physical performance. *Sports Med*. 2017;47(10):1951-1982.
38. Knapik JJ, Trone DW, Tchandja J, Jones BH. Injury-reduction effectiveness of prescribing running shoes on the basis of foot arch height: summary of military investigations. *J Orthop Sports Phys Ther*. 2014;44(10):805-812.
39. Knapik JJ, Trone DW, Swedler DI, et al. Injury reduction effectiveness of assigning running shoes based on plantar shape in Marine Corps basic training. *Am J Sports Med*. 2010;38(9):1759-1767.
40. Molloy JM. Factors Influencing running-related musculoskeletal injury risk among U.S. military recruits. *Mil Med*. 2016;181(6):512-523.
41. Ghosh N, Kolade OO, Shontz E, et al. Nonsteroidal anti-inflammatory drugs (NSAIDs) and their effect on musculoskeletal soft-tissue healing: a scoping review. *JBJS Rev*. 2019;7(12):e4.
42. Kapetanos G. The effect of the local corticosteroids on the healing and biomechanical properties of the partially injured tendon. *Clin Orthop Relat Res*. 1982;(163):170-179.
43. Wiggins ME, Fadale PD, Barrach H, Ehrlich MG, Walsh WR. Healing characteristics of a type I collagenous structure treated with corticosteroids. *Am J Sports Med*. 1994;22(2):279-288.
44. Hall MM, Finnoff JT, Smith J. Musculoskeletal complications of fluoroquinolones: guidelines and precautions for usage in the athletic population. *PM R*. 2011;3(2):132-142.
45. Khaliq Y, Zhanel GG. Musculoskeletal injury associated with fluoroquinolone antibiotics. *Clin Plast Surg*. 2005;32(4):495-vi.

Chapter 11 | 復健方案概述

1. American Physical Therapy Association. *Guide to Physical Therapist Practice*. Second Edition. American Physical Therapy Association. *Phys Ther*. 2001;81(1):9-746.
2. Sizer PS Jr, Brismée JM, Cook C. Medical screening for red flags in the diagnosis and management of musculoskeletal spine pain. *Pain Pract*. 2007;7(1):53-71.
3. Ramanayake RPJC, Basnayake BMTK. Evaluation of red flags minimizes missing serious diseases in primary care. *J Family Med Prim Care*. 2018;7(2):315-318.
4. Downie A, Williams CM, Henschke N, et al. Red flags to screen for malignancy and fracture in patients with low back pain: systematic review [published correction appears in *BMJ*. 2014;348:g7]. *BMJ*. 2013;347:f7095.
5. Henschke N, Maher CG, Refshauge KM. A systematic review identifies five "red flags" to screen for vertebral fracture in patients with low back pain. *J Clin Epidemiol*. 2008;61(2):110-118.
6. Ghosh N, Kolade OO, Shontz E, et al. Nonsteroidal anti-inflammatory drugs (NSAIDs) and their effect on musculoskeletal soft-tissue healing: a scoping review. *JBJS Rev*. 2019;7(12):e4.

Chapter 12 | 訓練與計畫指引

1. Schoenfeld BJ, Vigotsky A, Contreras B, et al. Differential effects of attentional focus strategies during long-term resistance training. *Eur J Sport Sci*. 2018;18(5):705-712.
2. Calatayud J, Vinstrup J, Jakobsen MD, et al. Importance of mind-muscle connection during progressive resistance training. *Eur J Appl Physiol*. 2016;116(3):527-533.
3. Huygaerts S, Cos F, Cohen DD, et al. Mechanisms of hamstring strain injury: interactions between fatigue, muscle activation and function. *Sports* (Basel). 2020;8(5):65.

Chapter 14 | 輔助與替代療法

1. Minshull C, Gallacher P, Roberts S, Barnett A, Kuiper JH, Bailey A. Contralateral strength training attenuates muscle performance loss following anterior cruciate ligament (ACL) reconstruction: a randomised-controlled trial. *Eur J Appl Physiol*. 2021;121(12):3551-3559.
2. Green LA, Gabriel DA. The cross education of strength and skill following unilateral strength training in the upper and lower limbs. *J Neurophysiol*. 2018;120(2):468-479.
3. Frazer AK, Williams J, Spittle M, Kidgell DJ. Cross-education of muscular strength is facilitated by homeostatic plasticity. *Eur J Appl Physiol*. 2017;117(4):665-677.
4. Gabriel DA, Kamen G, Frost G. Neural adaptations to resistive exercise: mechanisms and recommendations for training practices. *Sports Med*. 2006;36(2):133-149.
5. Farthing JP, Borowsky R, Chilibeck PD, Binsted G, Sarty GE. Neuro-physiological adaptations associated with cross-education of strength. *Brain Topogr*. 2007;20(2):77-88.
6. Grande-Alonso M, Garrigos-Pedron M, Cuenca-Martinez F, et al. Influence of the generation of motor mental images on physiotherapy treatment in patients with chronic low back pain. *Pain Physician*. 2020;23(4):E399-E408.
7. Salik Sengul Y, Kaya N, Yalcinkaya G, Kirmizi M, Kalemci O. The

7. effects of the addition of motor imagery to home exercises on pain, disability and psychosocial parameters in patients undergoing lumbar spinal surgery: a randomized controlled trial. *Explore* (NY). 2021;17(4):334-339.
8. Limakatso K, Madden VJ, Manie S, Parker R. The effectiveness of graded motor imagery for reducing phantom limb pain in amputees: a randomised controlled trial. *Physiotherapy*. 2020;109:65-74.
9. Louw A, Farrell K, Nielsen A, O'Malley M, Cox T, Puentedura EJ. Virtual McKenzie extension exercises for low back and leg pain: a prospective pilot exploratory case series [published online ahead of print, 2022 Jun 23]. *J Man Manip Ther*. 2022;1-7.
10. Louw A, Schmidt SG, Louw C, Puentedura EJ. Moving without moving: immediate management following lumbar spine surgery using a graded motor imagery approach: a case report. *Physiother Theory Pract*. 2015;31(7):509-517.
11. Moseley GL. Graded motor imagery is effective for long-standing complex regional pain syndrome: a randomised controlled trial. *Pain*. 2004;108(1-2):192-198.
12. Hughes L, Paton B, Rosenblatt B, Gissane C, Patterson SD. Blood flow restriction training in clinical musculoskeletal rehabilitation: a systematic review and meta-analysis. *Br J Sports Med*. 2017;51(13):1003-1011.
13. Karanasios S, Korakakis V, Moutzouri M, Xergia SA, Tsepis E, Gioftsos G. Low-load resistance training with blood flow restriction is effective for managing lateral elbow tendinopathy: a randomized, sham-controlled trial. *J Orthop Sports Phys Ther*. 2022;52(12):803-825.
14. Kilgas MA, Lytle LLM, Drum SN, Elmer SJ. Exercise with blood flow restriction to improve quadriceps function long after ACL reconstruction. *Int J Sports Med*. 2019;40(10):650-656.
15. Hughes L, Rosenblatt B, Haddad F, et al. Comparing the effectiveness of blood flow restriction and traditional heavy load resistance training in the post-surgery rehabilitation of anterior cruciate ligament reconstruction patients: a UK National Health Service randomised controlled trial. *Sports Med*. 2019;49(11):1787-1805.
16. Ferraz RB, Gualano B, Rodrigues R, et al. Benefits of resistance training with blood flow restriction in knee osteoarthritis. *Med Sci Sports Exerc*. 2018;50(5):897-905.
17. Yildirim N, Filiz Ulusoy M, Bodur H. The effect of heat application on pain, stiffness, physical function and quality of life in patients with knee osteoarthritis. *J Clin Nurs*. 2010;19(7-8):1113-1120.
18. Michlovitz S, Hun L, Erasala GN, Hengehold DA, Weingand KW. Continuous low-level heat wrap therapy is effective for treating wrist pain. *Arch Phys Med Rehabil*. 2004;85(9):1409-1416.
19. French SD, Cameron M, Walker BF, Reggars JW, Esterman AJ. Superficial heat or cold for low back pain. *Cochrane Database Syst Rev*. 2006;2006(1):CD004750. Published 2006 Jan 25.
20. Nadler SF, Steiner DJ, Erasala GN, et al. Continuous low-level heat wrap therapy provides more efficacy than Ibuprofen and acetaminophen for acute low back pain. *Spine* (Phila Pa 1976). 2002;27(10):1012-1017.
21. Rodrigues P, Trajano GS, Stewart IB, Minett GM. Potential role of passively increased muscle temperature on contractile function. *Eur J Appl Physiol*. 2022;122(10):2153-2162.
22. Petrofsky J, Berk L, Bains G, et al. Moist heat or dry heat for delayed onset muscle soreness. *J Clin Med Res*. 2013;5(6):416-425.
23. Selsby JT, Rother S, Tsuda S, Pracash O, Quindry J, Dodd SL. Intermittent hyperthermia enhances skeletal muscle regrowth and attenuates oxidative damage following reloading. *J Appl Physiol* (1985). 2007;102(4):1702-1707.
24. Naito H, Powers SK, Demirel HA, Sugiura T, Dodd SL, Aoki J. Heat stress attenuates skeletal muscle atrophy in hindlimb-unweighted rats. *J Appl Physiol* (1985). 2000;88(1):359-363.
25. Hafen PS, Abbott K, Bowden J, Lopiano R, Hancock CR, Hyldahl RD. Daily heat treatment maintains mitochondrial function and attenuates atrophy in human skeletal muscle subjected to immobilization. *J Appl Physiol* (1985). 2019;127(1):47-57.
26. Selsby JT, Dodd SL. Heat treatment reduces oxidative stress and protects muscle mass during immobilization. *Am J Physiol Regul Integr Comp Physiol*. 2005;289(1):R134-R139.
27. Laukkanen JA, Laukkanen T, Kunutsor SK. Cardiovascular and other health benefits of sauna bathing: a review of the evidence. *Mayo Clin Proc*. 2018;93(8):1111-1121.
28. Laukkanen T, Khan H, Zaccardi F, Laukkanen JA. Association between sauna bathing and fatal cardiovascular and all-cause mortality events. *JAMA Intern Med*. 2015;175(4):542-548.
29. Laukkanen JA, Laukkanen T. Sauna bathing and systemic inflammation. *Eur J Epidemiol*. 2018;33(3):351-353.
30. Kunutsor SK, Laukkanen T, Laukkanen JA. Longitudinal associations of sauna bathing with inflammation and oxidative stress: the KIHD prospective cohort study. *Ann Med*. 2018;50(5):437-442.
31. Wu LC, Weng PW, Chen CH, Huang YY, Tsuang YH, Chiang CJ. Literature review and meta-analysis of transcutaneous electrical nerve stimulation in treating chronic back pain. *Reg Anesth Pain Med*. 2018;43(4):425-433.
32. Resende L, Merriwether E, Rampazo ÉP, et al. Meta-analysis of transcutaneous electrical nerve stimulation for relief of spinal pain. *Eur J Pain*. 2018;22(4):663-678.
33. Oosterhof J, Samwel HJ, de Boo TM, Wilder-Smith OH, Oostendorp RA, Crul BJ. Predicting outcome of TENS in chronic pain: a prospective, randomized, placebo controlled trial. *Pain*. 2008;136(1-2):11-20.
34. Hauger AV, Reiman MP, Bjordal JM, Sheets C, Ledbetter L, Goode AP. Neuromuscular electrical stimulation is effective in strengthening the quadriceps muscle after anterior cruciate ligament surgery. *Knee Surg Sports Traumatol Arthrosc*. 2018;26(2):399-410.
35. Stevens-Lapsley JE, Balter JE, Wolfe P, Eckhoff DG, Kohrt WM. Early neuromuscular electrical stimulation to improve quadriceps muscle strength after total knee arthroplasty: a randomized controlled trial. *Phys Ther*. 2012;92(2):210-226.
36. Fitzgerald GK, Piva SR, Irrgang JJ. A modified neuromuscular electrical stimulation protocol for quadriceps strength training following anterior cruciate ligament reconstruction. *J Orthop Sports Phys Ther*. 2003;33(9):492-501.
37. Brown F, Gissane C, Howatson G, van Someren K, Pedlar C, Hill J. Compression garments and recovery from exercise: a meta-analysis. *Sports Med*. 2017;47(11):2245-2267.
38. Marqués-Jiménez D, Calleja-González J, Arratibel I, Delextrat A, Terrados N. Are compression garments effective for the recovery of exercise-induced muscle damage? A systematic review with meta-analysis. *Physiol Behav*. 2016;153:133-148.
39. Hill J, Howatson G, van Someren K, Leeder J, Pedlar C. Compression garments and recovery from exercise-induced muscle damage: a meta-analysis. *Br J Sports Med*. 2014;48(18):1340-1346.
40. Dubois B, Esculier JF. Soft-tissue injuries simply need PEACE and LOVE. *Br J Sports Med*. 2020;54(2):72-73.
41. Moffet HH. Sham acupuncture may be as efficacious as true acupuncture: a systematic review of clinical trials. *J Altern Complement Med*. 2009;15(3):213-216.
42. Kong JT, Puetz C, Tian L, et al. Effect of electroacupuncture vs sham treatment on change in pain severity among adults with chronic low back pain: a randomized clinical trial [published correction appears in JAMA Netw Open. 2022 Apr 1;5(4):e229687]. *JAMA Netw Open*. 2020;3(10):e2022787. Published 2020 Oct 1.
43. Mu J, Furlan AD, Lam WY, Hsu MY, Ning Z, Lao L. Acupuncture for chronic nonspecific low back pain. *Cochrane Database Syst Rev*. 2020;12(12):CD013814. Published 2020 Dec 11.
44. Farag AM, Malacarne A, Pagni SE, Maloney GE. The effectiveness of acupuncture in the management of persistent regional myofascial head and neck pain: a systematic review and meta-analysis. *Complement Ther Med*. 2020;49:102297.
45. Su X, Qian H, Chen B, et al. Acupuncture for acute low back pain: a systematic review and meta-analysis. *Ann Palliat Med*. 2021;10(4):3924-3936.
46. Tu JF, Yang JW, Shi GX, et al. Efficacy of intensive acupuncture versus sham acupuncture in knee osteoarthritis: a randomized controlled trial. *Arthritis Rheumatol*. 2021;73(3):448-458.
47. Gattie E, Cleland JA, Pandya J, Snodgrass S. Dry needling adds no benefit to the treatment of neck pain: a sham-controlled randomized clinical trial with 1-year follow-up. *J Orthop Sports Phys Ther*. 2021;51(1):37-45.
48. Sánchez-Infante J, Navarro-Santana MJ, Bravo-Sánchez

A, Jiménez-Diaz F, Abián-Vicén J. Is dry needling applied by physical therapists effective for pain in musculoskeletal conditions? A systematic review and meta-analysis. *Phys Ther*. 2021;101(3):pzab070.
49. Liu L, Huang QM, Liu QG, et al. Effectiveness of dry needling for myofascial trigger points associated with neck and shoulder pain: a systematic review and meta-analysis. *Arch Phys Med Rehabil*. 2015;96(5):944-955.
50. Callaghan MJ, McKie S, Richardson P, Oldham JA. Effects of patellar taping on brain activity during knee joint proprioception tests using functional magnetic resonance imaging. *Phys Ther*. 2012;92(6):821-830.
51. Aguilar-Ferrándiz ME, Castro-Sánchez AM, Matarán-Peñarrocha GA, Guisado-Barrilao R, García-Ríos MC, Moreno-Lorenzo C. A randomized controlled trial of a mixed kinesio taping-compression technique on venous symptoms, pain, peripheral venous flow, clinical severity and overall health status in postmenopausal women with chronic venous insufficiency. *Clin Rehabil*. 2014;28(1):69-81.
52. Logan CA, Bhashyam AR, Tisosky AJ, et al. Systematic review of the effect of taping techniques on patellofemoral pain syndrome. *Sports Health*. 2017;9(5):456-461.
53. Cheatham SW, Lee M, Cain M, Baker R. The efficacy of instrument assisted soft tissue mobilization: a systematic review. *J Can Chiropr Assoc*. 2016;60(3):200-211.
54. Ikeda N, Otsuka S, Kawanishi Y, Kawakami Y. Effects of instrument-assisted soft tissue mobilization on musculoskeletal properties [published correction appears in Med Sci Sports Exerc. 2020 Feb;52(2):524]. *Med Sci Sports Exerc*. 2019;51(10):2166-2172.
55. Gunn LJ, Stewart JC, Morgan B, et al. Instrument-assisted soft tissue mobilization and proprioceptive neuromuscular facilitation techniques improve hamstring flexibility better than static stretching alone: a randomized clinical trial. *J Man Manip Ther*. 2019;27(1):15-23.
56. Kawashima M, Kawanishi N, Tominaga T, et al. Icing after eccentric contraction-induced muscle damage perturbs the disappearance of necrotic muscle fibers and phenotypic dynamics of macrophages in mice. *J Appl Physiol* (1985). 2021;130(5):1410-1420.
57. Singh DP, Barani Lonbani Z, Woodruff MA, Parker TJ, Steck R, Peake JM. Effects of topical icing on inflammation, angiogenesis, revascularization, and myofiber regeneration in skeletal muscle following contusion injury. *Front Physiol*. 2017;8:93.
58. Raynor MC, Pietrobon R, Guller U, Higgins LD. Cryotherapy after ACL reconstruction: a meta-analysis. *J Knee Surg*. 2005;18(2):123-129.
59. Barber FA, McGuire DA, Click S. Continuous-flow cold therapy for outpatient anterior cruciate ligament reconstruction. *Arthroscopy*. 1998;14(2):130-135.
60. Merrick MA, Rankin JM, Andres FA, Hinman CL. A preliminary examination of cryotherapy and secondary injury in skeletal muscle. *Med Sci Sports Exerc*. 1999;31(11):1516-1521.
61. Scott A, Khan KM, Roberts CR, Cook JL, Duronio V. What do we mean by the term "inflammation"? A contemporary basic science update for sports medicine. *Br J Sports Med*. 2004;38(3):372-380.
62. Mawhinney C, Low DA, Jones H, Green DJ, Costello JT, Gregson W. Cold water mediates greater reductions in limb blood flow than whole body cryotherapy. *Med Sci Sports Exerc*. 2017;49(6):1252-1260.
63. Wilson LJ, Cockburn E, Paice K, et al. Recovery following a marathon: a comparison of cold water immersion, whole body cryotherapy and a placebo control. *Eur J Appl Physiol*. 2018;118(1):153-163.
64. Crystal NJ, Townson DH, Cook SB, LaRoche DP. Effect of cryotherapy on muscle recovery and inflammation following a bout of damaging exercise. *Eur J Appl Physiol*. 2013;113(10):2577-2586.
65. Ghosh N, Kolade OO, Shontz E, et al. Nonsteroidal anti-inflammatory drugs (NSAIDs) and their effect on musculoskeletal soft-tissue healing: a scoping review. *JBJS Rev*. 2019;7(12):e4.
66. Kristensen DM, Desdoits-Lethimonier C, Mackey AL, et al. Ibuprofen alters human testicular physiology to produce a state of compensated hypogonadism [published correction appears in *Proc Natl Acad Sci USA*. 2018 Apr 16]. *Proc Natl Acad Sci USA*. 2018;115(4):E715-E724.
67. Bittermann A, Gao S, Rezvani S, et al. Oral ibuprofen interferes with cellular healing responses in a murine model of Achilles tendinopathy. *J Musculoskelet Disord Treat*. 2018;4(2):049.
68. Hammerman M, Blomgran P, Ramstedt S, Aspenberg P. COX-2 inhibition impairs mechanical stimulation of early tendon healing in rats by reducing the response to microdamage. *J Appl Physiol* (1985). 2015;119(5):534-540.
69. Connizzo BK, Yannascoli SM, Tucker JJ, et al. The detrimental effects of systemic ibuprofen delivery on tendon healing are time-dependent. *Clin Orthop Relat Res*. 2014;472(8):2433-2439.
70. Wang W, Shi M, Zhou C, et al. Effectiveness of corticosteroid injections in adhesive capsulitis of shoulder: a meta-analysis. *Medicine* (Baltimore). 2017;96(28):e7529.
71. Kapetanos G. The effect of the local corticosteroids on the healing and biomechanical properties of the partially injured tendon. *Clin Orthop Relat Res*. 1982;(163):170-179.
72. Wiggins ME, Fadale PD, Barrach H, Ehrlich MG, Walsh WR. Healing characteristics of a type I collagenous structure treated with corticosteroids. *Am J Sports Med*. 1994;22(2):279-288.
73. Wang CJ. Extracorporeal shockwave therapy in musculoskeletal disorders. *J Orthop Surg Res*. 2012;7:11.
74. Lou J, Wang S, Liu S, Xing G. Effectiveness of extracorporeal shock wave therapy without local anesthesia in patients with recalcitrant plantar fasciitis: a meta-analysis of randomized controlled trials. *Am J Phys Med Rehabil*. 2017;96(8):529-534.
75. Cacchio A, Rompe JD, Furia JP, Susi P, Santilli V, De Paulis F. Shockwave therapy for the treatment of chronic proximal hamstring tendinopathy in professional athletes. *Am J Sports Med*. 2011;39(1):146-153.
76. van Leeuwen MT, Zwerver J, van den Akker-Scheek I. Extracorporeal shockwave therapy for patellar tendinopathy: a review of the literature. *Br J Sports Med*. 2009;43(3):163-168.
77. Staples MP, Forbes A, Ptasznik R, Gordon J, Buchbinder R. A randomized controlled trial of extracorporeal shock wave therapy for lateral epicondylitis (tennis elbow). *J Rheumatol*. 2008;35(10):2038-2046.
78. Belk JW, Kraeutler MJ, Houck DA, Goodrich JA, Dragoo JL, McCarty EC. Platelet-rich plasma versus hyaluronic acid for knee osteoarthritis: a systematic review and meta-analysis of randomized controlled trials. *Am J Sports Med*. 2021;49(1):249-260.
79. Kim CH, Park YB, Lee JS, Jung HS. Platelet-rich plasma injection vs. operative treatment for lateral elbow tendinosis: a systematic review and meta-analysis. *J Shoulder Elbow Surg*. 2022;31(2):428-436.
80. Chen X, Jones IA, Park C, Vangsness CT Jr. The efficacy of platelet-rich plasma on tendon and ligament healing: a systematic review and meta-analysis with bias assessment. *Am J Sports Med*. 2018;46(8):2020-2032.
81. Chahla J, Cinque ME, Piuzzi NS, et al. A call for standardization in platelet-rich plasma preparation protocols and composition reporting: a systematic review of the clinical orthopaedic literature. *J Bone Joint Surg Am*. 2017;99(20):1769-1779.
82. McIntyre JA, Jones IA, Han B, Vangsness CT Jr. Intra-articular mesenchymal stem cell therapy for the human joint: a systematic review. *Am J Sports Med*. 2018;46(14):3550-3563.
83. Chahla J, Piuzzi NS, Mitchell JJ, et al. Intra-articular cellular therapy for osteoarthritis and focal cartilage defects of the knee: a systematic review of the literature and study quality analysis. *J Bone Joint Surg Am*. 2016;98(18):1511-1521.
84. Chang CH, Tsai WC, Hsu YH, Pang JH. Pentadecapeptide BPC 157 enhances the growth hormone receptor expression in tendon fibroblasts. *Molecules*. 2014;19(11):19066-19077.
85. Krivic A, Majerovic M, Jelic I, Seiwerth S, Sikiric P. Modulation of early functional recovery of Achilles tendon to bone unit after transection by BPC 157 and methylprednisolone. *Inflamm Res*. 2008;57(5):205-210.
86. Staresinic M, Sebecic B, Patrlj L, et al. Gastric pentadecapeptide BPC 157 accelerates healing of transected rat Achilles tendon and in vitro stimulates tendocytes growth. *J Orthop Res*. 2003;21(6):976-983.

87. Ebadi S, Henschke N, Forogh B, et al. Therapeutic ultrasound for chronic low back pain. *Cochrane Database Syst Rev.* 2020;7(7):CD009169. Published 2020 Jul 5.
88. Desmeules F, Boudreault J, Roy JS, Dionne C, Frémont P, MacDermid JC. The efficacy of therapeutic ultrasound for rotator cuff tendinopathy: a systematic review and meta-analysis. *Phys Ther Sport*. 2015;16(3):276-284.
89. van den Bekerom MP, van der Windt DA, Ter Riet G, van der Heijden GJ, Bouter LM. Therapeutic ultrasound for acute ankle sprains. *Cochrane Database Syst Rev.* 2011;2011(6):CD001250. Published 2011 Jun 15.
90. Robertson VJ, Baker KG. A review of therapeutic ultrasound: effectiveness studies. *Phys Ther*. 2001;81(7):1339-1350.
91. Baker KG, Robertson VJ, Duck FA. A review of therapeutic ultrasound: biophysical effects. *Phys Ther*. 2001;81(7):1351-1358.
92. van der Windt DAWM, van der Heijden GJMG, van den Berg SGM, Ter Riet G, de Winter AF, Bouter LM. Ultrasound therapy for musculoskeletal disorders: a systematic review. *Pain*. 1999;81(3):257-271.
93. Almeida Silva HJ, Barbosa GM, Scattone Silva R, et al. Dry cupping therapy is not superior to sham cupping to improve clinical outcomes in people with non-specific chronic low back pain: a randomised trial. *J Physiother*. 2021;67(2):132-139.
94. Lauche R, Spitzer J, Schwahn B, et al. Efficacy of cupping therapy in patients with the fibromyalgia syndrome-a randomised placebo controlled trial. *Sci Rep*. 2016;6:37316.
95. Daly S, Thorpe M, Rockswold S, et al. Hyperbaric oxygen therapy in the treatment of acute severe traumatic brain injury: a systematic review. *J Neurotrauma*. 2018;35(4):623-629.
96. Deng Z, Chen W, Jin J, Zhao J, Xu H. The neuroprotection effect of oxygen therapy: a systematic review and meta-analysis. *Niger J Clin Pract*. 2018;21(4):401-416.
97. Kranke P, Bennett MH, Martyn-St James M, Schnabel A, Debus SE, Weibel S. Hyperbaric oxygen therapy for chronic wounds. *Cochrane Database Syst Rev*. 2015;2015(6):CD004123. Published 2015 Jun 24.
98. Bennett MH, Feldmeier J, Hampson NB, Smee R, Milross C. Hyperbaric oxygen therapy for late radiation tissue injury. *Cochrane Database Syst Rev*. 2016;4(4):CD005005. Published 2016 Apr 28.
99. Ince B, Ismayilzada M, Arslan A, Dadaci M. Does hyperbaric oxygen therapy facilitate peripheral nerve recovery in upper extremity injuries? A prospective study of 74 patients. *Eur J Trauma Emerg Surg*. 2022;48(5):3997-4003.
100. Millar IL, Lind FG, Jansson KÅ, et al. Hyperbaric oxygen for lower limb trauma (HOLLT): an international multi-centre randomised clinical trial. *Diving Hyperb Med*. 2022;52(3):164-174.
101. Webster AL, Syrotuik DG, Bell GJ, Jones RL, Hanstock CC. Effects of hyperbaric oxygen on recovery from exercise-induced muscle damage in humans. *Clin J Sport Med*. 2002;12(3):139-150.
102. Babul S, Rhodes EC, Taunton JE, Lepawsky M. Effects of intermittent exposure to hyperbaric oxygen for the treatment of an acute soft tissue injury. *Clin J Sport Med*. 2003;13(3):138-147.

Chapter 15 | 頭部與頸部復健方案

1. Childs JD, Cleland JA, Elliott JM, et al. Neck pain: clinical practice guidelines linked to the international classification of functioning, disability, and health from the orthopedic section of the American Physical Therapy Association [published correction appears in J Orthop Sports Phys Ther. 2009 Apr;39(4):297]. *J Orthop Sports Phys Ther*. 2008;38(9):A1-A34.
2. Côté P, Cassidy JD, Carroll LJ, Kristman V. The annual incidence and course of neck pain in the general population: a population-based cohort study. *Pain*. 2004;112(3):267-273.
3. Borghouts JAJ, Koes BW, Bouter LM. The clinical course and prognostic factors of non-specific neck pain: a systematic review. *Pain*. 1998;77(1):1-13.
4. Kazeminasab S, Nejadghaderi SA, Amiri P, et al. Neck pain: global epidemiology, trends and risk factors. *BMC Musculoskelet Disord*. 2022;23(1):26.
5. Andersen LL, Saervoll CA, Mortensen OS, Poulsen OM, Hannerz H, Zebis MK. Effectiveness of small daily amounts of progressive resistance training for frequent neck/shoulder pain: randomised controlled trial. *Pain*. 2011;152(2):440-446.
6. Andersen LL, Kjaer M, Søgaard K, Hansen L, Kryger AI, Sjøgaard G. Effect of two contrasting types of physical exercise on chronic neck muscle pain. *Arthritis Rheum*. 2008;59(1):84-91.
7. Hidalgo B, Hall T, Bossert J, Dugeny A, Cagnie B, Pitance L. The efficacy of manual therapy and exercise for treating non-specific neck pain: a systematic review. *J Back Musculoskelet Rehabil*. 2017;30(6):1149-1169.
8. Brinjikji W, Luetmer PH, Comstock B, et al. Systematic literature review of imaging features of spinal degeneration in asymptomatic populations. *AJNR Am J Neuroradiol*. 2015;36(4):811-816.
9. Gore DR. Roentgenographic findings in the cervical spine in asymptomatic persons: a ten-year follow-up. *Spine (Phila Pa 1976)*. 2001;26(22):2463-2466.
10. Basson A, Olivier B, Ellis R, Coppieters M, Stewart A, Mudzi W. The effectiveness of neural mobilization for neuromusculoskeletal conditions: a systematic review and meta-analysis. *J Orthop Sports Phys Ther*. 2017;47(9):593-615.
11. Silveira A, Gadotti IC, Armijo-Olivo S, Biasotto-Gonzalez DA, Magee D. Jaw dysfunction is associated with neck disability and muscle tenderness in subjects with and without chronic temporomandibular disorders. *Biomed Res Int*. 2015;2015:512792.
12. Kraus S. Temporomandibular disorders, head and orofacial pain: cervical spine considerations. *Dent Clin North Am*. 2007;51(1):161-vii.

Chapter 16 | 肩膀復健方案

1. Zhao J, Luo M, Liang G, et al. Risk factors for supraspinatus tears: a meta-analysis of observational studies. *Orthop J Sports Med*. 2021;9(10):23259671211042826.
2. Yamamoto A, Takagishi K, Osawa T, et al. Prevalence and risk factors of a rotator cuff tear in the general population. *J Shoulder Elbow Surg*. 2010;19(1):116-120.
3. Matthewson G, Beach CJ, Nelson AA, et al. Partial thickness rotator cuff tears: current concepts. *Adv Orthop*. 2015;2015:458786.
4. Tsuchiya S, Davison EM, Rashid MS, et al. Determining the rate of full-thickness progression in partial-thickness rotator cuff tears: a systematic review. *J Shoulder Elbow Surg*. 2021;30(2):449-455.
5. Kim HM, Dahiya N, Teefey SA, Keener JD, Galatz LM, Yamaguchi K. Relationship of tear size and location to fatty degeneration of the rotator cuff. *J Bone Joint Surg Am*. 2010;92(4):829-839.
6. Eajazi A, Kussman S, LeBedis C, et al. Rotator cuff tear arthropathy: pathophysiology, imaging characteristics, and treatment options. *AJR Am J Roentgenol*. 2015;205(5):W502-W511.
7. Diercks R, Bron C, Dorrestijn O, et al. Guideline for diagnosis and treatment of subacromial pain syndrome: a multidisciplinary review by the Dutch Orthopaedic Association. *Acta Orthop*. 2014;85(3):314-322.
8. Pieters L, Lewis J, Kuppens K, et al. An update of systematic reviews examining the effectiveness of conservative physical therapy interventions for subacromial shoulder pain. *J Orthop Sports Phys Ther*. 2020;50(3):131-141.
9. Haik MN, Alburquerque-Sendín F, Moreira RF, Pires ED, Camargo PR. Effectiveness of physical therapy treatment of clearly defined subacromial pain: a systematic review of randomised controlled trials. *Br J Sports Med*. 2016;50(18):1124-1134.
10. Guerrero P, Busconi B, Deangelis N, Powers G. Congenital instability of the shoulder joint: assessment and treatment options. *J Orthop Sports Phys Ther*. 2009;39(2):124-134.
11. Misamore GW, Sallay PI, Didelot W. A longitudinal study of patients with multidirectional instability of the shoulder with seven- to ten-year follow-up. *J Shoulder Elbow Surg*. 2005;14(5):466-470.
12. Burkhead WZ Jr, Rockwood CA Jr. Treatment of instability of the shoulder with an exercise program. *J Bone Joint Surg Am*. 1992;74(6):890-896.
13. de la Serna D, Navarro-Ledesma S, Alayón F, López E, Pruimboom L. A comprehensive view of frozen shoulder: a

mystery syndrome. *Front Med* (Lausanne). 2021;8:663703.
14. Favejee MM, Huisstede BM, Koes BW. Frozen shoulder: the effectiveness of conservative and surgical interventions—systematic review. *Br J Sports Med*. 2011;45(1):49-56.
15. Challoumas D, Biddle M, McLean M, Millar NL. Comparison of treatments for frozen shoulder: a systematic review and meta-analysis. *JAMA Netw Open*. 2020;3(12):e2029581. Published 2020 Dec 1.
16. Dempsey AL, Mills T, Karsch RM, Branch TP. Maximizing total end range time is safe and effective for the conservative treatment of frozen shoulder patients. *Am J Phys Med Rehabil*. 2011;90(9):738-745.
17. Wilk KE, Hooks TR. The painful long head of the biceps brachii: nonoperative treatment approaches. *Clin Sports Med*. 2016;35(1):75-92.
18. Nho SJ, Strauss EJ, Lenart BA, et al. Long head of the biceps tendinopathy: diagnosis and management. *J Am Acad Orthop Surg*. 2010;18(11):645-656.
19. Cardoso TB, Pizzari T, Kinsella R, Hope D, Cook JL. Current trends in tendinopathy management. *Best Pract Res Clin Rheumatol*. 2019;33(1):122-140.

Chapter 17 | 手肘復健方案
1. Lenoir H, Mares O, Carlier Y. Management of lateral epicondylitis. *Orthop Traumatol Surg Res*. 2019;105(8S):S241-S246.
2. Kim YJ, Wood SM, Yoon AP, Howard JC, Yang LY, Chung KC. Efficacy of nonoperative treatments for lateral epicondylitis: a systematic review and meta-analysis. *Plast Reconstr Surg*. 2021;147(1):112-125.
3. Landesa-Piñeiro L, Leirós-Rodríguez R. Physiotherapy treatment of lateral epicondylitis: a systematic review. *J Back Musculoskelet Rehabil*. 2022;35(3):463-477.
4. Cullinane FL, Boocock MG, Trevelyan FC. Is eccentric exercise an effective treatment for lateral epicondylitis? A systematic review. *Clin Rehabil*. 2014;28(1):3-19.
5. Amin NH, Kumar NS, Schickendantz MS. Medial epicondylitis: evaluation and management. *J Am Acad Orthop Surg*. 2015;23(6):348-355.
6. Cardoso TB, Pizzari T, Kinsella R, Hope D, Cook JL. Current trends in tendinopathy management. *Best Pract Res Clin Rheumatol*. 2019;33(1):122-140.
7. Andres BM, Murrell GA. Treatment of tendinopathy: what works, what does not, and what is on the horizon. *Clin Orthop Relat Res*. 2008;466(7):1539-1554.
8. Casadei K, Kiel J, Freidl M. Triceps tendon injuries. *Curr Sports Med Rep*. 2020;19(9):367-372.

Chapter 18 | 手腕與手部復健方案
1. Atroshi I, Gummesson C, Johnsson R, Ornstein E, Ranstam J, Rosén I. Prevalence of carpal tunnel syndrome in a general population. *JAMA*. 1999;282(2):153-158.
2. Ferry S, Pritchard T, Keenan J, Croft P, Silman AJ. Estimating the prevalence of delayed median nerve conduction in the general population. *Br J Rheumatol*. 1998;37(6):630-635.
3. Yoshii Y, Zhao C, Amadio PC. Recent advances in ultrasound diagnosis of carpal tunnel syndrome. *Diagnostics* (Basel). 2020;10(8):596.
4. Harris-Adamson C, Eisen EA, Kapellusch J, et al. Biomechanical risk factors for carpal tunnel syndrome: a pooled study of 2474 workers. *Occup Environ Med*. 2015;72(1):33-41.
5. Meng S, Reissig LF, Beikircher R, Tzou CH, Grisold W, Weninger WJ. Longitudinal gliding of the median nerve in the carpal tunnel: ultrasound cadaveric evaluation of conventional and novel concepts of nerve mobilization. *Arch Phys Med Rehabil*. 2015;96(12):2207-2213.

Chapter 19 | 背部與脊椎復健方案
1. Deyo RA, Weinstein JN. Low back pain. *N Engl J Med*. 2001;344(5):363-370.
2. Gianola S, Bargeri S, Del Castillo G, et al. Effectiveness of treatments for acute and subacute mechanical non-specific low back pain: a systematic review with network meta-analysis. *Br J Sports Med*. 2022;56(1):41-50.
3. Almeida M, Saragiotto B, Richards B, Maher CG. Primary care management of non-specific low back pain: key messages from recent clinical guidelines. *Med J Aust*. 2018;208(6):272-275.
4. Saragiotto BT, Maher CG, Yamato TP, et al. Motor control exercise for nonspecific low back pain: a Cochrane review. *Spine* (Phila Pa 1976). 2016;41(16):1284-1295.
5. Quentin C, Bagheri R, Ugbolue UC, et al. Effect of home exercise training in patients with nonspecific low-back pain: a systematic review and meta-analysis. *Int J Environ Res Public Health*. 2021;18(16):8430.
6. Seyedhoseinpoor T, Taghipour M, Dadgoo M, et al. Alteration of lumbar muscle morphology and composition in relation to low back pain: a systematic review and meta-analysis. *Spine J*. 2022;22(4):660-676.
7. Goubert D, Oosterwijck JV, Meeus M, Danneels L. Structural changes of lumbar muscles in non-specific low back pain: a systematic review. *Pain Physician*. 2016;19(7):E985-E1000.
8. O'Sullivan K, O'Keeffe M, Forster BB, Qamar SR, van der Westhuizen A, O'Sullivan PB. Managing low back pain in active adolescents. *Best Pract Res Clin Rheumatol*. 2019;33(1):102-121.
9. Warner WC Jr, de Mendonça RGM. Adolescent spondylolysis: management and return to play. *Instr Course Lect*. 2017;66:409-413.
10. Gagnet P, Kern K, Andrews K, Elgafy H, Ebraheim N. Spondylolysis and spondylolisthesis: a review of the literature. *J Orthop*. 2018;15(2):404-407.
11. Donaldson LD. Spondylolysis in elite junior-level ice hockey players. *Sports Health*. 2014;6(4):356-359.
12. Kalichman L, Hunter DJ. Diagnosis and conservative management of degenerative lumbar spondylolisthesis. *Eur Spine J*. 2008;17(3):327-335.
13. Vibert BT, Sliva CD, Herkowitz HN. Treatment of instability and spondylolisthesis: surgical versus nonsurgical treatment. *Clin Orthop Relat Res*. 2006;443:222-227.
14. Bernard TN Jr, Kirkaldy-Willis WH. Recognizing specific characteristics of nonspecific low back pain. *Clin Orthop Relat Res*. 1987;(217):266-280.
15. Hansen HC, McKenzie-Brown AM, Cohen SP, Swicegood JR, Colson JD, Manchikanti L. Sacroiliac joint interventions: a systematic review. *Pain Physician*. 2007;10(1):165-184.
16. Al-Subahi M, Alayat M, Alshehri MA, et al. The effectiveness of physiotherapy interventions for sacroiliac joint dysfunction: a systematic review. *J Phys Ther Sci*. 2017;29(9):1689-1694.
17. Koes BW, van Tulder MW, Peul WC. Diagnosis and treatment of sciatica. *BMJ*. 2007;334(7607):1313-1317.
18. Parreira P, Maher CG, Steffens D, Hancock MJ, Ferreira ML. Risk factors for low back pain and sciatica: an umbrella review. *Spine J*. 2018;18(9):1715-1721.
19. Vanti C, Panizzolo A, Turone L, et al. Effectiveness of mechanical traction for lumbar radiculopathy: a systematic review and meta-analysis. *Phys Ther*. 2021;101(3):pzaa231.
20. Brinjikji W, Luetmer PH, Comstock B, et al. Systematic literature review of imaging features of spinal degeneration in asymptomatic populations. *AJNR Am J Neuroradiol*. 2015;36(4):811-816.
21. Brinjikji W, Diehn FE, Jarvik JG, et al. MRI findings of disc degeneration are more prevalent in adults with low back pain than in asymptomatic controls: a systematic review and meta-analysis. *AJNR Am J Neuroradiol*. 2015;36(12):2394-2399.
22. Zhong M, Liu JT, Jiang H, et al. Incidence of spontaneous resorption of lumbar disc herniation: a meta-analysis. *Pain Physician*. 2017;20(1):E45-E52.
23. Videman T, Battié MC, Gibbons LE, Maravilla K, Manninen H, Kaprio J. Associations between back pain history and lumbar MRI findings. *Spine* (Phila Pa 1976). 2003;28(6):582-588.
24. Hahne AJ, Ford JJ, McMeeken JM. Conservative management of lumbar disc herniation with associated radiculopathy: a systematic review. *Spine* (Phila Pa 1976). 2010;35(11):E488-E504.
25. Katz JN, Harris MB. Clinical practice. Lumbar spinal stenosis. *N Engl J Med*. 2008;358(8):818-825.
26. Lurie J, Tomkins-Lane C. Management of lumbar spinal stenosis. *BMJ*. 2016;352:h6234.
27. Wood KB, Blair JM, Aepple DM, et al. The natural history of asymptomatic thoracic disc herniations. *Spine* (Phila Pa 1976). 1997;22(5):525-530.
28. Gundersen A, Borgstrom H, McInnis KC. Trunk injuries in

athletes. *Curr Sports Med Rep*. 2021;20(3):150-156.
29. Foley CM, Sugimoto D, Mooney DP, Meehan WP 3rd, Stracciolini A. Diagnosis and treatment of slipping rib syndrome. *Clin J Sport Med*. 2019;29(1):18-23.
30. Proulx AM, Zryd TW. Costochondritis: diagnosis and treatment. *Am Fam Physician*. 2009;80(6):617-620.

Chapter 20 ｜髖部復健方案

1. Griffin DR, Dickenson EJ, O'Donnell J, et al. The Warwick Agreement on femoroacetabular impingement syndrome (FAI syndrome): an international consensus statement. *Br J Sports Med*. 2016;50(19):1169-1176.
2. Hoit G, Whelan DB, Dwyer T, Ajrawat P, Chahal J. Physiotherapy as an initial treatment option for femoroacetabular impingement: a systematic review of the literature and meta-analysis of 5 randomized controlled trials. *Am J Sports Med*. 2020;48(8):2042-2050.
3. Wall PD, Fernandez M, Griffin DR, Foster NE. Nonoperative treatment for femoroacetabular impingement: a systematic review of the literature. *PM R*. 2013;5(5):418-426.
4. Zhu Y, Su P, Xu T, Zhang L, Fu W. Conservative therapy versus arthroscopic surgery of femoroacetabular impingement syndrome (FAI): a systematic review and meta-analysis. *J Orthop Surg Res*. 2022;17(1):296. Published 2022 Jun 3.
5. Heerey JJ, Kemp JL, Mosler AB, et al. What is the prevalence of imaging-defined intra-articular hip pathologies in people with and without pain? A systematic review and meta-analysis. *Br J Sports Med*. 2018;52(9):581-593.
6. Johnson VL, Hunter DJ. The epidemiology of osteoarthritis. *Best Pract Res Clin Rheumatol*. 2014;28(1):5-15.
7. Litwic A, Edwards MH, Dennison EM, Cooper C. Epidemiology and burden of osteoarthritis. *Br Med Bull*. 2013;105:185-199.
8. National Clinical Guideline Centre (UK). *Osteoarthritis: Care and Management in Adults*. London: National Institute for Health and Care Excellence (UK); February 2014.
9. Zampogna B, Papalia R, Papalia GF, et al. The role of physical activity as conservative treatment for hip and knee osteoarthritis in older people: a systematic review and meta-analysis. *J Clin Med*. 2020;9(4):1167. Published 2020 Apr 18.
10. Gay C, Chabaud A, Guilley E, Coudeyre E. Educating patients about the benefits of physical activity and exercise for their hip and knee osteoarthritis. Systematic literature review. *Ann Phys Rehabil Med*. 2016;59(3):174-183.
11. Wellsandt E, Golightly Y. Exercise in the management of knee and hip osteoarthritis. *Curr Opin Rheumatol*. 2018;30(2):151-159.
12. Long SS, Surrey DE, Nazarian LN. Sonography of greater trochanteric pain syndrome and the rarity of primary bursitis. *AJR Am J Roentgenol*. 2013;201(5):1083-1086.
13. Reid D. The management of greater trochanteric pain syndrome: a systematic literature review. *J Orthop*. 2016;13(1):15-28.
14. Pianka MA, Serino J, DeFroda SF, Bodendorfer BM. Greater trochanteric pain syndrome: evaluation and management of a wide spectrum of pathology. *SAGE Open Med*. 2021;9:20503121211022582. Published 2021 Jun 3.
15. Torres A, Fernández-Fairen M, Sueiro-Fernández J. Greater trochanteric pain syndrome and gluteus medius and minimus tendinosis: nonsurgical treatment. *Pain Manag*. 2018;8(1):45-55.
16. Park JW, Lee YK, Lee YJ, Shin S, Kang Y, Koo KH. Deep gluteal syndrome as a cause of posterior hip pain and sciatica-like pain. *Bone Joint J*. 2020;102-B(5):556-567.
17. Kizaki K, Uchida S, Shanmugaraj A, et al. Deep gluteal syndrome is defined as a non-discogenic sciatic nerve disorder with entrapment in the deep gluteal space: a systematic review. *Knee Surg Sports Traumatol Arthrosc*. 2020;28(10):3354-3364.
18. Hopayian K, Heathcote J. Deep gluteal syndrome: an overlooked cause of sciatica. *Br J Gen Pract*. 2019;69(687):485-486.
19. Vij N, Kiernan H, Bisht R, et al. Surgical and non-surgical treatment options for piriformis syndrome: a literature review. *Anesth Pain Med*. 2021;11(1):e112825. Published 2021 Feb 2.
20. Hölmich P. Long-standing groin pain in sportspeople falls into three primary patterns, a "clinical entity" approach: a prospective study of 207 patients. *Br J Sports Med*. 2007;41(4):247-252.
21. Rauseo C. The rehabilitation of a runner with iliopsoas tendinopathy using an eccentric-biased exercise—a case report. *Int J Sports Phys Ther*. 2017;12(7):1150-1162.
22. Blankenbaker DG, De Smet AA, Keene JS. Sonography of the iliopsoas tendon and injection of the iliopsoas bursa for diagnosis and management of the painful snapping hip. *Skeletal Radiol*. 2006;35(8):565-571.
23. Carlson C. The natural history and management of hamstring injuries. *Curr Rev Musculoskelet Med*. 2008;1(2):120-123.
24. Biz C, Nicoletti P, Baldin G, Bragazzi NL, Crimì A, Ruggieri P. Hamstring strain injury (HSI) prevention in professional and semi-professional football teams: a systematic review and meta-analysis. *Int J Environ Res Public Health*. 2021;18(16):8272.
25. Arnason A, Andersen TE, Holme I, Engebretsen L, Bahr R. Prevention of hamstring strains in elite soccer: an intervention study. *Scand J Med Sci Sports*. 2008;18(1):40-48.
26. Bahr R, Thorborg K, Ekstrand J. Evidence-based hamstring injury prevention is not adopted by the majority of Champions League or Norwegian Premier League football teams: the Nordic hamstring survey. *Br J Sports Med*. 2015;49(22):1466-1471.
27. Goom TS, Malliaras P, Reiman MP, Purdam CR. Proximal hamstring tendinopathy: clinical aspects of assessment and management. *J Orthop Sports Phys Ther*. 2016;46(6):483-493.
28. Beatty NR, Félix I, Hettler J, Moley PJ, Wyss JF. Rehabilitation and prevention of proximal hamstring tendinopathy. *Curr Sports Med Rep*. 2017;16(3):162-171.
29. Kerbel YE, Smith CM, Prodromo JP, Nzeogu MI, Mulcahey MK. Epidemiology of hip and groin injuries in collegiate athletes in the United States. *Orthop J Sports Med*. 2018;6(5):2325967118771676. Published 2018 May 11.
30. Maffey L, Emery C. What are the risk factors for groin strain injury in sport? A systematic review of the literature. *Sports Med*. 2007;37(10):881-894.
31. Hölmich P, Larsen K, Krogsgaard K, Gluud C. Exercise program for prevention of groin pain in football players: a cluster-randomized trial. *Scand J Med Sci Sports*. 2010;20(6):814-821.
32. Tyler TF, Nicholas SJ, Campbell RJ, Donellan S, McHugh MP. The effectiveness of a preseason exercise program to prevent adductor muscle strains in professional ice hockey players. *Am J Sports Med*. 2002;30(5):680-683.
33. Schaber M, Guiser Z, Brauer L, et al. The neuromuscular effects of the Copenhagen adductor exercise: a systematic review. *Int J Sports Phys Ther*. 2021;16(5):1210-1221.
34. Harøy J, Clarsen B, Wiger EG, et al. The Adductor Strengthening Programme prevents groin problems among male football players: a cluster-randomised controlled trial. *Br J Sports Med*. 2019;53(3):150-157.

Chapter 21 ｜膝蓋復健方案

1. McClinton SM, Cobian DG, Heiderscheit BC. Physical therapist management of anterior knee pain. *Curr Rev Musculoskelet Med*. 2020;13(6):776-787.
2. Willy RW, Hoglund LT, Barton CJ, et al. Patellofemoral pain. *J Orthop Sports Phys Ther*. 2019;49(9):CPG1-CPG95.
3. Robertson CJ, Hurley M, Jones F. People's beliefs about the meaning of crepitus in patellofemoral pain and the impact of these beliefs on their behaviour: a qualitative study. *Musculoskelet Sci Pract*. 2017;28:59-64.
4. Aderem J, Louw QA. Biomechanical risk factors associated with iliotibial band syndrome in runners: a systematic review. *BMC Musculoskelet Disord*. 2015;16:356.
5. Hutchinson LA, Lichtwark GA, Willy RW, Kelly LA. The iliotibial band: a complex structure with versatile functions. *Sports Med*. 2022;52(5):995-1008.
6. Fairclough J, Hayashi K, Toumi H, et al. The functional anatomy of the iliotibial band during flexion and extension of the knee: implications for understanding iliotibial band syndrome. *J Anat*. 2006;208(3):309-316.
7. Horga LM, Hirschmann AC, Henckel J, et al. Prevalence of abnormal findings in 230 knees of asymptomatic adults using 3.0 T MRI. *Skeletal Radiol*. 2020;49(7):1099-1107.
8. Englund M, Guermazi A, Gale D, et al. Incidental meniscal findings on knee MRI in middle-aged and elderly persons. *N Engl J Med*. 2008;359(11):1108-1115.
9. Wells ME, Scanaliato JP, Dunn JC, Garcia EJ. Meniscal injuries:

mechanism and classification. *Sports Med Arthrosc Rev.* 2021;29(3):154-157.
10. Beaufils P, Pujol N. Management of traumatic meniscal tear and degenerative meniscal lesions. Save the meniscus. *Orthop Traumatol Surg Res.* 2017;103(8S):S237-S244.
11. Chirichella PS, Jow S, Iacono S, Wey HE, Malanga GA. Treatment of knee meniscus pathology: rehabilitation, surgery, and orthobiologics. *PM R.* 2019;11(3):292-308.
12. Feeley BT, Lau BC. Biomechanics and clinical outcomes of partial meniscectomy. *J Am Acad Orthop Surg.* 2018;26(24):853-863.
13. Drobnič M, Ercin E, Gamelas J, et al. Treatment options for the symptomatic post-meniscectomy knee. *Knee Surg Sports Traumatol Arthrosc.* 2019;27(6):1817-1824.
14. Hewett TE, Myer GD, Ford KR, Paterno MV, Quatman CE. Mechanisms, prediction, and prevention of ACL injuries: cut risk with three sharpened and validated tools. *J Orthop Res.* 2016;34(11):1843-1855.
15. Kobayashi H, Kanamura T, Koshida S, et al. Mechanisms of the anterior cruciate ligament injury in sports activities: a twenty-year clinical research of 1,700 athletes. *J Sports Sci Med.* 2010;9(4):669-675. Published 2010 Dec 1.
16. Boden BP, Sheehan FT, Torg JS, Hewett TE. Noncontact anterior cruciate ligament injuries: mechanisms and risk factors. *J Am Acad Orthop Surg.* 2010;18(9):520-527.
17. van Melick N, van Cingel RE, Brooijmans F, et al. Evidence-based clinical practice update: practice guidelines for anterior cruciate ligament rehabilitation based on a systematic review and multidisciplinary consensus. *Br J Sports Med.* 2016;50(24):1506-1515.
18. Kaplan Y. Identifying individuals with an anterior cruciate ligament-deficient knee as copers and noncopers: a narrative literature review. *J Orthop Sports Phys Ther.* 2011;41(10):758-766.
19. Eitzen I, Moksnes H, Snyder-Mackler L, Risberg MA. A progressive 5-week exercise therapy program leads to significant improvement in knee function early after anterior cruciate ligament injury. *J Orthop Sports Phys Ther.* 2010;40(11):705-721.
20. Grindem H, Snyder-Mackler L, Moksnes H, Engebretsen L, Risberg MA. Simple decision rules can reduce reinjury risk by 84% after ACL reconstruction: the Delaware-Oslo ACL cohort study. *Br J Sports Med.* 2016;50(13):804-808.
21. Smith TO, Song F, Donell ST, Hing CB. Operative versus non-operative management of patellar dislocation. A meta-analysis. *Knee Surg Sports Traumatol Arthrosc.* 2011;19(6):988-998.
22. Smith TO, Chester R, Cross J, Hunt N, Clark A, Donell ST. Rehabilitation following first-time patellar dislocation: a randomised controlled trial of purported vastus medialis obliquus muscle versus general quadriceps strengthening exercises. *Knee.* 2015;22(4):313-320.
23. Challoumas D, Pedret C, Biddle M, et al. Management of patellar tendinopathy: a systematic review and network meta-analysis of randomised studies. *BMJ Open Sport Exerc Med.* 2021;7(4):e001110. Published 2021 Nov 29.
24. Malliaras P, Cook J, Purdam C, Rio E. Patellar tendinopathy: clinical diagnosis, load management, and advice for challenging case presentations. *J Orthop Sports Phys Ther.* 2015;45(11):887-898.
25. Allen KD, Golightly YM. State of the evidence. *Curr Opin Rheumatol.* 2015;27(3):276-283.
26. Litwic A, Edwards MH, Dennison EM, Cooper C. Epidemiology and burden of osteoarthritis. *Br Med Bull.* 2013;105:185-199.
27. Palazzo C, Nguyen C, Lefevre-Colau MM, Rannou F, Poiraudeau S. Risk factors and burden of osteoarthritis. *Ann Phys Rehabil Med.* 2016;59(3):134-138.
28. Alentorn-Geli E, Samuelsson K, Musahl V, Green CL, Bhandari M, Karlsson J. The association of recreational and competitive running with hip and knee osteoarthritis: a systematic review and meta-analysis. *J Orthop Sports Phys Ther.* 2017;47(6):373-390.
29. Calatayud J, Casaña J, Ezzatvar Y, Jakobsen MD, Sundstrup E, Andersen LL. High-intensity preoperative training improves physical and functional recovery in the early post-operative periods after total knee arthroplasty: a randomized controlled trial. *Knee Surg Sports Traumatol Arthrosc.* 2017;25(9):2864-2872.

Chapter 22 ｜ 腳踝與足部復健方案

1. Myhrvold SB, Brouwer EF, Andresen TKM, et al. Nonoperative or surgical treatment of acute Achilles' tendon rupture. *N Engl J Med.* 2022;386(15):1409-1420.
2. Järvinen TA, Kannus P, Maffulli N, Khan KM. Achilles tendon disorders: etiology and epidemiology. *Foot Ankle Clin.* 2005;10(2):255-266.
3. von Rickenbach KJ, Borgstrom H, Tenforde A, Borg-Stein J, McInnis KC. Achilles tendinopathy: evaluation, rehabilitation, and prevention. *Curr Sports Med Rep.* 2021;20(6):327-334.
4. Zhi X, Liu X, Han J, et al. Nonoperative treatment of insertional Achilles tendinopathy: a systematic review. *J Orthop Surg Res.* 2021;16(1):233.
5. O'Neill S, Barry S, Watson P. Plantarflexor strength and endurance deficits associated with mid-portion Achilles tendinopathy: the role of soleus. *Phys Ther Sport.* 2019;37:69-76.
6. Hébert-Losier K, Wessman C, Alricsson M, Svantesson U. Updated reliability and normative values for the standing heel-rise test in healthy adults. *Physiotherapy.* 2017;103(4):446-452.
7. Rhim HC, Kwon J, Park J, Borg-Stein J, Tenforde AS. A systematic review of systematic reviews on the epidemiology, evaluation, and treatment of plantar fasciitis. *Life* (Basel). 2021;11(12):1287.
8. Albers IS, Zwerver J, Diercks RL, Dekker JH, Van den Akker-Scheek I. Incidence and prevalence of lower extremity tendinopathy in a Dutch general practice population: a cross sectional study. *BMC Musculoskelet Disord.* 2016;17:16.
9. Morrissey D, Cotchett M, Said J'Bari A, et al. Management of plantar heel pain: a best practice guide informed by a systematic review, expert clinical reasoning and patient values. *Br J Sports Med.* 2021;55(19):1106-1118.
10. Rompe JD, Cacchio A, Weil L Jr, et al. Plantar fascia-specific stretching versus radial shock-wave therapy as initial treatment of plantar fasciopathy. *J Bone Joint Surg Am.* 2010;92(15):2514-2522.
11. Rathleff MS, Mølgaard CM, Fredberg U, et al. High-load strength training improves outcome in patients with plantar fasciitis: a randomized controlled trial with 12-month follow-up. *Scand J Med Sci Sports.* 2015;25(3):e292-e300.
12. Herzog MM, Kerr ZY, Marshall SW, Wikstrom EA. Epidemiology of ankle sprains and chronic ankle instability. *J Athl Train.* 2019;54(6):603-610.
13. Doherty C, Bleakley C, Delahunt E, Holden S. Treatment and prevention of acute and recurrent ankle sprain: an overview of systematic reviews with meta-analysis. *Br J Sports Med.* 2017;51(2):113-125.
14. Vuurberg G, Hoorntje A, Wink LM, et al. Diagnosis, treatment and prevention of ankle sprains: update of an evidence-based clinical guideline. *Br J Sports Med.* 2018;52(15):956.
15. Kobayashi T, Tanaka M, Shida M. Intrinsic risk factors of lateral ankle sprain: a systematic review and meta-analysis. *Sports Health.* 2016;8(2):190-193.
16. Menéndez C, Batalla L, Prieto A, Rodríguez MÁ, Crespo I, Olmedillas H. Medial tibial stress syndrome in novice and recreational runners: a systematic review. *Int J Environ Res Public Health.* 2020;17(20):7457.
17. Nix S, Smith M, Vicenzino B. Prevalence of hallux valgus in the general population: a systematic review and meta-analysis. *J Foot Ankle Res.* 2010;3:21.
18. Nguyen US, Hillstrom HJ, Li W, et al. Factors associated with hallux valgus in a population-based study of older women and men: the MOBILIZE Boston Study. *Osteoarthritis Cartilage.* 2010;18(1):41-46.
19. Arbeeva L, Yau M, Mitchell BD, et al. Genome-wide meta-analysis identified novel variant associated with hallux valgus in Caucasians. *J Foot Ankle Res.* 2020;13(1):11.
20. Hannan MT, Menz HB, Jordan JM, Cupples LA, Cheng CH, Hsu YH. High heritability of hallux valgus and lesser toe deformities in adult men and women. *Arthritis Care Res* (Hoboken). 2013;65(9):1515-1521.

名詞對照表

1~5 劃
二腹肌 digastric muscle
上行或輸入訊號 ascending or afferent input
上段胸椎 upper thoracic spine
上斜方肌 upper trapezius
上肩關節唇前後撕裂 slap lesion
下行或輸出訊號 descending or efferent output
下頷骨 mandible
大腿後側肌群 hamstring
子彈蟻 bullet ant
小面關節 facet joint
小圓肌 teres minor
小腿前側 shin
小轉子 lesser trochanter
中樞化 centralization
內在肌 intrinsic muscle
內收肌群 adductor
內收長肌 adductor longus
內側副韌帶 medial collateral ligament (MCL)
內側脛骨壓力症候群 medial tibial stress syndrome
內翻 varus
冗餘性 redundancy
反安慰劑效應 nocebo effect
太陽馬戲團 Cirque du Soleil
尺神經 ulnar nerve
尺骨 ulna
尺側伸腕肌 extensor carpi ulnaris
尺側副韌帶 ulnar collateral ligament (UCL)
巴氏小體 Pacinian corpuscle
幻肢痛 phantom limb pain
月狀骨 lunate
比目魚肌 soleus
水平內收 horizontal adduction
主動活動度 active mobility
主動動作 active range of motion (AROM)
主動輔助動作 active assisted range of motion (AAROM)
功能失調 dysfunction
功能性能力 functional ability
加重因素 aggravating factor
半脫臼 subluxation
半腱肌 semitendinosus muscle
半膜肌 semimembranosus muscle
可體松 cortisone
外展 abduction
外展拇肌 thumb abductor muscle
外展拇長肌 abductor pollicis longus
外側副韌帶 lateral collateral ligament (LCL)
外翼肌 lateral pterygoid muscle
外翻 valgus
巨噬細胞 macrophage
布洛芬 ibuprofen
本體感覺神經肌肉促進術 proprioceptive neuromuscular facilitation (PNF)
正中神經 median nerve
生物力學 biomechanics
生物－心理－社會模式（BPS模式） biopsychosocial model
皮質脊髓束 corticospinal tract
矢狀面 sagittal

6~8 劃
交叉學習教育 cross-transfer education
交替踢步（直腿步行） Frankenstein walk
全身性疾病 systemic disease
全層撕裂 full-thickness tear
冰凍肩 frozen shoulder
危險感知 danger reception
向心收縮 concentric contraction
安慰劑效應 placebo effect
次發性傷害 secondary injury
肋骨滑脫症候群 slipped rib syndrome
肋軟骨炎 costochondritis
肋椎關節 costovertebral joint
肋間肌 intercostal muscle
肋橫突關節 costotransverse joint
肌內效貼布 Kinesio
肌內膜 endomysium
肌外膜 epimysium
肌肉肌腱相接處 musculotendinous junction
止點 insertion point
肌束 fascicle
肌束膜 perimysium
肌筋膜 myofascial
肌腱中段病變 mid-substance tendinopathy
肌腱附著點病變 insertional tendinopathy
肌腱病變 tendinopathy
肌腱變性 tendinosis
肌酸激酶 creatine kinase
舟月韌帶 scapholunate ligament
舟狀骨 scaphoid bone
血流限制 blood flow restriction (BFR)

伸肌 extensor muscle
伸拇肌 thumb extensor muscles
伸拇短肌 extensor pollicus brevis
伸指肌 extensor digitorum communis
伸指肌 finger extensor
伸脊肌 spinal extensor
伸腕肌 wrist extensor muscle
低負荷、長時間伸展 low-load, long-duration
作用肌 prime mover
坐骨神經 sciatic nerve
坐骨粗隆 ischial tuberosity
沃爾夫定律 Wolff's law
狄奎凡氏腱鞘炎 De Quervain's tenosynovitis
肘伸肌 elbow extensor
肘屈肌 elbow flexor
肘部神經痛點 funny bone
足弓拱起訓練 doming
足內翻 inversion
足底筋膜炎 plantar fasciitis
身體衰退 deconditioned
乳糜瀉 celiac disease
協同肌 synergies
周邊化 peripheralization
夜間夾板 night splint
屈曲敏感 flexion sensitivity
屈肌 flexor muscle
屈指肌 finger flexor muscle
抬膝踏步 high-knee marching
放射性神經根疼痛 radicular pain
放射狀撕裂 radial tear
枕下肌群 suboccipital muscles
枕神經 occipital nerve
枕葉 occipital lobe
治療性動作 therapeutic movement
股方肌 quadratus femoris
股外側肌 lateral quad
股直肌 rectus femoris
股神經 femoral nerve
股骨 femur
股骨髖臼夾擠症 femoracetabular hip impingement (FAI)
肩盂 glenoid
肩胛下肌 subscapularis
肩胛間區 interscapular region
肩峰 acromion
肩峰下疼痛症候群 subacromial pain syndrome
肩峰下滑囊 subacromial bursa
肩峰鎖骨韌帶 acromioclavicular joint
肩帶 shoulder girdle
肩旋轉肌群 rotator cuff
肩膀複合區 shoulder complex
肱骨外上髁 lateral epicondyle
肱骨外上髁疼痛 lateral epicondylalgia
肱骨頭 humeral head

近端大腿後側肌群肌腱病變 proximal hamstring tendinopathy (PHT)
門擋配件 door anchor
阿基里斯肌腱 Achilles tendon
非類固醇抗發炎藥 NSAIDs

9~10劃
前十字韌帶 anterior cruciate ligament (ACL)
前下肩關節唇撕裂 Bankart lesion
前伸 protraction
前後腳交錯站姿 staggered
前距腓韌帶 anterior talofibular ligament (ATFL)
前縱韌帶 anterior longitudinal ligament
垂足 foot drop
姿勢－結構－生物力學模式（PSB模式）postural-structural-biomechanical model
後十字韌帶 posterior cruciate ligament (PCL)
後側鏈 posterior chain
後距腓韌帶 posterior talofibular ligament (PTFL)
持續性疼痛 persistent pain
柔軟度 flexibility
活動度過大 hypermobility
活動度過低 hypomobility
美國食品藥物管理局 FDA
美國疾病管制與預防中心 CDC
美國運動醫學會 ACSM
背屈 dorsiflexion
胜肽療法 peptide therapy
俯立側平舉 bent-over lateral raise
徒手治療 manual therapy
恐懼-逃避模式 fear-avoidance model
恥骨 pubic bone
泰諾 Tylenol
浸潤 infiltration
疲勞性骨折 stress fracture
疼痛迴路 pain loop
神經可塑性 neuroplasticity
神經肌肉電刺激 neuromuscular electrical stimulation (NMES)
神經肌肉鏈 neuromuscular chain
神經根病變 radiculopathy
神經病變性疼痛 neuropathic
神經傳導物質 neurotransmitters
神經新生 neurogenesis
神經滑動 nerve flossing
神經滑動運動 slider technique
神經標記 neurosignature
神經擠壓 pinched nerve
缺血 ischemia
缺氧 hypoxia
缺陷 deficit
胸式呼吸 chest breathing
胸骨 sternum
胸椎 T-spine

胸廓出口症候群 thoracic outlet syndrome (TOS)
胸鎖乳突肌 sternocleidomastoid
脊椎滑脫 spondylolisthesis
馬鞍式感覺喪失 saddle anesthesia
骨刺 bone spur
骨性關節炎 osteoarthritis
骨間膜 interosseous membrane
骨質增生 bony overgrowth/osteophytes
高濃度血小板血漿注射療法（PRP增生治療）platelet-rich plasma injection
高壓氧治療 hyperbaric oxygen (HBO)

11~12劃
假療法 sham treatment
剪力 shearing force
動作指令 action program
動作電位 action potential
動作範圍 range of motion
動作範圍終端 end range
動態腿部擺盪 dynamic leg swing
張力運動 tension technique，tensioners
接受器 receptor
斜向撕裂 oblique tear
旋前肌 pronator
旋前圓肌 pronator teres
旋後肌 supinator
梅思勒小體 Meissner's corpuscle
梨狀肌 piriformis
深蹲輔助踏板 squat wedge block
牽張性骨折 distraction fracture
牽連痛 referred pain
球窩關節 ball-and-socket joint
異常痛覺 allodynia
笛卡兒模式 Cartesian model
細胞激素 cytokine
脛前肌 tibialis anterior
脛後肌 tibialis posterior
脛骨 tibia
脛骨粗隆 tibial tuberosity
脛痛症候群 shin splints
脫臼 dislocation
莫頓神經瘤 Morton's neuroma
袋棍球 lacrosse ball
被動動作 passive range of motion (PROM)
軟骨下骨 subchondral bone
部分撕裂 partial thickness tear
都卜勒超音波 Doppler ultrasound
閉孔內肌 obturator internus
喙突肩峰韌帶 coracoacromial ligament
喙突鎖骨韌帶 coracoclavicular ligament
提肩胛肌 levator scapulae muscle
棘上肌 supraspinatus
棘下肌 infraspinatus

棘間韌帶 interspinous ligament
椎弓解離 spondylolysis
椎間孔 intervertebral foramen
椎間盤突出 disc herniation
椎間盤突出 herniated disc
椎管狹窄 stenosis
游離神經末梢 free nerve ending
湯普森測試 Thompson's test
痛覺減退 hypoalgesic
痛覺過敏 hyperalgesia
硬脊膜外注射 epidural administration
等長收縮 isometric contraction
腓骨 fibula
腓腸肌 gastrocnemius
腕骨 carpal
腕隧道 carpal tunnel
菱形肌 rhomboids
萊姆病 Lyme disease
萘普生 naproxen
裁縫趾 Tailor's bunion
視覺類比量表 Visual Analogue Scale (VAS)
鈍痛/痠 dull pain/achy
間質幹細胞 mesenchymal stem cell
踇趾外翻 hallux valgus

13~15劃
催產素 oxytocin
傷害性疼痛 nociceptive pain
傷害感受 nociception
傷害感受器 nociceptor
感覺運動控制 sensorimotor control
損傷 impairment
搏動性疼痛 throbbing
滑冰者深蹲 skater squat
滑動或來回推拉 flossing
滑液 synovial fluid
滑膜 synovium
碰撞性運動 contact sport
經皮神經電刺激 transcutaneous electrical nerve stimulation (TENS)
腰大肌 psoas major
腰小肌 psoas minor
腰方肌 quadratus lumborum (ql)
腰伸肌 lumbar extensor
腰椎管狹窄症 lumbar stenosis
腳踇趾滑囊炎 bunion
腸道大腦軸 gut-brain axis
跟骨 calcaneus bone
跟腓韌帶 calcaneofibular ligament (CFL)
跳躍膝 jumper's knee
運動皮質 motor cortex
運動感覺 kinesthesia
過度使用損傷 repetitive use injury

雷可貼布 Leukotape
電脈衝 electrical impulse
預健（prehab） prehab
鼠蹊部 groin
漸進式壓力 graduated compression
輔助與替代療法 complementary and alternative medicine interventions (CAMs)
輔助器具軟組織鬆動術 instrument-assisted soft tissue mobilization (IASTM)
鉸鏈式身體前彎 hinge
彈力帶頸椎後縮 banded cervical retraction
彈性軟骨 elastic cartilage
摩擦聲響 crepitus
暫停式深蹲 pause squat
箱式呼吸法 box breathing
膝蓋骨脫臼 kneecap dislocation
蝶骨下顎韌帶 sphenomandibular ligamen
複雜性骨折 compound fracture
調劑藥局 compounding pharmacy
《論人類》 L'Homme
震動 oscillation
髮絲狀骨折 hairline fracture

16~20劃

橈神經 radial nerve
橈骨 radius
橈側伸腕長肌 extensor carpi radialis longus
橈側伸腕短肌 extensor carpi radialis brevis
機械感受器 Mechanoreceptor
機械應力 mechanical stress
橫切面 transverse
橫腕韌帶 transverse carpal ligament
激痛點 trigger point
積液 effusion
頭半棘肌 semispinalis capitis
頭夾肌 splenius capitis
頸因性頭痛 cervicogenic headache
頸伸肌 cervical extensor
頸伸肌 neck extensor muscle
頸屈肌 cervical flexor muscle
頸側屈肌 cervical lateral flexor
頸部揮鞭症狀 whiplash symptoms
頸椎退化 spondylosis
頸椎退化性病變 cervical spondylosis
壓迫性骨折 compression fracture
壓痛點 tender point
壓電效應 piezoelectric effect
矯正性運動 corrective exercise
縱向撕裂 longitudinal tear
臀小肌 gluteus minimus

臀中肌 gluteus medius
薦骨 Sacrum
薦髂關節疼痛 Sacroiliac (SI) joint pain
螺旋性骨折 spiral fracture
錘狀趾 hammer toe
闊背肌 latissimus dorsi
闊筋膜張肌 tensor fasciae latae
薩特雷－馬維 Sateré-Mawé
蹠屈 plantar flexion/plantarflexion
蹠骨 metatarsal bone
蹠骨痛 metatarsalgia
蹠趾關節 metatarsophalangeal joint
轉子滑囊炎 trochanteric bursitis
離心收縮 eccentric contraction
額狀面 frontal
穩定肌 stablizer
關節唇 labrum
關節軟骨 articular cartilage
關節矯正術 manipulation
關節鬆弛度 joint laxity
髂肌 iliacus muscle
髂骨 ilium bone
髂脛束 iliotibial tract /band
髂腰肌 iliopsoas muscle
嚼肌 masseter
蘇聯波 Russian current
觸診 palpation

21劃～

攣縮 contracture
纖維軟骨 fibrocartilage
纖維環 annulus fibrosis
髓核 nucleus pulposus
髓鞘神經元 myelinated neuron
體感皮質 somatosensory cortex
髕股關節疼痛症候群 patellofemoral joint pain syndrome (PFPS)
髕骨肌腱病變 patellar tendinopathy
髕骨軟骨軟化症 chondromalacia patella
鷹嘴突 olecranon process
髖臼 acetabulum
髖屈肌 hip flexor
髖旋轉肌 hip rotator
髖關節夾擠 hip impingement
髖關節窩 hip socket
顳肌 temporalis
顳葉 temporal lobe
顳顎關節 temporomandibular joints (TMJs)
顳顎關節障礙 temporomandibular disorder (TMD)